中国误诊大数据分析

（下册）

陈晓红　主编

组织策划　北京中卫云医疗数据分析与应用技术研究院
数据支持　山东康网网络科技有限公司

中卫云医疗数据研究院　　中国误诊数据 APP

东南大学出版社
·南京·

内容简介

本书运用逆向思维的方法,通过对近10年来全国中文医学期刊发表的全部误诊文献进行计算机数据分析,提供了现有临床各科容易误诊的疾病210种,包括每一个疾病的误诊率、误诊原因、误诊范围、误诊后果、确诊手段等重要数据。本书可供临床各科医生在诊断疾病时开拓思路,提高诊断质量。本书与传统的诊断学相辅相成,形成了一部全新的从反面验证和指导诊断的鉴别诊断学专著。

图书在版编目(CIP)数据

中国误诊大数据分析 / 陈晓红主编 . —南京:
东南大学出版社,2018.10
 ISBN 978-7-5641-7195-7

 Ⅰ.①中…　Ⅱ.①陈…　Ⅲ.①误诊—病案—数据—
分析　Ⅳ.①R447

中国版本图书馆 CIP 数据核字(2017)第 124922 号

中国误诊大数据分析

出版发行	东南大学出版社
社　　址	南京市玄武区四牌楼 2 号(210096)
网　　址	http://www.seupress.com
出 版 人	江建中
责任编辑	张　慧
印　　刷	江苏凤凰盐城印刷有限公司
开　　本	889mm×1194mm　1/16
印　　张	76.25
字　　数	1950 千字
版　　次	2018 年 10 月第 1 版
印　　次	2018 年 10 月第 1 次印刷
书　　号	ISBN 978-7-5641-7195-7
定　　价	780.00 元(上、下册)

东大版图书若有印装质量问题,请直接与营销中心联系。电话(传真):025-83791830

《中国误诊大数据分析》编委会

张连阳　陆军军医大学第三附属医院(野战外科研究所)创伤外科
张　倩　陆军总医院心理医学科
张　实　医渡云
赵　淳　北京中卫云医疗数据分析与应用技术研究院专家组
赵晓东　解放军总医院第一附属医院急救部
赵卫东　山东康网网络科技有限公司

编　委(按姓氏拼音排序)

白雪帆　空军军医大学唐都医院全军传染病诊疗中心
曹　婷　陆军军医大学第二附属医院妇产科
陈宝昌　河北医科大学第一医院儿科
陈家君　复旦大学附属上海市第五人民医院呼吸内科
陈　军　南京军区南京总医院皮肤科
陈　武　海南医学院附属第二医院心血管内科
陈　曦　海军总医院全军耳鼻咽喉头颈外科中心
陈　彦　江苏省人民医院
程思思　河北医科大学第一医院儿科
崔　晶　青岛市第三人民医院急诊科
戴宇森　同济大学附属东方医院骨科
邓德权　南京军区南京总医院皮肤科
丁　睿　空军军医大学西京医院肝胆胰脾外科
丁震宇　沈阳军区总医院全军肿瘤诊治中心
董建光　解放军307医院全军中毒救治中心
董霄松　北京大学人民医院呼吸与危重医学科
杜　虹　空军军医大学唐都医院全军传染病诊疗中心
杜继臣　北京大学航天中心医院
杜士君　陆军总医院心理医学科
杜昱蕾　北京中卫云医疗数据分析与应用技术研究院
杜云霄　北京中卫云医疗数据分析与应用技术研究院
杜志方　解放军白求恩国际和平医院新生儿科
费爱华　上海交通大学医学院附属新华医院急诊科
冯亮华　厦门市第五医院风湿免疫科
高刃奇　齐鲁师范学院(医学图像处理专业)
葛勤敏　上海交通大学医学院附属新华医院急诊科
顾冰洁　南京医科大学附属南京医院风湿免疫科
郭　放　沈阳军区总医院全军肿瘤诊治中心
郭　莉　解放军白求恩国际和平医院新生儿科
郭　松　同济大学附属东方医院骨科
郭　信　河南省黄河三门峡医院
郭照军　海南医学院附属第二医院心血管内科
郭志梅　解放军白求恩国际和平医院新生儿科
国献素　解放军260医院儿科

刘瑞可　沧州市人民医院新生儿科
刘亚萍　北京大学国际医院急诊科
刘　咏　解放军白求恩国际和平医院超声科
刘玉辉　沈阳军区总医院全军肿瘤诊治中心
刘兆喆　沈阳军区总医院全军肿瘤诊治中心
卢冰冰　北京大学人民医院呼吸和危重症医学科
鲁晓霞　解放军307医院全军中毒救治中心
陆如纲　南京市儿童医院
吕少广　解放军白求恩国际和平医院新生儿科
麻　彬　同济大学附属东方医院骨科
马师雷　北京中医药大学
马艳良　北京大学人民医院呼吸和危重症医学科
梅周芳　复旦大学附属上海市第五人民医院呼吸内科
牛　磊　上海交通大学医学院附属新华医院急诊科
潘福敏　同济大学附属东方医院骨科
潘　杰　同济大学附属东方医院骨科
潘曙明　上海交通大学医学院附属新华医院
彭超然　北京中卫云医疗数据分析与应用技术研究院
彭莉莉　海军总医院全军耳鼻咽喉头颈外科中心
彭晓波　解放军307医院全军中毒救治中心
彭艳红　陆军总医院心理医学科
朴　瑛　沈阳军区总医院全军肿瘤诊治中心
蒲　猛　空军军医大学西京医院肝胆胰脾外科
乔梓倩　北京中卫云医疗数据分析与应用技术研究院
屈纪富　陆军军医大学第三附属医院(野战外科研究所)急诊科
饶丽霞　广西医科大学第二附属医院急诊科
任　芳　南京军区南京总医院皮肤科
任华亮　首都医科大学附属北京朝阳医院血管外科
邵　帅　青岛科技大学附属校医院
沈敏宁　南京医科大学附属南京市第一医院风湿免疫科
史元功　同济大学附属东方医院骨科
孙龙妹　解放军白求恩国际和平医院新生儿科
孙庆庆　沈阳军区总医院全军肿瘤诊治中心
孙亚威　解放军307医院全军中毒救治中心
谭莉娜　广西自治区人民医院儿童青少年心理门诊
谭星宇　北京大学人民医院呼吸与危重医学科
陶信德　青海省互助县人民医院麻醉科
滕春霞　北京中卫云医疗数据分析与应用技术研究院
滕红林　温州医科大学附属第一医院骨科
仝春梅　解放军白求恩国际和平医院眼科
童金玉　同济大学附属东方医院骨科
汪春付　空军军医大学唐都医院全军传染病诊疗中心

曾梅华　南京军区南京总医院皮肤科
曾　敏　四川省什邡市人民医院血液科
詹　鹏　沈阳军区总医院全军肿瘤诊治中心
张　斌　同济大学附属东方医院骨科
张冠中　沈阳军区总医院全军肿瘤诊治中心
张　昊　海军总医院全军耳鼻咽喉头颈外科中心
张剑飞　解放军白求恩国际和平医院泌尿外科
张景华　沈阳军区总医院神经内科
张靖杰　同济大学附属东方医院骨科
张　敏　南京军区南京总医院皮肤科
张秋河　解放军白求恩国际和平医院新生儿科
张荣葆　北京大学人民医院呼吸和危重症医学科
张伟莎　北京中卫云医疗数据分析与应用技术研究院
张向阳　清华大学附属北京清华长庚医院急诊科
张新超　北京医院 国家老年医学中心 急诊科
张　岩　同济大学附属东方医院骨科
张云帆　同济大学附属东方医院骨科
张志刚　北京大学第一医院老年病科
张卓超　空军军医大学西京医院肝胆胰脾外科
章　巍　北京大学第一医院呼吸和危重症医学科
赵春菱　广西医科大学第二附属医院急诊科
赵会懂　解放军医药杂志社
赵　晶　海军总医院全军耳鼻咽喉头颈外科中心
赵鹏举　海军总医院全军耳鼻咽喉头颈外科中心
赵铁梅　解放军白求恩国际和平医院干部一科
郑淑瑛　解放军医药杂志社
郑月宏　中国医学科学院北京协和医院血管外科
郑振东　沈阳军区总医院全军肿瘤诊治中心
周　宁　解放军白求恩国际和平医院伽玛刀治疗中心
周中和　沈阳军区总医院神经内科
周子斐　同济大学附属东方医院骨科
朱继红　北京大学人民医院急诊科
朱　敏　海军总医院全军耳鼻咽喉头颈外科中心
祝　凯　同济大学附属东方医院骨科
庄　严　空军军医大学唐都医院全军传染病诊疗中心

医学编辑组（按姓氏拼音排序）
　　李巍巍　刘云川　吕　娟　孟庆玲　王　珊　张　翔

编程技术组（按姓氏拼音排序）
　　戴志强　杜云霄　贾惊雷　栗颖璐　宋申博
　　王　竞　魏　聪　薛　峰　周　璇

序

　　我曾因窒息发作奄奄一息数年后，经历了"哮喘"的痛苦和生死考验后幸存下来，获得了人的尊严、能够自由和大幅度地吸气和呼气时，感恩心理由衷而生：误诊能致不该死者于死地，而正确诊断可能救人之命，感叹吾辈仍蒙昧至深，世人之痼疾多因尚未正确认识而身陷苦海，我不能看到大批病人在"哮喘"诊断的阴霾下得不到救治，甚至危及生命，因此必须还原该病的本来面目，一定要拯救和我一样的病人，更新"胃食管反流"的概念，确立胃食管气道反流这一独特疾病实体的地位，大力推广，普及认识，使这部分病人在现在和将来得到救治。我于 2006 年 4 月在解放军第二炮兵总医院创立了"胃食管反流病中心"，以自己作为第一个病例开始，疾呼胃食管反流病不容忽视并加以诊治 8 年有余，使得上万患者受益。

　　经历生死之境，心有所悟：人体是一个整体，许多疾病涉及人体多个系统，从辩证的角度来看，疾病谱在不断变化，医学也应该不断发展，病情千变万化，有些根本就无从知晓！即使以笔者近 50 年的行医经验，尚有许多不明白的东西，几乎每天都面临从未见过的病情。对疾病的不认识，是导致临床误诊误治的根本原因。在当前临床医学分科愈来愈细的情况下，一个医生的跨学科思维至关重要，作为医生，必须以病人利益为先，精益求精为本，才能切实减少误诊误治。

　　科研工作是超越人们现有认识能力的自由探索，它的基本点是求真、务实，不唯上、不唯书，并进行反复比较、对照的结果。我欣喜地看到，以陈晓红主编为首的研究团队已经研制出帮助临床医师应用跨学科思维认识复杂疾病现象的得力工具——"误诊疾病数据库"，荟萃百万样本的来自临床一线医师真实的病例总结，再经过现代信息技术的整合与升华，无疑为广大临床医师提供了一份翔实而清晰的疾病鉴别诊断清单。这是我所见到的最好的鉴别诊断"助手"，这是一桩利国利民的大事，从而为推动学科发展、为攻克医学难关所作出的贡献，将最终惠泽百姓。

　　风波茫茫，既济苍苍，何惧危难，必达仙乡，特致此序。

2016 年 7 月 23 日
于北京

前　言

《中国误诊大数据分析》出版的唯一目的是帮助医生减少临床误诊。误诊现象始终是困扰临床医学的难题,21 世纪以来,虽然新的诊断设备和技术不断进入临床,但并未使误诊率出现实质性的下降。用逆向思维的方法研究误诊,让思维转个身也许会出现柳暗花明的效果。犹如爬山,传统的诊断学是从正面攀登,而误诊学期望从反面翻越。研究方法不拘一格,以达殊途同归之效。

1993 年《误诊学》(刘振华、陈晓红主编)在国内出版。此后在吴阶平、裘法祖、吴孟超等医学院士的指导下,我们组织了临床医生、数学专家和计算机工程师等技术人员跨学科共同研究误诊现象。开始了漫长的误诊数据的挖掘、整合和分析,从标准到方法,从技术到平台,历经 30 年,创建了误诊疾病数据库,本项研究工作曾获得科技进步二等奖。

误诊疾病数据库是加工浓缩后的误诊信息成果。其价值有四:一是误诊疾病数据库样本量大,有 100 多万误诊病例的结果数据。二是数据可靠,所有信息在全国公开发行的 1 300 种医学期刊中获取。三是疾病覆盖率完整,数据库中现有的 3 000 多个误诊疾病覆盖了国际疾病分类编码中全部疾病系统。四是得到的不仅是误诊疾病清单,还有误诊病种的全方位查询结果,如:误诊率、误诊原因、误诊范围、误诊后果、确诊手段等数据库中所有信息的连锁分析。这样的鉴别诊断清单与已有的专科诊断学有机结合,更具借鉴价值。

误诊文献的研发提升了误诊信息资源的价值。临床医师不仅获得了疾病误诊的一次文献,同时获得数十篇,甚至数百篇单病种误诊文献的统计结果,这些数据是对病种文献加工获得的精粹,极大提升了原始文献的质量,形成了证据强度更大、更为有序的数据流。误诊疾病数据库可以帮助临床医生用逆向思维的方法探索疾病的误诊原因和规律,与传统的鉴别诊断从正面指导相辅相成。

提供给医生有价值的误诊疾病清单有益于提高诊断质量。以疾病为主体线索的清单来自两方面,一是其他疾病误诊为本病的清单,二是本病误诊为其他疾病的清单。以急性心肌梗死为例,可以看到有 90 多种疾病误诊为急性心肌梗死,分布在十几个疾病专科系统,主动脉夹层居首。而急性心肌梗死误诊为其他疾病也有 90 多个病种,也分布在十几个专科系统,误诊率最高的是急性胃肠炎。误诊疾病清单能帮助医生在前人的教训中警醒,临床医生发生误诊是难免的,因为医生面对病人,是根据已有的症状体征做诊断,而症状体征经常可以对应多种疾病。如果医生只有正面的经验指导,而缺乏反面的教训借鉴,就难免发生漏诊误诊。

《中国误诊大数据分析》首次发布以十年数据（2004—2013 年）为内容的误诊疾病分析，所有数据源自误诊疾病数据库。由 30 多位知名专家牵头，200 多位资深临床医师执笔，分别对 19 个疾病系统中的 210 种疾病进行了深入剖析。均选用误诊疾病数据库中文献误诊数量超过百例的疾病，其中误诊数量超过千例以上的疾病 103 个（占 49.05%），超过 5 000 例以上的病种有 32 个（占 15%），超过万例以上的病种有 12 个（占 6.7%），极少数病种未达到筛选要求，但根据执笔专家建议也列入专科疾病之中。所有病种都进行了深入剖析，可视为一部新颖的全科疾病鉴别诊断大全。

本书因涉及专科之多、著者之众，虽然历经 5 年打磨仍难以避免其中的瑕疵。误诊疾病数据库在长达 30 年的研究工作中，从最开始的文献收集、软件编程到数据核对，无数日日夜夜，不辞辛劳。参与者付出的劳动可以想象。尽管如此辛苦，仍难免有错误与疏漏，诚望读者更正。

疾病误诊永远在动态变化中，误诊研究永远在路上。北京中卫云医疗数据分析与应用技术研究院将在本书编委会专家与山东康网网络科技有限公司的支持下，继续深入研究，使误诊大数据更加具有临床应用价值。医渡云张实热情支持误诊数据的研究，表示尽快完成数据检索 APP 的制作，尽快让全国医生应用。诚恳希望更多的临床专家、计算机专家积极参与误诊研究工作，奉献智慧，使其日臻完善。

本书出版过程中得到南京东南大学出版社的大力支持，著名临床专家汪忠镐院士给予极大的鼓励，并在版首作序。本书的出版是无数人辛苦劳动的结晶，在此一并表示谢意。

陈晓红

2017 年 12 月

目　　录

第一篇　总　论

第二篇　各　论

第十四章 中毒性疾病

第一节 有机磷农药中毒

一、概述

有机磷农药中毒是接触有机磷农药引起的以胆碱酯酶活性下降,出现毒蕈碱样、烟碱样和中枢神经系统症状为主的全身性疾病。有机磷农药是农业生产中运用最广泛、用量最大的农药,因自杀、误服或使用时防护不当而导致有机磷中毒的患者屡见不鲜。有机磷农药中毒后病情进展快,病死率高。因有机磷农药的种类不同,毒性强弱不同,且不同人群对毒物的敏感性不同,故有机磷农药中毒患者的临床表现亦不尽相同,临床上容易误诊误治。

1. 发病机制 有机磷农药多为油状液体,少数为晶状固体,分子中含硫的品种多有蒜臭味。一般挥发性大,易溶于有机溶剂,微溶或不溶于水。对氧、热、光稳定,除美曲膦酯(敌百虫)外遇碱迅速被水解破坏。

有机磷农药主要通过亲电子性磷与胆碱酯酶(ChE)结合,形成磷酰化 ChE,抑制 ChE 活性,特别是乙酰胆碱酯酶(AChE)的活性,使 AChE 失去分解乙酰胆碱的能力,乙酰胆碱在生理效应部位蓄积,产生一系列胆碱能神经过度兴奋的表现:累及交感、副交感神经节前纤维、副交感神经节后纤维、横纹肌的运动神经肌肉接头、控制汗腺分泌和血管收缩的交感神经节后纤维以及中枢神经系统,出现相应的症状和体征。另外,目前认为,过敏反应也是有机磷农药中毒引起毛细血管渗漏及难治性休克的原因之一。

2. 临床表现 急性经口中毒的潜伏期为 5～10 min,首发症状有恶心、呕吐。全身症状与摄入量相关。经皮肤接触中毒者,潜伏期长,症状相对较轻。

(1)胆碱能危象:胆碱能危象是急性有机磷农药中毒的典型表现,症状包括:① 毒蕈碱样作用:多汗、瞳孔缩小、流涎、恶心、呕吐、腹痛、腹泻、支气管平滑肌痉挛、支气管分泌物增多、心跳减慢。② 烟碱样作用:肌张力增强、肌纤维震颤、肌束颤动、心率加快,甚至全身抽搐,可因呼吸肌麻痹而死亡。③ 中枢神经系统效应:头晕、头痛、眼花、乏力、言语障碍、意识模糊,甚至昏迷、抽搐,可因中枢性呼吸衰竭而死亡。

(2)中间综合征(IMS):因其发生在急性中毒胆碱能危象控制之后,迟发性神经病变发生之前而命名为 IMS。主要表现为脑神经 3～7 和 9～12 支配的肌肉、屈颈肌、四肢近端肌肉、呼吸肌的力量减弱和麻痹。多发生在急性中毒后 24～96 h,个别短至 10 h,长达 7 d。一般持续 2～3 d,个别长达 1 个月。肌力恢复的顺序是先脑神经支配的肌肉,然后是呼吸肌,最后是肢体近端肌肉和屈颈肌肌力恢复。

3. 迟发性周围神经病变 少数急性中毒患者在急性中毒症状恢复后 2～4 周,出现进行性肢体麻木、刺痛,呈对称性手套或袜套样感觉异常,伴四肢无力,双手不能持物,双下肢不能走路,肢体萎缩无力。肌电图提示失神经电位和运动神经传导速度减慢。一般下肢重于上肢病变,6～12个月后逐渐恢复。

4. 治疗原则　急性有机磷农药中毒发病急,进展快,必须迅速及时进行救治。治疗原则主要是清除毒物、使用特效解毒剂及综合对症治疗,对 IMS 和症状反跳等予以相应治疗。应用抗胆碱药和肟类复能剂应早期、足量、反复、足疗程。注意维持阿托品化,避免阿托品过量或引起阿托品中毒。对于昏迷和呼吸肌麻痹的患者应尽早气管插管或气管切开以开放气道,必要时呼吸机肌辅助通气。对严重中毒者,应积极防治肺水肿、脑水肿,并做好心电监护,加用糖皮质激素,维持水电解质平衡,适当碱化尿液。血液灌流、血浆置换、CVVH 等血液净化技术在治疗重度有机磷农药中毒中具有显著疗效。另外,尽早肠内营养有助于有机磷农药中毒的恢复。难治性休克,肺、肝、脑等多脏器功能障碍(MODS)是有机磷农药中毒的治疗难点,如能早期诊断,尽早对症治疗,则预后良好。

二、诊断标准

1. 诊断原则　根据短时间接触较大量有机磷的病史,相应的临床表现,结合全血 ChE 活性降低,进行综合分析,排除其他疾病后,方可诊断。如患者血、尿、胃液等体液的毒物检测可查到有机磷农药或代谢产物,可明确诊断。

2. 诊断及分级标准

(1)急性轻度中毒:短时间内接触较大量的有机磷农药后,在 24 h 内出现头晕、头痛、恶心、呕吐、多汗、胸闷、视力模糊、无力等症状,瞳孔可能缩小。全血 ChE 活性一般在 50%～70%。

(2)急性中度中毒:除较重的上述症状外,还有肌束震颤、瞳孔缩小、轻度呼吸困难、流涎、腹痛、腹泻、步态蹒跚、意识清楚或模糊。全血 ChE 活性一般在 30%～50%。

(3)急性重度中毒:除上述症状外,并出现下列情况之一者,可诊断为重度中毒:肺水肿,昏迷,呼吸肌麻痹,脑水肿。全血 ChE 活性一般在 30% 以下。

(4)迟发性神经病:在急性重度中毒症状消失后 2～3 周,有的病例可出现感觉、运动型周围神经病,神经-肌电图检查显示神经源性损害。

对于如下情况作为临床观察对象:有轻度毒蕈碱样、烟碱样或中枢神经系统症状,而全血 ChE 活性不低于 70% 者;无明显中毒临床表现,而全血 ChE 活性在 70% 以下者。

三、误诊文献研究

1. 文献来源及误诊率　2004—2013 年发表在中文医学期刊并经遴选纳入误诊疾病数据库的有机磷农药中毒误诊文献共 129 篇,累计误诊病例 1 000 例。23 篇文献可计算误诊率,误诊率18.69%。

2. 误诊范围　本次纳入统计的 1 000 例有机磷农药中毒误诊疾病谱颇为广泛,涉及 15 个系统,达 55 种,共 1 011 例次,误诊为消化系统疾病、呼吸系统疾病居多,见图 14-1-1。居前五位的误诊疾病为急性胃肠炎、肺炎、食物中毒、心力衰竭和脑炎,少见误诊疾病有高血压病、肺性脑病、高热惊厥、Guillain-Barre 综合征、新生儿颅内出血、幼儿腹泻、闭合性颅脑损伤、低血糖症、阑尾炎、肝性脑病、昏迷、支气管哮喘、药物中毒、急腹症、急性呼吸窘迫综合征、狂犬病、败血症、胆囊炎、肠痉挛、休克、癔症、肠系膜淋巴结炎、鼻窦炎、病态窦房结综合征、过敏性紫癜、急性喉炎、新生儿寒冷损伤综合征、十二指肠溃疡、流行性脑脊髓膜炎、颈椎病、药疹。另有 7 例仅作出抽搐症状待查诊断,12 例漏诊,6 例初诊诊断不明确。主要误诊疾病见表 14-1-1。

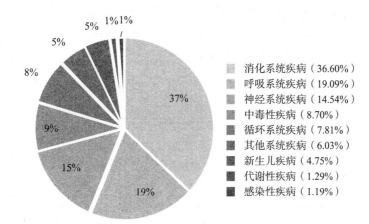

消化系统疾病（36.60%）
呼吸系统疾病（19.09%）
神经系统疾病（14.54%）
中毒性疾病（8.70%）
循环系统疾病（7.81%）
其他系统疾病（6.03%）
新生儿疾病（4.75%）
代谢性疾病（1.29%）
感染性疾病（1.19%）

图 14 - 1 - 1　有机磷农药中毒误诊疾病系统分布图

表 14 - 1 - 1　有机磷农药中毒主要误诊疾病

误诊疾病名称	误诊例次	百分比（%）	误诊疾病名称	误诊例次	百分比（%）
急性胃肠炎	347	34.32	上呼吸道感染	10	0.99
肺炎	144	14.24	急性心肌梗死	10	0.99
食物中毒	56	5.54	中毒性脑病	9	0.89
心力衰竭	42	4.15	气管异物	9	0.89
脑炎	40	3.96	肠梗阻	8	0.79
新生儿肺炎	37	3.66	低钾血症	8	0.79
脑血管病	36	3.56	中毒性痢疾	7	0.69
病毒性脑炎	31	3.07	婴儿闷热综合征	6	0.59
中暑	29	2.87	低钙惊厥	5	0.49
癫痫	20	1.98	高渗性高血糖状态	5	0.49
冠心病心绞痛	18	1.78	梅尼埃病	5	0.49
支气管炎	15	1.48	皮炎	5	0.49
心肌炎	14	1.38			

3. 医院级别　本次纳入统计的 1 000 例有机磷农药中毒误诊 1 011 例次，其中误诊发生在三级医院 186 例次（18.40%），二级医院 605 例次（59.84%），一级医院 130 例次（12.86%），其他医疗机构 90 例次（8.90%）。

4. 确诊手段　本次纳入的 1 000 例有机磷农药中毒中，805 例（80.50%）根据实验室特异性生化检查确诊，195（19.50%）根据症状、体征及病史、医技检查确诊。

5. 误诊后果　本次纳入的 1 000 例有机磷农药中毒中，988 例文献描述了误诊与疾病转归的关联，12 例预后与误诊关联不明确。按照误诊数据库对误诊后果的分级评价标准，可统计误诊后果的病例中，947 例（95.85%）为Ⅲ级后果，未因误诊误治造成不良后果；1 例（0.10%）造成Ⅱ级后果，行不必要的手术；40 例（4.05%）造成Ⅰ级后果，均为死亡。

四、误诊原因分析

依据本次纳入的 129 篇文献提供的有机磷农药中毒误诊原因出现频次，经计算机统计归纳为 11 项，其中问诊及体格检查不细致和患者主诉或代述病史不确切为常见原因，见表 14 - 1 - 2。

表 14-1-2 有机磷农药中毒误诊原因

误诊原因	频次	百分率(%)	误诊原因	频次	百分率(%)
问诊及体格检查不细致	118	91.47	过分依赖或迷信医技检查结果	5	3.88
病人主述或代述病史不确切	70	54.26	医院缺乏特异性检查设备	3	2.33
经验不足,缺乏对该病的认识	44	34.11	病人故意隐瞒病情	2	1.55
缺乏特异性症状、体征	38	29.46	病人或家属不配合检查	1	0.78
诊断思维方法有误	33	25.58	对专家权威、先期诊断的盲从心理	1	0.78
未选择特异性检查项目	22	17.05			

1. 问诊及体格检查不细致　急性有机磷中毒以急性胆碱能症状为主要临床表现,加之身体气息或呼出气息有大蒜味,如能认真询问病史及体格检查,不难诊断。但由于部分病例发病症状不典型,或以某一症状为主要表现而首诊多个专科,非专科医师对有机磷中毒认识不足,问诊及体格检查不细致,仍时有误诊发生。

2. 患者主诉或代述病史不确切　对于中毒疾病的诊断,病史尤为重要。但由于有机磷农药中毒患者部分为自杀,不少患者故意隐瞒病史,部分患者就诊时已意识不清,加之儿童和婴幼儿中毒时,自己无法表达病史,故造成患者主诉或代述病史不确切,从而影响了对疾病的诊断和病情严重程度的判断,造成临床误诊。大部分儿童中毒是因为家长在室内使用或存放农药,有的甚至为杀灭蚊虫在小儿衣服或床铺喷洒农药,如能尽早问及该毒物接触史,结合症状,方可尽早明确诊断。

3. 经验不足而缺乏对该病的认识　随着有机磷农药在农村的广泛使用,有机磷农药中毒是急诊的常见疾病之一。然而,因为部分病例病史不清,早期发病以某一症状为主要表现,尤其是儿童患者,常被误诊为该症状所在系统的疾病。本组病例误诊疾病谱非常广,涉及多系统疾病,从而亦说明接诊的急诊、儿科及其他专科医生对有机磷农药中毒的诊治经验不足,缺乏对该病的全面认识。

4. 缺乏特异性症状、体征　急性有机磷农药中毒的典型表现有心率减慢、瞳孔缩小、皮肤潮湿、大汗、听诊肺部啰音等,然而部分病例缺乏上述特异性症状和体征,或以某一症状为主要表现,容易误诊为以该症状为主要表现的专科疾病。如小儿呼吸困难,听诊肺部啰音明显,却无明显瞳孔缩小及心率减慢等,常被误诊为肺部感染、上呼吸道感染、支气管哮喘或支气管炎等。

5. 诊断思维方法有误　有机磷农药中毒主要表现为呼吸困难、腹泻、心率减慢、意识不清、肢体乏力等急性胆碱能症状,部分病例无特异性临床表现,常被误诊为呼吸、循环、神经系统疾病。医生先入为主、主观臆断,没有客观而全面收集、分析和评价临床资料。儿童抵抗力差,发病急,急诊医生常常因为忙于急救,而疏于疾病的发生发展过程的了解,对病情未予以全面考虑,先入为主诊断为某一系统疾病,从而误诊以致造成不良后果。

6. 未选择特异性检查项目　有机磷农药中毒的特异性诊断指标为毒物检测和血清 ChE 活力检测,基层医院不能行毒物监测,甚至不能化验血清 ChE,也是造成误诊的客观原因。部分因为医生先入为主诊断为其他疾病,而未考虑行毒物检测及 ChE 予以鉴别诊断,从而造成误诊。

7. 其他原因　因过分依赖或迷信医技检查结果,患者故意隐瞒病情,患者或家属不配合检查,对专家权威、先期诊断的盲从心理,均有可能造成有机磷农药中毒误诊,究其原因与病史不详、查体不细致、诊断思维局限有关。

五、防范误诊措施

从本研究误诊后果统计可见,94.70%的患者误诊后未造成不良后果,但有40例因误诊误治导致死亡,虽然仅占总误诊病例数的4.00%,但误诊误治给患者及其家庭带来严重损害。因此,为防范有机磷农药中毒的误诊,我们结合临床经验及循证医学证据提出如下建议。

1. 重视问诊及体格检查 对于中毒性疾病的诊断,详细的询问病史及体格检查尤为重要。因为毒物的接触史以及中毒的典型临床表现是中毒诊断的重要条件。当遇到不能用单一系统疾病一元化解释的患者时,应警惕中毒的可能,一定要有意识地询问是否有一切接触毒物可能,并予以认真的体格检查,重点检查意识、瞳孔、皮肤潮湿度,有无肺部啰音、肠鸣音,四肢肌力及有无肌颤等,以免漏诊。

2. 提高各专科医师对有机磷农药中毒的认识 有机磷农药中毒发病急,临床表现不尽相同,常无典型的中毒表现,但归根结底的误诊原因为接诊医生对有机磷农药中毒的认识不足。有机磷农药中毒为急性中毒的常见病之一,但相对其他内科疾病来说仍占少数,在内科学中也未把该病作为重点来讲述,故非中毒科医师对该病认识不够。因此,应将有机磷农药中毒作为各专科医师继续教育内容,提高医护人员对该病的认识,是减少误诊的关键。

3. 培养科学的诊断思维方法 科学的临床诊断思维方法需要医生在平时的诊疗过程中,在认识疾病、判断疾病和治疗疾病等临床实践过程中逐渐形成。青年医生只有通过多年的实践后才能逐渐领悟,常有"相识恨晚"之意。故在平时的中毒救治工作中,逐渐培养并运用科学的临床思维方法是非常重要的,避免如病史资料不完整、不确切,先入为主、主观臆断,医学知识不足、缺乏临床经验等常见的临床思维误区。科学的临床思维是建立在各种临床实践活动之上的,如病史采集、体格检查、必要的实验室化验检查以及诊疗操作等工作,仔细观察病情,发现问题,分析问题,解决问题。综合临床资料,依据所发现的诊断线索和信息去寻找更多的诊断依据,是诊断中毒类疾病的根本思维方法。对出现不同系统的临床症状,尽可能地用一元化思维解释病情。

4. 强调尽早完善有助于确诊或鉴别诊断的检查 因有机磷中毒起病急、临床表现多样,初步诊断常依靠明确的毒物接触史和典型的有机磷中毒症状。如缺乏明确中毒史,临床最易误诊为呼吸、消化、神经、心血管等系统疾病疾病。故当临床上出现呼吸困难、意识障碍、心率减慢、出汗及合并腹泻等与常见疾病不太相符的症状、体征时,应尽快完善血细胞分析、血生化(包括血清ChE)、血气分析、心电图、肺部CT等相关检查。有条件者应尽快完善血、尿、呕吐物或胃液的毒物检测,以便尽早明确诊断。

5. 加强与容易误诊疾病的鉴别诊断 因有机磷农药中毒临床表现多样,故应注意与其他疾病的鉴别。本次文献调查显示,有机磷农药中毒常见误诊疾病为急性胃肠炎、肺炎等呼吸消化道疾病,这也符合有机磷农药中毒以呼吸、消化道症状为主要临床表现的特征。因此,在考虑胃肠炎、肺炎的患者,在常规抗生素治疗无效甚至加重时,应警惕本病可能,积极寻找特征性表现,如瞳孔缩小、心率减慢、肠鸣音活跃、肌颤等。在详细询问病史、仔细体格检查的基础上,结合血清ChE明显低下,可与急性胃肠炎、肺炎、中枢神经系统感染等其他感染性疾病鉴别;如能完善心电图、血生化、头颅CT等检查,与心脑血管疾病、电解质紊乱等亦不难鉴别。对于不能明确诊断,且不能排除有机磷农药中毒的患者,可予以适量阿托品、肟类复能剂行诊断性治疗,以免延误诊治。如在运用阿托品等抗毒药物后患者心率加快,肺部啰音减轻,血压升高,氧合提高,一般状态改善,应高度怀疑有机磷农药中毒。

总之,有机磷农药中毒起病急,病情进展迅速,容易误诊,致残率和病死率高,提高医生的快速诊治能力对降低误诊率和病死率有重大意义。早期详细的询问病史,尽早行毒物检测可助于早期诊断。尽早的控制并发症,积极对症治疗,有利于改善预后。同时,呼吁广大民众对有机磷农药毒性有进一步的认识,在使用过程中做到正确防护措施,避免在室内使用或存放农药,严禁给小儿衣物或床铺喷洒农药来杀灭蚊虫。

(董建光　邱泽武)

第二节　一氧化碳中毒

一、概述

1. 流行病学　一氧化碳(carbon monoxide,CO)为无色、无臭、无刺激性的剧毒气体。凡含碳物质不充分燃烧,均可产生CO。急性CO中毒(acute carbon monoxide poising,ACOP)是吸入较高浓度CO后引起的急性脑缺氧性疾病,少数患者可有迟发的神经精神症状。部分患者亦可有其他脏器的缺氧性改变。井下放炮、瓦斯爆炸、煤气管破损、热水器漏气、汽车尾气排放、取暖设施(火炉、火炕、火墙等)应用不当等均可引起急性中毒。人吸入空气中CO含量超过0.01%,即有引起ACOP的危险;超过0.5%~1%,1~2 h即可昏倒并快速死亡;空气中浓度超过12.5%有引起爆炸的危险。

2. 病理机制　CO经呼吸道吸入后入血,其与血红蛋白的亲和力比氧与血红蛋白的亲和力高200~300倍,所以CO极易与血红蛋白结合,形成碳氧血红蛋白,后者无携氧功能且解离速度缓慢,造成机体缺氧;CO还作用于细胞色素氧化酶,造成细胞内窒息,对全身的组织细胞均有毒性作用,中枢神经系统首先受累,尤其对大脑皮质的影响最为严重。高浓度的CO还可与含二价铁的蛋白质结合,如与肌球蛋白结合,影响氧从毛细血管弥散到细胞内的线粒体,损害线粒体功能;CO与还原型细胞色素氧化酶的二价铁结合,抑制酶活性,影响细胞呼吸和氧化过程,阻碍对氧的利用。中枢神经系统对缺氧耐受性最差,缺氧后可发生血管壁细胞变性、水肿、渗透性增加,引起急性脑水肿,以及继发性脑血液循环障碍及血管病变;严重时可发生血栓形成,并可造成皮质或基底核的局灶软化或坏死,或广泛的脱髓鞘病变,致使少数患者发生迟发性神经精神障碍。CO中毒迟发脑病发生机制目前推测是由于脑缺氧和脑水肿继发的脑血循环障碍,导致微血栓形成或缺血性脑软化或广泛的脱髓鞘病变所致。

3. 临床表现　主要为缺氧,其严重程度与接触的CO浓度、接触时间及碳氧血红蛋白的饱和度相关。按照碳氧血红蛋白含量分为3型:① 轻型:血液中碳氧血红蛋白浓度在10%~20%。中毒时间短,患者出现剧烈头痛、头晕、心悸、四肢无力、口唇黏膜呈樱桃红色、恶心、呕吐、视物不清、感觉迟钝,或有短暂的晕厥、谵妄、抽搐、意识不清、幻觉等。离开中毒环境并吸入新鲜空气后,症状很快消失,一般不留后遗症。② 中型:血液中碳氧血红蛋白浓度30%~40%。上述症状加重,患者出现呼吸困难,口唇、指甲、皮肤、黏膜呈樱桃红色,意识丧失,呈轻度或中度昏迷,各种反射正常或迟钝,对外界强烈刺激尚有反应。吸入新鲜空气或氧气后可很快苏醒而恢复,一般无并发症和后遗症。③ 重型:血液中碳氧血红蛋白浓度达到或超过50%。患者迅速深昏迷或呈去大脑皮层状态,出现惊厥、呼吸困难以至呼吸衰竭,即所谓"卒中型"或"闪击样"中毒。可并发脑水肿、肺水肿、心肌损害、心律失常或传导阻滞、休克、上消化道出血,昏迷时间较长者可有锥体系或锥体外系症状。肝、肾及皮肤可有损害表现。此型病死率高,昏迷时间越长,预后越差,存活者常留有痴呆、记忆力和理解力减退、肢体瘫痪等后遗症。某些患者的胸部和四肢皮肤可出现水疱、红肿,主要是由于自主神经营养障碍所致。长期接触低浓度CO,可有头痛、眩晕、记忆力减退、注意力不集中、心悸表现。部分ACOP昏迷患者苏醒后,经2~60 d的"假愈期",又出现一系列神经精神症状,称为ACOP迟发脑病。精神及意识障碍表现为智能减退、幻觉、妄想、兴奋躁动或去大脑皮层状态;锥体外系障碍表现为震颤、肌张力增高、主动运动减少等帕金森氏综合征的表现;锥体系损害表现为偏瘫、小便失禁、病理征阳性;大脑皮层局灶性功能障碍则表现为失语、失明、失认、失写及继发性癫痫发作等。

4. 医技检查　在患者脱离中毒现场8 h以内,抽取静脉血,血液可呈樱桃红色。测定血中碳氧血红蛋白的含量,以便判断中毒的程度及判断其预后。行动脉血气分析可直接测得碳氧血红蛋白含量。脑电图检查两半球可有弥漫性δ或θ波活动,头部CT检查严重者可见大脑深部白质或双侧苍白球部位有病理性密度减低区。部分患者心电图可出现ST-T改变,也可见到室性早搏、传导阻滞或一过性窦性心动过速。

5. 治疗原则　迅速使患者脱离现场,吸入新鲜空气,解开领口、腰带等,清除口、鼻分泌物,保持呼吸道通畅。最好吸入含5%二氧化碳的氧气。有条件的医院立即行高压氧治疗,重症者高压氧舱治疗次数应在20次以上,早期显效率为95%~100%。应用甘露醇、地塞米松、呋塞米和甘油氯化钠等药物治疗,严重者可每6 h 1次。频繁抽搐、脑性高热和昏迷时间超过10~21 h者可采用人工冬眠疗法。应用能量合剂、促醒及营养神经药物促进脑细胞功能恢复。对症处理包括有呼吸衰竭者及时开放气道,必要时使用呼吸机辅助通气,可使用呼吸兴奋剂;有血压下降者予对症抗休克治疗;注意营养支持及维持水电解质平衡;有肌酸激酶增高者可予以碳酸氢钠碱化尿液防治肾小管堵塞。本病轻者在数日内完全复原,重者可发生神经系统后遗症。

二、诊断标准

根据吸入较高浓度CO的接触史和急性发生的中枢神经损害的症状和体征,结合血中碳氧血红蛋白及时测定的结果,现场卫生学调查及空气中CO浓度测定资料,并排除其他病因后,可诊断为ACOP。明确毒物接触史对于诊断至关重要,即有产生CO的条件及接触史。职业性CO中毒多见于意外事故,常为集体性中毒;生活性中毒常为冬季生火取暖而室内通风不良所致,同室人也有中毒表现;许多居民使用燃气热水器不当也常造成CO中毒。

临床表现及相关化验检查是确定诊断的重要依据:有上述典型的临床表现,轻至中度中毒患者多数可有口唇黏膜呈樱桃红样改变,有助于对本病的诊断;但对于重度中毒患者,有时诊断比较困难,需与各种脑血管疾病相鉴别。临床可根据CO接触史、突然昏迷、皮肤黏膜樱桃红色、动脉血气分析碳氧血红蛋白含量增高等其他特异性检查及化验等做出诊断。

三、误诊文献研究

1. 文献来源及误诊率　2004—2013年发表在中文医学期刊并经遴选纳入误诊疾病数据库的CO中毒误诊文献共19篇,累计误诊病例95例。1篇文献可计算误诊率,误诊率17.61%。

2. 误诊范围　本次纳入统计的95例CO中毒误诊为9种疾病97例次,居首位为脑血管病51例次(52.58%),其他依次为冠心病21例次(22.11%,其中心肌梗死4例次)、偏头痛7例次(7.22%)、精神分裂症5例次(5.15%)、低血糖症2例次(2.06%),高热惊厥、急性肾衰竭、糖尿病酮症酸中毒各1例次(各占1.03%),8例仅作出晕厥待查诊断。

3. 确诊手段　本次纳入分析的95例CO中毒中,69例(72.63%)根据实验室特异性检查确诊,26例(27.37%)根据病史、症状、体征及医技检查确诊。

4. 误诊后果　本次纳入的95例CO中毒中,89例文献描述了误诊与疾病转归的关联,6例预后与误诊关联不明确。按照误诊数据库对误诊后果的分级评价标准,可统计误诊后果的病例中,87例(97.75%)为Ⅲ级后果,系疾病本身进展结果;仅2例(2.25%)造成Ⅰ级后果,分别为死亡和遗留后遗症。

四、误诊原因分析

本病具有起病迅速、病情重、病死率高的特点,因此虽然临床诊疗技术快速发展,但本病的误诊率仍较高。根据本次纳入的19篇文献提供的CO中毒误诊原因出现频次,经计算机统计归纳为9项,其中问诊及体格检查不细致、经验不足而缺乏对该病的认识为常见原因,见表14-2-1。

表14-2-1　一氧化碳中毒误诊原因

误诊原因	频　次	百分率(%)	误诊原因	频　次	百分率(%)
问诊及体格检查不细致	17	89.47	缺乏特异性症状、体征	3	15.79
经验不足,缺乏对该病的认识	9	47.37	多种疾病并存	2	10.53
未选择特异性检查项目	5	26.32	过分依赖或迷信医技检查结果	1	5.26
病人主诉或代述病史不确切	4	21.05	影像学诊断原因	1	5.26
诊断思维方法有误	4	21.05			

1. 问诊及体格检查不细致　这是中毒者最常见的误诊原因,在临床工作中常常因医生的问诊及体格检查不细致导致中毒的重要诊断要素遗漏,从而误诊。尤其是对于CO接触史不明确,而脱离中毒环境时间较长血中不能测出碳氧血红蛋白者,更容易误诊或延误治疗。详细询问患者或目击者有无毒物接触史,如何接触及接触时间和方式,对明确CO中毒诊断至关重要。在本次研究纳入的19篇文献有17篇文献因此误诊。典型病例如口唇樱桃红色,患者的胸部和四肢皮肤出现水疱和红肿,昏迷时间长者挤压部位出现张力性水疱,都是典型体征,如果昏迷患者查体发现此类体征则要考虑到CO中毒可能,并详细询问有无可能的毒物接触史。

2. 经验不足而缺乏认识　CO中毒有明显的季节性及地域性,在秋冬季节,生活水平较低的人群中利用煤炉取暖时高发,工业生产中吸入不明气体发病也较多见,因CO无色、无臭,不易被发现,大多数年轻医生或非中毒专科医师对此类疾病了解甚少,对该疾病的诊断经验缺乏,是导致误诊的重要原因之一。CO中毒病情进展快,患者常以意识不清为首发症状就诊,加之对典型症状及体征无深刻认识,忽略特异性检查,常容易被误诊为其他疾病。比如CO中毒致昏迷患者,常伴有皮肤受压部位红斑或水疱,此症状在教科书及文献报道中很少提及,不易引起医生重视。

3. 未选择特异性检查项目　中毒8 h以内测定血中碳氧血红蛋白的含量超过正常是特异性检查,但是因为没有考虑CO中毒而不做此项检查,则有可能失去明确诊断的机会。或者有的基层医院没有此类设备也无法行此项检查,增加了确诊的难度。昏迷者行头颅CT检查,排除急性脑血管意外者,在急性期和出现迟发脑病时检查可有异常改变,有助于诊断。

4. 患者主诉或代诉病史不确切　CO经呼吸道吸入中毒,中毒者往往在不易觉察的情况下已经中毒,如中毒浓度高者1~2 min即可陷入昏迷,因此患者本人或是病史陈述者均存在无法详细讲明病史的情况,临床常见此类中毒者突发意识不清,经多方排查除外其他疾病后仍不能诊断本病,再经反复追问病史或是经现场环境勘察方能找到CO中毒证据。

5. 诊断思维方法有误　常见以意识不清为首发症状的疾病多为急性心脑血管疾病,起病急,病情重,首诊医师往往先考虑此类疾病,没有经过详细和反复追问病史,便开始相关化验检查,待急性心脑血管疾病排除之后,还不一定会考虑ACOP,错过最佳检测时机,加大确诊难度。

6. 其他误诊原因　CO中毒后继发原有基础疾病加重,或是中毒同时合并多种疾病并存者,如既往患有高血压、糖尿病、心肌梗死、脑梗死的患者,CO中毒后可能导致原发病加重或是出现脑出血、脑梗死、心肌梗死、糖尿病高渗性昏迷等危重情况,此时意识不清的原因就是多方并存的,如果仅针对既往病史做出诊断,则容易忽略中毒的诊断,导致漏诊。

五、防范误诊措施

误诊时有发生,影响患者治疗及预后。结合临床实际提出以下几个方面的防范误诊提示。

1. 要注意季节性及群体性的特点　CO中毒在秋冬取暖季为高发,常为家庭发病;也常见于职业性中毒,时有集体发病。此时如果患者或病史代诉者主诉患者突然出现如前所述如头痛、头晕、心悸、四肢无力等CO中毒轻、中型临床表现,变换环境后或吸入新鲜空气或氧气后好转;或是患者突发意识不清,合并多器官功能损害,则应考虑存在CO中毒可能。此时应详细询问病史,明确生活及工作环境中是否存在产生CO的条件,是否有吸入CO中毒的可能性。如果能明确毒物接触史,则为诊断提供了可靠依据。

2. 无明确中毒史中毒患者的准确识别　若无法提供毒物接触史,经过仔细查体,发现患者有口唇、指甲、皮肤、黏膜呈樱桃红色表现;或短期出现昏迷并伴有脑水肿、肺水肿、休克等多器官损害表现;皮肤红肿或是出现张力性水疱的典型体征,则考虑可能存在CO中毒。此时应立即行动脉血气分析测定血碳氧血红蛋白含量,如明显升高则可明确诊断。需注意,脱离CO接触8 h后碳氧血红蛋白即可降至正常,且与临床症状可不呈平行关系。我科曾收治一名患者,与亲戚同吃午饭后入睡,亲戚于次日凌晨1时出现恶心、呕吐,伴乏力,呼唤患者未回应,未予重视。次日7时发现患者昏迷,急送某医院诊治,头颅CT无异常,考虑ACOP转入我科,查碳氧血红蛋白2.3%,肌酸激酶4 462 U/L,血和尿毒物检测均未检查到毒物。查体可见患者左臀部皮肤破溃,臀中部皮肤见水疱。经反复追问病史,其亲戚诉患者午饭时曾用煤炉做饭,查体见患者左肩部及右手中指关节处均有水疱。最后诊断为ACOP,经积极对症治疗及高压氧疗后好转出院。

3. 临床表现不典型者的诊断流程　若症状及体征均不支持,短期仍无法明确诊断者,可尽快行血常规、生化、心电图、头颅CT等相关检查。若为脑血管急症,则影像学检查可有典型的出血、梗死表现,此时可排除CO中毒;若无典型表现,仍不能排除,可于中毒后24～48 h复查头颅CT或MRI,如双侧大脑皮质下白质及苍白球或内囊出现大致对称的密度减低区,则考虑CO中毒所致缺氧性损害;有条件者可行脑电图检查,据报道54%～97%的ACOP患者可以发现异常脑电图,表现为低波幅慢波增多。一般以额部及颞部的θ波及δ波多见,常与意识障碍有关,部分ACOP患者后期出现智能障碍,脑电图异常可长期存在;血液化验发现血糖基本正常,结合动脉血气分析结果,可除外低血糖昏迷、高血糖高渗性昏迷及酮症酸中毒所致昏迷。CO中毒时血清丙氨酸转氨酶活性及非蛋白氮一过性升高,乳酸盐及乳酸脱氢酶活性于急性中毒后即增高,血清天冬氨酸转氨酶活性于早期也开始增高,24 h升至最高值,如超过正常值3倍时,常提示病情严重或有合并症存在,合并横纹肌溶解症时,血中肌酸磷酸激酶活性明显增高。血气检查可见血氧分压正常,血氧饱和度可正常,血pH降低或正常,血中二氧化碳分压常有代偿性下降,血钾可降低。

(鲁晓霞　邱泽武)

第三节　铅中毒

一、概述

1. 生物特性　铅是一种灰白色软金属,铅的化合物常见的有氧化亚铅(黑粉)、氧化铅(黄丹,密陀僧)、二氧化铅、三氧化二铅(樟丹)和四氧化三铅(红丹、铅丹、红铅)等。铅及其化合物的蒸气和烟尘主要经呼吸道侵入人体,这是职业性铅中毒的主要途径,也可经消化道吸收摄入量的20%~30%,低钙、低锌、低铁饮食可增加胃肠道铅的吸收率。生产性铅中毒主要见于以下行业:铅矿开采和冶炼,蓄电池制造和维修,制造含铅耐腐蚀化工设备、管道、构件等,交通运输行业的火车轴承挂瓦、桥梁工程、船舶制造与拆修,放射性防护材料制造,印刷行业,电子与电力行业,军火制造,化工行业,食品行业,油漆生产、颜料行业,塑料工业,橡胶工业,医药工业,农药工业,玻璃陶瓷工业,自来水管道和暖气管道连接铅封等行业的铅烟、铅尘。生活性铅中毒见于服用含铅的中药或偏方治疗癫痫、哮喘、银屑病、乙肝、弱视散光等,如黑锡丹、红丹、樟丹、密陀僧,长期饮用含铅锡壶中的酒,以及幼儿啃嚼涂含铅油漆的玩具等。此外,含铅的废气、废水、废渣等污染大气、水源和农作物,可危及附近居民,引起中毒。铅中毒以无机铅中毒多见,主要损害神经系统、消化系统、造血系统和肾脏。四乙基铅是铅的有机化合物,主要用作汽油防爆剂,挥发性强,主要引起神经系统症状。汽油无铅化后燃煤铅排放是大气铅污染的最重要来源。

2. 体内代谢　铅吸收后95%沉积于骨骼系统,半衰期20余年,仅5%左右存留于肝、肾、脑、心、脾、血液中。血液中的铅约95%分布在红细胞内,主要在红细胞膜。骨铅与血铅间处于一种动态平衡,当血铅达到一定浓度引起急性中毒症状。吸收的铅主要经肾脏排泄,部分经粪便、乳汁、胆汁、月经、汗液、唾液、头发、指甲等排出。人口服铅的最小致死量为 5 mg/kg。

3. 临床表现

(1)急性铅中毒表现:急性铅中毒多因消化道吸收所致,突然食欲急剧减退,甚至不能进食,恶心、呕吐、口内有金属味、便秘、腹胀、腹绞痛。绞痛是一种持续性、阵发性加剧的腹部剧痛,难以忍受,无反跳痛及明显压痛点,疼痛部位多在脐周,不放射到其他部位。疼痛发作时病人面色苍白、焦虑、烦躁不安、冷汗、腹部喜按,每次发作数分钟至数小时不等,可伴血压升高,少数病例出现麻痹性肠梗阻和消化道出血,严重中毒患者可出现贫血、中毒性肝炎、中毒性肾炎、中毒性周围神经病变和铅毒性脑病(痉挛、抽搐、高热、谵妄、昏迷)。

(2)慢性铅中毒表现:慢性铅中毒有长期的铅接触史,最常见的症状有神经衰弱症候群(头痛、头昏、乏力、失眠、多梦、健忘等)和消化系统症状(齿龈铅线、口内有金属味、食欲不振、恶心、呕吐、腹胀、腹痛、便秘等)。

(3)其他表现:在感染、饮酒、创伤、过劳、缺钙、服用酸性或碱性药物的情况下,可使血铅迅速从骨骼移动至血液,造成血铅浓度急剧升高,产生慢性铅中毒急性发作,或原有症状急剧加重,出现铅麻痹或腹绞痛,类似急性铅中毒临床表现。

二、诊断标准

1. 诊断标准　根据确切的职业史或生活史,及以神经、消化、造血系统为主的临床表现与有关实验室检查,排除其他原因引起的类似疾病,即可诊断。血铅、尿铅正常参考值上限分别为 2.4 和 0.39 μmol/L,增高提示近期有铅接触。有密切铅接触史,无铅中毒的临床表现,具有下列表现之一者：① 尿铅≥0.58 μmol/L(0.12 mg/L)或 0.48 μmol/24 h(0.1 mg/24 h)；② 血铅≥2.9 μmol/L (0.6 mg/L)；③ 诊断性驱铅试验后尿铅≥3.86 μmol/L(0.8 mg/L)、4.82 μmol/24 h(1 mg/24 h) 者可诊断为铅中毒。

2. 职业性慢性铅中毒诊断分级标准

(1) 轻度中毒：血铅≥2.9 μmol/L(600 μg/L)或尿铅≥0.58 μmol/L(120 μg/L)；且具有下列一项表现者：① 红细胞锌原卟啉(ZPP)≥2.91 μmol/L(13.0 μg/gHb)；② 尿 δ-氨基-γ-酮戊酸≥61.0 mol/L(8 000 μg/L)；③ 有腹部隐痛、腹胀、便秘等症状。络合剂驱排后尿铅≥3.86 μmol/L (800 μg/L)或 4.82 μmol/24 h(1 000 μg/24 h)可诊断为轻度铅中毒。

(2) 中度中毒：轻度中毒的基础上，具有下列一项表现者：① 腹绞痛；② 贫血；③ 轻度中毒性周围神经病。

(3) 重度中毒：具有下列一项表现者：① 铅麻痹：铅对周围神经系统的损伤，以运动功能受累较著，主要表现为伸肌无力，重者出现肌肉麻痹，亦称"铅麻痹"，如垂腕、垂足。② 中毒性脑病：患者可先出现反应迟钝、注意力不集中、抑郁、孤僻、少语、易激动、定向力减退等。病情发展可急可缓，进而表现剧烈头痛、呕吐、视力模糊、狂躁或痴呆、幻觉、迫害妄想、谵语或不同程度的意识障碍及癫痫样抽搐。

三、误诊文献研究

1. 文献来源及误诊率　2004—2013 年发表在中文医学期刊并经遴选纳入误诊疾病数据库的铅中毒误诊文献共 56 篇，累计误诊病例 509 例。11 篇文献可计算误诊率，误诊率 67.16%。

2. 误诊范围　本次纳入统计的 509 例铅中毒误诊疾病谱颇为广泛，达 36 种 519 例次之多，居前三位的误诊疾病是胃肠炎、肠梗阻、阑尾炎，占到总误诊疾病半数左右；少见误诊疾病有胆管蛔虫病、肠道肿瘤、精神疾病、贫血、消化道穿孔、胃肠痉挛、肠系膜淋巴结炎、阿片类药物中毒、肠阿米巴病、卵巢囊肿蒂扭转、心绞痛、缺铁性贫血、溶血性贫血、神经衰弱、腹膜炎、脑膜炎、血管炎、药物性肝炎、异位妊娠、癔症、运动神经元病、多发性周围神经病、肠道蛔虫病、肠功能紊乱。另有 11 例次初诊诊断不明确。主要误诊疾病见表 14-3-1。

表 14-3-1　铅中毒主要误诊疾病

误诊疾病	误诊例次	百分比(%)	误诊疾病	误诊例次	百分比(%)
胃肠炎	116	22.35	胰腺炎	20	3.85
肠梗阻	82	15.80	泌尿系结石	10	1.93
阑尾炎	72	13.87	细菌性痢疾	8	1.54
急腹症	58	11.18	泌尿系感染	7	1.35
胆囊炎胆石症	35	6.74	上消化道溃疡	6	1.16
病毒性肝炎	30	5.78	肠易激综合征	6	1.16

3. 医院级别　本次纳入统计的 509 例铅中毒误诊 519 例次，其中误诊发生在三级医院 112 例次(21.58%)，二级医院 352 例次(67.82%)，一级医院 50 例次(9.63%)，其他医疗机构 5 例次(0.96%)。

4. 确诊手段　本次纳入统计的 509 例铅中毒中，451 例(88.61%)根据尿铅检查确诊，58 例(11.39%)根据血铅检查确诊。

5. 误诊后果　本次纳入的 509 例铅中毒中，495 例文献描述了误诊与疾病转归的关联，14 例预后与误诊关联不明确。按照误诊数据库对误诊后果的分级评价标准，可统计误诊后果的病例中,467 例(94.34%)为Ⅲ级后果,未因误诊误治造成不良后果;28 例(5.66%)造成Ⅱ级后果,其中 27 例行不必要手术,1 例导致病情迁延。

四、误诊原因分析

根据本次纳入的 56 篇文献提供的铅中毒误诊原因出现频次,经计算机统计归纳为 9 项,其中问诊及体格检查不细致、经验不足而缺乏对该病的认识为常见原因,见表 14 - 3 - 2。

表 14 - 3 - 2　铅中毒误诊原因

误诊原因	频　次	百分率(%)	误诊原因	频　次	百分率(%)
问诊及体格检查不细致	48	85.71	过分依赖或迷信医技检查结果	3	5.36
经验不足,缺乏对该病的认识	42	75.00	并发症掩盖了原发病	1	1.79
未选择特异性检查项目	18	32.14	病人主诉或代述病史不确切	1	1.79
缺乏特异性症状、体征	8	14.29	医院缺乏特异性检查设备	1	1.79
诊断思维方法有误	7	12.50			

1. 问诊及体格检查不细致　详细询问患者的职业史、生活史或用药史等中毒病史是诊断急慢性铅中毒、防止误诊误治的首要过程,准确细致的体格检查和必要的实验室检查是鉴别诊断的必要依据。然而在实际临床工作中,由于接诊医师采集病史不详细、体格检查不细致,导致重要诊断依据遗漏而产生误诊。本次研究纳入的 56 篇铅中毒文献中,48 篇报道存在此误诊原因。铅中毒多为生产性接触经呼吸道吸入中毒,或生活性接触经消化道、皮肤中毒(锡壶盛酒、中药偏方),临床表现多系统化,涉及消化系统、神经系统、心血管系统、血液系统,非蓄意自杀行为的患者常在就诊时遗漏接触史这一重要信息,或某些患者缺乏语言沟通和对病史的自述能力,仅以急性或慢性不适症状为主诉,因此更需首诊医师详细的询问病史和细致的体格检查,以避免误诊。

2. 经验不足而缺乏对铅中毒的认识　虽然铅中毒是最常见的职业性中毒疾病之一,但大多数低年资医师或非中毒专科医师缺乏对此类疾病致病特点和临床表现的认识,诊治经验甚少或从未接触过,是导致铅中毒误诊的另一重要原因。铅中毒多以消化道症状就诊,其次是周围神经病变和铅毒性脑病,给首诊医师诊断和鉴别诊断带来很大的困惑,极易误诊。

3. 未选择特异性检查项目　铅中毒常因病史不确切和症状不典型而误诊,但若血、尿中经毒物分析检测到毒物便可明确诊断。许多基层医院甚至二级、三级医院因不具备毒物检测设备而未行此特异性检查,是导致本病误诊的另一原因。尿 δ-氨基-γ-酮戊酸、红细胞锌原卟啉升高亦可协助诊断,然而部分医师缺乏对本病的认识亦未选择上述特异性指标检测导致误诊。

4. 缺乏特异性症状体征　铅中毒患者消化系统症状常以腹痛和麻痹性肠梗阻为主要症状,易被误诊为消化道疾病。接诊医师常惯性思维,缺乏客观、仔细地分析临床资料过程,尤其是消化内科、肝胆外科医师,遇到腹痛、肠梗阻患者容易先入为主考虑为胃肠炎、肠梗阻、阑尾炎、急腹症、胆囊炎胆石症等。在纳入本研究的 509 例误诊患者中,首诊为上述疾病 363 例次。

5. 其他误诊原因　在生活中由呼吸道吸入引起的慢性铅中毒容易忽视,对人体的伤害在不知不觉中发生,某些患者长期吸入车辆尾气,但因缺乏相关知识,就诊时常无视它的存在,叙述病史不确切,极易造成误诊。因绝大多数医院,甚至三级医院,缺乏毒物检测等特异性检查设备亦是导致该病误诊的原因。在本次研究纳入分析的病例中,部分患者因诊断思维方法有误、过分依赖或迷信医技检查结果、并发症掩盖了原发病、病人主诉或代述病史不确切而误诊。

五、防范误诊措施

1. 提高对铅中毒的认识　在纳入本研究误诊患者中,因误诊误治导致病情迁延或不良后果、手术扩大化或不必要的手术共 30 例,因此对铅中毒的认识非常必要,尤其是对急诊科、消化内科、肝胆外科、神经科医师更应加强本病相关知识的培训和学习,提高对铅中毒危害的认识。其次在临床工作中应扩宽诊断思路,部分患者以全身多处疼痛、不明原因贫血、大便不通、腹泻或其他不典型症状表现来诊,因此遇到与本病症状相似的患者诊断存在疑惑时应尽早行血尿毒物检测,及时请专科医师会诊或专家远程会诊,以避免误诊误治造成严重后果。

2. 详细病史和查体做好鉴别诊断　首先是详细询问病史,包括职业史、生活史,开拓诊断思路,尤其加强因呼吸道吸入导致铅中毒的认识,因职业性铅中毒的铅烟、铅尘主要经呼吸道侵入人体。对于从事铅矿开采、铅冶炼、焊接、铸件、喷涂、浇板、蓄电池制造、油彩等工艺职业的工人,不明原因来诊的症状、体征应考虑到职业性慢性铅中毒或急性发作的可能,尤其是常见的急腹症状,避免只想到阑尾炎、胰腺炎、胃炎等引起的腹痛;对于有慢性迁延不愈疾病病史的患者,尤其是癫痫、哮喘、银屑病、慢性乙肝患者,应详细询问治疗史、用药史,了解有无口服中药偏方或外涂偏方情况;对于农村的长期饮酒老人,询问是否有用锡壶盛酒生活史等。

其次对于接触史不确切、隐匿性病史等难以用常见病解释的患者,更要求接诊医师认真细致的全身查体,做好鉴别诊断。如出现口内有金属味、齿龈铅线等特异但不普遍的重金属中毒的特征,要想到铅中毒的可能;同时应注意询问有无铅中毒急性发作的诱因,如感染、饮酒、创伤、过劳、缺钙、服用酸性或碱性药物等情况。铅中毒腹绞痛为铅中毒特征性临床表现,特点为:① 发作前常有腹胀或顽固性便秘,多突然发作,剧烈难忍,持续性、阵发性加剧,部位多在脐周,也可累及上腹或下腹,每次持续数分钟至数小时不等。② 疼痛发作时常弯腰屈膝,按压腹部可使疼痛暂时减轻。③ 发作时患者面色苍白、焦虑、急躁不安、出冷汗,但腹部体征轻微,压痛不固定,无反跳痛,而急性阑尾炎的腹痛为转移性右下腹痛,炎症波及腹膜后压痛点局限、固定,有腹肌紧张、反跳痛体征。因此,临床上对不能用常见的内科疾病解释的腹绞痛要想到铅中毒的可能,询问有无铅接触史,同时详细体格检查,做好鉴别诊断,以尽早明确有无铅中毒,以免误诊误治。

本研究显示,约 70% 的铅中毒被误诊为胃肠炎、肠梗阻、阑尾炎、急腹症、胆囊炎胆石症等消化系统疾病。由此提示,临床医师应全面、细致、耐心地采集病史,尤其是对毒物接触史的询问。铅中毒大多有职业性接触史或生活性接触史,应排查一切接触毒物的可能,方可做出正确的诊断和鉴别诊断。铅中毒虽然以腹绞痛为主要特点,但应与可引起腹绞痛的常见消化系统疾病相鉴别。

3. 未明确诊断前应完善检验和对症处理　铅中毒如能尽早正确处理,预后良好。在未明确诊断前,应密切观察病情,完善相关化验,及时对症处理,以避免不良后果的发生。首先,对无条件做毒物检测或者尿 δ-氨基-γ-酮戊酸、血红细胞游离原卟啉、红细胞锌原卟啉的基层医院或三级医院,可行血涂片检查,红细胞点彩特征性表现试验有利于铅中毒确诊。其次,如以肠梗阻表现来诊者,予禁食、胃肠减压、抗感染等对症处理;对于中毒性脑病、贫血、中毒性肝炎、中毒性肾炎、中毒性周围神经病变,治疗应对症保护心、脑、肝、肾等重要脏器功能。在明确中毒后应尽早排毒、抗毒、解毒。

4. 避免误诊措施　首先,对有铅接触史的从业人员进行职业防护和定期的体检,对于职业中出现慢性铅中毒表现(神经衰弱症候群如头痛、头昏、乏力、失眠、多梦、健忘等)和消化系统症状(齿龈铅线、口内有金属味、食欲不振、恶心、呕吐、腹胀、腹痛、便秘等)的工人及时行诊断性驱铅试验,对群众进行含铅锡壶盛酒危害性宣传。其次,对长期腹痛、嗜酒的农村老人,要详细询问有无锡壶盛酒史。不但要注意消化道摄入中毒,而且要注意呼吸道吸入中毒。在生活中接触铅的机会很多,对临床医师要进行相关职业病知识培训,使其增加对铅的职业危害的了解。再次,临床医师要做到认真询问病史和细致的体格检查,熟悉铅中毒临床表现,除常见的消化系统和神经系统症状外还要注意少见的心血管系统症状,以便诊断更加准确。

总之,铅中毒容易误诊,误治率高,故提高接诊医师的快速诊治能力对降低该病误诊率意义重大。培养科学的思维方法,详细询问病史,尽早行毒物检测可有助于早期诊断。未明确诊断前应积极对症治疗。同时,有关部门应加强对职业性铅接触者的知识培训,出现铅中毒类似症状者应及早到医院就医。

(王春燕)

第四节　铊中毒

一、概述

1. 生物特性　铊是一种无色无味的稀有重金属,其单质及化合物被广泛应用在军事工业、现代高科技产业、化工行业及医学领域中。铊化合物在自然环境中主要以 1 价态和 3 价态存在,1 价态的毒性远大于 3 价态,主要化合物有氧化物、硫化物、卤化物、硫酸盐、碳酸盐和醋酸盐等。铊及其化合物均为剧毒类神经毒物,具有很强的蓄积作用。铊中毒途径多为经胃肠道口服、呼吸道吸入及皮肤接触等。急性铊中毒多因口服引起,而慢性铊中毒多因职业性接触引起,目前职业性接触铊中毒已少见,中毒事件多为误食或故意投毒。

2. 发病机制　铊中毒机制至今尚未完全阐明,目前公认的有铊对钾离子的竞争性抑制作用,铊与 Na^+ - K^+ ATP 酶的亲和力为钾离子的 10 倍,铊离子在细胞内积聚,通过竞争性抑制 K^+ 的生理作用而产生中毒效应,铊在含钾量高的组织中聚集并产生症状,如肌肉、神经组织、肝脏等。有人认为铊与蛋白质或酶分子巯基结合,可抑制其生物活性。使动物血清巯基含量下降,致使氧化-磷酸化脱耦联干扰能量产生,神经系统因此受到影响。其他还有铊本身的细胞毒性,可抑制细胞的有丝分裂,造成细胞代谢紊乱,并且干扰 DNA 的合成,诱发染色体畸形。

3. 临床表现　铊中毒主要表现为神经系统、胃肠道症状,并伴有肝肾功能的改变,但因其中毒初期缺乏特异性的临床表现,铊中毒难以早期明确诊断:① 胃肠系统:口服大量铊盐的急性中毒患者常在数小时到 24 h 内出现症状,表现为恶心、呕吐、腹痛、腹泻,可有出血性胃肠炎等。② 神经系统:中毒后 3~5 d 出现神经系统症状,首先出现下肢酸麻、疼痛及痛觉过敏,双脚疼痛异常,并由脚底逐渐向上蔓延至双腿、躯干等;继而出现运动障碍,开始双下肢无力,逐渐出现下肢麻痹、肌肉萎缩。如得不到及时治疗,发展为中枢神经系统受损产生中毒性脑病,表现为谵妄、惊厥或昏迷。③ 脱发:一般中毒后 7~10 d 发生,开始为斑秃,逐渐头发可以全脱掉,眉毛、胡须、腋毛及阴毛也可脱落,中毒好转后毛发可重新长出。④ 其他:中毒后 3~4 周指甲可出现白色横纹,称为米氏纹(Mee's lines),指及趾甲可见苍白痕或脱落、皮疹及表皮角化、皮肤有瘀斑或瘀点,并可出现心肌、肝肾损伤、高血压。

4. 治疗原则　铊中毒的治疗原则:① 急性口服中毒给予催吐、洗胃、导泻,可用 1% 碘化钾或碘化钠溶液洗胃,使其生成不溶性的碘化铊。② 口服普鲁士蓝可阻断铊的肝肠循环,增加铊的排泄,且无明显不良反应。2003 年 10 月,FDA 正式批准可溶性普鲁士蓝用于铊中毒的救治,是目前治疗铊中毒的首选药物,通常与利尿药同时使用,以提高排铊的效率。二巯基丙酸钠、二硫腙、硫代硫酸钠等络合剂目前认为对治疗铊中毒无明显疗效。此外,补钾可以提高血钾浓度,增加 K^+ 与铊的交换,使铊离子自细胞内释放入血以利排泄。但可使细胞内的铊到细胞外,使血铊含量增高,临床症状加重,因此补钾需注意量和速度。③ 血液灌流可起到迅速排铊的作用,血液灌流联合普鲁士蓝是目前认为最有效的治疗铊中毒的方法。

二、诊断标准

诊断铊中毒需从以下三方面考虑:① 有铊接触史,或有可能接触到铊,且具有铊中毒的症状。② 依靠特征症状,曾有学者提出以胃肠道炎症、多发性神经病和脱发作为铊中毒的三联征来指导早期临床诊断。此外,患者的指甲上出现米氏纹是确诊铊中毒的重要依据。③ 对血液、尿液、毛发等生物样本的检测是最终确诊铊中毒的依据,其中尿液的检测最为重要。由于铊在体内几乎完全经肾代谢,故尿液中铊的浓度直接反映了患者与铊接触的状况和中毒状况。较为公认的确诊铊中毒的"金标准"是收集中毒患者 24h 的尿液,用原子吸收光谱法定量测定铊含量,尿铊浓度超过 200 $\mu g/L$ 便可以确诊铊中毒。

三、误诊文献研究

1. 文献来源及误诊率　2004—2013 年发表在中文医学期刊并经遴选纳入误诊疾病数据库的铊中毒误诊文献共 13 篇,累计误诊病例 36 例。2 篇文献可计算误诊率,误诊率 84.21%。

2. 误诊范围　本次纳入统计的 36 例铊中毒误诊疾病谱颇为广泛,达 27 种 47 例次之多,其中误诊为 Guillain-Barre 综合征、上呼吸道感染、多发性周围神经病及急性胃肠炎者占到总误诊疾病的 36.16%,少见的误诊疾病有周期性瘫痪、运动障碍、糖尿病性神经病变、脱髓鞘性脑病、烟酸缺乏症、脊髓压迫症、颈椎病、病毒性脑炎、脱发、低钙血症、低钾血症、多发性肌炎、急腹症、急性胰腺炎、胆囊炎、关节炎等,主要误诊疾病见表 14-4-1。

表 14-4-1　铊中毒主要误诊疾病

误诊疾病	误诊例次	百分比(%)	误诊疾病	误诊例次	百分比(%)
Guillain-Barre 综合征	7	14.89	脑炎	2	4.26
上呼吸道感染	4	8.51	风湿性疾病	2	4.26
多发性周围神经病	3	6.38	肝炎	2	4.26
急性胃肠炎	3	6.38	腰椎病	2	4.26
肌肉损伤	2	4.26	中毒性神经病	2	4.26
脑血栓形成	2	4.26			

3. 确诊手段　本次纳入分析的 36 例铊中毒中,根据尿铊检查确诊 15 例(41.67%),根据实验室特异性检查确诊 13 例(36.11%),根据病史、症状体征及医技检查确诊 7 例(19.44%),根据尸体解剖确诊 1 例(2.78%)。

4. 误诊后果　本次纳入的 36 例铊中毒中,34 例文献描述了误诊与疾病转归的关联,2 例预后与误诊关联不明确。按照误诊数据库对误诊后果的分级评价标准,可统计误诊后果的病例中,21 例(61.76%)为Ⅲ级后果,系疾病本身进展结果;4 例(11.76%)造成Ⅱ级后果,因误诊误治导致病情迁延;9 例(26.47%)造成Ⅰ级后果,因误诊误治导致死亡 6 例,留有后遗症 3 例。

四、误诊原因分析

依据本次纳入的 13 篇文献提供的铊中毒误诊原因出现频次,经计算机统计归纳为 7 项,其中经验不足而缺乏对该病的认识为常见原因,见表 14-4-2。

表 14‑4‑2 铊中毒误诊原因

误诊原因	频 次	百分率(%)	误诊原因	频 次	百分率(%)
经验不足,缺乏对该病的认识	11	84.62	过分依赖或迷信医技检查结果	2	15.38
未选择特异性检查项目	4	30.77	医院缺乏特异性检查设备	2	15.38
问诊及体格检查不细致	3	23.08	缺乏特异性症状、体征	1	7.69
诊断思维方法有误	3	23.08			

1. 经验不足,缺乏对该病的认识 铊是稀少且毒性较高的金属元素,人们对其了解较少,加之铊中毒在临床罕见。徐希娴等通过国外医学杂志检索,1968—2007 年近 40 年仅报道铊中毒 74 例,其中急性中毒 39 例。临床医生,特别是基层医生在学习及工作期间很少有机会接触到此类患者,如果没有中毒病史支持,患者、家属及接诊医生不会首先想到铊中毒。中毒科医生虽然对铊中毒较熟悉,但患者一般不会主动到中毒专科就诊,而会到神经科、消化科等就诊。各专科医师首先会以本科室疾病为主,本文误诊病例大部分都是针对本科室疾病检查和治疗后,因为病情没有好转或加重,才考虑中毒等其他疾病,这就使大多数患者难以早期确诊。如本中心曾收治 1 例铊中毒患者,男,32 岁。无明显诱因出现双足趾端麻木,逐渐发展至双脚、双小腿,双脚疼痛难忍,活动后加重,严重时双脚不敢着地,自服止痛药物处理。15 d 后出现脱发及体毛掉落明显,并出现讲话不清,进食、喝水时呛咳。首先在当地县医院中医科考虑风湿病,给予针灸治疗后有所好转。发病 30 d 后双下肢再次出现疼痛,双脚不敢着地,疼痛持续不缓解,再次行针灸治疗后症状无明显改善。随即到省中医院风湿免疫科,经治疗后疼痛仍逐渐加重,并出现恶心、呕吐。遂予 5 d 后转至中医脾胃科,肿瘤标志物、腹部超声、头颅 MRI 等检查均未见明显异常,肌电图示双下肢神经源性损害,给予对症治疗 2 d 后出现行为异常,胡言乱语,幻觉。又考虑精神障碍就诊于省精神卫生中心,诊断为躯体形式障碍,给予奥氮平、度洛西汀等治疗 1 周无改善。再次回到中医院按“癔症”给予中药治疗无明显改善。发病 4 个月后因神经科会诊医生考虑是否重金属中毒,到我院就诊,我科医生听完病史即怀疑铊中毒可能性大,经毒检明确为铊中毒。

2. 未选择特异性检查项目 铊中毒确诊的金标准为尿液、血液中检测到铊含量超标,本研究误诊病例都没有在入院后立即进行血、尿铊含量检测。除了接诊医师没有想到中毒,也和我国绝大部分医院没有相应技术及检测手段有关。最终毒物检测地点不一,有的在大学的测试中心,有的在各地疾病控制中心(CDC),有的在中毒或职业病中心,还有的在公安部门的法医检测机构。也有个别病例,考虑到铊中毒,但最终没有找到检测机构而未进行毒物检测。

3. 问诊及体格检查不细致 中毒患者的毒物接触史是诊断的关键手段,包括中毒时间、方式、途径、是否群体发病等。接诊医师通过认真的问诊,有可能做出正确的判断。如果接诊医师缺乏警惕,只注意本科疾病,就可能导致误诊。本研究有些病例在确诊中毒后,再详细追问病史,患者可以回忆出毒物接触史。如果提前得到可疑毒物接触史,就可能帮助早期诊断。铊中毒除了胃肠道及神经系统症状外,还会出现脱发及米氏纹等特异性表现,是确诊的关键。如果不注意查体就会造成漏诊、误诊。

4. 诊断思维方法有误 虽然铊中毒有典型的三联征,但各种症状的出现时间早晚不同,此外早期还存在其他多系统异常表现,如心肌损伤、肝肾损伤、高血压、乏力、皮疹、电解质紊乱等,使患者就诊于不同的科室。非中毒专科科室如果仅注重本科室疾病,没有整体思维,就不能给出正确的诊断。如患者血钾降低,四肢远端感觉障碍,被误诊为周期性瘫痪。神经系统损伤明显,被误诊为脑炎、多发性神经炎、Guillain-Barre 综合征、烟酸缺乏症等。有病例因腹痛被诊断为急性胰腺炎、胆囊炎,有的行胃镜检查示慢性浅表性胃炎伴糜烂,即诊断为胃炎并按胃炎给予治疗。虽然铊中毒早期症状不典型,但有些症状及检查还是对诊断有帮助,如铊中毒患者腱反射保留、丙种球蛋白治疗效果欠佳等就不符合 Guillain-Barre 综合征。下肢疼痛一般从足趾开始向上发展并且关节部位为重,有典型的痛觉过敏,也是其最具特征的症状体征。

5. 其他　有的临床医生过分依赖和迷信医技检查结果,如有的患者脑脊液检查白蛋白升高,就诊断为 Guillain-Barre 综合征,肌电图、脑电图有异常,就诊断为脑炎、多发性神经炎。检查条件方面目前绝大多数医院(包括三甲医院)没有条件进行重金属等毒物检测,使得有些怀疑中毒的病例迟迟不能确诊。另外有些铊中毒患者缺乏特异性表现,如有的病例不出现脱发,如赵赞梅等对国内近 10 年(1998—2008 年)收治的急性铊中毒病例进行了综合分析发现脱发的比例为 65.5%,有的患者也没有米氏线,给诊断造成困难。

五、防范误诊措施

铊中毒早期确诊对疾病的转归至关重要,神经系统是铊毒性的主要靶器官,随着中毒时间的延长,神经损害逐渐加重,可产生不可逆的神经损伤后遗症,甚至死亡。本研究有的病例误诊长达 4 个月,有的患者死亡后尸检才诊断明确。不但浪费了医疗资源,还加重了患者家庭的痛苦及经济负担。我中心近 2 年接诊中度以上铊中毒患者 9 例,6 例无明显后遗症,患者出现症状到确诊时间平均 19.8 d,而 3 例有后遗症患者为 96.3 d,差异明显。上文提及的误诊 4 个月的男性患者,因延误诊断,经过 21 d 治疗后虽然患者疼痛明显好转,血、尿铊浓度降至正常,但仍遗留反应迟缓、言语不利、视力减退、双下肢迟缓性瘫痪、双下肢近端肌力Ⅳ级、远端肌力Ⅲ-级、不能独立站立等后遗症。因此,及时确诊是治疗的关键。为更好防范铊中毒误诊,笔者提出如下建议。

1. 加强铊中毒等中毒性疾病的宣传,引起医务人员的重视　近年来世界范围职业接触、蓄意投毒引起的铊中毒事件频发,如赵赞梅等在对国内近 10 年医学文献检索即发现 58 例急性铊中毒,其中有后遗症状的 11 例,死亡 10 例。由于铊中毒往往病情较重,对民众的人身安全和健康造成了严重威胁,尤其是铊盐所致的群体中毒事件,已引起国家相关部门高度重视。部分铊中毒患者因未及时发现并给予有效救治出现多种严重并发症,甚至死亡,也引起了国内外的广泛关注。因此医疗机构,特别是基层医疗机构一定要重视铊中毒等中毒性疾病,遇到不能用常见疾病解释的情况时,要想到中毒性疾病的可能。

2. 做好临床医师培训,提高对本病的认识和鉴别诊断能力　铊中毒属于中毒或职业病科救治疾病,如果患者在专业科室或有经验的急诊科就诊有助于及时诊断,但很少有基层医院甚或综合医院接诊医生在患者肌肉疼痛症状出现时建议到中毒科或职业病科检查或进行会诊。患者也会因为胃肠道及神经系统症状,另外还有脱发、心脏损伤、肝肾损伤等病情分布到多个不同的临床科室就诊。这就要求医院,特别是基层医院加强全院医师培训学习工作,拓宽医师诊断思维,提高对本病的认识和鉴别诊断能力。做好定科前医师科室轮转,使医师不拘泥本专业知识,在鉴别诊断时,要考虑到中毒性等其他专业疾病的可能。比如在急腹症病因诊断思维中应考虑铊、铅等金属中毒的可能性。

3. 认真询问病史和仔细体格检查,抓住本病特征性表现　中毒性疾病病史是诊断的重要线索,认真询问病史和详细体格检查是准确诊断的前提。接诊不明原因出现胃肠道症状、神经系统症状及脱发的患者,用单一系统疾病难以解释时,应尽快考虑中毒等其他疾病的可能,留取患者血液、残存食物等样本进行毒物鉴定。铊中毒患者脱发及米氏纹是较特异性的表现,查体中要特别注意。脱发一般发生在中毒后 7~10 d,出现脱发症状时确诊的病例经过正规治疗一般预后良好。

4. 建立诊疗规范,指导本病的快速诊治　目前铊中毒患者大部分病史隐匿,诊断主要依靠病史、临床表现及实验室检测结果。这就需要建立严谨的诊断规范,在全国各级医院,特别是基层医疗机构推广。使接诊医师在遇到相关患者时能扩展诊断思维,想到铊中毒的可能。

总之,铊中毒作为危险的中毒种类,日渐增多。误诊导致患者不能接受正规有效的治疗,使患者遗留各种后遗症,甚至死亡。因此,各级医疗机构均应加强该病的宣传教育,增强相关知识的培训,临床医务人员应加强相关知识的学习,提高认知水平,遇到不明原因胃肠道反应、神经系统损伤、脱发等可疑病例时,要考虑到铊中毒的可能,并根据相关诊治规范,做出正确的诊断,使患者得到及时、有效的治疗。

（彭晓波　孙亚威　邱泽武　王春燕）

第五节　汞中毒

一、概述

1. **生物特性**　金属汞是一种液态银白色金属,常温下易蒸发,生产性中毒主要以蒸气态经呼吸道进入人体引起中毒,人吸入 $1\sim3$ mg/m^3 的汞蒸气数小时可发生急性中毒;生活性中毒常见于水银散落后未及时清理吸入中毒,或用含金属汞的丹方熏蒸吸入治疗皮肤病,如银屑病,肛瘘等。金属汞和汞蒸气也可经皮肤接触吸收,消化道吸收甚微,口服金属汞一般不会引起中毒,儿童测口温时嚼碎体温计误服金属汞是安全的。

无机汞多呈粉末状态,常见的有雷汞、硝酸汞、砷酸汞、氰化汞、氧化汞(升汞)、氯化亚汞(甘汞、轻粉)、氧化汞、硫化汞(辰砂)、硫酸汞、碘化汞、溴化汞等,无机汞化合物可经呼吸道、皮肤、消化道吸收。生活性中毒常见于消化道和皮肤吸收,如误服、自杀或使用含无机汞化合物的药物治疗皮肤病等。近年来随着生活水平的提高,使用美白、祛斑化妆品致汞中毒的患者逐年增多。无机汞化合物的毒性与其溶解度有关,以二价汞的毒性大,氧化汞口服致死量为 $0.5\sim1$ g;硝酸汞口服致死量为 $0.05\sim0.25$ g。

有机汞化合物可通过胃肠道、呼吸道、皮肤吸收,胃肠道的吸收率最高,如甲基汞可达 $90\%\sim100\%$,苯基汞达 $50\%\sim80\%$。有机汞属脂溶性高毒物质,主要表现为对神经系统、心、肝、肾和皮肤的损害。烷基汞的毒性强于苯基汞和烷氧基汞,人摄入甲基汞 4 mg/kg 可致死亡。有机汞中毒多由误服引起,国内曾有误食有机汞农药污染的粮食而发生群体食物中毒的报道。我国曾经生产和使用的有机汞农药有西力生(含氯化乙基汞 $2\%\sim2.5\%$)、赛力散(含醋酸苯汞 2.5%)、谷仁乐生(含磷酸乙基汞 5%)和磺胺苯汞。

2. **体内代谢**　金属汞吸收后易透过血脑屏障,蓄积在脑干和小脑,体内的汞主要蓄积在肾脏。排泄主要通过肾脏,由粪便、唾液、汗液、乳汁、月经血可排出少量,能经过胎盘屏障进入胎儿体内。汞由唾液腺排出,与口腔内食物残渣分解产生的硫化氢结合后生成硫化汞,对口腔黏膜有强烈的刺激作用。无机汞吸收后随血流分布于各脏器,以肾含量最高,肝脏次之。无机汞中毒主要造成肾脏损害和周围神经损伤。排出途径与金属汞相同。有机汞化合物中的苯基汞和烷氧基汞吸收后在体内迅速降解为无机汞,其代谢与无机汞相同。烷基汞在体内降解很缓慢,而且容易透过血脑屏障蓄积于脑内,对脑组织的损害更为突出,也能透过胎盘屏障,使胎儿中毒;烷基汞排出缓慢,半衰期为 $60\sim80$ d,主要由胆汁排泄,其次经肾脏排出。

3. **临床表现**

(1) 金属汞中毒:短期内吸入大量的金属汞蒸气后常数小时内发病,出现头昏、头痛、乏力、低热或中度发热等全身症状,严重者可有情绪激动、烦躁不安、失眠、甚至精神失常或抽搐、昏迷等。口腔炎表现如齿龈红肿、酸痛、糜烂、出血、口腔黏膜溃疡,牙根松动、流涎,口内腥臭味;胃肠道症状表现为食欲减退、恶心、呕吐、腹痛、腹泻。部分患者吸入汞蒸气或皮肤大面积接触汞蒸气后,皮肤可出现过敏性皮炎,表现为红斑或斑丘疹,有融合倾向。少数严重患者可出现咳嗽、胸痛、呼吸困难、发绀等。胸部 X 线检查肺纹增粗、紊乱及模糊阴影。部分患者可出现蛋白尿、管型尿及肾功能障碍,个别严重患者发生急性肾衰竭。

（2）无机汞中毒:由呼吸道吸入大量无机汞化合物粉尘引起的急性中毒,其临床表现类似于急性金属汞中毒。急性无机汞化合物中毒多由口服(误服或自杀)所致,亦可由皮肤接触其溶液大量吸收所引起。口服中毒主要表现为腐蚀性胃肠炎和中毒性肾病。① 腐蚀性胃肠炎:口服后很快或数小时内出现口腔炎表现,以及恶心、呕吐、上腹痛,继后表现为急性结肠炎症状,有全腹痛、腹泻、里急后重、排出黏液性或血性大便,严重者可发生咽部水肿,亦可因胃肠穿孔导致弥漫性腹膜炎。患者可因失水,腹痛等原因发生休克。② 中毒性肾病:由于肾小管细胞的急性坏死,一般在口服无机汞化合物后数日内出现腰痛、蛋白尿、管型尿、少尿。严重病例出现无尿、水肿,之后很快出现氮质血症、高钾血症、代谢性酸中毒,甚至心力衰竭而危及生命。急性肾衰竭处理得当或通过血液透析,经 1~2 周肾小管上皮细胞逐渐再生而进入多尿期,此时可引起水、电解质平衡紊乱。皮肤接触无机汞化合物溶液可引起接触性皮炎,出现红斑、丘疹、水疱,容易继发感染,严重者可发生剥脱性皮炎。

（3）有机汞中毒:多因口服引起,职业性中毒少见。口服后数十分钟至数小时或更长一段时间(亚急性中毒),出现头昏、头痛、乏力、食欲不振、恶心、呕吐、流涎、腹痛、腹泻等症状,根据食入的量和时间长短,上述症状在数日内缓解。若缺乏适当的治疗,经 2 周左右的潜伏期,出现神经系统、心、肝、肾脏受损及皮肤损害的表现。有中毒性脑病和脑脊髓病,心肌损害,肝、肾损害,皮肤损害。烷基汞中毒神经系统和心肌的损害较为突出,苯基和烷氧基汞在体内迅速转化为无机汞,其临床表现相对较轻,中毒时以肝、肾及皮肤损害较为突出。

二、诊断标准

根据确切的职业史或生活史,临床表现和有关实验室检查,排除其他原因引起的类似疾病,即可诊断。血汞、尿汞正常参考值上限分别为 10 $\mu g/L$、0.05 mg/L,汞进入机体后需经过一段时间尿中汞才升高,因而不适于作为急性中毒的判定指标。

职业性汞中毒诊断及分级标准参考如下:

1. 急性中毒 轻度中毒:短期内接触大量汞蒸气,尿汞增高,出现发热、头晕、头痛、震颤等全身症状,并具有下列一项者:① 口腔-牙龈炎(表现为流涎、黏膜充血、糜烂、溃疡,牙龈肿胀、酸痛、渗血,牙齿松动、脱落)和(或)胃肠炎(表现为恶心、呕吐、腹痛、腹泻);② 急性支气管炎(表现为咳嗽、气急、胸闷,两肺呼吸音粗糙或干性啰音,X 线胸片示两肺纹理增多、增粗、延伸或边缘模糊)。

中度中毒:轻度中毒基础上,具有下列一项者:① 间质性肺炎(表现为咳嗽、胸闷、发热,两肺可闻干湿啰音,X 线胸片示两肺呈弥漫性点状或点片状阴影);② 明显蛋白尿(指尿蛋白"++"以上)。

重度中毒:中度中毒基础上,具有下列任一项者:急性肾衰竭,急性中度或重度中毒性脑病。

2. 慢性中毒 轻度中毒:长期密切接触汞后,具有下列任何三项者。① 神经衰弱综合征(表现为头晕、乏力、失眠、多梦、健忘、易激动、注意力不集中、工作效率降低等);② 口腔-牙龈炎;③ 手指震颤,可伴有舌、眼睑震颤;④ 近端肾小管功能障碍,如尿低分子蛋白含量增高;⑤ 尿汞增高。

中度中毒:轻度中毒基础上,具有下列一项者。① 性格情绪改变(表现为烦躁、易怒、情绪不稳定,并可出现焦虑、抑郁等情绪障碍或疑病症,在汞中毒时易兴奋症状表现突出);② 上肢粗大震颤;③ 明显肾脏损害(表现为尿中出现蛋白、管型及血尿,水肿)。

重度中毒:慢性中毒性脑病(以小脑共济失调表现多见,还可表现为中毒性精神障碍)。

三、误诊文献研究

1. 文献来源及误诊率　2004—2013 年发表在中文医学期刊并经遴选纳入误诊疾病数据库的汞中毒误诊文献共 24 篇,累计误诊病例 59 例。2 篇文献可计算误诊率,误诊率 17.98%。

2. 误诊范围　本次研究纳入的 59 例汞中毒共误诊 35 种疾病 67 例次,居前三位的误诊疾病是食物中毒、天疱疮、过敏性皮炎,少见的误诊疾病有肾病综合征、慢性肾炎、亚急性脊髓联合变性、腰椎间盘突出症、颈椎病、骶髂关节炎、缺血性脑血管病、上呼吸道感染、细支气管炎、结肠炎、胃炎、急性胆囊炎、肝肾衰竭、病毒性肝炎、先天性心脏病、不稳定型心绞痛、低钾血症、线粒体脑肌病、肌炎、口腔炎、药物中毒,主要误诊疾病见表 14 - 5 - 1。

表 14 - 5 - 1　汞中毒主要误诊疾病

误诊疾病	误诊例次	百分比(%)	误诊疾病	误诊例次	百分比(%)
食物中毒	10	14.93	肌无力	2	2.99
天疱疮	7	10.45	甲状腺功能亢进症	2	2.99
过敏性皮炎	7	10.45	皮疹	2	2.99
精神疾病	3	4.48	心力衰竭	2	2.99
癫痫	3	4.48	神经症	2	2.99
肺炎	2	2.99	周围神经病	2	2.99

3. 确诊手段　本次纳入的 59 例汞中毒中,43 例(72.88%)根据尿汞检测确诊,11 例(18.64%)根据血汞检测确诊,5 例(8.47%)根据症状体征及医技检查确诊。

4. 误诊后果　本次纳入的 59 例汞中毒中,按照误诊数据库对误诊后果的分级评价标准,49 例(83.05%)为Ⅲ级后果,系疾病本身进展的结果;10 例(16.95%)造成Ⅰ级后果,其中 9 例死亡,1 例导致后遗症。

四、误诊原因分析

根据本次纳入的 24 篇文献提供的汞中毒误诊原因出现频次,经计算机统计归纳为 9 项,其中经验不足而缺乏对该病的认识和问诊及体格检查不细致为最常见原因,见表 14 - 5 - 2。

表 14 - 5 - 2　汞中毒误诊原因

误诊原因	频次	百分比(%)	误诊原因	频次	百分比(%)
经验不足,缺乏对该病的认识	17	70.83	病人主述或代述病史不确切	4	16.67
问诊及体格检查不细致	17	70.83	诊断思维方法有误	2	8.33
未选择特异性检查项目	7	29.17	过分依赖或迷信辅助检查结果	1	4.17
缺乏特异性症状、体征	6	25.00			

1. 问诊及体格检查不细致　在实际临床工作中,临床医生尤其是门急诊医生,在接诊过程中往往因时间有限、思维狭窄、分析问题主观武断等原因导致问诊或体格检查不细致,重要诊断信息遗漏而发生误诊误治。如患者既往有冠心病史曾多次住院治疗,心电图检查有 ST - T 段压低,T 波倒置,但主诉持续性上腹痛伴头晕,若只着眼于基础病而不细致体格检查、忽视其他客观体征、不详细采集病史,极易误诊为不稳定心绞痛,导致误诊误治。当治疗经过和临床效果不符合时,才

想到追问病史明确诊断,从而延误治疗。汞中毒多有职业史或生活性接触史,临床表现复杂多系统化,因此更需首诊医师详细询问病史和细致体格检查,才能避免误诊。

2. 经验不足而缺乏对汞中毒的认识　虽然汞中毒是目前最常见的重金属中毒疾病之一,但临床表现复杂,急慢性、轻中重度中毒的主要临床表现各异,很多低年资医师或非中毒专科医师缺乏汞中毒临床表现的认识,诊治经验甚少或从未接触过,是导致汞中毒误诊的另一重要原因。汞中毒患者可以呼吸系统、消化系统、神经系统、皮肤损害等不适就诊,给首诊医师诊断和鉴别诊断带来很大的困惑,极易误诊。

3. 未选择特异性检查项目　汞中毒常因病史不详、症状不典型、经验不足缺乏认识而误诊,但若血、尿、胃液经毒物分析检测到毒物便可明确诊断。许多医院甚至著名三级医院因不具备毒物检测设备而未行此特异性检查,是导致本病误诊的另一原因。

4. 缺乏特异性症状、体征　金属汞、无机汞、有机汞中毒常见中毒途径不同,临床表现主要症状各异。接诊医师常惯性思维,缺乏客观、仔细地分析临床资料过程,中毒患者消化系统症状常以恶心、呕吐和腹痛、腹泻为主要症状,易被误诊为食物中毒;皮肤损害以红斑、斑丘疹为主,常被误诊为天疱疮、过敏性皮炎;肾脏损害以明显蛋白尿、水肿等为主,易被误诊为肾病综合征;中毒性脑病表现为烦躁、易怒、焦虑、抑郁等情绪障碍,易被误诊为精神疾病等。在纳入本研究的 59 例误诊患者中,首诊为食物中毒、天疱疮、过敏性皮炎、精神疾病 27 例次。

5. 其他误诊原因　在生活中由皮肤接触引起的慢性汞中毒容易忽视,对人体的伤害在不知不觉中发生,某些患者长期染发、使用不合格的美白祛斑化妆品、乱吃保健药物,但因缺乏相关知识,就诊时常无视它的存在,病人主述或代述病史不确切,极易造成误诊。

因绝大多数医院甚至三级医院,缺乏毒物检测等特异性检查设备亦是导致该病误诊的原因。在本次研究纳入分析的病例中,部分患者因诊断思维方法有误、过分依赖或迷信医技检查结果、并发症掩盖了原发病而误诊。

五、防范误诊措施

临床上除静脉注射金属汞中毒、口服大量无机汞化合物中毒危重难治外,大多汞中毒只要早期诊断正确、治疗及时,临床预后较好。但因汞的存在形式多样,中毒途径各异,临床表现复杂,对于一些非专科医院医生,经验不足,难以把握鉴别诊断要点,不具备毒物检测条件,容易误诊漏诊。为更好的防范汞中毒的误诊,提出如下要点。

1. 加强知识培训提高对汞中毒的认识　急性汞中毒往往有明确的汞蒸汽接触史、消化道接触史,起病急、病情重、病程进展迅速,早期诊断和正确处理十分重要,诊治需争分夺秒;慢性汞中毒以腰痛、四肢疼痛或麻木无力为主要表现,患者往往症状明显、痛苦难忍,更应尽早明确诊断、精准治疗。在纳入本研究的 59 例误诊患者中,因临床医师对汞不清楚、对其引起的临床表现不了解而误诊误治导致患者死亡 9 例,后遗症 1 例,因此提高对汞中毒的认识非常必要,尤其急诊科、重症监护室医师更应加强本病相关知识的培训和学习,提高对汞中毒临床表现特点的认识,在临床工作中扩宽诊断思路,遇到病情较重、与本病症状相似、诊断存在疑惑时,应尽早详细采集病史、请专科医师会诊、或专家远程会诊等,以避免误诊误治造成严重后果。

2. 详细询问病史可协助诊断　临床医师应全面、细致、耐心地采集病史,尤其是对毒物接触史的询问。汞中毒大多有职业性接触史或生活性接触病史,应排查一切接触毒物的可能,方可做出正确的诊断和鉴别诊断。生产、生活中汞常见于:① 工业生产中的汞矿开采、汞合金冶炼、汞齐法提取重金属、镀金镀银、含汞催化剂、真空泵、照明灯、雷汞、制造科学测量仪器仪表、温度计、血压计、气压计、电气开关、电池生产、皮革、制镜、颜料、核反应堆冷却剂、防原子弹辐射材料。② 农业生产中制造杀虫剂;疫苗生产和中药炮制过程中汞被用作防腐剂;医药生产中某些含汞的医用消毒剂、利尿及镇痛药物;汞合金制成的牙科材料。③ 中医药中汞还用于治疗梅毒、类风湿性关节炎、系统性红斑狼疮、哮喘、鼻窦炎、肛瘘、银屑病、痤疮、疖癣等疾病。职业性接触汞蒸气、自杀或误服汞化合物导致的汞中毒,接触史明确,患者或患者家属往往能提供详细的接触史,因此详细采集病史即可明确诊断。但隐匿性接触中毒的患者,如长期使用美白祛斑化妆品、长年染发、口服不合格保健药物、盲目加大毒性中药的剂量、使用含汞偏方治疗皮肤病或肛瘘等,本人或代诉病史的家属缺乏对此类中毒的认识,而忽略病史,更需临床医生详细询问病史,开拓诊断思路,尤其加强因皮肤吸收导致汞中毒的认识。遇到年轻、爱美的女性,无明确的汞接触史,但以肾脏损害、周围神经系统损伤表现来诊的,一定要询问有无美白、祛斑化妆品接触史,为诊断提供依据避免误诊。

3. 未明确诊断前完善检验检查和对症处理　汞中毒如能尽早正确诊断、精准治疗,一般预后良好。在未明确诊断前,应密切观察病情,尽快完善检验检查,及时对症处理,以避免不良后果的发生。对于中毒性脑病、中毒性肾病、中毒性周围神经病变、中毒性肺炎、中毒性心肌损伤等,治疗应对症营养神经、改善循环、保护重要脏器等综合处置,对于吸入汞蒸气中毒引起的肺炎,尽早使用激素抗感染治疗,对于剧烈肌肉痛患者,给予镇痛治疗同时要仔细查找病因,想到重金属中毒引起疼痛的可能,避免盲目的手术治疗等有创处理。在明确中毒后应尽早排毒、抗毒、解毒。

4. 避免误诊措施　① 有关部门应加强对有汞接触的从业人员进行知识培训、职业防护和定期体检,出现汞中毒类似症状者应及早到医院就医;对群众进行汞的危害性宣传及汞中毒的知识培训。② 生活中接触汞的机会很多,对群众进行日常知识宣传,若打碎体温计、院校实验课中散落金属汞等,由于汞流动性大,洒落地面形成无数的小汞珠使蒸发面积扩大,并易流入缝隙中不易清除,成为污染环境的二次毒源,因此要仔细清理散落于地面、桌面的汞珠,并开窗通气、脱离环境,避免呼吸道吸入中毒,同时对临床医学生要进行相关知识学习,使其增加对汞危害的了解。③ 临床医师要做到认真询问病史和细致的体格检查,熟悉汞中毒临床表现、中毒特点,除常见的呼吸系统、消化系统、泌尿系统和神经系统症状外,还要注意易忽视的皮肤损害、心血管系统症状,以便诊断更加准确。

(王春燕)

第六节　双硫醒反应

一、概述

1. 概念　双硫醒又称双硫仑、戒酒硫、酒畏,是酒增敏药,用于戒酒治疗。双硫醒反应是指在应用某些药物(如头孢菌素类)治疗期间,饮酒或应用含乙醇药物导致体内"乙醛蓄积"的中毒反应。该病临床并不常见,确诊者少,误诊率高。据报道可引起双硫醒样反应的药物包括头孢菌素类、硝基咪唑类、磺脲类降糖药,呋喃唑酮、灰黄霉素、酮康唑、氯霉素、丙卡巴肼等,啤酒、白酒、黄酒、果酒等,且用药前、用药期间或停药后饮酒均有可能出现。

2. 中毒机制　酒精进入人体先在肝细胞内经乙醇脱氢酶的作用氧化为乙醛,乙醛在肝细胞线粒体内经乙醛脱氢酶的作用再氧化为乙酸和乙醛酶 A,乙酸进一步代谢为二氧化碳和水排出体外。化学结构中含有甲硫四氮唑侧链的药物可以抑制肝细胞线粒体内乙醛脱氢酶的活性,使乙醛氧化代谢受阻,体内乙醛聚集,出现双硫醒反应。

3. 临床表现　患者突发胸闷、心悸、气短、面部潮红、口干、出汗、寒战、恶心、呕吐、腹痛、头痛、头晕、嗜睡、视觉模糊、精神错乱等表现,甚至出现口唇发绀、喉头水肿、呼吸困难、血压下降、意识模糊、休克等,其症状轻重与饮酒量成正比。甚至用酒精消毒皮肤也会发病,对酒精敏感者尤为突出。

4. 急救措施　反应较轻者,仅出现面部潮红、恶心等轻微不适,无需特殊治疗可自行消失;出现呼吸抑制、休克、惊厥等危重情况时,需立即抢救,包括给氧、补液、小剂量激素、醒酒等对症支持治疗,早期经积极支持治疗大多数患者均可很快痊愈。

二、诊断要点

诊断主要依靠病史、临床表现及相关化验检查:患者在服用上述药物期间饮酒,有饮酒史及服药史是诊断本病的重要条件,详细询问病史是确定诊断的主要依据。如病史不明确,但有上述多个系统典型的临床表现,诊断比较困难,临床可完善血常规、生化、心电图、头颅 CT 等相关化验检查等再与其他疾病相鉴别。主要与急性心脏疾病鉴别,患者出现胸闷、心悸等症状,但心电图、心肌酶等相关检查化验未见特殊异常或仅有轻度异常且与临床症状不相符;再者与酒精中毒相鉴别,患者症状常与饮酒量不相平行,临床无法用酒精中毒解释。

三、误诊文献研究

1. 文献来源及误诊率　2004—2013 年发表在中文医学期刊并经遴选纳入误诊疾病数据库的双硫醒反应误诊文献共 37 篇,累计误诊病例 372 例。12 篇文献可计算误诊率,误诊率 52.38%。

2. 误诊范围　本次纳入统计的 372 例双硫醒反应误诊为 24 种疾病 380 例次,居前三位的误诊疾病为冠心病(其中以急性冠状动脉综合征最多)、急性酒精中毒、药物过敏反应。少见误诊疾病有胸膜炎、支气管哮喘、心律失常、肺性脑病、过敏性皮炎、急性荨麻疹、肺炎、肺源性心脏病、胆囊炎、胃食管反流病、先兆流产、中暑。3 例次初诊诊断不明确。主要误诊疾病见表 14 - 6 - 1。

表 14 - 6 - 1　双硫醒反应主要误诊疾病

误诊疾病	误诊例次	百分比(%)	误诊疾病	误诊例次	百分比(%)
冠心病[a]	153	40.26	心力衰竭	16	4.21
急性酒精中毒	61	16.05	急性胃肠炎	10	2.63
药物过敏反应	29	7.63	食物中毒	8	2.11
休克	21	5.53	低血糖症	8	2.11
输液反应	21	5.53	脑血管病	6	1.58
酒精过敏	20	5.26	梅尼埃病	5	1.32

注:a 其中误诊为急性冠状动脉综合征 84 例,心绞痛 69 例。

3. 医院级别　本次纳入统计的 372 例双硫醒反应误诊 380 例次,其中误诊发生在三级医院 133 例次(35.00%),二级医院 150 例次(39.47%),一级医院 50 例次(13.16%),其他医疗机构 47 例次(12.37%)。

4. 确诊手段　本次纳入的 372 例双硫醒反应都根据病史、症状、体征及医技检查而确诊。

5. 误诊后果　本次纳入的 372 例双硫醒反应,按照误诊数据库对误诊后果的分级评价标准,371 例(99.73%)为Ⅲ级后果,未因误诊误治造成不良后果,1 例(0.27%)为Ⅰ级后果,造成死亡。

四、误诊原因分析

依据本次纳入的 37 篇文献分析的误诊原因出现频次,经计算机统计归纳为 4 项,经验不足而缺乏对该病的认识 32 频次(86.49%),问诊及体格检查不细致 27 频次(72.97%),诊断思维方法有误 5 频次(13.51%),过分依赖或迷信医技检查结果 2 频次(5.41%)。分析具体原因如下。

1. 经验不足,缺乏对该病的认识　可引起双硫醒反应的药物种类较多,且用药前、用药期间或停药后饮酒均有可能出现,而且即使是极少量的酒精也会即刻出现反应,且临床表现多为心血管系统及消化系统症状,无特异症状及体征,甚至中毒症状被醉酒表现掩盖,大多数急诊医生不会考虑出现双硫醒反应,而是首先考虑心脏病、醉酒、过敏等其他疾病,因此该病误诊范围非常广,对该病的诊断经验缺乏占误诊原因的 86.49%。

2. 问诊及体格检查不细致　发生双硫醒反应者均有明确的应用药物期间饮酒病史,接诊医生若问诊不细致则很容易忽略饮酒史(包括应用酒精制剂史)或是服药史,导致误诊。尤其是用药前及停药后饮酒者,患者可能不会想到发病与近期饮酒有关,遂不提供饮酒史。另外,少数病人故意隐瞒病情,否认饮酒史或服药史,人为增加诊断难度,导致误诊。因此详细询问患者近期有无饮酒及服药史,对明确诊断至关重要。

3. 诊断思维方法有误　该病症临床表现多样,症状不典型,且多数起病急,症状重,首诊医师往往会将心、肺、消化系等疾病作为首要排除对象而开始相关化验检查,待上诉疾病排除之后,诊断仍未明确,加大确诊难度。急诊医生接诊此类病人后应首先详细询问病史,了解发病经过才能明确诊断,正确的诊断思维方式对减少误诊至关重要。

4. 过分依赖或迷信医技检查结果　部分医师接诊病人后未详细询问病史便立即根据症状体征行相关医技检查,检查后仍不能明确诊断,或是检查的阳性结果不能完全解释病人病情,不结合病史做进一步的分析判断,便认为无法确诊,导致延误诊治。

五、防范误诊措施

双硫醒反应在临床工作中并不常见,偶有病例也常被误诊,相关报道并不多,导致临床医师对该病缺乏重视,误诊发生率高,误诊范围广,虽大多数误诊并未引发不良后果,但也有少数误诊导致严重后果甚至死亡,本统计有 1 例死亡。结合临床实际工作经验,提出以下几个方面的防范误诊启示。

1. 对服药患者及时提醒　医师在开具可能出现双硫醒反应的药物时,一定要注意叮嘱患者在用药期间、停药 1 周内(大剂量用药者时间更长)禁止饮酒及饮用含乙醇饮料或药品(如中成药藿香正气水),并尽量避免外用酒精,向患者交代可能出现的风险,让患者知晓并引起重视,一旦此病发生,患者本人则可能想到此病并准确提供病史,则可避免误诊。

2. 接诊突发心肺脑急症患者应想到本病可能　因该病易误诊为急性冠脉综合征、心力衰竭等急性心脏疾病,接诊突发胸闷、心悸患者,如伴有面部潮红、寒战,或伴恶心、呕吐、头晕、头痛甚至皮疹等,要考虑存在本病可能,如能明确饮酒或是近期饮酒者,追问其是否有近期服用头孢类等药物史,服药及饮酒史结合上述典型症状则可明确诊断。此时需注意双硫醒反应严重程度与应用药物的剂量、饮酒量呈正比。饮用白酒较啤酒、含酒精饮料等反应重,用药期间饮酒较停药后饮酒反应重。

3. 注意鉴别诊断　部分病人就诊主诉便是自己服药过敏或是输液过敏,可详细交代发病过程,经详细查体可见上述症状及体征,此时需明确患者所用药物种类、剂量及用药时间,并追问近期有无饮酒史,从而鉴别输液反应及其他药物过敏反应。

4. 综合病史、表现、检查全面考虑　患者合并酒精中毒时常无法准确提供病史,但有双硫醒反应的表现,此时接诊医生需详细询问知情者患者病史及既往史,并仔细查体,若发现患者症状与饮酒量不平行,且经补充葡萄糖液、促醒、应用激素减轻过敏反应等治疗后患者胸闷、心悸、寒战等症状迅速好转,则可考虑此病,且此时行血常规、生化、心电图、头颅 CT 等相关化验检查常无特殊阳性发现,患者很快痊愈。

综上所述,临床工作中遇到此类急诊病人高度重视"问病史",详细了解发病经过,则可大大减少误诊,提高诊治水平。

(鲁晓霞　邱泽武)

第七节　抗凝血杀鼠剂中毒

一、概述

1. 分类　抗凝血杀鼠剂中毒可引起多个器官的广泛出血,严重者可导致死亡,部分患者因症状不典型、中毒史隐匿,加之接诊医师未选择特异性检查手段,使得误诊率居高不下。抗凝血杀鼠剂是目前最常用的一类杀鼠剂。第一代抗凝血杀鼠剂有敌鼠钠盐、杀鼠灵、杀鼠迷(立克命)、杀鼠酮、氯敌鼠等,现已较少应用。20 世纪 70 年代出现第二代抗凝血杀鼠剂,因急性毒力相对较强,已成为目前应用最广泛的杀鼠剂,主要有溴敌隆、溴鼠隆、杀它仗、鼠得克等。抗凝血杀鼠剂无色、无味,呈脂溶性,半衰期长(16~220 d),抗凝作用比华法林高 100 余倍。

2. 发病机制　抗凝血杀鼠剂主要通过阻止体内维生素 K 的代谢达到抗凝目的。维生素 K 是参与肝细胞微粒体羧化酶的辅酶,传递羧基使依赖维生素 K 凝血因子 II、VII、IX、X 和蛋白 C、蛋白 S 前体分子氨基端的谷氨酸残基羧基化,形成 γ-羧基谷氨酸,使中毒患者体内维生素 K 代谢受阻,致依赖维生素 K 凝血蛋白的谷氨酸残基无法进行羧基化,结果使肝脏合成的凝血酶原缺少由 10 个谷氨酸残基组成的 Gla 区,IX 凝血因子缺少由 12 个谷氨酸残基组成的 Gla 区,X 和 VII 凝血因子分别缺少 12 个和 10 个谷氨酸残基组成的 Gla 区,这些脱羧基化的凝血因子无 Ca^{2+} 的结合位点,不能结合 Ca^{2+},也不能通过 Ca^{2+} 与磷脂表面结合成凝血复合物,从而出现凝血障碍和出血症状。维生素 K 在体内贮藏量很少,人体最低需要量为 0.03~0.5 μg/kg,每小时约交换全身贮藏池的 40%,血液循环生物半衰期呈双相,相应为 25 min 和 190 min。第二代抗凝血杀鼠剂的分解产物亚苄基丙酮还可进一步损害毛细血管壁,使血管壁脆性及通透性增强,从而更易出血。第二代抗凝血杀鼠剂半衰期长,溴鼠隆是其中毒性最强的一种,半衰期为 56 d,溴敌隆半衰期为 24.2 d,大鼠、小鼠和家兔口服急性中毒半数致死量分别为 1.75、1.25 和 1.0 mg/kg。

3. 临床表现　患者中毒后经 3~7 d 的潜伏期,会出现恶心、呕吐、腹痛、食欲减退、精神不振、低热等症状,中毒量小者无出血现象,可不治自愈。达到一定中毒量后,患者除出现上述症状外,还可表现为广泛出血,首先出现尿血、鼻出血、牙龈出血、皮下出血,重者出现咯血、呕血、便血及其他重要脏器出血,并可并发休克,甚至因脑出血、心肌出血等导致死亡。

4. 治疗原则　对于早期发现口服中毒患者,立即清水洗胃,催吐,导泻,胃管内注入活性炭 50~100 g 吸附毒物。维生素 K_1 为治疗抗凝血杀鼠剂中毒的特效药物,误服毒物后如果无明显出血表现,且凝血酶原时间(PT)正常,可予一般对症治疗,并继续观察 4~5 d;如果轻微出血且 PT 轻度异常可予维生素 K_1 10~20 mg/d 静脉滴注;严重出血患者给予维生素 K_1 80~120 mg/d 静脉滴注,待出血好转后可渐减量,直到 PT 恢复正常。维生素 K_1 治疗时间要足够,一般维持 2 个月以上,疗程过短会造成病情复发。维生素 K_3、维生素 K_4 等合成药物对此类鼠药中毒无效。对于严重出血患者,还可以短期内使用新鲜全血或冷冻血浆,但作用不持久。此类中毒患者应避免使用血浆增容剂,如右旋糖苷和羧甲淀粉,因其可干扰机体正常的凝血功能。

二、诊断标准

抗凝血杀鼠剂中毒诊断依据临床表现及实验室检查:① 临床有广泛性多部位出血表现;② 有明确或可疑杀鼠剂接触史;③ PT、活化部分凝血活酶时间(APTT)延长,纤维蛋白原、肝功能、血小板、D-二聚体正常;④ 维生素 K_1 治疗有效;⑤ Ⅱ、Ⅶ、Ⅸ、Ⅹ凝血因子活性减低;⑥ 血液、呕吐物和(或)食物等样品中检出抗凝血杀鼠剂成分。满足上述第 1～3 条即可拟诊,加第 4 条可临床诊断,加第 5 和(或)6 条可确诊。

基层医院因检查手段较少,当患者出现 PT、APTT 明显延长,无出血性疾病史及家族史,无慢性肝病史,未服用华法林等抗凝药物,无导致弥散性血管内凝血(diffuse intravascular coagulation,DIC)的基础疾病,输注正常血浆能够纠正机体凝血功能,维生素 K 依赖凝血因子活性明显降低时,应高度怀疑抗凝血杀鼠剂中毒,经维生素 K_1 治疗有效更支持诊断。

三、误诊文献研究

1. 文献来源及误诊率 2004—2013 年发表在中文医学期刊并经遴选纳入误诊疾病数据库的抗凝血杀鼠剂中毒误诊文献共 16 篇,累计误诊病例 63 例。2 篇文献可计算误诊率,误诊率 85.00%。

2. 误诊范围 本次纳入分析的 63 例抗凝血杀鼠剂中毒共误诊 25 种疾病,居前 3 位的误诊疾病是泌尿系结石、泌尿系感染及功能失调性子宫出血,占总误诊疾病的 52.63%,少见误诊疾病为阴道流血、癫痫、肺部感染、肺结核、获得性维生素 K 依赖因子缺乏症、急性胃肠炎、阑尾炎、肾炎、消化道出血、脑挫裂伤、鼻出血。主要误诊疾病见表 14-7-1。

表 14-7-1 抗凝血杀鼠剂中毒主要误诊疾病

误诊疾病	误诊例次	百分比(%)	误诊疾病	误诊例次	百分比(%)
泌尿系结石	26	34.21	胃十二指肠溃疡	3	3.95
泌尿道感染	7	9.21	脑血管病	2	2.63
功能失调性子宫出血	7	9.21	鼻损伤	2	2.63
泌尿系肿瘤	4	5.26	牙龈炎	2	2.63
血小板减少性紫癜	4	5.26	肾综合征出血热	2	2.63
血液系统疾病	4	5.26	再生障碍性贫血	2	2.63

3. 确诊手段 本次纳入分析的 63 例抗凝血杀鼠剂中毒,62 例(98.41%)根据患者症状、体征及毒理学检查确诊,1 例(1.59%)根据尸体解剖确诊。

4. 误诊后果 按照误诊疾病数据库制定的误诊后果评价标准,本次纳入的 63 例抗凝血杀鼠剂中毒,59 例(95.16%)为Ⅲ级误诊后果,发生误诊误治但未造成不良后果;1 例(1.59%)为Ⅱ级误诊后果,造成不必要的手术;3 例(4.76%)为Ⅰ级误诊后果,导致患者死亡。

四、误诊原因分析

依据本次纳入的 16 篇文献提供的误诊原因出现频次,经计算机统计将误诊原因归纳为 11 项,其中问诊及体格检查不细致和经验不足、缺乏对该病的认识为常见原因,见表 14-7-2。

表 14-7-2　抗凝血杀鼠剂中毒误诊原因

误诊原因	频次	百分率(%)	误诊原因	频次	百分率(%)
问诊及体格检查不细致	12	75.00	未选择特异性检查项目	3	18.75
经验不足、缺乏对该病的认识	8	50.00	对专家权威、先期诊断的盲从心理	1	6.25
患者故意隐瞒病情	5	31.25	过分依赖或迷信医技检查结果	1	6.25
患者主述或代述病史不确切	5	31.25	医院缺乏特异性检查设备	1	6.25
诊断思维方法有误	4	25.00	影像学诊断原因	1	6.25
缺乏特异性症状、体征	3	18.75			

1. 问诊及体格检查不细致　抗凝血杀鼠剂中毒患者通常有毒物接触史,包括自服、误服、皮肤接触及吸入等,主要临床表现为广泛的多脏器出血。临床医师通过认真问诊及细致的体格检查,一般可做出正确的诊断。但如果接诊医师缺乏警惕,只注意局部出血表现,忽略详细询问病史,缺乏整体分析,就可能导致误诊。如仅凭肉眼血尿及镜下血尿就主观臆断为泌尿系结石或肾盂肿瘤,遇到咯血患者先入为主考虑肿瘤、结核等常见病而忽视全身性疾病诊断,造成误诊。

2. 患者主诉或代述病史不确切　抗凝血杀鼠剂中毒途径多,可能为食用被杀鼠剂污染的食物或食用杀鼠剂中毒禽畜后的二次中毒,这部分病例中毒途径隐匿,致使患者不能明确提供病史。若中毒患者为婴儿或低龄儿童时,常无法准确叙述病史。加之抗凝血杀鼠剂中毒属慢性中毒,潜伏期长,特别是第二代抗凝血杀鼠剂通过阻止体内维生素 K 的代谢而起抗凝作用,但对体内已形成的凝血因子无破坏作用,只有待凝血因子消耗后才会产生出血症状,因此出血症状一般出现在中毒后 3～7 d,最长可达 10 d,且出血症状也无特异性,误服及意外接触中毒患者不易将出血症状和杀鼠剂接触史联系到一起,不能给经治医师提供有价值的诊断信息,如杀鼠剂接触时间、方式、中毒量等。

3. 经验不足、缺乏对该病的认识　接诊医师对抗凝血杀鼠剂中毒认识不足,特别是专科医师,仅注意本专科疾病及常见病,如出现血尿的中毒患者,泌尿科医师常首先考虑泌尿系感染,当初始治疗效果不佳时,多只会认为抗生素疗效差,而不去思考是否诊断有误,容易延长误诊时间。又如已表现为多部位出血的中毒患者,专科医师往往诊断思维过于局限,对抗凝血杀鼠剂中毒缺乏认识,只注意本专科表现及常见病,而忽视全身表现。如 1 例男性青年患者,无诱因出现牙龈反复少量出血,2 d 后就诊当地诊所,给予抗感染、止血等治疗 2 d,出血停止。6 d 后出现腰痛,尿液呈粉红色并逐渐加深。8 d 后就诊当地市级医院,查泌尿系超声示左侧输尿管上段扩张,考虑泌尿系感染。次日转至当地省级医院肾脏科住院治疗,期间腰痛仍较前加重,并逐渐出现右下肢疼痛,尿液呈红色,查肾脏 CT 平扫示:双侧肾盂及输尿管管壁增厚,右侧腰大肌与髂肌间至右侧腹股沟区病变。继续给予抗感染等治疗,右下肢疼痛仍较前加重,并因右下肢疼痛不慎摔倒致不能行走,右侧腰部、腹股沟区出现皮下淤斑,范围进行性扩大,并出现一过性晕厥。10 d 后复查 CT 示右侧腰大肌与髂肌间至右侧腹股沟区病变范围较前扩大。15 d 后转诊至上级医院急诊科,查腹部 CT 平扫考虑腹膜后巨大血肿可能,出凝血功能明显异常、重度贫血,考虑不除外中毒所致。血液毒检检测到溴敌隆,终于在出现症状 17 d 后确诊溴敌隆中毒。本研究统计结果也显示,只有急诊科误诊率较低,其他专科误诊率高,表明专科医师对该病认识不足,医院对临床医师该病相关知识培训不到位。

4. 患者故意隐瞒病情　患者中毒原因除少量误服及原因不明外,自杀占很大部分。在医师询问病史时,部分患者因不愿配合治疗、怕家人知道或为报销等原因故意隐瞒病史,导致诊断困难。

5. 诊断思维方法有误　分析本次纳入的文献发现,很多经治医师包括各级医院急诊科和血液科医师,对于 PT 和 APTT 延长的不明原因出血患者想不到抗凝血杀鼠剂中毒的可能,表明相当一部分临床医师缺乏正确的诊断思维。杀鼠剂中毒的诊断除需依赖病史,还需结合血小板计数、凝血四项(PT、凝血酶时间、APTT、纤维蛋白原)等相关检查结果。中毒患者以全身皮肤、黏膜、内脏器官出血为主要症状,PT 和 APTT 延长,除严重出血、持续时间较长者可有血红蛋白下降外,一般无贫血,白细胞、血小板多在正常范围。另外,人体维生素 K 每日需要量 0.03~0.5 $\mu g/kg$,对于 100 kg 体重的患者每日最大需要量为 0.05 mg,当维生素 K_1 用量远超过此需要量治疗才有效时,说明患者不是单纯维生素 K 缺乏所致,而应考虑为抗凝血杀鼠剂中毒。

6. 其他误诊原因　此外,导致抗凝血杀鼠剂中毒误诊的原因尚有缺乏特异性症状体征,未选择特异性检查项目,对专家权威、先期诊断的盲从心理,过分依赖或迷信医技检查结果,医院缺乏特异性检查设备,影像学误诊等。部分患者因救治医院条件有限,特别是基层医院,无条件行凝血功能、凝血因子及毒物检测等检查而误诊。部分影像科医师经验缺乏,对于肾脏出血患者行超声、盆腔 CT 检查时,将血凝块误认为结石或肾盂肿瘤,导致误诊。本研究纳入患者 1 例服用杀鼠剂后 15 d 出现右下腹痛,腹部彩色多普勒超声检查示阑尾炎,完善术前准备时才发现凝血功能异常。

五、防范误诊措施

抗凝血杀鼠剂中毒起病慢,应用维生素 K_1 治疗后一般预后良好。延误诊治不但会耗费大量的医疗资源,还会增加患者医疗费用,甚至有的患者因未及时治疗而死亡。本研究纳入患者中误诊时间最长达 2 个月之久。我中心 2014 年收治 33 例抗凝血杀鼠剂中毒,出现症状到就诊时间平均 2.3 d,而从就诊到确诊平均需要 26.6 d。因此,及时明确诊断是改善患者预后的关键。为更好防范抗凝血杀鼠剂中毒误诊,笔者提出如下建议。

1. 加强抗凝血杀鼠剂中毒等常见中毒性疾病的宣传教育　抗凝血杀鼠剂中毒是生产、生活中常见的中毒种类,给人民的生命财产造成了极大损失。2004 年我国重点整治以毒鼠强为代表的急性剧毒鼠药中毒后,毒鼠强、氟乙酰胺等中毒虽时有个案发生,但较前已明显减少。而抗凝血杀鼠剂,特别是第二代抗凝血杀鼠剂,已在国内外成为主导的杀鼠药品。仅 2004 年美国中毒监控中心登记的全美此类中毒患者就超过 16 000 例。在国内,有报道显示近年来每年约有 10 万人发生急性中毒,其中急性杀鼠剂中毒就有 5 万~7 万人。因此各级医疗机构,特别是基层医疗机构一定要重视杀鼠剂中毒,对医务人员应加强杀鼠剂中毒等常见中毒性疾病的宣传教育。

2. 做好临床医师培训,提高对本病的认识和鉴别诊断能力　加强临床医师培训学习,拓宽诊断思维,提高对本病的认识和鉴别诊断能力。做好定科前医师科室轮转。杀鼠剂中毒等常见中毒性疾病是急诊科常见疾病,要掌握各种杀鼠剂中毒的典型症状和体征,一旦遇到此类中毒病例就能够及时做出正确的诊疗。对不明原因、多部位出血者应想到抗凝血杀鼠剂中毒的可能。遇到急性出血患者,如血小板正常,PT 和 APTT 明显延长,凝血因子减少或活性下降,近期未服用抗凝药物,无出血病史和类似家族史,无导致 DIC 的基础疾病,输注正常血浆能够纠正机体凝血功能,在除外肝脏疾病、吸收不良综合征、维生素 K 缺乏症、凝血因子缺乏症等疾病后,应高度怀疑抗凝血杀鼠剂中毒,如维生素 K_1 治疗有效则更支持本病诊断。

3. 认真询问病史和仔细体格检查,抓住本病特征性表现　中毒性疾病病史是诊断的重要线索,认真询问病史和详细体格检查是准确诊断的前提。接诊不明原因出血患者,要明确出血部位,是单系统出血还是多系统、多部位出血,出血的快慢及程度,出血部位呈现的顺序等。如为多部位或多系统出血,用单一系统疾病难以解释时,应尽快拓展诊断思维,开展针对出血的血常规、出凝血功能、凝血因子测定甚至骨髓穿刺等相关检查,如仍不能明确诊断,应留取患者血液、残存食物等样本进行毒物鉴定。

4. 加强医院软硬件建设,完善检测项目及提高检查水平　目前绝大多数医院不具备毒物检测能力,有些基层医院甚至不具备出凝血功能检测能力,影响了临床医师对疾病的诊断及治疗。影像学检查结果受检查条件及影像科医师能力的限制,不能提供正确的检查报告也影响了临床医师的判断。

5. 建立诊疗规范,指导本病的快速诊治　目前抗凝血杀鼠剂中毒的诊断主要依靠病史、临床表现及实验室检测结果,这就需要建立严谨的诊断规范,在全国各级医院推广,使临床医师在遇到相关患者时能扩展诊断思维,想到杀鼠剂中毒的可能。

总之,抗凝血杀鼠剂中毒日渐增多,因其症状不典型、中毒史隐匿,加之临床医师特别是专科医师忽视该病或对该病的不了解,使得误诊率较高,在有特效救治药物的情况下,仍导致患者遗留后遗症,甚至死亡。因此,各级医疗机构均应加强该病的宣传教育,增强医师相关知识的培训,增加相应检查设备;临床医务人员应加强相关知识的学习,提高认知水平,遇到不明原因出血等可疑病例时,要考虑到抗凝血杀鼠剂中毒的可能,并根据相关诊断标准,做出正确的诊断,使患者得到及时、合理的治疗。

(彭晓波　邱泽武)

第八节　致惊厥杀鼠剂中毒

一、概述

1. 定义及分类　杀鼠剂是一类可杀死啮齿类动物的药物,常用杀鼠剂可分急性杀鼠剂和慢性杀鼠剂两大类。急性杀鼠剂指鼠进食后在 24 h 内毒性发作死亡的杀鼠剂,以致惊厥杀鼠剂为主。2004—2013 年发表在中文医学期刊并经遴选纳入误诊疾病数据库的杀鼠剂中毒文献共 23 篇,总病例数 307 例,其中致惊厥杀鼠剂中毒 267 例,占 86.97%。致惊厥杀鼠剂中毒起病急,进展快,以抽搐、意识障碍等为主要临床表现。如能早期诊断,及时治疗,则预后良好;若诊断不及时或误诊,全身脏器损害加重,一旦合并多脏器功能衰竭,病死率较高。

致惊厥杀鼠剂主要包括有机氟类杀鼠剂和中枢神经系统兴奋类杀鼠剂,前者常见有氟乙酰胺和氟乙酸钠,后者常见有鼠特灵、毒素硅、鼠立死、毒鼠强等。误服、自杀和投毒为其主要中毒原因。致惊厥杀鼠剂毒性强,人误服后病死率高,国内外早已禁用,但因该药价格便宜且杀鼠效果好,民间仍有该类药物流传及使用,从而造成误服或自杀而中毒者仍为数不少。

2. 发病机制　① 有机氟类杀鼠剂:毒理作用主要为氟乙酰胺(或氟乙酸钠)进入人体后脱胺(钠)而形成氟乙酸,该酸在体内与三磷腺苷和辅酶接触,进而与草酰乙酸作用生成氟柠檬酸,破坏三羧酸循环,干扰氧化磷酸化过程。此外,体内氟柠檬酸的堆积和丙酮酸代谢受阻,终致心肌、脑、肝、肾等重要组织器官细胞产生难以逆转的病理改变。体内氟柠檬酸、氟乙酸对神经系统有直接的毒性作用,对心脏亦有明显损害。氟离子还可与体内钙离子相结合,使血钙下降。② 中枢神经系统兴奋类杀鼠剂:该类杀鼠剂中毒机制尚不十分清楚。Simythies(1974)认为其致惊厥作用是拮抗 γ-氨基丁酸(GABA)、阻断 GABA 受体,GABA 被抑制后中枢神经呈现过度的兴奋而导致惊厥。

3. 临床表现　① 有机氟类杀鼠剂中毒:临床以中枢神经系统兴奋、抽搐、痉挛为特征,伴有重要脏器损害。中毒潜伏期 0.5~6.0 h,先表现为恶心、呕吐、上腹部不适、头晕、头痛、烦躁不安、意识恍惚、肌颤、瞳孔缩小、二便失禁、肠麻痹,严重者出现全身阵发性或强直性抽搐,并可反复发作,进行性加重,终因呼吸衰竭死亡。病程较长者多伴有心律失常、心肌损害,部分患者出现发音困难、中毒性脑病。② 中枢神经系统兴奋类杀鼠剂中毒:轻者表现为头痛、头晕、乏力、恶心、呕吐、口唇麻木、酒醉感;重者表现为突然晕倒,癫痫样发作,发作时全身抽搐、口吐白沫、尿失禁、意识丧失,心肌损害者可致中毒性心肌炎。

二、诊断要点

本病诊断基于临床表现和实验室检查:① 有致惊厥杀鼠剂食入史和接触史;② 神经系统表现:轻者有头晕、头痛、肌颤、烦躁、意识恍惚、易激动等症状,重者则出现昏迷、阵发性抽搐、呼吸衰竭等;③ 心血管系统表现:常有心悸、心动过速,部分患者可出现致命性心律失常,心电图显示 QT 间期延长、ST 段改变等以及心肌酶谱的变化;④ 消化系统表现:口服中毒者有恶心、呕吐、消化道不适等症状,部分患者有肝损伤;⑤ 其他表现:重者可伴有心、肝、肾、脑等多脏器功能障碍;⑥ 实验室检查:有机氟类杀鼠剂中毒者血氟、尿氟增高,血柠檬酸增高,血钙、血糖降低。患者血、尿、胃液毒理学检查检出毒物可明确诊断。

三、误诊文献研究

1. 文献来源及误诊率　2004—2013 年发表在中文医学期刊并经遴选纳入误诊疾病数据库的致惊厥杀鼠剂中毒误诊文献共 19 篇,累计误诊病例 131 例,误诊时间最短 10 h,最长 4 d。7 篇文献可计算误诊率,误诊率为 23.26%。

2. 误诊范围　本研究纳入的 131 例致惊厥杀鼠剂中毒共误诊 15 种疾病 137 例次,居前 3 位的误诊疾病是癫痫、脑炎、颅内感染。误诊疾病见表 14-8-1。需要注意的是,其中 3 篇 8 例毒鼠强中毒均误诊为氟乙酰胺中毒。

表 14-8-1　致惊厥杀鼠剂中毒主要误诊疾病

误诊疾病	误诊例次	百分比(%)	误诊疾病	误诊例次	百分比(%)
癫痫	62	45.26	破伤风	2	1.46
脑炎	22	16.06	一氧化碳中毒	2	1.46
颅内感染	12	8.76	低钙惊厥	2	1.46
氟乙酰胺中毒	8	5.84	低钙血症	2	1.46
高热惊厥	8	5.84	脑挫裂伤	1	0.73
急性胃肠炎	6	4.38	酒精中毒	1	0.73
脑血管病	5	3.65	有机磷农药中毒	1	0.73
中毒性痢疾	3	2.19			

3. 确诊手段　本次纳入分析的 131 例致惊厥杀鼠剂中毒,72 例(54.96%)根据症状体征及医技检查结果确诊;58 例(44.27%)仅根据实验室检查确诊;1 例(0.76%)根据患者死后表现及其家属提供的信息确诊。颇为遗憾的是,原始文献均未能明确描述导致惊厥杀鼠剂中毒患者明确诊断的检测手段。

4. 误诊后果　本次纳入的 131 例惊厥杀鼠剂中毒,126 例文献描述了误诊与疾病转归的关联,5 例预后与误诊关联不明确。按照误诊数据库对误诊后果的分级评价标准,可统计误诊后果的病例中,106 例(84.13%)为Ⅲ级误诊后果,发生误诊误治但未造成不良后果;2 例(1.58%)为Ⅱ级误诊后果,因误诊误治致病情迁延;18 例(14.29%)为Ⅰ级误诊后果,造成死亡。

四、误诊原因分析

根据本次纳入 19 篇文献提供的误诊原因出现频次,经过计算机统计将误诊原因归纳为 8 项,其中问诊及体格检查不细致、经验不足而缺乏对该病的认识为常见误诊原因,见表 14-8-2。

表 14-8-2 致惊厥杀鼠剂中毒误诊原因

误诊原因	频次	百分率(%)	误诊原因	频次	百分率(%)
问诊及体格检查不细致	15	78.95	诊断思维方法有误	4	21.05
经验不足、缺乏对该病的认识	14	73.68	缺乏特异性症状、体征	3	15.79
患者主述或代述病史不确切	13	68.42	医院缺乏特异性检查设备	2	10.53
未选择特异性检查项目	4	21.05	过分依赖或迷信医技检查结果	1	5.26

1. 问诊及体格检查不细致 详细询问中毒病史和仔细行体格检查是该病诊断的必要步骤,在临床工作中常因医师问诊及体格检查不细致遗漏重要诊断要素,从而导致误诊。本次研究纳入的 19 篇文献均存在此误诊原因。131 例首次问诊中大多无明确毒物接触史,后经追问病史得知部分病例发病现场发现空的杀鼠剂包装袋,7 例患儿在发病前有接触杀鼠剂包装袋、食用带有农药的瓜果及接触近期家中投放的鼠药等病史,3 例患儿发病前有杀鼠剂瓶接触史,接诊医师如能尽早询问上述患者是否有杀鼠剂接触史,并结合以抽搐为主要症状的发病特点,或可避免误诊。

2. 经验不足而缺乏对该病的认识 致惊厥杀鼠剂毒性强,潜伏期短,病情进展快,发病机制尚不十分清楚,给首诊医师诊治带来很大困惑。随着国家对致惊厥杀鼠剂的禁用,该类药物中毒病例较前明显减少,大多低年资医师或非中毒专科医师对此类中毒了解甚少,缺乏诊断经验,是导致惊厥杀鼠剂中毒误诊的重要原因。

3. 患者主述或代述病史不确切 患者主述或代述病史不确切常可导致接诊医师对疾病诊治思路方向出现错误。病史资料不完整或不确切,就不能反映疾病的进程、动态以及个体特征,容易导致误诊。在本次研究纳入的 19 篇文献中患者大多为儿童,一些成人患者均有抽搐和意识障碍表现,大多不能清楚地描述病史,加之部分家属代述病史不确切,亦是导致本病误诊的主要原因。

4. 未选择特异性检查项目 致惊厥杀鼠剂中毒患者血、尿、胃液毒物测定检测到毒物便可明确诊断。但许多基层医院或专科医院因不具备毒物检测设备而未行此特异性检查,是导致本病误诊的重要原因。有机氟类杀鼠剂中毒者血氟、尿氟增高,血柠檬酸增高,血钙、血糖降低,常可以此协助诊断。然而部分低年资医师缺乏对本病的认识,亦未选择上述指标检测,导致误诊。

5. 诊断思维方法有误 致惊厥杀鼠剂中毒患者无特异性临床表现,重者以抽搐为主要症状,常误诊为神经系统疾病。接诊医师常先入为主、主观臆断,妨碍客观而全面地收集、分析和评价临床资料,尤其是神经内科、神经外科医师,遇到昏迷、抽搐患者容易先入为主考虑为癫痫、脑炎、颅内感染、脑血管意外等,在本研究纳入的 131 例误诊患者中,首诊为癫痫、颅内感染、脑炎、脑血管病、脑挫裂伤 102 例次。

6. 其他 因致惊厥杀鼠剂中毒缺乏特异性症状、体征,且绝大多医院缺乏毒物检测特异性检查设备亦是导致该病误诊的原因。本研究纳入的部分患者因缺乏特异性症状、体征,医院缺乏特异性检查设备及过分依赖或迷信医技检查结果而误诊。

五、防范误诊措施

1. 提高对致惊厥杀鼠剂中毒的认识 目前致惊厥杀鼠剂中毒的整体发病率有所降低,但在农村或广大基层医院仍屡有发生。在本研究纳入分析的 131 例致惊厥杀鼠剂中毒中,因误诊导致死亡 18 例。故提高对致惊厥杀鼠剂中毒的认识非常必要,尤其是对急诊科、儿科、神经科医师更应加强本病相关知识的培训和学习,工作中不断扩宽诊断思维,遇到与本病症状相似者,当诊断陷入困境时应尽早请专科医师会诊或及时转上级医院或请专家远程会诊,以避免误诊造成严重后果。

2. 结合病史和体格检查结果做好鉴别诊断　本研究显示,约 70% 的致惊厥杀鼠剂中毒误诊为癫痫、颅内感染、脑炎、脑血管病等神经系统疾病。由此提示,临床医师应全面、细致、耐心地采集病史,尤其是对毒物接触史的询问。杀鼠剂中毒大多由自服或误服鼠药或被鼠药污染的食物所致,应排查一切接触毒物的可能,方可做出正确的诊断和鉴别诊断。

致惊厥杀鼠剂中毒虽然以抽搐为主要特点,但应与可引起抽搐的常见神经系统疾病相鉴别。致惊厥杀鼠剂中毒最突出表现为阵发性、反复抽搐,并进行性加重,轻者表现为头痛、头晕、乏力、易激惹、烦躁、肌颤,重者有昏迷、剧烈抽搐,初始发病一般无明显发热,神经系统查体一般无肢体运动及感觉障碍,病理征阴性,而中枢神经系统感染性疾病多有发热史,起病较缓。急性脑血管病多发于老年人,常有高血压病、糖尿病、高血脂等基础疾病,也可表现为头痛、头晕、意识障碍、癫痫,但多有局灶性神经功能缺失表现,且抽搐呈非强直痉挛及反复发作。癫痫亦是一种非热性痫性疾病,但癫痫发作有自然缓解的特点,大多具有短时性、刻板性、间歇性的特点,脑电图多表现为局限性尖波、棘波以及棘-慢复合波,检查阳性率 80%~85%。氟乙酰胺中毒的脑电图主要异常表现为 α 波减少或消失,代之以 θ 波、σ 波,病情愈重背景活动慢波化愈明显,随着临床症状的好转,脑电图异常亦逐渐恢复。阿-斯综合征等内科系统疾病也可伴发抽搐,并常伴有心律失常、黑蒙、意识丧失,待脑循环恢复即可清醒。另有低血糖、低血钙等情况也可引起抽搐等症状,亦需与本病鉴别。通过以上鉴别诊断,如能详细询问病史、仔细体格检查并行必要的医技检查,正确诊断并不难,如有群体性发病则应高度怀疑或初步诊断本病。

3. 尽早完善有助于确诊或鉴别诊断的相关检查　因致惊厥杀鼠剂中毒临床表现无特异性,目前以排除性诊断为主,临床最易误诊为癫痫等神经内科疾病。故当临床遇及以意识障碍、抽搐为主要症状就诊患者,与常见疾病表现不太相符时,应尽快完善血细胞分析、血生化、血气分析、心电图、脑电图、头颅 CT 等相关检查。有条件者应尽快完善血、尿、呕吐物或胃液毒物检测,以便尽早明确诊断。

4. 未明确诊断前应密切观察病情及对症处理　虽然致惊厥杀鼠剂中毒毒物毒性强、病情进展迅速,如能尽早正确处理,预后良好。在未明确诊断前,应密切观察病情,对症处理,以避免不良后果的发生。对于抽搐者,应予苯巴比妥、地西泮、氯丙嗪等药物控制,保护心、脑、肝、肾等重要脏器功能。对于反复抽搐或昏迷者,应尽早气管插管开放气道,以防止误吸、咬舌,便于呼吸衰竭时机械通气。在明确中毒后应尽早排毒、抗毒、解毒。

5. 培养科学的诊断思维　临床思维方法是医师在临床实践中认识疾病、判断疾病和治疗疾病所采用的一种逻辑推理方法。因教科书中很少提及临床思维方法,医师只有通过多年的临床实践才能逐渐领悟,常有"觉悟恨晚"之意。故在日常诊疗工作中培养科学的临床思维方法,尤其对中毒类疾病的诊治非常重要。科学的临床思维方法是建立在临床实践活动之上的,如病史采集、体格检查、选择必要的医技检查以及诊疗操作等工作,细致而周密地观察病情,发现问题,分析问题,解决问题。通过临床资料,根据所发现的诊断线索和信息去寻找更多的诊断依据是诊断中毒类疾病的常用思维方法。

总之,致惊厥杀鼠剂中毒起病急,病情进展迅速,容易误诊,致残率和病死率高,故提高接诊医师的快速诊治能力对降低该病误诊率和病死率意义重大。培养科学的思维方法,早期详细询问病史,尽早行毒物检测可有助于早期诊断。未明确诊断前应有效控制抽搐,积极对症治疗,有利于改善预后。同时,有关部门应加强对致惊厥杀鼠剂的管控。

(董建光　邱泽武)

参考文献

［1］ Ahmed SM, Das B, Nadeem A, et al. Survival pattern in patients with acute organophosphate poisoning on mechanical ventilation: A retrospective intensive careunit-based study in a tertiary care teaching hospital［J］. Indian JAnaesth,2014,58(1):11－17.

［2］ Baneoee L, Tripathi SK, Roy AS. Efficacy of pralidoxime in organoph- osphorus poisoning: revisiting the controversy in Indian setting［J］. J Postgrad Med,2014,60(1):27－30.

［3］ Berny PJ,Buronfosse T, Buronfosse F, et al. Field evidence of secondary poisoning of foxes (Vulpes vulpes) and buzzards (Buteo buteo) by bromadiolone, a 4-year survey［J］. Chemosphere, 1997,35(8):1817－1829.

［4］ Breckenridge AM,Cholerton S, Hart JA, et al. A study of the relationship between the pharmacokinetics and the pharmacokinetics of the 4-hydroxycoumarin anticoagulants warfarin, difenacoum and brodifacoum in the rabbit［J］. Br J Pharmacol, 1985,84(1):81－91.

［5］ Cardiga R,Proenc M, Carvalho C, et al. What doweknowaboutcarbonmonoxidepoisoning and cardiaccompromise? Treatmentandprognosi［J］. Cardiologia Rev Port Cardiol,2015,34(9):557－557.

［6］ Connors NJ, Weber BJ, Hoffman RS. Regarding "Repeated pulse intramuscular injection of pralidoxime chloride in severe acute organophosphorus pesticide poisoning"［J］. Am J Emerg Med,2013,3l(12):1711－1712.

［7］ Coors EA, Seybold H,Merk HF, et al. Polysorbate 80 in medical products and nonimmunologic anaphylactoid reactions［J］. Ann Allergy Asthmalmmunol,2005,95(6):593－599.

［8］ Dolin EK, Baker DL, Buck SC. A 44-year oldwomam with hematemesis and cutaneous hemorrhages as a result of superwarfarin poisoning［J］. J Am Osteoparh Assoc, 2006,106(5):280－284.

［9］ Haapio M, Koivusalo A, Mäkisalo H. Extracorporeal blood purification for poisonings［J］. Duodecim, 2012,128(20):2157－2165.

［10］ Harper A,Croft-Baker J. Carbon monoxide poisoning: undetected by both patients and their doctors［J］. Age Ageing, 2004,33(2):105－109.

［11］ He XH, Wu JY, Li CS, et al. Evaluation of respiratory dysfunction in a pig model of severe acute dichlorvos poisoning［J］. Chin Med J(Engl),2012,125(20):3612－3618.

［12］ Hoffman RS, Stringer J A, Feinberg R S, et al. Comparative efficacy of thallium adsorption by activated charcoal,prussian blue, and sodium polystyrene sulfonate［J］. J Toxicol Clin Toxicol, 1999,37(7):833－837.

［13］ Hoffman RS. Thallium toxicity and the role of Prussian blue in therapy［J］. Toxicol Rev,2003,22(1):29－40.

［14］ Kessler BD, Sabharwal M,Pak Teng C, et al. In response to "plasma exchange in patients with intermediate syndrome due to organophosphates"［J］. Am J Emerg Med,2014,32(1):87.

［15］ Lee HJ, You MR, Moon WR, et al. Evaluation of risk factors in patients with vitamin K-dependent coagulopathy presumed to be caused by exposure to brodifacoum［J］. Korean J Intern Med, 29(4):498－508.

［16］ Meggs WJ,Hoffman RS,Shih RD, et al. Thallium poisoning from maliciously contaminated food［J］. J Toxicol Clin Toxicol,1994,32(6):723－730.

［17］ Moore D, House I, Dixon A. Thallium poisoning. Diagnosis may be elusive but alopecia is the clue［J］. BMJ, 1993,306(6891):1527－1529.

［18］ Moreels S, Neyrinck A, Desmet W. Intractable hypotensionand myocardial ischaemia induced by co-ingestion of ethanoland disulfiram［J］. Acta Cardiol,2012,67(4):491－493.

［19］ Mulkey JP,Othme FW. A review of thallium toxicity［J］. Vet Hum Toxicol, 1993,35(5):511.

［20］ Nelson AT, Hartzell JD, More K, et al. Ingestion ofsuperwarfarin leading to coagulo pathy: a case report and review of the literature［J］. Med Gen Med, 2006,8(4):41.

［21］ Olmos V, Lopez CM. Brodifacoum poisoning with toxicokinetic date［J］. Clin Toxicol(Phila), 2007,45

(5):487-489.

[22] Popov A, Mirkov I, Zolotarevski L, et al. Local proinflammatory effects of repeated skin exposure to warfarin, an anticoagulant rodenticide in rats[J]. Biomed Environ Sci, 2011,24(2):180-189.

[23] Roderique JD, Josef CS, Feldman MJ, et al. A modern literature review of carbon monoxide poisoning theories, therapies, and potential targets for therapy advancement[J]. Toxicology,2015,334:45-58.

[24] Ryniak S, Harbut P, Godzik W, et al. Whole blood transfusion in the treatment of an acute organophosphorus poisoning[J]. Med Sci Monit, 2011, 17(9):109-111.

[25] Sande M, Thompson D, Monte AA. Fomepizole forseveredisulfiram-ethanol reactions[J]. Am J Emerg Med,2011,30(1):262. e3-5.

[26] Sarin S, Mukhtar H, Mirza MA. Prolonged coagulopathy related tosuperwarfarin overdose[J]. Ann Intern Wed, 2005,143(2):156.

[27] Ren S, Cao Y, Zhang X, et al. Cephalosporin Induced Disulfiram-like Reaction: A Retrospective Review of 78 Cases[J]. Int Surg,2014,99(2):142-146.

[28] Simons FE. Anaphylaxis[J]. J Allergy Clin Immunol, 2010,125(Suppl 2):S161-S181.

[29] Spahr JE, Maul JS, Rodgers GM. Superwarfarin poisoning: a report of two cases and review of the literature[J]. Am J Hematol, 2007,82(7):656-660.

[30] Suh JJ,Pettinati HM, Kampman KM, et al. The status of disulfiram: a half of a century later[J]. J Clin Psychopharmacol,2006,26(3):290-302.

[31] Tang X, Wang RL,Xie H, et al. Repeated pulse intramuscular injection of pralidoxime chloride in severe acute organophosphorus pesticide poisoning[J]. Am J of Emerg Med,2013,31(6):946-949.

[32] Watson WA,Litovitz TL, Rodgers GC, et al. 2004 Annual report of the American Association of Poison Control Centers Toxic Exposure Surveillance System[J]. Am J Emerg Med, 2005,23(5):589-666.

[33] Wu PE,Juurlink DN. Carbon monoxide poisoning[J]. CMAJ,2014,186(8):611.

[34] Xie Z, Ghosh CC, Patel R, et al. Vascular endothelial hyperpermeability induces the clinical symptoms of Clarkson disease(the systemic capillary leak syndrome)[J]. Blood,2012,119(18):4321-4332.

[35] Yang R, Yang Y, Cheng L. One person died afterconsumingalcohol followed intravenous cefotaxime[J]. Med Leg J (Chinese),2010,3(4):221.

[36] Yilmaz M,Sebe A, Ay MO, et al. Effectiveness of therapeutic plasma exchange in patients with intermediate syndrome due to organophosphate intoxication[J]. Am J Emerg Med,2013,3l(6):953-957.

[37] 蔡志芳,王雪峰,姚汉玲,等.重度有机磷中毒患者早期应用机械通气的临床效果观察[J].临床肺科杂志,2013,18(1):2116-2117.

[38] 陈春暖,黄金莎,熊念,等.急慢性铊中毒一家六例临床特点及治疗[J].中华神经科杂志,2011,44(4):252-256.

[39] 陈刚.急性氟乙酰胺中毒致心肌损害的临床观察[J].实用临床医学,2010,11(10):19-20.

[40] 陈灏珠,林国为.实用内科学[M].13版.北京:人民卫生出版社,2009:813-814.

[41] 陈灏珠,林果为,王吉耀,等.实用内科学[M].14版.北京:人民卫生出版社,2012:795-796.

[42] 丁俊峰,胡西山.108例非职业性铅汞中毒资料分析[J].预防医学论坛,2004,10(4):491-492.

[43] 冯玉玺,丁怀莹,单洪莉,等.毒鼠强中毒患者的心肌酶谱变化[J].广西医科大学学报,2012,29(5):772-773.

[44] 冯玉玺,梁佳春,单红莉,等.13例急性毒鼠强中毒患者肝功能变化情况分析[J].中国急救医学,2013,33(z1):55-56.

[45] 傅澄洲,周超凡.含铅类中药的临床应用、中毒及防治[J].中国中药杂志,1993,38(9):568-570.

[46] 高伟.急性氟乙酰胺中毒致发音困难10例报告[J].中国工业医学杂志,2008,21(1):13.

[47] 郝凤桐.误服金属汞不会汞中毒[J].劳动保护,2013(12):112.

[48] 何筱衍.早期气管插管抢救急性重症有机磷农药中毒的临床疗效观察[J].吉林医学,2015,36(12):

2518－2519.

[49] 菅向东,杨晓光,周启栋.中毒急危重症诊断治疗学[M].北京:人民卫生出版社,2009:683.

[50] 姜文忠,宋克,赵晖,等.有机汞中毒误诊分析[J].职业卫生与应急救援,2004,22(3):160.

[51] 金宝灿,广跃乾,王天昌,等.抗凝血杀鼠剂中毒21例误诊分析[J].贵州医药,2012,36(7):641－642.

[52] 竞花兰,刘水平,刘小山,等.溴敌隆中毒致死1例[J].法医学杂志,2010,26(1):74－75.

[53] 鞠叔芳.氟乙酰胺中毒误诊颅内感染7例分析[J].中国误诊学杂志,2007,7(16):3809－3810.

[54] 李明喜,李学旺,李莉,等.血液灌注疗法对急性铊中毒的治疗作用[J].中国血液净化,2002,1(10):15－17.

[55] 李志坚.急性氟乙酰胺中毒患者的心肌酶谱变化及其临床意义[J].岭南急诊医学杂志,2012,17(2):135－136.

[56] 梁光裕.铅类药物的临床应用[J].广东微量元素科学,2001,8(9):18－21.

[57] 刘日兰,黎达平.铊中毒的现状与研究进展[J].职业医学,1994,21(5):43－45.

[58] 楼蔓藤,秦俊法,李增禧,等.中国铅污染的调查研究[J].广东微量元素科学,2012,20(10):15－34.

[59] 伦新强.320例药源性双硫仑样反应的分析[J].中南药学,2004,2(3):181－182.

[60] 马茂森,张学东.全身糖皮质激素在急诊科的合理应用[J].中国中西医结合急救杂志,2011,18(4):248－250.

[61] 祁亚平,赵代艳.小儿毒鼠强中毒误诊分析[J].中国社区医师(医学专业),2010,12(23):154－155.

[62] 秦俊法,楼蔓藤,李国文,等.对铅中毒认识的三次重大飞跃[J].广东微量元素科学,2010,18(3):113.

[63] 邱泽武,王喆,孙成文,等.铊中毒的现状与诊治新进展[J].中国急救医学,2008,28(9):822－823.

[64] 邱泽武.重视重金属中毒诊断与治疗[J].中国实用内科杂志,2014,33(11):1069－1071.

[65] 任引津,张寿林,倪为民,等.实用急性中毒[M].北京:人民卫生出版社,2003:66－69.

[66] 沈伟,邱泽武,彭晓波,等.汞中毒的现状与诊治研究进展[J].中国临床医生,2012,40(8):24－26.

[67] 沈伟,邱泽武,彭晓波.普鲁士蓝联合血液净化救治急性铊中毒2例[J].药物不良反应杂志,2010,12(6):419－420.

[68] 宋晓聪,胡丹,郇姗姗,等.外源性白蛋白输注对早期急性呼吸窘迫综合征肺毛细血管蛋白渗漏的影响[J].中国中西医结合急救杂志,2012,19(2):68－70.

[69] 苏素花,葛宪民,农康,等.成功救治8例急性重度氟乙酰胺中毒并发MODS的体会[J].中国工业医学杂志,2008,21(3):167－168.

[70] 孙毅,杨海玲,姜南,等.有机氟杀鼠剂中毒致迟发性致死性心律失常1例分析[J].中国实验诊断学,2015(3):503－505.

[71] 谭树志,刘春梅,段斌鸿.早期气管插管抢救急性重度有机磷中毒34例临床观察[J].中外医学研究,2012,31(10):33.

[72] 涂艳阳,付建芳,王伯良,等.急性大量口服金属汞中毒1例[J].临床荟萃,2011,26(8):720.

[73] 王登芹,宋国红.急性汞中毒误诊1例[J].中国误诊学杂志,2006,6(6):10－12.

[74] 王涤新,李素彦.急性铊中毒4例[J].药物不良反应杂志,2007,9(5):346－348.

[75] 王涤新,李素彦.铊中毒的诊断和治疗[J].药物不良反应杂志,2007,9(5):341－345.

[76] 王彦,赵颖,王岩.成人铅中毒发病原因分析及治疗方法探讨[J].中国公共卫生管理,2011,26(2):194－195.

[77] 王益群,方丽红,徐刚.早期肠内营养对急性重度有机磷农药中毒救治的疗效观察[J].中国基层医药,2015,22(8):1173－1175.

[78] 席晓芳,郭杨,邹红,等.抗凝血灭鼠药中毒误诊原因分析[J].中国急救医学,2009,29(1):26－29.

[79] 熊康群,乐开林.氟乙酰胺中毒并发心律失常46例分析[J].中国社区医师(医学专业),2010,12(32):28.

[80] 徐希娴,张雁林,赵赞梅.等.国外近40年急性铊中毒病例评析[J].中华劳动卫生职业病杂志,2010,28(3):233－235.

[81] 徐晓琳,董晓宇,冯娟,等.急性氟乙酰胺中毒性脑病6例临床及影像学分析[J].卒中与神经疾病,2014,

21(6):347-349.

[82] 杨发俊,周洁,刀敏,等.15 例敌鼠钠二次中毒临床分析[J].中外健康文摘,2011,8(6):226-227.

[83] 杨健,王汉斌.杀鼠剂的毒性与分类[J].中国医刊,2008,43(4):23.

[84] 张如梅,王波,邵可可.HP 联合 CVVH 对急性重度有机磷农药中毒患者血清 AST、cTnI、AMS 水平的影响[J].山东医药,2013,53(36):51-52.

[85] 赵迎春,李翠玲,宋俊红,等.氟乙酰胺中毒患者脑电图与心电图分析及随访[J].中国现代神经疾病杂志,2008,8(6):582-584.

[86] 赵赞梅,徐希娴.国内十年急性铊中毒病例评析[J].中华劳动卫生职业病杂志,2010,28(3):238-239

[87] 郑国庆,沈朝敏.海岛渔民锡壶饮酒致铅中毒误诊误治七例[J].中华航海医学与高气压医学杂志,2005,11(2):93.

[88] 中华人民共和国国家卫生和计划生育委员会.GBZ 37—2015 职业性慢性铅中毒的诊断[S].北京:中国标准出版社,2015.

[89] 中华人民共和国国家卫生和计划生育委员会.《职业性慢性铅中毒的诊断》解读.[EB/OL].[2015-12-30]. http://www.nhfc.gov.cn/fzs/s3582h/201512/6eecddac8fcc4e8f98a3a378f8c50add.shtml.

[90] 中华人民共和国国家卫生和计划生育委员会.GBZ 89—2007 职业性汞中毒诊断标准[S].北京:中国标准出版社,2007.

[91] 中华人民共和国卫生部.GBZ 23—2002 职业性急性一氧化碳诊断标准[S].2009.

[92] 钟丽萍,秦少珍,李美雄,等.628 例美白化妆品使用人员尿汞含量分析[J].广西医学,2009(4):570-571.

[93] 周琴,林国桢,沈雪仪,等.1981—2009 年我国含铅类中药致铅中毒的文献分析[J].中国工业医学杂志,2011,28(5):394-396.

[94] 朱启上,张勤,伏代刚,等.急性铊中毒 15 例临床分析[J].现代预防医学,2011,38(24):5071-5072,5074.

[95] 朱以诚,崔丽英,黄觉斌,等.铊中毒四例患者的临床和电生理特征及治疗[J].中华神经科杂志,2004,37(4):315-318.

第十五章

运动系统疾病

第一节　结核性关节炎

一、概述

结核病是严重危害大众健康的呼吸道传染病,被列为我国重大传染病之一。我国仍是全球22个结核病高负担国家之一,世界卫生组织评估,目前我国结核病年发病人数约为130万,占全球发病人数的14%,位居全球第二位。研究发现2010年15岁及以上人群活动性肺结核的患病率为459/10万,涂阳肺结核患病率为66/10万。肺结核患病率男性高于女性,且随着年龄增加逐步增高,75~79岁达到高峰。骨关节结核占肺外结核的19.8%,骨关节结核的患病率占所有结核病人的3%~7%。世界卫生组织曾在1982年做过统计,世界范围内急性结核病人约1 500万~2 000万。骨关节受累约占5%~10%,因国家和地区不同而有差异,估计至少有约75万活动性骨关节结核病人,其中大约一半为脊柱结核,15%为髋关节结核,15%为膝关节结核,其他关节占10%左右。结核性关节炎是由原发病灶(如肺、胸膜等)中的结核杆菌通过血循环、淋巴液直接蔓延至骨、关节而引起的关节炎。近百年来,结核病的发病率已明显下降,但是因为人口的增长,结核病人的绝对数量仍然不少。本病多发于儿童和青年,是一种危险的传染病。

骨与关节结核是一种继发性结核病,原发病灶为肺结核或消化道结核。在我国,以原发于肺结核的占绝大多数。骨与关节结核可以出现在原发性结核的活动期,但大多发生于原发病灶已经静止甚至痊愈多年以后。在原发病灶活动期,结核分枝杆菌经血液循环到达骨与关节部位,不一定会立刻发病。它在骨与关节内可以潜伏多年,待机体抵抗力下降,如外伤、营养不良、过度劳累、糖尿病、大手术等诱发因素作用下,可促使潜伏的结核分枝杆菌繁殖而出现临床症状。结核性关节炎的最初病理变化是渗出性炎症改变,之后会出现增生性或坏死性病变。结核性关节炎在发病的最初阶段,病灶均局限于骨组织或滑膜组织,关节面软骨完好无损,关节功能多无明显障碍。如早期结核病变被很好地控制,则关节功能不受影响。如病变进一步发展,结核病灶会穿破关节面,进入关节腔,使关节软骨面受到不同程度损害,称为全关节结核。全关节结核必定会导致不同程度的关节功能障碍。全关节结核不能被控制便会出现继发感染,甚至破溃产生瘘管或窦道,此时关节已完全毁损。

结核性关节炎起病隐匿,常有低热、盗汗、心悸、失眠、倦怠及体重减轻等结核中毒症状。早期局部隐痛,转变为全关节结核时疼痛加重,如关节内脓液增加或发生混合感染,局部疼痛亦加重;晚期关节呈纤维性强直,疼痛消失。在抗结核药物发明前,骨与关节结核的治疗方法主要是休息、营养和有限的手术。抗结核药物的临床运用是治疗结核性骨关节病的重要手段。

二、诊断标准

① 有结核病接触史,或有结核病原发病灶。② 起病缓慢,常有低热、盗汗、心悸、失眠、倦怠及

体重减轻等结核中毒症状。③ 脊柱结核多为轻度钝痛,休息后减轻。脊柱活动受限伴局部压痛及叩击痛,后期可出现脊柱僵直、畸形,晚期伴脊髓受压时,有相应神经症状及体征。髋、膝关节结核可见跛行,间歇性腿痛或关节肿胀、活动受限。④ 实验室检查:有轻度贫血,血白细胞轻度上升,血红细胞沉降率增快。⑤ 初期 X 线片表现为关节周围的骨质疏松和软组织层次模糊不清;晚期出现软骨下细小的囊状破坏区及毛玻璃样改变,甚至骨质破坏、关节间隙消失和畸形。⑥ 脓肿液或关节腔穿刺液涂片、结核分枝杆菌培养,结核菌素纯蛋白衍生物(PPD)试验、抗结核抗体、结核分枝杆菌实时聚合酶链反应(PCR)阳性有助于诊断。

三、误诊文献研究

1. 文献来源及误诊率　2004—2013 年发表在中文医学期刊并经遴选纳入误诊疾病数据库的结核性关节炎误诊文献 10 篇,总误诊例数 111 例。2 篇文献可计算误诊率,误诊率 67.94%。

2. 误诊范围　本次纳入的 111 例结核性关节炎,误诊为 21 种疾病共 241 例次,多数患者有多次误诊经历。从误诊疾病谱看,主要发生在骨科和风湿免疫科、康复科等,居前三位的误诊疾病为骨髓炎、腰肌劳损、骨关节炎;较少见的误诊疾病包括化脓性关节炎、肋间神经痛、胸膜炎、滑膜囊肿。主要误诊疾病见表 15-1-1。

表 15-1-1　结核性关节炎主要误诊疾病

误诊疾病	误诊例次	百分比(%)	误诊疾病	误诊例次	百分比(%)
骨髓炎	57	23.65	强直性脊柱炎	8	3.32
腰肌劳损	28	11.62	腕管综合征	8	3.32
骨关节炎	22	9.13	腰椎间盘突出症	6	2.49
纤维织炎	21	8.71	软组织损伤	6	2.49
生长痛	17	7.05	滑膜炎	6	2.49
第三腰椎横突综合征	12	4.98	腱鞘囊肿	5	2.07
类风湿性关节炎	11	4.56	痛风性关节炎	4	1.66
风湿性关节炎	9	3.73	肩关节周围炎	4	1.66
骨肿瘤	8	3.32			

3. 确诊手段　本次纳入的 111 例结核性关节炎,经手术病理检查确诊 30 例(27.03%);关节腔穿刺病理检查确诊 19 例(17.12%);根据症状体征及医技检查综合判断确诊 57 例(51.35%),临床实验性治疗后确诊 5 例(4.50%)。

4. 误诊后果　按照误诊数据库对误诊后果的分级评价标准,纳入本次研究的 111 例结核性关节炎误诊病例中,2 例(1.80%)为Ⅱ级误诊后果,即因误诊误治导致病情迁延或不良后果;109 例(98.20%)为Ⅲ级误诊后果,即发生误诊误治但未造成不良后果。

四、误诊原因分析

依据本次纳入的 10 篇文献分析的误诊原因出现频次,经计算机统计归纳为 8 项,以缺乏特异性的症状、体征为最常见原因,见表 15-1-2。

表 15-1-2　结核性关节炎主要误诊原因

误诊原因	频次	百分率(%)	误诊原因	频次	百分率(%)
缺乏特异性症状、体征	7	70.00	未选择特异性检查项目	7	70.00

续表

误诊原因	频　次	百分率(%)	误诊原因	频　次	百分率(%)
经验不足,缺乏对该病的认识	5	50.00	问诊及体格检查不细致	2	20.00
诊断思维方法有误	4	40.00	药物作用的影响	1	10.00
过分依赖或迷信辅助检查结果	2	20.00	医院缺乏特异性检查设备	1	10.00

1. 缺乏特异性症状、体征　本病起病隐匿,常有低热、盗汗、心悸、失眠、倦怠及体重减轻等结核中毒症状,早期由关节的局部隐痛转变为全关节疼痛,如关节内脓液增加或发生混合感染,局部疼痛亦加重。晚期关节呈纤维性强直,疼痛消失。由于骨与关节结核的大部分症状、体征及医技检查缺乏特异性,可有局部疼痛、发热、血白细胞升高等感染表现,与常见的骨髓炎等炎症性疾病有着相似的临床特征,易造成两病的相互混淆而误诊。

2. 经验不足,缺乏对该病的认识　结核性关节炎相对少见,临床表现也无明显特异性,早期影像学上骨组织破坏亦不明显,很多医生尤其基层医院的医生,或是临床资历较浅的年轻医生缺乏诊治该病的经验,由此造成的漏误诊在所难免。

3. 未选择特异性检查项目　结核性关节炎病变部位较深,早期表现不明显,即使有症状也多为隐痛、轻度肿胀等,对关节功能影响不大,常被患者忽视。此期骨组织破坏不明显,摄 X 线骨片多无阳性发现,易被误诊为一般劳损性疾病,故早期诊断较为困难。后期症状加重,X 线片及 CT 等影像学检查发现的骨组织破坏、软组织增厚、脓肿形成等亦无特异性,临床又未选择查血特异性的检查项目造成误诊。

4. 诊断思维方法有误　诊断先入为主,接诊医生诊断思维局限,只考虑常见病多发病,对慢性腰背部疼痛及肢体疼痛常按慢性劳损性疾病予对症治疗,未能深入探究病因。

五、防范误诊措施

1. 提高对结核性关节炎的警惕性　近年由于耐药性细菌及城镇化建设导致人口流动性的增加,使骨与关节结核的发病率有所增加。结核性关节炎在肺外结核中占有较大比例,因此在临床实践中并不鲜见,不能持有"结核性关节炎罕见"的意识,要在表现类同的病症的鉴别诊断中考虑到该病的可能,要不断加强本病相关理论知识的学习,工作中提高防范意识及警惕性。

2. 详细询问病史、耐心细致地查体　骨与关节结核大多发生于原发病灶已经静止甚至痊愈多年以后,在原发病灶活动期结核分枝杆菌经血液循环到达骨与关节部位,可潜伏多年,在机体抵抗力下降,如外伤、营养不良、过度劳累、糖尿病、大手术等诱因作用下,可促使潜伏的结核分枝杆菌繁殖而出现临床症状。提示医师接诊此类病人要详细追问病史,重视慢性腰背部及肢体疼痛者的病因诊断,对就诊 2 次以上仍未明确诊断的慢性腰背部及肢体疼痛者应考虑到结核性关节炎的可能,详细追问病史,完善影像学和结核相关实验室检查。

接诊上述类似病人查体要全面细致,关节可有肿胀、积液与压痛,关节活动障碍,常处于半屈状态以缓解疼痛,至后期出现肌肉萎缩、关节呈梭形肿胀;大关节(如髋关节结核)由于负重易发生关节脱位而表现为跛行等,可考虑结核性关节炎,并及时行相关医技检查。

3. 重视影像学和实验室检查　X 线摄片检查对诊断骨与关节结核十分重要。在骨与关节结核病变早期出现软组织肿胀和关节腔大量积液时,可见关节间隙增宽和周围软组织密度增高等;如出现骨质破坏可在 X 线片上观察到骨质结构的改变;在病变晚期可清楚显示关节组成骨的位置关系及被破坏程度。与普通 X 线片相比,CT 能够发现病灶死骨及空洞等更多细微的改变,可以更清晰地显示病灶周围寒性脓肿的部位及范围,尤其是多平面重建技术(MPR)及三维(3D)重建技术能更加清晰直观地显示骨与软组织结构,具有独特优势。病变早期(炎性浸润阶段)MRI检查即可显示出异常信号,具有早期诊断的价值。超声波检查可以探查深部冷脓肿的位置和大小;关节镜检查及滑膜活检对滑膜结核的早期诊断具有重要价值。

4. 必要时行试验性抗结核治疗　借助于PPD、抗结核抗体以及结核分枝杆菌PCR检查等部分早期结核性关节炎能确诊;借助试验性抗结核治疗部分患者可获得早期诊断与治疗;相当一部分患者可能只有静待疾病进展到影像学检查出现典型表现时方能确诊。临床对高度怀疑结核病,但影像学检查暂未发现骨质破坏者,如肝、肾功能正常,可予试验性抗结核治疗,避免延误治疗导致结核病扩散。骨与关节结核通常在病程的3～4个月后出现骨质破坏等影像改变,故对高度怀疑结核病者不必等到出现骨质破坏方进行抗结核治疗。陈新中等曾报道影像学检查未见骨质破坏、但临床表现和实验室检查高度怀疑结核病6例,予以试验性抗结核治疗2周后效果明显,完成足疗程抗结核治疗后痊愈。

5. 注意与其他疾病的鉴别　① 化脓性骨髓炎:指因各种感染因素造成的骨髓炎症,起病急,可有体温升高等全身表现,影像学检查骨质增生硬化广泛而明显,死骨较大、密度较高、骨膜反应较广泛,骨质破坏较明显。慢性化脓性骨髓炎多发生在骨端或骨干或松质骨内,需注意与结核性关节炎鉴别。② 化脓性关节炎:化脓性关节炎临床特点为起病急,全身症状、体征明显(高热、寒战、关节肿胀疼痛);影像表现为关节肿胀、关节间隙变窄,关节面的承重部位骨质破坏明显,但无周围骨质疏松及肌肉萎缩征象。化脓性关节炎急性发病,影像表现与关节结核都有很大区别。③ 类风湿性关节炎:多发生在掌指关节、腕关节等四肢小关节,往往为双侧对称性发病,表现为关节软组织梭形肿胀,关节间隙变窄,软骨下小囊状骨缺损等。类风湿性关节炎的临床及影像表现与结核性关节炎还是有一定区别,如注意仔细甄别,不易造成误诊。

(王善金　郭　松　韩盈超　谭　军)

第二节　脊柱结核

一、概述

结核病是由结核杆菌感染引起的慢性传染病。结核菌可侵及许多脏器,主要累及肺,称肺结核病。肺结核可经血行播散至全身其他部位,骨关节结核是常见的肺外结核病,而脊柱结核(spinal tuberculosis)占全身骨关节结核的首位,其中以椎体结核占大多数,附件结核十分罕见。而脊柱以腰椎活动度最大,故腰椎结核发生率也最高,胸椎次之,颈椎更次之,至于骶、尾椎结核则甚为罕见。

我国是结核病高发国家,中西部地区结核病的疫情最严重,较经济发达的东部沿海省份高出2倍。全国大约80%的结核病人来自农村,青壮年为高发人群。随着临床抗结核药物的广泛应用,结核病在20世纪70年代得到了有效控制,然而进入20世纪90年代后,随着结核菌耐药性的加重,人群免疫水平的下降,流动人口的增加,结核病疫情有逐渐回升的趋势。农村医疗条件落后,非专科医生对该病缺乏系统的认识,在一定程度上容易造成该病的误诊误治。

结核病一般起病缓慢,有低热、疲倦、消瘦、盗汗、食欲缺乏与贫血等全身中毒症状。脊柱结核常以疼痛首发症状,通常表现为轻微疼痛,休息后症状减轻,劳累后加重。若神经根受压则疼痛剧烈,并可伴有相应节段的放射痛。严重者疼痛发作时活动受限,患椎纵向叩击痛阳性,触压痛可不明显。颈椎结核的典型体征为患者常用双手撑住下颌,使头前倾、颈部缩短,姿势十分典型;后期可在颈侧触到冷脓肿所致的颈部肿块。胸椎结核引起的脊柱后凸十分常见,通常不严重。腰椎结核患者站立与行走时,往往用双手托住腰部,头及躯干向后倾斜,使重心后移,尽量减轻体重对病变椎体的压力,患者拾物试验阳性,即不能弯腰拾物,需挺腰屈膝屈髋下蹲才能取物;后期患者有腰大肌脓肿形成,可在腰三角、髂窝或腹股沟处看到或触到脓肿。寒性脓肿如继发感染会出现高热以及毒血症症状加重,溃破后流出大量稀薄液体,混有干酪样物,也可伴有少量死骨。破溃后往往形成慢性窦道,经久不愈。

脊柱结核典型的 X 线表现为椎体破坏、椎间隙狭窄,死骨和(或)寒性脓肿以及后凸畸形等,但早期可无阳性 X 线征象;若形成寒性脓肿,可在颈椎侧位片上看到椎前间隙增宽、气管前移,胸腰椎正位片见椎旁增宽的软组织影,腰大肌脓肿表现为一侧腰大肌阴影模糊、增宽或局限性隆起。CT 可以清楚的显示病灶部位,特别是微小的椎体破坏灶,可有空洞和死骨形成。MRI 具有早期诊断脊柱结核价值,在炎性浸润阶段即可显示异常信号,表现为椎体骨炎、骨质破坏和软组织轻微肿胀等。

二、诊断标准

结合病史、临床表现、体征、影像学及实验室检查可对脊柱结核作出诊断,Mohammad 等对脊柱结核的诊断标准总结如下:① 有结核病接触史,或有结核病原发病灶。② 有低热、乏力、食欲缺乏、全身不适等结核中毒症状;隐匿或放射性疼痛,僵直,畸形,或出现脊柱压迫征;局部有压痛或叩击痛,拾物试验阳性。③ 贫血,血白细胞轻度升高,血红细胞沉降率(ESR)增快;结核菌素纯蛋白衍生物(PPD)或结核菌素(OT)试验阳性。近年 T-SPOT 检测广泛用于临床,对于结核的诊断具有较高的灵敏度和特异性。④ 影像学表现:X 线平片示椎体破坏、椎间隙狭窄、软组织肿胀模糊等。CT 可清楚显示骨质破坏、空洞和死骨形成以及椎旁结核钙化灶。病灶在 MRI 上表现为T1W1 低信号,T2W1 混杂信号,椎体破坏区可有大小不等多个坏死脓腔,增强后呈环状明显强化,附件很少受累;若椎间盘受累,表现为椎间盘变扁,边缘不清,异常信号,重度者可见椎间盘消失、椎体融合。⑤ 椎体病灶或软组织穿刺活检发现结核杆菌,此为诊断的金标准。但细菌培养耗时太长,辅以 DNA 扩增技术(PCR)能提高诊断时效。

三、误诊文献研究

1. 文献来源及误诊率　2004—2013 年发表在中文医学期刊经遴选收录误诊文献数据库的脊柱结核误诊文献共 69 篇,累计误诊例数 585 例。10 篇文献可计算误诊率,误诊率 36.51%。

2. 误诊范围　本次纳入的 585 例脊柱结核共误诊为 41 种疾病 600 例次,误诊疾病涉及多个系统,居前三位的误诊疾病为脊柱肿瘤、腰椎间盘突出症、腰肌劳损,较少的误诊疾病为棘上韧带炎、腹部肿瘤、椎管内占位性病变、第三腰椎横突综合征、肺炎、泌尿系结石、上呼吸道感染、神经源性肿瘤、伤寒、纵隔肿瘤、神经根炎、幼年特发性关节炎、胃溃疡、腹股沟疝、Guillain-Barre 综合征、多发性骨髓瘤、腹膜炎、股疝、骨嗜酸性粒细胞性肉芽肿、肌炎、急性阑尾炎、脓毒症、颈部脓肿,部分病例为漏诊,主要误诊疾病见表 15-2-1。

表 15-2-1　脊柱结核主要误诊疾病

误诊疾病	误诊例次	百分比(%)	误诊疾病	误诊例次	百分比(%)
脊柱肿瘤	149	24.83	腰肌劳损	70	11.67
腰椎间盘突出症	129	21.50	肋间神经痛	37	6.17

续表

误诊疾病	误诊例次	百分比(%)	误诊疾病	误诊例次	百分比(%)
脊柱炎	22	3.67	坐骨神经痛	10	1.67
脊柱骨关节病	20	3.33	纤维织炎	9	1.50
强直性脊柱炎	20	3.33	颈椎病	8	1.33
筋膜炎	17	2.83	骨质疏松症	8	1.33
腰椎退行性变	15	2.50	冠心病	7	1.17
类风湿性关节炎	15	2.50	骨折	6	1.00
胃肠炎	13	2.17	腰椎病	5	0.83
胆囊炎	10	1.67			

3. 医院级别　本次纳入统计的585例脊柱结核误诊600例次,其中误诊发生在三级医院198例次(33.00%),二级医院369例次(61.50%),一级医院26例次(4.33%),其他医疗机构7例次(1.17%)。

4. 确诊手段　本次纳入585例脊柱结核中,经病理学诊断和影像学诊断为主,确诊手段见表15-2-2。

表15-2-2　脊柱结核确诊手段

确诊手段/检查项目	例　数	百分比(%)	确诊手段/检查项目	例　数	百分比(%)
病理学诊断	254	43.42	CT检查	13	2.22
手术病检	150	25.64	X线检查	7	1.20
经皮穿刺活检	74	12.65	不明确具体方法	248	42.39
不明确具体方法	30	5.13	临床综合诊断	24	4.10
影像学诊断	307	52.48	根据症状体征及辅助检查	22	3.76
磁共振检查	39	6.67	临床试验性治疗后确诊	2	0.34

5. 误诊后果　本次纳入的585例脊柱结核中,583例文献描述了误诊与疾病转归的关联,2例预后与误诊关联不明确。按照误诊数据库对误诊后果的分级评价标准,可统计误诊后果的病例中,531例(91.08%)为Ⅲ级后果,未因误诊误治造成不良后果;48例(8.23%)造成Ⅱ级后果,其中1例手术扩大化,47例因误诊误治导致病情迁延;仅4例(0.69%)成Ⅰ级后果,1例死亡,3例遗留后遗症。

四、误诊原因分析

依据本次纳入的69篇文献分析的误诊原因出现频次,经计算机统计归纳为11项,其中经验不足而缺乏对该病的认识、问诊及体格检查不细致为主要原因,见表15-2-3。

表15-2-3　脊柱结核误诊原因

误诊原因	频　次	百分率(%)	误诊原因	频　次	百分率(%)
经验不足,缺乏对该病的认识	38	55.07	影像学诊断原因	3	4.35
问诊及体格检查不细致	37	53.62	药物作用的影响	2	2.90
缺乏特异性症状、体征	26	37.68	病人或家属不配合检查	1	1.45
过分依赖或迷信辅助检查结果	21	30.43	多种疾病并存	1	1.45
未选择特异性检查项目	20	28.99	医院缺乏特异性检查设备	1	1.45
诊断思维方法有误	19	27.54			

1. 经验不足、缺乏对该病的认识 脊柱结核的患者大多来自农村,农村的医疗条件落后,患者的首诊医生大多为非专科医生,他们对脊柱结核病理变化认识不足,思维局限,无法及早明确诊断。脊柱结核主要表现为椎体破坏、疼痛及消瘦等症状,大部分临床医生多联想到肿瘤,而忽略结核的可能,这是脊柱肿瘤居误诊首位的主要原因。王小刚曾对误诊为脊柱肿瘤的脊柱结核 30 例进行临床分析,认为该病早期的症状、体征不典型,椎体破坏的影像表现易误导医生按脊柱肿瘤进行诊断,造成误诊。不论是脊柱肿瘤或脊柱结核均可因病情进展出现轻度至重度的脊髓神经功能障碍,包括神经根疼痛、感觉运动障碍、尿便失禁、骨质破坏(椎体塌陷、楔形改变及脊柱后凸畸形)甚至截瘫,两者鉴别诊断困难。从颈段到腰骶段脊柱产生疼痛的原因十分复杂,脊柱结核常出现不同部位的放射痛,如胸痛、肋间痛、四肢放射痛等,若接诊医生缺乏全面的综合分析能力,易误诊为颈椎病、腰椎间盘突出症、肋间神经痛等。

2. 过分依赖或迷信医技检查结果 脊柱结核典型的 X 线表现为椎体破坏、椎间隙狭窄以及脊椎后凸畸形等,当出现上述典型表现时,脊柱结核已发展至晚期。在非典型脊柱结核和脊柱结核尚处于早期阶段时,X 线征象往往表现为阴性,部分医生在做鉴别诊断时,过分依赖影像学表现而容易造成该病的漏诊。PPD 试验是诊断结核病的一项基本医技检查,但在结核感染反应前期、严重结核病、体质极度衰弱以及机体免疫反应受抑制等特殊情况下可以表现为阴性结果。因此,当 PPD 阴性就过早排除脊柱结核,则非常容易造成漏诊误诊。此外,ESR 和 C 反应蛋白(CRP)的特异性较低,绝大多数试验结果为阴性,这与结核菌感染后变态反应的充分建立有关。因此,临床医生不应过分依赖或迷信医技检查结果,应结合流行病学史、症状、体征等各方面进行综合分析,提高疾病的诊断能力。

3. 缺乏特异性症状、体征 脊柱结核的早期症状可以不典型,临床医生易被迷惑而造成误诊。近年来,不典型性脊柱结核增多,结核全身中毒症状可不明显,这与人群抵抗力及体质增强有关,多数患者仅表现为局部疼痛,容易造成误诊或漏诊。林章雄等分析 52 例脊柱结核的误诊原因,其中仅 5 例(9.6%)出现低热、盗汗、乏力等结核中毒症状。因此当症状、体征不明显时,亦不能放松警惕。

4. 问诊及体格检查不细致 脊柱结核的诊断主要依据询问病史、体格检查、实验室和影像学检查。因此,采集病史应尽可能详尽,注意有无结核病史及结核病接触史、全身性中毒症状及腰背痛的特点。但由于个别临床医生对脊柱结核及相关疾病的临床特点认识不清,诊断思维局限,特别是对于临床经验不够丰富的青年医生来说,在问诊的过程中容易忽略重要鉴别点的信息采集,加上体格检查不够认真细致,极易造成该病的误诊。

其他一些因未选择特异性检查项目、诊断思维方法有误、药物作用的影响、医院缺乏特异性检查设备等原因造成的误诊在临床中亦可出现,究其原因亦离不开对疾病的充分认识、全面的诊断思维、详细的问诊、仔细的体格检查等。

五、防范误诊措施

从上文列出的脊柱结核误诊后果中我们可以看出,大部分患者发生误诊后未造成不良后果,占总病例数的 91.08%。但有 47 例因误诊误治导致病情迁延或不良后果,占总病例数的 8.23%。误诊误治让患者为此付出了更多的健康及经济代价,如何防范脊柱结核的误诊,特别是对非典型脊柱结核及脊柱结核早期阶段的及时确诊,我们结合临床经验及循证医学证据,做如下总结。

1. 加强对结核病的防治宣教 脊柱结核的流行在一定程度上源于人们缺乏对该病的认识,当出现一些先兆症状时没能引起重视,因此要对医疗条件相对较差的地区大众进行健康宣教,特别是偏远的农村地区,提高人们对脊柱结核的警惕性,出现胸腰背痛的患者,尤其是既往有结核病史或有结核病接触史者,要及时或定期到医院进行检查,以利于早期诊断和治疗,避免病情的拖延与反复。

2. 提高医护人员对本病的认识　接诊医生经验不足和缺乏对脊柱结核的认识是该病误诊最主要的原因。患者的首诊医院多为基层医院,接诊的医生大多为非专科医生。由于部分医生没能形成系统的诊疗思维,对脊柱结核的认识还停留在典型临床表现的层面,故极易忽视症状、体征不典型的病例。即便是非典型脊柱结核,只要是通过详细的问诊和体格检查以及相关医技检查,也能及时做出诊断与鉴别诊断。因此,应将脊柱结核作为临床医师继续教育的内容,加强医护人员对该病的认识。

3. 强调早期诊断的重要性　典型的脊柱结核根据临床特点及影像学表现,诊断并不困难。但临床容易误诊的往往是病变尚处于早期阶段的病例,其早期临床特点可归纳如下:① 慢性腰背痛病史,某些诱因下可发生持续性腰背剧痛;② 脊柱活动受限,患椎叩击痛阳性,触压痛可不明显,无明确神经定位体征,无后凸畸形;③ 可有结核病史,但结核中毒症状不明显,部分患者 PPD 试验阳性。叶澄宇等曾对 19 例早期脊柱结核患者进行研究,发现对于 X 线阴性的患者,CT 可发现其椎体内小的骨质破坏灶及微小的死骨或硬化带;而 MRI 则可发现椎体骨炎或受累椎体的终板破坏,椎间盘信号的改变和椎体内小的骨脓肿病灶,或周围软组轻微肿胀。早期诊断脊柱结核,需要更多地依靠影像学检查,椎体结核所致骨质破坏在 T1W1 呈等或低信号,T2W1 呈高信号。由于该病早期的 X 线多无阳性表现,因此选择更加可靠的 CT 和 MRI 是早期诊断的关键。

4. 仔细体格检查　脊柱检查是常规体检的一部分,大多数脊柱结核患者的病变椎体常有明确的压痛、叩击痛,脊柱运动受限或畸形,如能全面仔细的检查,一般都不会漏诊。少数病例压痛与病灶部位不想吻合而位于实际病灶的下方,其原因可能是椎旁脓肿向下侵袭所致。临床查体时应注意脊柱生理弧度有无侧弯、后凸畸形,局部有无肿胀、窦道等问题。除上述典型的体征外,脊柱结核最基本也是最重要的体征就是腰背僵硬。张光铂认为腰背僵硬是脊柱结核病变周围肌肉紧张以减少局部活动的一种保护作用,出现率为 95%。

5. 注意与其他疾病的鉴别诊断　从误诊范围来看,脊柱结核最常误诊为脊柱肿瘤。两者均以椎体破坏和疼痛为主要表现,在影像学表现上容易混淆,因此要注意两者的鉴别要点。一般而言,脊柱结核多为椎体广泛破坏,极少累及椎体局部,而椎间隙变窄或消失与病变类型有关。脊柱结核的骨质破坏以椎体前中部多见,与该处血供丰富及椎体微循环系统解剖结构有关。一般累及相邻两个以上椎体和椎间盘,CT 可清楚显示死骨及椎旁结核钙化灶。而脊柱肿瘤累及椎体后角及椎弓根较多,软组织影多呈半球形,很少超过 2 个椎体;一般不破坏椎间盘,部分可见"嵌入"征、椎间隙扩大。任转琴等认为转移瘤首先浸润骨髓脂肪细胞,造成椎体骨质破坏、塌陷,多呈上下缘内凹,前后缘外膨的圆钝扁长形,而非楔形改变。脊柱结核的骨质破坏,MRI 多表现为 T1W1 低信号,T2W1 混杂信号,椎体破坏区可有大小不等多个坏死脓腔,增强后呈环状明显强化,附件很少受累;若椎间盘受累,表现为椎间盘变扁,边缘不清,信号不正常,重度者可见椎间盘消失、椎体融合。当然,活检是确诊该病的金标准,必要时可行病灶穿刺活检以明确诊断。

部分脊柱结核与腰椎间盘突出症表现类似,腰背痛的同时可有下肢放射痛和(或)麻木,这与病变物质刺激、压迫神经根有关。其鉴别点在于腰椎间盘突出症的神经根性症状和体征更为突出,ESR 正常,影像学上无骨质破坏,多表现为椎间盘的退行性改变。脊柱结核的部分误诊病例多数是因为疏忽大意造成的,因此,医生要时刻保持警惕,注意鉴别诊断,避免不必要的误诊误治。

(晏美俊　张靖杰　王　凯　祝　凯　谭　军)

第三节　强直性脊柱炎

一、概述

强直性脊柱炎(ankylosing spondylitis，AS)是以骶髂关节和脊柱慢性炎症为主的全身性进展性风湿免疫性疾病，是最常见的一种血清阴性脊柱关节病。某些微生物(如克雷白杆菌)与易感者自身组织具有共同抗原，可引发异常免疫应答。该病病因尚不明确，近年大量研究显示，遗传因素在其发病中起了主导作用，AS的发病与HLA-B27呈强关联，所涉及的遗传因素除HLA-B27以外，尚有HLA区域内及HLA区域外的其他基因参与，迄今为止已发现超过25个HLA-B27亚型，HLA-B2705、B2702、B2704、B2707与强直性脊柱炎相关。研究资料表明，本病以10～45岁的青少年高发，男女之比约为5:1，本病与种族、地域分布有关，患病率在我国约为0.3%～0.4%，国外白种人患病率高达10%，是造成残疾的重要原因之一。

AS起病比较隐匿，早期临床症状不典型，以炎性腰痛、肌腱端炎、外周关节炎和关节外表现为主，病变主要累及骶髂关节、脊柱和四肢关节，表现为关节和关节周围组织、韧带、椎间盘钙化，椎间关节和四肢关节滑膜增生，最终发展为骨性强直，伴不同程度眼、肺、肌肉、骨骼病变。有些病人在早期仅仅出现轻度的全身症状，如乏力、消瘦、低热、食欲缺乏等。早期90%的病人主诉腰骶痛，继之肌腱或韧带骨附着点出现炎症，然后出现晨僵、腰椎各方向活动受限和胸廓活动度减少，后期出现脊柱强直。也有很大一部分病人早期主要表现为髋、膝、踝关节、肘关节、足跟、肩、颈部、背部疼痛，尤以下肢大关节为甚。AS临床表现主要分为关节病变与关节外病变。AS病人多有关节病变，约90%AS病人最先表现为骶髂关节炎，病变可上行至颈椎。约3%AS颈椎最早受累，以后下行发展至腰骶部，7%AS几乎脊柱全段同时受累。关节病变主要包括骶髂关节炎、腰椎病变、周围关节病变等。骶髂关节炎临床表现为反复发作的腰痛、腰骶部僵硬感，休息时腰痛加重，活动时反而减轻，可放射至大腿，无阳性体征，直腿抬高试验阴性(部分可为阳性)。直接按压或伸展骶髂关节可引起疼痛。X线检查发现有关节间隙变窄等异常改变。腰椎病变多数表现为下背部和腰部活动受限，腰部前屈、背伸、侧弯和转动均可受限。体检可发现腰椎棘突压痛，腰椎旁肌肉痉挛；后期可有腰肌萎缩。周围关节病变一般多发生于大关节，下肢多于上肢。肩关节受累时关节活动受限，疼痛更为明显，梳头、抬手等活动均受限。侵犯膝关节时则关节呈代偿性弯曲，行走、坐立等日常生活更为困难。极少侵犯肘、腕和足部关节。AS的关节外病变大多出现在脊柱炎后，AS可侵犯全身多个系统，并伴发多种疾病，比如心脏病变、眼部病变、耳部病变、神经系统病变等，较常出现的关节外表现有结膜炎、虹膜炎、慢性中耳炎等，临床需做好鉴别。

儿童强直性脊柱炎表现与成人有所区别，12～15岁为发病高峰，早期以周围关节、肌腱附着点及关节周围组织的炎症为特点，无或较晚出现腰背疼痛。起病时下肢受累占82%～98%，以膝、踝关节对称性关节炎表现为主，表现为红肿、发热、疼痛及关节运动受限。少数病人有高热、体重下降、肌无力、淋巴结增大和严重贫血等关节外表现。实验室检查类风湿因子、抗核抗体阴性，HLA-B27阳性，疾病活动期有中度贫血，白细胞、血小板增多，红细胞沉降率增快，高γ微球蛋白血症等。10岁以前儿童X线很少发现阳性征象，CT检查较为灵敏，骶髂关节间隙可表现为正常、增宽或宽窄不一，骶髂关节面的改变主要为髂骨面模糊、不规则、变薄、增厚，关节面下囊变，骨破坏、骨质缺失和骨硬化，骶骨面的改变较髂骨面少。

目前此病治疗尚无理想方案，临床主要应用某些非甾体抗炎药物(双氯芬酸、布洛芬、尼美舒利等)、免疫抑制剂(甲氨蝶呤、来氟米特等)、慢作用抗风湿药(柳氮磺胺嘧啶等)等使症状得到暂时缓解,但不能控制病情发展,更不能改善强直的状态,且常用的一些药物对生殖系统有不良影响,不适用于未婚男性。近年生物制剂的出现使强直性脊柱炎的治疗进入到一个崭新的阶段。越来越多的证据以及临床实践证实抗 TNF‐α 类生物制剂对 AS 具有良好的疗效,如依那西普、阿达木单抗、英夫利昔单抗是目前已被美国 FDA 和我国 SFDA 批准用于治疗强直性脊柱炎,有条件者应尽量选择。该类药物起效快、效果好,多数患者的病情可迅速获得显著改善,应用一段时间后患者的身体功能及健康相关生活质量明显提高,特别是可使一些新近出现的脊柱活动障碍得到恢复。但其长期疗效及对中轴关节 X 线改变的影响尚待观察。晚期出现骨关节畸形的患者可以选择手术治疗改善功能,但此时只能是矫形或换人工关节。

二、诊断标准

AS 诊断目前常用 1984 年的美国纽约修订标准,内容包括:① 临床标准:腰痛、晨僵 3 个月以上,活动改善,休息无改善;腰椎额状面和矢状面活动受限;胸廓活动度低于相应年龄、性别的正常人。② 放射学标准:骶髂关节炎,双侧≥Ⅱ级或单侧Ⅲ~Ⅳ级。符合放射学标准和 1 项(及以上)临床标准者为肯定强直性脊柱炎,符合 3 项临床标准或符合放射学标准而不伴任何临床标准者为可能强直性脊柱炎。

三、误诊文献研究

1. 文献来源及误诊率 2004—2013 年发表在中文医学期刊并经遴选纳入误诊疾病数据库的 AS 误诊文献共 67 篇,累计误诊病例 2 388 例。19 篇文献可计算误诊率,误诊率 50.23%。

2. 误诊范围 本次纳入 2 388 例 AS 共误诊为 55 种疾病 2 390 例次,误诊疾病分布在 10 个系统,以运动系统疾病为主,但也有约半数患者误诊为其他专科疾病,见表 15‐3‐1。居前三位的误诊疾病为风湿性关节炎、类风湿性关节炎、腰椎间盘突出症;较少见的疾病包括盆腔炎、骨骺炎、胃肠炎、第三腰椎横突综合征、肌腱炎、颈椎病、肋间神经痛、关节肿瘤、脑脊髓神经根神经炎、上呼吸道感染、肾病综合征、下肢静脉炎、周围神经病、慢性胆囊炎急性发作、骨肿瘤、结核性风湿症、结节性红斑、丹毒、骶髂关节半脱位、白塞病、产褥期感染、风湿性多肌痛、腹股沟斜疝,67 例初诊诊断不明确,4 例仅作出发热待查诊断。主要误诊疾病见表 15‐3‐2。

表 15‐3‐1 强直性脊柱炎误诊疾病系统分布

疾病系统	误诊例次	百分比(%)	疾病系统	误诊例次	百分比(%)
运动系统疾病	1146	47.95	消化系统疾病	5	0.21
风湿免疫性疾病	1093	45.73	妇产科疾病	4	0.17
眼科疾病	57	2.38	其他	76	3.18
神经系统疾病	9	0.38			

表 15‐3‐2 强直性脊柱炎主要误诊疾病

误诊疾病	误诊例次	百分比(%)	误诊疾病	误诊例次	百分比(%)
风湿性关节炎	537	22.47	骨关节结核	132	5.52
类风湿性关节炎	452	18.91	股骨头缺血性坏死	81	3.39
腰椎间盘突出症	327	13.68	坐骨神经痛	80	3.35
腰肌劳损	248	10.38	滑膜炎	72	3.01

续表

误诊疾病	误诊例次	百分比(%)	误诊疾病	误诊例次	百分比(%)
风湿热	65	2.72	跟腱炎	8	0.33
葡萄膜炎	52	2.18	梨状肌综合征	8	0.33
化脓性关节炎	34	1.42	踝关节扭伤	6	0.25
骨质增生	34	1.42	结膜炎	5	0.21
骨关节炎	28	1.17	肥大性脊柱炎	5	0.21
痛风	26	1.09	创伤性关节炎	5	0.21
腰椎退行性变	18	0.75	多发性肌炎	4	0.17
反应性关节炎	11	0.46	骨软骨炎	4	0.17
感染性关节炎	9	0.38	腰骶神经节嵌压症	4	0.17
致密性骨炎	9	0.38	系统性红斑狼疮	4	0.17
纤维织炎	9	0.38	生长痛	4	0.17

3. 医院级别 本次纳入统计的 2 388 例 AS 误诊 2 390 例次,其中误诊发生在三级医院 1 440 例次(60.25%),二级医院 770 例次(32.22%),一级医院 180 例次(7.53%)。

4. 确诊手段 本次纳入的 2 388 例 AS 中,经临床症状体征和实验室特异性免疫学检查确诊 102 例(4.27%),其余 2 286 例(95.73%)均经综合分析临床症状体征和影像学检查确诊。

5. 误诊后果 按照误诊数据库对误诊后果的分级评价标准,纳入本次研究的 2 388 例强直性脊柱炎误诊病例中,25 例为(1.05%)Ⅱ级误诊后果,即行不必要的手术;2 363 例(98.95%)为Ⅲ级误诊后果,其中 1 793 例(75.08%)发生误诊误治未造成不良后果,570 例(23.87%)为疾病本身的结果。

四、误诊原因分析

依据本次纳入的 67 篇文献分析的误诊原因出现频次,经计算机统计归纳为 8 项,居首位的是经验不足而缺乏对该病的认识,见表 15 - 3 - 3。

表 15 - 3 - 3 强直性脊柱炎误诊原因

误诊原因	频次	百分率(%)	误诊原因	频次	百分率(%)
经验不足,缺乏对该病的认识	60	89.55	过分依赖或迷信辅助检查结果	16	23.88
问诊及体格检查不细致	28	41.79	诊断思维方法有误	12	17.91
缺乏特异性症状、体征	18	26.87	医院缺乏特异性检查设备	8	11.94
未选择特异性检查项目	17	25.37	对专家权威、先期诊断的盲从心理	3	4.48

1. 经验不足、缺乏对该病的认识 国内的大专院校专科教材提及 AS 较晚,20 世纪 80 年代内科教材虽将风湿病列入专章,但未提及 AS,使得不少医生对 AS 缺乏专业知识的了解。不少医生对风湿免疫病的认识不足,在诊断及治疗方面均存在很多误区,特别是基层医院医生,很多都不是风湿免疫专科医生,对 AS 临床特征认识不足,收治不明原因腰背部疾病患者,多首先考虑为腰肌劳损、腰椎间盘疾病等。AS 的腰痛特点为腰骶部僵硬疼痛,尤以久坐、久立、久卧后改变体位时明显,活动后改善,而腰肌劳损、腰椎间盘疾病所致腰痛为活动后加重,休息后好转。AS 常合并出现虹睫炎、慢性腹泻、肌腱端炎、坐骨神经痛、股骨头坏死等,很多医生缺乏整体概念,往往只注重局部症状;而实验室仅做抗链球菌溶血素 O(ASO)、类风湿因子(RF)等一般性检查,未行 HLA - B27

等特异性检查(敏感性可高达 90%左右),并常根据片面的检查结果作出错误判断。如 RF 阳性即诊为类风湿性关节炎,血白细胞高即为化脓性关节炎等。另外,在未明确诊断的情况下,盲目应用糖皮质激素,掩盖了疾病症状,且影响了后续的检验结果。许多基层医院没有风湿免疫专科,很多患者找不到专科医师,只能就诊于非风湿免疫科,也是造成部分患者误诊误治的原因之一。

2. 问诊及体格检查不细致 16～25 岁男性青年好发 AS,多有家族史。AS 初期表现不明显,约 90%AS 病人最先表现为骶髂关节炎,以后上行发展至颈椎,表现为反复发作的腰痛、腰骶部僵硬感、间歇性或两侧交替出现腰痛和两侧臀部疼痛,可放射至大腿。少数病人先由颈椎或几个脊柱段同时受侵犯,也可侵犯周围关节,早期病变处关节有炎性疼痛,伴有关节周围肌肉痉挛,有僵硬感,晨起明显;也可表现为夜间痛,活动后或服止痛剂可缓解。随着病情的进一步发展,关节疼痛减轻,而各脊柱段及关节活动受限和畸形,晚期整个脊柱和下肢僵硬向前屈曲成弓形。临床医生接诊此类患者询问病史往往不够细致,忽略了起病年龄较轻与其发病特点,有无家族史等,未做相应体格检查,造成重要病史及阳性体征遗漏,也是误诊的重要原因之一。临床医生查体时很少对背部、腰骶部作腰椎屈伸及侧弯、胸廓扩张度等检查,常误将骶髂关节病变或合并髋关节病变引起的关节活动受限认为直腿抬高试验阳性,而不行骨盆分离挤压试验、"4"字试验等检查,主观臆断为腰椎间盘突出症,造成误诊。

3. 缺乏特异性症状、体征 AS 早期缺乏典型的临床症状及体征,可仅有食欲缺乏、低热、乏力、消瘦和贫血、体重减轻等症状,少数病例有长期低热和关节病,个别病例仅表现为髋关节、踝关节等单关节炎。本病特征性症状腰痛及僵硬不适感发生隐匿,难以定位,休息症状不能缓解,夜间腰痛可影响睡眠,体格检查或无腰椎或腰骶部僵硬等典型体征,部分可有直腿抬高阳性体征,给诊断带来困难。少数以颈、胸痛为首发症状,约半数患者以下肢大关节痛为首发症状,以外周关节尤其是以髋、膝关节居多,又缺乏腰骶疼痛及中轴症状时极易误诊为类风湿性关节炎;部分患者发病前有腹泻、咽痛,易误诊为风湿性关节炎。

4. 过分依赖或迷信医技检查结果 AS 诊断需结合病史、体征、HLA－B27 及腰骶关节 X 线、CT 等综合判断,然而临床上某些医生过于依赖医技检查结果,失去对整体病情的判断。AS 患者 HLA－B27 的阳性率为 95%以上,约有 10%的 AS 患者 HLA－B27 为阴性,正常人群中 HLA－B27 也有少数阳性(约为 3%～7%),可见 HLA－B27 阳性是诊断 AS 的重要依据,但不是必备条件,对 HLA－B27 阴性者也不能排除诊断,部分临床医生根据病人病史及体征认为诊断 AS 成立,但由于查 HLA－B27 阴性而排除该诊断,造成误诊。临床上不少患者虽然影像学检查存在椎间盘突出的表现,不一定存在相应腰腿痛症状,反之虽有腰腿痛症状,也不一定由突出的椎间盘引起,故当 AS 病人主诉腰腿痛,腰椎 CT 或 MRI 检查发现有椎间盘突出影像时,医务人员常简单地将其误诊为椎间盘突出症。AS 早期患者 X 线表现往往不典型,很多 AS 患者出现晨僵、双侧骶髂关节挤压试验阳性等典型症状时,X 线片仍显示骶髂关节清晰无异常,如果按照 X 线表现诊断病情,则会造成漏诊,这也是本组过分依赖医技检查而忽视症状及查体,引起 AS 误诊或漏诊的原因。

五、防范误诊措施

从文中所列的误诊后果统计中我们可以看出,大部分患者发生误诊后未造成不良后果,这部分病例占总数的 75.08%;但有 25 例因误诊误治导致不必要的手术或手术扩大化,占总数的 1.05%。误诊误治患者也为此付出了更多的健康及经济代价,如何防范强直性脊柱炎的误诊,我们结合临床经验及循证医学证据,做如下总结。

1. 注意与其他疾病的鉴别诊断 AS 患者早期症状不典型,容易误诊为其他疾病,需注意与以下疾病相鉴别:

（1）类风湿关节炎：类风湿关节炎以 30～50 岁女性多见，以侵犯指、腕、肘关节为主，往往对称分布，关节外症状主要表现为皮下结节、胸膜炎、巩膜炎等；RF 阳性，X 线片表现为侵蚀性关节病变，关节周围骨质疏松、骨质侵蚀多见，很少有钙化、骨化现象。而强直性脊柱炎以 30 岁以下青年男性多见，多侵犯髋、膝、踝关节为主的大关节，往往不对称，双侧骶髂关节有改变，关节外表现以眼虹膜睫状体炎、血栓性静脉炎为多；其 RF 大多阴性，X 线片钙化骨化较骨侵蚀更为多见。

（2）腰肌劳损：腰肌劳损所致腰痛休息后疼痛减轻，劳累后加重，且常有外伤史，无骶髂关节炎，往往无影像学改变；AS 有骶髂关节炎，有腰背部疼痛及腰部活动受限，睡眠时疼痛加重，严重时翻身即感困难，白天长时间不活动腰痛也可加重，活动后很快减轻。

（3）腰椎间盘突出症：腰椎间盘突出症表现为腰痛伴下肢放射性疼痛，并有固定的压痛点，活动后疼痛加重，休息后减轻，脊柱运动以神经根受累侧受限为主，直腿抬高试验患侧阳性，影像学检查常见椎间盘突出压迫脊髓、神经根，骶髂关节大多正常，且无家族遗传史。强直性脊柱炎大多有家族遗传史，无明显椎间盘突出表现，腰臀部疼痛无固定压痛点，下半夜及休息后疼痛加重，活动后疼痛缓解，疼痛缓解和加重交替出现，同时伴有发热和其他全身症状；病变除累及骶髂关节和脊柱关节外，四肢关节常可受累，影像学多能发现骶髂关节炎性改变。

（4）股骨头坏死：强直性脊柱炎可累及髋关节，表现为髋关节痛，髋关节 X 线片可见右股骨头关节面下低信号囊性改变，与股骨头坏死较为相似。但非创伤性股骨头坏死出现髋关节间隙变窄伴随股骨头塌陷后，影像学上有分期改变，而 AS 的股骨头始终无改变而髋关节间隙已变窄。

（5）骨关节结核：脊柱结核常有腰背疼痛、僵硬、血红细胞沉降率增快等，与 AS 相似；但结核性脊柱炎常有低热、盗汗等结核中毒症状，X 线片见脊椎边缘模糊不清、椎间隙变窄，有时有脊椎旁结核脓疡阴影，骶髂关节为单侧受累。

2. 提高对 AS 的认识　我国风湿病学科发展较晚，普及水平较低，认识程度不够，尤其是基层医院普遍缺乏风湿免疫科，更无专业医生。故需要加大对基层的卫生投入，做好基层及全科医生的培训，普及 AS 知识，当地医学会需定期组织风湿病知识相关的培训学习班，提高对 AS 等风湿免疫疾病的认识水平，对怀疑 AS 患者，要详细询问病史，细致做好查体，牢记骶髂关节影像学、HLA－B27 等检查的必要性，可在一定程度上防止 AS 疾病的误诊、漏诊，让 AS 患者得到及时、正确的诊疗，减少误诊误治。

AS 病程较长，早期症状往往不典型，临床医生需提高对 AS 的诊疗水平，结合患者症状、体征，运用实验室检查、影像学等多种手段综合分析；接诊 30 岁以下以腰骶、髋关节部位的持续性或间歇性疼痛，同时腰部有僵硬感表现为主的患者，均有 AS 的可能，尤其是对以外周关节炎和关节外表现为主的患者，要详细询问病史、家族史，系统进行体格检查，并行骶髂关节 X 线等相关的特异性检查。早期 AS 患者骶髂关节 X 线表现缺乏特异性，疑诊患者需进一步行骶髂关节 CT、MRI 及 HLA－B27 检测，以期尽早确诊。

3. 重视骶髂关节的影像学检查　临床对病史、体征疑似 AS 患者，需进一步行相关检查以确诊，尤以影像学检查为重要。接诊关节痛患者不能只满足于 ESR、RF 等检查，应及时摄骶髂关节 X 线片，往往能发现病变。AS 早期骶髂关节 X 线往往难以确诊，对于此类患者更倾向于行骶髂关节 CT 扫描，可以发现早期 AS 的重要征象，且在显示细小病变方面更具有高敏感性，对 AS 做出准确的分期，对骶髂关节早期病变诊断效果优于 X 线，即使 HLA－B27 阴性但 CT 阳性，也可诊断为 AS。AS 患者 X 线表现为骶髂关节面毛糙、模糊、虫蚀样或囊性改变，关节间隙变窄甚至融合，再结合临床症状和体征，并排除脊柱关节病中的其他类型，则 AS 不难诊断，可达到早期诊断、早期治疗的目的。

（项　泱　夏冬冬　周子斐　谭　军）

第四节   颈椎病

一、概述

颈椎病是因颈椎间盘退变及其继发性改变刺激或压迫邻近组织,引起各种症状和体征的颈椎退变性疾病。颈椎病的发病率在不同性别、不同年龄、不同职业的地区的人群中存在差异,呈逐年升高和年轻化的趋势,在长时间低头和伏案工作者中发病率较高。

颈椎椎间盘退行性改变是颈椎诸结构退变的首发因素,并由此演变出颈椎病的一系列病理解剖及病理、生理改变。椎间盘变性并向后方椎管内突出,不仅压迫脊髓引起神经损害症状,还由于椎间隙高度下降,影响或破坏了颈椎运动节段的生物力学平衡致相关结构发生变化。首先椎间盘移位和椎间关节的异常活动引起韧带连同骨膜与椎体周边骨皮质的分离,同时伴有局部微血管的撕裂与出血并形成血肿,最后血肿机化形成突向椎管内或椎体前缘的骨赘。且由于椎间盘变性后造成的椎体间关节失稳和异常活动,小关节逐渐发生变形最终形成损伤性关节炎,并继发关节间隙狭窄和骨刺,致使椎间孔变窄,压迫或刺激脊神经根。而黄韧带的代偿性增生与肥厚,前纵韧带与后纵韧带钙化或骨化,均可引起椎管内容积缩小及椎管矢状径减少,是脊髓及脊神经根受刺激或受压的直接原因之一。另外,椎体骨赘还可压迫颈髓前角交感神经细胞、颈交感神经、椎动脉周围的交感神经网,冲动下传至交感神经心丛,导致心脏血管舒缩功能及传导系统失调,可发生类似心前区疼痛或颈源性高血压。此外,发育性颈椎椎管狭窄、慢性劳损和颈椎的先天性畸形对颈椎病的发生、发展、诊断与治疗都有十分密切的关系。

颈椎病的临床表现多样,主要与颈椎不稳、脊神经根和脊髓受压、交感神经受刺激相关,具体可分为以下几种类型:① 颈型颈椎病:以颈部酸、痛、胀及不适感为主,部分患者可有颈部活动受限或强迫体位。② 神经根型颈椎病:主要以根性痛为主,其范围与受累椎节的脊神经分布区相一致。伴随根性痛的临床表现主要为该神经分布区的感觉障碍,以手指麻木、指尖过敏及皮肤感觉减退等为多见,部分患者可伴有肌肉萎缩、腱反射异常。③ 脊髓型颈椎病:锥体束征是其主要特点,临床多先从下肢无力、拖步、双腿发紧及抬步沉重感等开始,逐渐出现足踏棉花、抬步打漂、易跪倒及胸部束带感等症状,此外,还可伴有肢体麻木、生理反射异常及病理征、自主神经症状及尿便障碍等。④ 椎动脉型颈椎病:临床表现主要为椎、基底动脉供血不全症状,其次为椎动脉管壁上交感神经节后纤维受刺激引起的交感神经症状。临床可有偏头痛、迷路症状、前庭症状、记忆力减退、视力障碍、精神症状、发音障碍、猝倒等,还可出现胃肠、心血管及呼吸症状等交感神经受累引起的自主神经平衡失调。⑤ 食管压迫型颈椎病:早期主要为吞食硬质食物有困难感及进食后胸骨后异常感,并逐渐加重。⑥ 颈心综合征:可表现为胸闷、心悸、心前区疼痛等。

二、诊断标准

颈椎病的诊断标准应符合以下几点:① 有上述各型颈椎病相应的临床表现。② 影像学表现:X 线片显示颈椎曲度改变,颈椎侧位动力片提示椎间不稳、松动和梯形变等;CT 可见后纵韧带骨化、椎体骨赘形成、脊髓受压等;MRI 表现为椎间盘突出变性、脊髓受压变性等。③ 在符合上述特点情况需排除其他临床表现相似疾病最终才能做出颈椎病诊断。

三、误诊文献研究

1. 文献来源及误诊率   2004—2013 年发表在中文医学期刊并经遴选纳入误诊疾病数据库的

颈椎病误诊文献共 103 篇,累计误诊病例 1 616 例。12 篇文献可计算误诊率,误诊率 48.58%。

2. 误诊范围 本次纳入 1 616 例颈椎病误诊为 54 种疾病共 1 648 例次,颈椎病容易误诊疾病分布在 10 个系统,以误诊为循环系统疾病尤其是冠心病最多(68.51%)(表 15-4-1)。居前三位的误诊疾病为冠心病、脑血管病、梅尼埃病。较少见的误诊疾病包括心包炎、食管平滑肌瘤、脊髓前动脉血栓形成、肋软骨炎、克山病、平山病、雷诺综合征、低血糖昏迷、肺栓塞、鼻后滴流综合征、低颅压综合征、支气管炎、食物中毒、脊髓软化、肺炎、短颈综合征、脱髓鞘病、胸廓出口综合征、亚急性脊髓联合变性、纵隔肿瘤,少数患者仅作出胸痛、眩晕、牙痛症状待查诊断。主要误诊疾病见表 15-4-2。

表 15-4-1 颈椎病误诊疾病系统分布

疾病系统	例 次	百分比(%)	疾病系统	例 次	百分比(%)
循环系统疾病	1 129	68.51	运动系统疾病	39	2.37
神经系统疾病	266	16.14	精神疾病	36	2.18
耳鼻咽喉疾病	98	5.95	内分泌系统疾病	13	0.79
消化系统疾病	56	3.40	其他	11	0.67

表 15-4-2 颈椎病主要误诊疾病

误诊疾病	误诊例数	百分比(%)	误诊疾病	误诊例数	百分比(%)
冠心病[a]	992	60.19	围绝经期综合征	11	0.67
脑血管病	172	10.44	肩关节周围炎	11	0.67
梅尼埃病	85	5.16	前庭神经炎	8	0.49
心肌炎	47	2.85	心脏神经症	7	0.42
心律失常	37	2.25	脑外伤后综合征	6	0.36
神经症	36	2.18	胃十二指肠溃疡	6	0.36
肌萎缩侧索硬化症	32	1.94	胃食管反流病	6	0.36
胃肠炎	24	1.46	运动神经元病	6	0.36
椎管狭窄	17	1.03	多发性周围神经炎	5	0.30
胆石病	17	1.03	急性脊髓炎	4	0.24
肺源性心脏病	16	0.97	肋间神经痛	4	0.24
脑震荡	15	0.91	帕金森病	4	0.24
高血压病	13	0.79	慢性咽炎	4	0.24
高血压性心脏病	12	0.73	腰椎间盘突出症	4	0.24
偏头痛	12	0.73			

注:a 其中 57 例误诊为急性冠状动脉综合征,30 例误诊为急性心肌梗死。

3. 容易误诊为颈椎病的疾病 经对误诊疾病数据库全库检索发现,有 526 篇文献 98 种疾病 1 670 例曾误诊为颈椎病。居前三位的疾病为蛛网膜下腔出血、急性心肌梗死、带状疱疹;尚有少数病例最终确诊为:胸椎关节紊乱、甲状腺功能亢进症、甲状旁腺功能减退症、风湿性多肌痛、平山病、特发性体位性低血压、癫痫、肝性脊髓病、临床孤立综合征、颅内静脉窦血栓形成、锁骨下动脉盗血综合征、多灶性运动神经病、副肿瘤综合征、肝豆状核变性、肝癌、青光眼、维生素 B_{12} 缺乏、POEMS 综合征、臂丛神经良性肿瘤、甲状旁腺腺瘤、胸椎间盘突出症、皮肌炎、强直性脊柱炎、ANCA 相关性血管炎、梅尼埃病、骨化性肌炎、狂犬病、皮质纹状体脊髓变性、舌咽神经痛、脑囊虫病、脑血管畸形、延髓背外侧综合征、遗传性痉挛性截瘫、颈部神经鞘瘤、痉挛性斜颈、化脓性脑膜炎、肌营养不良症、锁骨下动脉狭窄、非霍奇金淋巴瘤、急性淋巴细胞性白血病、窦房传导阻滞、汞中毒、铊中毒、有机磷农药中毒,见表15-4-3。

表15-4-3　容易误诊为颈椎病的疾病

确诊疾病	例数	百分比(%)	确诊疾病	例数	百分比(%)
蛛网膜下腔出血	161	9.64	椎管内肿瘤	13	0.78
急性心肌梗死	158	9.46	多发性硬化	13	0.78
带状疱疹	143	8.56	脊髓压迫症	12	0.72
肺癌	139	8.32	结核性脑膜炎	11	0.66
精神疾病	128	7.66	先天性枕骨大孔区畸形	11	0.66
良性阵发性位置性眩晕	119	7.13	冠心病	11	0.66
帕金森病	68	4.07	神经梅毒	8	0.48
运动神经元病	45	2.69	广州管圆线虫病	8	0.48
紧张性头痛	39	2.34	脊柱结核	8	0.48
胸廓出口综合征	36	2.16	鼻源性头痛	7	0.42
腕管综合征	33	1.98	鼻咽癌	7	0.42
低颅压综合征	33	1.98	突发性耳聋	7	0.42
颈肌劳损	32	1.92	主动脉夹层	7	0.42
亚急性脊髓联合变性	31	1.86	高血压病	6	0.36
脑瘤	29	1.74	甲状腺功能减退症	6	0.36
多发性骨髓瘤	25	1.50	进行性脊肌萎缩症	6	0.36
肌萎缩侧索硬化症	21	1.26	Guillain-Barre综合征	6	0.36
寰枢椎半脱位	21	1.26	骨继发恶性肿瘤	5	0.30
脑梗死	20	1.20	颈部脊髓损伤	5	0.30
慢性炎性脱髓鞘性多发性神经根神经病	19	1.14	脊髓空洞症	5	0.30
后循环缺血	19	1.14	血管球瘤	5	0.30
硬膜下血肿	18	1.08	布鲁杆菌病	5	0.30
椎动脉狭窄	16	0.96	单侧肢体肌萎缩	4	0.24
枕大神经嵌压症	16	0.96	抽动障碍	4	0.24
茎突综合征	16	0.96	心力衰竭	4	0.24
脑出血	15	0.90	多发性大动脉炎	4	0.24
小脑扁桃体下疝畸形	15	0.90	新型隐球菌性脑膜炎	4	0.24

4. 医院级别　本次纳入统计的1 616例颈椎病误诊1 648例次,其中误诊发生在三级医院524例次(31.80%),二级医院934例次(56.67%),一级医院52例次(3.16%),其他医疗机构138例次(8.37%)。

5. 确诊手段　本次纳入的1 616例颈椎病中,均经影像学检查确诊,其中磁共振检查130例(8.04%),CT检查139例(8.60%),X线检查381例(23.58%),966例(59.78%)原文献未交代具体影像学检查手段。

6. 误诊后果　按照误诊数据库对误诊后果的分级评价标准,本次纳入1 616例颈椎病中,1 612例(99.75%)为Ⅲ级后果,未因误诊误治造成不良后果;3例(0.19%)造成Ⅱ级后果,其中2例手术扩大化手术,1例因误诊误治导致不良后果;1例(0.06%)造成Ⅰ级后果,遗留后遗症。

四、误诊原因分析

依据本次纳入的 103 篇文献分析的误诊原因出现频次,经计算机统计归纳为 10 项,其中经验不足而缺乏对该病的认识、问诊及体格检查不细致为最主要原因。

表 15 - 4 - 4　颈椎病误诊原因

误诊原因	频　次	百分率(%)	误诊原因	频　次	百分率(%)
经验不足,缺乏对该病的认识	52	50.49	诊断思维方法有误	22	21.36
问诊及体格检查不细致	46	44.66	多种疾病并存	4	3.88
未选择特异性检查项目	39	37.86	以罕见症状体征发病	3	2.91
缺乏特异性症状、体征	35	33.98	并发症掩盖了原发病	2	1.94
过分依赖或迷信辅助检查结果	25	24.27	医院缺乏特异性检查设备	1	0.97

1. 经验不足、缺乏对该病的认识　颈椎的解剖特点、病理改变,以及患者的个体差异,造成了颈椎病临床表现的复杂多样。从表 15 - 4 - 4 中可以发现误诊为冠心病的例数和文献报道数量最多,实则是颈椎病性类冠心病综合征(又称颈源假性心绞痛、颈心综合征),是指由颈椎病引起的类似心血管疾病的一个症候群,且颈椎病老年人高发,与冠心病、心绞痛等心血管疾病的好发人群相似。因此,很多临床医生尤其基层医院的医生或是临床工作时间短、经验不足的年轻医生缺乏对该疾病的认识,难以将心绞痛样表现同颈椎病联系起来,由此产生的误诊在所难免。

2. 问诊及体格检查不细致　颈椎病的临床表现多样,但颈椎退变造成的颈部不适、酸胀是大部分颈椎病患者均存在的症状。颈部体位的改变或人为压迫颈椎旁压痛区可诱发心绞痛样发作,而临床医生往往过分依赖实验室和影像学检查,对于颈心综合征引发的心绞痛样发作,习惯先入为主的考虑冠心病,忽略了针对颈椎病的问诊和体格检查,造成误漏诊。

3. 未选择特异性的检查方法　颈椎病的诊断主要依靠影像学检查,X 线、CT 和 MRI 等影像学检查均可以对颈椎病做出诊断。本研究显示,居误诊疾病首位的为冠心病和心绞痛,提示临床医师对患者多选择了心电图、超声等检查手段,且没有考虑到颈椎病的可能,因此多忽略了针对颈椎病的特异的检查手段致误诊。

4. 缺乏特异性症状和体征　临床接诊颈部不适、四肢麻木乏力、步态不稳等临床表现者,通常易考虑到颈椎病的可能,但颈心综合征等因交感神经紊乱造成的类似心血管疾病的临床表现特异性不高,极易误诊为冠心病等心血管疾病;同样,椎动脉型颈椎病所表现出的眩晕、前庭症状也缺乏特异性,易误诊为梅尼埃病或小脑疾病;而脊髓型颈椎病是以运动障碍为主要表现的疾病,则同样易与脑梗死、运动神经元疾病等神经内科疾病相混淆。

5. 其他常见误诊原因分析　过分依赖或迷信医技检查结果、诊断思维方法有误、多种疾病并存、以罕见症状体征发病、并发症掩盖了原发病、医院缺乏特异性检查设备等原因造成的误诊在临床中也并不少见,然而这些原因也和问诊和体格检查不仔细等主要原因相关。

五、防范误诊措施

从误诊率及误诊文献统计中可以看出,颈椎病(总)的误诊率达 48.58%,其次误诊冠心病概率为 60.19%。疾病的误诊误治不仅延误了患者的诊治,也造成了医疗资源的浪费,还可能造成医患之间的矛盾,酿成医疗事故,我们认为应采取以下措施来减少误诊误治的发生。

1. 加深对颈椎病的认识　颈椎病不仅会引起颈部的不适,还会因脊髓受压引起四肢麻木无力,交感紊乱引起心悸,椎动脉受压引起头晕、耳鸣等各种症状。临床医师仅从局限的颈部不适来理解颈椎病,且对颈椎病可以引起心血管系统等非特异性表现缺乏认识,往往容易将颈椎病引发的全身症状同其他疾病联系起来,造成误诊漏诊。因此,加深对颈椎病的认识,理解颈椎病的发病机制,熟悉其临床表现,有助于临床一线医师在工作中保持对颈椎病的警惕,减少漏诊误诊。

2. 详细询问病史及耐心细致的查体　颈椎病是一种慢性退行性疾病,有其特殊的发生、发展机制及特有的临床表现。详细的询问病史,有助于了解疾病的发生、发展过程,明确颈椎病的发展阶段,不仅能够对颈椎病做出准确的诊断,还能选择正确的治疗方案。另外,尽管颈椎病临床表现多样,但仍有其特殊的临床表现。大多数患者表现为颈部不适、酸胀等颈椎轴性症状,同样颈部体位的改变、四肢麻木无力的分布节段等均有助于颈椎病的诊断。不可否认的是,详细询问病史及耐心细致的体格检查对任何疾病的诊断都是不可或缺的,颈椎病亦然。

3. 选择特异性检查方法　颈椎病的诊断主要依靠于影像学表现,如 X 线、CT 和 MRI 等。颈椎病的 X 线表现为颈椎生理曲度的改变、椎间隙变窄消失、椎间不稳等;CT 扫描可以直观地显示颈椎退变,包括椎间盘变性突出、椎体后缘骨赘和脊髓受压等;MRI 则更直观地显示椎间盘后突压迫硬膜囊或脊髓,且能显示出脊髓的变性范围和节段,是脊髓型颈椎病诊断的金标准。X 线、CT 和 MRI 在诊断颈椎病方面各有其优势和不足,选择合适的影像学检查,能够准确地对疾病做出诊断,从而选择最佳的治疗方案。

椎动脉型颈椎病的确诊,尤其是术前定位,应根据 MRA、数字减影血管造影(DSA)或椎动脉造影。本研究显示部分颈椎病有心绞痛样发作,心电图检查有 ST - T 改变、心动过速或心动过缓,极易误诊为冠心病等心血管疾病,但患者心肌酶谱和心脏超声检查均无异常。因此,对于疑似冠心病、心绞痛和心律失常等病例,诊断依据不足、治疗效果差的病人,应警惕为颈椎病引发的颈心综合征。

4. 警惕多种疾病并存　颈椎病以中老年人好发,与糖尿病、冠心病的好发人群相似。部分患者患有颈椎病的同时可能合并糖尿病性周围神经病变、冠心病等,其临床表现相似,从而对疾病的诊断造成干扰,容易导致误诊。所以,当患者的临床表现无法用单一疾病来解释时,还应考虑并存病的可能。

5. 注意与其他疾病的鉴别诊断　颈椎病最易误诊为冠心病、心绞痛等心血管疾病,因颈心综合征多表现为心绞痛样发作,其发作往往与颈部转动相关,且多数颈心综合征患者存在颈部不适、颈椎椎旁压痛等表现。该种疾病心电图可有异常,而心肌酶谱、心脏超声检查等可表现正常,而影像学检查则可发现颈椎退变的表现,且针对冠心病的扩张冠脉等治疗对其无效。

脊髓型颈椎病则易误诊为脑梗死、运动神经元疾病等,需从以下几点进行鉴别。脊髓型颈椎病可首先以偏侧肢体起病,再累及其他肢体;也可以四肢同时起病或上、下肢先后起病;病情常反复或进行性加重。临床表现有不同程度的上运动神经元损害的表现,如四肢腱反射亢进、踝阵挛等;而脑梗死患者多存在高血压、糖尿病等基础疾病,发病较突然,典型表现为"三偏征",即偏瘫、偏盲、偏身感觉障碍。运动神经元疾病如肌萎缩性侧索硬化症,临床则主要引起以上肢为主或四肢性瘫痪,因此易误诊为脊髓型颈椎病。但该病发病年龄较颈椎病早,病情进展快,多无感觉障碍,当侧索硬化波及延髓时则可出现发音含糊,渐而影响咀嚼肌及吞咽动作。

此外,颈椎病还应注意与梅尼埃病、周围神经病变等相鉴别。因颈椎病分型及临床表现的多样,容易将其与其他系统疾病混淆,因此在诊治过程中,应注意与其他疾病的鉴别,而不是局限于单一的思路。

颈椎病复杂的临床表现造成了颈椎病诊断的困难。尤其是近年来,由于急性冠脉综合征的高发,临床医师认为心脏病是中老年人的常见病,且缺乏对颈椎病的认识,往往忽视了职业、病史、生活习惯的采集及详细全面的体格检查,极易造成颈椎病的误诊。此外,颈椎病分型复杂,各分型均有不同的临床表现且多数症状特异性不高,易与其他疾病表现相混淆,导致了颈椎病的诊断难以明确。但是,只要临床医师加深对颈椎病的认识与理解,详细询问病史及耐心细致的进行体格检查并选择针对性的医技检查,就能减少颈椎病误诊漏诊。

(滕红林　戴宇森　应金威　张　岩)

第五节　寰枢椎半脱位

一、概述

寰枢椎半脱位或寰枢关节半脱位,是上颈椎一个相对常见的疾病,但至今并无规范的定义。该病是由 Corner 在 1907 年首先报道,1968 年 Wortzman 正式命名为"寰枢关节旋转-固定",至 1981 年国内方有此病报道。目前该病临床有很多名称:旋转性脱位、旋转性半脱位、旋转性移位、旋转性畸形、旋转性固定、自发性脱位、充血性半脱位、固定性寰枢椎旋转性半脱位、寰枢关节紊乱、寰枢关节错缝、寰枢关节错位、寰枢关节移位、寰枢关节失稳、寰枢关节损伤、上颈椎不稳症、寰枢关节紊乱症、寰枢关节齿状突偏歪等。在 ICD－10 编码中使用"寰枢椎半脱位"。

1. 寰枢椎解剖及功能特点　寰枢椎容易发生脱位,与其解剖结构有着密切的关系。寰枢椎无椎体,由前弓和后弓组成,呈环状,其两侧的前后弓交界部较肥厚,称为侧块。寰枢椎横韧带附着于两侧侧块内面的结节上,将寰枢椎孔分为前后两部分,防止前部的枢椎齿状突后移以免压迫后部的脊髓。

寰枢关节为复合关节,由两部分组成。① 寰枢外侧关节:由两侧侧块下关节面和枢椎上关节面组成两个关节突关节,关节囊的后部及内侧有韧带加强;但寰枢椎椎间无椎间盘组织,关节囊大而松弛,关节面平坦,活动范围较大,即局部的解剖结构不够坚固,稳定性较差。② 齿状突前后关节:由齿状突前缘和寰椎前弓后缘构成寰齿前关节,齿状突后缘与寰椎横韧带间的滑液囊构成寰齿后关节。寰椎横韧带肥厚而坚韧,连接寰椎左右侧块及内侧面,并与寰椎前弓共同构成骨纤维结构。该韧带分为前小后大两部分,前部容纳齿状突,后部容纳脊髓与包膜,包绕并限制齿状突的活动,与翼状韧带共同限制头过度前屈和旋转,保持寰枢椎稳定。寰椎横韧带是维持寰枢椎稳定性的最重要结构,是防止寰枢椎前方半脱位的最重要因素。寰椎横韧带的作用在于使寰齿前间隙保持在正常范围之内(成人不超过 3 mm,儿童不超过 5 mm)。

寰枢关节的轴向旋转由双侧翼状韧带限制,翼状韧带丧失功能意味着寰枢关节存在着潜在旋转不稳,翼状韧带和环状纤维共同作用使寰枢关节能够在一定范围内旋转自如,并防止寰枢关节发生侧方脱位。

2. 寰枢椎半脱位概念存在争议　较大外伤暴力造成寰椎横韧带损伤和(或)齿状突骨折,导致寰枢关节结构严重受损,失去正常对位,复合体稳定性丧失,可能压迫脊髓和延髓导致神经功能障碍,甚至高位截瘫或死亡,这种情况临床上诊断为寰枢椎脱位,需进行手术减压,恢复正常的关节对位同时融合、稳定寰枢关节。对此诊断及治疗基本没有异议。

而临床由于外伤、炎症或某种变异等因素,导致寰椎横韧带松弛,寰枢关节骨性结构的对合关系超出正常范围,影像学检查显示寰枢椎的对位关系不正常,出现前后或者侧方的移位,但尚未达到脱位程度,且很少伴有神经症状或体征,这种情况一般诊断为寰枢椎半脱位或寰枢关节旋转半脱位。一般而言,寰枢椎半脱位是指在某种因素作用下导致寰椎和枢椎的解剖关系出现异常,关节面失去正常的对合关系,表现为局部疼痛、功能障碍等一般表现及复杂的颈部血管、神经刺激症状等脱位表现。但对此诊断一直存在争议,对于临床处理原则也有诸多不同意见。曾有诸多学者对"寰枢关节是否存在半脱位及其相关问题"进行了探讨,但无法达成共识。对于寰枢椎椎间关系的诊断,只有将寰枢椎静态脱位表现与动态稳定性有机地结合起来,才能客观、全面地正确描述寰枢关节脱位与稳定性间的关系,并能够为科学、合理地制定具体治疗方案提供可靠的依据和指导。

3. 寰枢椎半脱位的分型 临床寰枢椎半脱位分为创伤性和自发性半脱位两种,前者多因某种暴力造成,后者则系儿童咽部炎性浸润等所致。在关于寰枢关节旋转畸形的文献中,Fielding 和 Hawkins1977 年发表的一篇题为"Atlanto-axial rotatory fixation(fixed rotatory subluxation of the atlantoaxial joint)"的论文堪称经典,常被引用,该文献将寰枢关节旋转固定分为 4 型。Ⅰ型:单纯寰枢椎旋转固定,不伴有寰椎向前移位,寰椎前弓与枢椎齿突间隙<3 mm,寰椎横韧带无断裂,枢椎齿突仍为旋转轴,寰枢椎旋转固定于正常旋转范围内。临床此种类型多见。Ⅱ型:寰枢椎旋转固定,寰椎向前移位 3～5 mm,伴有寰椎横韧带断裂。一侧侧块未受损,作为旋转轴,另一侧侧块向前移位,寰枢椎旋转超出正常旋转范围。此种类型亦较多见。Ⅲ型:寰枢椎旋转固定,寰椎向前移位超过 5 mm,寰椎横韧带及其他辅助韧带均断裂。两侧侧块均向前移位,一侧移位较另一侧重。Ⅳ型:寰枢椎旋转固定,寰椎向后侧移位,此型常发生于齿突缺如或类风湿关节炎侵蚀齿状突的病人。此型临床罕见。此后,Levine 等又补充了Ⅴ型,即寰枢关节完全旋转脱位,更为少见。

4. 寰枢椎半脱位的病因 维持寰枢关节稳定的三方面因素:寰枢椎骨性结构的完整;横韧带、翼状韧带等对抗拉伸应力功能正常;保持生理范围的寰枢关节耦合运动。正常自然体态下,颈椎处于相对平衡稳定应力状态,相拮抗的各组肌群与韧带处于相互平衡状态,一旦该平衡稳定性被破坏,会导致关节对合关系异常,分析主要原因如下。

(1)慢性劳损:颈部长期处于过度的前屈、后伸及旋转等不良姿势,造成颈部肌肉调节动态平衡能力下降,即动力性平衡失调,同时改变寰枢关节内在应力平衡能力下降,致使横韧带、翼状韧带等受到异常牵张,韧带损伤、松弛。如头颈部过度侧倾、侧屈可造成一侧胸锁乳突肌痉挛或翼状韧带损伤,易发生寰枢关节旋转移位;长期屈颈、不良睡姿或用枕不当,可使寰枢椎受到向前或侧方或斜向力的移位。据以上分析,长期颈部不良姿势是导致寰枢关节失衡的主要原因。

(2)外伤:当颈部遭受急性外伤后可发生枢椎齿状突骨折与寰椎横韧带断裂,同时多伴有寰枢脱位。一般认为寰椎前后移动超过 10 mm 时就有压迫脊髓的可能。齿状突体部骨折往往有 1/3 发生骨不连,可造成寰椎不稳而发生迟发性脱位,从而引起脊髓压迫症状。

(3)病理因素:常见病理因素有感染性炎症和类风湿性关节炎等。感染性炎症以儿童多见,包括化脓性或特异性感染,任何颈部、口腔及鼻咽喉部的感染,炎症均可累及寰枢椎关节或横韧带,可引起局部骨骼、关节囊韧带及横韧带充血肿胀,韧带松弛,颈椎在屈曲体位时,寰椎前弓容易向前移位而使关节脱位;炎症又可使韧带形成皱襞而影响旋转后的复位,形成旋转绞锁固定。

成人病例多继发于类风湿性关节炎,类风湿的破坏性炎症改变和继发于脉管炎的组织变性致韧带和关节囊松弛,这种慢性炎症过程还引起邻近骨破坏和关节滑膜肉芽组织形成。另外,寰枢椎肿瘤、结核等疾病亦可直接破坏骨性和或韧带结构,也可引起寰枢关节旋转半脱位。

(4)先天性畸形:当有齿状突发育不良、缺如、骨化以及枕寰先天性融合畸形等缺陷时,也可出现寰枢关节旋转半脱位。

5. 临床表现

(1)旋转绞锁固定症:即特发性斜颈,颈部僵直、疼痛,活动受限,尤以旋转活动受限为明显。

(2)椎-基底动脉缺血症状:表现为头晕、头痛、恶心、呕吐等。寰椎的基底部有横突孔,其位置不在枢椎横突孔的正上方,而是偏于外后侧,其中有椎动脉、椎静脉和交感神经穿过;寰枢关节的错位可使本来不在一条直线上的横突孔进一步错离,使椎动脉发生扭曲、挤压或牵拉压迫,致使椎动脉血流不畅椎-基底动脉系统供血不足。

(3) 颈$_2$脊神经受刺激症状:即枕项部感觉异常(疼痛)、活动受限,个别出现眼眶胀痛、视物不清。

(4) 颈髓或延髓损害所引起的症状:寰椎进一步向前错位,可致局限性椎管狭窄,压迫颈脊髓、延髓。颈脊髓压迫性病变可引起肢体麻木、四肢力弱、颈肌萎缩、手指精细动作障碍、步态不稳及踩棉花感等,而延髓部缺血性病变可表现为四肢运动麻痹、构音障碍及吞咽困难等症状。

二、诊断标准

寰枢椎半脱位至今无规范定义,且对于该病的诊断还存在争议,所以目前对该病并没有给出一个明确的得到公认的诊断标准。一般认为,寰枢椎半脱位的诊断应有下列临床症状中的任意一条,并结合体征以及影像学检查进行诊断。

1. 病史及症状、体征　有头颈部遭受打击、运动或交通事故伤等外伤史,或有颈部、口腔及鼻咽喉部感染史,或有类风湿性关节炎病史等。有上述病史情况的患者,需警惕存在寰枢椎半脱位的可能。头颈部倾斜畸形、疼痛、僵硬、活动受限;寰枕交界处有压痛;极少数病理出现颈髓受压的症状和体征。脊髓受压和损伤时,根据其受压或损伤的不同程度可表现出相应的神经症状。有文献认为,寰枢椎半脱位的诊断要点之一为旋颈征(+),即头颈的旋转可以诱发或加重头晕。

2. 影像学检查　X 线改变是本病重要诊断依据。① 寰椎关节前脱位:开口位 X 线片表现为枢椎齿状突与寰椎两侧块间距不对称,当寰齿间隙差值>3 mm 时对寰枢关节半脱位的诊断有重要意义,但不是诊断本病的唯一依据。如结合头部左右旋转 15°摄左右开口斜位片,如寰椎侧块与齿状突的差值始终保持不变,可明确诊断寰枢关节旋转半脱位,除外因投照体位不正所致寰齿间隙不对称改变。颈椎侧位 X 片显示齿状突与寰椎前弓间距离(简称寰齿间距)增大,寰齿间距的正常值:成人为 3 mm,儿童为 5 mm。齿状突间距正常,骨折的齿状突与寰椎一起向前移位。② 寰枢椎旋转脱位:上颈椎开口位 X 线片示侧块向前旋转及靠向中线,棘突偏向一侧,小关节在无损伤侧呈"眨眼征"。③ 寰椎横韧带损伤:横韧带在普通 X 线不显影,其损伤情况仅以间接影像加以判断,X 线表现为寰齿间距增大。成人寰齿间距增大至 3～5 mm 提示横韧带撕裂;增大至 5～10 mm 提示横韧带断裂,部分辅助韧带撕裂;如增大至 10～12 mm,则证明韧带完全断裂。

CT 检查对寰枢关节半脱位的诊断有一定的优势,可以克服组织结构的前后重叠,可清晰显示寰枢椎旋转半脱位解剖关系,可观察到骨性椎管的大小,可与寰椎椎弓骨折及上颈椎畸形鉴别,结合 MRI 检查有助于了解脊髓受压情况。

三、误诊文献研究

1. 文献来源及误诊率　2004—2013 年发表在中文医学期刊并经遴选纳入误诊疾病数据库的寰枢椎半脱位误诊文献共 10 篇,累计误诊病例 190 例。1 篇文献可计算误诊率,误诊率 47.72%。

2. 误诊范围　本次纳入 190 例寰枢椎半脱位误诊为 16 种疾病,居前三位误诊疾病为偏头痛、脑血管病、梅尼埃病;较少见的误诊疾病包括癔症、抽动秽语综合征、三叉神经痛、脑外伤后综合征、癫痫、高血压病、听神经损伤,漏诊 14 例,主要误诊疾病见表 15-5-1。

表 15 - 5 - 1　寰枢椎半脱位主要误诊疾病

误诊疾病	误诊例次	百分比(%)	误诊疾病	误诊例次	百分比(%)
偏头痛	51	26.84	落枕	20	10.53
脑血管病	39	20.53	枕大神经炎	4	2.11
梅尼埃病	22	11.58	神经衰弱	4	2.11
颈椎病	21	11.05	咽喉炎	4	2.11

3. 确诊手段　本次纳入 190 例寰枢椎半脱位中,经影像学明确诊断 152 例(80.00%),其中磁共振检查 2 例(1.05%),X 线检查 35 例(18.42%),115 例(60.53%)原文献未交代具体影像学诊断手段 115 例;38 例(20.00%)根据症状体征及辅助检查确诊。

4. 误诊后果　按照误诊数据库对误诊后果的分级评价标准,本次纳入 190 例寰枢椎半脱位,189 例(99.47%)为Ⅲ级误诊后果,即发生误诊误治未造成不良后果;1 例为Ⅱ级误诊后果,即因误诊误治导致不良后果。

四、误诊原因分析

依据本次纳入的 10 篇文献分析的误诊原因出现频次,经计算机统计归纳为 7 项,其中经验不足而缺乏对该病的认识为最主要原因,见表 15 - 5 - 2。

表 15 - 5 - 2　寰枢椎半脱位误诊原因

误诊原因	频次	百分率(%)	误诊原因	频次	百分率(%)
经验不足,缺乏对该病的认识	8	80.00	诊断思维方法有误	2	20.00
未选择特异性检查项目	7	70.00	过分依赖或迷信辅助检查结果	1	10.00
问诊及体格检查不细致	6	60.00	缺乏特异性症状、体征	1	10.00
影像学诊断原因	2	20.00			

1. 经验不足、缺乏对该病的认识及未选择特异性检查项目　寰枢椎半脱位至今没有统一的名称及规范的概念,且该病的表现与某些神经内科疾病、五官科疾病十分相似,患者常首诊于这些科室,而被漏诊和误诊;加上劳损引起的半脱位容易习惯性认为是颈椎病加重,此类患者一般也追溯不到损伤经过,且现行的医疗体制分科越来越细,客观上导致临床医生思路和视野过窄,缺乏必要的专科知识,经验不足,导致鉴别诊断不全面。由于缺乏认识致未选择特异性检查项目,从而导致误诊。

2. 问诊及体格检查不细致　部分患者的症状相对较轻,甚至会随时间的推移而有所缓解,多数患者关节半脱位后尚可完成一定的日常工作,无典型半脱位的特异症状;有些患者由于外伤轻或注重治疗颈部及上呼吸道的炎症,接诊医师未详细询问病史,亦未行细致的体检,将斜颈、颈部活动受限等临床症状漏诊。

3. 影像学诊断原因　寰枢关节解剖结构变异较大,影像学的改变程度与病情轻重亦无直接关系,临床常见齿状突偏斜,但并无寰枢椎半脱位的症状或体征,或影像学检查无特异性或解剖结构变异轻微;或未摄寰枢椎开口位 X 线片,或因投照角度及体位不正确、患者合作不好、张口困难不能满意显示寰枢椎解剖结构以及对其变化识别上的困难等,因此,仅靠影像来诊断易误诊。

五、防范误诊措施

1. 提高寰枢椎半脱位的警惕性　临床对寰枢椎关节半脱位应引起充分的重视和足够的警惕,

排除复合伤及伴随症状对诊断的干扰。患者若出现颈部疼痛、突发性斜颈和颈部旋转活动受限等症状,在除外齿状突骨折和寰枢椎前脱位后,首先应考虑到寰枢椎半脱位的可能,同时结合张口位断层 X 线片,测量齿突与侧块间距(差距≥2 mm)和寰枢关节面错位情况(一侧增宽另一侧变窄),即可作出诊断,必要时多次摄片以排除因投照位置不正确造成的误诊。此外,对张口困难的患者,应作 CT 扫描矢状面重建。

2. 详细地询问病史,仔细查体　寰枢椎半脱位一般有独特的受伤方式,即颈部挥鞭样动作。患者做颈部突然转动、较长时间侧卧于较硬处(如沙发扶手)、头部受到侧向力撞击或击打均可引起脱位,特别是颈椎曲度异常者,寰枢关节承受额外的应力而容易发生脱位。寰枢椎半脱位必有颈项转动受限、颈枕部痛、头痛或偏头痛等脱位的临床表现,寰枢椎间旁可触及明显的压痛,颈项转动受限或转动颈项致症状加重,部分患者头颈向一侧倾斜。小儿因表达能力有限,接诊有上述症状的患儿时,应将本病作为鉴别诊断的常规,对既往有颈椎病史,尤其颈椎曲度异常者出现头晕、头痛、偏头痛或恶心、呕吐症状时,应常规摄颈椎开口位 X 线片,必要时行颈椎 CT、MRI 检查,将有助于诊断。

3. 注意与其他有类似症状、体征疾病的鉴别　寰枢椎半脱位主要需注意与神经内科及五官科疾病相鉴别。① 紧张性头痛:主要是指紧张性头痛、功能性头痛及偏头痛,多由精神紧张、生气引起,主要症状为持续性的头部闷痛、压迫感、沉重感,部分病人诉头部有"紧箍"感,大部分病人为两侧头痛,多为两颞侧、后枕部及头顶部或全头部,头痛性质为钝痛、胀痛、压迫感、麻木感和束带样紧箍感。② 急性缺血性脑血管病:又称短暂性脑缺血,中年以上高发,发作时很快即出现症状,但多在 15 min 内恢复症状,无后遗症。表现为对侧肢体或面部肌肉无力、瘫痪、麻刺感或感觉消失、构音障碍,或突然眩晕、口周麻刺感、双侧肢体感觉异常或出现共济失调。③ 脑梗死:以中年以上高血压、糖尿病、心脏病或高血脂患者高发,表现为一侧性头痛、眩晕、呕吐,对侧肢体感觉异常、偏瘫、语言不清等症状;头颅 CT、MRI 检查可协助诊断。④三叉神经痛:为三叉神经分布区内反复发作的阵发性短暂剧烈疼痛,而不伴三叉神经功能破坏的表现,为骤然发作的剧烈疼痛,发作时患者常紧按病侧面部以减轻疼痛,严重者可伴有同侧面部肌肉的反射性抽搐,在三叉神经的皮下走行穿出骨孔处常有压痛点。⑤ 脑桥、小脑角病变:表现为眩晕及一侧听力进行性减退,步态不稳,CT 或 MRI 检查见病侧脑桥、小脑角处占位性病变,摄 X 线片可显示病侧听道扩大,张口位寰枢椎无错位。⑥ 梅尼埃病:为内耳膜迷路积水,表现为发作性眩晕,波动性听力减退及耳鸣,特点是耳鸣加重后眩晕发作,眩晕发作后耳鸣逐渐减轻或消失。⑦ 良性发作性位置性眩晕:眩晕发作与位置密切相关,当某一特殊头位时突发中度眩晕,恶心、呕吐较少见,水平性或旋转性眼球震颤持续10～20 s。反复试验可逐渐适应不再出现眩晕与眼震,听力和前庭功能测定正常,无神经系统定位体征。

(潘　杰　李泽清　曾　诚　童金玉)

第六节　肱骨远端骨骺分离

一、概述

1. 发病原因　肱骨远端骨骺分离是发生在幼儿发育阶段的一种特殊类型髁上骨折,居儿童肱骨远端骨折首位(67.71%)。在肱骨远端有 4 个骨化中心(即骨骺):① 肱骨小头骨骺,该骨骺与肱骨滑车外侧半骨骺为同一骨骺,1岁时出现;② 肱骨内上髁骨骺,4~8岁出现,15~18时闭合;③ 肱骨外上髁骨骺,9~13岁时出现;④ 肱骨滑车内侧半骨骺,该骨骺7~10岁时出现。所谓肱骨远端骨骺分离,是指这四个未骨化或未完全骨化的骨骺损伤。肱骨远端骨骺互相融为一体并与肱骨干骺端融合则在15~18岁之间,因此,在这年龄之前,均可发生骨骺分离。

肱骨远端骨骺分离多发生于0~7岁儿童,绝大多发生在2岁以前。旋转剪力是新生儿和小婴儿致伤原因,多见于难产和虐待伤,肘部的直接撞击,胎儿在娩出过程中的产伤,甚至强力牵拉臂部,均可造成肱骨远端全骨骺分离。在5~7岁年龄组常由间接暴力所致,多发生于前臂旋前肘微屈或过伸位摔倒、手掌触地的体位。由于在婴幼儿时期,连接骨骺与干骺端之间的软骨板较关节囊和韧带薄弱2~5倍,在此时期肱骨远端骨骺受到传导暴力的作用往往多见软骨板处骨折,造成肱骨远端骨骺分离。

2. 诊断与分型　肱骨远端骨骺分离的患者多数有明确的外伤史,不论新鲜或陈旧性损伤,肘部有不同程度的肿胀,有环绕肱骨远端的压痛,出现皮下淤血斑或可触及骨擦音,未及时治愈患者可出现肘部内、外翻畸形。

肱骨远端骨骺分离有两种分型方法。依据Salter-Harris骨骺损伤分类方法分为两型:① Ⅰ型损伤多见于2岁以下婴幼儿,骨折线自外侧缘经过生长板与干骺端部位到内侧,造成生长板以下的骨骺分离移位。② Ⅱ型损伤多见于3岁以上的儿童,根据骨骺骨折块的位置和全骨骺分离移位方向不同,Ⅱ型损伤又可分为两种亚型。Ⅱa亚型为骨折线自外侧缘横行至鹰嘴窝内侧部分转向上方,造成干骺端内侧有骨块伴随内移位.骨块多呈三角形,称为角征。Ⅱb亚型为骨折线自内侧缘横行至鹰嘴窝外侧部分转向上方,在干骺外侧有薄饼样骨折片,称为板征。肱骨小头骨骺与尺桡骨近端一起向外侧移位,移位程度较Ⅱa型轻,X线侧位片显示肱骨小头和骨片有移位。

本病的第2种分类方法是Delle分组法,根据损伤后肱骨远端X线表现和外髁骨骺骨化程度为三类:① Ⅰ类见于9个月以内的婴儿,外髁骨骺骨化中心尚未出现,骨折属于Salter-Harris Ⅰ型,无干骺端骨块。② Ⅱ类见于9个月~3岁,外髁骨骺骨化中心已出现,多属于Salter-Harris Ⅰ型,少数属于Salter-HarrisⅡ型。③ Ⅲ类多发生在3~7岁,外髁骨骺发育良好,可以有较大的干骺端骨块,属于Salter-HarrisⅡ型,且该干骺端骨块多在外侧。

3. 治疗原则　肱骨远端骨骺分离多采用手法复位,复位后屈肘位悬吊带支持或者石膏托固定2~3周。手法复位不能成功的可择期手术复位。及时正确治疗可以使患儿肘部外观和功能恢复好。治疗不及时或者方法不当可使患儿出现肘内翻畸形和肘关节的功能障碍。如果患儿伤后就诊晚或骨痂已经出现,不应试行手法或切开复位,如残留的肘内翻畸形影响美观和功能,后期行肱管髁上楔形截骨术更安全,也不容易损伤生长板。

二、诊断标准

肱骨远端骨骺分离的诊断标准:① 病史:有明确的外伤史。② 症状体征:患肢不能活动,移动患肢患儿哭闹;肘部疼痛,肿胀,畸形和瘀斑;肘关节活动受限。③ 影像学检查:在1岁前肱骨小头骨骺尚未出现,X线片示桡骨近端和肱骨远端分离移位,此时可结合肘关节造影、MRI和超声进行诊断。在1岁以后,肱骨小头骨骺已经出现,X线片示桡骨近端和肱骨远端分离移位;桡骨干纵轴延长线通过肱骨小头中心点即肱桡关系没有发生变化;尺桡骨近端维持正常关系;尺桡骨近端相对于肱骨远端常向后、内方移位。

三、误诊文献研究

1. 文献来源及误诊率　2004—2013年发表在中文医学期刊并经遴选纳入误诊疾病数据库的

肱骨远端骨骺分离误诊文献共 13 篇,累计误诊病例 119 例。1 篇文献可计算误诊率,误诊率41.18%。

2. 误诊范围　本次纳入的 119 例肱骨远端骨骺分离共误诊为 5 种疾病 119 例次,5 例漏诊。从误诊范围看,本病误诊疾病相对单一,主要容易误诊为肱骨骨折,见表 15 - 6 - 1。

表 15 - 6 - 1　肱骨远端骨骺分离误诊疾病

误诊疾病	误诊例次	百分比(%)	误诊疾病	误诊例次	百分比(%)
肱骨外髁骨折	45	37.82	肱骨髁上骨折	10	8.40
肘关节脱位	38	31.93	软组织损伤	5	4.20
肱骨内髁骨折	16	13.45			

3. 确诊手段　本次纳入的 119 例肱骨远端骨骺中,27 例(22.69%)经手术肉眼所见确诊;57例(47.90%)经 X 线检查确诊,35 例(29.41%)经肘关节造影检查确诊。

4. 误诊后果　本次纳入的 119 例肱骨远端骨骺,文献均描述了误诊与疾病转归的关联,按照误诊数据库对误诊后果的分级评价标准,103 例(86.55%)为Ⅲ级误诊后果,即未因误诊误治造成不良后果;2 例(1.68%)造成Ⅱ级后果,因误诊误治导致病情迁延;14 例(11.76%)造成Ⅰ级后果,提示本病误诊误治虽然不会危及生命安全,但会给患儿生长发育和生活质量带来不良后果,影响深远,值得重视。

四、误诊原因分析

依据本次纳入的 13 篇文献分析的误诊原因出现频次,经计算机统计归纳为 5 项,其中经验不足而缺乏对该病的认识居首位,见表 15 - 6 - 2。

表 15 - 6 - 2　肱骨远端骨骺分离误诊原因

误诊原因	频次	百分率(%)	误诊原因	频次	百分率(%)
经验不足,缺乏对该病的认识	12	92.31	过分依赖或迷信辅助检查结果	4	30.77
未选择特异性检查项目	6	46.15	影像学诊断原因	3	23.08
问诊及体格检查不细致	6	46.15			

1. 经验不足而缺乏对该病的认识　此为本病最常见的误诊原因,其主要表现在:① 医师缺乏肱骨远端骨骺的诊治经验:肱骨远端骨骺分离临床较少见,贾连顺报道 1 786 例小儿肘部损伤,肱骨远端骨骺损伤占 38.0%,其中全骨骺分离仅占 1.5%。夏榕圻等报道 468 例儿童骨骺损伤,136例(29.1%)肱骨远端骨骺损伤中全骨骺损伤仅 10 例(2.1%)。正是因为其发病率比较低,很多骨科医师,尤其基层医院的医师或工作资历较浅的年轻医师多缺乏诊治该病的经验,加之临床诊疗方面所倡导的"多发病与常见病"优先的思维模式,由此容易漏误诊。② 对儿童时期肱骨远端解剖学特点欠缺正确的认识:小儿骺板强度仅为韧带和关节囊的 1/5,受伤后在韧带和关节囊尚未断裂造成肘关节脱位之前,骺板已骨折,因此在小儿肘部损伤时,应优先考虑肱骨远端骨骺分离的可能。很多误诊正是医师对小儿肘部各组织上述解剖特性缺乏了解所致。③ 对肘部各骨骺骨化和融合时间缺乏正确认识:由于在肱骨远端总共有 4 个骨骺,但是各骨骺出现时机参差不一,通过骨骺的骨折线和骺软骨 X 线不显影,如果医师对各骨骺骨化时间的先后顺序和形态认识不清,常常不能正确识别正常骨骺和损伤骨骺的征象。

2. 未选择特异性检查项目　临床上,很多医师对不同年龄阶段小儿肱骨远端骨骺发育和软骨在 X 线显影的特点认识不清,常常不能正确选择特异性检查项目。在儿童 1 岁前,肱骨小头骨骺尚未出现,X线片很难提供有意义的诊断信息。此时超声和MRI可辨认未骨化的骨折片,MRI(骨折后3~17周)还可显示跨越骺板的骨桥或生长线的改变,是确定诊断的有用手段。因此,此阶段如只过分依赖X线片,没有使用超声和MRI作为辅助检查手段,就容易造成误漏诊。在1岁以后,小儿肱骨小头骨化中心,肱骨外髁等处的骨骺慢慢出现,此时X线片的诊断意义是最重要的,应作为该年龄段诊断小儿肱骨远端骨骺分离的首选检查项目,但在X线片无法明确诊断时也应该进一步行超声和MRI检查。

3. 问诊及体格检查不细致　对于小儿伤后是否骨折的判断,大多数临床医师会依赖X线等影像检查。由于本病患者大都为婴幼儿,他们对受伤时体位、疼痛部位等情况的表述困难;查体时,检查者在检查患儿受伤部位时不注意手法,往往会刺激患处加剧疼痛,而使患儿哭闹,不能配合查体。因此,临床上医师往往会因为这些因素而难以准确获得症状和病史,以及通过细致查体了解体征。

另一方面肱骨远端骨骺分离的致伤机制和主要的临床症状如肘部肿胀、压痛、肘关节活动受限等没有明显特异性,与其他肘部损伤如肘关节脱位、肘关节周围骨折等相似,容易误诊。其实仔细查体可知:肱骨远端骨骺分离可表现为肘部均匀肿胀及压痛,皮下淤斑的部位也比较广泛。当行局部麻醉或应用镇静药物使患儿入睡后,固定肱骨下段后,肘关节的屈伸活动可以完全不受限,但可有局部异常活动及骨擦感,并可能闻及比较低沉的捻发音样的骨擦音,是一种软骨端间的摩擦音,不同于骨折复位时的那种粗糙的声音。而在肱骨内上髁和外髁骨折时,疼痛、肿胀和瘀斑的部位则多局限在内侧或者外侧。因此,检查者不仔细检查患者肿痛瘀斑的部位,忽视骨骺分离骨折端骨擦音和骨擦感等体征,往往容易误诊。此外,在疼痛状态下,肱骨远端骨骺分离患儿可表现为患肘处于半屈曲状,无法进行屈伸活动,症状和肘关节脱位相似,很容易和后者相混淆。

4. 过分依赖迷信辅助检查　X线一直被认为是诊断骨折的"金标准",但很多医师并没有注意到小儿肘部各骨骺出现时机参差不一,通过骨骺的骨折线和骺软骨X线不显影的特点。因此,许多没有经验的医师过分依赖于辅助检查,在X线片上没有观察到骨折线,即排除了肱骨远端骨骺分离的诊断,忽略了与健侧对照,以及结合临床的诊断思维。甚至有的医师只看X线报告,不会亲自看X线片,过分依赖辅助检查结果而不结合患者的体格检查等综合分析往往会导致误诊。肱骨小头骨骺出现前,肘关节正位片仅显示上尺桡关节与肱骨远端的分离移位,其表现酷似肘关节脱位。在肱骨小头出现以后的一定时间内,它又是肘关节周围唯一的骨化中心,肱骨远端骨骺分离后,肱骨小头骨骺与肱骨干骺端的对位关系也将改变,这又与单纯肱骨外髁骨折移位表现很相似,如不仔细阅片和鉴别,也很容易误诊。

5. 影像学检查因素导致误诊　由于患儿骨折后患肢疼痛明显,有时反复复位使患儿产生恐惧及抵触情绪,摄片时不合作或旋转功能由于损伤受到限制,难以获得标准的X线正侧位片,影响判断而误诊。此外,Salter-Harris Ⅱ型骨骺分离患儿有时干骺端的三角骨块较大,由于X线片是平面投照,易误认为骨折线位于此骨块上方而诊断为髁上骨折或经髁骨折。

五、防范误诊措施

1. 提高临床医师对本病的认识　临床骨科医师要认识到肱骨远端骨骺分离误诊或者漏诊后给患者带来的肘关节畸形、肘关节功能障碍等严重后果。不能再持发病罕见的意识,要在表现类同的病症鉴别诊断中想到该病的可能,要不断加强本病相关理论知识的学习,掌握儿童时期肘关节解剖学的特点、婴幼儿时期肘关节损伤的规律,对肘部损伤患儿的鉴别诊断中需常规考虑到肱骨远端骨骺分离,这是减少误诊,减轻误诊误治造成不良后果的根本。

2. 详细询问病史及仔细进行体格检查　仔细询问儿童受外伤史,了解受伤时的姿势。对于不予合作的患儿查体时,选择患儿相对安静及未注意的情况下依次按压肘关节内侧及外侧部分,从患儿肢体反应及表情程度上可以区分各部位的疼痛程度。同时也需要注意患儿肘后三角关系是否正常等。如诊断困难时,必要时在局部麻醉或应用镇静药物的使患儿入睡的情况下,检查肘关节的活动度,仔细体会其骨擦音和骨擦感,从而帮助诊断。

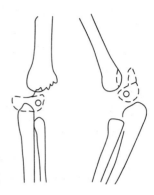

3. 合理选择辅助检查手段　对于肱骨小头骨骺尚未出现、年龄小于1岁的肘部外伤患儿,应选择超声和MRI检查协助诊断,1岁以后小儿可以将X线检查作为首选。当小儿肘部损伤诊断困难时应加摄对侧肘关节正侧位X线片对比分析,或在X线机透视下动态观察,一方面了解肘关节的稳定性,另一方面更换位置,摆动前臂,如有肱骨远端骨骺反常活动,则可明确诊断。

图 15-6-1　肱骨远端骨骺分离示意图

4. 掌握本病的影像学特征　肱骨远端骨骺分离后,分离的骨骺是与桡骨近端和尺骨近端相关节的,并且后两者的关系保持正常,改变的是显影的肱骨下端、桡骨近端及尺骨近端之间的关系(图15-6-1)。在X线上则表现为:在1岁前,肱骨小头骨骺尚未出现,桡骨近端和肱骨远端分离移位;在1岁以后肱骨小头骨骺出现,桡骨近端和肱骨远端分离移位,同时可见桡骨干纵轴延长线通过肱骨小头中心点即肱桡关系没有发生变化;尺桡骨近端维持正常关系;尺桡骨近端相对于肱骨远端常向后、内方移位。

在肘关节正侧位X线片上,桡骨干近端纵轴延长线通过了肱骨小头骨化中心,此种情况下出现损伤,需要鉴别是肱骨髁上骨折还是肱骨远端骨骺分离:前者肱骨髁上骨折位于髁上2cm的范围内,骨折线清晰可见;肱骨远端骨骺分离X线片则看不到完整的骨折线。如桡骨干近端纵轴延长线不通过肱骨小头骨化中心,此时的损伤需要鉴别肱骨外髁骨折还是肘关节脱位。在肘关节侧位X线片上,肱骨前缘与通过肱骨远端骨骺中心的轴线夹角称为前倾角,正常为25°,如此角增大,常提示为全骨骺分离骨折。在诊断仍然困难时应该摄双侧肘关节正侧位片,仔细对比。

5. 注意与相似疾病的鉴别　肱骨远端骨骺分离与其他几种主要的肘关节骨折的示意图,见图15-6-2。

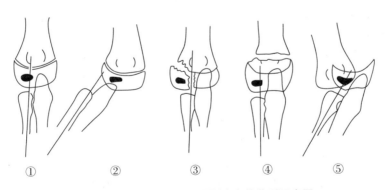

①　　　　②　　　　③　　　　④　　　　⑤

图 15-6-2　肱骨远端骨骺分离的鉴别示意图

① 正常;② 肘关节脱位;③ 肱骨外髁骨折;④ 肱骨髁上骨折;⑤ 肱骨远端全骨骺分离

(1) 肱骨外髁骨折:儿童肱骨外髁骨折是较常见的肘部损伤,其发生率次于肱骨髁上骨折居第二位,约占10%~15%,常发生在2~14岁儿童,以6~10岁最为常见。其与肱骨远端骨骺分离主要鉴别点:① 体征:肱骨外髁骨折时肿胀、压痛局限于肘关节外侧,有时可触到外髁异常活动。由于前臂伸肌总腱的牵拉,骨折块可有旋转和翻转移位,肱骨与桡骨关系可发生变化。肱骨干与尺桡骨对线关系正常而肱骨外髁向外侧移位。儿童肱骨远端骨骺分离时肿胀、压痛不会局限于肘关节某一侧,一般是内外侧均肿胀,而且程度较重,压痛也是肘关节的内外侧均有,有时骨折严重的移位可见明显的肘部"靴形"畸形。② X线特征:肱骨远端骨骺分离时肱骨干与尺桡骨对线关系都保持正常,而肱骨外髁骨折时肱骨外髁则向外侧移位。对轻度移位或有诊断不确切者,应加摄肘关节斜位或健侧X线片进行对比。如仍鉴别不清,可行超声及MRI检查。

（2）肘关节脱位:肘关节脱位是肘部常见损伤,在儿童大关节外伤性脱位中,肘关节脱位占第一位,但在临床上不是很常见,占儿童肘部损伤的5％～6％。此病多发生于青少年,成人和儿童也时有发生。外伤后肘后三角关系改变,肘后方空虚,肘关节部出现疼痛、畸形及活动受限等症状。小儿肱骨远端骨骺分离与肘关节脱位临床表现相似有时鉴别困难,尤其是小儿在肱骨小头骨化中心尚未出现,在X线下不显影时很难鉴别。在诊断与鉴别上应根据局部解剖学和病理学变化进行全面评价。① 体征:肘关节脱位时肘后三角关系紊乱,肘后方空虚体征。在肱骨远端骨骺分离时肘后三角关系正常。发病率方面,肘关节脱位比肱骨远端骨骺分离多见,这是因为儿童时期,骨骺板的软骨结构比关节囊和韧带要薄弱得多;肘关节复位后不容易再次移位,而全骨骺分离骨折复位后极易再次移位;损伤7～10 d后复查:肱骨远端骨骺分离患儿在肱骨远端出现广泛的骨膜新生骨,肘关节脱位则无。② 影像学检查:肱骨小头骨骺出现后在X线检查下肱骨远端骨骺分离的肱桡关系正常,而远端多向尺侧移位;肘关节脱位时,肱桡关系紊乱,肱骨远端多向桡侧移位。在关节造影下,肱骨远端骨骺分离正常,肘关节脱位因关节囊解剖结构的撕裂性损伤,使造影剂呈不规则外溢。

（3）肱骨内上髁骨折:肱骨内上髁骨折多发生在7～15岁的儿童和青少年,占肘关节骨折的10％左右,其发生率仅次于肱骨髁上骨折和肱骨外髁骨折,居肘关节损伤第三位。与肱骨远端骨骺分离鉴别主要根据:① 体征:肱骨内上髁骨折多发生在少年和儿童。这个年龄组,肱骨内上髁系属骨骺,尚未与肱骨下端融合,故易于撕脱肘关节内侧肿胀,疼痛,局部皮下可见淤血。压痛局限于肘内侧。有时可触及骨摩擦感,肘关节伸屈和旋转功能受限。儿童肱骨远端骨骺分离时肿胀、压痛一般是内外侧均肿胀,而且程度较重,有时骨折严重的移位可见明显的肘部"靴形"畸形。② 影像学特征:肱骨内上髁骨折尺骨上端随滑车向上内后方移位,桡骨也随尺骨移位,使肱桡关节发生半脱位或脱位,故肱桡关系发生变化,而肱骨远端骨骺分离肱桡关系不变。

（4）肱骨髁上骨折:肱骨髁上骨折是发生在肱骨干和肱骨髁之间较薄弱部位的骨折,是儿童肘部最常见的损伤,在上肢损伤中,其发生率仅次于桡骨远端骨折而居于第二位,约占50％,最常见于3～10岁儿童,此种骨折可造成神经、血管的压迫或损伤,晚期可发生肘内翻畸形等并发症。其与肱骨远端骨骺分离鉴别要点如下:① 体征:年幼儿童的肱骨远端全骨骺分离与年长儿童的肱骨髁上骨折的发生部位在同一区域,但是肱骨远端全骺分离以软骨损伤为主,骨折线位置偏低,大多位于鹰嘴窝下方或部分通过鹰嘴窝,骨折系关节囊内骨折,而肱骨髁上骨折则是关节囊外骨折,骨折线常在鹰嘴窝或其上方。② 影像学特征:肱骨髁上骨折位于髁上2 cm的范围内,骨折线清晰可见,肱骨远端骨骺分离X线上看不到完整的骨折线,但在2岁以上的儿童常可见到干骺端内侧缘的"角征"或"板征"。超声和MRI检查也可以辨认未骨化的骨折片,是确定诊断的有效手段。

（5）软组织损伤:① 体征:软组织损伤和肱骨远端骨骺分离均可造成肘关节肿胀、疼痛。但是肱骨远端骨骺分离可使断端产生局部异常活动及骨擦感,并可能闻及比较低沉的捻发音样的骨擦音。② 影像学特征:关节囊膨隆是骨折重要征象。在患儿肱骨远端骨骺分离时由于关节囊内外出血,造成关节囊内滑膜外的脂肪层向上推移,出现关节囊膨隆。而软组织损伤则见不到以上征象。

总之,肱骨远端骨骺分离容易误诊,误诊后常常给患者带来肘关节畸形、功能障碍等比较严重的后果。因此早期及时正确诊断对临床医师是严峻的挑战。只要临床医师在思想上保持警惕性,认清儿童时期肱骨远端骨骺发育等解剖学特点,熟悉婴幼儿时期肘部损伤规律,全面细致地询问病史,进行体格检查及正确地选择针对性的检查手段,可以很大程度减少误诊与漏诊的发生。

(李新华　杨明杰　谭　军　史元功)

第七节　疲劳性骨折

一、概述

疲劳性骨折又称应力性骨折。正常生理环境下,人体骨骼的破骨性吸收与成骨性修复在某一应力水平保持动态平衡。若低于骨骼极限强度的应力如长途行军、长距离跑步、超负荷且不合理的职业运动、持续过度负重、长期慢性咳嗽等反复持久地作用于骨骼,将产生局部骨骼微损伤和坏死吸收,这种阈下微损伤逐渐累积超过机体的自身修复能力即发生应力性骨折。

疲劳性骨折易发生在长途行军之后,首先由外科军医所认识,故又名行军骨折,其 80% 发生于足部,约有 50% 发生于跖骨。此类骨折发生于足部之外的比较少见,而胫骨上 1/3 是一个相对多发区,还可见于股骨、腓骨、耻骨、肱骨等部位,如果对此缺乏认识,易造成误诊误治。根据疲劳性骨折的临床症状、体征及 X 线改变及发展过程,疲劳性骨折可分为以下三型。Ⅰ型:肢体肿胀、压痛,X 线表现为病变局部骨膜增生反应,偶见骨小梁中断,未见骨折线;Ⅱ型:肢体肿痛、压痛明显,但无畸形,X 线改变除病变局部骨膜的增生反应外,有明显骨折线,但骨折端无移位;Ⅲ型:较少见,为疲劳性骨折的特殊类型,其临床表现为肢体间歇性肿痛,休息后缓解、训练、运动时加重,当继续下肢体能训练和运动时,肢体可发生突然畸形、功能障碍,可触及异常活动;X 线片显示骨折端分离移位。由此可见,疲劳性骨折的分型是由轻到重,由量变到质变的疾病发展过程。

疲劳性骨折患者常无明确外伤史,病史隐匿,病程较长。有报道股骨发生疲劳性骨折时,69% 的患者无任何症状而不易被发现。主要临床表现为肢体隐痛、胀痛或用力时疼痛,有时夜间胀痛,骨折部位可有肿胀、压痛,还可见硬性肿块。其 X 线征象为患骨局部密度增高,有时隐约可见一横形骨折线影,骨膜反应性增生呈层状或丘状,髓腔变小,无软组织肿块。随着时间推移,可形成骨痂。横断面 CT 扫描显示为其具有特征性"双皮质征",即骨髓腔变小,骨密度增高,骨干周围软组织肿胀等,此点可与软组织肿块鉴别。MRI 对疲劳性骨折具有较高的诊断价值,可更清晰显示骨质改变和骨髓水肿及骨折线状况。

疲劳性骨折多为不完全性骨折,其骨破坏与骨修复同时进行,治疗一般不需要石膏固定及手术治疗,仅需停止训练、休息、理疗等,部分病人配合中药局部热敷或口服止痛药物等保守治疗。对局部体征较重、X 线片上骨折线明显、病情严重或临床骨折者,可行患肢石膏托或小夹板固定,利于局部制动,并可防止因再次损伤而发展为完全性骨折。

二、诊断标准

参照《现代骨科学》的诊断标准,疲劳性骨折诊断的最终确立应符合以下 3 点:① 有过度使用性损伤病史;② 有较典型的临床表现;③ 后期 X 线片出现阳性征象,或其他医技检查提供的诊断依据。

1. 病史及临床表现　疲劳性骨折患者无局部外伤史,通常于发病前有高强度活动或军事训练病史,如:长距离跑步、登山、频繁跳跃等,之后出现局部的疼痛,且随着运动量的增加局部疼痛症状加重,一般可持续 1 周或是数周。病变早期休息后疼痛可缓解、消失,但再次运动后症状又复现;病变中期于训练初期即出现疼痛,且需要长时间休息方能缓解;发展到病变的晚期疼痛会持续存在,患者长时间休息后疼痛仍无法缓解。在疲劳性骨折初期仅依据疼痛症状往往不容易明确诊断,但可以为病变部位提供定位依据。疲劳性骨折体征主要有病变骨骼浅表部位压痛明显,骨干纵向叩击痛多为阳性,局部软组织有不同程度肿胀,晚期可触及梭形骨质增厚,如出现明显的骨皮质断裂或完全骨折,则表现为一般骨折的症状和体征。

2. 医技检查

(1) X 线检查:X 线对疲劳性骨折早期检出率很低,敏感性差,50%的早期病变 X 线片无法显示,在患者出现疼痛症状后的 1 个月内临床一般无法通过 X 线片进行鉴别,且首次就诊者仅 15%出现征象,故 X 线片对疲劳性骨折的早期诊断价值低,仅对稍晚期病变有诊断价值。疲劳性骨折在症状出现 3~4 周后方表现为骨痂形成的征象,即平行状骨膜反应等阳性表现。骨折线是诊断疲劳性骨折的可靠征象,但病变早期骨折线细微,一般 X 线片无法显示,高千伏摄影或体层 X 线片多能看到横行或轻度斜行骨折线,与致密带走行一致,骨折多无移位,骨膜增生密度由淡而高,沿骨干纵轴由少到多,形成局限性的大量平行状骨膜反应,骨内有大量骨痂形成,如为胫骨疲劳性骨折,其骨折处的内后侧皮质外常见丘状骨痂隆起,侧位较明显,有时不见骨折线,仅见平行状骨膜反应和骨痂形成,这些是诊断本病的特征性 X 线表现。

(2) 核素骨扫描:核素^{99m}锝骨扫描是临床诊断疲劳性骨折的"金标准",能清晰地显示局部异常活跃的骨代谢活动,诊断的灵敏度将近 100 %,尽管其特异度并不如灵敏度那样高,但核素^{99m}锝骨扫描能在症状出现的 6~72 h 内显示疲劳性骨折的状况,甚至能在无明显症状、体征时显示出骨损伤征象,因此,核素^{99m}锝骨扫描对疲劳性骨折的诊断较 X 线平片早的多,诊断符合率几近100%。另外,核素^{99m}锝骨扫描对骨应力反应的诊断也有帮助,但临床一般不将核素^{99m}锝骨扫描作为常规的检查项目。因为疲劳性骨折的发生率不高且核素骨扫描对仪器有一定要求,且价格较高,大部分基层医院无法提供。

(3) CT、MRI 及单光子发射计算机层析术(SPECT):上述检查均可用于疲劳性骨折的诊断。与 X 线平片比较,CT 能更清晰地显示骨折线及骨膜增生,帮助除外可疑骨质破坏及软组织肿块,为临床诊断和鉴别诊断提供参考依据,但图像缺乏良好的层次和对比度。与核素骨扫描及 MRI 相比,CT 显示疲劳性骨折的特异性较好,但敏感度较低,是诊断骨折及骨折局部形态变化和观察、随访骨折愈合状态的重要方法。与核素^{99m}锝骨扫描相比,MRI 检查在诊断疲劳性骨折方面特异性好,可清楚地显示局部软组织情况,利于与其他疾病的鉴别诊断,但 MRI 检查的不足之处是费用较高,且对骨皮质病变显示不理想,敏感性并无优势。SPECT 特别适用于脊柱和骨盆的疲劳性骨折的诊断,还可进行疾病分期、骨痛评价、预后判断、疗效观察。

(4) 红外线热成像、超声波诱痛试验:由于骨折局部血供增加和代谢增强,据此红外线热成像仪可检测出损伤部位,但为非特异性,诊率和漏诊率均较高。Moss 等发现治疗范围的超声波有激发疲劳性骨折损伤部位骨膜疼痛的作用,并被作为疲劳性骨折的一种辅助诊断手段。国外文献报道其诊断符合率可达 71%~89%,但国内文献报道其误诊率高达 50.5%,可靠性较差。

三、误诊文献研究

1. 文献来源及误诊率　2004—2013 年发表在中文医学期刊并经遴选纳入误诊疾病数据库的疲劳性骨折误诊文献共 10 篇,累计误诊病例 121 例。仅 1 篇股骨干疲劳性骨折的文献可计算误诊率,误诊率 100.00%。

2. 误诊范围　本次纳入的 121 例疲劳性骨折共误诊为 8 种疾病,分别为骨髓炎 56 例(46.28%),骨恶性肿瘤 35 例(28.93%),骨良性肿瘤 12 例(9.92%),漏诊 12 例(9.92%),软组织损伤 3 例(2.48%)，膝部滑膜炎、肌痛、腱鞘炎各 1 例(各占 0.83%)。

3. 确诊手段　本次纳入的 121 例疲劳性骨折，均经影像学明确诊断，其中 X 线检查 17 例(14.05%)，CT 检查 3 例(2.48%)，磁共振检查 1 例(0.83%)，100 例(82.64%)原文献未交代具体影像学检查手段。

4. 误诊后果　按照误诊数据库对误诊后果的分级评价标准，本次纳的 121 例疲劳性骨折误诊后果均为Ⅲ级，即发生误诊误治未造成不良后果。

四、误诊原因分析

依据本次纳入的 10 篇文献分析的误诊原因出现频次，经计算机统计归纳为 4 项，分别为经验不足而缺乏对该病的认识 9 频次(90.00%)，问诊及体格检查不细致 5 频次(50.00%)，影像学诊断所致误诊 2 频次(20.00%)，未选择特异性检查项目 1 频次(10.00%)。具体分析误诊原因如下：

1. 经验不足、缺乏对该病的认识　疲劳性骨折多发生在长期训练的人群，因此，临床医生在平素工作中较少接触此类骨折，对该病缺乏了解。该病临床表现为肢体出现隐痛、胀痛或用力时疼痛，有时夜间胀痛；患者常无明确外伤史，病史隐匿，病程较长。从我们所列的误诊范围可看出，误诊为骨髓炎、骨肿瘤可能性最大。临床医师往往未仔细询问病史，仅根据骨骼 X 线片显示骨膜反应性增厚即诊断为骨髓炎、骨肿瘤；其次，疲劳性骨折早期可无任何症状或只出现肢体胀痛等较轻的临床表现，X 线检查可呈阴性，因而临床医师易将此漏诊或误诊为软组织损伤。

2. 问诊及体格检查不细致　疲劳性骨折是一种过度使用性损伤，是反复作用的阈下损伤累积的结果，大部分患者均有长时间进行运动或训练的过程。对于局部疼痛患者的问诊，大多数医师多围绕疼痛的部位、疼痛的性质、疼痛的持续时间等进行，而忽略了患者既往运动损伤情况的询问，是造成疲劳性骨折被误诊的原因。

3. 影像学诊断原因　临床医生在影像观察上常常不够仔细全面，例如误诊骨样骨瘤，错把局限性骨质紊乱误为瘤巢(所谓瘤巢是轻度骨小梁断裂后改变形成的假象)，而忽视了轻度局限性丘状骨膜反应。例如部分病例误诊为骨肉瘤，其重要征象是 Codman 三角，经过复查反复对比，所谓 Codman 三角实际上是局限性骨小梁断裂出血改变与相邻骨皮质、骨膜轻度增厚形成的。部分误诊为骨转移瘤病例，除了没有结合病史外，错把局限性骨小梁断裂与骨质疏松误认为骨质破坏是造成此种病变误诊的主要原因。疲劳性骨折早期 X 线表现可能呈阴性或细微的骨折线，大部分临床医生常会因为 X 线片未见明显异常，就诊断为软组织损伤，而不进一步行 CT 或 MRI 检查，这是临床漏诊的主要原因。

4. 未选择特异性检查项目　目前临床多将碱性磷酸酶(ALP)的异常升高作为骨肉瘤诊断标准之一。但由于疲劳骨折患者多为青少年，ALP 含量普遍高于成人 30~130 U/L 的正常水平，ALP 仅可作为诊断的参考依据之一，在此类疾病的鉴别诊断中无明显指导意义。而临床接诊疲劳性骨折病例未及时行 MRI、CT、摄 X 线骨片等特异性较高的检查方法，仅依据 ALP 升高即简单的诊断为骨肉瘤，是造成本组部分病例误诊的原因之一。

五、防范误诊措施

如何防范疲劳性骨折的误诊，我们结合临床经验及循证医学证据，做如下总结：

1. 提高对本病的认识及重视病史询问　疲劳性骨折多发生于长期大负荷训练后，早期 X 线表现不明显，可仅有局部的肿胀、疼痛，故首先应将疲劳性骨折作为临床医师继续教育的内容，加强医护人员的该病发病特点的认识，加强影像学及病理学早期改变等基础理论知识的学习，熟练掌握诊断及鉴别诊断，尤其是不同疾病相同影像学表现者，将临床表现与影像学有机结合起来；其次对无明显外伤史出现上述症状的患者,要详细询问有无长时间高负荷持续性运动史,应将疲劳性骨折纳入诊断范围,对有疑问者可行红细胞沉降率、碱性磷酸酶检查,综合分析训练、疼痛、休息三者间的关系,必要时进一步行病理及放射性核素扫描以协助诊断及鉴别诊断。

2. 诊断及与其他疾病的鉴别诊断　骨膜反应或骨痂形成是疲劳性骨折的典型影像表现,骨折处皮质外可见多少不等、大小不均的外骨膜增生,CT 断层扫描及 MRI 检查能更准确地显示骨折线、骨内外膜增生及周围软组织弥散肿胀等征象,可帮助除外可疑骨质破坏及软组织肿块,为临床诊断和鉴别诊断提供可靠依据。因此,临床医生应建议患者进一步行 CT 或 MRI 检查以鉴别诊断。

疲劳性骨折需注意与骨髓炎、骨肉瘤、骨样骨瘤等鉴别。① 骨髓炎的髓腔硬化呈片状,内有破坏区,骨皮质呈硬化性增厚;而疲劳性骨折常为修复性骨皮质增厚,伴有不全骨折线,局部肿胀、发热程度较轻,一般无全身中毒症状。② 骨肉瘤发展迅速,多无持续性外力或长期积累性损伤病史,局部疼痛持续性加重,尤以夜间明显,局部可见明显肿块,表面血管怒张,X 线片表现为病变区溶骨性破坏与成骨性破坏并存,骨膜反应杂乱无章,并可出现破坏、中断及 Codman 三角,血清 ALP 可增高,但如为青少年患者,在鉴别时需结合相关病史及体格检查进行诊断。

3. 早期评估　疲劳性骨折治疗的关键在于早期充分评估患者的高危因素,如短期内过度的或突然增多的体力活动、肥胖、骨质疏松等,尤其对运动中出现的疼痛应提高警惕,注意观察和随访。若初次 X 线片检查阴性,可进一步行 MRI 检查或间隔 3～4 周复查 X 线片,避免误诊和漏诊。

六、防范发生疲劳性骨折的措施

1. 选择合适的训练场地及训练方式　训练场地是诱发疲劳性骨折发生的重要危险因素,凸凹不平未经修整的场地对训练中的震荡吸收差,作用于下肢的应力增加;而较柔软的场地虽能减少训练中的震荡冲击力,但易致膝、踝关节扭伤,故选择合适的训练场地对于减少长时间的训练伤有一定的作用,但学术界尚无定论。刘大雄等研究表明:不同运动方式发生胫骨疲劳性骨折的部位不同,其原因是应力集中区的不同,故在训练中通过交替使用平跟鞋与坡跟鞋及选择不同坡度的训练场可不断地改变胫骨应力集中点,从根本上改变局部应力作用频率,减缓应变引起的破骨过程,减少局部的破坏性改变,而小的应变又激发了成骨过程,维持了破骨与成骨的新的平衡,预防了疲劳性骨折的发生或加重,这是一种实用、有效的方法。

2. 受训者膳食的调配　在高强度运动及训练的同时应合理膳食,适量补充钙剂和维生素,同时避免空腹进行高强度训练。疲劳性骨折的发生是由于肌肉疲劳和(或)受损,缓冲运动应力对骨骼的冲击作用减弱;当肌肉适应性修复后,肌肉对运动应力的缓冲作用增强,骨膜损伤不再持续发展。Zn 离子对训练时延缓疲劳发生和促进组织修复具有重要作用,Ca 离子对骨组织的修复也很重要,而普通人群日常膳食中 Zn 和 Ca 摄取量常低于供应量标准,故予适量补充,同时予维生素 D 和钙剂,对预防和减少疲劳性骨折有一定意义。

3. 重视疲劳性骨折的预防教育　对有长期训练任务的教官、教练及受训者进行运动医学知识的培训,提高他们的防范意识和技巧,使他们认识到运动与疲劳性骨折间的内在联系,并注意受训者的个体化差异,针对训练者个体在保证训练任务和目标的前提下,科学的制定差别化训练计划,结合实际情况对训练方法和方式给予改进或合理的调整;进行运动及训练时需遵守循序渐进原则,运动量应由小到大,循序渐进的逐步增加运动量,避免长时间过分集中的高强度运动;对于初次超大负荷训练与运动的人群,当有症状出现时应警惕发生疲劳性骨折可能,减少或停止剧烈运动。

(张云帆　潘福敏　麻　彬)

第八节　肋骨骨折

一、概述

肋骨构成胸廓,参与保护胸部与上腹部脏器;肋骨解剖学上分为头、颈、体三部分,为一弓形结构,从后斜向前下,分前段、腋缘、后段,环绕呈桶状。前段骨松质多,随呼吸移动度大,即所谓软肋,软肋骨折少见,后肋及腋肋骨密度高,外伤受力后易发生骨折。常见的致伤原因有道路交通伤、坠落伤、摔伤、暴力伤等。肋骨骨折可由直接暴力或间接暴力造成,直接暴力多由钝器撞击胸部,使承受暴力处向内弯曲而折断,断端可陷入胸腔,损伤肋间血管、胸膜及肺等;间接暴力多由前后胸壁受挤压,使肋骨向外过度弯曲而折断,多发生在肋骨中段,骨折的断端向外。枪弹伤引起的肋骨骨折,常为粉碎性骨折。肋骨骨折多发生在4～7肋,第1～3肋骨较短,且有锁骨、肩胛骨和肌肉保护,因此不易发生骨折,但随着近年交通事故严重程度的增加,1～3肋骨折发生率随之上升,且多合并锁骨、肩胛骨骨折,第11、12肋为浮肋,活动性大,也不易骨折。肋骨骨折在胸部外伤中最为常见,占胸部外伤病例的90%以上。在交通伤中肋骨骨折常是多发伤的一部分,多根多处肋骨骨折所致的连枷胸是胸部损伤早期六大死亡原因之一。由于肋骨解剖结构上有自己的特殊性,如:分布、走行、相邻器官的重叠等,客观上给肋骨骨折诊断带来一定困难,再加上摄片位置、方法、条件不恰当以及医生经验不足、重视程度不够等,易造成误诊,给临床的诊断及治疗带来诸多负面的影响和不必要的医疗纠纷,因此对于肋骨骨折有一个全面准确的认识,对临床诊断有着重要的参考意义。

二、诊断标准

临床针对肋骨骨折的诊断,一般多有明确的外伤史;疼痛随呼吸、咳嗽加重;骨折处有明显压痛,有时可触及骨折的断端或凹陷,胸廓挤压痛阳性等,外加影像学检查明确骨折部位,即可确诊。

三、误诊文献研究

1. 文献来源及误诊率　2004—2013年发表在中文医学期刊并经遴选纳入误诊疾病数据库的肋骨骨折误诊文献共9篇,累计误诊病例375例。2篇文献可计算误诊率,误诊率16.51%。

2. 误诊范围　本次纳入研究的375例肋骨骨折中,373例(99.47%)为漏诊,另2例分别误诊为肋软骨炎、类风湿性关节炎(各占0.27%)。

3. 医院级别　本次纳入统计的375例肋骨骨折误诊375例次,其中误诊发生在三级医院96例(25.60%),二级医院279例(74.40%)。

4. 确诊手段　本次纳入的375例肋骨骨折中,均经影像学检查确诊,其中经X线检查359例(95.73%),CT检查8例(2.13%),8例(2.13%)原文献未交代具体影像学检查手段。

5. 误诊后果　按照误诊数据库对误诊后果的分级评价标准,本次纳入的375例肋骨骨折均为Ⅲ级误诊后果,即发生误诊误治未造成不良后果。

四、误诊原因分析

依据本次纳入的9篇文献分析的误诊原因出现频次,经计算机统计归纳为7项,其中影像学诊断原因导致漏诊为最主要原因,见表15-8-1。

表 15 - 8 - 1　肋骨骨折误诊原因

误诊原因	频次	百分率(%)	误诊原因	频次	百分率(%)
影像学诊断原因	6	66.67	问诊及体格检查不细致	2	22.22
经验不足,缺乏对该病的认识	5	55.56	未选择特异性检查项目	1	11.11
多种疾病并存	3	33.33	诊断思维方法有误	1	11.11
过分依赖或迷信医技检查结果	2	22.22			

1. 经验不足、缺乏对该病的认识　因肋骨骨折绝大部分情况不会造成严重后果,部分医生往往对症状不典型的肋骨骨折不够重视,询问病史如无外伤史,往往认为无肋骨骨折发生的可能,容易忽视老年人骨质疏松极轻微的挤压即可造成肋骨骨折的情况。肋骨多处骨折患者常伴发其他损伤,客观上给诊断带来难度,又因影像学检查的位置、条件、方法选择等等,易误诊或漏诊肋骨骨折的数目及位置。此外,对疾病认识不足,也容易导致漏诊,如肋骨骨折端相互重叠嵌入无明显移位,有时从影像学上难以判断,甚至一些隐匿性骨折 CT 扫描都无法发现,需等待伤后一段时间骨折部位骨质吸收或形成骨痂方能确诊。

2. 影像学诊断原因　一方面因肋骨在走行、分布、相邻器官的重叠等解剖结构上的特殊性,客观上给肋骨骨折的诊断带来一定的困难;另一方面,因膈上肋骨膈下肋骨 X 线投照条件不一,难以把握,条件过高膈上肋骨易漏诊,条件过低时膈下肋骨易漏诊,再加上其他一些伴随疾病,如老年患者肺气肿、骨质疏松等容易导致曝光不足或曝光过度等,均可给影像诊断造成困难。此外,医生不良的阅片习惯,如不按顺序逐根观察肋骨走行曲度、形态的改变,或者观察得不够细致,再加上肺纹理重叠,使骨折线显示不清,以及左膈下胃及肠腔内大量积气等均会影响影像学的诊断。

3. 多种疾病并存　因多种损伤并存,特别是皮下气肿、血气胸、肺挫裂伤等原因容易掩盖骨折端情况,致影像学分辨困难。此外,因多种疾病并存,患者往往伤情较重配合欠佳,易产生呼吸伪影等致骨折断端影像模糊,以及一些特定条件或特殊体位的摄片难以开展,均会影响疾病的诊断。同时因伤情较重时间紧急,医生的问诊及体格检查不够细致,患者其他部位的伤痛一定程度上也会掩盖肋骨骨折特有的症状、体征,这些也是导致漏诊的原因所在。

4. 过分依赖或迷信医技检查结果　近年随着影像学设备及其他相关医技检查设备的不断发展,临床医生越来越多的依赖于医技检查对疾病做出诊断,往往是医技检查结果出现问题了,方反过来进一步通过问诊及体格检查加以确诊。如果医技检查结果没问题,则对疾病不再深究,想当然地以为患者没问题而误诊。

5. 问诊及体格检查不细致　一方面是医疗现状,尤其在大医院,往往一个医生一天的门诊就达 100 人次以上,每个患者平均诊疗时间 5 min 左右,客观上导致了问诊及体格检查的不够细致。另外,因对肋骨骨折的认识不足及重视程度不够,接诊肋骨骨折的患者影像学检查往往局限于摄胸部正侧位 X 线片,未能根据患者的年龄、受伤部位、伴发疾病等选择特异性检查项目,如多体位及多轴位 X 线摄片、选择性角度切线位投照等。此外,对其他医技检查设备的功能不够熟悉也是导致误诊的原因之一。例如对于临床有明显骨折症状和体征,X 线检查无明显骨折者,可选择超声检查,可分辨出骨膜和软骨组织以及骨皮质的连续性,进而可提高诊断符合率。

6. 诊断思维方法有误　专科医师或是急诊科医师诊断思维局限,部分医生问诊后针对患者的症状、体征,往往凭既往经验就快速给出诊断,没有系统性的将有相关症状、体征的其他疾病排除,也是临床诊断思维方法错误致误诊的原因所在。

五、防范误诊措施

1. 提高对肋骨骨折的认识和警惕　如疾病概述所描述,肋骨骨折在胸部外伤中最为常见,占胸部外伤病例的 90% 以上。在交通事故伤中肋骨骨折常是多发伤的一部分,多根多处肋骨骨折所致的连枷胸是胸部损伤早期六大死亡原因之一。肋骨骨折数量反应钝性胸外伤严重程度,与并发症及病死率相关。因此,医生不能想当然地以为肋骨骨折误诊不会引起严重后果,须提高对于肋骨骨折全方位的认识和警惕,≥3 根的肋骨骨折以及有肋骨骨折的老年人均应住院观察。

值得注意的是多根多处肋骨骨折因症状、体征较为明显,容易诊断,但往往易漏诊骨折的部位及数量等情况,对此除详细的问诊及体格检查外,需及时采取摄 X 线骨片、CT 扫描等多种检查相结合的方法,并根据患者的年龄、受伤部位、伴发疾病等选择特异性检查项目进行全面而完善的检查。此外,肋骨骨折往往伴随其他症状较为明显的损伤,如血气胸、肺挫裂伤、气管损伤、大血管损伤等,医生在集中诊治伤情较危重的疾病时一定不要忽略肋骨骨折,临床不能单凭经验感觉进行诊断,这样方能减少或避免误漏诊。

2. 培养良好的诊疗思维习惯　针对肋骨骨折患者,医生应该加强对问诊及体格检查重要性的认识,不能过于依赖影像学检查结果。通过问诊及体格检查的相关细节,如患者有无外伤史,胸部是否疼痛,疼痛随呼吸、咳嗽是否加重,肋骨是否有明显压痛位点,是否可触及肋骨的断端或凹陷,胸廓挤压痛是否阳性等,都能够为诊断提供依据,并能够有针对性选择影像学检查方法。对于疾病的诊断,还要培养良好的临床思维习惯,不能为节约时间而颠倒诊疗顺序,在问诊及体格检查后,要系统性的将有相关症状、体征的其他疾病,如软组织损伤、肋软骨炎等排除后,再给出肋骨骨折的诊断。此外,需要建立起疾病是一个动态发展过程的临床思维模式,对有明确外伤史而无明显症状、体征,或者有明显症状、体征而无明显外伤史,且医技检查结果为阴性的患者,需要针对性的进行复诊及随访,避免误漏诊。

3. 提高影像学的诊断水平

(1) 选择合适的摄片方法:由于肋弓部在立、卧位时重叠部分不同,且立、卧位时 X 线投照角度及条件的不同,故对于肋骨骨折常规可采用立、卧位摄片,此外,按照肋骨三部投照法,针对临床要求进行选择性投照,将损伤部位尽量靠近胶片,利用斜射线向前或向后倾斜 20°角投照,对压痛点固定或有骨擦音的患者应加照角度不同的照片,按部位、年龄、体型灵活运用曝光条件,拍出高质量的 X 线片。由于肋骨呈弧形,正侧位及斜位投照没有针对性,肋骨骨折的发现率低。有文献报道采用肋骨广角摄影、多体位以及多轴位 X 线摄影、选择性角度切线位投照,均可显著提高肋骨骨折的检出率。

(2) 选择合适的摄片条件:放射投照条件的不同将直接影响骨折的显示。对疑似骨折患者,通常可采用低千伏、长时间曝光;同时,根据临床体征,对疑有外伤性气胸者,应适当降低条件;而疑有膈下肋骨骨折或合并胸腔积液、肺出血等并发症者,则应加大条件或选用滤线器、高千伏摄影等。此外,膈上或膈下的肋骨区可采用不同的条件分别投照。膈上肋骨采用站立位、摄正常 X 线胸片条件略加千伏来获得,膈下肋骨多采用卧位加滤线器投照。如怀疑前肋骨骨折可采用后前位投照,后肋骨骨折采用前后位投照,使受伤部位的肋骨尽量贴近胶片以减少放大模糊。

(3) 完善阅片制度:放射诊断技术人员除需具有熟练的业务水平和严谨的工作态度外,科室健全的工作制度也是必不可少。放射科每日集体阅片可相互交流学习、取长补短;对同一影像片实行分级多层阅片审核制度,能最大限度地减少因个人经验不足、缺乏对相关疾病的认识而造成的误诊漏诊,也是提高放射诊断水平不可缺少的途径。此外,定期参加影像学最新研究进展的专业学术会议,学习新的诊断技术和思路,也是提高诊断水平不可缺少的环节。

(4) 短期复诊:对于临床症状典型,尤其是有明确的胸部外伤史,而首次摄片未发现骨折的患者,应进行随访观察,短期内进行第二次及多次复诊。操作时,除摄常规立卧位 X 线片外,还可根据患者的病情,采取特殊体位摄片,如电视透照下多体位多角度观察点片,可避免因肋骨及器官的相互重叠伪影造成的影响,提高肋骨骨折的检出率。

(5)多种检查相互补充:由于 X 线摄片快速便捷、价格低廉,目前仍是临床判断肋骨骨折最常用的影像诊断手段。但外伤患者往往是肋骨骨折与肺部挫裂伤、胸腔积液等多发伤并存,这种情况下,临床很难仅通过 X 线片检出肋骨骨折,尤其对于病情较重,伴有胸腹部脏器损伤的患者,应及时行 CT 检查并三维重建多角度筛查。

综上,肋骨骨折的发生常常意味着胸腔脏器以及腹部实质脏器的损害,这些均是短期内导致患者死亡的主要原因。准确识别肋骨骨折,推断外伤机制、受损部位,并对易损伤的相关器官进行针对性的深入检查,直到排除潜在胸腹腔器官的损伤是避免临床诊断失误的关键所在。

(张靖杰　祝　凯　史元功　王　凯)

第九节　股骨头坏死

一、概述

股骨头坏死(osteonecrosis of the femoral head,ONFH)又称股骨头缺血性坏死(avascular necrosis of the femoral head,ANFH)或股骨头无菌性坏死,是骨科临床常见且难治性疾病,是骨科领域中尚未完全解决的难点之一。以髋关节疼痛、下肢跛行以及髋关节活动障碍为主要临床表现,甚至影响机体功能和日常生活。股骨头坏死多发于青壮年,尤其常见于 30～40 岁左右的男性,双侧发病者占此病例总数的 40%～80%。股骨头坏死不是一个单独的疾病,而由多种因素导致的一种共同征象,病理机制复杂,但共同特征是血液循环下降致股骨头缺血、坏死,以及随之出现的修复反应,继发股骨头结构改变,股骨头塌陷及髋关节退行性关节炎,缺血、坏死、股骨头塌陷是股骨头坏死的不同的病理阶段。

我国于 2006 年召集国内该领域专家座谈,综合国际骨循环学会(Association Research Circulation Osseous,ARCO)及美国医师学会(American Academy of Orthopedic surgeon,AAOS)建议将股骨头坏死定义为:股骨头血供中断或受损,引起骨细胞及骨髓成分死亡及随后的修复,继而导致股骨头结构改变,股骨头塌陷,引起关节疼痛、关节功能障碍的疾病。

引起股骨头坏死的病因较多,包括创伤性 ONFH、非创伤性 ONFH。① 创伤性 ONFH:股骨头血供来自股深动脉旋内支和股动脉的旋股外动脉分支的动脉环。动脉环发出外骺动脉和下骺动脉,分别供应股骨头外前上 1/2～2/3 血供(负重区)和股骨头下 1/2 的血供(非负重区)。如外伤致股骨颈骨折,骨折移位引起外骺动脉断裂;髋部外伤、关节囊血肿致关节内压上升,阻断动脉及静脉回流。80%的股骨颈骨折病例发生 ONFH。② 非创伤性 ONFH:临床常见原因为应用皮质类固醇激素和酗酒,占临床病例的 90%以上,为非创伤性 ONFH 的首位。除了皮质类固醇和酒精外,镰刀细胞病、地中海贫血也能引起 ONFH;脂代谢病、凝血病、减压病可能与 ONFH 相关。研究显示,如脂肪栓塞、骨内高压、脂肪细胞增大、骨细胞内脂滴聚积、骨质疏松、累积性骨细胞功能紊乱等均可能是其致病因素,确切的发病机制到目前为止也尚未十分明了,但骨内高压、血供不良被认为是发生 ONFH 的两大最常见机制。

大约 80%未经治疗的 ONFH 在 1～3 年内会发生股骨头塌陷。绝大多数股骨头坏死不可能自然修复。因为新组织在坏死骨周围通过爬行生成新骨,同时可引起新的坏死。有限性修复为沉积性修复方式,反复在原位修复形成硬化带,随之修复力明显下降,遗留坏死骨,特别是软骨下骨板得不到修复出现微骨折。股骨头因骨质破坏骨的力学结构发生改变,在应力作用下发生塌陷,出现不同程度的疼痛及功能障碍。股骨头塌陷是生物学和生物力学综合作用的结果,股骨头塌陷后随之产生骨性关节炎,导致严重的肢体功能障碍。因此早预防、早诊断,早干预是治疗股骨头坏死的最佳策略。

股骨头坏死一旦确诊,则需要明确分期,根据分期制定合理的治疗方案。国际公认分期方法有 Ficat 分期、Steinberg 分期和 ARCO 分期。

Ficat 分期:1985 年 Ficat 根据病变的 X 线表现以及骨功能性研究,将股骨头坏死分为 4 期。Ⅰ期 X 线片无异常或有小的异常;Ⅱ期 X 线片显示股骨头出现囊变或硬化区域,股骨头轮廓正常;Ⅲ期 X 线片提示股骨头外形改变,关节间隙正常;Ⅳ期 X 线片提示股骨头塌陷,关节间隙变小,关节退变,发生骨性关节炎。

Steinberg 分期:1995 年 Steinberg 在对其一系列患者进行诊疗后,提出了自己的诊断分期系统。0 期:有高危因素或临床症状,影像学无阳性表现。Ⅰ期:X 线片无表现,但骨扫描或 MRI 有异常。ⅠA 期坏死面积<15%,ⅠB 期坏死面积 15%～30%,ⅠC 期坏死面积大于 30%。Ⅱ期:X 线片显示股骨头囊性变或出现硬化区域,或股骨头内出现广泛骨质疏松。ⅡA 期坏死面积<15%,ⅡB 期坏死面积 15%～30%,ⅡC 期坏死面积大于 30%。Ⅲ期:X 线片显示新月征(软骨平面下 1～2 mm 处细小透亮线,延伸至坏死区域)。ⅢA 期坏死面积<15%的关节面关节下软骨出现骨折(新月征),ⅢB 期坏死面积 15%～30%,ⅢC 期坏死面积>30%。Ⅳ期:股骨关节面出现塌陷。ⅣA 期坏死面积<15%且关节面出现塌陷的高度<2 mm,ⅣB 期坏死面积 15%～30%且关节面出现塌陷高度在 2～4 mm,ⅢC 期坏死面积>30%且关节面出现塌陷高度>4 mm。Ⅴ期:除了股骨头塌陷外,髋臼也明显受累,最初髋关节间隙变窄,发展到髋臼硬化和边缘出现骨赘。Ⅵ期:股骨头和髋关节退变发展为关节间隙消失、关节的变形。

ARCO 分期:ARCO 分期是基于 X 线、CT、MRI、骨扫描等检查基础上应用较广泛的分期方法。0 期:所有影像学检查均正常或无明显确诊的依据。Ⅰ期:X 线片,CT 扫描正常,但骨扫描或 MRI 有异常。MRI 有非特异性表现(局部软骨下坏死性缺损在 T1W 低信号 T2W 高信号,类似骨水肿),病变多在股骨头内侧。坏死面积定量基于 MRI,ⅠA 期坏死面积<15%,ⅠB 期坏死面积 15%～30%,ⅠC 期坏死面积>30%。Ⅱ期:X 线片显示股骨头内骨质硬化,骨小梁缺损,局部囊变。MRI 示软骨下骨坏死缺损异常信号,T1W 信号包绕,T1W、T2W 可见双线征、半月征(股骨头中央)。坏死面积定量基于 MRI,ⅡA 期半月征长度<15%,ⅡB 期半月征长度为 15%～30%,ⅡC 期半月征长度>30%。Ⅲ期:X 线片有半月征和股骨头外侧关节面塌陷。坏死面积定量基于 X 线片,ⅢA 期股骨头塌陷<2 mm,ⅢB 期股骨头塌陷 2～4 mm,ⅢC 期>4 mm。Ⅳ期:所有影像学出现继发性骨关节炎表现,关节间隙变窄、髋臼改变、关节破坏。

二、诊断标准

2012 年 3 月中华医学会骨科分会显微修复学组及中国修复重建外科专业委员会骨缺损及骨坏死学组组织相关专业专家对《股骨头坏死诊断与治疗的专家建议》进行了讨论、修改和补充,制订了《成人股骨头坏死诊疗标准专家共识》(2012 年版),明确了诊断标准及相关鉴别诊断。

1. 临床症状、体征和相关既往史　股骨头坏死的患者在该疾病的早期阶段疼痛并不严重,主诉关节疼痛、活动受限。疼痛通常是局限于腹股沟部,偶尔累及同侧的臀部、膝关节或股骨大粗隆。疼痛为深部、间歇性的、搏动性疼痛,且疼痛是隐匿性地突然发病,负重后疼痛加剧,休息后缓解。体检发现髋关节的主动和被动活动均会出现疼痛,尤其在大腿内旋转时疼痛明显。大腿被动外展受限及髋关节的被动内外旋转会诱发疼痛。既往史通常有过量使用皮质类固醇激素病史及酗酒、吸烟、凝血病、血红蛋白异常症、痛风、系统性红斑狼疮和放化疗病史。创伤性 ONFH 患者有髋部外伤史,包括股骨颈、髋臼骨折和髋关节的脱位;国外主要风险因素包括皮质类固醇使用、酗酒、减压病和镰状细胞性贫血等。

2. X 射线检查　对于双侧髋部有症状的患者,双侧髋关节标准前后位和蛙式位(Lowenstein) X 片是必需的诊断检查。ONFH 的 X 线平片对于细小区域病变很难显示,但通常能早期发现软骨下硬化和光亮的交替区域。新月征揭示 ONFH 的进展,因软骨下骨塌陷导致的股骨头密度差异,ONFH 晚期通常出现关节间隙变窄、髋臼改变和严重的关节退变。

3. CT 检查　股骨头的 CT 扫描示硬化骨周边坏死和修复,软骨下骨断裂。

4. 磁共振成像检查　MRI 对早期 ONFH 的诊断具有极好的敏感性。MRI 对于有症状、体征而 X 线片阴性的 ONFH 患者是相当有意义的检查。在 T1 加权像出现局限性软骨下的"带状低信号"是典型的 ONFH 影像改变;T2 加权像能看到"双线征"。

5. 放射性核素骨扫描　放射性核素骨显像具有早期诊断股骨头坏死的高灵敏度性,坏死早期呈灌注缺损(冷区);病情进一步发展,热区中有冷区即"面包圈样"改变。

6. 骨活检　显示骨小梁的骨细胞空陷窝多于 50%,且累及邻近多根骨小梁,骨髓坏死。

符合上述两条或两条以上的标准即可诊断 ONFH;除 1、5 外,2、3、4、6 条只要具备其中一条也可诊断为 ONFH。

三、误诊文献研究

1. 文献来源及误诊率　2004—2013 年发表在中文医学期刊并经遴选纳入误诊疾病数据库的股骨头坏死误诊文献共 29 篇,累计误诊病例 495 例。6 篇文献可计算误诊率,误诊率 15.35%。

2. 误诊范围　本次纳入的 495 例股骨头坏死误诊为 20 种疾病,误诊主要集中在腰部髋部膝部疾病方面,居前三位的误诊疾病为腰椎间盘突出症、髋部滑膜炎、膝部滑膜炎,较少见的误诊疾病包括梨状肌综合征、风湿性脊柱炎、股疝、痛风性关节炎、腰椎管狭窄症,5 例初诊诊断不明确,漏诊 4 例。主要误诊疾病见表 15 - 9 - 1。

表 15 - 9 - 1　股骨头坏死主要误诊疾病

误诊疾病	误诊例次	百分比(%)	误诊疾病	误诊例次	百分比(%)
腰椎间盘突出症	297	60.00	强直性脊柱炎	8	1.62
髋部滑膜炎	57	11.52	骨质疏松症	7	1.41
膝部滑膜炎	23	4.65	脊柱骨关节病	6	1.21
类风湿性关节炎	22	4.44	髋关节结核	6	1.21
骨关节炎	18	3.64	纤维织炎	6	1.21
风湿性关节炎	14	2.83	先天性髋关节发育不良	4	0.81
结核性关节炎	11	2.22			

3. 医院级别　本次纳入统计的 495 例股骨头坏死误诊 495 例次,其中误诊发生在三级医院 291 例(58.79%),二级医院 203 例(41.01%),一级医院 1 例(0.20%)。

4. 确诊手段　本次纳入的 495 例股骨头坏死中,经手术确诊 67 例(13.54%),影像学检查确诊 428 例(86.46%),其中磁共振检查 90 例(18.18%),CT 检查 13 例(2.63%),X 线检查 34 例(6.87%),291 例(58.79%)原文献未交代具体影像学检查手段。

5. 误诊后果　本次纳入的 495 例股骨头坏死中,159 例文献描述了误诊与疾病转归的关联,336 例预后与误诊关联不明确。按照误诊数据库对误诊后果的分级评价标准,可统计误诊后果的病例中,133 例(83.65%)为Ⅲ级后果,未因误诊误治造成不良后果;26 例(16.35%)造成Ⅱ级后果,手术扩大化。

四、误诊原因分析

依据本次纳入的 29 篇文献分析的误诊原因出现频次,经计算机统计归纳为 11 项,以问诊及体格检查不仔细、过分依赖或迷信医技检查为主要原因,见表 15-9-2。

表 15-9-2　股骨头坏死误诊原因分析

误诊原因	频次	百分率(%)	误诊原因	频次	百分率(%)
问诊及体格检查不细致	25	86.21	医院缺乏特异性检查设备	2	6.90
过分依赖或迷信辅助检查结果	16	55.17	并发症掩盖了原发病	1	3.45
经验不足,缺乏对该病的认识	13	44.83	多种疾病并存	1	3.45
未选择特异性检查项目	10	34.48	药物作用的影响	1	3.45
缺乏特异性症状、体征	8	27.59	影像学诊断原因	1	3.45
诊断思维方法有误	4	13.79			

1. 问诊和体格检查不仔细　问诊和体格检查不仔细是本病误诊的主要原因。股骨头坏死的早期可以无症状或是临床表现不典型,疼痛并不严重,通常主诉关节因疼痛而活动受限,也可以表现为腰部的不适。此期 CT、MRI 多提示腰椎退行性改变、椎间盘突出,基层医师尤其是临床工作经历较短的年轻医生"先入为主"及"多发病与常见病"优先的诊断思维模式,接诊腰腿痛患者首先考虑是腰椎间突出症等常见、多发病,而放松详细的问诊和体检造成误诊。

2. 过分依赖或迷信医技检查　影像学检查是诊断股骨头坏死的重要依据,但 X 线骨片及 CT 只有在 ARCO 分期的Ⅱ期才有阳性发现,加上基层医院多缺乏 MRI 检查设备,临床在常规影像学检查无阳性发现时往往将股骨头坏死漏诊。

3. 经验不足、缺乏对股骨头坏死的认识　过分依赖 X 线片和 CT 对 ONFH 的诊断准确率不高,易误诊。在 2012 年前国内学术界无明确的诊断标准,往往需要借鉴国外的诊断标准,诊断标准不统一。2012 年国内该领域的专家们达成共识,制定了股骨头坏死的指南和 ONFH 的诊断标准,但其不同分期临床及影像表现差异极大,对其认识不足容易造成误诊。

4. 无特异性症状、体征　股骨头坏死的早期阶段表现为疼痛、负重后疼痛加剧,休息后缓解等,在其他骨关节疾病中也可出现类似的表现及不适,无特异性,易误诊。

5. 未选择特异性检查项目　ONFH 特异性检查特指 MRI,在 MRI 进入临床前及在缺乏 MRI 等影像学检查设备等硬件条件的基层医院,ONFH 早期确实很少能及时诊断。

五、防范误诊措施

1. 提高警惕性并详细询问病史　加强对 ONFH 的认识,不断加强 ONFH 疾病相关的理论知识学习,工作中要保持警惕性,有助于提高对 ONFH 的诊断水平。在 ONFH 的诊断中,临床症状、体征和相关既往史(特别是皮质类固醇激素的使用和酗酒)对非创伤性的 ONFH 有着重要的诊断价值。临床医生在病史询问时既要注重对疼痛特点及其演变过程的询问,也要注重对相邻关节及轴位脊柱、髋、膝的症状的询问,要全面分析,拓宽诊断思路,既要考虑常见病,又不能局限于常见病,诊断不能先入为主,不能因单一器官受累表现就认定是该器官原发性改变。患者的既往史是重要的诊断依据,要仔细询问有无有过量使用皮质类固醇激素病史,有无酗酒、吸烟、凝血病、血红蛋白异常、痛风、系统性红斑狼疮和放化疗等相关病史。

2. 耐心细致地体格检查 接诊疑诊股骨头坏死患者查体时要全面而细致,特别注意轴位脊柱、髋关节、膝关节的检查。对于髋关节检查注意主动或被动的髋关节活动是否受限,特别内收内旋受限否,膝关节"4"字试验阳性、髋关节叩击试验阳性、Thomas 试验阳性均有助于髋关节病变的诊断。

3. 及时行 MRI 检查 MRI 对于 ONFH 的早期诊断有明显的优势,在 ARCO 的 Ⅰ 期 MRI 即有阳性发现,是 ONFH 早期诊断的最佳有效方法,对尽早明确诊断有着极大的帮助。MRI 对诊断 ONFH 敏感性、特异性均在 95% 以上。股骨头坏死 ARCO 分期 Ⅰ 期在坏死区与存活骨间就可有"界面征"等阳性表现,此征象对确诊股骨头缺血性坏死最有特征性。具体表现为围绕着坏死区周边出现蛇行、迂曲的线状影像(T1W 为线状低信号,在 FSFSE T2W 或 STIR 上一般为更细的线状高信号)。因 ONFH 是一种难治性疾病,疾病的预后会对患者的生活产生较大影响,故早期诊断及干预是股骨头坏死诊疗的最佳策略。因此对于怀疑股骨头坏死的患者,需尽早行 MRI 检查,以明确诊断,防止误诊。

4. 注意与其他有类似症状、体征和影像改变的疾病进行鉴别

(1) 中晚期髋关节骨关节炎:骨关节炎是中老年最常见的慢性关节痛的原因之一。骨关节炎累及整个髋关节,包括邻近的肌肉、骨、韧带、关节滑膜和关节囊,导致髋关节间隙变窄。CT 扫描显示硬化骨和囊性样变化;MRI 可见新月征,但该病诱因为退变性改变,常双侧同时发病,CT 表现为硬化并有囊性变,MRI 改变以低信号为主可资鉴别。

(2) 髋臼发育不良继发骨关节炎:该病好发于儿童及青年,女性常见,有遗传因素,多累及双侧。X 线片表现为股骨头包裹不全,关节间隙变窄、消失,骨硬化、囊变,髋臼对应区出现类似改变,易鉴别。

(3) 强直性脊柱炎累及髋关节:强直性脊柱炎是一种常见的炎症性风湿性疾病,影响中轴骨,造成特征性的炎性背部疼痛,导致脊柱结构和功能障碍和生活质量的下降。其发病机制不明确,人类白细胞抗原(HLA)-B27 参与的免疫介导机制与本病发病有关。强直性脊柱炎累及髋关节常见,会影响到双侧的股骨头,通常认为是由于炎症累及软骨下骨髓所致。X 线片显示骶髂关节侵蚀和髂骨软骨下硬化。好发于青少年男性,遗传和环境因素为诱发因素,常累及双侧髋臼,HLA-B27 阳性,股骨头保持圆形,但关节间隙变窄、消失甚至融合是其鉴别点。

(4) 类风湿性关节炎:是一种对称分布的累及多个关节的关节炎,主要累及手和足部的小关节。在类风湿性关节炎中年和老年妇女病患会影响双侧髋关节。X 线片示股骨头保持圆形,髋关节关节间隙变窄、消失和继发性的骨关节改变(股骨头关节面及髋臼侵蚀)。

(5) 股骨头软骨母细胞瘤:软骨母细胞瘤是一种良性骨肿瘤,常发生于长骨的骨骺处,也能影响近端股骨,多单侧发病,不累及髋臼。该病近 90% 患者发病年龄为 5~25 岁,男性好发,男女之比为(2~3):1。MRI 显示 T2W1 的高信号强度改变;CT 扫描显示不规则的骨溶解。好发于儿童晚期或青少年期,男性多见。

(6) 股骨头骨纤维发育不良:骨纤维发育不全是一种罕见的、病因不明的、缓慢进展的良性自限性疾病。该病好发四肢长骨包括近端股骨,以儿童和青少年高发,女性多见。该病通常无症状,累及双侧股骨非常罕见,典型的 X 线片表现为股骨近端"牧羊人手杖"畸形,不累及髋臼。

(7) 暂时性骨质疏松症:好发于中青年男性,但有时也发生于妊娠后期的妇女。以进展性髋部疼痛和跛行为主要症状,伴有肌肉失用性萎缩,常单侧发病。骨骼扫描提示股骨头和股骨颈部异常的骨质疏松。症状达到顶峰后会缓解,骨质密度恢复正常。MRI 显示病灶从股骨头延伸至股骨粗隆间 T1W1 低信号和 T2W1 高信号改变,不累及髋臼;病灶可在 3~12 个月内消散。

(8) 软骨下不全骨折:好发于在 60 岁以上的伴有骨质疏松症的女性,最初的症状是急性发作

的髋关节疼痛,X线片示软骨下骨折,主要是股骨头的上外侧稍变扁;MRI特点是T1WI和T2W1软骨下低信号线,周围骨髓水肿,T2抑脂像为片状高信号。

(9) 色素沉着绒毛结节性滑膜炎:是一种罕见的不明原因的滑膜良性增生,影响关节功能,20～40岁的青壮年好发,男女发病无显著差异。该疾病可累及腱鞘、滑囊或关节,累及髋部(髋臼)可表现为轻中度痛伴有跛行,早、中期关节活动轻度受限。X线片和CT检查提示股骨头颈或髋臼皮质侵蚀,髋关节间隙变窄;MRI显示滑膜广泛增厚及可能破坏骨性改变(低或中度均匀信号改变)。

(10) 骨梗死:病理改变为骨细胞和骨髓细胞发生缺血坏死,常累及双侧髋关节。MRI显示T2W1高信号改变,具有特征性的双线征改变,包含内部高信号环和外部低信号环的改变。

综上,唯有ONFH的早期诊断才有可能采取保留股骨头的治疗措施,到了ONFH的后期往往只能采取关节置换来保留髋关节的功能,且关节置换还存在人工关节磨损、人工关节使用年限等客观问题。因此对于股骨头坏死,需要专科医师对疾病有深刻的认识,只有思想上保持警惕性,掌握"早期预防、早期诊断、早期干预"的临床策略,掌握疾病的相关知识,全面细致地询问病史和查体,及时正确地选择针对性的检查手段,方能减少误诊与漏诊,提高ONFH的诊疗效率。

(张　斌　童金玉　张　岩　周子斐)

参考文献

[1] Bellah RD, Summerville DA, Treves ST, et al. Low-back painin adolescent athletes:detection of tress injury to the pars withSPECT[J]. Radiology,1991,180(2):509-512.

[2] Brukner P, Bradshaw C, Bennell K. Managing common stressfractures: let risk lever guide management[J]. Phys Sportes Med, 1998,26(8):39-47.

[3] Ficat RP. Idiopathic bone necrosis of the femoral head(review article)[J]. J Bone Joint Surg Br,1985,67(1):39.

[4] Fielding JW, Hawkins RJ. Atlanto-axial rotatory fixation. (Fixed rotatory subluxation of the atlanto-axial joint)[J]. J Bone Joint Surg Am, 1977,59(1):37-44.

[5] Hananouchi T, Yasui Y, Yamamoto K, et al. Anterior impingement test for labral lesions has high positivepredictive value[J]. Clin Orthop Relat Res, 2012,470(12):3524-3529.

[6] Jones BH. Overuse injuries of the lower extremities associatedwithmarching, jogging, and running:a review[J]. Mil Med,1983,148(10):783-787.

[7] Karadimas SK, Erwin WM, Ely CG, et al. Pathophysiology and natural history of cervical spondylotic myelopathy[J]. Spine (Phila Pa 1976), 2013,38(22 Suppl 1):21-36.

[8] Kiuru MJ, Pihlajamäki HK, Ahovuo JA. Bone stress injuries[J]. ActaRadiol, 2004,45(3):317-326.

[9] Lutz vonLaer. Pediatric Fractures and Dislocations[M]. New York:Georg Thieme Verlag,2004:122-178.

[10] Mankin HJ. Nontraumatic necrosis of bone (osteonecrosis)[J]. N Engl J Med, 1992, 326(22): 1473-1479.

[11] McCarthy JC,Busconi B. The role of hip arthroscopy in thediagnosis and treatment of hip disease[J]. Orthopedics,1995,18(8):753-756.

[12] Milgrom C,Finestone A, Shlamkovitch N, et al. Youth is a Risk Factor for Stress Fracture: A Study of 783 Infantry Recruits[J]. J Bone Joint Surg,1994,76(1):20-22.

[13] Nouri A, Tetreault L, Singh A, et al. Degenerative Cervical Myelopathy: Epidemiology, Genetics and Pathogenesis[J]. Spine (Phila Pa 1976),2015,40(12):E675-E93.

［14］Rasouli MR，Mirkoohi M，Vaccaro AR，et al. Spinal Tuberculosis：Diagnosis and Management［J］. Asian Spine Journal，2012,6(4)：294－308.

［15］Reiman MP，Goode AP，Hegedus EJ，et al. Diagnostic accuracy of clinical tests of the hip：a systematic reviewwith meta-analysis［J］. Br J Sports Med，2013,47(14)：893－902.

［16］Shedid D，Benzel EC. Cervical spondylosis anatomy：pathophysiology and biomechanics［J］. Neurosurgery，2007,60(Suppl 1)：713.

［17］Steinberg ME，Hayken GD，Steinberg DR. A quantitative system for staging avascular necrosis［J］. J Bone Joint Surg Br，1995,77(1)：34－41.

［18］Wang Y，Yin L，Li Y，et al. Preventive effects of puerarin on alcohol-inducedosteonecrosis［J］. Clin Orthop Relat Res，2008(466)：1059－1067.

［19］Yamamoto L，Schroeder C，Morley D，et al. Thoracic trauma：the deadly dozen［J］. Crit Care Nuts Q，2005,28(1)：22.

［20］Zhao D W，Hu Y C. Chinese experts consensus on the diagnosis and treatment ofosteonecrosis of the femoral head in adults［J］. Orthop Surg，2012,4(3)：125－130.

［21］陈伯勇. 疲劳性骨折的临床分型及其意义［J］. 骨与关节损伤杂志，1999,(6)：414.

［22］陈剑俊，潘东华. 寰枢关节错位诊疗指南编写报告［J］. 世界中医骨科杂志，2011,12(1)：15.

［23］陈新中，王忠，薛森林，等. 骨与关节结核重复多次误诊的原因分析［J］. 临床误诊误治，2010,23(5)：461－462.

［24］陈训贵，杨猛，桑强章，等. 疲劳性骨折二例误诊分析［J］. 放射学实践，2006,21(10)：1087－1088.

［25］陈耀明，齐宗利，吴端宗，等. 实验性应力骨折模型兔的生化指标变化［J］. 第四军医大学学报，2001,22(12)：1118－1121.

［26］陈正形，朱丹杰. 强直性脊柱炎病因、诊断及治疗［J］. 国外医学·骨科学分册，2005,26(6)：376－379.

［27］戴尅戎. 现代关节外科学［M］. 北京：科学出版社，2007：844.

［28］戴祥麒. 小儿骨与关节损伤［M］. 天津：天津科学技术出版社，2002：72－76.

［29］董大华. 成人股骨头缺血坏死的现代新概念［J］. 苏州医学院学报，2000,20(12)：1078－1080.

［30］冯文平. X线诊断肋骨骨折的体会［J］. 实用医技杂志，2004,11(9)：1819－1820.

［31］骨关节结核临床诊断与治疗进展及其规范化专题研讨会. 正确理解和认识骨与关节结核诊疗的若干问题［J］. 中国防痨杂志，2013,35(5)：384－392.

［32］黄一琳，侯晓桦. 寰枢关节半脱位 98 例临床分析［J］. 颈腰痛杂志，2000,21(1)：43－44.

［33］贾连顺，袁文. 颈椎外科学［M］. 北京：人民卫生出版社，2009：632－641.

［34］贾连顺. 儿童肘部损伤 1786 例临床分析［J］. 中华小儿外科杂志，1985,6(3)：163.

［35］贾连顺. 颈椎病的现代概念［J］. 脊柱外科杂志，2004,2(2)：123－126.

［36］柯尊华，王静怡. 颈椎病流行病学及发病机理研究进展［J］. 颈腰痛杂志，2014,35(1)：62－64.

［37］李华，曾敏. 选择性切线位投照在肋骨骨折中的应用分析［J］. 安徽医药，2009,13(6)：656.

［38］李建辉. 寰枢椎半脱位 115 例误诊误治探析［J］. 临床误诊误治，2007,20(6)：36－37.

［39］李征军. 肋骨骨折常见漏诊原因分析［J］. 实用医技杂志，2006,13(3)：426.

［40］林章雄，叶君健，陈宣维，等. 52 例脊柱结核的误诊分析与治疗［J］. 中国人兽共患病学报，2012,28(9)：959－962.

［41］刘大雄，张连生，张世民，等. 胫骨应力骨折中的应力集中与预防［J］. 中华骨科杂志，1996,16(12)：78.

［42］刘大雄，张世民. 现代骨科学［M］. 2 版. 北京：科学出版社，2014：536.

［43］刘军，刘宪民. 结核性关节炎［J］. 中国实用乡村医生杂志，2006,13(8)：17－19.

［44］刘禄明，孙百胜，毕复海，等. 新兵军训致胫骨应力骨折 48 例分析［J］. 武警医学，2000,11(3)：147.

［45］刘兴炎，葛宝丰，甄平，等. 非典型脊柱结核的诊断与治疗［J］. 中国脊柱脊髓杂志，2001,11(2)：116－117.

［46］卢世璧. 坎贝尔骨科手术学［M］. 9 版. 济南：山东科学技术出版社，2001：2362－2364.

［47］麻晓林，李升旺，孙士锦，等. 825 例胸部创伤诊治分析［J］. 创伤外科杂志，2011,13(5)：201.

［48］闷群盛,段瑞军.多轴位 X 线摄影在诊断肋骨骨折中的应用［J］.内蒙古医学杂志,2008,40(7):812-813.

［49］秦雪峰,吴亮.强直性脊柱炎 2 例［J］.中国实用儿科杂志,2005,20(6):344.

［50］全国第五次结核病流行病学抽样调查技术指导组,全国第五次结核病流行病学抽样调查办公室.2010 年全国第五次结核病流行病学抽样调查报告［J］.中国防痨杂志,2012,34(8):485-508.

［51］全国结核病防治规划(2011—2015)［J］.中老年保健,2012(2):45.

［52］任转琴,王西惠,王景安,等.低场 MR 对脊柱转移瘤和结核的诊断及鉴别诊断作用［J］.中国医学影像技术,2002,18(11):1144-1145.

［53］邵增务,杜靖远.肱骨远端全骨骺分离误诊原因探讨［J］.临床外科杂志,2003,3(11):170-171.

［54］孙胜荣.42 例肋骨骨折 X 线漏诊原因分析［J］.泰山医学院学报,2007,28(9):723.

［55］王恭宪.骨与关节外伤骨骨折［M］//荣独山.X 线诊断学.2 版.上海:上海科学技术出版社,2000:152.

［56］王培信,曾波.肱骨远端全骨骺分离误诊原因分析［J］.中国误诊学杂志,2005,10(5):1844-1845

［57］王文.强直性脊柱炎病因病机现代医学研究进展［J］.甘肃科技,2013,29(14):144-146.

［58］王小刚.脊柱结核误诊为脊柱肿瘤 30 例临床分析［J］.临床误诊误治,2008,21(7):40-41.

［59］王信.强直性脊柱炎误诊 90 例分析［J］.中国误诊学杂志,2005,5(17):3327-3328.

［60］王昀.颈心综合征误诊 68 例分析［J］.中国误诊学杂志,2010,10(19):46-68.

［61］吴阶平,裘法祖.黄家驷外科学［M］.6 版.北京:人民卫生出版社,2005:1922-1924.

［62］吴启秋,林羽.骨与关节结核［M］.北京:人民卫生出版社,2006:3.

［63］夏榕圻,范毓华,黄禄基,等.儿童骨骺损伤［J］.中华小儿外科杂志,1994,15(5):293294.

［64］胥少汀,葛宝丰,徐印坎.实用骨科学［M］.北京:人民军医出版社,2002:758.

［65］徐振,林立.肱骨远端全骨骺分离误诊分析［J］.浙江创伤外科杂志,2007,5(12):465-466.

［66］杨本涛,薛元领,王振常,等.应力骨折 CT 诊断 22 例分析［J］.实用放射学杂志,2001,17(12):933-934.

［67］叶澄宇,滕红林,王美豪,等.脊柱结核的早期诊断和治疗［J］.临床骨科杂志,2007,10(1):16-19.

［68］叶宁,沈健.肋骨广角摄影技术［J］.临床放射学杂志,1998,17(5):290.

［69］袁远,邹文,陈志辉.多体位 X 线摄影在诊断肋骨骨折中的意义［J］.中国医疗设备,2008,23(9):125.

［70］岳勇,赵东风,黄湘梅,等.应力性骨折的诊断、治疗与预防［J］.骨与关节损伤杂志,2002,17(6):470-472.

［71］张春丽,马友发,华定新,等.强直性脊柱炎误诊 105 例分析［J］.中国误诊学杂志,2005,5(18):3500-3501.

［72］张光铂.脊柱结核诊断中的几个问题［J］.中国脊柱脊髓杂志,2003,13(11):13.

［73］张鹤山,李子荣.股骨头坏死诊断与治疗的专家建议［J］.中华骨科杂志,2007,27(2):146-148.

［74］张万凯.X 线诊断肋骨骨折的注意点［J］.实用放射学杂志,2002,18(2):100.

［75］张卫兵,陈建,刘华,等.高频超声诊断肋骨骨折的临床价值［J］.武警医学,2009,20(1):55-56.

［76］张欣宇,苏恩亮,曲敬,等.骨与关节创伤 X 线、CT 诊断学［M］.北京:人民军医出版社,2001:21-22.

［77］张彦彩,李盛华.寰枢关节旋转半脱位的诊断进展［J］.中国骨伤,2005,18(6):383-384.

［78］张勇,黄立新,董天华.强直性脊柱炎误诊为股骨头坏死一例报告［J］.中国骨肿瘤骨病,2011,10(4):425-426.

［79］赵德伟,胡永成.成人股骨头坏死诊疗标准专家共识(2012 年版)［J］.中华关节外科杂志,2012,32(6):606-610.

［80］赵润润,苏宜江.肋骨骨折诊治现状［J］.创伤外科杂志,2014,16(2):173-175.

［81］中华外科杂志编辑部.寰枢关节是否存在半脱位及其相关问题［J］.中华外科杂志,2006,44(20):1369-1375.

［82］朱翠云.结核病流行及其耐药现状［J］.上海医药,2009,20(1):11-13.

［83］邹禾苓.颈心综合征临床误诊分析［J］.中华全科医学杂志,2011,9(2):205-206.

第十六章

泌尿系统疾病

第一节 慢性肾衰竭

一、概述

1. 流行病学特征 慢性肾衰竭(chronic renal failure，CRF)为各种慢性肾脏疾病持续进展的共同结局，是以代谢产物潴留，水、电解质及酸碱代谢失衡和全身各系统症状为表现的一种临床综合征。2002年美国肾脏病基金会(NKF)K/DOQI工作组制定了慢性肾脏病评估、分期和危险因素分层的临床实践指南，提出慢性肾脏病(chronic kidney disease，CKD)的概念，取代以往的"慢性肾衰竭、慢性肾损伤"等名称，成为各种原因引起的慢性肾脏疾病的统称。

CKD是指肾脏的结构或功能异常超过3个月，表现为白蛋白尿、尿沉渣异常、肾小管功能紊乱所致电解质及其他异常、组织学检查异常、影像学检查结构异常、肾移植病史等肾损伤之一者，或肾小球滤过率(GFR)降低(<60 mL/min/1.73 m^2)。CKD持续进展，GFR逐渐下降，导致终末期肾病(end stage renal disease，ESRD)；CRF为GFR下降至失代偿期的阶段，大致相当于CKD4～5期。流行病学调查研究发现我国成年人CKD的发病率是10.8%，其中CKD4～5期患者为0.13%(即1 300/100 万)。虽然CKD发病率高，但是国人对该病的知晓率很低，重视程度不够，发生严重并发症时才予以诊治，失去了最佳的治疗时机；另一方面该病误诊、漏诊率偏高，患者死亡率也较高，因此早发现、早诊断对于CKD的防治具有重要意义。

2. 病因 CRF的主要病因包括原发性肾小球肾炎、糖尿病肾病、狼疮性肾炎、高血压肾损害、慢性小管间质性肾病等，目前，糖尿病肾病已成为欧美国家尿毒症的主要病因。中国的糖尿病肾病发病率也呈"井喷式"增高，仅次于原发性肾小球肾炎，成为导致CRF透析的第二位原因。近年来北京市血液透析登记数据已经证实糖尿病导致的ESRD开始超越肾小球肾炎成为北京市透析患者的首要病因。

3. 病程发展 CKD病程缓慢、隐匿，进展至CRF的早期症状常常并不特异，表现为食欲不振、恶心、呕吐等消化道症状，此后逐渐出现贫血、高血压、代谢性酸中毒、低钙血症、高磷血症等，ESRD时可出现急性左心衰竭、严重高钾血症、消化道出血、中枢神经系统障碍等，甚至有生命危险。在临床工作中，CRF患者因症状并不特异而就诊于其他科室，易被误诊为其他疾病如慢性胃炎、贫血、高血压、心力衰竭、脑血管疾病等而延误治疗。通过分析CRF误/漏诊的原因可以早期确诊疾病，及时采取有效治疗，延缓疾病的进展。

二、诊断标准

CRF的诊断主要依据临床表现，实验室检查示血肌酐、尿素及尿酸水平升高，伴有电解质紊乱、代谢性酸中毒，结合肾脏超声或者CT检查示双肾缩小，皮髓质分界不清，结构紊乱而确诊。诊断 CRF 时应尽可能明确病因,源于肾小球疾病、肾小管间质病变、还是肾血管病变? 针对病因给予相应治疗,寻找促使肾功能恶化的可逆因素如感染、药物、高血压、心力衰竭等,及时纠正可逆性因素,可以更好地延缓肾功能的恶化,提高肾脏存活率。

既往我国将 CRF 分为肾功能代偿期、肾功能失代偿期、肾衰竭期和尿毒症期。2012 年改善全球肾脏病预后组织(KDIGO)发布最新的《CKD 评估与管理临床实践指南》,根据 CKD 的病因、GFR 及白蛋白尿的不同分层对 CKD 进行分期。本文所收录的关于 CRF 的文献主要是针对 CKD 4~5 期的患者(图 16‑1‑1)。

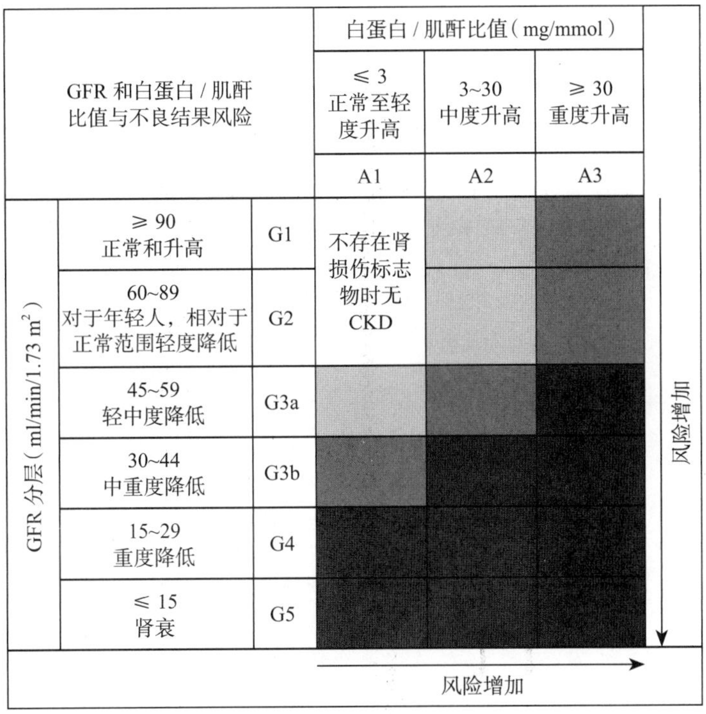

GFR 和白蛋白／肌酐比值与不良结果风险			白蛋白／肌酐比值（mg/mmol）		
			≤ 3 正常至轻度升高	3~30 中度升高	≥ 30 重度升高
			A1	A2	A3
GFR 分层（ml/min/1.73 m²）	≥ 90 正常和升高	G1	不存在肾损伤标志物时无 CKD		
	60~89 对于年轻人,相对于正常范围轻度降低	G2			
	45~59 轻中度降低	G3a			
	30~44 中重度降低	G3b			
	15~29 重度降低	G4			
	≤ 15 肾衰	G5			

风险增加　　　　　　风险增加

图 16‑1‑1　慢性肾脏病的分期及不良事件的风险

三、误诊文献研究

1. **文献来源及误诊率**　2004—2013 年发表在中文医学期刊并经遴选纳入误诊疾病数据库的 CRF 文献共 85 篇,总误诊例数 1 997 例。17 篇文献可计算误诊率,误诊率 21.44%。

2. **误诊范围**　CRF 早期除了氮质血症外,往往没有特异的临床症状,随着病情的进展,体内多种毒素蓄积,出现非特异性的内科症状,如乏力、食欲减退、恶心呕吐、贫血、血压高、头晕等,患者有时检测尿常规阴性,而肾功能检测往往被忽视造成误诊。本次纳入研究的 CRF 误诊疾病达 72 种涉及 18 个系统疾病,共误诊 2 034 例次,以误诊为消化系统、循环系统和血液系统疾病居多,误诊疾病系统分布见图 16‑1‑2。居前三位误诊疾病为慢性胃炎、各类贫血、高血压病,少见的误诊疾病为痛风、Guillain-Barre 综合征、肝炎、梅尼埃病、脑炎、高脂血症、多发性周围神经病、肺气肿、风湿热、肠梗阻、视神经炎、荨麻疹、病态窦房结综合征、心包炎、偏头痛、肝硬化、功能失调性子宫出血、结膜炎、呼吸衰竭、急性肾小球肾炎、急性胰腺炎、围绝经期综合征、糖尿病、胃食管反流病、贫血性心脏病、腰椎骨质增生、药物不良反应。9 例次漏诊;23 例次仅作出视力下降、眼底出血、呕吐、腹痛等症状诊断。主要误诊疾病见表 16‑1‑1。

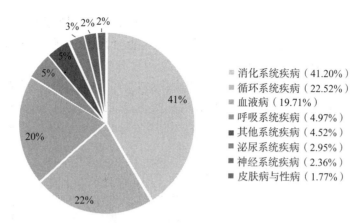

图 16-1-2 慢性肾衰竭误诊疾病系统分布图

消化系统疾病（41.20%）
循环系统疾病（22.52%）
血液病（19.71%）
呼吸系统疾病（4.97%）
其他系统疾病（4.52%）
泌尿系统疾病（2.95%）
神经系统疾病（2.36%）
皮肤病与性病（1.77%）

表 16-1-1 慢性肾衰竭主要误诊疾病

误诊疾病	误诊例次	百分比(%)	误诊疾病	误诊例次	百分比(%)
慢性胃炎	502	24.68	心律失常	8	0.39
各类贫血	377	18.53	鼻出血	8	0.39
高血压病	295	14.50	心肌病	8	0.39
消化道出血	123	6.05	泌尿系感染	6	0.29
胃十二指肠溃疡	117	5.75	骨关节炎	6	0.29
心力衰竭	70	3.44	结核性胸膜炎	6	0.29
胃肠炎	60	2.95	精神心理疾病[a]	6	0.29
慢性肾炎	50	2.46	上呼吸道感染	5	0.25
肺炎	49	2.41	甲状腺功能减退症	5	0.25
冠心病	44	2.16	慢性阻塞性肺疾病	5	0.25
脑血管病	25	1.23	低钙血症	4	0.20
血小板减少症	24	1.18	肺结核	4	0.20
瘙痒症	20	0.98	风湿性心脏病	4	0.20
出血性胃炎	20	0.98	高钾血症	4	0.20
支气管哮喘	18	0.88	糖尿病性酮症酸中毒	3	0.15
皮炎	15	0.74	鼻炎	3	0.15
高血压性心脏病	14	0.69	支气管扩张	3	0.15
肺源性心脏病	12	0.59	眼底出血	3	0.15
癫痫	9	0.44	神经症	3	0.15
支气管炎	9	0.44	胃肠功能紊乱	3	0.15
消化道病变	9	0.44	周期性瘫痪	3	0.15

注:a 包括精神分裂症、抑郁症、焦虑症、癔症等。

3. 医院级别 本次纳入统计的 1 997 例 CRF 共误诊 2 034 例次,其中误诊发生在三级医院 832 例次(40.90%),二级医院 1 036 例次(50.93%),一级医院 124 例次(6.10%),其他医疗机构 42 例次(2.06%)。

4. 确诊手段 CRF 一般通过详细询问病史,临床表现,血及尿常规、肾功能等实验室检查,并结合肾脏影像学检查而得以确诊,其中肾功能检测是必备条件。血肌酐水平不仅用于初步诊断 CRF,还结合血 Cystatin C,应用 CKD-EPI 公式估算肾小球滤过率(eGFR),用于确定 CKD 分期。本次纳入 540 例(27.04%)通过实验室特异性生化检查确诊,1 457 例(72.96%)根据症状、体征及医技检查确诊。

5. 误诊后果　本次纳入的 1 997 例 CRF 中,1 017 例文献描述了误诊与疾病转归的关联,980 例预后与误诊关联不明确。按照误诊数据库对误诊后果的分级评价标准,可统计误诊后果的病例中,83.68%(851/1 017)的患者为Ⅲ级后果,未因误诊误治造成不良后果;13.37%(136/1 017)的患者造成Ⅱ级后果,因误诊误治导致病情迁延或不良后果;仅 2.95%(30/1 017)的患者造成Ⅰ级后果,均为死亡。

四、误诊原因分析

CRF 初期缺乏特异性的临床表现,容易误诊为其他疾病。依据本次纳入的 85 篇文献分析的误诊原因出现频次,经计算机统计归纳为 9 项,主要原因是经验不足而缺乏对该病的认识,见表 16-1-2。

表 16-1-2　慢性肾衰竭误诊原因

误诊原因	频　次	百分率(%)	误诊原因	频　次	百分率(%)
经验不足,缺乏对该病的认识	70	82.35	对专家权威、先期诊断的盲从心理	4	4.71
未选择特异性检查项目	54	63.53	过分依赖或迷信医技检查结果	4	4.71
问诊及体格检查不细致	50	58.82	多种疾病并存	2	2.35
诊断思维方法有误	37	43.53	并发症掩盖了原发病	1	1.18
缺乏特异性症状、体征	15	17.65			

1. 经验不足,缺乏对该病的认识　该原因在误诊原因中所占比例最高,CRF 早期可仅表现为食欲差或者恶心呕吐,就诊于消化科时可能会诊断为慢性胃炎,却忽略了这是 CRF 最早最常见的症状;严重者出现消化道出血,胃镜检查也没有发现溃疡或肿瘤,而仅仅给予健胃抑酸治疗,因而延误诊断而错过了治疗的最佳时机。

2. 未选择特异性检查项目　肾功能是诊断 CRF 的必备条件,但有时会被非肾内科医生忽视,当患者出现食欲差、贫血、高血压、抽搐、皮肤瘙痒等症状时应该检测肾功能。有些尿常规检测阴性的病例,如慢性小管间质性疾病或肾血管疾病,不进行肾功能或者肾脏影像学检查很难发现肾脏病。有时非肾内科医生仅仅通过尿常规检测阴性就排除了肾脏疾病,因此,初次就诊的患者应进行尿液和肾功能的检测。

3. 问诊及体格检查不细致　如果医生忽视基本的病史问诊及体格检查,很可能得不到疾病诊断的主要线索。例如有些患者既往有慢性肾炎病史,且未进行正规治疗,本次就诊时只主诉乏力症状。如果医生没有了解患者既往 CKD 的病史,没有认识到贫血或心血管病是 CKD 进展的并发症,就不能及时诊断 CRF。此外,一些特殊类型的肾脏病有特异的体征,如多囊肾可以触及肾脏下极,肾血管狭窄可以闻及腹部血管杂音等,这些都有助于诊断 CRF 的病因。

4. 诊断思维方法有误　在临床工作中,临床诊断思维一定不能模式化,避免先入为主、想当然地对某些临床表现或实验室检查结果认定为常见病、多发病。例如老年人出现抽搐就认定是脑血管病,却忽略了 CRF 肾性骨病也是导致抽搐的重要原因;出现皮肤瘙痒就认为仅仅是皮肤疾病,却遗漏了皮肤瘙痒也可由 CRF 晚期毒素体内蓄积所导致;发现心绞痛、心力衰竭就想当然地认为只是心血管病,却忽视了它们也是 CRF 的重要表现。因此,临床医生要有全局观念,在临床工作中不断积累经验,想问题尽可能全面化。

5. 缺乏特异性症状、体征　一些 CKD 患者没有明显的临床症状,也未定期体检,一旦发现时就已出现 CRF。一些患者在常规体检时虽然发现血尿、蛋白尿，血肌酐并不超出正常范围，自感无任何不适症状而不去肾脏专科就诊，数年后可能因 CRF 就诊。因此提高全社会人群对肾脏病及其常规检查的重视。

6. 其他误诊原因　在多种疾病并存的情况下，病情错综复杂难以诊断，这常常见于系统性疾病肾损害导致的 CRF。如果患者出现肝脾增大、肠梗阻、心肌肥厚、血压偏低或者持续高血压的患者突然血压正常时要警惕淀粉样变肾病；而患者既有糖尿病视网膜病变、心血管病变及周围神经病变时要应想到糖尿病肾病的可能。

五、防范误诊措施

CKD 的早期确诊并给予积极干预，可有效延缓疾病进展至 CRF，减少或避免并发症的发生，如 ESRD、心血管疾病、肾性骨病等。但是，一些 CKD 病例未被及时诊断，甚至被误诊，失去了最佳的治疗时机。KDIGO 新指南强调了随着 GFR 和 ACR 进展，CKD 患者不良事件风险渐增。因此，统一 CKD 的定义及分期用于评估肾脏疾病严重程度、肾脏功能水平和并发症的发生，有助于CKD 的早发现、早诊断、早治疗，更好地延缓疾病进展。

通过对误诊文献复习并对误诊常见原因进行详细分析后，我们提出以下防范建议以供参考：① 加强医务人员对 CKD 的学习，普及肾脏病诊疗规范的更新，提倡医生按照 2012 年 KDIGO 指南建议诊断 CKD 并进行分期。② 建议首诊医生将尿常规、肾功能等列为常规检查，发现问题尽早请肾内专科医生会诊指导诊疗。因为 CRF 早期没有特异症状和体征，辅助检查对于早期发现肾脏病尤为重要，这样我们才能及时有效治疗，以延缓肾脏病进展。③ 由于 CRF 患者常常因某一症状或疾病就诊于其他科室，当患者以消化道症状（如恶心、呕吐、消化道出血）、血液病（如贫血、出血）、心血管病（如高血压、心力衰竭）、内分泌疾病（如甲状旁腺功能亢进症）、皮肤瘙痒、周围神经或中枢神经病变（如抽搐、脑梗死）就诊时，要除外 CRF，及时做尿常规、肾功能或者肾脏影像学检查。④ 提高医生自身修养和责任心，提高医疗技术水平和技能。详细询问病史，全面进行查体，尽可能地避免遗漏重要诊断线索。各专业之间加强沟通，互相学习，拓宽诊断思路，不断积累临床经验以免延误诊治。⑤ 提高全社会的肾脏健康意识，定期进行 CKD 筛查，以得到及时诊治，延缓CRF 的进展。

（邢玲玲　孟立强）

第二节　肾　癌

一、概述

肾癌是泌尿系统常见恶性肿瘤之一，约占全身恶性肿瘤的 2%～3%，近几年呈上升趋势，由于我国居民的平均寿命的延长及影像医学的发展，肾癌的检出率较以往有所提高。肾癌患者早期症状多不明显，常于肿瘤增大压迫尿道出现相应临床症状才被发现。肾癌临床表现极不一致，易误诊为其他疾病。血尿、肿块和腰部疼痛是肾癌典型三联征，但同时出现仅占 5%～16%，非泌尿系症状有发热、体重减轻、乏力、高血压、恶心、呕吐、精索静脉曲张、贫血或红细胞增多、血钙增高、肝功能异常、CEA 增高、红细胞沉降率增快等，另 10% 以肺、肝或骨转移为首发表现。

二、诊断标准

肾癌的早期表现并不典型,对于间歇性、无痛性血尿就诊者,应予以重视。血尿、肿块、疼痛为肾癌的典型三联征,对肾癌的诊断具有重要价值,但此征的出现在临床上多为晚期表现。

肾癌的临床诊断主要依靠影像学检查,确诊则需病理学检查。B超是筛查肾癌最简单、无创且经济的方法,随着检查水平不断提高,有些直径 1～2 cm 的肾肿瘤也能发现,患者可以再据此做进一步检查获得病理诊断依据。常用的影像学检查还包括腹部 CT、腹部核磁共振检查。

三、误诊文献研究

1. 文献来源及误诊率　2004—2013 年发表在中文医学期刊并经遴选纳入误诊疾病数据库的肾癌误诊文献共 40 篇,累计误诊病例 132 例。2 篇文献可计算误诊率,误诊率 26.92%。

2. 误诊范围　本次纳入的 132 例肾癌误诊为 23 种疾病 133 例次,其中居前三位误诊疾病为肾囊肿、肝癌、泌尿系结石,少见误诊疾病有心力衰竭、心脏黏液瘤、多发性骨髓瘤、肾盂输尿管连接部梗阻、肾动脉瘤、精索静脉曲张、腹壁脂肪瘤、肝炎、脑瘤。7 例仅作出发热、血尿、消瘦、贫血等症状查因诊断;15 例漏诊。主要误诊疾病见表 16-2-1。

表 16-2-1　肾癌主要误诊疾病

误诊疾病	误诊例次	百分比(%)	误诊疾病	误诊例次	百分比(%)
肾囊肿	45	33.83	骨肿瘤	2	1.50
肝癌	12	9.02	肺结核	2	1.50
泌尿系结石	11	8.27	颈淋巴结增大	2	1.50
肾血管平滑肌脂肪瘤	11	8.27	淋巴管瘤	2	1.50
肾盂肾炎	5	3.76	肾嗜酸性粒细胞瘤	2	1.50
肾结核	3	2.26	风湿性疾病	2	1.50
高血压病	3	2.26			

3. 容易误诊为肾癌的疾病　经对误诊疾病数据库全库检索发现,95 篇文献 22 种疾病共 317 例曾经误诊为肾癌,以肾错构瘤居多,主要病种见表 16-2-2。尚有 14 例最终确诊为:淋巴瘤、多发性骨髓瘤、嗜铬细胞瘤、副脾、多房性肾囊性变、肾血管畸形、肾血肿、自发性肾破裂、肾肉瘤、腹膜后恶性肿瘤、肾膨结线虫感染、子宫内膜异位症。

表 16-2-2　容易误诊为肾癌的疾病

确诊疾病	例　数	百分比(%)	确诊疾病	例　数	百分比(%)
肾错构瘤	141	44.48	后肾腺瘤	7	2.21
黄色肉芽肿性肾盂肾炎	55	17.35	过敏性紫癜性肾炎	6	1.89
肾嗜酸性粒细胞瘤	42	13.25	局灶性肾炎	5	1.58
肾脓肿	26	8.20	肾良性肿瘤	5	1.58
肾囊肿	12	3.79	肾结核	4	1.26

4. 确诊手段　本次纳入的 132 例肾癌中,126 例(95.45%)经手术切除病变组织后病理检查确诊,6 例(4.55%)经皮肾穿刺活检确诊。

5. 误诊后果　按照误诊数据库对误诊后果的分级评价标准,132 例肾癌均造成Ⅱ级后果,因误诊造成病情拖延。

四、误诊原因分析

依据本次纳入的 40 篇文献提供的肾癌误诊原因出现频次,经计算机统计归纳为 11 项,其中经验不足而缺乏对该病的认识和未选择特异性检查项目为最常见原因,见表 16 - 2 - 3。

表 16 - 2 - 3　肾癌误诊原因

误诊原因	频　次	百分率(%)	误诊原因	频　次	百分率(%)
经验不足,缺乏对该病的认识	17	42.50	诊断思维方法有误	6	15.00
未选择特异性检查项目	16	40.00	多种疾病并存	3	7.50
过分依赖或迷信辅助检查结果	10	25.00	病理诊断错误	2	5.00
影像学诊断原因	10	25.00	病人或家属不配合检查	1	2.50
缺乏特异性症状体征	6	15.00	手术中探查不细致	1	2.50
问诊及体格检查不细致	6	15.00			

1. 经验不足及缺乏对该病的认识　本次文献统计显示,因经验不足、缺乏对肾癌认识为本并误诊的最常见原因,占 40 篇文献的 42.50%。部分伴有肾结石或输尿管结石者,早期仅满足于结石的诊断,而忽略了结石可伴有泌尿系肿瘤,未进一步详查,当体外震波碎石术后仍有血尿,方行尿路 X 线平片和静脉尿路造影检查(KUB+IVU),发现肾盂占位性病变,进一步经手术病理检查确诊并存的肾癌。由于肾结石的存在忽略了肿瘤引起血尿、腰痛的可能性。当腹部 X 线平片、静脉肾盂造影或逆行肾盂造影显示充盈缺损而无其他肾盂癌存在的诊断依据时,医生常常满足于结石的诊断而忽略了肾盂癌的诊断。若静脉肾盂造影或逆行肾盂造影显示肾盂充盈缺损和 B 超或 CT 所见不符,没有进一步分析病情。收治病情复杂的患者,临床诊断思维先入为主,想当然认为既然有结石,就是导致肉眼血尿的唯一病因,而忽略了肿瘤和结石并存的情况。部分患者就诊时发现肾脏重度积水,有血尿、腰痛及腹部包块,即满足于肾积水诊断,未考虑到肾癌的可能,未能更深层次地进行病因分析,未做好充分的诊断思考和术前准备。本次纳入 1 例因无明显诱因发热 4.5 年,疑诊结核,试验性抗结核治疗 2 个月无效,仍反复发热;又考虑为风湿免疫性疾病,后经详细查体、问诊及 CT 扫描示右肾中上极实质性占位病变,方明确诊断。误诊的主要原因是医生对肾癌临床表现掌握不全面,忽视了重要的肾外表现。

2. 未选择特异性检查项目　因未选择特异性检查项目而误诊占误诊原因的第二位。有的病例因体检 B 超发现肾肿物,反复行 CT 检查,误诊为肾血管平滑肌脂肪瘤(RAML)。后因肿瘤巨大造成不全梗阻,入院手术切除后病理示透明细胞癌。虽术前检查未发现有转移灶,但因肿瘤生长时间过长,手术远期效果不佳,存活时间短。有 1 例患者因左腰部胀痛不适行 CT 检查提示左肾上极占位性病变,IVU 示左上组肾盏拉直、伸长,肾盂上缘可见弧形压迹,尿脱落细胞学检查未发现异形细胞,结核菌素试验阳性,诊断为肾结核。抗结核治疗后行病灶清除术,术后病理诊断为嫌色细胞癌。有 1 例患者因血尿行尿常规检查,诊断为泌尿系感染,予对症治疗效果不明显,行膀胱镜检查并取活检查示黏膜组织慢性炎症;行 B 超检查示双肾未见明显异常,膀胱充盈欠佳。予抗感染、抗结核治疗 2 个月后仍有血尿,后行增强 CT 扫描示双肾大小基本正常,左肾上极外后缘见轻微切迹,双肾动静脉血管显示良好,造影剂排泄期显示肾盂轻度扩张,其前壁增厚,不除外新生物;行彩超检查示左肾弥漫性损害,以肾盂为著;后行左肾切除术,术后病理报告为左肾肾盂移行细胞癌。

3. 影像学诊断原因　部分患者影像学改变不典型,与良性疾病鉴别诊断困难,在一定程度上误导了临床诊断,此类原因所致误诊占第三位。赵晓东等回顾分析肾细胞癌(RCC)组和 RAML 组的影像学特征及误诊情况,术前均行 B 超和 CT 检查,RCC 组中 2 例超声示密度不均包块,1 例为低回声团；3 例 CT 扫描均因包块密度混杂而不能确定性质。RAML 组中，4 例术前诊断为 RCC，其中 1 例 B 超表现为不规则强回声，3 例表现为低回声，CT 均未发现极低密度影；1 例 B 超及 CT 可疑 RCC。5 例 RAML 术中剖视标本肉眼均未发现确切的脂肪团块，考虑肿瘤脂肪含量低是本次纳入影像学误诊的主要原因，肿瘤出血也会掩盖影像学的脂肪征象。孔祥田等发现 RAML 中脂肪的分布呈脂肪穿插于血管和平滑肌肌束、脂肪组织呈团块分布两种形式，前者脂肪含量少且散在分布，影像学诊断困难。1 例行 CT 诊断为肾囊肿，后经活组织穿刺确诊为肾低度恶性肿瘤，主要因为肾内实性囊肿，其内容物可能为黏稠血性液体，回声与 RCC 相似，边缘光滑，但因内部无血管，CT 表现为肿物无增强故误诊为肾囊肿。2 例术前误诊为肾囊肿，术后 B 超随访时发现病灶增大，遂行"囊肿"去顶减压术，术中快速冷冻切片病理检查提示恶性病变，后改变术式行肾全切除术，术后病理证实为肾囊性透明细胞癌。分析 2 例误诊原因主要为壁结节很小，CT 不易显示，扫描层厚相对较厚(5 mm)，没有充分显示囊壁和分隔的细节增厚改变。

4. 过分依赖或迷信医技检查结果　由于部分肾癌的影像学改变缺乏特异性，影像检查报告可能会给出错误或假阴性结果，临床医生不注意全面分析临床资料、过分依赖影像学检查报告做诊断，也是造成本次纳入病例误诊的常见原因之一。如 3 例膀胱肾盂癌在发病初期，B 超及膀胱镜等检查均发现膀胱肿瘤，B 超检查时忽略对上尿路的详细检查，仅作出膀胱癌诊断，遗漏肾盂癌。患者在膀胱肿瘤电切除术后复发，再次入院行 CT 和逆行肾盂造影检查发现肾盂癌，造成治疗延误。此外，肾盂癌的超声显像特征为肾外形较饱满，肾窦回声紊乱，肿块呈中低回声，因伴有肾盏或肾盂分离，对比度强，常较易识别。但<1 cm 的肾盂肿瘤无占位效应，超声显像无明显阳性特征，易误诊为局限性肾积水。

1 例肾盂癌术前影像学检查均提示重度肾积水，IVP 显影效果不佳，逆行造影无肾盂充盈缺损的病变，且该患者肾盂肿瘤呈广基样生长，故术前影像学检查较难发现，致肾盂癌漏诊。另有 1 例因肾脏占位病变行手术治疗，术中见肾脏质地较软，未触及实性肿物，中下极囊性肿物大小与 CT 和彩超检查结果相符，术中快速冷冻病理检查报告为良性病变，加上患者为青年人，手术医生认为无肾脏切除的指征。术后 1 个月追踪观察发现左肾仍存在占位性病变，再次行手术切除，术后病理诊断为左肾透明细胞癌，延误了诊断，给患者带来二次手术打击。

5. 缺乏特异性症状、体征　部分特殊类型肾癌(囊性肾癌)由于缺乏特异性症状、体征，不易鉴别，给临床诊断带来困难。关于囊性肾癌的概念目前尚没有统一的解释。影像学研究表明，有 10%～22% 的肾细胞癌表现为单房性囊肿或多房性囊肿。因此，对囊性肾癌的解释是一个临床与影像学概念，泛指那些影像学或手术中发现的具有囊性变的肾癌。Hartman 及夏术阶等认为囊性肾癌的临床特点与实性肾癌相似，因此影像学表现在本病的诊断中有重要作用。此外，隐匿性肾癌(ORCC)常缺乏原发癌的症状(如血尿、腰痛、包块)，突出的临床表现是转移灶的症状和体征，如骨关节痛、神经系统病症等，患者往往就诊于骨科、神经科等，由于缺乏特异性的临床表现，加上本病临床较为少见，非专科医师对本病又认识不足，术前检查不全面，绝大多数病例被误诊为其他疾病。ORCC 为何易发生转移且常以转移瘤症状首诊，其原因有待深入研究。

6. 问诊及体格检查不细致　对于重度肾积水并不明原因的血尿(肾脏占位性病变)，应采取术前应尽可能明确血尿原因、详细询问病史及严格检查、术中仔细探查的诊断策略。但在实际工作中，由于医生工作责任心不强及工作忙碌，往往出现问诊查体不细致、工作作风粗疏造成的误诊。血尿是肾盂肿瘤常见的临床症状，本文 1 例因反复肉眼血尿就诊，病初肾内科诊断为 IgA 肾病，后在另一医院泌尿外科反复行 B 超、CT 检查，均提示左肾发育异常，右肾积水；尿路逆行造影检查提示右肾重度梗阻性积水改变；又作出肾盂输尿管连接部梗阻的诊断，直至术中冷冻切片病理检查方明确右肾盂上皮癌。

五、防范误诊措施

1. 提高对肾癌临床特点的整体认识　临床医师提高对肾癌的整体认识是避免误诊的关键。尤其应积累该病的诊疗经验,通过继续教育和文献学习,提高对肾癌相关知识的整体认知和学习。文献报道有 68% 的肾癌患者伴有各种肾外表现,其中 32.4% 是以肾外表现为首发症状而就诊,主要表现有红细胞沉降率快、高血压、食欲缺乏、消瘦、乏力、发热、肝功能紊乱、高钙血症及红细胞增多症等,尤其要注意肾外表现和典型症状、体征不明显肾癌,提高识别能力。

2. 完善特异性检测项目　对高度疑诊肾癌的患者应及时行全面系统的检查,诸如腹部 B 超、CT、MRI 等影像学检查,取得患者的信任并做好细致的问诊及体格检查。术前经皮肾组织穿刺活检并非一定能明确区分肾良恶性肿瘤,其假阴性率高达 15%,假阳性率为 2.5%,且穿刺活检有针道种植转移、血气胸和出血等并发症发生可能,因此,目前临床上影像学检查是诊断肾癌的重要手段。

3. 警惕以肾外表现就诊的肾癌　对以肾外表现为首发症状者尤应高度警惕的肾癌:① 肾癌伴发热较常见,体温多在 38.1～39.0℃,可伴有盗汗、咳嗽、咯血丝痰等,常规检查未发现明确原因或应用抗生素治疗无效者,不应局限于结核等常见病的诊断,而应考虑肾癌的可能。② 临床上病史较短、没有高血压家族史及降压药物治疗效果不满意的患者,不能满足于原发性高血压的诊断,特别是同时出现其他肾外表现时,应排除是否为肾癌所引起。③ 对于不明原因出现的消瘦、双下肢水肿、食欲缺乏、乏力等症状,对症治疗效果不佳者,应考虑到是否为肾癌的可能。④ 临床对骨骼、淋巴结等转移灶确诊为少见组织学类型肿瘤,特别是透明细胞癌时,要高度警惕原发性肾癌的可能,及时行相关检查。

(郑振东　谢晓冬)

第三节　肾小管酸中毒

一、概述

肾小管酸中毒(renal tubular acidosis,RTA)是由于各种病因导致肾脏酸化功能障碍而出现的一种临床综合征。虽然目前没有确切的流行病学资料,但 RTA 并非罕见。文献报道,20% 以上的移植肾可出现 RTA,超过 30% 的危重患者在患病后第一周即出现 RTA 相关的高血氯性酸中毒,而临床上许多药物亦可导致 RTA。因此,RTA 应引起临床医生的重视。

1. 发病机制　在正常的生理状态下,人体通过体内各种缓冲系统以及肺和肾的调节功能以维持酸碱度的相对稳定。在肾脏中主要依赖于肾小管而发挥作用,通过其不同部位的重吸收、浓缩和稀释、泌铵和排氢功能以调节体内的酸碱平衡。当近端肾小管对碳酸氢根的重吸收障碍和(或)远端肾小管分泌氢离子的能力受损时,体内出现血液酸碱平衡紊乱而导致 RTA。目前按照病变部位及其病理生理机制,RTA 分为 4 型:① Ⅰ型 RTA,即远端肾小管性酸中毒(远端肾小管泌 H^+ 障碍);② Ⅱ型 RTA,即近端肾小管酸中毒(近端小管 HCO_3^- 重吸收障碍);③ Ⅲ型 RTA,即混合型肾小管性酸中毒(兼有Ⅰ型和Ⅱ型 RTA 的特点);④ Ⅳ型 RTA,高血钾型肾小管性酸中毒(远端肾小管排泌 H^+、K^+ 功能降低)。

2. 发病原因　不同类型 RTA 的病因各不相同。Ⅰ型 RTA 可由于肾小管功能先天性缺陷所致,但大多数患者继发于其他疾病:① 自身免疫性疾病,如高球蛋白血症、冷球蛋白血症、干燥综合征、慢性活动性肝炎、系统性红斑狼疮等;② 肾钙化相关疾病,如甲状旁腺功能亢进、维生素 D 中毒、髓质海绵肾等;③ 药物不良反应及毒物,如止痛剂、锂、甲苯等;④ 其他肾脏病,如肾小管间质病、慢性肾盂肾炎、梗阻性肾病、移植肾等。

Ⅱ 型 RTA 的病因较为复杂,凡是累及到肾小管功能的疾病均可表现 Ⅱ 型 RTA,如多发性骨髓瘤、Wilson 病、甲状旁腺功能亢进、药物不良反应或毒物(如庆大霉素、精氨酸、铅、汞等)。

Ⅳ 型 RTA 见于醛固酮缺乏伴有糖皮质激素缺乏、单纯醛固酮缺乏、醛固酮耐受等;成年患者多为获得性,如醛固酮绝对不足可由肾上腺功能异常及低肾素血症所致;醛固酮相对不足多与梗阻性肾病、移植肾排异和药物损害所引起的慢性间质性肾病有关。

3. 临床表现　临床上 RTA 表现为血清阴离子间隙(AG)正常的高血氯性代谢性酸中毒,大多数患者并无肾小球的异常。在疾病早期,酸中毒处于代偿阶段,临床上可无任何症状。随着病情进展,可表现为食欲不振、恶心、呕吐等胃肠道症状。出现低钾血症时,可表现为肌无力、周期性瘫痪、软瘫等。出现酸中毒时,可抑制肾小管对钙的重吸收及维生素 D 的活化而呈高尿钙、低钙血症、低磷血症,成年人可表现为软骨病、骨痛、骨折,儿童表现为佝偻病、骨畸形、侏儒,并可因高尿钙导致泌尿系统结石或肾钙化。尿浓缩功能受损时,可表现为多饮、多尿、烦渴,严重者可出现尿崩症。由此可见,RTA 的临床表现多种多样,临床症状轻重不一,缺乏特异性,极易漏诊和误诊。

4. 治疗原则　一般情况下,根据 RTA 的类型及酸中毒和并发症程度施以治疗,可以改善患者病情。首先是控制原发病,其次进行对症治疗,包括纠正酸中毒(补充碳酸氢钠或枸橼酸合剂),补充电解质,控制水钠入量,适当应用利尿剂及盐皮质激素。出现并发症时给予相应治疗,如果出现肾性尿崩症时还可应用氢氯噻嗪或螺内酯。但是,由于各种类型 RTA 的病因和发病机制不同,其预后各不相同。

二、诊断标准

由于 RTA 的原发疾病和发病机制各异,因此各型 RTA 的诊断标准不尽相同。参照北京大学第一医院肾内科王海燕教授主编的《肾脏病学》(2008 年第 3 版),RTA 的诊断标准见表 16-3-1。

表 16-3-1　各型肾小管酸中毒的诊断标准

评估指标	近端 RTA(Ⅱ型)	远端 RTA(Ⅰ型)			高血钾型 RTA(Ⅳ型)
病生理机制	HCO_3^- 重吸收障碍	经典远端 RTA	合并 HCO_3^- 重吸收障碍(Ⅲ型)	H^+ 回渗致 H^+ 梯度障碍	醛固酮不足或抵抗
代谢性酸中毒情况下(或酸负荷下)					
血钾	低	低	低	低	高
血氯	高	高	高	高	高
血 HCO_3^-	12~18	8~15	8~15	8~15	>17
血 AG	正常	正常	正常	正常	正常
尿钾	增加	增加	增加	增加	减少
尿 AG	-或+	+	+	+	+
尿 pH	<5.5	>5.5	>5.5	>5.5	<5.5
NH_4^+ 排泌	正常	降低	降低	降低	降低
K^+ 排泌分数	正常或增加	增加	增加	降低	降低
Ca^{2+} 排泌	正常	增加	增加	增加	正常或降低
枸橼酸排泌	正常	降低	降低	降低	正常

续表

评估指标	近端 RTA(Ⅱ型)		远端 RTA(Ⅰ型)		高血钾型 RTA(Ⅳ型)
体内酸碱平衡情况下(或碱负荷下)					
HCO$_3^-$ 排泌分数	>10%~15%	<5%	>5%~15%	<5%	>5%~10%
U-B PCO$_2$ 梯度	>20 mmHg	<20 mmHg	<20 mmHg	>20 mmHg	>20 mmHg
其他肾小管缺陷	常有	无	无	无	无
肾钙质沉着症	无	常有	常有	常有	无
软骨病	常有	有	有	有	无
其他	糖尿、氨基酸尿				低肾素、低醛固酮

注:RTA 为肾小管酸中毒;HCO$_3^-$ 为碳酸氢根离子;H$^+$ 为氢离子;AG 为血清阴离子间隙;NH$_4^+$ 为铵离子;K$^+$ 为钾离子;Ca^{2+} 为钙离子;U-B PCO$_2$ 为尿血二氧化碳分压差。

三、误诊文献研究

1. 文献来源及误诊率　2004—2013 年发表在中文医学期刊并经遴选纳入误诊疾病数据库的 RTA 文献共 20 篇,累计误诊病例数 129 例。5 篇文献可计算误诊率,误诊率 59.33%。

2. 误诊范围　本次纳入的 129 例 RTA 误诊为 28 种疾病共 133 例次,居前三位的误诊疾病为周期性瘫痪、佝偻病、营养不良。少见的误诊疾病为进行性肌营养不良、类风湿性关节炎、泌尿系感染、多发性肌炎、脑血管病、原发性醛固酮增多症、糖尿病性肾病、败血症、糖尿病、高血压病、Guillain-Barre 综合征、甲状旁腺功能减退症、强直性脊柱炎、软骨发育不良、上呼吸道感染。主要误诊疾病见表 16-3-2。

表 16-3-2　肾小管酸中毒主要误诊疾病

误诊疾病	误诊例次	百分比(%)	误诊疾病	误诊例次	百分比(%)
周期性瘫痪	29	21.80	骨质疏松症	5	3.76
佝偻病	22	16.54	低钾血症	5	3.76
营养不良	9	6.77	泌尿系结石	3	2.26
胃肠炎	8	6.02	生长激素缺乏症	3	2.26
尿崩症	8	6.02	急性心肌梗死	3	2.26
支气管肺炎	7	5.26	甲状腺功能亢进症	3	2.26
原发性干燥综合征	6	4.51			

从误诊疾病谱看,RTA 更多的情况是存在漏诊,如诊断为干燥综合征、甲旁减、原发性醛固酮增多症、尿崩症等,忽视了同时存在的肾小管功能异常,漏诊 RTA。根据原始文献记录以及误诊疾病数据库采集原则,本部分病例仍视为误诊。

3. 确诊手段　本次纳入的 129 例 RTA 均经实验室特异性生化免疫学检查确诊。

4. 误诊后果　本次纳入的 129 例 RTA 中,124 例文献描述了误诊与疾病转归的关联,5 例预后与误诊关联不明确。按照误诊数据库对误诊后果的分级评价标准,可统计误诊后果的病例中,92.74%(115/124)的患者为Ⅲ级后果,未因误诊误治造成不良后果;6.45%(8/124)的患者造成Ⅱ级后果,因误诊误治导致病情迁延或不良后果;仅 0.81%(1/124)的患者造成Ⅰ级后果,死亡。

四、误诊原因分析

依据本次纳入的 20 篇文献分析的误诊原因出现频次,经计算机统计归纳为 6 项,见表 16-3-3。

表 16 - 3 - 3　肾小管酸中毒误诊原因

误诊原因	频次	百分率(%)	误诊原因	频次	百分率(%)
经验不足,缺乏对该病的认识	15	75.00	缺乏特异性症状体征	5	25.00
未选择特异性检查项目	7	35.00	问诊及体格检查不细致	4	20.00
诊断思维方法有误	6	30.00	并发症掩盖了原发病	1	5.00

1. 经验不足缺乏对该病认识　虽然 RTA 在临床上并不少见,但是得到及时诊断的病例不多。本次纳入文献分析了 RTA 的误诊原因,虽然归纳为 6 项原因,但归根结底是由于是临床医生缺乏对 RTA 的认识所致。与肾小球的滤过功能相比,肾小管的功能比较复杂,不仅有重吸收与分泌的功能,而且不同部位重吸收与分泌的物质各不相同,导致 RTA 的临床表现复杂多样。患者首次就诊时经常在肾病科之外的科室,例如,低钾血症时出现瘫痪、站立或行走困难、心律失常、麻痹性肠梗阻而就诊于神经科、心内科或消化科;高尿钙导致软骨病、骨折、骨畸形,泌尿系统结石而就诊于骨科、泌尿外科等等。因此,RTA 的早期诊断依赖于各科医师强化对本病的诊断意识,以及对病史、症状及体征的综合分析,进而选择相关的实验室检查,方可明确诊断。

2. 未选择特异性检查项目　在肾小球出现病变时,肾脏组织常常表现组织结构的改变;而肾小管疾病多数表现为肾小管功能的变化,因此临床上常用于确诊肾小球病理变化的组织学检查对 RTA 的意义不大,RTA 的确诊依赖于实验室检查。在发现血清 AG 正常的高血氯性代谢性酸中毒时,应按照相关的诊断流程进行仔细分析和鉴别诊断,可以减少 RTA 的误诊和漏诊率。此外值得重视的是,在临床实践中不能根据一两次实验室检查结果轻率否定 RTA 的诊断,如果临床上仍怀疑 RTA,应继续观察和随访。

五、防范误诊措施

1. 提高对该病的认识　对于任何一种疾病,临床医生应全面掌握其发病机制和临床特点,这样才能在临床实践中将各种临床资料联系起来,全面、科学地分析病史、体征和实验室检查结果,通过缜密的临床思维得出正确的诊断。在诊疗过程中既要重视"蛛丝马迹",也不能"一叶障目",不能根据部分临床表现作出片面的诊断,才可最大程度上避免错误的诊断。

以酸碱平衡和电解质代谢紊乱为主要特点的 RTA,临床表现多种多样,甚至可累及全身的多个系统,有时的确需要仔细斟酌才能确诊。为减少 RTA 的漏诊和误诊,在临床中一旦发现如下可疑线索,均要考虑该病的可能:① 慢性高血氯性代谢性酸中毒患者的尿液却呈碱性或弱酸性,与肾小球滤过功能减退不相称的代谢性酸中毒和高钾血症,但血氯不降低或升高;② 发作性低钾血症、肌无力、麻痹,伴酸中毒、低血钙;③ 不明原因的骨痛、佝偻病、骨软化症,伴低血钾、酸中毒;④ 双肾复发性结石、肾钙化、难治性尿路感染;⑤ X 线摄片示对称性、多发性、假性骨折;⑥ 不能以内分泌因素解释的多尿或尿崩症;⑦ 伴发或继发 RTA 的疾病出现高血氯性代谢性酸中毒。在此基础上进一步进行鉴别诊断,并应用特异性检查和(或)试验手段进行确诊和分型。

2. 正确选择特异性检查项目并客观分析结果　RTA 一般表现为血清 AG 正常的高血氯性代谢性酸中毒。因此,患者出现代谢性酸中毒时,首先要测定血清 AG。血清 AG 的正常值是 8～12 mEq/L,但由于白蛋白和磷酸盐是影响 AG 的主要未测定阴离子,白蛋白每降低 10 g/L 可使 AG 减少 2.5～3,因此,低白蛋白血症时需应用白蛋白校正血清 AG[校正 AG＝测定 AG＋2.5×(正常白蛋白-测定白蛋白)]。如果血清 AG 正常,需要进一步检测尿液电解质浓度评估尿液 AG 而间接评估尿氨浓度,用于鉴别代谢性酸中毒的肾性与肾外原因(如急性腹泻等)。但是当尿 pH＞6.5 时尿 AG 精准度降低,需要测定尿渗透压间隙,如果尿渗透压间隙＞100 mOsm/kg,则可

认为尿液 NH_4^+ 排泌是增高的。由于肾外原因酸中毒时,尿氨排泌增加,而肾性代谢性酸中毒时泌氨减少。因此,在肾小管结构完整的代谢性酸中毒时,尿 AG 负值表明肾外原因,尿 AG 正值则提示 RTA。

　　在此基础之上,要进一步对 RTA 进行分型。尿 pH 用于评估远端肾小管的尿酸化功能,尿 pH 持续>5.5 提示远端 RTA。但氨生成、尿钠和感染等可影响尿酸化功能。低浓度铵离子排泌可降低尿 pH,而在尿酸化功能正常时刺激氨生成可使尿 pH 增高。低尿钠和分解尿素的微生物引起的尿路感染也可在尿酸化功能正常时导致尿 pH 增高。在这些情况下,为排除尿 pH 增高导致的假阳性,应进行呋塞米氟氢可的松(FF)试验。在试验过程中的任何时间,尿液 pH<5.5 说明远端肾小管酸化机制正常,可以排除 I 型 RTA。

　　测定尿 PCO_2 和重碳酸盐排泄分数(FE-重碳酸盐)也可用于 RTA 类型的鉴别诊断。正常人尿-血 PCO_2 梯度[$(U-B)CO_2$]应>20 mmHg。由于排泌功能缺陷,I 型 RTA 的 $(U-B)CO_2$<10 mmHg,而当远端 RTA 回渗功能缺损(II 型和 IV 型 RTA)时,$(U-B)CO_2$>20 mmHg。在血碳酸氢盐 20~24 mEq/L 的条件下,FE-重碳酸氢钠>15% 支持近端 RTA 的诊断,<5% 提示远端 RTA。

　　其他一些试验可进一步鉴别 RTA 是否为多重或单纯离子通道缺陷。如尿磷排泄分数和肾小管磷的重吸收(TRP=100-排泄分数),肾小管对磷的重吸收取决于血磷和肾小球滤过率(GFR),正常情况下 TRP>85%。尿磷最大值(TMP/GFR)正常值为 2.8~4.4 mg/dL,在 Fanconi 综合征

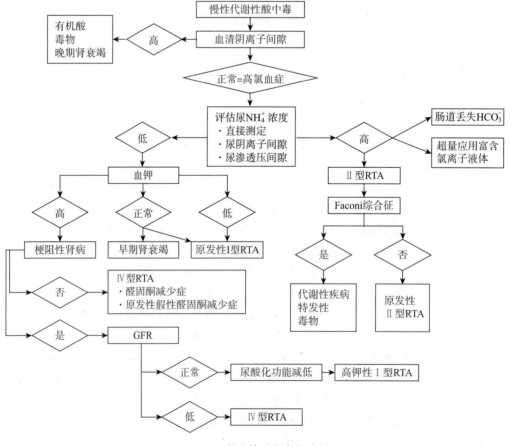

图 16-3-1　肾小管酸中毒的诊断流程

注:RTA 为肾小管酸中毒;HCO_3^- 为碳酸氢根离子;NH_4^+ 为铵离子;GRF 为肾小球滤过率。

的患者中是降低的。此外,当尿氨基酸排泄超过 5％时为全氨基酸尿,提示 Fanconi 综合征;Fanconi 综合征的葡萄糖重吸收的阈值降低,可出现尿糖阳性。肾小管功能缺陷时也可出肾小管性蛋白尿,如尿 β_2-微球蛋白的排泄增高。24 h 尿钙排泄量超过 4 mg/(kg·d)或点尿钙/肌酐＞0.2,提示高钙尿症,见于Ⅰ型 RTA。在Ⅱ型 RTA 和Ⅳ型 RTA 中尿枸橼酸排泄量正常或增高,而在Ⅰ型 RTA 或不完全性Ⅱ型 RTA 中是降低的。在Ⅰ型 RTA 患者中可应用超声或腹 X 线平片检查来诊断是否存在肾髓质钙化症,RTA 的患者还应进行眼(耳)检查,因为耳部检查可以排除遗传性远端 RTA 相关的耳聋。在近端 RTA 中,眼部检查可以提示胱氨酸贮积症。

综上,对于临床上疑似 RTA 的患者,应全面采集病史及体格检查,及时转诊肾科或多科会诊,按照图 16-3-1 所示诊断流程进行系列的实验室检查,不仅是减少 RTA 的漏诊和误诊,更要根据其发病机制,对 RTA 进行分型,寻找病因,才能有的放矢地进行综合治疗,改善患者的预后。

(孟立强)

第四节　黄色肉芽肿性肾盂肾炎

一、概述

1. 流行病学特征　黄色肉芽肿性肾盂肾炎(xanthogranulomatous pyelonephritis,XGP)是一种少见但严重的亚急性或慢性肾实质感染性疾病,其病理特征表现为肾实质破坏,出现以吞噬细胞和泡沫细胞组成的肉芽组织。肾组织炎症进一步发展,可波及肾筋膜、肾后间隙、腰大肌、膈肌或脾脏等肾周组织。本病发病率较低,占肾脏感染性疾病的 0.6％～1％;在因炎症而切除或活检的肾脏中本病的比例不到 1％～8％。本病大多发生于 40 岁以上的成年人,在儿童中相对少见且多见于 8 岁以下;成年男女患者比例为 1∶3～1∶5。

2. 发病机制　虽然本病由 Schlagenhaufer 在 1916 年首次报道,但其发病机制尚不完全清楚。大多认为与肾脏的长期梗阻及感染有关,75％左右的 XGP 患者合并肾或输尿管结石;在 XGP 的肾组织中可以分离出奇异变形杆菌(38％)、大肠杆菌(33％)、肺炎克雷伯菌/肠杆菌属(8％)、铜绿假单胞菌(8％)和金黄色葡萄球菌(10％)等细菌;也可能是由于巨噬细胞的溶菌功能障碍,影响细胞内细菌产物的清除,形成一种长期慢性感染过程;局部组织不断受到破坏,脂质释放,进而被巨噬细胞所吞噬,演变为黄色瘤细胞或泡沫细胞。还有学者认为与慢性肾缺血或肾内淋巴阻断导致肾组织脂质代谢异常或与免疫功能障碍有关。

3. 病理特征　XGP 通常累及单侧肾脏,在肿大的患肾中可见肾包膜和肾周组织增厚和粘连,一般是局限于肾脏一极的单个肿瘤样病变,也可呈弥漫多发性病变。肾盂、肾盏扩张,含有脓样液体或(和)结石。肾实质被橙黄色柔软的炎症组织所代替,周围常伴有多个小脓肿。在显微镜下可见病变区较大的泡沫巨噬细胞、颗粒小巨噬细胞、中性较细胞、淋巴细胞、浆细胞浸润和成纤维细胞。肾盂黏膜周围可见大量的中性粒细胞和坏死组织碎片,偶尔可见异物巨细胞。富含类脂的泡沫细胞苏丹Ⅲ及 PAS 染色阳性。根据病变发展情况不同,黄色肉芽肿性肾盂肾炎可分为 3 期:Ⅰ期(病变局限于肾内),Ⅱ期(病变累及肾脏及肾包膜),Ⅲ期(病变侵犯肾、肾周围脂肪和腹膜后)。Solomon 根据病变局限程度又可分为弥漫型(患肾增大变形,肾实质破坏明显呈多发囊实性病变,肾实质、肾盂肾盏可见大量黄色瘤细胞)和局灶型(较少见,主要表现为肾实质局限型肿物,内可见黄色瘤细胞)。

4. 临床表现   本病临床表现复杂,呈非特异性,常出现食欲减退,疲乏无力,发热,肋腹或腹部疼痛,肉眼血尿,尿频、尿急、尿痛等尿路感染症状,体重减轻;有时肾区可扪及肿块,伴有压痛;严重者也可有肾盂皮肤瘘、输尿管皮肤瘘,甚至肾盂肠瘘。绝大多数患者同时患有肾结石。既往常有尿路结石或肾绞痛、反复发作的尿路感染和泌尿系统手术史。部分患者可出现贫血、低白蛋白血症和肝功能异常。多数患者尿液中出现脓尿和蛋白尿,尿培养多数为大肠杆菌和变形杆菌。晨尿离心沉渣涂片中找到泡沫细胞有助于诊断和鉴别诊断。

5. 影像学表现   腹部 X 线平片或 IVP 显示患肾肾影增大或轮廓不清,肾盂肾盏不规则充盈缺损,多数患肾无功能或功能下降,肾盏呈外压性改变。B 超提示肾脏占位或肾、肾周等低回声或不均质性中强回声区。计算机断层扫描(CT)是目前公认的评估 XGP 的最佳影像学技术,而磁共振并非首选,CT 的广泛应用使得本病可在术前得以诊断。CT 表现肾脏弥漫性增大,肾脏外形不规则,肾盂难以分辨。局灶型表现为等密度或略高密度区。弥漫型表现为增大的肾脏内包含多个球形低密度肿块(常被描述为"熊掌征");病灶内有大量含脂质的泡沫细胞,CT 值常可为负值,一般呈$-39\sim-15$HU;病灶边缘纤维组织增生,应用对比剂后可出现轻中度强化,而病灶区域强化不明显;CT 还可显示肾周筋膜因炎症浸润而增厚的征象。

二、诊断标准

XGP 是肾及肾周组织的一种慢性感染性疾病,由于缺乏特异性诊断征象,加上对本病认识不足,大多被误诊为肾癌、肾脓肿、肾结核及肾结石并发肾盂积水,确诊率很低。但是,XGP 的诊断也并非尤迹可循,随着诊断技术和手段的提高,使部分病例在治疗前确诊本病成为可能。当临床上出现反复尿路感染及慢性梗阻、腰痛、发热和腹部肿块,尤其是中年妇女时应警惕本病的可能,尽快作晨尿离心沉渣涂片找泡沫细胞和肾脏影像学检查。XGP 的肾脏病理学特征是诊断本病的金标准,但需要肾组织取材。B 超价廉且操作简便,可作为发现病变的重要手段。CT 是目前诊断XGP 的最好方法,Eastham 等曾报告了 27 例 XGP 患者,其中 23 例在术前进行了 CT 检查,20 例(87%)在术前根据 CT 结果得以确诊。XGP 在临床上没有特异性表现,CT 虽然可以准确显示肾周组织炎症反应的程度,包括肌肉、脾脏、结肠和血管的受累。但是有时与肾肿瘤、肾结核、肾脓肿等仍不易鉴别。因此,XGP 的诊断应结合临床病史、实验室、影像学以及尿泡沫细胞检查才能提高确检的阳性率,在必要时可以行经皮肾穿刺活检,根据肾脏病理学特征即可确诊本病。在治疗上多以手术切除为主,近年来也有少量病例,尤其是局灶型 XGP 经强力抗生素治疗痊愈而免于手术的痛苦。

三、误诊文献研究

1. 文献来源及误诊率   2004—2013 年发表在中文医学期刊并经遴选纳入误诊疾病数据库的XGP 文献共 27 篇,总误诊例数 157 例,其中 8 篇文献可计算误诊率,误诊率 83.12%。

2. 误诊范围   本次纳入的 XGP 误诊病例中居前 5 位的误诊疾病为肾癌 55 例次(35.03%)、肾结核 31 例次(19.75%)、肾结石、肾肿瘤 28 例次(17.83%)、泌尿系结石 26 例次(16.56%),肾脓肿 12 例次(7.64%)。肾异位、肾囊肿、肾错构瘤仅误诊 1 例次,还有 2 例次为诊断不明确。

3. 确诊手段   本次纳入 27 篇文献中的 157 例患者最终经手术后病理学检查后确诊。

4. 误诊后果   按照误诊数据库对误诊后果的分级评价标准,可统计误诊后果的病例中,75.80%(119/157)的患者为Ⅲ级后果,未因误诊误治造成不良后果;23.57%(37/157)的患者造成Ⅱ级后果,手术扩大化或不必要的手术;仅 0.64%(1/157)的患者造成Ⅰ级后果,为留有后遗症。

四、误诊原因分析

XGP初期缺乏特异性的临床表现,容易误诊为其他疾病。依据本次纳入的27篇文献分析的误诊原因出现频次,经计算机统计归纳为7项,主要原因是经验不足而缺乏对该病的认识、缺乏特异性症状、体征,见表16-4-1。

表16-4-1 黄色肉芽肿性肾盂肾炎误诊原因

误诊原因	频 次	百分率(%)	误诊原因	频 次	百分率(%)
经验不足,缺乏对该病的认识	19	70.37	诊断思维方法有误	4	14.81
缺乏特异性症状、体征	19	70.37	问诊及体格检查不细致	1	3.70
未选择特异性检查项目	8	29.63	影像学诊断原因	1	3.70
过分依赖或迷信辅助检查结果	6	22.22			

1. 经验不足,缺乏对该病的认识及缺乏特异性症状体征 XGP在发病初期多可有寒战、高热、腰痛等急性炎症的病史,并且很少累及输尿管和膀胱,虽有长时间尿路刺激征但膀胱容量可正常。如果医生对本病有足够的认知,不放过一丝蛛丝马迹,通过详细询问病史和临床症状的分析,应该可以注意到本病的存在;对可疑的患者做全面详细的检查,就可做出正确的诊断。很多情况下,医生缺乏对XGP的认识或诊断思路上出现偏差是本病被误诊的重要原因。此外,在临床诊治过程中不重视基本功的锤炼,过分依赖或迷信辅助检查结果,也会导致片面诊断,尤其是在XGP影像学表现不典型时极易误诊。

2. 其他误诊原因 由于肾脏组织病理检查是诊断XGP的金标准,如果肾脏肿块穿刺活检技术应用不足,或者过分担心瘤细胞穿刺道种植而未开展肾活检,使一些患者未进行病理学检查,也会延误疾病的诊断。如果临床疑诊为肾盂癌或尿细胞学怀疑恶性时不宜穿刺活检时,并难以与其他疾病相鉴别的患者应行手术探查术,术中应注意到输尿管有无结核样增粗、质硬韧改变;对不同颜色、质地的肾组织多点取材,以提高冷冻切片诊断准确性,降低误诊率,尽量减少手术对患者造成的不良反应。

五、防范误诊措施

1. 加强对本病的认识 临床医生应加强专科常见病、多发病理论知识的学习,接诊肾占位性病变的患者,思维不应局限于肾癌、肾囊肿等多发病、常见病的诊断,还要考虑到少见病、罕见病。在泌尿系结石合并感染的患者中更应小心排除本病,通过全面分析临床资料,避免出现诊断盲区,从多角度考虑诊断的可能性。此外,还要注意选择敏感性高、特异性强的检测方法有助于疾病的诊断,例如采集肾盂尿做细胞学检查以提高泡沫细胞的检出率。即使是增强CT检查也会由于受多种因素的影响而导致误判,如果在多科室间联合会诊,结合患者的影像学资料与其病史、症状、体征及实验室检查结果综合分析,可有效降低误诊率。

2. 重视本病的鉴别诊断 XGP是一种少见疾病,如果医生对其重视度不够,一味循规蹈矩,固化诊断思维,就很容易被误诊或漏诊,因此在常见病、多发病的鉴别诊断中要想到本病的可能:① 肾癌:局限性XGP的影像学表现可酷似肾癌。但肾癌的密度较XGP高,在CT平扫时虽然呈不均质性,但增强扫描时大多得以强化且较XGP明显,静脉期或排泄期肿瘤的密度迅速下降;此外肾肿瘤可侵犯肾门、腹膜后淋巴结及肾静脉。而XGP的炎症反应较广泛,常伴有肾筋膜及腰大肌增厚粘连。② 肾结核:在肾髓质、肾乳头旁或肾实质内出现单个或多发大小形态不同、密度不等的囊腔,常与肾盂肾盏相通,可见点状或弧形钙化,肾皮质萎缩、纤维化。常伴有肾盂及输尿管增厚狭窄。③ 肾脓肿:两种疾病均可侵犯肾周组织,临床上有发热、肾区胀痛、白细胞增高及脓尿等。但肾脓肿 CT 平扫呈类圆形较均匀的低密度,边界不清,增强扫描可见厚度均匀的环状强化带,周围有较低密度的炎性水肿带,病灶中央脓腔无强化。④ 肾盂积水:少数弥漫型 XGP 的影像学表现与肾或输尿管结石并发肾盂积水相似,以致造成误诊。但肾盂积水患者扩张的肾盂肾盏壁薄而光滑,呈均匀的水样密度,一般无肾周炎性反应。因此,这就要求临床医生一定要有扎实的理论基本功,还要培养缜密的临床思维,才会尽量减少疾病误/漏诊的发生率。

3. 加强对本病临床表现及辅助检查的把握　从 XGP 的误诊文献分的结果上来看,强化对本病的认识是提高 XGP 诊断水平的关键。在接诊患者时应注意:① 反复尿路刺激症状,抗菌治疗症状无明显好转;② 一侧肾功能异常,对侧肾完全正常;③ 病患侧有肾结石史;④ 长期发热,尿培养阴性;⑤ 影像学发现肾占位性病变,但无恶病质表现时。如果患者具备以上 5 项中的 2 项者应怀疑本病可能,如果具备 3 项特别是包括第一项者,应高度怀疑本病,须做进一步检查,如血尿细菌培养、晨尿涂片找泡沫细胞、尿脱落细胞检查、尿找抗酸杆菌、CT、肾动脉造影、B 超引导下细针肾穿刺活检等,以排除肾结核、肾输尿管结石及肾肿瘤等。

此外,要重视尿细胞学检查,必要时收集肾盂尿做细胞学检查,以提高泡沫细胞的检出率。据 Bingöl-Kologlu 报道,怀疑 XGP 的患者时,在其晨尿离心沉渣涂片找泡沫细胞,一张涂片上有 5 个或更多个泡沫细胞,其阳性率可达 80%,此法有确诊意义。CT 检查能很好显示肾内病灶部位、范围,以及肾周组织受累程度和范围,有助于本病的早期诊断。CT 值呈负值也有助于肾癌及肾结核形成的脓肿相鉴别。如果患者同时合并肾结石或肾周炎症则对本病诊断有很大帮助。需要强调的是要重视肾脏活检技术的应用,在影像学难以做出确切诊断的病例,应考虑肾脏组织活检,为提高诊断的准确性,避免在坏死病灶区域取材,可以同时进行粗针穿刺针芯组织活检和细针穿刺抽吸物细胞学检查。

总之,XGP 没有特异性的症状和体征而经常被误诊,临床医生应认识到本病。在患者的病史、临床表现与辅助检查结果存在矛盾或不能得到合理解释的情况下,更应提高警惕,采取有效的检查手段,并可提请多学科联合会诊,以有效减少 XGP 的误/漏诊发生率,避免过度医疗给患者带来不必要的不良结果。

(孟立强)

第五节　泌尿系结石

一、概述

1. 发病特点及病因　泌尿系结石包括肾结石、输尿管结石、膀胱结石、尿道结石。查阅近年相关文献,泌尿系结石中输尿管结石误诊、误治报道较多,因此我们重点对此进行介绍。输尿管结石发病年龄多为 20~40 岁,男性略高于女性;发病率约占上尿路结石的 65%。输尿管结石常以肾绞痛为首发症状,是临床上常见的急腹症之一,又因结石部位的不同引起不同部位的腹痛,需注意与其他急腹症相鉴别,易误诊为其他相关疾病。输尿管结石 90% 以上继发于肾结石,原发于输尿管的结石较少见,因此输尿管结石的病因与肾结石相似。泌尿系结石的病因如下:① 外界因素:包括地理环境、气候、水质等自然环境如因素,社会经济水平和饮食文化等社会环境因素;② 个体因素:包括饮食习惯、遗传、代谢性疾病等;③ 泌尿系统因素:泌尿系梗阻、感染和异物等;④ 尿液的成石因素:尿液的各种成分的过饱和、抑制因素的降低等。结石成分包括含钙结石(草酸钙结石和磷酸钙结石)、感染性结石(碳酸磷灰石和磷酸镁铵结石)、尿酸结石、胱氨酸结石四大类。解剖学上输尿管有三个生理性狭窄,包括肾盂输尿管连接部、输尿管与髂血管交叉处、输尿管膀胱壁段,此三处狭窄常为结石停留部位。

2. 临床表现及典型影像学特点 输尿管结石典型临床表现为疼痛和血尿,因结石部位的不同可出现不同部位的症状。输尿管结石引起的疼痛多表现为急性绞痛,通常由于结石移动过程中刺激输尿管壁平滑肌致其痉挛或输尿管急性梗阻诱发疼痛。上段结石以腰背部或肋腹部疼痛为主,中段结石疼痛可向中下腹部、骶尾部放射,下段结石可向会阴部、腹股沟区、男性外生殖器和女性阴唇等部位放射,输尿管壁内段结石可引起尿频、尿急、尿痛、排尿困难等症状。血尿为结石损伤输尿管黏膜所致,多为镜下血尿,也可出现肉眼血尿,有时形成条索状血块,阻塞输尿管引起肾绞痛,还可伴随感染、发热、恶心、呕吐等症状。双侧输尿管结石可出现尿闭致急性肾衰竭。肾区和输尿管走行区叩击痛,一般无腹膜刺激症状。

90%出现镜下血尿,结石成分分析可明确结石成分,指导治疗和预防结石复发。超声检查是目前应用最广泛的首选泌尿系结石筛查手段,可发现2 mm以上的结石,了解输尿管及肾脏积水程度。摄尿路X线平片能够发现90%左右输尿管阳性结石,初步确定结石的大小、部位、数目和形态。静脉尿路造影可了解尿路解剖、确定结石在尿路的位置并发现阴性结石,鉴别静脉石和可疑的钙化灶,弥补超声和尿路X线平片的不足。输尿管CT平扫示输尿管内高密度影。

3. 治疗原则 治疗分为保守治疗和手术治疗。保守治疗适用于较小结石(直径<0.6 cm),可通过液体冲击疗法及口服排石药物治疗。手术治疗包括体外冲击波治疗、输尿管镜碎石术、腹腔镜手术、开放输尿管切开取石术。对于直径<1.0 cm的输尿管上段结石体外冲击波碎石为首选治疗手段。输尿管镜适用于输尿管中下段结石、体外冲击波碎石失败或者形成石街的患者。腹腔镜手术和开放性输尿管切开取石术适用于结石直径>1.0 cm、病史较长、输尿管结石嵌顿于输尿管黏膜、上尿路积水合并感染、输尿管结石并息肉、输尿管狭窄、腔静脉后输尿管、有输尿管囊肿等的治疗。

二、诊断标准

参照《外科学》诊断标准:① 病史和体检:与活动有关的疼痛和血尿,尤其是典型的肾绞痛,疼痛发作时肾区叩击痛阳性。② 实验室检查:尿常规检查有红细胞;代谢异常病人应行血钙、白蛋白、尿酸等相关血液检测;结石成分分析,确定结石性质,预防结石复发。③ 影像学检查:超声示结石的高回声影及后方声影;尿路X线平片能发现90%以上的X线阳性结石;静脉尿路造影可以评价结石所致的肾结构和功能改变,有无尿路异常;逆行或经皮肾穿刺造影属于有创检查,一般不作为初始诊断手段;CT平扫能发现以上检查不能显示的或者较小的输尿管中、下段结石。

三、误诊文献研究

1. 文献来源及误诊率 2004—2013年发表在中文医学期刊并经遴选纳入误诊疾病数据库的泌尿系结石误诊文献共83篇,累计误诊病例393例。2篇文献可计算误诊率,误诊率60.47%。

2. 误诊范围 本次纳入的393例泌尿系结石共误诊为30种疾病398例次,误诊疾病分布在15个系统,虽然误诊为泌尿系统疾病居首位,但61.26%的患者误诊为其他专科疾病,见图16-5-1。居前3位的误诊疾病为急性阑尾炎、前列腺炎、胃肠炎;较少的误诊疾病包括胎盘早剥、尿道综合征、前列腺增生、肋间神经痛、肠道蛔虫病、卵巢囊肿、肠系膜淋巴结炎、胸膜炎、上呼吸道感染、膀胱炎、肺炎、卵巢畸胎瘤、急性肾衰竭、急性胰腺炎、上消化道穿孔,仅诊断血尿待查2例次,见表

16 - 5 - 1。

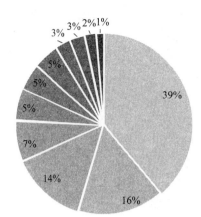

泌尿系统疾病（38.74%）
消化系统疾病（15.86%）
循环系统疾病（13.94%）
内分泌系统疾病（7.19%）
皮肤病与性病（5.7%）
妇产科疾病（4.82%）
免疫性疾病（4.73%）
中毒性疾病（2.80%）
血液病（2.72%）
其他系统疾病（2.11%）
神经系统疾病（1.40%）

图 16 - 5 - 1   泌尿系结石误诊疾病系统分布图

表 16 - 5 - 1   泌尿系结石主要误诊疾病

误诊疾病	误诊例次	百分比（%）	误诊疾病	误诊例次	百分比（%）
急性阑尾炎	157	39.45	盆腔炎	11	2.76
泌尿系感染	47	11.81	肠梗阻	10	2.51
前列腺炎	42	10.55	肾炎	6	1.51
胃肠炎	37	9.30	肠痉挛	5	1.26
胆囊炎胆石症	22	5.53	腰肌劳损	4	1.01
急性膀胱炎	16	4.02	异位妊娠	4	1.01
尿潴留	12	3.02			

3. 容易误诊为泌尿系结石的疾病   经对误诊疾病数据库全库检索发现，有 526 篇文献 94 种疾病 1 141 例曾误诊为泌尿系结石，居前三位的依次为泌尿系结核、急性阑尾炎、主动脉夹层。尚有少数病例最终确诊为：甲状旁腺癌、肾小管酸中毒、肝硬化、自发性气胸、肺癌、慢性肾衰竭、宫内节育器移位、肾综合征出血热、胃十二指肠溃疡、静脉石、淋巴结钙化、脊柱结核、肝豆状核变性、肾错构瘤、肾动脉栓塞、膈疝、闭孔疝、癫痫、甲状腺腺瘤、输尿管息肉、肾梗死、肾囊肿、肾脓肿、前列腺恶性肿瘤、输尿管狭窄、输尿管血管平滑肌瘤、髓质海绵肾、肾血肿、下腔静脉后输尿管、副肿瘤综合征、急性脊髓炎、硬膜外血肿、胆囊穿孔、胆囊炎胆石病、腹股沟疝、腹膜后恶性肿瘤、肾钙化、马蹄肾、癔症、肺炎、膀胱异物、睾丸损伤、干燥综合征、系统性红斑狼疮、宫颈癌、卵巢畸胎瘤、腰椎间盘突出症、肾膨结线虫感染、血吸虫病、骨质疏松症、肌结核、淋巴瘤、脾梗死、真性红细胞增多症、阵发性睡眠性血红蛋白尿、小肠恶性肿瘤、自发性食管破裂、结肠脾曲综合征、Crohn 病、主动脉瘤等。容易误诊为泌尿系结石的疾病见表 16 - 5 - 2。

表 16 - 5 - 2   容易误诊为泌尿系结石的疾病

确诊疾病	例次	百分比（%）	确诊疾病	例次	百分比（%）
泌尿系结核	313	27.43	痛风	52	4.56
急性阑尾炎	131	11.48	甲状旁腺功能亢进症	47	4.12
主动脉夹层	122	10.69	异位妊娠	41	3.59
带状疱疹	65	5.70	睾丸扭转	28	2.45

续表

确诊疾病	例次	百分比(%)	确诊疾病	例次	百分比(%)
黄色肉芽肿性肾盂肾炎	26	2.28	尿酸性肾病	6	0.53
杀鼠剂中毒	26	2.28	胃癌	6	0.53
胡桃夹综合征	25	2.19	脊柱裂	6	0.53
糖尿病酮症酸中毒	25	2.19	肠梗阻	6	0.53
过敏性紫癜	18	1.58	椎管内肿瘤	5	0.44
急性胰腺炎	11	0.96	嗜铬细胞瘤	5	0.44
输尿管癌	11	0.96	泌尿系感染	5	0.44
肾癌	11	0.96	卵巢黄体破裂	5	0.44
多发性骨髓瘤	9	0.79	胰腺癌	5	0.44
急性心肌梗死	7	0.61	缺血性肠病	4	0.35
结肠癌	6	0.53	卵巢囊肿蒂扭转	4	0.35
铅中毒	6	0.53	肺栓塞	4	0.35
膀胱癌	6	0.53	输尿管囊肿	4	0.35

4. 医院级别　本次纳入统计的 393 例泌尿系结石共误诊 398 例次,其中误诊发生在三级医院 45 例次(11.31%),二级医院 274 例次(68.84%),一级医院 52 例次(13.07%),其他医疗机构 27 例次(6.78%)。

5. 确诊手段　本次纳入的 393 例泌尿系结石,经影像学检查确诊 306 例(77.86%),其中超声检查 91 例(23.16%),造影检查 35 例(8.91%),CT 检查 13 例(3.31%),X 线检查 7 例(1.78%),160 例(40.71%)原文献未交代明确具体影像学诊断方法;手术及内镜下所见确诊 78 例(19.85%);根据症状体征及辅助检查确诊 9 例(2.29%)。

6. 误诊的后果　本次纳入的 393 例泌尿系结石中,392 例文献描述了误诊与疾病转归的关联,1 例预后不明确。按照误诊数据库对误诊后果的分级评价标准,可统计误诊后果的病例中,92.86%(364/392)的患者为Ⅲ级后果,未因误诊误治造成不良后果;7.14%(28/392)的患者造成Ⅱ级后果,其中 26 例手术扩大化或不必要的手术,2 例因误诊误治导致病情迁延或不良后果。

四、误诊原因分析

依据本次纳入的 83 篇文献提供的泌尿系结石误诊原因出现频次,经计算机统计归纳为 10 项,居前三位的是问诊及体格检查不细致、未选择特异性检查项目、经验不足而缺乏对该病的认识,见表 16-5-3。

表 16-5-3　泌尿系结石误诊原因

误诊原因	频次	百分率(%)	误诊原因	频次	百分率(%)
问诊及体格检查不细致	57	68.67	过分依赖或迷信辅助检查结果	8	9.64
未选择特异性检查项目	54	65.06	病人主述或代述病史不确切	5	6.02
经验不足,缺乏对该病的认识	44	53.01	对专家权威、先期诊断的盲从心理	1	1.20
诊断思维方法有误	30	36.14	医院缺乏特异性检查设备	1	1.20
缺乏特异性症状、体征	10	12.05	影像学诊断原因	1	1.20

1. 临床表现复杂多样　输尿管全长 20 cm 左右,结石在经过输尿管的过程中因结石部位不同疼痛期临床表现各异,对于没有经验的医生或者非泌尿外科专业的医生来说,发生误诊在所难免。

输尿管上段结石常引起上腹部疼痛,伴恶心、呕吐症状,右侧腹痛常误诊为胆囊炎、胆囊结石,左中腹部疼痛常误诊为急性胃肠炎。输尿管中下段结石常表现为中下腹部疼痛,伴尿频、尿急、排尿困难、会阴部及龟头不适、里急后重等,易误诊为急性阑尾炎、前列腺炎、急性尿潴留和卵巢囊肿蒂扭转、异位妊娠破裂、黄体破裂等疾病。杨瑞报道输尿管结石 20 例误诊为其他疾病,误诊为阑尾炎 12 例,胆结石并胆囊炎 5 例,不全肠梗阻 2 例,卵巢囊肿蒂扭转 1 例。何永华报道上尿路结石 24 例均误诊为胃炎。张新明等报道以排尿不适为主要症状就诊的输尿管下段结石 22 例,误诊为前列腺炎 11 例,膀胱炎 6 例,女性尿道综合征 3 例,前列腺增生症、肾结石各 1 例。

2. 询问病史和体格检查不细致　输尿管结石多急性发病,疼痛剧烈,医生在询问病史时患者因疼痛多不配合,希望赶紧处理,以致病史采集不详细、不准确,这是导致病史询问不详细的原因之一。此外有些医生过于自信,简单询问病情之后就下诊断,并没有详细询问患者既往病史、现病史及进行仔细的体格检查,误诊概率明显增加。回顾近年文献关于输尿管结石误诊为阑尾炎、胃肠炎等报道,分析其误诊原因很大程度上在于病史及体格检查的不细致。

3. 临床医生经验不足　临床医生诊断思维局限,对于急腹症的鉴别诊断掌握不够全面。参阅近年输尿管结石误诊病例的相关报道,绝大多数误诊发生在基层和县级以下医院。从误诊疾病概率上看,阑尾炎和胃肠炎误诊概率最高。因为阑尾炎为基层外科常见疾病,占住院患者的 $10\%\sim15\%$,发病率居急腹症之首;胃肠炎为内科常见疾病。二者发病率高,接诊腹部疼痛伴恶心、呕吐的患者,诊断思维定势,首先想到的就是上述两种疾病,而对于输尿管结石等其他种类的急腹症并不熟悉,鉴别诊断困难,易误诊、误治。艾玉姝等报道接诊泌尿系结石 110 例,其中 36 例曾在基层医疗单位误诊。

4. 临床症状不典型　有些输尿管结石病例临床表现不典型,无肾绞痛症状或是症状不明显,致临床医生诊断错误。以尿频、尿急、尿痛、排尿困难等泌尿系感染症状为主,易误诊为泌尿系感染、尿潴留、前列腺炎、前列腺增生等;以恶心、呕吐、腹痛、腹胀为主,易误诊为胃肠炎、肠梗阻等消化系统疾病。徐春仙报道了输尿管结石误诊为肠梗阻 1 例。刘洪辉报道输尿管结石 23 例,均误诊为前列腺炎。吴昀等报道了输尿管结石 23 例均误诊为尿潴留。

5. 未选择特异性的医技检查　确诊输尿管结石必要的医技检查是不可缺少的。对于急腹症患者,应行尿常规和泌尿系超声及腹部 X 线平片、CT 检查,可明显降低误诊概率。但临床症状不典型患者往往未考虑到结石可能,亦未行上述相关医技检查,造成误诊或漏诊。

五、防范误诊措施

1. 全面掌握输尿管结石的相关知识　临床医生应该理论联系实际,既要从相关书籍及文献中不断学习,又要在临床实践中不断总结经验和教训;开阔思路,纵向掌握疾病知识,横向掌握相关疾病的异同点。随着科技的不断进步,以及检查手段越来越先进,临床医生对以及检查手段的依赖性越来越强,因此辅助科室所提供的参考信息对于临床医生的正确诊断起着至关重要的引导作用。这就要求辅助科室医生既要提高自身的技术水平,又要了解一定的与疾病相关的临床知识,才能更好地做出诊断,服务临床。同时,临床科室的医生和辅助科室的医生应加强沟通,对于疑难病例及复杂病例应相互学习,相互研究,共同探讨,既能增长知识,又能减少误诊概率。

2. 详细询问病史及细致查体　众所周知,详细的询问病史对于疾病的诊断及鉴别诊断具有举足轻重的作用。因泌尿系结石复发率高,多数泌尿系结石患者既往多有结石病史,接诊此类患者时应注意询问病史,如是女性患者应详细询问月经史、婚育史,既往有无其他妇科疾病,注意与巧克力囊肿、异位妊娠破裂、卵巢囊肿蒂扭转、黄体破裂等妇科急腹症进行鉴别诊断;对既往有消化性溃疡、胆囊炎、胆结石病史者亦应注意详细询问病史并注意鉴别诊断。接诊疑似输尿管结石患者应仔细查体,注意肾区及输尿管走行区有无叩击痛,该病患者一般无明显压痛、反跳痛、肌紧张等腹膜刺激症状,可以鉴别。

3. 注意鉴别诊断　输尿管结石临床表现多样,要及时做出正确的诊断,要求临床医生熟悉本病的典型临床表现及与相关种疾病的鉴别诊断要点。输尿管上段结石需注意与急性胰腺炎、腰腹部带状疱疹、胆囊炎、胆结石相鉴别;右侧输尿管中段结石需要注意与急性阑尾炎、胃十二指肠溃疡穿孔鉴别,左侧输尿管中段结石需注意与肠梗阻、肠扭转鉴别;输尿管下段结石表现为下腹部疼痛,向会阴部、阴囊放射,尤其是输尿管壁内段结石,伴有尿频、尿急、尿痛、排尿困难症状,需要与泌尿系感染鉴别,男性需要与睾丸扭转、睾丸炎、前列腺增生症、前列腺炎、尿潴留等疾病鉴别,女性需要与卵巢囊肿蒂扭转、巧克力囊肿破裂、异位妊娠破裂、黄体破裂等妇科急腹症鉴别。

4. 选择相关的医技检查　接诊疑似输尿管结石的急腹症患者,为避免漏诊和误诊,应及时行尿常规、泌尿系超声或腹部 X 线平片等检查,如出现血尿甚或是肉眼血尿对诊断泌尿系结石具有一定临床意义。超声和腹部 X 线平片检查多为筛查手段,如超声探及结石或 X 线平片明确结石,可确诊,但如果没有发现结石,也不能完全排除结石可能,需进一步行静脉尿路造影、螺旋 CT 尿路造影检查,对发现小结石及 X 线阴性结石敏感性和特异性均较高。

此外,临床医师在诊断疾病时应以点概面,不能忽略任何有价值的诊断信息,既要依赖经验,又不能完全凭经验诊断疾病;既要依赖医技检查,又要知道医技检查的局限性,应对其症状、体征及医技检查结果进行综合分析,以避免或减少误诊误治。

(张剑飞)

第六节　睾丸扭转

一、概述

1. 发病特点及病因　睾丸扭转又称精索扭转,是由于睾丸和精索的解剖异常或活动度加大而引起的扭转,使精索内的血液循环发生障碍,引起睾丸缺血、坏死。睾丸扭转可以在任何年龄发病,但以青少年为主。Barada 等报道 25 岁以下男性发病率约为 1/4 000,占急性阴囊疾病的 25%～35%,睾丸扭转左侧多见,左右侧发生比约为 1.2:1,其与左侧精索较长有关。睾丸扭转分为鞘膜内型和鞘膜外型。鞘膜内型(囊内型扭转)最常见,占睾丸扭转的 90% 以上,高发年龄为 12～18 岁,发病与先天性解剖异常有关,其主要原因为:① 睾丸鞘膜壁层在精索的止点过高,鞘膜腔内精索过长;② 睾丸系带过长或者缺如;③ 睾丸、附睾被鞘膜完全包裹,丧失了后方与阴囊壁的直接附着;④ 睾丸下降不全或为腹腔内隐睾,睾丸呈水平位。鞘膜外型(囊外型扭转)较少见,多见于新生儿和 1 岁以内婴幼儿,为睾丸系带未能与阴囊壁完全附着,精索与鞘膜囊共同旋转,扭转常发生在外环口附近。病理性妊娠和经阴道分娩脐带受压可能为其诱因。睾丸扭转多发生于睡眠中或睡眠刚起床时,约占睾丸扭转的 40%,与睡眠中迷走神经兴奋性高提睾肌收缩增加有关,同时睡眠过程中两腿的挤压及姿势的变更,使睾丸被迫改变位置而发生扭转。此外,剧烈活动、性生活、外伤、温度变化等也是造成睾丸扭转的重要诱因。Lyronis 等研究结果显示,睾丸扭转也可能与气温低时精索过度收缩有关。

2. 临床表现及典型影像学特点　睾丸扭转典型临床表现如下:① 患侧阴囊突然出现剧烈疼痛,多在睡梦中突然疼醒,疼痛向腹股沟或者下腹部放射,可伴有恶心、呕吐,无明显发热;② 睾丸肿大、触痛明显是睾丸扭转的常见体征,但是阴囊皮肤一般无发红及皮温增高;③ 睾丸上移或呈横位,阴囊抬高试验(Prehn 试验)阳性;④ 提睾反射减弱或者消失;⑤ 既往有类似短暂阴囊疼痛发作病史。

彩色多普勒超声检查睾丸扭转典型影像学表现为患侧睾丸、附睾在阴囊内位置改变,睾丸内血流减少或者消失,睾丸增大,内部回声不均,若有片状低回声区提示睾丸已经坏死。由于彩色多普勒超声经济、方便、无创伤性,诊断敏感性和准确性较高,常作为诊断睾丸扭转的首选检查方法。阴囊核素显像表现为患侧放射性核素分布缺失的"冷结节",诊断的准确率高,但阴囊核素显像设备不普及、价格昂贵,不是睾丸扭转的首选检查方法。CT 平扫患侧睾丸内见密度不均匀的片状高密度影,与周围结构不清;增强扫描病灶呈环形不均匀强化,为诊断睾丸扭转的金标准,但多作为补充检查手段。Ovali 等学者认为 CT 灌注显像可作为睾丸扭转诊断不确定情况的替代方法。

3. 治疗原则　治疗原则为尽早复位,对侧睾丸预防性固定。睾丸扭转的治疗方法有手法复位和手术治疗。手术治疗根据睾丸是否坏死采取睾丸复位固定术和睾丸切除术。因此术前判断睾丸是否坏死至关重要。睾丸是否坏死取决于扭转的程度及扭转的时间。睾丸扭转 90°,持续 7 d 才发生坏死;扭转 180°持续 3～4 d 即发生坏死;扭转 360°持续 12～24 h 即发生睾丸坏死;扭转 720° 2 h 即发生坏死。发病时间短(<6 h),复位后睾丸血供良好,可行睾丸固定术,;扭转 6～12 h 者,根据术中情况决定睾丸是否保留;>24 h 者睾丸不宜保留。Arada 等的三级评分系统为切开睾丸深达髓质,观察创面渗血时间,Ⅰ级:立即出现;Ⅱ级:10 min 内出现;Ⅲ级:10 min 内不出现。Ⅰ级和Ⅱ级可保留睾丸,Ⅲ级必须切除睾丸。

二、诊断标准

参照《吴阶平泌尿外科学》诊断标准:① 症状:患侧阴囊突然出现剧烈疼痛,多在睡梦中突然疼醒,疼痛向腹股沟或者下腹部放射,可伴有恶心、呕吐。② 体征:患侧睾丸肿大、触痛明显是睾丸扭转的常见体征,睾丸上移或者呈横位;阴囊抬高试验(Prehn 试验)阳性;提睾反射减弱或者消失。③ 医技检查:超声提示睾丸血流量减少或消失;阴囊核素显像表现为患侧放射性核素分布缺失的"冷结节",诊断的准确率高。

三、误诊文献研究

1. 文献来源及误诊率　2004—2013 年发表在中文医学期刊并经遴选纳入误诊疾病数据库的睾丸扭转误诊文献共 167 篇,累计误诊病例 2 001 例。119 篇文献可计算误诊率,误诊率 53.98%。

2. 误诊范围　本次纳入的 2 001 例睾丸扭转误诊为 25 种疾病 2 013 例次,以误诊为泌尿系疾病和消化系统疾病为主,居前三位的误诊疾病为附睾-睾丸炎、睾丸炎、附睾炎,少见的误诊疾病包括腹股沟淋巴结炎、隐睾恶性肿瘤、附睾恶性肿瘤、前列腺炎。6 例漏诊,13 例初诊诊断不明确。具体见表 16 - 6 - 1。

表 16 - 6 - 1　睾丸扭转主要误诊疾病

误诊疾病	误诊例次	百分比(%)	误诊疾病	误诊例次	百分比(%)
附睾-睾丸炎	822	40.83	肾绞痛	48	2.38
睾丸炎	419	20.81	急性阑尾炎	46	2.29
附睾炎	338	16.79	鞘膜积液	34	1.69
腹股沟疝	72	3.58	嵌顿性疝	29	1.44
睾丸肿物	49	2.43	泌尿系结石	28	1.39

误诊疾病	误诊例次	百分比(%)	误诊疾病	误诊例次	百分比(%)
胃肠炎	25	1.24	肠梗阻	4	0.20
睾丸损伤	21	1.04	睾丸血肿	3	0.15
阴囊挫伤	10	0.50	睾丸恶性肿瘤	3	0.15
急腹症	9	0.45	附睾结核	3	0.15
睾丸良性肿瘤	7	0.35	阴囊血肿	3	0.15
肠痉挛	7	0.35	隐睾	3	0.15
肠扭转	5	0.25			

3. 医院级别　本次纳入统计的 2 001 例睾丸扭转共误诊 2 013 例次,其中误诊发生在三级医院 538 例次(26.73%),二级医院 1 211 例次(60.16%),一级医院 263 例次(13.07%),其他医疗机构 1 例次(0.05%)。

4. 确诊手段　本次纳入的 2 001 例睾丸扭转,经手术明确诊断 1 951 例(97.50%),其中 858 例(42.88%)经手术病理检查确诊,1 093 例(54.62%)术中肉眼所见确诊;超声检查确诊 50 例(2.50%)。

5. 误诊的后果　本次纳入的 2 001 例睾丸扭转中,1 958 例文献描述了误诊与疾病转归的关联,43 例预后与误诊关联不明确。按照误诊数据库对误诊后果的分级评价标准,可统计误诊后果的病例中,23.60%(462/1 958)的患者为Ⅲ级后果,未因误诊误治造成不良后果;76.40%(1 496/1 958)的患者造成Ⅱ级后果,其中 3 例手术扩大化或不必要的手术,1 493 例因误诊误治导致病情迁延或不良后果。

四、误诊原因分析

文献报道睾丸扭转的误诊率为 42.4%。陈长青等学者报道睾丸扭转首诊误诊率为 84.3%。可见睾丸扭转的误诊率相当高。依据本次纳入的 167 篇文献提供的睾丸扭转误诊原因出现频次,经计算机统计归纳为 9 项,居前 3 位为经验不足缺乏对该病的认识、问诊及体格检查不细致、未选择特异性检查项目,见表 16 - 6 - 2。

表 16 - 6 - 2　睾丸扭转误诊原因

误诊原因	频　次	百分率(%)	误诊原因	频　次	百分率(%)
经验不足,缺乏对该病的认识	135	80.84	医院缺乏特异性检查设备	23	13.77
问诊及体格检查不细致	92	55.09	缺乏特异性症状、体征	19	11.38
未选择特异性检查项目	89	53.29	影像学诊断原因	9	5.39
诊断思维方法有误	26	15.57	病人主述或代述病史不确切	3	1.80
过分依赖或迷信辅助检查结果	23	13.77			

1. 对睾丸扭转认识不足　据相关文献报道,三级医院与二级医院、一级医院或者社区医疗机构在误诊率上存在显著差异,温端改等报道睾丸扭转在三级医院与二级医院、一级医院的首诊误诊率分别为 31%、83%、100%,基层医院,尤其是非泌尿外科专业医师对本病缺乏足够的认识,对于睾丸肿痛的患者通常初步诊断为附睾睾丸炎,予抗感染治疗数天,效果不明显,等到诊断清楚时,睾丸已经缺血坏死而错过了最佳治疗时机。

2. 临床医生缺乏责任心　因为睾丸扭转绝大部分发生在夜间,到医院就诊时医生昏昏欲睡,极个别缺乏责任心的医生不愿夜间手术影响休息,推诿患者到其他医院就诊,或者患者害怕手术治疗,要求转院治疗,医生未向患者交代清楚延迟诊治可能出现的危害,错过最佳治疗时机。

3. 体检不细致　详细的体格检查对睾丸扭转诊断至关重要。随着临床各种现代诊疗设备进步,许多医生忽视了最基本的体格检查,甚至患者就诊后根本不进行体格检查。如发生睾丸扭转,体检不难发现睾丸、附睾触痛明显,睾丸上移,阴囊抬高试验阳性(Prehn),受累侧提睾反射消失,出现横位或者前位睾丸等。提睾反射消失为睾丸扭转最敏感的体征,敏感率为99%,但是不能作为排除性诊断标准。

4. 超声医生经验不足及临床过分依赖检查设备　彩色多普勒超声(彩超)是诊断睾丸扭转的首选检查方法,由于超声检查结果是由超声医生进行判断,其水平和经验不同,可能导致诊断的准确性明显不同。此外,对于扭转程度轻、时间短的患者,超声检查可能不提示睾丸血流减少,甚至出现增强信号,容易出现误诊。Allen 报道5例睾丸扭转手术探查结果与超声检查结果不符的病例。超声科医师单凭睾丸附睾血流判断睾丸是否扭转,缺乏相关的临床知识,与临床医生沟通不足,是导致误诊的原因之一。Vijayaraghavan 对221例急性阴囊疼痛患者进行了分析,认为急诊阴囊超声必须对精索进行探查,"漩涡征"是精索扭转的特异性和敏感性标志。可见虽然超声诊断的准确性已经相当高,但是临床医生仍不能完全依赖于检查设备,即使最先进的检查仍存在误诊的概率。Bucks 指出彩超检查对睾丸扭转和缺血的诊断准确率为97%,敏感性为86%,特异性为100%;Baker 报道敏感性为88.9%,特异性为98.8%。可见超声亦存在一定的误诊率,超声提示睾丸内血流正常,不能完全排除睾丸扭转可能性。

另外,部分患者对外生殖器异常情况难以启齿是本病延误治疗的又一客观原因之一。据相关文献报道,85%男性被调查者认为睾丸肿胀和36%男性睾丸肿痛没有必要立即就医。外生殖器为人体的隐私部位,大部分患者对于此部位的疾病能忍则忍,害羞或者怕人笑话而拒绝就诊,是导致睾丸扭转延迟就诊的重要原因。睾丸扭转的治疗在于及时诊断、及时治疗,误诊或者延迟诊治都会造成严重的后果,甚至睾丸切除。

五、防范误诊措施

睾丸扭转延误治疗主要集中在患者延迟就诊及就诊后的误诊、转诊等环节。文献报道,睾丸扭转6 h内复位者睾丸挽救率为90%,12 h内复位者睾丸挽救率为50%,超过24 h复位睾丸挽救率小于10%。Jones 回顾性分析睾丸扭转179例的诊疗经过,指出造成睾丸坏死的原因,延迟就诊占58%,首诊误诊占29%,确诊后延迟转诊占13%。因此及时就诊,早期诊断避免误诊和漏诊,及时手术治疗成为挽救扭转睾丸的关键。

1. 加强卫生知识宣教　睾丸扭转多发生于青少年,因此加强对青少年阴囊睾丸疼痛性疾病的卫生宣教是避免延误诊治的重要举措。对青少年突然出现的睾丸疼痛应首先考虑睾丸扭转的可能性,需立即就诊,避免延误诊治造成严重的后果,甚至切除睾丸,影响以后的生育能力。Kosar 等学者认为单侧睾丸扭转会导致机体产生抗精子抗体,从而影响对侧睾丸的生精功能,导致不育。Liu 等学者认为睾丸扭转的诊治知识及延迟就诊、误诊所产生的后果等相关知识应进行公众性教育。

2. 加强基层及超声医师相关知识的培训　基层医生对急性阴囊疾病第一诊断首先想到的是附睾睾丸炎,缺乏对睾丸扭转延迟诊断、误诊所造成的危害的认识,因此基层医生应不断提高自身的业务水平,加强学习,拓宽自身的知识面和诊断思路。临床上睾丸扭转需注意与附睾炎、病毒性睾丸炎、梅毒性睾丸炎、腹股沟嵌顿疝、睾丸附件扭转、输尿管结石、肾绞痛、腹股沟炎性肿块、睾丸肿瘤等疾病鉴别。接诊急性阴囊肿痛患者应首先想到睾丸扭转的可能性,及时行阴囊超声检查可明显降低误诊概率。辅助科室医生应加强本专业及临床知识的学习,加强与临床的沟通,对相应疾病的典型临床表现、相关疾病的鉴别诊断及治疗有所了解，才能更好地服务于临床，提高诊断的准确率。

3. 详细的病史询问及仔细的体格检查　任何一种检查不能替代详细的病史询问和体格检查，临床医生接诊此类患者应细致询问病史及详细的专科检查，尤其夜间就诊的年轻男性患者，应根据患者症状、体征及病史、医技检查结果进行综合分析，最终得出可靠的诊断。任何一种检查都有其局限性，临床医生亦不能仅根据经验主义而忽视医技检查的重要性。对临床症状和超声检查结果不符合，高度怀疑睾丸扭转或不能排除睾丸扭转的患者，及早手术探查是必要的。早期阴囊探查可明确诊断，降低睾丸切除率，对于睾丸、附睾炎也非手术禁忌证，可达到减压引流和缩短病程的目的。

（张剑飞）

参考文献

[1] Afgan F，Mumtaz S，Ather MH. Preoperative diagnosis of xanthogranulomatous pyelonephritis[J]. Urol J，2007，4(3)：169-173.

[2] Allen TD，Elder JS. Shortcomings of color Doppler sonography in the diagnosis of testicular torsion[J]. J Urol，1995，154(4)：1508-1501.

[3] Anezinis P，Prassopoulos P，Daskalopoulos G，et al. MRI and CT features in two unusual cases of xanthogranulomatous pyelonephritis[J]. Eur J Radiol，1998，28(1)：98-101.

[4] Arda IS，Ozyaylali I. Testicular tissue bleeding as an indicator of gonadal salvageability in testicnlar torsion surgery[J]. BJU Int，2001，87(1)：89-92.

[5] Baker LA，Sigma D，Mathews RI，et al. An analysis of clinical outcomes using color Doppler testicular ultrasound for testicular torsion[J]. Pediatrics，2000，105(1)：604-607.

[6] Baldisserotto M. Scrotal emergencies[J]. Pediatr Radiol，2009，39(5)：516-521.

[7] Barada JH，Weingarten JL，Cromie WJ. Testicnlar salvage and agevelated delay in prsentation of testicular torsion[J]. J uvol，1989，142(3)：746-748.

[8] Beachley MC，Ranniger K，Roth FJ. Xanthogranulomatous pyelonephritis[J]. Am J Roentgenol Radium Ther Nucl Med，1974，121(3)：500-507.

[9] Bingöl-Kologhu M，Ciftçi AO，Senocak ME，et al. Xanthogranulomatous pyelonephritis in children：diagnostic and therapeutic aspects[J]. Eur J Pediatr Surg，2002，12(1)：42-48.

[10] Brown PS，Dodson M，Weintrub PS. Xanthogranulomatous pyelonephritis：report of nonsurgical management of a case and review of the literature[J]. Clin Infect Dis，1996，22(2)：308-314.

[11] Brunner R，Drolz A，Scherzer TM，et al. Renal tubular acidosis is highly prevalent in critically ill patients[J]. Crit Care，2015，19：148.

[12] Burks DD，Markey BJ，Burkhard TK，et al. Suspected testicular torsion and ischemia：evalution with color Doppler sonography[J]. Radidogy，1990，175(2)：815.

[13] Cozzutto C，Carbone A. The xanthogranulomatous process. Xanthogranulomatous inflammation[J]. Pathol Res Pract，1988，183(4)：395-402.

[14] Craig WD，Wagner BJ，Travis MD. Pyelonephritis：radiologic-pathologic review[J]. Radiographics，2008，28(1)：255-277.

[15] Dalrymple NC，Verge M，Anderson KR. The value of unenhanced helical computerized tomographyin the management of acute flonk plain[J]. J Urol，1998，159(3)：735-740.

[16] Eastham J，Ahlering T，Skinner E. Xanthogranulomatous pyelonephritis：clinical findings and surgical

considerations[J]. Urology，1994,43(3):295 - 299.

　　[17] Eifinger F，Ahrens U，Wille S,et al. Neonatal testicular infarction—possibly due to compression of the umbilical cord? [J]. Urology,2010,75(6):1482 - 1484.

　　[18] Hall AM，Bass P，Unwin RJ. Drug-induced renal Fanconi syndrome[J]. QJM,2014,107(4):261 - 269.

　　[19] Hartman D S，Davis C J，Johns T, et al. Cystic renal cell carcinoma[J]. Urology，1986,28(2):145 - 153.

　　[20] Ho CI，Wen YK，Chen ML. Xanthogranulomatous pyelonephritis successfully treated with antibiotics only[J]. J Chin Med Assoc，2008,71(12):643 - 645.

　　[21] Huang CR. Pediatric Urological Surgery[M]. Jinan: shan dong science and Technology press，1966: 230 - 231.

　　[22] Jones DJ,Macreadie D，Morgnas BT. Testicular torsion in the armed services:twelve year review of 179 cases[J]. Br J Srug，1986,73(8):624 - 626.

　　[23] Kaneko K，Nagaoka R,Ohtomo Y，et al. Xanthogranulomatous pyelonephritis in a child with cystinuria [J]. Nephron，1998,80(1):102 - 103.

　　[24] Keven K,Ozturk R，Sengul S，et al. Renal tubular acidosis after kidney transplantation—incidence，risk factors and clinical implications[J]. Nephrol Dial Transplant,2007,22(3):906 - 910.

　　[25] Khalid S，Zaheer S，Zaheer S，et al. Xanthogranulomatous pyelonephritis: Rare presentation of a rare disease[J]. South Asian J Cancer，2013,2(1):4.

　　[26] Kim J C. US and CT findings ofxanthogranulomatous pyelonephritis[J]. Clin Imaging，2001,25(2): 118 - 121.

　　[27] Kim SW，Yoon BI，Ha US，et al. Xanthogranulomatous pyelonephritis: clinical experience with 21 cases [J]. J Infect Chemother，2013,19(6):1221 - 1224.

　　[28] Kitterer D，Schwab M，Alscher MD，et al. Drug-induced acid-base disorders[J]. Pediatr Nephrol,2015, 30(9):1407 - 1423.

　　[29] KosarA，Kupeli B，Aleigir G，et al. Immunologic aspect of testicrlar: detection of antibodies in contra lateral testizle[J]. Eururol，1999,36(6):640 - 644.

　　[30] Liu CC，Huang SP，Chou YH，et al. Clinical presentation of acutescroturn in young males[J]. Kaohsinng J Medsci，2007,23(6):281 - 285.

　　[31] Lyronis ID，plonmis N，Vlahakis I，et al. Acute scrotum: etiology，clinical presartation and seasonal variation[J]. Indian J pediatr，2009,76(4):407 - 410.

　　[32] Malek RS，Elder JS. Xanthogranulomatous pyelonephritis: a critical analysis of 26 cases and of the literature[J]. J Urol，1978,119(5):589 - 593.

　　[33] Motzer RJ，Bander NH，Nanus DM. Renal cell carcinoma[J]. N Engl J Med，1996,335(12):865 - 875.

　　[34] Nasrallah P，Nair G,Congeni J，et al. Testicular health awareness in pubertal male[J]. J Urol，2000,164 (3pt2):1115 - 1117.

　　[35] National Kidney Foundation. KDOQI clinical practice guidelines for chronic kidney disease: evaluation, classification，and stratification[J]. Am J Kidney Dis，2002,39(2 Suppl 1):S1 - S266.

　　[36] National Kidney Foundation. KDIGO 2012 clinical practice guideline for the evaluation and management of chronic kidney disease[J]. Kidney Int Suppl，2013,3(1):1 - 150.

　　[37] Nicolle LE. Xanthogranulomatous Pyelonephritis [M]. //Skorecki K，Chertow GM，Marsden PA，et al. Brenner & Rector's the kidney，10th edition. Philadelphia，PA: Elsevier，2015:1251 - 1252.

　　[38] Ovali GY，Yiluaz O，Tarhan S，et al. Perfusion CT evaluation in experimentally induced testicular torsion[J]. Can urol Assoc J，2009,3(5):383 - 386.

　　[39] Papadopoulos I，Wirth B，Wand H. Xanthogranulomatous pyelonephritis associated with renal cell carcinoma: report on two cases and review of the literature[J]. Eur Urol，1990,18:74.

　　[40] Parker MD，Clark RL. Evolving concepts in the diagnosis ofxanthogranulomatous pyelonephritis[J]. Urol

Radiol，1989，11(1)：7－15.

[41] Quinn FM，Dick AC，Corbally MT，et al. Xanthogranulomatous pyelonephritis in childhood[J]. Arch Dis Child，1999，81(6)：483－486.

[42] Rajesh A，Jakanani G，Mayer N，et al. Computed tomography findings in xanthogranulomatous pyelone-phritis[J]. Clin Imaging Sci，2011，1：45.

[43] Rattansingh A，Adamson B，Cosgrove D. Bidirectional flow with in the intratesticular arteries caused by microvenous thrombosis secondary to testicular torsion[J]. J Ultralsound Med，2009，28(6)：817－821.

[44] Reddy P. Clinical approach to renal tubular acidosis in adult patients[J]. Int J Clin Pract，2011，65(3)：350－360.

[45] Roth KS，Chan JC. Renal tubular acidosis：a new look at an old problem[J]. Clin Pediatr (Phila)，2001，40(10)：533－543.

[46] Santos F，Ordóñez FA，Claramunt-Taberner D，et al. Clinical and laboratory approaches in the diagnosis of renal tubular acidosis[J]. Pediatr Nephrol，2015，Apr 1. [Epub ahead of print].

[47] Sharma S，Gupta A，Saxena S. Comprehensive clinical approach to renal tubular acidosis[J]. Clin Exp-Nephrol，2015，19(4)：556－561.

[48] Sparano A，Acampora C，Scaglione M，et al. Using color power doppler ultrasound imaging to diagnose the acute scrotum. a pictorial essay[J]. E Morg Radiol，2008，15(5)：289－294.

[49] Vijayaraghavan S B. Sonographic differential diagnosis of acute scrotum-veal-time uhirlpool sign：a key sign of torsion[J]. Jultralsounnd Med，2006，25(5)：563－574.

[50] Zhang L，Wang F，Wang L，et al. Prevalence of chronic kidney disease in China：a cross-sectional survey [J]. Lancet，2012，379(9818)：815－822.

[51] Zugor V，Schott GE，Labanaris AP. Xanthogranulomatous pyelonephritis in childhood：a critical analysis of 10 cases and of the literature[J]. Urology，2007，70(1)：157－160.

[52] 艾玉姝，杨祖军. 泌尿系结石 36 例误诊分析[J]. 现代中西医结合杂志，2008，17(14)：2215.

[53] 陈江华. 慢性肾衰竭[M].//葛均波，徐永健. 内科学. 8 版. 北京：人民卫生出版社，2013：524－532.

[54] 陈孝平，汪建平. 外科学[M]. 8 版. 北京：人民卫生出版社，2013：574－579.

[55] 陈长青，陈方，齐隽，等. 睾丸扭转诊治 66 例分析[J]. 上海交通大学学报（医学版），2008，4(28)：444－447.

[56] 丛日波，解涛. 肾盂移行细胞癌误诊为肾结核[J]. 临床误诊误治，2007，20(3)：33.

[57] 邓耀良，叶章群，李虹. 泌尿系结石临床诊断治疗学——从指南到临床[M]. 北京：人民卫生出版社，2009：34－37.

[58] 高回青，郭亮. 囊性肾细胞癌的 CT 诊断及鉴别诊断（附 12 例报告）[J]. 中国血液流变学杂志，2008，18(3)：441－444.

[59] 何永华. 上泌尿道结石误诊为胃炎 24 例分析[J]. 基层医学论坛，2011，15(12)：1185.

[60] 黄晓波，王晓峰，朱积川，等. 巨大肾积水并发肾盂移行细胞癌的探讨（附 2 例报告）[J]. 北京医科大学学报，1995，27(4)：270.

[61] 黄兆民. 黄色肉芽肿性肾盂肾炎的影像学诊断与鉴别诊断[J]. 临床放射学杂志，1999，18(5)：314－315.

[62] 贾文明，郭建军，王战强，等. 睾丸扭转 16 例临床诊治分析[J]. 中华实用诊断与治疗杂志，2012，26(1)：89－91.

[63] 姜宏宁，张晓莹，梁虹，等. 16 层螺旋 CT 尿路造影对输尿管下段小结石的诊断价值[J]. 上海医学影像，2008，17(2)：137－138.

[64] 靖涛，浦金贤. 睾丸扭转 35 例临床分析[J]. 实用诊断与治疗杂志，2006，20(3)：185－186.

[65] 孔祥田，夏同礼，曾荔，等. 肾血管平滑肌脂肪瘤影像学误诊原因的探讨[J]. 中华泌尿外科杂志，1998，19(10)：658－659.

[66] 李新民，韩丹丹，姚红霞. 肉芽肿性肾盂肾炎的影像学诊断与鉴别诊断[J]. 中国 CT 和 MRI 杂志，2015，13(6)：51－53.

[67] 李颖嘉,文戈,龚渭冰.彩色多普勒超声对睾丸扭转的诊断及意义[J].中国超声医学杂志,2004,20(1):55-57.

[68] 刘红辉.输尿管下段结石误诊为前列腺炎23例分析[J].浙江中医药大学学报,2011,35(5):706-707.

[69] 那彦群,郭震华.实用泌尿外科学[M].北京:人民卫生出版社,2009:169-170.

[70] 那彦群,叶章群,孙颖浩,等.中国泌尿外科疾病诊断治疗指南[M].北京:人民卫生出版社,2014:135-161.

[71] 宋永胜,宋彦,吴斌.精索扭转的诊断及治疗研究:附54例报告[J].临床泌尿外科杂志,2010,25(2):135-138.

[72] 孙艳,石远凯,王子平,等.临床肿瘤内科手册[M].5版.北京:人民卫生出版社,2013:648-649.

[73] 屠国伟,朱同玉,许明,等.肾盂输尿管连接部梗阻合并肾盂癌误诊1例分析[J].中国误诊学杂志,2007,7(19):45-78.

[74] 万宏,燕杨瑜,卢钢,等.增强CT对肾盂癌的鉴别诊断价值[J].医学影像,2009,47(26):97-98.

[75] 王海燕,郑法雷,刘玉春.原发性肾小球疾病分型与治疗及诊断标准专题座谈会纪要[J].中华内科杂志,1993,32(2):131-134.

[76] 王文军.微灶肾盂癌误诊漏诊原因分析[J].河南外科学杂志,2011,17(5):77-79.

[77] 王先进,沈周俊,钟山,等.睾丸扭转的诊治分析:附20例报告[J].国际泌尿系统杂志,2011,31(1):14.

[78] 温端改,李纲,侯建全.睾丸扭转延误诊断分析[J].国际外科学杂志,2007,34(5):360-361.

[79] 吴阶平.泌尿外科学[M].济南:山东科技出版社,2004.

[80] 吴昀.输尿管下段结石误诊为尿潴留8例分析[J].中国误诊学杂志,2011,11(7):1651.

[81] 习明,胡卫列.肾细胞癌误诊为肾囊肿1例分析[J].中国误诊学杂志,2007,7(7):1555-1556.

[82] 徐春仙.输尿管结石误诊肠梗阻一例[J].中国疗养医学,2012,21(12):1142.

[83] 杨瑞.输尿管结石误诊为其他疾病20例分析[J].河南科技大学学报(医学版),2010,28(2):123-124.

[84] 杨奕.婴幼儿睾丸扭转的早期诊断和治疗方法选择[J].临床泌尿外科杂志,2005,20(7):412-413.

[85] 应向荣,叶章群,李新德.黄色肉芽肿性肾盂肾炎的误诊原因分析[J].中华泌尿外科杂志,2006,27(6):397-399.

[86] 张百平,詹玉春.误诊为急性阑尾炎4例的病例分析[J].中国社区医师,2011,13(6):181.

[87] 张建华,官润云,刘孝东,等.隐匿型肾癌的诊断和治疗(附8例报道)[J].中国医药指南,2008,6(24):431-432.

[88] 张锦玉,鲁云鹤.因肾癌误诊导致医疗事故1例分析[J].中国误诊学杂志,2007,7(7):15-56.

[89] 张新明,郭德迎.以排尿不适就诊的输尿管下段结石误诊22例分析[J].临床荟萃,2011,26(15):1360-1361.

[90] 张沂南,夏术阶,韩邦旻,等.囊性肾癌的诊治及预后(附31例报告)[J].现代泌尿外科杂志,2006,11(1):20-22.

[91] 张志,杜丹.肾嫌色细胞癌误诊肾结核1例[J].第四军医大学学报,2007,28(15):14-15.

[92] 赵晓东,韩志鹏,褚微,等.肾癌与肾血管平滑肌脂肪瘤相互误诊分析[J].临床误诊误治,2005,18(10):718.

[93] 中华医学会肾脏病分会透析移植登记工作组.1999年度全国透析移植登记报告[J].中华肾脏病杂志,2001,17(2):77-78.

[94] 周宁,王永岭,刘长福.肾癌一例多次误诊讨论[J].临床误诊误治,2006,19(2):60-61.

[95] 朱明德.要增强肾小管酸中毒的临床诊断意识[J].中国实验诊断学,1997,1(4):89.

第十七章

妇产科疾病

第一节　异位妊娠

一、概述

受精卵在子宫腔以外的部位着床称为异位妊娠,根据受精卵着床的部位不同分为输卵管妊娠、卵巢妊娠、腹腔妊娠、阔韧带妊娠、宫颈妊娠、残角子宫妊娠和剖宫产瘢痕妊娠等,其中以输卵管妊娠的发生率最高,但是随着我国计划生育政策的改变,以及20世纪八九十年代剖宫产率的提高,目前,我国临床剖宫产瘢痕妊娠的发生率也明显升高。

输卵管妊娠的发病原因主要是以输卵管的损伤为主,例如输卵管炎症、输卵管手术史、先天性输卵管发育异常、避孕失败以及辅助生殖技术的应用等因素。输卵管妊娠结局有输卵管妊娠流产、输卵管妊娠破裂、陈旧性异位妊娠和继发性腹腔妊娠,其中输卵管妊娠流产多见于妊娠8~12周输卵管壶腹部妊娠,输卵管妊娠破裂多见于6周左右输卵管峡部妊娠,但以妊娠12~16周发生破裂的输卵管间质部妊娠严重,该部位管腔周围肌层较厚,血运丰富,且易与宫角妊娠混淆,一旦破裂腹腔内出血较严重,短时间内可出现低血容量休克症状,危及患者生命。近年来由于剖宫产术后再次妊娠的孕妇增多,剖宫产瘢痕部位妊娠的发生率逐年增加,病因考虑与子宫切口部位的选择、子宫切口愈合不良、再次妊娠的间隔时间过短和受精卵着床异常等有关。由于受精卵着床在瘢痕处,瘢痕组织的收缩能力差,子宫肌层较为薄弱,在流产过程中子宫血管及血窦不能关闭,造成子宫大量出血,直接威胁患者生命。卵巢妊娠、腹腔妊娠、宫颈妊娠等主要与受精卵着床部位有关。

二、诊断标准

异位妊娠是妇产科最为常见的急腹症,多以停经后腹痛与阴道流血为主,但是卵巢妊娠和腹腔妊娠因妊娠部位原因可无阴道流血症状。腹腔内出血增多可出现休克症状,妊娠流产或者破裂后形成血肿,血液凝固后与周围组织粘连时可形成包块,当包块较大时腹部可触及。实验室检查尿HCG及血HCG增高,连续测定血HCG,若倍增时间大于1周,异位妊娠可能性较正常妊娠大,若倍增时间小于1.4 d,则异位妊娠可能性较小;其次,B型超声诊断在异位妊娠的诊断中至关重要,可以明确异位妊娠的部位和大小。B超声像图主要是在宫腔以外的部位探及胚芽和原始心血管搏动,宫腔内未见妊娠囊,有时因妊娠破裂出血,周围因血肿包裹,组织界限不清,不能探及明显的妊娠囊时,仍要高度怀疑异位妊娠可能。结合血HCG检查,若血HCG>2 000 U/L、阴道超声未见宫内妊娠囊时,异位妊娠诊断基本成立。

目前,诊断异位妊娠的金标准为腹腔镜检查。而阴道后穹隆穿刺抽出暗红色不凝血适用于可疑腹腔内出血的患者,但陈旧性异位妊娠或无内出血、内出血很少、血肿位置较高、盆腔炎性后遗症患者可能抽不出血液,因此阴道后穹隆穿刺主要是判断有无腹腔内出血的情况。诊断性刮宫可用于超声不能明确妊娠部位与宫内妊娠可疑的鉴别诊断,需要将刮出内容物送检,见到绒毛诊断为宫内妊娠,未见绒毛仅见蜕膜考虑为异位妊娠,但该诊断方法极少应用。

三、误诊文献研究

1. 文献来源及误诊率　2004—2013 年发表在中文医学期刊并经遴选纳入误诊疾病数据库的异位妊娠文献共 1 242 篇,总误诊例数 12 926 例。其中 346 篇文献可计算误诊率,误诊率 14.42%。1 242 篇文献中,1 072 篇文献包括 11 类不同部位异位妊娠,170 篇文献未明确划分异位妊娠部位,见表 17-1-1。

表 17-1-1　各类异位妊娠误诊文献来源及误诊率

疾病名称	文献篇数	病例总数	误诊例数	误诊率(%)	其他误诊文献	其他误诊例数	总文献数	总误诊数
腹腔妊娠	2	18	13	72.22	33	46	35	59
输卵管妊娠	18	1 964	338	17.21	284	1857	302	2 195
卵巢妊娠	11	237	198	83.54	29	206	40	404
宫角妊娠	24	559	239	42.75	51	107	75	346
宫颈妊娠	20	236	87	36.86	61	91	81	178
异位妊娠	170	36 716	4 436	12.08	205	4 171	375	8 607
宫内宫外复合妊娠	2	26	9	34.62	61	105	63	114
子宫瘢痕妊娠	82	1 589	548	34.49	77	189	159	737
子宫峡部妊娠	4	69	22	31.88	4	9	8	31
子宫肌壁间妊娠	0	0	0	0	22	28	22	28
阔韧带妊娠	0	0	0	0	5	5	5	5
残角子宫妊娠	13	118	99	83.9	64	123	77	222
合计	346	41 532	5 989	14.42	896	6 937	1 242	12 926

2. 误诊范围　本次纳入的 12 926 例异位妊娠共误诊为 91 种疾病 13 141 例次,误诊疾病分布在 10 个系统,虽然误诊为妇产科疾病居多,但值得重视的是,23.06% 的患者误诊为急性胃肠炎、胰腺炎、消化道穿孔等非妇产科疾病,误诊疾病系统分布见表 17-1-2。误诊疾病居前五位的疾病是宫内妊娠、流产、急性阑尾炎、盆腔炎、急性胃肠炎;较少见的误诊疾病包括腹腔妊娠、宫内宫外复合妊娠、盆腔结核、子宫畸形、宫颈粘连、肝破裂、妊娠合并子宫肌瘤、子宫腺肌病、前置胎盘、卵巢妊娠、宫颈炎、植入性胎盘、妊娠合并卵巢囊肿、胎盘滞留、多囊卵巢综合征、经血潴留、眩晕综合征、子宫内膜癌、子宫积血、胎盘早剥、心源性休克、上消化道出血、腹腔内出血、食物中毒、宫颈囊肿、中暑、低血糖症、心律失常、腹腔肿瘤、有机磷农药中毒、肠系膜损伤、急性心肌梗死、十二指肠溃疡、手术后切口血肿、妊娠合并贫血、癫痫、肾炎、腹部卒中、心肌炎、过敏性休克、自发性肾破裂、肝硬化、肝血管瘤、肠系膜淋巴结炎、胆管蛔虫病等。118 例仅作出腹痛、贫血、阴道流血、腹腔积液待查诊断;漏诊 105 例次,诊断不明确 34 例次。误诊疾病见表 17-1-3。

表 17-1-2　异位妊娠误诊疾病系统分布

分　类	例　次	百分比(%)	分　类	例　次	百分比(%)
妇产科疾病	9 976	75.92	消化系统疾病	2 809	21.38

续表

分　类	例　次	百分比（%）	分　类	例　次	百分比（%）
泌尿系统疾病	60	0.46	中毒性疾病	5	0.04
血液系统疾病	29	0.22	内分泌系统疾病	4	0.03
感染性疾病	26	0.20	其他	229	1.74
循环系统疾病	6	0.05			

表 17－1－3　异位妊娠主要误诊疾病

误诊疾病	误诊例次	百分比（%）	误诊疾病	误诊例次	百分比（%）
宫内妊娠	3 763	28.64	卵巢癌	38	0.29
流产	1 885	14.34	子宫内膜异位症	33	0.25
急性阑尾炎	1 873	14.25	宫颈妊娠[a]	31	0.24
盆腔炎	1 285	9.78	脾破裂	31	0.24
急性胃肠炎	768	5.84	胎死宫内	29	0.22
输卵管妊娠[a]	558	4.25	胆囊炎胆石病	26	0.20
卵巢破裂	513	3.90	肠梗阻	25	0.19
月经失调	508	3.87	子宫内膜炎	25	0.19
功能失调性子宫出血	246	1.87	腹膜炎	23	0.18
卵巢肿瘤	194	1.48	妊娠合并子宫畸形	22	0.17
卵巢囊肿蒂扭转	162	1.23	宫角妊娠[a]	20	0.15
滋养细胞病	122	0.93	上消化道穿孔	19	0.14
子宫肌瘤	97	0.74	子宫破裂	19	0.12
盆腔肿物性质待查	80	0.61	胰腺炎	16	0.12
卵巢囊肿	68	0.52	细菌性痢疾	16	0.12
宫内节育器不良反应	60	0.46	流产后子宫复旧不全	13	0.10
痛经	56	0.43	泌尿系感染	11	0.08
出血性输卵管炎	55	0.42	感染性休克	10	0.08
泌尿系结石	47	0.36			

注：a 系各类异位妊娠之间交互误诊。

　　本次纳入研究的异位妊娠误诊病例中，各类异位妊娠间相互误诊病例 629 例，其他异位妊娠误诊为输卵管妊娠 528 例，见表 17－1－4。

表 17－1－4　不同部位异位妊娠相互误诊一览表

疾病	腹腔妊娠	输卵管妊娠	卵巢妊娠	宫角妊娠	宫颈妊娠	宫内宫外复合妊娠	合　计
腹腔妊娠	—	20	1	—	—	—	21
输卵管妊娠	1	—	1	13	—	—	15
卵巢妊娠	1	308	—	1	—	—	310
宫角妊娠	—	143	—	—	—	—	143
宫颈妊娠	—	2	—	—	—	—	2
异位妊娠	—	—	—	—	—	8	8
宫内宫外复合妊娠	1	7	—	—	—	—	8
子宫瘢痕妊娠	—	2	—	—	26	—	28

续表

疾病	腹腔妊娠	输卵管妊娠	卵巢妊娠	宫角妊娠	宫颈妊娠	宫内宫外复合妊娠	合　计
子宫峡部妊娠	—	—	—	—	5	—	5
子宫肌壁间妊娠	—	1	—	4	—	—	5
阔韧带妊娠	—	1	—	—	—	—	1
残角子宫妊娠	6	74	—	2	—	1	83
合计	9	558	2	20	31	9	629

　　本次纳入研究的异位妊娠误诊病例中,误诊为妇产科以外疾病 2 981 例次,其中误诊为急性阑尾炎 1 873 例次(61.31%)、急性胃肠炎 770 例次(25.14%),见表 17 - 1 - 5。

表 17 - 1 - 5　异位妊娠误诊为非妇产科疾病

误诊疾病	误诊例次	百分比(%)	误诊疾病	误诊例次	百分比(%)
急性阑尾炎	1 873	62.83	胰腺炎	16	0.53
急性胃肠炎	770	25.83	细菌性痢疾	16	0.53
腹痛待查	77	2.58	泌尿系感染	11	0.37
泌尿系结石	47	1.57	感染性休克	10	0.34
脾破裂	31	1.01	上消化道出血	9	0.30
胆囊炎胆石病	26	0.87	肝破裂	5	0.17
肠梗阻	25	0.84	低血糖症	4	0.13
腹膜炎	23	0.77	肝硬化	4	0.13
上消化道穿孔	19	0.63	其他	17	0.57

注:包括眩晕综合征、心源性休克、腹腔内出血、食物中毒、中暑、腹腔肿瘤、有机磷中毒、心律失常等。

　　3. 医院级别　本次纳入统计的 12 926 例异位妊娠共误诊 13 141 例次,其中误诊发生在三级医院 3 613 例次(27.50%),二级医院 7 895 例次(60.08%),一级医院 1 460 例次(11.10%),其他医疗机构 173 例次(1.32%)。

　　4. 确诊手段　纳入本次研究的 12 926 例异位妊娠误诊病例中,经手术病理诊断 12 131 例(93.85%),见表 17 - 1 - 6。

表 17 - 1 - 6　异位妊娠确诊手段

确诊手段/检查项目	例　数	百分比(%)	确诊手段/检查项目	例　数	百分比(%)
病理学诊断	12 161	94.08	内镜下肉眼所见	2	0.02
不明确具体方法	21	0.16	影像学诊断	503	3.89
尸体解剖	9	0.07	磁共振检查	5	0.04
手术病检	12 131	93.85	超声检查	498	3.85
肉眼所见	90	0.70	根据症、状体征及辅助检查	172	1.33
手术肉眼所见	88	0.68			

　　5. 误诊后果　本次纳入的 12 926 例异位妊娠中,按照误诊数据库对误诊后果的分级评价标准,可统计误诊后果的病例中,87.67%(11 332/12 926)的患者为Ⅲ级后果,未因误诊误治造成不良后果;12.11%(1 565/12 926)的患者造成Ⅱ级后果,其中 1 523 例手术扩大化或不必要的手术,42 例因误诊误治导致病情迁延或不良后果;仅 0.22%(29/12 926)的患者造成Ⅰ级后果,均为死亡。

异位妊娠破裂,尤其是输卵管间质部妊娠破裂、子宫切口瘢痕妊娠破裂、宫角妊娠破裂,血管丰富,出血量大,患者可快速出现低血容量休克症状。若误诊为阑尾炎、急性肠胃炎等病情相对较轻的疾病,则可延误抢救,甚至造成患者死亡。如输卵管间质部妊娠破裂出血,腹腔内出血短时间内超过 2 000 mL,出现休克症状,抢救不及时,可因多器官衰竭、DIC 等并发症快速死亡。而宫角妊娠由于部位特殊极易误诊为输卵管间质部位妊娠。文献资料显示前期处理及操作不恰当,宫角妊娠易破裂出血,因子宫血管处于开放,失血量大,导致为抢救患者生命迫不得已行子宫切除术,扩大了手术范围。目前,子宫切口瘢痕部位妊娠早期可通过双侧子宫动脉栓塞术、清宫术加用药物流产达到一定的效果,但若诊断为正常妊娠,患者持续妊娠至中晚期则可能发生子宫破裂、胎死宫内及因抢救必须切除子宫的恶性后果,甚至因为失血过多造成 DIC,进而导致患者死亡。资料显示,异位妊娠误诊为先兆流产行清宫术时,术后刮出的宫内组织送病理检查未见绒毛组织提示异位妊娠可能性较大,进而纠正前期错误诊断。除流产外,异位妊娠最易误诊为急性阑尾炎、急性胃肠炎等急腹症,临床医师往往在短时间内立即开腹探查,虽然术前误诊,但却能在术中明确诊断,进而有针对性地对病灶进行处理,减少出血,避免休克的发生,因此虽发生了误诊误治却仍可及时纠正,从而达到有效的治疗效果。

四、误诊原因分析

纳入本次异位妊娠研究的 1 242 篇文献提供的异位妊娠误诊原因主要有 18 项,其中经验不足而缺乏对该病的认识、问诊及体格检查不细致为最主要原因,见表 17-1-7。

表 17-1-7 异位妊娠误诊原因

误诊原因	频 次	百分率(%)	误诊原因	频 次	百分率(%)
经验不足,缺乏对该病的认识	787	63.37	医院缺乏特异性检查设备	14	1.13
问诊及体格检查不细致	613	49.36	病人主述或代述病史不确切	12	0.97
未选择特异性检查项目	493	39.69	病人或家属不配合检查	10	0.81
过分依赖或迷信医技检查结果	431	34.70	多种疾病并存	9	0.72
诊断思维方法有误	229	18.44	手术中探查不细致	6	0.48
缺乏特异性症状、体征	201	16.18	并发症掩盖了原发病	2	0.16
影像学诊断原因	159	12.80	药物作用的影响	2	0.16
过分相信节育效果	114	9.18	对专家权威、先期诊断的盲从心理	2	0.16
病人故意隐瞒病情	95	7.65	病理组织取材不到位	1	0.08

1. 经验不足、缺乏对该病的认识　不同部位的异位妊娠临床表现各异,如首诊医师知识片面,缺乏经验,主观上着重考虑内外科疾病,忽视妇产科情况,易造成误诊。另外,低年资及基层医师对该病发病原因认识不足,忽视放置宫内节育器、输卵管结扎术、不孕史、盆腔炎或盆腔手术史及异位妊娠史、辅助生殖技术(如试管婴儿)等异位妊娠的高危因素,部分内科医生对此认识不足,不了解已实施节育措施者仍有异位妊娠的可能性致误诊。事实上置宫内节育器者较不带节育器者异位妊娠的发生率高 6~8 倍,且带器时间越长,异位妊娠的危险随之增加。近年由于辅助生育技术的应用,异位妊娠发生率增加,误诊概率也随之增加。

2. 问诊、体格检查不细致及诊断思维主观片面　如接诊患者想当然认为是多发常见病,不进行详细的查体;不仔细问问病史,尤其首诊于内、外科者,医师只重视消化、泌尿系统症状,忽略了停经、阴道流血等症状、体征,易误诊为阑尾炎、急性胃肠炎、泌尿系感染等疾患。本组有部分病例因未行妇科检查误诊,部分病例腹腔内已有包块形成,因未仔细查体致漏诊;部分输卵管结扎术后、异位妊娠术后或继发性不孕症的妇女,简单地认为无异位妊娠的可能致误诊。有报道输卵管绝育术后输卵管妊娠的发病率为 0.6%~7.4%;输卵管修补术后 15% 可发生输卵管妊娠。

3. 无特异性症状和体征　由于异位妊娠患者就诊距发病时间不一、破裂口大小、内出血量多少、出血速度、患者耐受性等因人而异,故临床表现多样,且临床并非所有异位妊娠患者都具备典型症状、体征,不典型者易与内科或外科疾病混淆造成误诊。

4. 过分依赖和迷信医技检查　① B超检查误导,早期异位妊娠由于子宫腔内蜕膜与血液形成假孕囊,而误诊为宫内孕囊,与超声质量差、操作者水平有限及临床经验不足等相关。② 医技检查不完善。诊所或基层医院没有条件行血 β-hCG、血清黄体酮(P)及经阴道超声等检查致误诊。

五、防范误诊措施

1. 注意详细询问病史　异位妊娠以输卵管妊娠为主,在临床工作中最常见,提示低年资住院医师及基层医院医师询问病史时需着重询问患者既往有无异位妊娠病史,要注意详细询问处于生育年龄的妇女相关的月经周期、末次月经有无停经史、宫内节育器放置史、盆腔手术史、是否正在进行辅助生殖等,认真分析病史,注意患者月经周期的改变、停经时间,尤其是前次手术为异位妊娠或者行输卵管手术的患者,需要警惕再次发生异位妊娠的可能。故对有停经史、尿妊娠试验阳性、B超提示宫内妊娠者行清宫术前,需行 β-HCG 连续测定以便进一步明确诊断。清宫术后需将宫内组织送病理检查。有文献报道,既往有异位妊娠病史者再发异位妊娠的概率是无异位妊娠病史的 6~8 倍。对重复异位妊娠患者而言,前次异位妊娠的治疗方式和输卵管炎可能是重复异位妊娠的主要原因之一。

另外,不能过分相信节育效果,部分基层医院存在假结扎及结扎方法不牢固,或未结扎断输卵管的情况,故存在绝育结扎术后输卵管再通妊娠可能。

2. 细致的体检并有针对性地选择医技检查　详细而细致的体格检查可以帮助排除消化道疾病。输卵管妊娠破裂后血液集聚在病变区,主要表现为下腹疼痛,聚集在盆底时则主要表现为肛门坠胀感;出血持续增多则短时间内出现休克症状;而阑尾炎表现为转移性右下腹疼痛,位置较为固定。再者,异位妊娠诊断需要针对性地选择医技检查方法。超声对输卵管妊娠有较高的诊断价值,除可以区别宫腔内外有无孕囊外,同时可以估计盆腔积液和是否有腹腔内包块;查尿 HCG 和血 HCG 结合 B超检查有助于判断是否有早孕;后穹隆穿刺可以迅速有效的判断是否伴有腹腔内出血;阴道彩超检查可较早诊断早孕及异位妊娠。

3. 注意鉴别诊断　① 卵巢妊娠的发生率较低,与输卵管妊娠的临床症状相似,极易误诊为输卵管妊娠和黄体破裂,因此早期的鉴别诊断尤其重要,根据病史、体征及医技检查排除诊断,减少误诊,注意术后病理检查。② 宫颈妊娠以停经后无痛性阴道流血为主,因症状与流产相似,故极易误诊为流产,超声可以协助鉴别诊断。宫颈妊娠声像图示宫颈膨大,但宫颈内口闭合,孕囊位于宫颈管或宫颈肌层组织,周围可见血流信号,呈偏心类圆形;而流产的超声图像显示孕囊可脱落于宫颈管,周围无明显血流信号,孕囊呈现不规则萎缩。③ 宫角妊娠即子宫和输卵管连接处妊娠,极易与输卵管间质部妊娠混淆。由于输卵管周围有子宫平滑肌包绕,输卵管间质部妊娠发生破裂的时间较一般输卵管妊娠为迟,但比宫角妊娠早,多发生在停经 12 周以后。两者 B超均显示孕囊位于一侧宫角,呈偏心圆状,但输卵管间质部妊娠周围肌壁不完整,宫腔内仅见蜕膜组织,直视下输卵管间质部妊娠只见宫角一侧扩大,不伴圆韧带外移。④ 子宫瘢痕妊娠极易误诊为宫内妊娠及流产,早期症状及体征不明显,首选超声检查,根据孕囊的生长部位与瘢痕的关系做出判断。早期发现子宫瘢痕妊娠,可以选择合适的治疗方案,避免因误诊盲目行药物流产和人工流产导致大出血,危及患者生命。因此早期明确诊断是避免或减少误诊误治的关键。

（李　真　曹　婷　刘　咏）

第二节　胎盘早剥

一、概述

妊娠满 20 周后或分娩期,正常位置的胎盘在胎儿娩出前,部分或全部从子宫壁剥离,称为胎盘早剥(placental abruption)。国内文献报道发病率在 0.46%～2.1%,为妊娠晚期严重并发症之一,起病急、进展快,严重者可危及母儿生命。胎盘早剥发病原因及机制尚不明确,目前广为学界认可的有以下 3 种:孕妇血管病变、宫腔内压力骤减、机械因素及其他高危因素(高龄、经产、吸烟、可卡因滥用、代谢异常、有血栓形成倾向、子宫肌瘤或有胎盘早剥史)。其主要病理、生理改变是底蜕膜出血并形成血肿,胎盘自血肿处从子宫原附着处分离。根据病理分为显性、隐性及混合性剥离 3 种类型;根据病情严重程度分为Ⅰ、Ⅱ、Ⅲ度。胎盘内出血急剧增多易发生子宫胎盘卒中,严重的胎盘早剥可以引起弥散性血管内凝血(DIC)、继发性纤溶亢进。结合临床表现及体征如腹痛、贫血指征、产科检查情况等、超声及实验室检查可作出初步诊断。胎盘早剥的常见并发症有胎儿宫内死亡、DIC、产后出血、急性肾衰竭、羊水栓塞等,对母儿影响极大,治疗不及时,预后不良。因此,早期识别、积极处理出血性休克、及时终止妊娠、控制 DIC,可改善母儿结局。

二、诊断标准

诊断主要以病史、症状及体征为依据。轻型胎盘早剥的症状、体征不明显时,确诊依赖于临床及 B 超检查除外前置胎盘等其他出血原因。重型胎盘早剥的症状、体征大多典型,诊断不难,但需判断其严重程度及确定有无凝血功能障碍、肾衰竭等并发症。凡孕期有并非羊水过多的其他原因引起的子宫张力增高,亦未临产,特别是伴有妊娠期高血压疾病者,应高度怀疑胎盘早剥。

胎盘早剥按照病情严重程度分为 3 度:①Ⅰ度:多见于分娩期,剥离面积较小,无或有轻微腹痛,贫血体征不明显;腹部检查及胎心率未见明显异常,产后检查见胎盘母体面有凝血块及压迹。②Ⅱ度:胎盘剥离面积达 1/3 左右,常伴有突发的持续性腹痛、腰背部酸胀痛,疼痛程度与胎盘后积血量正相关,可无或有少量阴道流血,贫血程度与阴道流血量无明显相关性;腹部检查可见子宫大于实际妊娠周数,宫底随胎盘后血肿的增大而升高,胎盘附着处压痛,以前壁胎盘为甚,可触及胎位及宫缩,可闻及胎心率。③Ⅲ度:胎盘剥离面积达 1/2 以上,临床症状较Ⅱ度严重,可伴发失血性休克(恶心、呕吐、面色苍白、四肢湿冷、脉搏细数、血压下降等),与失血程度呈正比;腹部检查可见子宫质硬,宫缩间期不松弛,胎位不清,胎心消失,若无凝血功能障碍者为Ⅲa,若出现凝血功能障碍者属Ⅲb。

三、误诊文献研究

1. 文献来源及误诊率　2004—2013 年发表在中文医学期刊并经遴选纳入本次误诊疾病数据库的胎盘早剥文献共 34 篇,总误诊例数 390 例,其中 9 篇文献可计算误诊率,误诊率 32.34%。

2. 误诊范围　纳入本次研究的胎盘早剥 390 例共误诊为 16 种疾病 390 例次,主要的误诊疾病为先兆早产和先兆临产,较少见的误诊疾病为急性胃肠炎、妊娠合并贫血、先兆流产、先兆子宫破裂、胎死宫内、卵巢囊肿蒂扭转、胎儿畸形、胎盘肿瘤、子宫肌瘤,漏诊 145 例次,见表 17-2-1。

表 17-2-1　胎盘早剥主要误诊疾病

误诊疾病	误诊例次	百分比(%)	误诊疾病	误诊例次	百分比(%)
先兆早产	137	35.13	胎儿宫内窘迫	10	2.56
先兆临产	46	11.79	胎盘变性	9	2.31
前置胎盘	15	3.85	胎盘边缘血窦破裂	8	2.05

3. 医院级别　本次纳入统计的胎盘早剥 390 例共误诊 390 例次,其中误诊发生在三级医院 143 例(36.67%),二级医院 212 例(54.36%),一级医院 35 例(8.97%)。

4. 确诊手段　纳入本次研究的 390 例胎盘早剥,经手术肉眼所见确诊 274 例(70.26%),分娩后肉眼所见确诊 112 例(28.72%),依据症状、体征及医技检查确诊 4 例(1.03%)。

5. 误诊后果　本次纳入的 390 例胎盘早剥中,364 例文献描述了误诊与疾病转归的关联,26 例预后与误诊关联不明确。按照误诊数据库对误诊后果的分级评价标准,可统计误诊后果的病例中,86.81%(316/364)的患者为Ⅲ级后果,未因误诊误治造成不良后果;13.19%(48/364)的患者造成Ⅱ级后果,因误诊误治导致病情迁延或不良后果。

四、误诊原因分析

根据 34 篇误诊文献分析的误诊原因,经计算机统计归纳为 7 项,最主要的原因为经验不足而缺乏对该病的认识,见表 17-2-2。

表 17-2-2　胎盘早剥的误诊原因

误诊原因	频次	百分率(%)	误诊原因	频次	百分率(%)
经验不足,缺乏对该病的认识	27	79.41	未选择特异性检查项目	6	17.65
过分依赖或迷信医技检查结果	14	41.18	诊断思维方法有误	4	11.76
缺乏特异性症状、体征	14	41.18	影像学诊断原因	3	8.82
问诊及体格检查不细致	14	41.18			

1. 经验不足,缺乏对该病的认识　胎盘早剥的诱因复杂多样,诱因不明确,可能与妊娠期高血压疾病、机械性因素、子宫静脉压突然升高、滥用催产素导致宫缩过频、宫腔内压力骤减等多种因素有关。在临床工作中如对此认识不足,缺乏对该病的认识,加上许多误诊病例早期症状不明显,因此极易漏诊。

2. 缺乏特异性症状、体征及体格检查不细致　发生误诊的病例大部分早期症状不明显,缺乏典型的症状和体征,加之由于胎盘剥离部位、面积不同,临床表现多样化,部分轻型胎盘早剥患者发病缓慢,常由于胎盘周边的静脉破裂出血,阴道流血量少或仅表现为腹痛,部分出血可自行停止,血肿可自行机化和吸收,对母儿影响极小,极易与先兆早产或者先兆临产混淆,因此容易误诊。

3. 过分依赖或迷信医技检查　文献报道 B 超对胎盘早剥的诊断准确率不足 50%。临床影响 B 超诊断准确性的原因有轻型胎盘早剥无明显的剥离面;胎盘位于子宫后壁、胎儿躯体遮挡、羊水过少、孕妇过度肥胖及超声回声衰减等因素影响,导致声像图显示不清;胎盘早剥急性期回声与胎盘相似,难以分辨;有显性出血者胎盘与子宫壁间常探及不到液性暗区;仪器的分辨率及操作者的经验也是影响 B 超诊断准确性的重要原因之一。

此外,本组部分轻型病例,病初未考虑到胎盘早剥未行超声检查致其漏诊;部分病例合并有其他病变(有胎膜早剥、胎盘血管出血)致其漏诊。

五、防范误诊措施

1. 提高对胎盘早剥的认识和警惕　如胎盘剥离面积较小,胎盘血供处于代偿期,胎儿宫内情况尚可,短时间内结束分娩,则影响母儿的预后较小;即便因胎盘后血肿引起难以抑制的宫缩,胎盘血供逐渐失代偿,导致胎儿宫内窘迫时,如果能在发生胎儿窘迫的早期通过胎心监护、超声等检查发现胎盘早剥并及时手术终止妊娠,则对母儿的影响也很小。但是一旦发生大面积的胎盘早剥而没能及时发现并快速终止妊娠,则极易发生子宫卒中、胎死宫内的不良后果,更甚者导致 DIC、切除子宫和孕妇死亡。故首先应提高对该疾病的认识和警惕,熟悉其临床表现和诱因,尤其是接诊有高危因素者要尤为关注。

2. 详细询问病史及仔细观察临床症状、体征　典型的胎盘早剥表现为阴道流血或持续性腹痛,呈板状腹,血性羊水。在临床工作中,对有妊娠高血压疾病、慢性肾脏疾病、宫腔静脉压突然升高、创伤、脐带过短、宫腔内压力骤减如胎膜早破等高危因素者,要警惕发生胎盘早剥的可能。接诊无胎盘早剥病因和诱因者,首先应详细询问有无宫缩、阴道流血、腹痛等症状,有下列情况者也应警惕胎盘早剥的可能:① 不明原因的阴道流血增多、下腹疼痛、腰痛伴子宫张力增高;② 难以解释的间歇性腰背痛或子宫局部压痛;③ 不明原因胎心异常,同时有临产征兆;④ 出现血性羊水,B超检查发现胎盘厚度增加,无明显胎盘后液性暗区表现;⑤ 无原因早产,抑制宫缩治疗无效而症状逐渐加重者。怀疑有胎盘早剥者要反复检查宫缩强度变化及胎心监护,孕妇进入产程后需密切关注羊水情况,是否存在血性羊水。此外,还须动态观察 B 超胎儿脐血流-羊水变化等,一旦确诊应迅速终止妊娠,减少失误带来的母儿并发症。

3. 掌握鉴别诊断要点　对胎盘早剥不典型者,要注意早期识别,注意是否有妊娠高血压疾病、慢性肾脏疾病、宫腔静脉压突然升高、创伤、脐带过短、宫腔内压力骤减如胎膜早破等高危因素,还需注意与早产、单纯性宫缩增强等鉴别,应动态观察,反复检查,重视患者的主诉,加强胎儿监测,以早期防范胎盘早剥的发生和降低围生儿病死率。

(李　真　曹　婷)

第三节　卵巢破裂

一、概述

卵巢破裂原因很多,其中以卵巢黄体囊肿破裂和卵巢异位囊肿破裂多见,而其中尤其以卵巢黄体囊肿破裂的发病率较高。

1. 卵巢黄体囊肿破裂　卵巢排卵后形成黄体,若黄体腔内大量积液,使腔内直径>3 cm,称为卵巢黄体囊肿,该类型囊肿破裂,即为卵巢黄体囊肿破裂,其破裂的病因:可为自发、外力、医源性损伤引起,也可以是生理性或病理性因素导致。卵巢黄体囊肿破裂可见于任何时期女性,以育龄期女性更为多见,是妇科较常见的急腹症之一。临床上多见于月经周期第 20~27 天,下腹部一侧突发性疼痛,有或无阴道流血(无停经史),可伴有恶心、呕吐、大小便频繁感等症状。少数患者腹痛发生于月经中期。通常体温正常,可呈贫血貌、脉率快,伴有血压进行性下降。体检发现一侧下腹压痛,移动性浊音阳性。盆腔检查时若腹腔内出血较多,可出现宫颈举痛,后穹隆饱满、触痛。一侧附件增大、触痛明显,未触及肿块。结合上述症状及相关检查,如血压、血红蛋白下降,血清人绒毛膜促性腺激素(HCG)阴性,后穹隆穿刺抽出不凝暗红色血液。加上 B 超提示一侧附件低回声区等,可进行初步诊断。在腹腔镜检查中发现患侧卵巢增大破裂,有活动性出血,可确诊。针对出血较少的患者,可行卧床休息、应用止血药物对症保守治疗;而对于出血较多的患者,若合并休克症状者,积极抗休克的同时行手术治疗。术式选择原则是尽量保留卵巢功能,可行黄体囊肿剔除术,剔除组织送病理检查。术后积极纠正贫血。对于生育期有生育要求的妇女在行卵巢破裂修补术、黄体囊肿剔除术后,后还需关注患者有无盆腔炎症,有无粘连及卵巢内分泌情况等。

2. 卵巢子宫内膜异位囊肿破裂　子宫内膜异位症是妇科常见的疾病之一,近年来其发病率呈上升趋势,在不孕症患者中的发病率为 25%~30%,卵巢子宫内膜异位囊肿破裂的发病率也越来越高。卵巢子宫内膜异位囊肿受卵巢激素周期性变化的影响,囊壁内膜呈现周期性的出血,与月经周期同步,由于无法及时排出,随着囊内压越来越高,出现自发破裂和反复破裂的倾向越来越高。破裂是囊内液外溢,刺激腹膜造成反应性腹膜炎,腹痛剧烈,下腹压痛反跳痛明显,引发急腹症。妇科检查可以发现宫颈举痛、附件区包块,其中直肠陷凹、宫底韧带部位有触痛性结节为其典型体征,行阴道后穹隆穿刺可以抽出巧克力样浓性液体或不凝陈旧血。腹腔镜检查中可以发现破裂的卵巢和溢出的囊液。卵巢子宫内膜异位囊肿破裂后应积极手术,需要根据患者年龄、症状、期别和生育情况等选择囊肿剔除手术、卵巢切除或者一侧附件切除等手术方式,对于有生育要求的妇女,应该尽量保留生育功能,尽量保留患侧卵巢的正常组织,但由于术后有一定的复发率,故术后应适当给予药物如孕三烯酮、GnRHα 等进行辅助治疗防止复发。

二、诊断标准

卵巢破裂的患者临床表现多种多样,其临床特征为:① 患者在经期或者近经期突发的剧烈下腹疼痛,伴恶心、呕吐或肛门坠胀感;② 询问病史无停经史,卵巢子宫内膜异位囊肿破裂的患者既往可能有不孕的病史;③ 腹膜刺激征阳性;④ 妇科检查发现宫颈举痛,后穹隆饱满,触痛明显,卵巢子宫内膜异位症患者可发现患者子宫活动度受限,宫底韧带及子宫直肠陷凹处有触痛性结节,附件区可触及增大的包块时有明显的压痛及反跳痛;⑤ 后穹隆穿刺抽出不凝暗红色血液,若为卵巢子宫内膜异位囊肿,可抽出咖啡色液体;⑥ 卵巢黄体囊肿破裂可出现休克和或血压下降,但卵巢子宫内膜异位囊肿一般不伴有休克或血压下降;⑦ 可伴有体温升高,但一般不超过 38℃;⑧ 实验室检查:血、尿 HCG 呈阴性,白细胞可稍升高,卵巢子宫内膜异位囊肿患者 CA125 升高;⑨ B 超提示盆腹腔积液,或发现宫旁、卵巢包块;子宫直肠陷凹、直肠阴道隔及盆腔其他脏器表面发现异位结节病灶。

三、误诊文献研究

1. 文献来源及误诊率　中国误诊疾病数据库收录 2004—2013 年发表在中文医学期刊上卵巢破裂的误诊文献共 383 篇,总误诊例数为 2 386 例。其中 97 篇文献可计算误诊率,误诊率 36.97%。各类卵巢破裂文献概况见表 17-3-1。

表 17-3-1　各类卵巢破裂误诊率及文献

疾病名称	病例总数	误诊例数	误诊率（%）	文献篇数	其他误诊例数	其他文献篇数	总误诊数	总文献数
卵巢子宫内膜异位囊肿破裂	1 044	347	33.24	34	113	40	460	74
卵巢黄体囊肿破裂	1 787	692	38.72	44	731	194	1 423	238
卵巢破裂	685	261	38.10	19	242	52	503	71

2. 误诊范围　本次纳入的 2 386 例卵巢破裂误诊为 26 种疾病共 2 392 例次,居前三位的误诊疾病为急性阑尾炎、异位妊娠、卵巢囊肿蒂扭转,少见的误诊疾病包括卵巢癌、卵巢输卵管扭转、输卵管积脓、宫内妊娠、泌尿系感染、急性胆囊炎、肝硬化伴腹水。16 例次仅作出腹腔内出血、腹痛待查诊断;8 例次漏诊,5 例次诊断不明确。主要误诊疾病见表 17 - 3 - 2。

表 17 - 3 - 2　卵巢破裂主要误诊疾病

误诊疾病	误诊例次	百分比(%)	误诊疾病	误诊例次	百分比(%)
急性阑尾炎	935	39.09	痛经	10	0.42
异位妊娠	866	36.20	出血性输卵管炎	9	0.38
卵巢囊肿蒂扭转	234	9.78	卵巢子宫内膜异位症[c]	8	0.33
盆腔炎	120	5.02	卵巢肿瘤	8	0.33
卵巢黄体破裂[a]	41	1.71	输卵管卵巢脓肿	6	0.25
卵巢囊肿	24	1.00	泌尿系结石	5	0.21
腹膜炎	22	0.92	胃肠炎	4	0.17
十二指肠溃疡伴穿孔	21	0.88	卵巢恶性肿瘤破裂[a]	4	0.17
急性胃肠炎	17	0.71	脾破裂	3	0.13
卵泡破裂[b]	15	0.63			

注:a 卵巢子宫内膜异位囊肿破裂误诊为卵巢黄体破裂 41 例,卵巢恶性肿瘤破裂 4 例。
　　b 卵巢黄体破裂误诊为卵泡破裂 15 例。
　　c 卵巢黄体破裂误诊为卵巢子宫内膜异位症破裂。

3. 容易误诊为卵巢破裂的疾病　经对误诊疾病数据库全库检索发现,209 篇文献 19 种疾病共 666 例曾经误诊为卵巢破裂,主要病种见表 17 - 3 - 3。尚有 10 例确诊疾病为:卵巢输卵管扭转、输卵管积水、急性输卵管炎、脾破裂、胃癌、胃肠道间质瘤、腹内疝、肝癌、绞窄性肠梗阻、大网膜坏死等。

表 17 - 3 - 3　容易误诊为卵巢破裂的疾病

确诊疾病	例　数	百分比(%)	确诊疾病	例　数	百分比(%)
异位妊娠	453	68.02	腹膜炎	3	0.45
出血性输卵管炎	154	23.12	盆腔炎	3	0.45
盆腔脓肿	27	4.05	卵巢癌	3	0.45
急性阑尾炎	8	1.20	盆腔结核	2	0.30
腹部卒中	3	0.45			

4. 医院级别　本次纳入统计的 2 386 例卵巢破裂共误诊 2 392 例次,其中误诊发生在三级医院 735 例次(30.73%),二级医院 1 429 例次(59.74%),一级医院 195 例次(8.15%),其他医疗机构 33 例次(1.38%)。

5. 确诊手段　本次纳入的 2 386 例卵巢破裂中,2 183 例(91.49%)经手术后病理检查确诊,124 例(5.20%)经手术肉眼所见确诊,79 例(3.31%)经超声检查确诊。

6. 误诊后果　按照误诊数据库对误诊后果的分级评价标准,本次纳入的 2 386 例卵巢破裂误诊病例中,98.95%(2 361/2 386)的患者为Ⅲ级后果,未因误诊误治造成不良后果;1.05%(25/2 386)的患者造成Ⅱ级后果,手术扩大化或不必要的手术。

卵巢破裂的患者多以急腹症入院就诊,入院后经急诊医师处理后多可以及时转往妇产科就诊,但是由于患者若为右侧卵巢破裂,常容易误诊为阑尾炎,因此在临床治疗中可因阑尾炎进行手术中发现误诊,故未造成严重后果。在总结的误诊后果中发现,卵巢破裂误诊未造成患者死亡,并且未造成患者其他脏器损伤,但是部分患者由于手术不够及时造成卵巢缺血严重。由于卵巢子宫内膜异位囊肿破裂时间较长造成盆腔粘连严重而不得不扩大手术范围,部分患者切除了患侧卵巢或一侧附件。卵巢破裂的患者多以手术治疗为主,故即使误诊,可于术中纠正诊断,减少因误诊造成患者损伤。

四、误诊原因分析

依据本次纳入的 383 篇文献提供的卵巢破裂误诊原因出现频次,经计算机统计归纳为 12 项,其中问诊及体格检查不细致、经验不足缺乏对本病认识,未选择特异性检查项目为最常见原因。具体见表 17-3-4。

表 17-3-4　卵巢破裂误诊原因

误诊原因	频　次	百分率(%)	误诊原因	频　次	百分率(%)
问诊及体格检查不细致	257	67.10	影像学诊断原因	23	6.01
经验不足,缺乏对该病的认识	234	61.10	病人故意隐瞒病情	8	2.09
未选择特异性检查项目	165	43.08	病人主述或代述病史不确切	7	1.83
诊断思维方法有误	85	22.19	医院缺乏特异性检查设备	5	1.31
缺乏特异性症状、体征	80	20.89	多种疾病并存	4	1.04
过分依赖或迷信辅助检查结果	39	10.18	病人或家属不配合检查	1	0.26

1. 问诊及体格检查不细致　通过对文献的总结分析,主要误诊原因为问诊及体格检查不细致,卵巢破裂的患者多无停经史,卵巢子宫内膜异位囊肿患者有痛经史,部分患者有不孕病史,且卵巢黄体破裂患者多发生在月经周期后半期,卵巢子宫内膜异位囊肿破裂多发生于月经期或经前期,误诊时多只考虑了发病的时间而忽视了患者既往的病史。忽略月经不规律患者的停经史,对某些年轻患者的性生活史及妊娠史、流产史未认真追问,造成误诊。

2. 经验不足缺乏对本病认识　结合误诊范围中多诊断误诊为阑尾炎可知,非专科临床医师对该病的认识不足。卵巢破裂的部分患者由于破口较大,破口位置临近血管,故出血较多,可以造成休克,部分患者血红蛋白急剧下降,而阑尾炎患者盆腔出血较卵巢破裂患者少,出血性休克的发生率较低,血红蛋白多正常。

3. 未选择特异性检查项目　在临床工作中,由于不够重视辅助检查结果而导致误诊。由于卵巢破裂的患者血 HCG 及尿 HCG 多为阴性,故常可以此与异位妊娠相鉴别,从而排除异位妊娠,且 B 超检查提示患者有不同程度盆、腹腔积液或者附件包块。部分患者由于临床症状不典型,不易与其他急腹症,尤其是异位妊娠和阑尾炎相鉴别。

五、防范误诊措施

卵巢破裂的治疗以手术治疗为主,部分黄体囊肿破裂的患者由于破口小,且破裂位置远离血管,生命体征平稳的患者可以选择性保守治疗,确诊仍以手术病检为主。

1. 重视病史的询问　应重视月经不规律的患者;未婚女性或围绝经期妇女,尤其注意治疗无效的功能失调性子宫出血患者、有多次药物流产史的患者、因输卵管堵塞行不孕症治疗的患者,要仔细询问病史,详细询问其月经史、停经史、性生活史及既往妊娠史,并告知隐瞒病史的危害,有助于正确诊断。尤其注意患者有无停经史,既往有无痛经和不孕病史。注意发病诱因、发病时间与月经周期的关系,卵巢破裂的患者发病诱因可能因为外力作用,如性交、剧烈跳动、奔跑、解大便时用力过大等,卵巢黄体囊肿多发生于月经后半期,卵巢子宫内膜异位囊肿多发生于经前或者经期。

减少误诊发生主要还是要寻找疾病的发病原因。

2. 根据临床表现进行妇科检查　患者主要表现为腹膜刺激征,全腹下腹压痛、反跳痛明显,大量出血时可出现休克,妇科检查宫颈举痛,后穹隆饱满,尤其是卵巢子宫内膜异位症的患者可有宫底韧带及子宫直肠陷凹处有触痛性结节,这是重要的鉴别要点。后穹隆检查是诊断卵巢破裂的手段之一,不能忽视。卵巢破裂于 B 超检查常提示有盆腹腔积液,经后穹隆穿刺可穿出咖啡色液体或陈旧性不凝血,但是注意若患者原有子宫内膜异位症严重时,由于盆腔内粘连严重,穿刺可能抽不出液体。

3. 注意实验室检查　血及尿 HCG 检测快速明确,若呈阴性,即可早期排除异位妊娠,卵巢破裂的患者血常规与阑尾炎患者相比较,其白细胞升高不如阑尾炎患者明显,早期就诊时应该特别注意鉴别。

(李　真　曹　婷)

第四节　宫颈癌

一、概述

在我国宫颈癌是仅次于乳腺癌威胁女性生命的第二大肿瘤。随着经济的增长、生活方式的改变及食品的安全性降低等种种环境安全因素造成宫颈癌的发病率逐年上升,且出现了宫颈癌发病年龄的下移,与之前比较,在 25～35 岁的育龄期妇女间出现高发态势。目前的流行病学调查显示宫颈癌的发病与人乳头瘤病毒(HPV)感染、多个性伴侣、初次性生活过早、性生活活跃、多次妊娠等有关,其中研究发现,宫颈癌发病的年轻化可能与初次性生活过早、早期多次妊娠后流产有关。在我国,由于经济发展的不均衡性,许多不发达地区受教育程度低,对宫颈癌的早期临床表现无预警,早期筛查的可能性极低,导致部分宫颈癌一经确诊即为中晚期,错失了手术治疗机会,显著影响了患者的预后。因此,早期筛查宫颈癌成为临床面临的一大重任。

宫颈癌的发病率与子宫颈上皮内瘤变(cervical intraepithelial neoplasia, CIN)密切相关,其中高级别的 CIN 为宫颈癌前病变,因此,临床早期筛查 CIN 日趋重要。及时有效的治疗高级别 CIN,是预防宫颈癌的有效措施,筛查的方法有宫颈细胞学检查、高危型 HPV DNA 检测、阴道镜检查以及宫颈活组织检查,其中宫颈活检是确诊宫颈癌前病变和宫颈癌的最为可靠的方法。通过早期的筛查和治疗,可以明显降低宫颈癌的发病率。

二、诊断标准

早期的宫颈癌无明显的临床症状和体征,多采用宫颈细胞学筛查技术 HPV 检测、阴道镜检查和宫颈活检发现,确诊需行组织学检查。

中晚期宫颈癌患者可出现阴道流血,以接触性出血为主,常发生于性生活或妇科检查时;某些患者则以阴道排液为主,多数为白色或血性、稀薄如水样或米泔样,有腥臭味;如晚期的肿瘤累及周围组织时则可出现输尿管刺激征、便秘等症状。阴道大出血的病人可出现明显的贫血症状,甚至某些晚期患者可出现恶病质;中晚期患者妇科检查常可发现明显的病灶,可直接在病灶处行活检,若活检发现可能为高级别的 CIN 或可疑浸润癌时,可行子宫颈锥切术,切除的组织应作连续的病理切片检查(24～36 张)。

三、误诊文献研究

1. 文献来源及误诊率　2004—2013 年发表在中文医学期刊并经遴选纳入误诊疾病数据库的宫颈癌文献共 38 篇,累计误诊病例 529 例,延误诊断时间最短 14 d,最长 1.15 年。其中 6 篇文献可计算误诊率,误诊率 44.81%。

2. 误诊范围　本次纳入的 529 例宫颈癌共误诊为 19 种疾病 538 例次,误诊疾病居前三位的为宫颈炎、功能失调性子宫出血和阴道炎,误诊较少的疾病包括宫腔积液、盆腔结核、卵巢癌、卵巢肿瘤、前置胎盘、上消化道穿孔、肾结核、输尿管结石、陈旧性异位妊娠、子宫内膜癌,3 例仅作出阴道流血待查诊断,21 例初诊诊断不明确。主要误诊疾病见表 17-4-1。

表 17-4-1　宫颈癌主要误诊疾病

误诊疾病	误诊例次	百分比(%)	误诊疾病	误诊例次	百分比(%)
宫颈炎	241	44.80	月经失调	19	3.53
功能失调性子宫出血	59	10.97	子宫内膜炎	17	3.16
阴道炎	41	7.62	盆腔肿物	8	1.49
子宫肌瘤	41	7.62	子宫腺肌病	6	1.12
宫颈上皮内瘤变	38	7.06	宫颈息肉	5	0.93
盆腔炎	24	4.46	先兆流产	3	0.56

3. 医院级别　本次纳入统计的 529 例宫颈癌共误诊为 538 例次,其中误诊发生在三级医院 186 例次(34.57%),二级医院 293 例次(54.46%),一级医院 59 例次(10.97%)。

4. 确诊手段　本次纳入的 529 例宫颈癌误诊病例中,经细胞学诊断 142 例(26.84%),经手术病理检查确诊 193 例(36.48%),经内镜下活检确诊 99 例(18.71%),95 例(17.96%)原文献未交待具体病理诊断手段。

5. 误诊后果　按照误诊数据库对误诊后果的分级评价标准,本次纳入的宫颈癌误诊病例误诊后果均为 II 级,即恶性肿瘤的误诊拖延。

据分析提示,将宫颈癌误诊为宫颈炎、阴道炎及功能失调性子宫出血的比例高达 60% 以上,由于疾病的临床表现以阴道不规则流血、接触性出血及白带增多、异常为主,患者在早期就诊时,一般按照妇科炎症治疗,症状不能完全缓解,大部分的患者仍会再次或多次就诊,随着疾病的发展,在治疗的过程中可以发现宫颈的病变,随之行宫颈癌早期的筛查或行宫颈活检,可以发现宫颈癌变并及时手术,这样可以使某些早期诊断错误的疾病得到治疗;误诊为宫颈息肉等病例,临床一般会将切除的息肉样组织送病检,病理报告可以明确宫颈癌的诊断;误诊为盆腔肿物、卵巢肿瘤等病例,在手术探查中可及时发现宫颈癌变。临床子宫内膜癌的治疗仍是以手术为主,且手术切除范围与宫颈癌要求切除的范围相比较而言,差距较其他疾病小,使得误诊为子宫内膜癌患者均能得到有效的手术治疗,因此形成了尽管术前诊断有误,但治疗效果几无差异的情况。

四、误诊原因分析

依据本次纳入的 38 篇文献分析的误诊原因出现频次,经计算机统计归纳为 10 项,误诊原因居前三位的是经验不足而缺乏对该病的认识、未选择特异性检查项目和过分依赖或迷信医技检查结果,见表 17-4-2。

表 17-4-2　宫颈癌误诊原因

误诊原因	频次	百分率(%)	误诊原因	频次	百分率(%)
经验不足,缺乏对该病的认识	29	76.32	诊断思维方法有误	6	15.79
未选择特异性检查项目	22	57.89	缺乏特异性症状、体征	5	13.16
过分依赖或迷信医技检查结果	12	31.58	医院缺乏特异性检查设备	3	7.89
问诊及体格检查不细致	12	31.58	病理诊断错误	2	5.26
病理组织取材不到位	6	15.79	病人或家属不配合检查	1	2.63

1. 缺乏临床经验,对宫颈癌认识不足　与妇科炎性疾病及良性肿瘤相比较,宫颈癌的发病率相对较低,我国大部分的发病群体集中在医疗条件相对较差的基层,文化程度较低,对宫颈癌的认识不足,依从性极差,加上基层医务人员专业知识水平不足,宫颈癌早期筛查宣教有限,宫颈癌漏查及误漏诊率高

此外,对宫颈癌警惕性不高,也是造成本组部分病例误诊的原因之一。从本文的误诊误治的病例中,我们不难看出,生育年龄的年轻病人,误诊率较高。接诊年轻病人考虑良性病变多一些,考虑恶性病变少一些,这正是不少从事妇产科专业医师的诊治误区。近年子宫颈癌年轻化已受到国内外研究者的关注。国内外学者分析子宫颈癌患病年龄的变化,发现自 1984 年开始<40 岁患者所占比例增加,20~34 岁的宫颈癌病人比例有上升趋势。

2. 忽视妇科检查、过分依赖医技检查　临床医师忽视详细询问病史、仔细的妇科检查,而过分依赖仪器检查,影响了正确的诊断。子宫颈由于有其特殊的解剖部位,根据医师临床经验,通过简便易行的妇科检查,窥视宫颈肉眼观察即可做出初步诊断,再取宫颈组织进行病理检查即可明确诊断。B超检查对盆腔占位性病变有较大的诊断价值,但早期宫颈癌患者子宫形态无明显改变,超声检查可无异常声像表现,若过分依赖B超检查即可造成误诊。本组误诊为功能失调性子宫出血59 例,误诊为盆腔炎24 例,均由于过分依赖B超诊断,而忽略了宫颈刮片和宫颈活检等基本的医技检查。

3. 未及时行宫颈、宫颈管活检　本组部分病例早期未行活组织检查,子宫颈刮片细胞学检查假阴性(巴氏分级Ⅰ~Ⅱ级),误诊为慢性宫颈炎或阴道炎等疾病;本组误诊为子宫内膜炎24 例,盆腔炎17 例,均先予抗生素治疗无效,方行子宫颈刮片细胞学检查;47 例术前诊断为子宫肌瘤、子宫腺肌病伴慢性宫颈炎,子宫颈刮片细胞学检查为巴氏分级Ⅰ~Ⅱ级,后行子宫切除术经病理检查确诊。

五、防范误诊措施

1. 加强培训,提高认识　对妇科专业人员加强专业知识的学习与培训,尤其要提高基层医务人员肿瘤诊治水平,特别是妇科门诊医师和病理医师的诊断水平。明确宫颈癌的特异性检查,如宫颈细胞学筛查、阴道镜、HPV 检测等,若不能确诊时可以指导患者及时到上级医院就诊。

2. 详细询问病史,重视妇科检查　在患者首次就诊时需要明确患者的症状,尤其是妇科检查。据报道,宫颈癌的许多病例中,可以通过妇科检查发现宫颈的异常病变,甚至发现宫颈韧带的异常,通过宫颈活检发现宫颈癌。接诊宫颈病变患者,应做到认真询问病史、细心检查、诊治规范化,强调在明确病理诊断的前提下进行治疗,对细胞学检查阴性或活检未发现异常病例,应重复检查,密切追踪。综合分析病情,以提高确诊率。

3. 重视病理检查及高危人群的普查　宫颈癌的确诊与组织病理检查密切相关,注意取材必须取到可疑的组织,且需要多点取材,以防因取材不到位或者取材过少造成漏诊。若病理发现可疑

病变时,可通过多次切片或者将制作好的组织切片送上级医院会诊,杜绝病理诊断错误。

总之,我们各级医师只有加强防癌意识,更新知识观念,重视宫颈癌的普查,加强基层医院育龄期妇女宫颈癌的宣教,认识宫颈癌早期的临床表现,接诊接触性出血、白带异常、不规则大量阴道流血、月经周期异常者,告知及时到医院行妇科及其他医技检查;对有性生活或年龄在 35 岁以上的妇女定期防癌筛查,目前高危 HPV 检测与细胞学检查结合是妇科专家推荐的宫颈癌的最佳筛查方法,唯此方能走出诊治误区,减少宫颈癌的误诊和漏诊。

(李 真 曹 婷)

第五节　子宫内膜异位症

一、概述

子宫内膜异位症(内异症)是指子宫内膜组织(腺体和间质)在子宫腔被覆内膜及子宫以外的部位出现、生长、浸润,反复出血,继而引发疼痛、不孕及结节或包块等。内异症是生育年龄妇女的多发病、常见病。内异症病变广泛、形态多样、极具侵袭性和复发性,具有性激素依赖的特点。子宫内膜组织(包括腺体和间质)出现在卵巢时,称为卵巢子宫内膜异位症(ovarian-endometriosis,OEM)。子宫内膜腺体及间质组织侵入子宫肌层,称为子宫腺肌病(adenomyosis)。

1. OEM

(1)病因及病理:OEM 是子宫内膜异位症中最为常见的一类,其异位机制尚未明确,目前提出的学说有以下几类:异位种植学说、体腔上皮化生学说、诱导学说、遗传因素、免疫与炎症因素、其他(在位内膜决定论、环境因素血管生成因素、雌激素自分泌增多或灭活作用减弱等)。该病变累及一侧占 80％左右,累及双侧约为 50％,早期病灶为微小病灶型,光镜下可见卵巢浅表皮质层斑点或数毫米的小囊;浅表皮层异位病灶继续向深层侵犯、生长、反复周期性出血,形成单个或多个囊肿的典型病变,即卵巢子宫异位囊肿。

(2)临床表现:有症状的 OEM 的患者,其症状体征与月经周期密切相关,可出现下腹痛、痛经、不孕、性交不适、月经异常等,而以下腹痛、痛经为主要症状,性交不适则多见于异位病灶位于直肠子宫陷凹或局部粘连致子宫体后倾固定者,此外当卵巢子宫内膜异位囊肿破裂时囊内容物进入盆腹腔引起突发性剧烈全腹部疼痛,可伴有恶心、呕吐、肛门坠胀感等症状。典型 OEM 妇科检查时可于一侧或双侧附件处触及囊实性包块,活动性差;较大的卵巢异位囊肿可扪及与子宫粘连稍紧密的包块;囊肿破裂时腹膜刺激征阳性。育龄期女性存在继发性痛经且进行性加重、不孕或慢性盆腔痛,妇科检查扪及一侧或双侧附件处触及囊实性包块,结合相关辅助检查,即可初步诊断为 OEM。经腹腔镜检查盆腔可见病灶和病灶内组织病理活检是确诊该症的金标准,但病理学检查结果阴性不能完全排除 OEM 的诊断。

(3)治疗原则:治疗 OEM 的根本目的是缩减和去除病灶,减轻和控制疼痛,治疗和促进生育,预防和减少复发。治疗方案应因患者病情个体化选择,无症状但影像学检查提示微小病变或症状较轻的可期待治疗,有生育要求的轻度患者经全面诊断评估后可给予药物治疗;重者行保留生育功能手术;年轻但无生育要求的重度患者可行保留卵巢功能手术,必要时辅以性激素治疗;症状及病变均严重的无生育要求患者,可考虑行根治性手术。

2. 子宫腺肌病

（1）病因及病理：子宫腺肌病好发于30~50岁经产妇，相关研究表明，约50%临床确诊病例合并子宫肌瘤，约15%合并子宫内膜异位症。引起子宫内膜基底层损伤是导致腺肌病的病因之一，例如多次妊娠及分娩史、多次人流及清宫史、慢性子宫内膜炎等；此外高水平雌孕激素也是致病因素之一。子宫肌层内的异位内膜组织多呈弥漫性分布，病变部位以后壁为主，病灶所在肌壁明显增厚变硬，子宫呈球状均匀增大，以前后径增大明显；少数腺肌病灶呈局灶性分布，形成结节状或团块，形态上似肌壁间肌瘤，但其边界无假包膜，与周围肌组织分界不清，称为子宫腺肌瘤（adenomyoma）。

（2）症状及治疗：该症典型症状有经量增多、经期延长及进行性痛经且逐渐加重，亦有近35%的患者无上述典型症状。妇科检查可扪及子宫均匀增大或均线性结节突出子宫肌壁，质硬，部分患者有压痛感。目前临床上无根治性药物，针对症状轻、有生育要求、围绝经期女性可行雌孕激素治疗缓解症状。此外，年轻、有生育要求的子宫腺肌瘤患者可考虑行病灶挖除术，而对症状严重、无生育要求的女性可行全子宫切除术。

二、诊断标准

根据最新指南，子宫内膜异位症的临床表现有：① 盆腔疼痛，70%~80%的患者有不同程度的盆腔疼痛，包括痛经、慢性盆腔痛（CPP）、性交痛、肛门坠痛等。痛经常是继发性，进行性加重。临床表现中也可有月经异常。妇科检查典型的体征是宫骶韧带痛性结节以及附件粘连包块。② 侵犯特殊器官的内异症常伴有其他症状：肠道内异症常有消化道症状如便频、便秘、便血、排便痛或肠痉挛，严重时可出现肠梗阻。膀胱内异症常出现尿频、尿急、尿痛甚至血尿。输尿管内异症常发病隐匿，多以输尿管扩张或肾积水就诊，甚至出现肾萎缩、肾功能丧失。如果双侧输尿管及肾受累，可有高血压症状。③ 导致不孕，由于盆腔粘连严重，输卵管形态及功能受损，40%~50%的患者合并不孕。④ 伴有盆腔结节及包块，子宫内膜异位囊肿患者可触及附件区包块。⑤ 当子宫内膜种植于其他脏器时可出现不同的临床表现，如肺及胸膜内异症可出现经期咯血及气胸，剖宫产术后腹壁切口、会阴切口内异症表现为瘢痕部位结节、与月经期密切相关的疼痛。

影像学检查以超声为主，主要对卵巢子宫内膜异位囊肿的诊断有价值，典型的卵巢子宫内膜异位囊肿的超声影像为无回声区内有密集光点；经阴道或直肠超声、CT及MRI检查对浸润直肠或阴道直肠隔的深部病变的诊断和评估有一定意义。通过腹腔镜检查可以仔细观察盆腔，特别是宫骶韧带、卵巢窝等部位。确诊需要病理检查，组织病理学结果是内异症确诊的基本证据（但临床上有一定病例的确诊未能找到组织病理学证据）；病理诊断标准：病灶中可见子宫内膜腺体和间质，伴有炎症反应及纤维化。实验室检查中，血清CA125水平检测对早期内异症的诊断意义不大。CA125水平升高更多见于重度内异症、盆腔有明显炎症反应、合并子宫内膜异位囊肿破裂或子宫腺肌病者。

三、误诊文献研究

1. 文献来源及误诊率 2004—2013年发表在中文医学期刊并经遴选纳入误诊疾病数据库的子宫内膜异位症误诊文献共134篇，累计误诊病例2 061例。43篇文献可计算误诊率，误诊率38.48%。数据库共收录了8类子宫内膜异位症误诊文献，文献来源情况见表17-5-1。

表 17 - 5 - 1　不同部位子宫内膜异位症误诊文献来源概况

疾病	病例总数	误诊例数	误诊率（%）	文献篇数	其他误诊例数	其他文献篇数	总误诊数	总文献数
子宫腺肌病	2 107	881	41.81	18	289	16	1170	34
卵巢子宫内膜异位症	1 075	255	23.72	11	101	20	356	31
输卵管子宫内膜异位症	0	0	0.00	0	4	3	4	3
直肠子宫内膜异位症	26	23	88.46	2	13	9	36	11
肛周子宫内膜异位症	48	35	72.92	1	11	7	46	8
腹壁瘢痕子宫内膜异位症	13	5	38.46	2	14	3	19	5
外阴子宫内膜异位症	0	0	0.00	0	9	8	9	8
子宫内膜异位症[a]	645	307	47.60	9	114	25	421	34

原文献注:a 未明确分类的子宫内膜异位症。

2. 误诊范围　本次纳入的 2 061 例子宫内膜异位症误诊为 55 种疾病 2 075 例次,主要误诊为妇产科疾病,但涉及其他十余个系统,误诊疾病系统分布见表 17 - 5 - 2。居前三位的误诊疾病为子宫肌瘤、卵巢肿瘤、功能失调性子宫出血;少见的误诊疾病包括舌血管瘤、胃肠道间质瘤、痔、腹部肿物、腹壁脓肿、腹膜炎、肝血管瘤、直肠脓肿、结核性腹膜炎、尖锐湿疣、副伤寒、输卵管积水、残角子宫、产科术后会阴伤口感染、宫内妊娠、阴道壁囊肿、阴道息肉、腰椎间盘突出症、肾绞痛、膀胱肿物、肾癌、肺大泡、肺结核、皮脂腺囊肿。37 例漏诊,2 例初诊诊断不明确。主要误诊疾病见表 17 - 5 - 3。

表 17 - 5 - 2　子宫内膜异位症误诊疾病系统分类

疾病系统	误诊例次	百分比(%)	疾病系统	误诊例次	百分比(%)
妇产科疾病	1 886	90.89	口腔科疾病	2	0.10
消化系统疾病	131	6.31	皮肤科疾病	2	0.10
泌尿系统疾病	8	0.39	感染性疾病	1	0.05
呼吸系统疾病	4	0.19	其他	40	1.93
运动系统疾病	2	0.10			

表 17 - 5 - 3　子宫内膜异位症主要误诊疾病

误诊疾病	误诊例次	百分比(%)	误诊疾病	误诊例次	百分比(%)
子宫肌瘤	1 100	53.01	异位妊娠	24	1.16
卵巢肿瘤	238	11.47	急性阑尾炎	23	1.11
功能失调性子宫出血	161	7.76	卵巢癌	23	1.11
卵巢囊肿	134	6.46	肛周脓肿	23	1.11
盆腔炎	103	4.96	子宫肥大	21	1.01
直肠癌	30	1.45	肛瘘	16	0.77
卵巢畸胎瘤	26	1.25	卵巢黄体破裂	11	0.53

误诊疾病	误诊例次	百分比(%)	误诊疾病	误诊例次	百分比(%)
肛旁肿物	10	0.48	前庭大腺囊肿	4	0.19
卵巢囊腺瘤	7	0.34	肾盂积水	4	0.19
腹壁肿瘤	7	0.34	痛经	4	0.19
肠梗阻	5	0.24	子宫内膜癌	4	0.19
腹壁血肿	5	0.24	经血潴留	3	0.14
盆腔子宫内膜异位症*	5	0.24	宫颈癌	3	0.14
子宫腺肌病	5	0.24	卵巢子宫内膜异位症*	3	0.14

注:* 有8例子宫腺肌病误诊为5例盆腔子宫内膜异位症、3例卵巢子宫内膜异位症。

3. 医院级别　本次纳入统计的2 061例子宫内膜异位症误诊为2 075例次,其中误诊发生在三级医院1 168例次(56.29%),二级医院854例次(41.16%),一级医院53例次(2.55%)。

4. 确诊手段　本次纳入的2 061例子宫内膜异位症中,共2 058例(99.85%)经病理检查确诊,其中2 019例(97.96%)经手术病检确诊,36例(1.75%)经未明确具体方法的病理检查确诊,1例肝右叶子宫内膜异位症经皮穿刺活检确诊,2例经内镜下活检确诊。只有3例(0.15%)根据症状体征及辅助检查确诊。

5. 误诊后果　按照误诊数据库对误诊后果的分级评价标准,本次纳入的2 061例子宫内膜异位症中,98.40%(2 028/2 061)的患者为Ⅲ级后果,未因误诊误治造成不良后果,1.60%(33/2 061)的患者造成Ⅱ级后果,手术扩大化或不必要的手术。

四、误诊原因分析

依据本次纳入的134篇文献提供的子宫内膜异位症误诊原因出现频次,经计算机统计归纳为13项,其中经验不足缺乏对本病认识、问诊及体格检查不细致、过分依赖或迷信辅助检查结果为常见原因。见表17-5-4。

表17-5-4　子宫内膜异位症误诊原因

误诊原因	频次	百分率(%)	误诊原因	频次	百分率(%)
经验不足,缺乏对该病的认识	100	74.63	病理诊断错误	3	2.24
问诊及体格检查不细致	56	41.79	并发症掩盖了原发病	2	1.49
过分依赖或迷信辅助检查结果	32	23.88	病理组织取材不到位	2	1.49
缺乏特异性症状、体征	29	21.64	病人主述或代述病史不确切	2	1.49
影像学诊断原因	28	20.90	病人或家属不配合检查	1	0.75
未选择特异性检查项目	19	14.18	手术中探查不细致	1	0.75
诊断思维方法有误	16	11.94			

1. 经验不足缺乏对本病认识　经过对文献的分析及总结发现,误诊的主要原因为缺乏对该病临床表现及诊断标准的认识,分析病史及体征欠仔细,对重要病史,如痛经、腹痛、停经史、不孕史及可能诱发的因素重视不够。患者以常见的妇科或消化道症状就诊,可能首诊于妇科、消化内科或普外科,各科临床医师对本病的认识参差不齐,加之本病发病率较低,接诊医师缺乏经验,容易误诊。

2. 问诊及体格检查不细致　子宫内膜异位症某些患者痛经症状不明显,甚至无痛经的病史,体检发现子宫增大,出现月经紊乱、经量增多、贫血等,极易与子宫肌瘤、功能失调性子宫出血混淆。并且,在临床上,有时子宫内膜异位症和子宫肌瘤可同时存在,子宫腺肌症的患者约30%可合并子宫肌瘤。直肠子宫内膜异位症若病变侵犯直肠黏膜,患者可出现直肠、肛门部坠胀,坠痛,里急后重感和排便次数增多,部分患者月经期出现便血。对该病认识不足,收集病史不全面易误诊为直肠肿瘤。

3. 过分依赖或迷信辅助检查结果　尤其是当病灶小、与子宫肌瘤同时存在,形成子宫腺肌瘤时,B超图像分辨困难,易误诊。可以结合血清CA125检测来辅助判断,但其特异性有待商榷。直肠子宫内膜异位症的误诊病例,由于异位的子宫内膜组织多位于直肠浆膜层、肌层、黏膜下层,很少累及黏膜层,结肠镜检查常见肠腔狭窄或腔外压迫,黏膜改变往往不明显,而内镜活检取材多较表浅,故病理检查阳性率低。

五、防范误诊措施

1. 重视鉴别诊断　子宫内膜异位症患者主要误诊疾病为子宫肌瘤,其原因主要为子宫腺肌症与子宫肌瘤在发病年龄及临床表现上多有相似之处,均有不同程度的子宫增大和阴道流血等,但子宫腺肌症患者常伴有继发性渐进性的加重的痛经,这是与子宫肌瘤鉴别的重点。而误诊为卵巢肿瘤及卵巢囊肿,主要是与卵巢子宫内膜异位囊肿相鉴别。

2. 加强临床医师对本病的认识　本病的发病率正逐渐增高,对有周期性消化道症状的生育期妇女,应高度警惕本病的发生。子宫内膜异位症确诊主要以手术病检为主,要减少误诊,首先需要临床医师加强对本病的认识,必须详细询问病史,仔细体检,尤其是妇科检查,结合辅助检查综合分析评价。

3. 提高应用辅助检查诊断的水平　由于辅助检查主要为B超,因此需要注意超声提示,典型的卵巢子宫内膜异位囊肿的超声影像为无回声区内有密集光点;子宫腺肌症的特点为子宫轻度或中度均匀性增大,表面光滑,子宫壁较厚,尤其以后壁较为显著,肌层回声不均质,可见散在的积血小囊,经期较为明显。若伴有子宫腺肌瘤时,腺肌瘤呈圆形或类圆形低回声团块,边界与子宫肌瘤相比不清楚,无明显的包膜回声,有时可见到不完整的低回声晕,若行彩色多普勒血流显示,发现子宫动脉阻力降低,RI值减低,腺肌瘤周边无明显环状血流包绕,病变肌壁显示有散在分布的点状血流信号。条件允许时可监测患者月经前后子宫大小和内部回声情况。目前明确了CA125与子宫内膜异位症有关,有助于鉴别子宫腺肌症和子宫肌瘤。目前较为准确的影像学诊断方法为MRI,但由于我国医疗水平情况,诊断依靠MRI检查可行性有限。但是在条件允许的情况下,尽可能地完善检查,有助于术前对手术范围的确定,减少误诊。

(李　真　曹　婷)

第六节　盆腔结核

一、概述

盆腔结核又称结核性盆腔炎或女性生殖器结核,即由结核分枝杆菌引起的女性生殖器炎症。该症好发于20~40岁女性,也可见于绝经后女性,作为全身结核的表现之一,常继发于肺结核、肠结核等其他部位的结核。生殖器结核可累及盆腔内所有脏器,分为输卵管结核、子宫内膜结核、卵巢结核、盆腔腹膜结核、宫颈结核、阴道及外阴结核,临床以前三种较为多见,发生率分别占生殖结核的 90%～100%、50%～80%、20%～30%。

患者症状依病情轻重、病程长短而异,其典型症状有不孕、月经失调、下腹坠胀痛,处在结核活动期可伴随结核中毒症状。较多患者无明显体征及自觉症状,仅因不孕就诊时行诊断性刮宫、子宫输卵管造影、腹腔镜检查时发现盆腔结核。严重的盆腔结核多合并腹膜结核,腹部触诊可触及揉面感,形成包裹性积液可触及囊性肿块,边界欠清、固定,与子宫粘连时子宫活动受限,若附件受累,可在子宫两侧触及条索状的输卵管或输卵管与卵巢等粘连形成的大小不等、形态欠规则的硬质肿块,表面不平整,呈结节状突起或钙化结节。结合结核病接触史及既往史及相关医技检查可协助诊断。明确诊断需结合病原学或组织学证据。治疗以抗结核治疗为主,休息营养为辅。出现以下情况可考虑手术治疗:盆腔包块经药物治疗后缩小,但不能完全消退;治疗无效或治疗后反复发作,或与盆腹腔恶性肿瘤难以鉴别;盆腔结核形成较大的包块或较大的包裹性积液;子宫内膜结核严重,内膜破坏广泛,药物治疗无效。术前术后仍需应用抗结核药物治疗。

二、诊断标准

盆腔结核症状、体征典型的患者诊断多无困难。但对于大多数症状、体征缺乏特异性患者,如有家族性结核病家族史,既往有结核病接触史,或本人患肺结核或结核性胸膜炎或肠结核等,有不孕或月经过少或闭经,有下腹痛或盆腔包块,未婚女性无性接触史,有低热、盗汗、下腹痛或月经失调,或是久治不愈的慢性盆腔炎,应考虑盆腔结核。下列检查可提高诊断的准确性。

1. 组织病理检查 盆腔内见粟粒样结节或干酪样物质者一般需做诊断性刮宫,对不孕及可疑者也应取子宫内膜做组织病理检查。此法是诊断子宫内膜结核最可靠的证据,病理切片上找到典型结核结节即可确诊,但阴性结果不能完全排除结核的可能,如遇宫腔小而坚硬,无组织物刮出,结合病史及症状也应考虑为子宫内膜结核的可能。

2. 子宫输卵管碘油造影 宫腔呈不同形态和不同程度狭窄或变形,边缘呈锯齿状;输卵管管腔有多个狭窄部分,呈典型串珠状或显示管腔细小而僵直;在相当于盆腔淋巴结、输卵管、卵巢部位有钙化灶;碘油进入子宫一侧或两侧静脉丛,考虑有子宫内膜结核可能。

3. 腹腔镜及盆腔镜检查 腹腔镜下可直接观察子宫、输卵管浆膜面有无粟粒结节,输卵管周围有无膜状粘连、肿块,同时可取腹腔积液行结核菌培养或取可疑病变组织做活检。盆腔镜可直接发现子宫内膜结核病灶,并可在直视下取组织做病理检查,但有可能使结核扩散,且不易与外伤性宫腔粘连鉴别,故不能作为首选。

4. X线检查 行胸部 X线检查,必要时还可行胃肠和泌尿系统 X线检查,以便发现原发病灶。但许多患者发现盆腔结核病灶时往往原发病灶已经愈合,而且不留痕迹,故 X线检查阴性亦不能除外盆腔结核。摄腹部 X线片有孤立的钙化灶,说明曾有盆腔淋巴结结核。

5. 其他检查 结核菌素试验、血常规、红细胞沉降率和血结核抗体检测等,这些检查对病变部位无特殊性,可作为诊断的参考。

三、误诊文献研究

1. 文献来源及误诊率 2004—2013 年发表在中文医学期刊并经遴选纳入误诊疾病数据库的盆腔结核误诊文献 110 篇,累计误诊病例 1 987 例。34 篇文献可计算误诊率,误诊率 65.71%。

2. 误诊范围 本次纳入的 1 987 例盆腔结核共误诊为 30 种疾病 2 061 例次,主要误诊为妇产科疾病,少部分病例误诊为消化系统疾病。居前三位误诊疾病为卵巢肿瘤性质待查、卵巢癌和盆腔炎,较少的误诊疾病包括输卵管囊肿、腹膜后肿瘤、宫颈炎、肠梗阻、肝硬化伴腹腔积液、卵巢破裂、结肠癌、子宫内膜增生、慢性胃炎、胃癌、贫血,6 例初诊诊断不明确。主要误诊疾病见表 17-6-1。

表 17 - 6 - 1　盆腔结核主要误诊疾病

误诊疾病	误诊例次	百分比(%)	误诊疾病	误诊例次	百分比(%)
卵巢肿瘤性质待查	693	33.62	卵巢畸胎瘤	23	1.12
卵巢癌	427	20.72	异位妊娠	21	1.02
盆腔炎	324	15.72	卵巢囊肿蒂扭转	13	0.63
不孕症	141	6.84	急性阑尾炎	10	0.49
子宫内膜异位症	127	6.16	宫颈癌	9	0.44
卵巢囊肿	108	5.24	腹腔积液性质待查	8	0.39
盆腔肿物	53	2.57	结核性腹膜炎	6	0.29
月经失调	33	1.60	子宫内膜癌	6	0.29
子宫肌瘤	23	1.12	功能失调性子宫出血	5	0.24

3. 医院级别　本次纳入统计的 1 987 例盆腔结核共误诊为 2 061 例次,其中误诊发生在三级医院 1 338 例次(64.92%),二级医院 700 例次(33.96%),一级医院 22 例次(1.07%),其他医疗机构 1 例次(0.05%)。

4. 确诊手段　本次纳入的 1 987 例盆腔结核,1 400 例经手术病理检查确诊,确诊手段见表 17 - 6 - 2。

表 17 - 6 - 2　盆腔结核确诊手段

确诊手段/检查项目	例　数	百分比(%)	确诊手段/检查项目	例　数	百分比(%)
病理学诊断	1 825	91.85	子宫输卵管碘油造影	6	0.30
手术病理检查	1 400	70.46	根据症状、体征及辅助检查	28	1.41
经皮穿刺活检	3	0.15	临床试验性治疗后确诊	128	6.44
内镜下活检	331	16.66			
未明确具体方法	91	4.58			

5. 误诊后果　本次纳入的 1 987 例盆腔结核中,1 984 例文献描述了误诊与疾病转归的关联,3 例预后与误诊关联不明确。按照误诊数据库对误诊后果的分级评价标准,可统计误诊后果的病例中,96.93%(1 923/1 984)的患者为Ⅲ级后果,未因误诊误治造成不良后果;3.07%(61/1 984)的患者造成Ⅱ级后果,其中 55 例手术扩大化或不必要的手术,6 例因误诊误治导致病情迁延或不良后果。

四、误诊原因分析

依据本次纳入的 110 篇文献分析的误诊原因出现频次,经计算机统计归纳为 11 项,误诊原因居前 3 位是经验不足而缺乏对该病的认识、问诊及体格检查不细致、缺乏特异性症状、体征,见表 17 - 6 - 3。

表 17 - 6 - 3　盆腔结核误诊原因

误诊原因	频　次	百分率(%)	误诊原因	频　次	百分率(%)
经验不足,缺乏对该病的认识	71	64.55	影像学诊断原因	6	5.45
问诊及体格检查不细致	60	54.55	并发症掩盖了原发病	2	1.82
缺乏特异性症状、体征	51	46.36	病理诊断错误	1	0.91
过分依赖或迷信医技检查结果	45	40.91	对专家权威、先期诊断的盲从心理	1	0.91
未选择特异性检查项目	36	32.73	医院缺乏特异性检查设备	1	0.91
诊断思维方法有误	19	17.27			

1. 对盆腔结核认识不足　临床盆腔良性肿块中以盆腔结核最为常见，常见临床表现为不孕、月经失调、下腹坠胀痛，处在结核活动期可伴随结核中毒症状。较多患者无明显体征及自觉症状。由于专科医生对结核病缺乏认识与警惕，一旦发现盆腔包块就急于手术，造成误诊甚至误治。

2. 临床表现无特异性、思维局限　女性生殖器结核症状、体征多不典型，临床常无明显的腹胀、食欲缺乏、低热、盗汗等结核中毒症状，妇科医师在查体时触及盆腔包块和或盆腔触痛者多考虑妇科常见疾病，而实验室检查发现结核杆菌阳性率低，B超及CT表现无特异性，尤其合并腹腔积液伴有CA125升高时很难与晚期卵巢癌相鉴别，易误诊。临床部分盆腔结核患者病情复杂，可能同时合并多种疾病，并发症症状、体征掩盖，加上未考虑结核病变，未选择结核相关的特异性检查项目；或诊断思维局限，盲从上级医院诊断，均可能延误本病的诊断。

3. 过分依赖医技检查结果　结核病的主要检查为摄X线胸片、结核菌素试验和抗酸染色等，盆腔结核多为血行播散形成的继发感染病灶，许多患者发现盆腔结核病灶时往往原发病灶已经愈合，故临床往往依据X线检查阴性排除盆腔结核，加上盆腔结核影像学表现复杂多样，B超及CT检查可以显示盆腔包块、盆腔积液、腹腔积液、输卵管积液以及腹膜增厚等病变，但B超不能鉴别机化的结核组织和卵巢肿瘤，加之有时图像受其他因素的干扰及操作人员的水平限制，使检查结果出现假阴性。诊断时如过于依赖B超及CT检查而忽略了病史、临床表现和其他检查结果，极易造成误诊。

临床许多因素可影响结核菌素试验结果，如营养不良、合并其他感染、迟发变态反应衰退等均可使结核菌素试验出现假阴性。有部分患者即使在结核活动期，结核菌素试验仍可显示为阴性，因此不能因结核菌素试验阴性而否定结核诊断。医技诊断手段检出率不高也是造成误诊的原因之一。除卵巢癌，其他疾病也有CA125升高的现象，较为常见的有子宫内膜异位症、腹腔感染等。盆腔结核的患者血CA125升高，尤其高于300 U/mL时，易误诊为卵巢癌。

4. 未行相关医技检查　近年研究显示，腺苷脱氨酶（ADA）、抗结核抗体（TB-Ab）、结核DNA（TB-DNA）等检测对诊断结核病变有重要的临床意义。文献报道ADA诊断结核性腹膜炎敏感性为58.8%，特异性为95.4%。另有研究认为腹腔积液ADA水平异常升高和TB-Ab IgG阳性支持结核性腹腔积液的诊断。腹腔镜检查对盆、腹腔结核有诊断价值。文献报道典型的盆、腹腔结核腹腔镜下表现为盆、腹腔广泛的米粒大小的灰白色粟粒结节状病灶，遍布大网膜、肠管、腹腔和内生殖器表面，盆腔有粘连，腹腔存在不等量的淡黄色腹腔积液，依靠腹腔镜下所见结合活检病理报告可以明确诊断。

五、防范误诊措施

1. 提高对结核病的警惕性　近年随着结核病发病、宫腔操作的增多（流产、放置宫内节育器、输卵管通液术、造影术）以及经期不卫生，盆腔结核发病有增多的趋势，故临床应提高对该病的认识和警惕，接诊有贫血、消瘦、乏力、低热等结核前驱症状者，尤其有慢性盆腔炎、不孕史、有盆腹腔部位手术治疗史的患者，应提高警惕性，重点关注有否盆腔结核的可能。

2. 详细询问病史，全面系统的分析病情　详尽了解患者有无结核病史及结核中毒症状，有无月经不调或闭经，有无不孕症，对存在原发不孕、腹痛、腹胀、继发性月经紊乱合并盆腔包块者应高度怀疑盆腔结核并动态观察，注意与肝病、肾病、心脏病等所致腹腔积液进行鉴别。

3. 及时行相关医技检查　摄X线片、子宫输卵管碘油造影有助诊断；反复B超检查，伴腹腔积液者抽取积液做常规检查和结核菌培养；如果诊断仍有困难，可行腹腔镜、盆腔镜检查或剖腹探查，但粘连型盆腔结核忌行腹腔镜检查。实验室检查血清CA125的升高，除了卵巢癌这一诊断，还有盆腔结核及子宫内膜异位症和盆腔炎症等疾病，其特异性较低，在诊断时需要结合临床表现及患者的年龄(盆腔结核多发生于中青年女性,卵巢癌多发生于 50 岁以上女性)综合分析;高度怀疑结核病者可考虑试验性抗结核治疗 1~2 周。

4. 及时行腹腔镜或宫腔镜检查　近年临床微创手术应用增多。接诊疑似盆腔结核患者,可行腹腔镜、宫腔镜的检查,尤其腹腔镜可直接查看盆腹腔病灶情况,是否有粟粒状结节等,直视下对可疑病灶取活检或抽取积液做结核杆菌培养;宫腔镜检查对子宫内膜结核的诊断有特殊意义,可取组织作活检,以提高确诊率。

5. 与卵巢恶性肿瘤的鉴别　准确辨别盆腔包块性质是盆腔结核与卵巢肿瘤的鉴别的关键。卵巢肿瘤包块活动度可、形态规则、边界清;盆腔结核包块形态多不规则、活动度差、边界欠清,经抗结核治疗后包块缩小。卵巢肿瘤晚期腹腔积液中可以找到癌细胞,积液一般为血性积液;盆腔结核腹腔积液一般为浅黄色或淡绿色,积液中可能找到结核杆菌,临床接诊此类患者当腹腔积液细胞学检查未发现癌细胞时要考虑到盆腔结核的可能。X 线胸片如发现陈旧性或活动性肺结核、胸膜渗出性或增生性改变,X 线腹部平片发现盆腹腔钙化结节或腹膜增厚,对诊断盆腔结核有参考价值。盆腔 B 超检查示不均质囊实性包块回声,合并盆腔积液、盆腔腹膜增厚提示盆腹腔结核可能,但超声特异性不高,难以与卵巢肿瘤鉴别,必要时行 CT 检查。文献报道盆腔结核 CT 影像有特异性表现,如附件肿块及钙化、淋巴结增大及钙化,大量稍高密度腹腔积液,网膜、肠系膜弥漫小结节等,可提高盆腔结核诊断率。

(李　真　曹　婷)

第七节　盆腔炎性疾病

一、概述

1. 病因及发病机制　盆腔炎性疾病(plevic inflammatory disease,PID)指女性上生殖道的一组感染性疾病,包括子宫内膜炎(endometritis)、输卵管炎(salpingitis)、输卵管卵巢脓肿(tubo-o-varian abscess)、盆腔腹膜炎(peritonitis)。PID 病原体可有外源性及内源性来源,外源性病原体主要为性传播疾病病原体;内源性病原体主要来自阴道内条件致病菌群,包括需氧菌及厌氧菌,厌氧菌感染加重可形成盆腔脓肿。该疾病主要感染途径有四个:沿生殖道黏膜上行蔓延、经淋巴系统蔓延、经血循环传播、直接蔓延。其高危因素有:年龄、性活动、下生殖道感染、子宫腔内手术操作后感染、性卫生不良、邻近器官炎症直接蔓延、PID 再次急性发作。

2. 临床表现　临床表现可因炎症轻重及病变波及范围而不同,轻者可无或轻微症状,典型临床症状为下腹痛(持续性、活动或性交后加重)、阴道分泌物增多。若病情严重可出现发热甚至高热、寒战、头痛,月经期发病可出现经期延长、经量增多,合并腹膜炎时可出现消化系统症状,合并泌尿系统感染时可有膀胱刺激症状出现。脓肿形成时可有下腹包块及局部刺激症状,包块与子宫的位置不同还可引起膀胱刺激症状或直肠刺激症状等。体征差异较大。轻者无明显异常,或妇科检查仅发现宫颈举痛或宫体、附件区压痛,严重者可出现急性感染症状,阴道可见脓性臭味分泌物;宫体稍大,有压痛,活动受限;宫颈充血水肿,宫颈举痛;穹隆触痛明显;附件区压痛明显,增粗;若有盆腔脓肿形成且位置较低时,可扪及后穹隆或侧穹隆有肿块且有波动感。结合病史、查体及相关辅助检查基本可以初步诊断。

3. 治疗原则　治疗上以抗感染治疗为主,必要时手术治疗。一经诊断应立即开始抗感染治疗,及时合理的使用抗感染药物与远期预后直接相关,可以明显的改善临床症状,但抗感染治疗效果不佳时需要及时改变治疗策略,可行腹腔镜手术或者开腹手术探查,以腹腔镜手术较佳,可以减少术后伤口感染及术后伤口愈合不良。一旦延误治疗,对患者远期预后造成不良后果。另外,针对盆腔炎症疾病患者出现症状前 60 日内接触过的性伴侣须一同检查和治疗。在治疗期间应避免无保护性性交。对于子宫内膜炎患者以抗感染治疗为主,对于早期的宫腔积脓,可行保守治疗,采用宫腔冲洗,取出宫内节育器及抗感染、全身支持治疗,可达到痊愈的效果。但是对于反复发作的宫腔积脓患者,可择期手术治疗,对于并发子宫穿孔的致弥漫性腹膜炎的患者则需要急诊行手术治疗。对于该病的治疗,还应重视预防,重视绝经后妇女的保健及体检,加强对绝经后妇女的健康教育,绝经后 1 年及时取出宫内节育器。定期妇科检查及妇科超声检查,加强个人卫生意识,积极治疗老年性阴道炎、子宫内膜炎和早期的宫腔积脓,防止发生子宫穿孔等严重并发症。

二、诊断标准

PID 根据病史、临床及实验室检查所见即可诊断。① 最低标准:宫颈举痛或子宫压痛或附件区压痛。② 附加标准:体温超过 38.3℃;宫颈或阴道异常黏液脓性分泌物;阴道分泌物涂片出现大量白细胞;红细胞沉降率增快;血 C-反应蛋白升高;实验室证实的宫颈淋病奈瑟菌或衣原体阳性。③ 特异标准:子宫内膜活检组织证实子宫内膜炎;阴道超声或磁共振检查显示输卵管增粗,输卵管积液,伴或不伴有盆腔积液、输卵管卵巢肿块,或腹腔镜检查发现 PID 征象。

三、误诊文献研究

1. 文献来源及误诊率　中国误诊疾病数据库收录 2004—2013 年发表在中文医学期刊上 PID 的误诊文献共 310 篇,累计误诊例数 1 586 例。34 篇文献可计算误诊率,误诊率 24.34%。各类 PID 文献来源及误诊率见表 17-7-1。

表 17-7-1　盆腔炎性疾病误诊率及误诊文献统计表

疾病	病例总数	误诊例数	误诊率（%）	文献篇数	其他误诊例数	其他误诊文献	总误诊数	总文献数
输卵管炎	206	68	33.01	7	359	102	427	109
子宫内膜炎	135	58	42.96	7	114	43	172	50
盆腔脓肿	658	208	31.61	15	118	32	326	47
盆腔炎	735	88	11.97	5	573	99	661	104
合计	1 734	422	24.34	34	1 164	276	1 586	310

2. 误诊疾病　1 586 例 PID 误诊为 35 种疾病 1 588 例次,其中误诊例次位于前三位的是急性阑尾炎、卵巢肿瘤、卵巢囊肿蒂扭转,少见的误诊疾病包括泌尿系感染、尿潴留、盆腔结核、宫颈炎、子宫肌瘤、子宫穿孔、功能失调性子宫出血、不全流产、子宫内膜增生、急性胆囊炎、急性胰腺炎、急性胃肠炎、阑尾黏液囊肿、肠套叠、直肠癌、宫颈癌、肠道肿瘤合并穿孔、腹膜后肿瘤,2 例次腹痛仅做出症状查因诊断;4 例次漏诊,2 例次诊断不明确。具体见表 17-7-2。

表 17-7-2　盆腔炎性疾病主要误诊疾病

误诊疾病	误诊例次	百分比（%）	误诊疾病	误诊例次	百分比（%）
急性阑尾炎	894	56.30	卵巢囊肿蒂扭转	105	6.61
卵巢肿瘤	122	7.68	卵巢囊肿	92	5.79

续表

误诊疾病	误诊例次	百分比(%)	误诊疾病	误诊例次	百分比(%)
异位妊娠	83	5.23	肠梗阻	11	0.69
消化道穿孔	71	4.47	急性腹膜炎	11	0.69
子宫内膜异位症	62	3.90	子宫内膜癌	8	0.50
卵巢癌	34	2.14	盆腔肿物	7	0.44
卵巢破裂	18	1.13	盆腔积液	6	0.38
老年性阴道炎	16	1.01	肠系膜淋巴结炎	6	0.38

3. 医院级别　本次纳入统计的 1 586 例 PID 误诊为 1 588 例次,其中误诊发生在三级医院 711 例次(44.77%),二级医院 797 例次(50.19%),一级医院 45 例次(2.83%),其他医疗机构 35 例次(2.20%)。

4. 确诊方法　本次纳入的 1 586 例 PID 中,1 184 例(74.65%)经病理检查确诊,其中 1 160 例 (73.14%)经手术后病理检查确诊,24 例(1.51%)经不明确具体方法的病理学诊断确诊;84 例 (5.30%)经手术、穿刺、阴道分泌物实验室检查确诊;165 例(10.40%)经手术中肉眼所见确诊;11 例(0.69%)经超声检查诊断确诊;142 例(8.95%)根据症状体征及辅助检查确诊。

5. 误诊后果　本次纳入的 1 586 例 PID 中,1 582 例文献描述了误诊与疾病转归的关联,4 例 预后不明确与误诊关联不明确。按照误诊数据库对误诊后果的分级评价标准,可统计误诊后果的 病例中,89.32%(1 413/1 582)的患者为Ⅲ级后果,未因误诊误治造成不良后果;10.30%(163/ 1 582)的患者造成Ⅱ级后果,手术扩大化或不必要的手术;仅 0.38%(6/1 582)的患者造成Ⅰ级后 果,均为死亡。

PID 中,子宫内膜炎误诊病例中发现误诊后死亡 6 例,分析原因发现,这部分患者大多为老年 妇女,思想认知水平有限,发现疾病不愿向医生讲明,导致了发病后不能及时得到救治,就诊时多 出现弥漫性腹膜炎等表现掩盖原发病,就诊后多出现消化道症状、脱水、纳差等,故拖延了治疗,多 按照消化道症状处理,未积极手术或者抗感染治疗所致。若能积极改正治疗方法,及时发现患者 感染症状,避免发生全身感染,可挽救患者生命。而盆腔脓肿的患者往往误诊为急腹症,如卵巢肿 瘤、阑尾炎、卵巢囊肿蒂扭转,其治疗方法,以急诊手术探查为主,故即使行手术治疗,于术中可及 时纠正诊断,并进行正确的手术清除脓肿、引流等,故未造成患者死亡或者不良后果。且手术目前 为确诊盆腔脓肿的重要手段。

四、误诊原因分析

依据本次纳入的 310 篇文献提供的 PID 误诊原因出现频次,经计算机统计归纳为 15 项,其中 问诊及体格检查不细致、经验不足缺乏对本病认识,未选择特异性检查项目为最常见原因。具体 见表 17-7-3。

表 17-7-3　盆腔炎性疾病误诊原因

误诊原因	频 次	百分率(%)	误诊原因	频 次	百分率(%)
问诊及体格检查不细致	232	74.84	过分依赖或迷信辅助检查结果	62	20.00
经验不足,缺乏对该病的认识	171	55.16	影像学诊断原因	26	8.39
未选择特异性检查项目	99	31.94	病人主述或代述病史不确切	6	1.94
诊断思维方法有误	91	29.35	并发症掩盖了原发病	5	1.61
缺乏特异性症状、体征	72	23.23	病人故意隐瞒病情	4	1.29

误诊原因	频次	百分率(%)	误诊原因	频次	百分率(%)
多种疾病并存	4	1.29	医院缺乏特异性检查设备	1	0.32
药物作用的影响	2	0.65	病人或家属不配合检查	1	0.32
对专家权威、先期诊断的盲从心理	2	0.65			

1. 问诊及体格检查不细致　就诊患者多为老年妇女,绝经多年,容易忽略妇科病病史,而且发病后自觉症状不明显,易被临床医师忽视。且患者突然发生剧烈腹痛及典型腹膜刺激征,腹部平片或者 CT 检查提示膈下游离气体,易误诊为"上消化道穿孔"而误诊。盆腔炎性包块多因盆腔急性炎症未得到及时的治疗而转入慢性炎症后形成的包裹性积液、积脓,急性期可出现高热、寒战、腹痛、阴道脓性分泌物。且慢性盆腔炎性包块的患者大部分无全身症状,主要表现为下腹坠痛及腰骶部不适,易与其他疾病误诊。

2. 经验不足,缺乏对该病的认识　患者就诊时多由消化科医师或者普外科医师就诊,未考虑到专科疾病,过分依赖或迷信辅助检查结果,忽略常规的全面检查,术前未进行妇科超声检查,未及时了解盆腔情况。在误诊病例中发现确诊的多例病例中 B 超均提示盆腔局限性包块、宫腔积脓,妇科检查发现阴道脓性分泌物,探查宫腔可发现有脓液流出而确诊。

3. 未选择特异性检查项目　老年女性大脑功能减退,对痛觉的鉴别力和定向力减弱,对疼痛耐受强,同时体温调节能力降低,造成宫腔积脓早期临床症状不明显,多无腹痛或仅有轻微腹痛、腰骶部胀痛,无发热,以阴道分泌物增多或有明显异位,容易误诊。宫腔积脓发展到子宫穿孔后脓液进入腹腔,导致弥漫性腹膜炎、感染性休克,病情急、症状重又不典型,疾病原因不明,通常以手术探查进行诊断和治疗,易误诊,甚至危及生命。其次,临床医师诊断思维有限,思路狭窄,询问病史及查体不细致,过分依赖某些检查结果。忽略妇科基本操作,易导致误诊。后穹隆穿刺是比较简单也是最常用的一种重要的诊断方法,一旦穿刺抽出脓液,既可以诊断,又可以送脓液培养加药敏以指导临床用药。虽然超声是临床不可或缺的诊断方法,但是超声影像学诊断存在一图多病、一病多图的现象,即使同一疾病,处于不同的疾病发展期其 B 超显示也有不同的声像图。因此在 B 超检查的辅助诊断下,需要临床工作者注意最基本的妇科操作帮助疾病的确诊。

五、防范误诊措施

1. 子宫内膜炎的防范措施　子宫内膜炎常常发生在经过宫腔操作,阴道炎感染较重的育龄期妇女,但是其误诊则往往发生于绝经期妇女。① 临床医师对子宫内膜炎发病原因了解不清。绝经后妇女卵巢功能低下,体内雌激素水平降低,阴道上皮变薄,阴道自净能力减弱,易患阴道炎,且宫颈萎缩,宫颈黏膜分泌减少,宫腔与外界无宫颈黏液栓阻断,较易发生上行感染而导致子宫内膜炎,由于子宫肌层萎缩,收缩乏力,宫颈管狭窄、粘连甚至闭锁以致渗出液引流不畅,导致宫腔积脓或者子宫炎症穿孔。② 老年女性免疫功能下降,全身防御能力减弱,易发生感染。③ 绝经后进行宫腔操作有关,绝经后因子宫萎缩变小,而宫内节育器未及时取出,容易嵌顿、挤压内膜,引起出血坏死,导致宫腔积血、积脓,加之机体免疫力低下易发生感染。④ 老年女性由于文化认识、思想保守等原因羞于就诊,延误诊治,待病情较重才就诊治疗。因此,对于子宫内膜炎,尤其是老年性子宫内膜炎,临床医师需要提高诊断技术,降低误诊率,对于因"急腹症"就诊的绝经后女性要详细询问妇科病史,进行全面体格检查,并行常规的专科检查,尤其是对近期阴道分泌物增多,伴分泌物异味、慢性下腹疼痛及腹胀基础上出现的急腹症更应警惕,需要及时请妇科医师会诊。

2. 盆腔脓肿的防范措施　盆腔脓肿即可发生在 PID 的第一次急性发作过程中,也可发生于慢性盆腔炎急性发作的基础上。盆腔脓肿包括了输卵管脓肿、卵巢积脓、输卵管卵巢脓肿及急性盆腔腹膜炎与急性盆腔蜂窝织炎所致的脓肿等,由于盆腔位置低,炎症易引流局限于盆底,即使没有盆腔炎病史,也可因其他原因如患者免疫力低下等形成盆腔脓肿。盆腔脓肿的病原体有需氧菌、厌氧菌和性传播病原体,通常为混合感染,腹膜炎早期致病菌以需氧菌较多,以大肠埃希菌为主,目前由于检查技术提高,厌氧菌检出率明显提高。

与下列疾病要做好鉴别诊断:① 盆腔脓肿由于与周围组织粘连包裹形成偏实性不活动包块,易与卵巢肿瘤误诊,但卵巢肿瘤,尤其是恶性肿瘤患者,其发病多>40 岁,早期多无症状,大部分患者就诊时已属晚期,常伴有腹水、恶病质、腹腔包块,肿块无触痛,无发热症状等,CA125 持续升高,且 B 超提示包块以实性为主。而盆腔脓肿患者抗感染治疗后 CA125 可下降。② 盆腔脓肿易误诊为急性阑尾炎,因阑尾位置较低,盆腔脏器发生病变时首先影响阑尾和腹膜的神经末梢发生放射性腹痛,待炎症波及壁腹膜后才出现右下腹固定压痛。因此,无转移性腹痛的临床特点导致的误诊,一则可能因为脓肿位置较高接近阑尾,其症状与阑尾炎酷似;二则是就诊过晚,炎症已经蔓延至阑尾,且伴有慢性腹膜炎,掩盖了原发病。而且,盆腔脓肿由于脓肿相对腹腔脓肿局限,全身中毒症状较轻,病程中无发热、白细胞不高,可能急性过程已在隐匿期中度过。

避免漏诊和误诊,应注意以下几点:① 对疾病要有足够的认识,尤其要提高对不典型病例的认识。盆腔脓肿的典型症状是发热、腹痛伴阴道分泌物增多,呈脓性,阴道及宫颈明显充血,伴或不伴有阴道不规则出血等,但是由于抗生素的应用,典型症状可消失,表现为慢性过程,或以其他系统的症状为主,如尿频、尿急等泌尿系统症状,或者为里急后重等消化系统症状,容易误诊为其他疾病。② 需要详细询问病史,要认真进行体格检查,明确腹部体征的范围,对诊断不明确的患者要及时行妇科会诊。③ 必要时需要相应的实验室检查,例如尿、血 HCG 测量,CA125 的检测,以及妇科超声、盆底 CT 检查等。若妇科检查发现后穹隆触及痛性包块,有波动感,可行后穹隆穿刺,抽出脓液可确诊,同时也可行脓液培养及药敏。④ 注意手术方式,术中发现阑尾病变,需要同时切除阑尾。对于有生育要求的患者,要尽量保留患者的生育功能,术中尽量保留卵巢,维持卵巢的生育功能,年龄较大无生育要求的患者可行双侧附件切除或者全子宫切除。

(李　真　曹　婷)

第八节　出血性输卵管炎

一、概述

出血性输卵管炎(hemorrhagic salpingitis)是妇科急腹症之一,是一种特殊类型的急性输卵管炎。由存在于阴道、宫颈的病原体上行感染,引起输卵管炎症,间质层出血,血液突破黏膜进入管腔,再经输卵管伞端流入腹腔,导致腹腔及输卵管积血。导致出血性输卵管炎的病原微生物尚不明确,学术界普遍认为与分娩、流产、放置节育环等宫腔操作有关,加上自身免疫力低下,使机体免疫功能失衡,生殖器官潜在的条件致病微生物侵及输卵管黏膜,使之充血、水肿、溃烂,病变处血管扩张、淤血,管壁通透性增强,致间质层血管破裂出血。该症发病率占妇科急腹症的 3%~5%,以阴道不规则出血、持续性下腹痛为主要临床表现,腹痛开始于腹部一侧,以后全下腹呈持续性疼痛,可伴肛门坠胀感。多有停经史,多数腹腔内出血不超过 200 mL;严重者可表现为颜面苍白、头昏、心悸、晕厥等症状,也有恶心、呕吐等类似早孕反应者。查体:发热、脉率快,下腹痛及反跳痛,严重者表现为腹部移动性浊音阳性、低血压。妇科检查:宫颈举痛,后穹隆触痛,附件触痛或有增粗或包块。一般病情不严重,进展不迅速可先行抗感染为主的保守治疗;针对出血可用止血剂对症治疗,若输卵管伞端出血则可在腹腔镜下电凝止血,对有出血性休克者可拟开腹探查手术止血治疗,同时行输卵管伞端病原微生物培养及药敏试验,以指导后续治疗。

二、诊断标准

结合临床表现(发热、腹痛、阴道不规则流血)、病史(多有宫腔操作史)、妇科检查及相关医技检查可明确诊断。B超检查示附件包块及腹腔积液,后穹隆穿刺多抽出不凝固血性液体,腹腔镜检查示腹腔积血及一侧或双侧输卵管增粗、充血、水肿或与周围粘连等,可有输卵管伞端活动性出血(尿妊娠试验阴性),但无类似输卵管妊娠的着床肿块及破裂大出血表现。腹腔镜取组织病理检查为诊断该症的金标准。

三、误诊文献研究

1. **文献来源及误诊率** 2004—2013年发表在中文医学期刊并经遴选纳入误诊疾病数据库的出血性输卵管炎误诊文献117篇,累计误诊例数1 059例。51篇文献可计算误诊率,误诊率74.43%。

2. **误诊范围** 本次纳入1 059例出血性输卵管炎共误诊为12种疾病1 071例次,以异位妊娠居首位,占64.80%。较少见的误诊疾病为宫内妊娠、盆腔炎、上消化道溃疡、子宫肌瘤,主要误诊疾病见表17-8-1。

表17-8-1 出血性输卵管炎主要误诊疾病

误诊疾病	误诊例次	百分比(%)	误诊疾病	误诊例次	百分比(%)
异位妊娠	694	64.80	腹腔内出血	12	1.12
卵巢破裂	232	21.66	卵巢肿瘤	6	0.56
急性阑尾炎	94	8.78	急性出血性坏死性肠炎	5	0.47
卵巢囊肿蒂扭转	19	1.77			

3. **医院级别** 本次纳入统计的1 059例出血性输卵管炎误诊为1 071例次,其中误诊发生在三级医院362例次(33.80%),二级医院637例次(59.48%),一级医院56例次(5.23%),其他医疗机构16例次(1.49%)。

4. **确诊手段** 本次纳入的1 059例出血性输卵管炎中,943例(89.05%)经手术病理检查确诊,91例(8.59%)经手术肉眼所见明确诊断,25例(2.36%)根据症状体征及医技检查明确诊断。

5. **误诊后果** 按照误诊数据库对误诊后果的分级评价标准,本次纳入的出血性输卵管炎误诊病例1 059例中,误诊造成Ⅲ级后果的881例(83.19%),其中677例(63.93%)发生误诊误治但未造成不良后果,204例(19.26%)因各种原因造成误诊但未误治;造成Ⅱ级后果178例(16.81%),均为进行不必要手术。

出血性输卵管炎的症状以急腹症为主,且极易与异位妊娠、卵巢破裂相混淆,而后两种疾病的治疗以手术为主,在手术探查过程中明确为出血性输卵管炎,对于出血性输卵管炎而言,虽然术前误诊,但通过术中清理盆腔积血、抗感染等治疗并未误治,其仍是一种有效且快速的治疗方法;对病情较轻的出血性输卵管炎,就导致了手术扩大化或不必要的手术比例增高。因此,尽管没有因误诊给患者带来严重的不良后果,但还是给患者造成了不必要的手术创伤,应尽量避免为要。

四、误诊原因分析

依据本次纳入的 117 篇文献分析的误诊原因出现频次,经计算机统计归纳为 8 项,以经验不足而缺乏对该病认识、问诊及体格检查不细致为最主要误诊原因,见表 17 - 8 - 2。

表 17 - 8 - 2   出血性输卵炎误诊原因

误诊原因	频次	百分率(%)	误诊原因	频次	百分率(%)
经验不足,缺乏对该病的认识	84	71.79	诊断思维方法有误	24	20.51
问诊及体格检查不细致	59	50.43	过分依赖或迷信辅助检查结果	13	11.11
缺乏特异性症状、体征	40	34.19	影像学诊断原因	3	2.56
未选择特异性检查项目	33	28.21	医院缺乏特异性检查设备	1	0.85

1. 经验不足、缺乏对本病的认识   出血性输卵管炎是一种特殊类型的输卵管炎,临床相对少见,基层医师或是年轻医师很少接诊此类患者,对该病认识不足,即便接诊此类患者往往思维单一,多考虑常见的异位妊娠、其他妇科常见疾病。

2. 问诊及查体不细致   接诊此类患者在询问病史的过程中忽略患者多无停经史及近期有宫腔操作史,起病一般较异位妊娠、卵巢破裂缓慢,失血速度慢,休克症状不明显,尿 HCG 试验阴性、血 HCG 值低等表现,造成误诊,从而导致不必要的手术治疗。

3. 缺乏特异性症状、体征   出血性输卵管炎以阴道不规则流血、持续性下腹痛为主要临床表现,可伴肛门坠胀感,腹痛并始于腹部一侧,以后全下腹呈持续性疼痛。多有停经史,严重者可表现为头昏、心悸等症状,也有恶心、呕吐等类似早孕反应,重症可有颜面苍白、晕厥等;妇科检查:宫颈举痛,后穹隆触痛,附件触痛或有增粗、包块。而这些症状、体征与异位妊娠、卵巢破裂、急性阑尾炎和卵巢囊肿蒂扭转之间有很多相似之处,给临床诊断造成困难,易误诊。

4. 未选择特异性检查项目及过分依赖医技检查   大量涉及误诊率的病例报道提示多数误诊为异位妊娠的病例均未行尿妊娠试验,若妊娠试验阴性,基本上可除外异位妊娠的可能。出血性输卵炎的盆腔渗液实验室检查同时结合患者血淀粉酶值变化可提高诊断率,若结合阑尾、妇科彩超图像亦可提高本病与急性阑尾炎的鉴别率。部分病例的误诊与过分依赖医技检查结果有关,影像、超声图像检查无阳性发现,基层医院缺乏腹腔镜检查条件时均可能造成误诊。

五、防范误诊措施

1. 全面认识本病临床特点   出血性输卵管炎以腹痛、肛门下坠、腹腔内出血等为主要临床表现,在进行查体时常有下腹压痛、反跳痛,出血多时腹部叩诊可发现移动性浊音阳性;妇科检查发现有后穹隆饱满、触痛、宫颈举痛、附件增厚及附件区压痛,同时伴有体温升高等,尤其是血常规检查发现白细胞升高、出血多时有明显的血红蛋白下降等情况,临床医师一定要提高对该病的认识和警惕。

2. 详细询问病史   临床接诊疑似出血性输卵管炎患者,应仔细询问年龄、发病前均有宫腔操作史、有无停经史,平素月经情况,注意无论停经还是有阴道流血者均应注意与异位妊娠相鉴别。此外,首诊医生一定要注意未婚者有隐瞒近期人流等宫腔操作史及经期、产褥期性交史的可能,应耐心询问并仔细观察病情。

3. 注意鉴别诊断

(1) 异位妊娠:该病血红蛋白下降多见,可有反应性白细胞总数升高,但中性粒细胞计数常在正常值范围;术中发现有腹腔积血,患侧输卵管增粗水肿、充血,伞端有活动性出血,动态观察血尿

hCG 均升高。而出血性输卵管炎患者常有不同程度的发热及血白细胞总数及中性粒细胞升高,血尿 hCG 正常,手术见输卵管及腹腔无妊娠迹象,应考虑到本病的可能;附件区可触及增厚及压痛,但无包块,后穹隆穿刺虽抽出血液,但血液鲜红且较稀,与异位妊娠及卵巢破裂的后穹隆穿刺血液暗红较黏稠有区别。对可疑出血性输卵管炎者,可在抗感染治疗的基础上严密观察,不急于手术,等待血 β- HCG 的结果。

（2）卵巢破裂与黄体破裂:两种疾病 β- HCG 均阴性,但卵巢黄体破裂发病时间应在月经周期黄体期;而出血性输卵管炎发病时间可在月经周期妊娠期,且出血性输卵管炎出血原因系炎症所致的血管充血、血管渗透性增高,故出血速度较卵巢黄体破裂慢,出血量亦较少。

（3）急性阑尾炎:出血性输卵管炎发病诱因多有近期宫腔手术操作史,接诊此类患者外科医师均应详细询问妇科病史。二者发病时腹痛症状各有一定特点,出血性输卵管炎多为突发性下腹痛,右下腹压痛点位于附件区,位置偏低,妇科查体有利于鉴别;而阑尾炎则多有转移性右下腹痛,仅少数发病开始于右下腹,胃肠道症状较早出现。出血性输卵管炎 B 超检查及盆腔积液时行阴道后穹隆穿刺可抽出不凝血液,对于鉴别诊断有重要价值。有条件的单位可行腹腔镜检查,兼具诊断及治疗作用。

（李　真　曹　婷）

参考文献

[1] Anaya-Prado R, Norzgaray-Ibarra FG, Bravo-Cuéllar A, et al. Expression of TREM1 in patients with invasivecervicalcancer and precursor lesions[J]. Rev Med Inst Mex Seguro Soc, 2015,53(6):722 - 727.

[2] Api M, Boza AT, Kayatas S, et al. Effect of surgical removal of endometriomas on cyclic and non-cyclic pelvic pain[J]. International journal of fertility & sterility, 2015,9(2):183 - 188.

[3] Asfour V, Varma R, Menon P. Clinical risk factors for ovarian torsion[J]. J Obstet Gynaecol, 2015,27 (6):15.

[4] AvilesNB. The little death: Rigoni-Stern and the problem of sex and cancer in 20th-century biomedical research[J]. Soc Stud Sci, 2015,45(3):394 - 415.

[5] Balamuth F, Zhang Z, Rappaport E, et al. RNA biosignatures in adolescent patients in a pediatric emergency department with pelvic inflammatory disease[J]. Pediatric Emergency Care, 2015,31(7):465 - 472.

[6] Basta P, Jach R, Laskowicz L, et al. Conization and radical vaginal trachelectomy with laparoscopic lymphadenectomy in fertility-sparing surgical treatment of cervicalcancer[J]. Ginekol Pol, 2015,86(8):590 - 597.

[7] Birgisson NE, Zhao Q, Secura GM, et al. Positive testing for neisseria gonorrhoeae and chlamydia trachomatis and the risk of pelvic inflammatory disease in IUD users[J]. Journal of Women's Health, 2015,24(5): 354 - 359.

[8] Bondurri A, Maffioli A, Danelli P. Pelvic floor dysfunction in inflammatory bowel disease[J]. Minerva Gastroenterol Dietol, 2015,61(4):249 - 259.

[9] Brentnall AR, Vasiljevic N, Scibior-Bentkowska D, et al. HPV33 DNA methylation measurement improvescervicalpre-cancer risk estimation of an HPV16, HPV18, HPV31 and textit{EPB41L3} methylation classifier [J]. Cancer Biomark, 2015,15(5):669 - 675.

[10] Check JH, Jaffe A. Resolution of pelvic pain related to adenomyosis following treatmentwithdextroamphetamine sulfate[J]. Clinical and Experimental Obstetrics &Gynecology, 2014,42(5):671 - 672.

[11] Chen X, Liu Y, Deng Y, et al. Hemorheological study and treatment with enema retention of Li Chong Tang combined with moxibustion in women suffering from chronic pelvic inflammatory diseases[J]. Pakistan journal

of pharmaceutical sciences，2015,28(4):1465-1469.

[12] Chu J,Harb HM, Gallos ID, et al. Salpingostomy in the treatment of hydrosalpinx: a systematic review and meta-analysis[J]. Hum Reprod，2015,30(8):1882-1895.

[13] Dexter F,Ledolter J, Tiwari V, et al. Value of a scheduled duration quantified in terms of equivalent numbers of historical cases[J]. Anesthesia and Analgesia,2013,117(1):205-210.

[14] Duarte R,Fuhrich D, Ross JDC. A review of antibiotic therapy for pelvic inflammatory disease[J]. International Journal of Antimicrobial Agents,2015,46(3):272-277.

[15] Early HM,McGahan JP, Naderi S, et al. Müllerian Adenosarcoma: A Malignant Progression of Adenomyosis? Pictorial Review With Multimodality Imaging[J]. Journal of Ultrasound in Medicine, 2015,34(11):2109-2113.

[16] Ellingsen C，Andersen LM, Galappathi K, et al. Hypoxia biomarkers in squamous cellcarcinomaof theuterinecervix[J]. BMC Cancer, 2015,26(15):805.

[17] Fei H,Ke P, Wang N, et al. An evaluation comparing Californium 252 neutron brachytherapy with neoadjuvant intra-arterial embolism chemotherapy assisted surgery effect for treating advancedcervicalcarcinomapatients [J]. Eur J Gynaecol Oncol, 2015,36(4):442-446.

[18] Giudice LC，Kao LC. Endometriosis[J]. Lancet,2004,364(9447):1789-1799.

[19] Gradison M. Pelvic inflammatory disease[J]. American family physician, 2012,85(8):791-796.

[20] Greydanus DE, Dodich C. Pelvic inflammatory disease in the adolescent: a poignant, perplexing, potentially preventable problemfor patients and physicians[J]. Current Opinion in Pediatrics, 2015,27(1):92-99.

[21] Guo L, Zhang W, Sheng Y, et al. Expression and significance of LRIG3 inhumancervicalsquamous cellcarcinoma[J]. Eur J Gynaecol Oncol, 2015,36(4):414-419.

[22] Herrera YA,Piña-Sánchez P. History of the development of screening tests forcervicalcancer[J]. Rev Med Inst Mex Seguro Soc, 2015,53(6):670-677.

[23] Hu G, Yao G, Deng H, et al. Overexpression of STOML 2 inhibits apoptosis ofhumancervicalsquamouscarcinomaSiha cells in vitro[J]. Nan Fang Yi Ke Da Xue Xue Bao, 2015,35(9):1293-1296.

[24] Hu J, Wang S, Zhao Y, et al. Mechanism and biological significance of the overexpression of IFITM3 in gastric cancer[J]. Oncol Reports,2014,32(6):2648-2656.

[25] Hummitzsch K, Anderson RA, Wilhelm D, et al. Stem cells, progenitor cells and lineage decisions in the ovary[J]. Endocrine Rev,2015,36(1):65-91.

[26] Ibrahim M G,Chiantera V, Frangini S, et al. Ultramicro-trauma in the endometrial-myometrial junctional zone and pale cell migration in adenomyosis[J]. Fertility and Sterility,2015,104(6):1475-1483.

[27] Ishikawa H,Kiyokawa T, Okayama J, et al. Tubal pregnancyassociated with additional conception in a contralateral tube[J]. J Obstet Gynaecol Res, 2015,41(5):22.

[28] José Daniel FA, Karla Georgina SG,Josué Sarmiento-Ángeles, et al. Ate of human papillomavirus infection in rural areas diagnosed by direct visualization with acetic acid and lugol[J]. Ginecol Obstet Mex, 2015,83(7):429-436.

[29] Karmarkar R, Abtahi B, Saber-Khalaf M, et al. Gynaecological pathology in women with Fowler's syndrome[J]. Eur J Obstet Gynecol Reprod Biol,2015,194(11):54-57.

[30] Ke ZP, Zhang XZ, Ding Y, et al. Study of effective components and molecular mechanism for Guizhi Fuling formula treatment of dysmenorrhea, pelvic inflammatory disease and uterine fibroids[J]. Zhongguo Zhong Yao Za Zhi, 2015,40(6):999-1004.

[31] Kim JS, Kim HC, Kim SW, et al. Does the degree ofperihepatitis have any relevance to the severity of the manifestations of pelvic inflammatory disease on multidetector computed tomography? [J]. Journal of Computer Assisted Tomography, 2015,39(6):901-906.

[32] Kim KH, Kang YJ, Jo JO, et al. DDX4 (DEAD box polypeptide 4) colocalizes with cancer stem cell

marker CD133 in ovarian cancers[J]. Biochem Biophys Res Commun,2014,447(2):315-322.

[33] Kouijzer IJE, Polderman FN, Bekers EM, et al. Initially unrecognised group A streptococcal pelvic inflammatory disease in a postmenopausal woman[J]. The Netherlands Journal of Medicine, 2014,72(9):494-496.

[34] Kuna K,Grbavac I, Vukovic′ A, et al. Coexistence of ruptured ectopictubal pregnancy, dermoid and endometriotic cyst with tubo-ovarian abscess in the same adnexa: case report[J]. Acta Clin Croat, 2015,54(1):103-106.

[35] Li D, Peng Z, Tang H, et al. KLF4-mediated negative regulation of ifitm3 expression plays a critical role in colon cancer pathogenesis[J]. Clin Cancer Res, 2011,17(11):3558-3568.

[36] Li M, McDermott R. Smoking, poor nutrition, and sexually transmitted infections associated with pelvic inflammatory disease in remote North Queensland Indigenous communities,1998—2005[J]. BMCWomen's Health, 2015,15(1):31.

[37] Lim MC, Chun KC, Shin SJ, et al. Clinical presentation of endometrioid epithelial ovarian cancer with concurrent endometriosis: a multicenter retrospective study[J]. Cancer EpidemiolBiomark Prevent,2010,19(2):398-404.

[38] Lin F, Wang P, Shen Y, et al. Upregulation of micro RNA224 sensitizeshumancervicalcells SiHa to paclitaxel[J]. Eur J Gynaecol Oncol, 2015,36(4):432-436.

[39] Liu BQ, Gong X,Jin Z. Effect of Danzhi decoction on expression of angiogenesis factors in patients with sequelae ofpelvic inflammatory disease[J]. Asian Pacific Journal of Tropical Medicine, 2014,7(12):985-990.

[40] Llata E, Bernstein KT, Kerani RP, et al. Management of pelvic inflammatory disease in selected US sexually transmitted disease clinics: sexually transmitted disease surveillance Network, January 2010December 2011[J]. Sexually Transmitted Diseases, 2015,42(8):429-433.

[41] Long L, Chen J,Xiong Y, et al. Efficacy of high-intensity focused ultrasound ablation for adenomyosis therapy and sexual life quality[J]. International Journal of Clinical and Experimental Medicine, 2015,8(7):11701-11707.

[42] McCormackWM. Pelvic inflammatory disease [J]. New England Journal of Medicine, 1994, 330(2):115119.

[43] Messinger LB, Alford CE, Csokmay JM, et al. Cost and efficacy comparison of invitro fertilization andtubalanastomosis for women aftertuballigation[J]. Fertil Steril, 2015,104(1):32-38.

[44] Mikamo H, Matsumizu M, Nakazuru Y, et al. Efficacy and safety of metronidazole injection for the treatment of infectious peritonitis, abdominal abscess and pelvic inflammatory diseases in Japan[J]. Journal of Infection and Chemotherapy, 2015,21(2):96-104.

[45] Mol F, van Mello NM,Strandell A, et al. Cost-effectiveness of salpingotomy and salpingectomy in women withtubal pregnancy(a randomized controlled trial)[J]. Hum Reprod, 2015,21(6):13.

[46] Moore MS, Golden MR, Scholes D, et al. Assessing trends in chlamydia positivity and gonorrhea incidence and their associations with the incidence of pelvic inflammatory disease and ectopic pregnancyinWashington State, 19882010[J]. Sexually Transmitted Diseases, 2016,43(1):28.

[47] Mu L, Chen W, Ma Y, et al. Expression of focal adhesion kinase in theeutopic endometrium of women with adenomyosis varies with dysmenorrhea and pelvic pain[J]. Experimental and Therapeutic Medicine, 2015,10(5):1903-1907.

[48] Mu Y, Hu X, He J, et al. Serum levels of vascular endothelial growth factor and cancer antigen 125 are related to the prognosis of adenomyosis patients after interventional therapy[J]. International Journal of Clinical and Experimental Medicine, 2015,8(6):9549-9554.

[49] Nanthamongkolkul K, Hanprasertpong J. Longer waiting times for early stagecervicalcancer patients undergoing radical hysterectomy are associated with diminished long-term overall survival[J]. J Gynecol Oncol, 2015, 26(4):262-269.

［50］Pacchiarotti A，Caserta D，Sbracia M，et al. Expression of oct4 and c-kit antigens in endometriosis［J］. Fertil Steril，2011，95（3）：1171－1173.

［51］Pacheco M，Katz AR，Hayes D，et al. Physician survey assessing pelvic inflammatory disease knowledge and attitudes to identify diagnosing and reporting barriers［J］. Women's Health Issues，2016，26（1）：27－33.

［52］Pandit JJ，Westbury S，Pandit M. The concept of surgical operating list 'efficiency'：a formula to describe the term［J］. Anaesthesia，2007，62（9）：895－903.

［53］Park DS，Kim ML，Song T，et al. Clinical experiences of thelevonorgestrel-releasing intrauterine system in patients with large symptomatic adenomyosis［J］. Taiwanese Journal of Obstetrics and Gynecology，2015，54（4）：412－415.

［54］Pereira ER，Speck NM，Rodrigues DA，et al. Prevention，diagnosis and treatmentofcervicalcancer precursor lesions at the Xingu Indigenous Park，Brazil［J］. Eur J Gynaecol Oncol，2015，36（4）：376－382.

［55］Rotas M A，Haberman S，Levgur M. Cesarean scar ectopic pregnancies：etiology，diagnosis，and management［J］. Obstetrics & Gynecology，2006，107（6）：1373－1381.

［56］Sampson JA. Inguinal endometriosis［J］. Am J Obstet Gynecol，1925，10：462－503.

［57］Senturk LM，Imamoglu M. Adenomyosis：what is new？［J］. Women's Health，2015，11（5）：717－724.

［58］Shang W Q，Yu JJ，Zhu L，et al. Blocking IL22，a potential treatment strategy for adenomyosis by inhibiting crosstalk between vascular endothelial and endometrial stromal cells［J］. American journal of translational research，2015，7（10）：1782.

［59］Shmidt AA，Alieva MT，Ivanova LV，et al. The role of the vaccine prophylaxis ofcervicalcancer among female military personnel［J］. Voen Med Zh，2015，336（6）：30－33.

［60］Sholapurkar SL. Diagnostic and management modalities in early tubal ectopic pregnancy with focus on safety［J］. Hum Reprod Update，2015，21（7）：9.

［61］Soper DE. Pelvic inflammatory disease［J］. Obstetrics & Gynecology，2010，116（2 P 1）：419－428.

［62］Suzuki K，Shinbo A，Hando M，et al. Management of Cervical Cancer Stage I B during Pregnancy［J］. Gan To Kagaku Ryoho，2015，42（9）：1123－1125.

［63］Tilly JL，Niikura Y，Rueda BR. The current status of evidence for and against postnatal oogenesis in mammals：a case of ovarian optimism versus pessimism？［J］. Biol Reprod，2009，80（1）：212.

［64］Tsui KH，Lee FK，Seow KM，et al. Conservative surgical treatment of adenomyosis to improve fertility：Controversial values，indications，complications，and pregnancy outcomes［J］. Taiwanese Journal of Obstetrics and Gynecology，2015，54（6）：635－640.

［65］Tun NM，Yoe L. Sister Mary Joseph Nodule：A Rare Presentation of Squamous CellCarcinoma of the Cervix［J］. Ochsner J，2015，15（3）：256－258.

［66］Vigano P，Corti L，Berlanda N. Beyond infertility：obstetrical and postpartum complications associated with endometriosis and adenomyosis［J］. Fertility and Sterility，2015，104（4）：802－812.

［67］Wang X，Zhong S，Xu T，et al. Histopathological classification criteria of rat model of chronic prostatitis/chronic pelvic pain syndrome［J］. International Urology and Nephrology，2015，47（2）：307－316.

［68］Xiong Y，Yue Y，Shui L，et al. Ultrasound-guided high-intensity focused ultrasound（USgHIFU）ablation for the treatment of patients with adenomyosis and prior abdominal surgical scars：A retrospective study［J］. International Journal of Hyperthermia，2015，31（7）：777－783.

［69］Youssef AT. Endosonography of benign myometriumcysts and cyst-like lesions［J］. Journal of Ultrasound，2015，18（3）：110.

［70］Zhang F，Yu Y，Song S，et al. Calcitriol does not significantly enhance the efficacy of radiation ofhumancervicaltumors in mice［J］. Eur J Gynaecol Oncol，2015，36（4）：452－456.

［71］Zhihong N，Yun F，Pinggui Z，et al. Cytokine Profiling in the Eutopic Endometrium of Adenomyosis During the Implantation Window After Ovarian Stimulation［J］. Reproductive Sciences，2016，23（1）：124－133.

[72] Zhou J，Dexter F，Macario A，et al. Relying solely on historical surgical times to estimate accurately future surgical times is unlikely to reduce the average length of time cases finish late[J]. Journal of Clinical Anesthesia,1999,11(7):601－605.

[73] 陈学军,郑伟,王良,等. 卵巢子宫内膜异位囊肿患者血清 CA125 及临床相关因素分析[J]. 中国妇幼保健,2008,23(4):545－548.

[74] 邓星河,刘明娟. 卵巢子宫内膜异位囊肿的 MRI 和 CT 表现(附 13 例分析)[J]. 中华放射学杂志,1996,30(12):855－858.

[75] 狄文. 盆腔结核//曹泽毅. 中华妇产科学(中册)[M]. 3 版. 北京:人民卫生出版社,2014:1220－1222.

[76] 高洁. 妇科急性腹痛的病因分析及鉴别诊断[J]. 中国医药指南(学术版),2009,7(5):85.

[77] 葛晓梅. 60 例胎盘早剥临床病例分析[J]. 中国现代药物应用,2014,8(3):105.

[78] 顾美姣,戴钟英,魏丽惠,等. 临床妇产科学[M]. 2 版. 北京:人民卫生出版社,2011.

[79] 郝敏,赵卫红,王永红. 子宫内膜异位症患者盆腔粘连与疼痛的相关性[J]. 中华妇产科杂志,2009,44(5):333－336.

[80] 侯红瑛,李小毛. 卵巢子宫内膜异位囊肿 66 例临床分析[J]. 中国实用妇科与产科杂志,1999,15(8):491－492.

[81] 江明凤. 胸水中联合检测 ADA、TBAb、TBDNA 对结核性腹膜炎的诊断价值[J]. 浙江临床医学,2007,9(7):999－1000.

[82] 李晓江,吴令英,李晓光,等. 疑似卵巢癌的盆腔结核 20 例分析[J]. 中华结核和呼吸杂志,2004,26(8):462－464.

[83] 李晓燕,冷金花,郎景和,等. 不同类型卵巢子宫内膜异位囊肿临床特点及疗效分析[J]. 中国实用妇科与产科杂志,2009,25(2):124－127.

[84] 李晓燕,冷金花,郎景和,等. 卵巢子宫内膜异位囊肿粘连程度及相关因素分析[J]. 中华妇产科杂志,2009,44(5):328－332.

[85] 刘达,尹玲. 出血性输卵管炎//曹泽毅. 中华妇产科学[M]. 3 版. 北京:人民卫生出版社,2014:13－17.

[86] 路光升,林婉君,周丽. 腹壁切口子宫内膜异位症 65 例临床分析[J]. 国际妇产科学杂志,2010,37(4):291－293.

[87] 毛玉荣. 容易误诊为卵巢恶性肿瘤的包块型盆腔结核(附 22 例误诊病例)[J]. 临床误诊误治,2008,21(2):65－66.

[88] 聂妙玲,康佳丽,夏薇. 胎盘早剥发病相关因素探讨[J]. 实用医学杂志,2007,23(16):2582－2583.

[89] 欧阳煜宏,孟丽娟,咸永松. 腹腔镜治疗异位妊娠伴失血性休克 44 例临床分析[J]. 中国实用妇科与产科杂志,2006,22(3):211－212.

[90] 屈佳妮,付庆国,王正阳. 卵巢子宫内膜异位囊肿超声分型及其临床价值[J]. 临床超声医学杂志,2007,9(2):91－93.

[91] 石琦,朱宏刚. 出血性输卵管炎 11 例分析[J]. 中国误诊学杂志,2009,9(25):6257－6258.

[92] 宋莉莉,陈铎. 胎盘早剥高危因素的研究进展[J]. 中国妇幼健康研究,2008,19(6):616－618.

[93] 孙静华. 胎盘早剥对妊娠结局及围产儿预后的影响[J]. 齐齐哈尔医学院学报,2013,34(17):2535－2536.

[94] 田海燕,董玉霞,张步林,等. 彩色多普勒超声在女性盆腔结核中的诊断价值[J]. 临床超声医学杂志,2008,10(6):414－415.

[95] 王彬. 女性盆腔结核的诊断与治疗[J]. 中国社区医师:医学专业,2012,14(8):140.

[96] 王登凤,曲海波. 何海宁,等. 盆腹腔结核 9 例临床分析[J]. 实用妇产科杂志,2010,26(8):635.

[97] 王珺,应小燕. 影响子宫内膜异位症不孕患者腹腔镜手术后妊娠率的多因素分析[J]. 中国微创外科杂志,2012,12(2):108－111.

[98] 王秀霞,张合龙. 子宫内膜异位症的免疫学发病机制及防治[J]. 中国实用妇科与产科杂志,2008,23(12):906－908.

[99] 王艳艳,冷金花. 卵巢子宫内膜异位囊肿手术对卵巢储备功能的影响[J]. 中国实用妇科与产科杂志,

2007,23(10):806-808.

[100] 王颖.出血性输卵管炎 30 例临床分析[J].临床误诊误治,2006,19(3):9-10.

[101] 吴珊珊,杨碧新,钟治平.卵巢子宫内膜异位囊肿的 MRI 诊断与病理分析[J].现代医院,2008,8(8):23-24.

[102] 谢幸,苟文丽.妇产科学[M].8 版.北京:人民卫生出版社,2013.

[103] 颜为红,陈葵喜,马超.盆腔结核 60 例误诊原因分析[J].临床误诊误治,2011,24(4):45-46.

[104] 应豪.胎盘早期剥离[M]//曹泽毅.中华妇产科学(中册).3 版.北京:人民卫生出版社,2014:526-529.

[105] 张爱兰,李金香.胎盘早剥 68 例临床分析[J].中国妇幼保健,2006,21(21):2934-2935.

第十八章
儿科疾病

第一节　新生儿出血症

一、概述

1. 流行特点　新生儿出血症(hemorrhagic disease of the newborn)即维生素 K 缺乏性出血症,是指由于维生素 K 摄入或产生缺乏,体内维生素 K 依赖因子(Ⅱ、Ⅶ、Ⅸ、Ⅹ)凝血活性低下所致的出血性疾病。新生儿出血症发病率足月儿为 0.25%～1.7%,早产儿更高,婴儿估计发病率为 0.6%～3%。婴儿期因绝大多数患儿颅内出血,病死率高达 25%,约 50%遗留脑性瘫痪、智力低下和惊厥等永久性中枢系统损害。1946 年 Rapoport 首先报道本病,但未引起注意,直到 20 世纪 70 年代方引起重视。国内 1980 年张殿元等首次报道 33 例,近年报道日趋增多,这与临床认识提高、诊治手段不断充实与完善有关。

2. 发病机制　本病多见于单纯母乳喂养的婴儿,原因有:胎儿期,孕母维生素 K 通过胎盘量较少,胎儿肝内储存量低;出生后新生儿肠道内缺乏正常菌群,致使母乳中维生素 K 含量仅有 15 μg/L,远低于牛乳中含量 60 μg/L,且母乳含多种抗体,这些抗体对于减少呼吸道和消化道感染有利,但却抑制了婴儿肠内正常细菌所提供的维生素 K,造成内源性维生素 K 不足;若围生期乳母不食蔬菜,导致母乳中维生素 K 的含量更低。其他常见病因包括:肠道合成维生素 K 有赖于正常菌群的建立,慢性腹泻时干扰肠道正常菌群的建立,使维生素 K 合成、吸收减少,排泄增加;因感染使用广谱抗生素,抑制甚至杀灭肠道益生菌,使维生素 K 合成障碍;Ⅱ、Ⅶ、Ⅸ、Ⅹ 因子均在肝脏合成,如存在肝胆疾患(如先天性胆管闭锁、肝炎综合征等),可致胆汁分泌减少、肝细胞受损,影响肠道、肠黏膜对维生素 K 的吸收或合成;孕母产前应用某些药物,如抗惊厥药、抗凝药、抗结核药等,可诱导肝线粒体酶增加,加速维生素 K 的降解氧化或阻断维生素循环而产生维生素 K 缺乏。

当体内缺乏维生素 K 时,维生素 K 依赖因子不能进行羟化,不能正常与钙离子结合,活性Ⅱ、Ⅶ、Ⅸ、Ⅹ因子减少或消失,只是无功能的蛋白质,不能参与凝血过程,引起内源性和外源性凝血系统的障碍,临床上出现出血倾向,出血可发生在任何部位,但最严重的是颅内出血。新生儿出血症以自发性颅内出血多见,与婴儿"自发性"出血解剖学基础有关:患儿生后前半年,特别是前 3 个月内生长发育最快,尤以脑发育最为迅速。为适应脑组织的迅速发育,其周围组织发生相应改变,颅脑内的精细平衡可被破坏,构成"自发性"出血的解剖学基础。

3. 临床表现　本病特点为婴儿突然发生出血,其他方面正常,也无严重的潜在疾病,血小板计数和纤维蛋白原均正常,血液中无纤维蛋白降解产物,注射维生素 K₁ 后 1 h 左右(30～120 min)停止出血。按发生时间早晚分为三型:① 早发型:发生于出生 24 h 内,此型罕见,多与母亲产前应用某些影响维生素 K 代谢的药物有关;② 经典型:发生于生后 1～7 天,较常见,多见于脐带残端出血、呕血、便血、皮肤穿刺处出血,病情轻者具有自限性,预后良好;③ 迟发型(晚发型):指发生于生后2周至2个月,多见于颅内出血,随病情加重可导致死亡。对于3个月以内小婴儿,单纯母乳喂养,以烦躁、哭闹、呕吐、拒乳、嗜睡、抽搐为主诉就诊者,均应考虑到该病,查体时应特别注意检查囟门及有无其他出血表现。

4. 预防与治疗 新生儿出生时几乎均有维生素 K 的相对缺乏,新生儿出生时体内维生素 K 含量低,出生后尽快纠正这一缺陷可防止危及生命的出血并发症。为了防止早发型新生儿出血症,加拿大儿科协会(CPS)建议对正在使用影响维生素 K 代谢药物的孕母补充维生素 K。1961 年美国科学院儿科推荐选择叶绿醌(即维生素 K_1)作为维生素 K 缺乏症的预防性药物,提出"1 次 0.5~1.0 mg 的肠外剂量或 1.0~2.0 mg 的口服剂量用于预防可能足够"。这作为一则预防标准沿用至今,目前肠外注射在美国已成为常规用药方式。

我国是迟发型新生儿出血症的高发地区,多数医院对新生儿生后常规肌注维生素 K_1 预防该病。林良明等干预研究发现,迟发型新生儿出血症是可以预防、可以避免发生的。孕妇可自产前 1 周起开始每天口服维生素 K_1 2~4 mg 或临产数小时肌注等量维生素 K_1,做好产前咨询及孕妇预防性服药;对刚出生的新生儿常规给予肌注维生素 K_1 1mg 或口服维生素 K_1 2 mg 一次,然后每隔 10 d 以同样的剂量口服 1 次,3 个月共 10 次;指导哺乳期妇女多食绿叶蔬菜、豆类、肝及蛋类等。

对于已确诊的晚期患儿,入院后均接受维生素 K_1 1~2 mg,一般用药数小时后出血减轻,24 h 内出血完全停止;出血严重者,可用维生素 K_1 1~5 mg 静脉推注,必要时给予同型新鲜血浆或同型鲜血 10~20 mL/kg,以尽快提高血中有活性的凝血因子的水平、纠正低血压和贫血,同时应用酚磺乙胺、巴曲酶等辅助止血,甘露醇降低颅内压以及镇静、止惊、纠正电解质紊乱等对症治疗。经治疗后,部分患儿可生存,但大多留有神经系统后遗症(如发育迟缓、运动功能障碍、脑瘫或癫痫等)。

二、诊断标准

单纯性母乳喂养 3 个月的小婴儿,未接受过维生素 K 注射,呕血、便血,皮下出血,注射部位出血不止;贫血进展迅速;急性或亚急性颅内出血;给予维生素 K 治疗后出血在 8~12 h 停止。凝血酶原时间延长为临床首要诊断依据。

三、误诊文献研究

1. 文献来源及误诊率 2004—2013 年发表在中文医学期刊并经遴选纳入误诊疾病数据库的新生儿出血症误诊文献共 17 篇,累计误诊病例 207 例。11 篇文献可计算误诊率,误诊率 31.97%。

2. 误诊范围 207 例新生儿出血症误诊范围为 28 种疾病,共 209 例次,涉及神经系统、消化系统、血液系统、呼吸系统等,其中误诊为中枢神经系统感染居多,其次为低钙血症、败血症、上呼吸道感染等,主要误诊疾病见表 18-1-1。少见的误诊疾病有白血病、肺炎、支气管炎、先天性消化道畸形、高热惊厥、药物不良反应、口腔溃疡等;15 例次仅作出呕吐、抽搐、消化不良、发热等症状待查诊断,诊断未明确 4 例次。

表 18-1-1 新生儿出血症主要误诊疾病

误诊疾病	误诊例次	百分比(%)	误诊疾病	误诊例次	百分比(%)
中枢神经系统感染	60	28.71	肠炎	11	5.26
低钙血症	23	11.00	营养性贫血	8	3.83
败血症	16	7.66	细菌性痢疾	7	3.35
上呼吸道感染	14	6.70	血小板减少症	6	2.87

续表

误诊疾病	误诊例次	百分比(%)	误诊疾病	误诊例次	百分比(%)
癫痫	6	2.87	白血病	2	0.96
手足搐搦症	6	2.87	肺炎	2	0.96
弥散性血管内凝血	5	2.39	急性出血性坏死性肠炎	2	0.96
中毒性脑病	4	1.91	嵌顿性疝	2	0.96
肝炎	3	1.44	婴儿肝炎综合征	2	0.96
肠痉挛	3	1.44	婴儿捂热综合征	2	0.96
肠套叠	3	1.44	新生儿缺血缺氧性脑病	2	0.96

3. 确诊方法　207例中,经特异性生化免疫学检查确诊188例(90.82%),CT检查确诊18例(8.70%),根据症状体征及其他辅助检查确诊1例(0.48%)。

4. 误诊后果　本次纳入的207例新生儿出血症中,132例文献描述了误诊与疾病转归的关联,75例预后与误诊关联不明确。按照误诊数据库对误诊后果的分级评价标准,可统计误诊后果的病例中,82.58%(109/132)的患者为Ⅲ级后果,即未因误诊误治造成不良后果;17.42%(23/132)的患者为Ⅰ级后果,其中造成后遗症11例、死亡12例。

四、误诊原因分析

依据本次纳入研究的17篇文献提供的新生儿出血症误诊原因,归纳为8项,主要误诊原因为经验不足而缺乏对该病的认识,具体见表18-1-2。

表18-1-2　新生儿出血症误诊原因

误诊原因	频次	百分率(%)	误诊原因	频次	百分率(%)
经验不足,缺乏对该病的认识	16	94.12	病人主述或代述病史不确切	2	11.76
未选择特异性检查项目	9	52.94	多种疾病并存	1	5.88
问诊及体格检查不细致	6	35.29	医院缺乏特异性检查设备	1	5.88
缺乏特异性症状、体征	4	23.53	诊断思维方法有误	1	5.88

1. 经验不足,缺乏对该病的认识　接诊医生经验不足,不了解本病的疾病特点,遇到本病时警惕性不高,缺乏认知,与其他系统疾病鉴别诊断不清导致误诊。晚发型新生儿出血症多发生在生后2周至2个月,发生隐蔽,多数出血之前无任何先兆。当患儿出现烦躁、哭闹、呕吐、拒乳、嗜睡、抽搐等症状时,经常会误诊为神经系统疾病;急性感染往往是本病的主要诱因,所以对出现颅内压增高、反应较差时,常误诊为颅内感染、败血症,而忽略对皮肤、黏膜出血的观察;前驱期呼吸道感染常误诊为肺炎合并心力衰竭或病毒性脑炎;以腹泻、便血、可触及腹部肿块为首要症状时常误诊为婴儿腹泻、肠套叠;由于本阶段患儿处于生理性贫血期,且在部分农村地区,患儿为母乳喂养,乳母未规律补钙,基层医院常误诊为生理性贫血、低钙性惊厥等;患儿黄疸未退或突然加深则被误诊为胆管闭锁、狭窄、婴儿肝炎综合征等;部分患儿因其他疾病如长期腹泻、长期应用抗生素或药物,亦常误诊为原发疾病的危重表现或药物不良反应。

2. 未选择特异性检查项目　头颅B超、CT检查可明确出血的位置及范围,凝血功能、腰椎穿刺异常等检查可印证临床思维的正确性。如未选择上述检查项目误诊为其他疾病,对患儿进行一系列相悖治疗方法甚至行手术治疗,从而造成误治,延误治疗时机,造成死亡等恶性后果。

3. 问诊及体格检查不细致　对晚发型新生儿出血症诊断有重要意义的体征,如意识状态、患儿反应、哭声、皮肤黏膜苍白及出血情况、囟门、瞳孔、神经反射等。如查体不细致,难以采集到全面的临床资料,可对临床造成误诊。同时由于婴儿颅缝、囟门未闭,对颅内压增高有一定缓冲作用,故触到前囟张力不高,就轻易排除颅内出血等疾病,也会造成临床误诊。

4. 缺乏特异性症状、体征　临床表现无特异性,起病时可不表现出血征象,而以神经系统症状为主,有急性或亚急性高颅压征,若同时伴有发热,极易误诊为中枢神经系统感染而采用大剂量抗生素及止痉剂,延误有效治疗。颅内出血早期及少量出血时,颅内压增高不明显。根据颅内出血的部位、速度以及出血量的不同,临床表现差异较大,初期多表现为烦躁、激惹、哭闹、尖叫,吸吮少或拒乳、反应差、少哭、嗜睡,这些表现没有特异性且早期缺乏阳性体征,大多数患儿疾病早期仅以哭闹不安的兴奋症状为主,并伴呕吐,而面色苍白易被忽视,此时易与临床较为常见的低钙血症及引起腹痛的疾病混淆,较难作出诊断。惊厥、嗜睡、昏迷是神经系统疾病常见的症状,但疾病的初期或出血量少的患儿惊厥表现为局限性、短暂性、次数少,间歇期一般情况良好,不易发现,易误诊为营养缺乏性疾病,如婴儿手足搐搦症、巨幼红细胞性贫血。出血量大的患儿开始就表现为频繁惊厥、嗜睡、昏迷,易误诊为癫痫、脑膜脑炎等。因此缺乏特异性的临床表现或与其他疾病并存是该病误诊、漏诊的一个主要的客观因素。

5. 代述病史不确切　发生晚发型新生儿出血症均系小婴儿,由于患儿病史由家长代诉,就诊时家长往往比较紧张,有时易受医师问诊的影响而回答不准确;或可能因家长观察得不仔细及文化程度的影响而造成病史采集不准确,以致医生对患儿的病史了解不够全面,造成误诊。

6. 多种疾病并存　该病易被其他合并症掩盖而漏诊。一旦患儿出现烦躁、抽搐、呕吐、贫血、出血倾向等症状就诊时,如查体腹部触及腊肠样包块、腹股沟区触及不可还纳包块,极有可能同时合并脑炎、呼吸道感染、低钙血症、营养性贫血、肠套叠、嵌顿疝、败血症等,单一考虑,可出现漏诊、误诊,延误治疗时机。

7. 医院缺乏特异性检查设备　晚发型新生儿出血症多发于农村,因未常规应用维生素 K_1,但基层医院对该病认识不足,且缺乏 CT 等检查设备,是造成该病漏误诊的又一重要因素。

五、防范误诊措施

1. 提高对晚发型新生儿出血症的认识　晚发性维生素 K 缺乏症起病急,颅内出血发生率达92%,病死率22%,致残率较高。对具有发病危险因素者给予早期预防,可以明显降低患病率,提高生存质量。曾报道晚发性维生素 K 缺乏致颅内出血发病的男女比例为 2.62:1。黄爱蓉与何时军发现,男性、年龄不足 3 个月、纯母乳喂养、有巨细胞病毒(CMV)感染、肝功能异常为晚发性维生素 K 缺乏致颅内出血的高危因素。

加强本病认识是防止误诊的关键。本病虽然临床表现不典型,但也有一些可供识别的神经系统兴奋或抑制症状和出血、颅内压增高的体征,因此对于以下患儿均要想到本病的可能:① 单纯母乳喂养,生后 3 个月内的小婴儿,未接受过维生素 K_1 预防,突然发病而临床无感染中毒症状者;② 贫血进展迅猛,注射及采血部位有自发出血倾向,或伴有皮下出血、便血、呕血者;③ 小婴儿有早期颅压增高征象,如烦躁、哭吵、阵发性发绀、双目凝视斜视以及阵发性肢体屈曲紧张等;④ 出现脑性尖叫、阵发性惊厥,以及前囟紧张饱满等高颅压征象。详细询问孕母是否有服用抗惊厥、抗凝血、抗结核、水杨酸及化疗药物史,患儿是否有肝胆疾病病史、常有腹泻、长期应用抗生素史,同时应常规行凝血四项、腰穿、头颅 B 超、CT 检查,有条件的医院可行凝血酶原前体蛋白和血维生素 K 水平测定。

2. 注意与其他疾病的鉴别

(1)中枢神经系统感染:临床上以急性发热、惊厥、意识障碍、颅内压增高、脑膜刺激征及脑脊液病理改变为特征,致病菌可通过血流、临近组织器官感染,如中耳炎、乳突炎等扩散、与颅腔存在直接通道等侵及颅腔,外周血象、C反应蛋白、降钙素原等感染指标异常及脑脊液检查可助诊,且应用敏感抗生素有效,与新生儿出血症可鉴别。

（2）营养性贫血:系一组由于各种原因导致造血原料供应不足,表现为红细胞及血红蛋白低于正常的血液系统疾病,表现为肤色逐渐苍白或蜡黄等,其临床表现并不局限于血液系统,可同时伴食欲减退、烦躁不安、嗜睡、甚至抽搐、感觉异常等神经系统症状,外周血常规、骨髓象均可助诊。而新生儿出血症多表现为贫血突然加重或黄疸突然加深。

（3）肠套叠:指部分肠管及其肠系膜套入临近肠腔所致的一种肠梗阻,是婴幼儿时期常见的急腹症之一,是3~6岁期间引起肠梗阻的最常见原因。其临床表现早起一般状况较好,体温正常,无全身中毒症状,随病程延长,患儿可出现腹痛、呕吐、血便、腹部包块等临床表现,此与新生儿出血症便血需鉴别,行腹部B超可明确。

（4）其他凝血功能障碍性疾病:① 有出血表现,但凝血酶原时间正常可排除新生儿出血症。② 有造成凝血因子合成障碍或消耗凝血因子的疾病因素必须除外。如有肝脏功能异常包括肝炎、代谢性疾病。这些疾病导致出血的特点是在凝血酶原时间延长的同时,其他非维生素K依赖凝血因子V、Ⅷ、纤维蛋白原水平也减低。消耗凝血因子的疾病如弥散性血管内凝血(DIC)导致的凝血功能障碍与维生素K缺乏性出血不同,DIC时纤维蛋白原浓度和血小板计数都有异常。罕见的先天性凝血因子缺乏也需排除,其表现为单一某一种因子缺乏的特点。在各种原因形成的凝血功能障碍中,只有维生素K缺乏性出血在维生素K补充后能使出血迅速停止、延长的凝血酶原时间很快缩短。

3. 仔细查体和完善相关医技检查　颅内出血可引起颅内压增高,但早期、少量的出血往往由于婴儿期囟门未闭,可起到一定的缓冲,颅内压增高不明显,所以强调在患儿安静时行前囟、颅缝分离情况的检查。对于突发面色苍白的患儿应行血常规检查,发现血红蛋白明显降低,应及时行凝血功能检查;有中枢神经系统症状时应及时行头颅CT、脑脊液等检查,以提高治愈率,减少中枢神经系统后遗症的发生率。如缺乏辅助检查可进行维生素K_1诊断性治疗,同时观察局部出血等症状,如有好转则证实该诊断成立。

以下检查有助于新生儿出血症诊断:① 凝血检测明显异常:国际标准化比值(INR)≥4倍标准值,凝血酶原时间(PT)≥4倍标准值且至少符合以下3项中1项,可诊断新生儿出血症:血小板计数正常或升高,纤维蛋白原水平正常,不存在纤维蛋白降解产物;给予维生素K后凝血酶原时间(PT)可恢复正常;维生素K缺乏诱导的蛋白质(protein induced in vitamin K absence, PIVKA)含量超过了正常对照,其中PIVKA是维生素K的敏感指标,可检测出常规凝血象无法测到的亚临床缺乏状态。② 腰椎穿刺异常:脑脊液呈均匀血性或黄色,镜检大量红细胞,可见皱缩红细胞。③ 头颅B超、CT检查:可明确出血的位置及范围,对治疗方法及预后可作初步评估。

（李　玲　刘　芳）

第二节　新生儿颅内出血

一、概述

1. 疾病特点　新生儿颅内出血是新生儿期常见神经系统疾病,与新生儿自身生理特点及围产期多种高危因素有关。严重颅内出血可危及生命,经治疗存活者可留有不同程度的神经系统后遗症,影响日后认知及行为功能。文献报道在极低出生体重儿中颅内出血发生率为 $20\%\sim25\%$,75% 脑实质出血的患儿在后期随访中有显著的神经系统后遗症。虽然近年来新生儿医学技术进步,早产儿、低出生体重儿存活率逐步提高,但该部分患儿为颅内出血高发人群,故新生儿颅内出血发生率并无明显降低。有新近研究表明,在早产儿,即便是Ⅰ～Ⅱ度生发基质-脑室内出血(germinal matrix-intraventricular haemorrhage, GM - IVH),也会留有不良的神经后遗症。

2. 发病原因　早产儿易发生 GM - IVH 的根本原因在于脑室内存在胚胎生发基质,该结构为未成熟毛细血管网,且缺乏自主调节功能,在缺氧、酸中毒及血流动力学发生变化时易出现毛细血管破裂引起出血。在足月儿中,窒息缺氧后发生的低氧血症、高碳酸血症、产伤等原因,导致脑血流动力学改变或自主调节功能受损,亦可引起毛细血管破裂。此外,肝功能不成熟、出血性疾病、母孕期特殊药物的使用、生后高渗溶液输入等亦可导致毛细血管破裂,造成颅内出血。

3. 疾病类型　根据出血部位不同,颅内出血常见类型有 GM - IVH、原发性蛛网膜下隙出血(primary subarachoid haemorrhage, SAH)、脑实质出血(intraparenchymal haemorrhage, IPH)、硬膜下出血(subdural haemorrhage, SDH)、小脑出血(cerebellar haemorrhage, CH)和丘脑、基底核区域出血。出血部位与导致出血的原因有一定关联,产伤所致主要为 SAH、IPH 和 SDH。缺氧窒息引起的出血在早产儿常为 GM - IVH,在足月儿为 IPH。此外胎龄与出血部位也有一定关联,胎龄不足 32 周,以 GM - IVH 和 CH 为主;胎龄在 32～36 周,以 IPH、GM - IVH 和 SAH 为主;胎龄达到和超过 37 周,以 IPH、SDH 和 SAH 为主。

4. 临床表现　新生儿颅内出血的临床表现与出血部位、出血量有关,早期表现大多无特异性,表现为昏睡、易激惹,严重者可出现不规则呼吸或频繁呼吸暂停,肌张力可以增高、减低或消失,还有一些患儿表现为突然加重的黄疸、皮肤苍黄、贫血,且不能用母婴血型不合溶血病或感染等原因解释,这时如果前囟门张力增加或饱满,往往提示颅内出血,但确诊最终需要借助影像学检查。由于新生儿颅内出血的上述特点,加上一些基层医疗单位不具备床旁颅脑超声检查,新生儿颅内出血还是时有误诊发生。

二、诊断标准

病史、症状和体征可提供诊断线索,但最终确诊需依靠头颅影像学检查结果。头颅 B 超对 GM - IVH 具有特异性的诊断价值,优于 CT 与 MRI。蛛网膜下隙、后颅窝和硬膜外等部位出血,B 超不易发现,需行 CT、MRI 检查,尤其 MRI 是确诊各种颅内出血、评估预后的敏感检测手段。当需要与其他中枢神经系统疾病进行鉴别诊断时,可进行脑脊液检查。

三、误诊文献研究

1. 文献来源及误诊率　误诊疾病数据库收录 2004—2013 年发表在中文医学期刊的新生儿颅内出血误诊文献共 8 篇,总误诊病例 180 例。其中 2 篇文献可计算误诊率,误诊率 30.11%。

2. 误诊范围　本次纳入分析的 180 例新生儿颅内出血共误诊为 11 种疾病 182 例次,误诊疾病居前三位的是新生儿肺炎、新生儿窒息、门德尔松综合征,少见的误诊疾病包括先天性心脏病、新生儿肺不张、气胸、新生儿脐炎。误诊范围见表 18 - 2 - 1。

表 18 - 2 - 1　新生儿颅内出血主要误诊疾病

误诊疾病	误诊例次	百分比(%)	误诊疾病	误诊例次	百分比(%)
新生儿肺炎	47	25.82	门德尔松综合征	25	13.74
新生儿窒息	41	22.53	新生儿缺血缺氧性脑病	16	8.79

续表

误诊疾病	误诊例次	百分比(%)	误诊疾病	误诊例次	百分比(%)
新生儿败血症	11	6.04	化脓性脑膜炎	7	3.85
新生儿肺透明膜病	10	5.49	新生儿呼吸窘迫综合征	6	3.30

3. 确诊手段　本次纳入的180例新生儿颅内出血,CT检查确诊143例(79.44%),B超检查确诊36例(20.00%),尸检确诊1例(0.56%)。

4. 误诊后果　本次纳入的180例新生儿颅内出血中,107例文献描述了误诊与疾病转归的关联,73例预后与误诊关联不明确。按照误诊数据库对误诊后果的分级评价标准,可统计误诊后果的病例中,95.33%(102/107)的患者为Ⅲ级后果,即未因误诊误治造成不良后果;仅4.67%(5/107)患者造成Ⅰ级后果,均为死亡。

四、误诊原因分析

依据本次纳入研究的8篇文献提供的新生儿颅内出血误诊原因出现频次,经计算机统计归纳为7项,其中最主要的原因为经验不足而缺乏对该病的认识,见表18-2-2。

表 18-2-2　新生儿颅内出血误诊原因

误诊原因	频　次	百分率(%)	误诊原因	频　次	百分率(%)
经验不足,缺乏对该病的认识	4	50.00	并发症掩盖了原发病	1	12.50
诊断思维方法有误	3	37.50	多种疾病并存	1	12.50
缺乏特异性症状、体征	2	25.00	医院缺乏特异性检查设备	1	12.50
未选择特异性检查项目	2	25.00			

1. 经验不足,缺乏对该病的认识　新生儿颅内出血病因各异、量多少不一、部位不同,症状出现的早晚及程度也不一致,当患儿以脑性尖叫、阵发性或强直性痉挛、前囟隆起、颈强直、眼球震颤等典型表现为首发症状时可早期作出判断。随着窒息复苏技术的普及和推广,产伤导致的足月儿颅内出血减少,早产儿尤其是极低出生体重早产儿,GM-IVH成为最常见的颅内出血形式,因新生儿大脑皮质的功能及髓鞘发育不全,对刺激不能形成明显的兴奋灶,局限能力差,易泛化,无局部定位症状,故临床表现不一,给诊断带来一定困难。通常早产儿发生颅内出血时症状往往不典型,一些患儿还上着呼吸机,用着镇静药,大多误诊因临床医师对本病认识不足有关,不仔细查体,不动态观察病情,导致颅内出血的误诊漏诊。

2. 未选择特异性检查项目　有文献对141例确诊颅内出血的患儿分别进行头颅超声及CT检查,由超声诊断颅内出血120例,漏诊21例,其中单纯蛛网膜下隙出血16例,IPH合并SAH 2例,SDH合并SAH 3例。IPH合并SAH漏诊的2例,均为诊断IPH但漏诊SAH,SDH合并SAH漏诊3例,均为诊断出SDH但漏诊SAH。考虑超声易漏诊SAH的原因可能与SAH本身出血量少,不易发现有关。因SAH多沿小脑幕及纵裂池及基底分布,在CT声像此区域可见高密度条片影,故对临床可疑病例,超声检查显示正常时仍需做CT行进一步检查。与超声相比较,CT诊断颅内出血130例,漏诊11例,其中脑室管膜下出血5例,脑室内出血6例。考虑与CT两断层面之间相距7mm,若病灶较小则可能遗漏。与CT相比,头颅B超对颅脑中心部位病变分辨率高,可利用高频探头检查出很小的脑室管膜下出血及很小的脉络丛血肿,同时具有无需镇静、无放射、可在床旁进行多次重复检查的优点,故对高危新生儿,特别是早产儿生后应尽早进行常规超声检查,如超声检查为阴性,而临床又高度怀疑颅内出血者,则进一步行CT或MRI检查。在不具备床旁颅脑超声检查的基层医院也可能延误诊断。

3. 临床表现不典型　1例入院后不久出现频繁的小抽搐,直至死亡,拟诊新生儿惊厥而未深究原因,以致误诊。1例患儿因休克入院,患儿伴有抽搐、前囟隆起等,疑诊断为化脓性脑膜炎,经抗感染治疗无效后死亡,死亡后行腰椎穿刺术可见黄红色、不凝血性脑脊液,最终诊断为新生儿颅内出血(硬脑膜下、蛛网膜下隙、脑室内)。临床上蛛网膜下腔出血的足月儿常表现为惊厥和呕吐,有些患儿甚至只表现为生后呕吐,并以"咽下综合征"收入院,行颅脑 CT 检查后方得到诊断。

4. 其他误诊原因　部分患儿因并发症存在而影响对本病的判断,导致误诊。在 NICU 入住的患儿多伴有较为危重的原发病,如新生儿呼吸窘迫综合征、气胸等,此时临床医生将较多注意力放在原发病的诊治上,有可能忽视了颅内出血的诊断或将颅内出血的早期特异性临床表现与其他疾病相混淆,如呼吸系统的其他疾病、脑炎、黄疸等,造成早期未能及时处理而错过最佳治疗时机。

五、防范误诊措施

1. 提高对新生儿颅内出血的认识　早产儿发生 GM‑IVH 后,初期的表现是少动甚至不动,呼吸暂停,很容易误诊为败血症,仔细查体发现患儿指(趾)甲苍白,有时全身皮肤发花、苍黄,出现低血压,再查血常规,发现血红蛋白较入院时显著下降,出血量大者可以出现前囟饱满或有张力,这时要快速纠正贫血,维持血压,否则可能出现休克、少尿甚至肾衰竭及代谢性酸中毒。有文献分析,不典型颅内出血病例占新生儿颅内出血 33.59%,比例较高,因此对不典型病例应高度警惕。在不典型病例中,病因首位是窒息,占 81.39%,其次是产伤与补液渗透压过高,因此,对有窒息、异常分娩、产伤的新生儿应提高警惕,同时应避免补液渗透压过高。

2. 提高鉴别诊断能力

(1) 新生儿败血症:败血症无显著的血红蛋白下降,血清 C 反应蛋白等感染指标升高。早产儿发生败血症可能出现硬肿症。除非合并中枢神经系统感染,败血症患儿通常无前囟饱满或张力增高。最终鉴别需要行颅脑超声或头颅 CT 检查。

(2) 新生儿肺炎:部分颅内出血患儿早期以呼吸系统表现为首发症状,此时需要与肺部疾病进行鉴别。新生儿肺部疾病的呼吸系统症状以气促为主,鼻翼扇动、"三凹"征明显,吸氧或啼哭后发绀可改善。而颅内出血以呼吸不规则为突出表现,且常以周期性呼吸障碍为主,无鼻翼扇动及明显三凹征。因此临床上凡遇宫内窒息史或早产儿生后呼吸不规则,频繁出现呼吸暂停患儿,不论其是否表现为神经兴奋或抑制症状,均要考虑颅内出血的可能,常规行颅脑超声检查十分必要。同时行胸部 X 片检查与新生儿肺炎鉴别。

(3) 新生儿缺氧缺血性脑病:本病与颅内出血有时可以并存,临床表现难鉴别,主要靠影像学检查。

(4) 先天性心脏病:颅内出血和先天性心脏病患儿通常都可能出现呼吸快、心率快、血氧饱和度降低或不稳定,有时血压下降,心前区可闻及杂音。但先天性心脏病通常血红蛋白高或正常,很少有惊厥、前囟饱满或有张力等神经系统症状、体征。心脏超声是确诊先天性心脏病的金标准。

(5) 气胸:新生儿气胸常有正压通气史或正在接受呼吸机治疗,除呼吸快,突然下降的血氧饱和度,仔细检查可以发现患侧胸部饱满,呼吸音减低或消失,可以快速进行患侧胸腔穿刺,抽出气体即可确诊。X 线胸片检查需要时间,可能耽误气胸患儿的救治,诊断性胸腔穿刺是最常用的方法。

3. 完善相关医技检查　最重要的检查手段是对高度可疑新生儿颅内出血者要常规行床旁颅脑超声探查,动态观察十分必要,室管膜下出血、脑室周围出血‑进行性出血性脑损伤应连续监测,仅凭早期的一次超声正常或回声增强,易漏诊。若早期为强回声,1 周后转为混合性回声,2～4 周后为低回声或无回声,诊断脑室周围出血-进行性出血性脑损伤的准确性就会提高。对可疑 SAH和 CH 等,颅脑 CT 或 MRI 更加敏感。CT 检查可作为新生儿颅内出血的诊断、分型及预后判断的可靠方法,但必须要掌握好检查时机,2～3 d 为宜,检查过早阳性率低,且单一靠 CT 结果作出判断具有一定的片面性,需结合超声等其他影像学检查综合评定。当患儿以皮肤黄染为主诉,尤其是存在血型不合、感染或窒息病史时易忽略颅内出血诊断,总胆红素数值的升高系颅内出血血管外红细胞破坏所致,应积极行头颅超声或 CT 检查。

综上,为减少新生儿颅内出血的误诊、漏诊,临床医生需要详细询问患儿出生史,并做仔细的体格检查。早产儿颅内出血临床表现不典型,对有呼吸不规则、呼吸暂停、血压下降、肌张力降低、皮肤苍黄或血红蛋白下降的早产儿要考虑颅内出血的可能。足月儿出现不明原因的病理性黄疸、呕吐、惊厥、前囟饱满等,要考虑颅内出血的可能。对有上述改变,出生时有难产、助产、窒息病史的高危新生儿,应在早期选择恰当的影像学检查以明确诊断。

(李　薇　刘　芳)

第三节　幼儿急疹

一、概述

1. 病因及流行特点　幼儿急疹(exanthema subitum,ES)又称婴儿玫瑰疹,是婴幼儿常见的一种以高热、皮疹为特点的疾病,多发生于春秋季,无性别差异。中医称之为奶麻、假麻,因早期缺乏特异性的症状及体征,较易误诊。

人类疱疹病毒(human herpes virus,HHV)6 型和 7 型(HHV-6 和 HHV-7)是该病的主要病因,其他病毒如埃可病毒 16 型、腺病毒和副流感病毒等也可引起。1988 年日本学者 Yamanishi首次从 4 例确诊 ES 患儿外周血多形核白细胞中分离出 HHV-6,并观察到患儿恢复期发生了HHV-6 抗体阳转,此后又从 ES 患儿 CD4$^+$、CD8$^+$、CD3$^+$、单核细胞/巨噬细胞分离到 HHV-6。应用中和试验测定 ES 疾病不同阶段的 HHV-6 抗体,其结果阳性率18％～100％。

流行病学调查研究显示,健康人群中 HHV-6 感染非常普遍,世界范围内超过 90％的儿童在2 岁前都有 HHV-6 感染的证据,几乎所有人在 3 岁前都感染过 HHV-6。目前认为大多数HHV-6 可通过唾液传播。HHV-6 作为迄今为止发现的唯一可将自身 DNA 病毒整合到宿主染色体上的疱疹病毒,除了水平传播,约有 1％的人可通过此种途径垂直传播,还有极少数因胎盘感染而造成先天性感染。近年有文献报道新生儿期 ES 考虑为宫内或分娩过程中感染 HHV-6所致。

2. 发病机制　HHV-6 原发感染后,其核酸可长期潜伏于体内。HHV-6 的核酸主要潜伏在外周血单核细胞、唾液腺、肾及支气管的腺体内,在一定条件下,HHV-6 可被激活,引起再感染,从而刺激机体免疫系统,导致其功能紊乱。HHV-6 激活机制尚不清楚,研究显示体内存在HIV、EB 病毒、麻疹病毒、巨细胞病毒感染时,可激活 HHV-6。绝大多数 ES 由 HHV-6 B 组感染引起,极少由 A 组感染引起。本病大多为散在发病,90％发生于 2 岁以内,这可能与此年龄段自身免疫系统功能发育不健全,机体内免疫球蛋白减少,潜伏在体内的 HHV-6 易激活等有关。

3. 临床表现　ES 是常见于婴幼儿的急性出疹性传染病,临床特征为高热 3～5 d,热退疹出。潜伏期一般为 5～15 d。发热期常突起高热,持续 3～5 d,症状和体征(咽、扁桃体轻度充血或颈淋巴结肿大)轻微,与高热不相称。5%～10%的 ES 患儿可发生惊厥。出疹期:病程第 3～5 天体温骤退,同时或稍后出现散在玫瑰色斑疹或斑丘疹,压之褪色,很少融合,首现于躯干,迅速波及颈面和四肢,1 d 出齐,持续 1～2 d 很快消退,无色素沉着和脱皮。偶有并发脑炎和血小板减少性紫癜。

4. 治疗原则　一般 ES 患儿病情不重,无需特殊治疗,主要是对症处理,尤其对高热惊厥患儿应予以退热镇静剂,加强水分和营养供给,预后良好。但 HHV‐6 有显著的嗜淋巴细胞性和嗜神经性,可致神经、心脏、血液、消化道、肝脏等多个系统损害,为此儿科医生常常将 ES 误诊为相关系统疾病。

二、诊断标准

ES 典型临床表现:① 发热 1～5 d,体温多达 39℃或更高。② 热退后疹出,皮疹为红色斑丘疹,分布于面部及躯干,可持续 3～4 d。部分患儿软腭可出现特征性红斑(Nagayama's spots)。③ 其他症状包括眼睑水肿、前囟隆起、咳嗽、腹泻、惊厥等。典型体征除皮疹外,一些患儿颈部淋巴结肿大。ES 患儿白细胞计数明显减少,淋巴细胞增高,最高可达 90%以上。发热期诊断 ES 较困难,一旦临床上出现高热骤退后出现皮疹,诊断就较为容易。非典型病例可借助病原学诊断,在发病 3 d 内取外周血淋巴细胞或唾液分离 HHV‐6,或检测病毒抗原与基因以及血清 HHV‐6 特异性 IgM。

三、误诊文献研究

1. 文献来源与误诊率　2004—2013 年发表在中文医学期刊并经遴选纳入误诊疾病数据库的 ES 误诊文献共 11 篇,累计误诊病例 173 例。2 篇文献可计算误诊率,误诊率 28.30%。

2. 误诊范围　本次纳入的 173 例 ES 被误诊 175 例次,误诊疾病涉及呼吸、神经、消化、血液等多个系统。居前三位的误诊疾病为药疹 81 例次(46.29%)、上呼吸道感染 66 例次(37.71%)、病毒性脑炎 8 例次(4.57%)。其他依次为化脓性脑膜炎、肠炎、细菌性痢疾各 3 例次(1.71%),粒细胞缺乏症、麻疹各 2 例次(1.14%),水痘 1 例次(0.57%),6 例次(3.43%)仅作出发热待查症状诊断。

3. 确诊方法　173 例 ES 误诊患儿经症状及辅助检查确诊 172 例(99.42%),尸体解剖确诊 1 例(0.58%)。

4. 误诊后果　按照误诊数据库对误诊后果的分级评价标准本次纳入的 173 例 ES 误诊病例中,造成Ⅲ级后果的 172 例(99.42%),发生误诊误治但未造成不良后果;造成Ⅰ级后果的 1 例(0.58%),为因误诊导致治疗延误死亡。此例按上呼吸道感染和(或)腹泻病治疗,错误地长期使用抗生素、糖皮质激素治疗,出疹后误认为皮疹为抗生素过敏所致,调整抗生素后继续治疗,未及时采用抗病毒治疗,最终并发间质性肺炎及自发性气胸致死。

四、误诊原因分析

依据本次纳入研究的 11 篇文献提供的 ES 误诊原因,经统计归纳为四项,分别为经验不足而缺乏对该病的认识 10 频次(90.91%),问诊及体格检查不细致 6 频次(54.55%),缺乏特异性症状体征和诊断思维方法有误各 4 频次(36.36%)。结合临床,分析误诊原因如下:

1. 经验不足,缺乏对该病的认识　由于有些儿科医生经验不足,缺乏对 ES 的认识造成误诊,因患儿较小,多为出生后第一次高热不退,未出疹前就诊,患儿家长非常紧张,迫切要求治疗,一些医生对 ES 警惕性不高,且未出疹前也很难诊断,一般给予退热剂及青霉素类或头孢菌素类抗生素治疗,待热退疹出时,又多考虑为抗生素过敏所致药疹而造成误诊。ES 好发于春秋季节,出疹前可有咳嗽、流涕、鼻塞、淋巴结肿大、扁桃体肿大等类似上呼吸道感染症状,部分医生对婴儿感染

HHV 缺乏认识,查不出明显病因,习惯性按上呼吸道感染处置。

2. 问诊及体格检查不细致　有些儿科医生对 ES 重视度不够,询问病史不详细,体格检查不仔细,加之该病早期症状不典型,医生缺乏对疾病全面观察,片面放大患儿某一症状或体征就作出诊断,临床造成误诊。文献中报道 1 例婴儿表现为持续高热及血白细胞及中性粒细胞明显降低,医生未反复仔细追问病史及考虑到该年龄段最易发生 ES,误诊为急性粒细胞缺乏症。1 例患儿发病早期查体有悬雍垂异常,但临床医生未仔细查体,误诊为麻疹。1 例患儿因临床医生忽视 ES,未仔细询问病史及查体,按上呼吸道感染和(或)腹泻病,错误地长期使用抗生素、糖皮质激素治疗,出疹后误认为抗生素过敏,改用其他抗生素治疗,未及时采用抗病毒治疗,最终并发间质性肺炎及自发性气胸致死。

3. 诊断思维方法有误　ES 缺乏特异性症状及体征,儿科医生首诊该病患儿时容易从患儿家长所描述的表现入手,或仅看表面现象,未进行详细的鉴别诊断而导致误诊。文献中报道有 2 例婴儿因持续高热两天伴排黄色黏液便,粪镜检白细胞>5 个/HP,医生未与细菌性痢疾作鉴别,就盲目地作诊断,造成误诊。9 例婴儿因前囟隆起被接诊医生误诊为中枢神经系统感染,因未考虑到 ES 可有良性颅内压增高的表现,造成误诊。1 例婴儿因发热同时伴有惊厥,尚未出现皮疹,被误诊为病毒性脑炎、癫痫。

4. 缺乏特异性症状体征　ES 早期表现缺乏特异性,临床表现多为单纯发热,既往无本病病史;发热期体温呈持续性、无下降趋势;热程 2～4 d,可伴有轻度腹泻,少有脱水;患儿体温正常时精神状况较好;查体耳后或枕部可触及轻度肿大淋巴结,偶有前囟饱满,一般无其他阳性体征,且发热时尚未出疹,容易被误诊为上呼吸道感染。

五、防范误诊措施

1. 加强对本病的认识　儿科医生应熟练掌握 ES 的特点及诊断要点,尤其是需要鉴别诊断及早期表现类似的疾病,养成正确的、开阔的临床思维模式,在采集病史时应全面、仔细,重视查体及完善实验室检查,尽量减少误诊误治,消除患儿家属的紧张、害怕情绪,指导正确护理,合理用药,避免过度医疗,减轻患儿痛苦。临床尚需注意在患有 ES 基础上可合并有上呼吸道感染、热性惊厥、肠道感染、麻疹等疾病。

2. 重视鉴别诊断

(1)药疹:ES 与伴有疱疹、猩红热样皮疹或荨麻疹的药疹容易鉴别。单纯斑丘疹状药疹者要注意以下几点:① 明显的原发病症状;② 非热退疹出;③ 皮疹常出现在受压部位、摩擦部位,手足明显;④ 痒感明显,患儿哭闹不安、搔抓,持续时间偏长;⑤ 有服药史,再次用该类药可再次出疹;⑥ 一般无耳后或枕后淋巴结肿大。满足以上条件方可诊断为药疹。

(2)上呼吸道感染:① 好发年龄 1～7 岁;② 咽部充血,有时咽峡部疱疹明显,且不对称,吞咽时疼痛,拒食、流涎;③ 扁桃体肿大,颌下淋巴结肿大、触痛;④ 血白细胞总数正常或略高。满足上述条件可考虑为上呼吸道感染,但也要注意在 HHV-6 感染基础上可合并呼吸道合胞病毒、巨细胞病毒、肺炎链球菌等其他病原体感染,儿科医生在接诊 ES 患儿时要注意呼吸道疾病的观察,注重肺部查体,安排检查胸片、检查相关病原学,注意综合治疗及管理,防止呼吸道感染加重 ES 病情。

(3)中枢神经系统感染:ES 患儿可出现良性颅内压增高表现,伴有发热,需与该病鉴别,注意点如下:① 患儿精神状态差、呕吐、烦躁不安等感染中毒症状;② 脑脊液检查异常。而 ES 所致颅内压增高除前囟隆起外,患儿精神状态及饮食多正常,无其他中枢神经系统感染的表现,皮疹出现后症状好转,脑脊液检查正常。

（4）细菌性痢疾：ES 患儿发热后可出现腹泻，就医后大便常规镜检可见白细胞，多被基层医院误诊为细菌性痢疾，故诊断时注意以下几点：① 大便为黏液脓血便，常规镜下见成堆脓细胞，伴红细胞，高倍视野下脓细胞常在 10 个以上，细菌培养阳性率高；② 精神萎靡、纳差、恶心、呕吐等中毒症状。

（5）急性粒细胞缺乏症：ES 初期有高热、外周血白细胞及中性粒细胞明显降低，临床上易误诊为该病。对于急性粒细胞缺乏症要注意如下：白细胞计数是该病最主要的实验诊断依据，但其受多种因素影响可有较大的波动，所以往往需要多次重复检验才可诊断该病。骨髓检查结果随原发病而异，骨髓内各阶段的中性粒细胞极度减少，甚至完全消失。临床医生要反复仔细追问病史及考虑到婴幼儿最易发生的 ES，反复检查外周血，在婴幼儿第一次发热并伴血象异常时，应在排除 ES 后才可考虑血液系统疾病。

（6）麻疹：也为出疹性疾病，可致发热，故需与之鉴别。鉴别点如下：① 多有呼吸道卡他性炎症表现；② 发热第 2～3 天出现麻疹黏膜斑（Koplik 斑，为双侧颊黏膜见直径 0.5～1 mm 大小白色斑点，周围有红晕）；③ 非热退疹出，出疹期高热，皮疹为全身玫瑰色斑丘疹；④ 皮疹顺序：耳后发际、额面部、躯干和四肢，略高于皮面，疹间皮肤正常，可融合成片；⑤ 疹退后糠麸样脱屑并留有色素沉着。

（刘瑞可　刘　芳）

第四节　抽动障碍

一、概述

1. 分型及病因　抽动障碍是一种起病于儿童和青少年时期，以不随意的突发、快速、重复、非节律性、刻板的单一或多部位肌肉运动或（和）发声抽动为特点的一种复杂的、慢性神经精神障碍。根据发病年龄、临床表现、病程长短和是否伴有发声抽动可分为：短暂性抽动障碍、慢性运动或发声抽动障碍、发声与多种运动联合抽动障碍（Tourette 综合征或抽动秽语综合征）。

抽动障碍的病因不清，其发生主要与遗传、神经生化异常、脑结构或功能异常、神经免疫因素以及心理因素相关。研究已证实遗传因素与 Tourette 综合征发生有关，但遗传方式不清。家系调查发现至少 60% 患者存在阳性家族史，寄养子研究发现其寄养亲属中抽动障碍的发病率显著低于血缘亲属。抽动障碍可能存在多巴胺能、5-羟色胺能、胆碱能、去甲肾上腺素能等神经递质紊乱。多数学者认为 Tourette 综合征的发生与纹状体多巴胺过度释放或突触后多巴胺 D_2 受体的超敏有关，多巴胺假说也是 Tourette 综合征病因学重要的假说。有学者认为本病与中枢去甲肾上腺素能系统功能亢进、内源性阿片肽、5-羟色胺异常等有关。皮层-纹状体-丘脑-皮层（CSTC）环路结构和功能异常与抽动障碍的发生有关。结构 MRI 研究发现儿童和成人抽动障碍患者基底核部位尾状核体积明显减小，左侧海马局部性灰质体积增加。对发声抽动的功能 MRI 研究发现抽动障碍患者基底核和下丘脑区域激活异常，推测发声抽动的发生与皮层下神经回路活动调节异常有关。研究还显示 20%～35% 的 Tourette 综合征与溶血性链球菌感染的免疫反应有关。另外，儿童在家庭、学校以及社会中遇到的各种心理因素，或者引起儿童紧张、焦虑情绪的原因都可能诱发抽动障碍，或使抽动障碍症状加重。

2. 临床表现　短暂性抽动障碍又称抽动障碍或一过性抽动障碍，约 5%～20% 的学龄儿童曾有短暂性抽动障碍病史,男孩多见,起病年龄多见于 3～8 岁,是最为常见且病情较轻的一型,表现为简单的运动抽动,运动抽动首发部位常为面部某肌群,首发于面部五官的交替抽动,并渐向上肢或下肢发展,少数表现为简单的发声抽动。本型症状较轻,病程短,最多不超过 1 年,治疗效果较好,一般不会造成严重后果。

慢性运动或发声抽动障碍多见于成年人,但常发生于儿童青少年期,在儿童少年期的患病率为 1%～2%。病程长,抽动形式单一、刻板、持续。主要表现为简单运动性抽动和复杂的运动抽动,或仅仅出现发声抽动,而且症状累及广泛,除面部、颈项、肩部肌群外,常累及上下肢、躯干。症状发生频繁,并且持久,往往超过 1 年。本类型症状重,对患儿学习、生活影响较大,大多在此阶段要求诊治,但治疗反应较前类型差,且不易完全控制。

Tourette 综合征在总人口中的患病率为 0.05%～0.1%。症状表现常由面部肌肉轻微抽动开始,渐渐波及颈、肩、上下肢及躯干,可形成多部位复杂抽动,有的病例抽动及突然冲动性动作同时存在而表现为奇特的姿势,动作。发声抽动与运动抽动同时存在,可为简单性或复杂性发声,表现为单音喊叫。本病症状大多表现频繁,强度大,可不同程度地干扰和损害患儿身心健康发展和认知功能,影响社会适应能力,甚至可迁延致残。

3. 治疗及预后　治疗方法和策略可根据临床类型和严重程度选择。对短暂性抽动障碍或症状较轻者可仅采用心理治疗。慢性运动或发声抽动障碍、Tourette 综合征或抽动障碍状严重影响了日常生活和学习者,则以药物治疗为主,结合心理治疗。若患者因心理因素起病,则应积极去除心理因素。还应加强支持性心理治疗、认知疗法、家庭治疗,从而帮助患儿和家长正确认识该疾病,正确看待和处理所遇到的问题,消除环境中对患儿症状产生不利影响的各种因素,改善患儿情绪,增强患儿自信。习惯逆转训练、放松训练等对治疗该疾病也有一定帮助。对采用多种药物治疗无效的难治性病例,可尝试采用经颅磁刺激、深部脑刺激(DBS)或神经外科立体定向手术,如壳核囊切开术。但在此领域专家的共识是:DBS 治疗还处于研究初期,尚需设计严格的对照研究来进一步验证其疗效和安全性,仅适用于成年患者、治疗困难的患者和受影响大的患者,儿童期不建议使用。

疾病预后方面,短暂性抽动障碍预后良好,慢性运动或发声抽动障碍的预后也相对较好,虽症状迁延,但对患儿社会功能影响较小;Tourette 综合征预后较差,对患儿社会功能影响较大,需较长时间服药治疗才能控制症状,停药后症状易加重或复发,大部分患儿到少年后期症状逐渐好转,但也有部分患儿症状持续到成年,甚至终生。

二、诊断标准

目前抽动障碍的诊断标准比较权威的有中国精神障碍分类与诊断标准第 3 版(CCMD - 3),国际疾病分类第 10 次修订版(ICD 10)以及美国精神病学会出版的精神神经病诊断统计手册第 5 版(简称 DSM - V)。

本文选用 DSM - V 诊断标准:抽动是突然的、快速的、反复的、非节律性的运动或发声。

1. Tourette 综合征　在疾病的某段时间内存在多种运动和一个或更多的发声抽动,尽管不一定同时出现;抽动的频率可以有强有弱,但第一次抽动发生起持续超过 1 年;于 18 岁之前发生;这种障碍不能归因于某种物质(如可卡因)的生理效应或其他躯体疾病(如亨廷顿氏舞蹈病、病毒后脑炎)。

2. 慢性运动或发声抽动障碍　单一或多种运动或发声抽动持续存在于疾病的病程中,但并非运动和发声两者都存在;抽动的频率可以有强有弱,但第一次抽动发生起持续至少 1 年;于 18 岁之前发生;这种障碍不能归因于某种物质(如可卡因)的生理效应或其他躯体疾病(如亨廷顿舞蹈病、病毒后脑炎);从不符合 Tourette 综合征的诊断标准。

　　3. 短暂性抽动障碍　单一或多种运动和/或发声抽动。自第一次抽动发生起持续少于1年;于18岁之前发生;这种障碍不能归因于某种物质(如可卡因)的生理效应或其他躯体疾病(如亨廷顿舞蹈病、病毒后脑炎);从不符合 Tourette 综合征或慢性运动或发声抽动障碍的诊断标准。

三、误诊文献研究

　　1. 文献来源及误诊率　2004—2013年发表在中文医学期刊并经遴选纳入误诊疾病数据库的抽动障碍误诊文献共36篇,累计误诊病例1 470例。19篇文献可计算误诊率,误诊率45.02%。延误诊断时间最短7 d,最长7年。

　　2. 误诊范围　本次纳入分析的1 470例抽动障碍患儿被误诊1 504例次,误诊为34种疾病,居前三位的误诊疾病为结膜炎、注意缺陷多动障碍、咽炎;63例(4.19%)行为症状可自行控制或消失而误认为是不良习惯;12例(0.80%)诊断不明确。少见误诊疾病有胃食管反流病、胃炎、扁桃体炎、甲状腺功能亢进症、运动障碍、儿童孤独症、异食癖、精神疾病、面肌痉挛等。主要误诊疾病见表18-4-1。

表18-4-1　抽动障碍主要误诊疾病

误诊疾病	误诊例次	百分比(%)	误诊疾病	误诊例次	百分比(%)
结膜炎	331	22.01	眼肌麻痹	17	1.13
注意缺陷多动障碍	285	18.95	低钙血症	17	1.13
咽炎	253	16.82	风湿性舞蹈病	16	1.06
癫痫	126	8.38	眼疲劳	14	0.93
鼻炎	69	4.59	支原体肺炎	6	0.39
咳嗽变异型哮喘	53	3.52	倒睫	5	0.33
支气管炎	50	3.32	颈椎病	4	0.27
沙眼	36	2.39	双侧性手足徐动症	4	0.27
鼻后滴流综合征	36	2.39	心肌炎	3	0.20
过敏性咳嗽	34	2.26	上呼吸道感染	3	0.20
眼睑痉挛	28	1.86	肠道寄生虫病	3	0.20
舞蹈病	20	1.33	惊厥	3	0.20

　　3. 医院级别　本次纳入统计的1 470例抽动障碍误诊1 504例次,其中误诊发生在三级医院890例次(59.18%),二级医院543例次(36.10%),一级医院71例次(4.72%)。

　　4. 确诊方法　1 470例抽动障碍误诊病例均根据症状体征及辅助检查确诊。

　　5. 误诊后果　按照误诊数据库对误诊后果的分级评价标准,本次纳入的小儿抽动障碍误诊病例中,造成Ⅲ级后果的1 447例(98.44%),均为发生误诊误治但未造成不良后果;造成Ⅱ级后果的23例(1.56%),因误诊误治导致病情迁延。

四、误诊原因分析

　　依据本次纳入的36篇研究文献统计,导致抽动障碍误诊的原因可归纳为7项,其中经验不足而缺乏对该病的认识、问诊及体格检查不细致较常见,见表18-4-2。

表 18‐4‐2　抽动障碍误诊原因

误诊原因	频次	百分率(%)	误诊原因	频次	百分率(%)
经验不足,缺乏对该病的认识	33	91.67	病人主述或代述病史不确切	3	8.33
问诊及体格检查不细致	17	47.22	过分依赖或迷信辅助检查结果	1	2.78
诊断思维方法有误	10	27.78	未选择特异性检查项目	1	2.78
缺乏特异性症状、体征	9	25.00			

1. 经验不足,缺乏对该病的认识　医生认识和经验不足,尤其是非专科医生,缺乏对本病的深入了解,是导致误诊误治的主要原因。误诊为注意缺陷多动障碍和结膜炎的病例最多。注意缺陷多动障碍常表现为动作过多,故意喊叫,且有半数的抽动障碍患儿可伴有多动,缺乏经验的医生容易将两者混淆。抽动障碍病例在疾病早期常表现为眨眼或咳嗽等症状,因此常首先被误诊为结膜炎和咽炎,当病情迁延不愈,往往被误诊为引起慢性咳嗽的呼吸道感染疾病。Tourette 综合征患儿常会出现一些不自主发声动作,表现为清嗓、干咳、嗅鼻、叹息、打鼾等,这些表现常会与呼吸系统疾病的症状相混淆。初诊时易将发声性抽动误诊为急性上、下呼吸道感染。当这些症状迁延不愈时,则多被诊断为鼻后滴流综合征、咳嗽变异型哮喘、过敏性咳嗽、慢性呼吸道感染,也常因患儿面部抽动、肢体不自主抽动等而被误诊为癫痫、舞蹈病、双侧性手足舞蹈病、面肌瘫痪等神经系统疾病。

2. 问诊及体格检查不细致　有的医生询问病史、检查体征不仔细,单凭主诉草率诊断,如有运动性抽动或发声抽动临床表现者,只注意临床表现,不注意发病的病史、抽动发作的特点、是否有家族史等,单纯依靠相关辅助检查,武断地考虑为"癫痫"或"手足徐动症"等。

3. 诊断思维方法有误　患儿父母就诊时依据患儿的症状选择科室,如频繁眨眼、皱眉去眼科,清嗓子、嗅鼻去五官科等。而专科医生对此接触不多,只注重专科情况,诊断思维局限,容易把抽动障碍看成某一系统的症状和体征,致误诊。

4. 缺乏特异性症状、体征　抽动障碍的诊断采用症状学诊断方法,临床表现没有一个特异性的病理生理学实验指标用于肯定诊断,同时也没有特征性症状和体征,加之症状的表达和强度极为不同,存在很大的变异性。特别是当有共病时,常常给诊断工作带来困难,易导致误诊。

5. 患儿主诉或代述病史不确切　患儿对症状有一定抑制能力,症状轻者有意掩盖眨眼、皱眉、耸肩等症状,患儿家长不易觉察,诉说病史和症状不正确。部分老师及家长往往把患儿在发病初期因抽动障碍所表现的眨眼、嗅鼻、努嘴、点头、皱眉、扮鬼脸、抬臂、嗅鼻声等,认为是不良习惯,因此在述说病史的时候轻描淡写或只字不提,也会给诊断带来困难。

五、防范误诊措施

1. 了解本病的特点,提高对本病的认识　严密随访观察是避免误诊的关键点。掌握以下临床特点:发作迅速、瞬即消失;能受意识短时间控制;焦虑、紧张、疲劳时加重,集中精力时(如读书、看电视)减少;睡眠时症状消失;有发展倾向,可几种抽动同时或相继出现。对临床表现不典型而怀疑本病者应认真反复询问病史,细致的临床观察,必要时借助必要的辅助检查,如红细胞沉降率、抗溶血性链球菌素"O"、C 反应蛋白、血清铜蓝蛋白、肝功能以及脑电图、心电图、眼底检查、头颅CT、头颅 MRI 等,以资鉴别。

精神科医师要充分认识抽动障碍临床表现的多样性和复杂性,掌握诊断标准,在工作中要深入了解病史,详细检查,综合分析,不断提高本病的诊断水平。非专科医师要尽可能多地了解本病情况,遇到类似抽动秽语综合征症状而诊断不明的患者要及时请专科医师会诊。尤其是首发症状是发声抽动为主的患儿,若体检无异常,找不出器质性原因,或经相应治疗无效,应详细询问症状特点,考虑为抽动障碍的可能,及早请儿童精神科医生或神经科医生会诊或转科诊治。

还应加强社会宣教,提高家长、老师对本病的认识,一旦发现,尽早带孩子到医院进行诊治。

2. 提高鉴别诊断的能力

(1)眼部感染性疾病:抽动秽语综合征的眨眼是简单的运动抽动的一种,除上述特征外,眼部检查无异常,而眼部疾病如结膜炎等引起的眨眼常伴有双眼有异物感、畏光、流泪,有黏液性或黏脓性分泌物等,结膜检查有血管模糊、乳头、滤泡及白色条纹或网状条纹的瘢痕,有角膜血管翳等局部改变。如果仔细询问病史和查体,比较容易鉴别。

(2)注意缺陷多动障碍:其核心是活动过多,注意力缺陷,任性冲动,而绝无多发性抽动的肌群抽动表现。

(3)咽炎及呼吸道感染:发声性抽动除上述特点外,发声常常短而高亢响亮,有故意放大的感觉,并非真正咳嗽,且长期反复不愈,抗炎治疗无效,体格检查及胸片检查未见异常,与咽炎的咳嗽及咽部炎症表现截然不同。咽炎、扁桃体炎患儿咽部局部检查有充血潮红、滤泡增生等表现,咽炎、慢性扁桃体炎、过敏性咳嗽等引起的咳嗽,鼻炎引起的嗅鼻声,均无上述特征;呼吸道感染引起的咳嗽多有痰,咳嗽无明显时间规律性。故详细询问咳嗽的特征(性质、时间、诱因、与体位改变间关系等)和伴随症状,可为鉴别诊断提供重要线索。

(4)癫痫:抽动障碍的发作有其发展规律,多从眨眼开始,呈波浪式进展,逐渐发展至全身,大部分病例脑电图属正常范围。而癫痫的发作形式多数比较固定,且发作次数远较抽动障碍为少,脑电图常见棘波、尖波、棘-慢复合波等痫样发放波,有利癫痫的诊断。

(5)小舞蹈症:以舞蹈样异常运动为特征,常呈单侧的舞蹈样症状,无发声抽动,体格检查有风湿性感染的体征和阳性实验室检查结果,抗风湿治疗有效,可与抽动障碍鉴别。

3. 重视辅助检查　抽动障碍的诊断目前仍以详细的病史和临床现象学为主,诊断时要进行常规的内科及神经系统检查、精神科检查和辅助检查,要排除引起抽动的其他神经精神科疾病。

4. 重视治疗反应　治疗无效后应及时进行回顾性分析,修正诊断。对于疑难病例,在疾病早期难以诊断时可予诊断性治疗,再根据治疗反应结合临床观察作综合判断,以明确最终诊断。

（吴　歆　谭莉娜　刘　芳）

第五节　先天性甲状腺功能减低症

一、概述

1. 流行特点　先天性甲状腺功能减低症(congenital hypothyroidism, CH)是由于先天性因素引起甲状腺素合成障碍、分泌减少,导致患儿生长障碍,智力发育落后的疾病。国内外发病率均较高,国外报道原发性 CH 发病率 1/4 000～1/2 000。随着近几十年新生儿 CH 筛查的大规模开展,国内不同地区间报道的发病率不同,从 1/4 000～1/1 000 不等。该病早期治疗预后较好,延迟治疗则可出现不可逆性脑损害,故早期诊断、早期治疗非常重要。

2. 发病原因　本病发病原因主要有如下方面:① 甲状腺发育异常(甲状腺不发育、发育不全或异位):是造成 CH 最主要的原因,约占 90%。多见于女性,女:男约为 2:1,其中 1/3 病例为甲状腺完全缺如,其余为发育不全或在下移过程中停留在异常部位形成异位甲状腺,完全或部分丧失其功能。② 甲状腺激素合成障碍:是造成 CH 的第二位常见原因,多见于甲状腺激素合成和分泌过程中酶(过氧化物酶、耦连酶、脱碘酶及甲状腺球蛋白合成酶等)的缺陷,造成甲状腺激素不足。③ 促甲状腺激素(TSH)、促甲状腺激素释放激素(TRH)缺乏:亦称下丘脑-垂体性甲低或中枢性甲低,是垂体分泌 TSH 障碍而引起的,常见于特发性垂体功能低下或下丘脑、垂体发育缺陷,其中因 TRH 不足所致者较多见。④ 甲状腺或靶器官反应低下:前者是由于甲状腺组织细胞膜上的 GSα 蛋白缺陷,使 cAMP 生成障碍,而对 TSH 无反应。后者是末梢组织 β-甲状腺受体缺陷,从而对 T_3、T_4 不反应,均较罕见。⑤ 母亲因素:母亲服用抗甲状腺药物或母亲患有自身免疫性疾病,存在抗 TSH 受体抗体(TRB-Ab),母亲或新生儿的缺碘或碘过量等。

3. 临床表现　CH 的症状出现早晚及轻重程度与残留甲状腺组织的多少及甲状腺功能低下的程度有关。先天性无甲状腺或酶缺陷患儿在婴儿早期即可出现症状,甲状腺发育不良者常在生后 3～6 个月时出现症状,亦偶有在数年之后出现症状者。患儿的主要临床特征包括智能落后、生长发育迟缓和生理功能低下。多数 CH 患儿出生时无特异性临床症状或症状轻微,但仔细询问病史及体格检查常可发现可疑线索,例如母亲怀孕时常感到胎动少、过期产、巨大儿,生后可出现黄疸较重或者黄疸消退延迟、嗜睡、少哭、哭声低下、纳呆、吸吮力差、皮肤花纹(外周血液循环差)、面部臃肿、前后卤较大、便秘、腹胀、脐疝、心率缓慢、心音低钝等。其他如垂体促激素缺乏,临床可表现为低血糖、小阴茎、隐睾以及面中线发育异常,如唇裂、腭裂、视神经发育不良等。婴幼儿及儿童期临床主要表现为智力落后及体格发育落后。患儿常有严重的身材矮小,可有特殊面容(眼距宽、塌鼻梁、唇厚舌大、面色苍黄),皮肤粗糙,黏液性水肿,反应迟钝,脐疝,腹胀,便秘以及心功能及消化功能低下、贫血等表现。

4. 治疗原则　本病应早期确诊,尽早治疗,以减小对脑发育的损害。一旦诊断确立,应终生服用甲状腺制剂,不能中断。用药量根据甲状腺功能及临床表现进行适当调整。在出生后 3 个月内开始治疗,预后较佳,患儿智能绝大多数可达到正常;如果未能及早诊断而在 6 个月后才开始治疗,虽然给予甲状腺素可以改善生长状况,但是智能仍会受到严重损害。

二、诊断标准

1. 新生儿筛查　新生儿的筛查都需要在出生 2～4 d 完成,如果没有条件至少在出生 7 d 内完成。出生 24～48 h 获取的样本可能出现假阳性结果,而且危重新生儿或接受过输血治疗的新生儿可能出现假阴性结果。当临床症状和表现提示甲状腺功能低下时,无论新生儿筛查结果如何,都应当抽血查游离 FT_4 和 TSH。FT_4 降低合并 TSH 升高考虑诊断 CH,需要干预治疗。T_4 正常、TSH 升高的可能原因有正常新生儿期,或者暂时或持续的甲状腺功能异常、下丘脑-垂体轴发育延迟、21-三体综合征等,故需要定期复查。如大于 2 周龄的患儿,当 TSH 水平仍高于 10 mU/L 是异常情况,应予治疗。未接受治疗的婴儿应该在 2 周和 4 周复查 FT_4 和 TSH,如果结果仍异常应该开始治疗。T_4 降低和 TSH 正常,这类患儿可能为正常新生儿,也可能出现在早产儿和一些危重疾病如心脏疾病中,或者因为长期输入多巴胺或应用大剂量糖皮质激素,故需要定期复查。T_4 降低伴 TSH 升高延迟,在低出生体重儿和危重疾病新生儿中较常见,这类患儿的血清 TSH 可以在出生几周才升高至 CH 患儿水平。暂时性 TSH 升高,原因包括母亲服用抗甲状腺素的药物、产前和产后碘摄取异常(碘摄入过多和碘缺乏)、母亲有自身免疫性甲状腺疾病等并可能导致促甲状腺激素阻断抗体,通过胎盘转运给胎儿,一般不需要特殊处理,多数 1～3 周能够自行恢复正常。

2. 新生儿期后诊断标准　根据临床特点(智能落后、生长发育迟缓、生理功能低下)及甲状腺功能测定 T_4 降低、TSH 明显升高即可确诊,T_3 浓度可降低或正常。

三、误诊文献研究

1. 文献来源及误诊率　2004—2013 年发表在中文医学期刊并经遴选纳入误诊疾病数据库的 CH 误诊文献共 18 篇，累计误诊病例 344 例。4 篇文献可计算误诊率，误诊率 22.17％。

2. 误诊范围　344 例 CH 共被误诊 399 例次。误诊疾病 20 余种，居前三位的误诊疾病为新生儿黄疸、营养性贫血、佝偻病。少见误诊疾病有病毒性脑炎、心包炎、缺铁性贫血、地中海贫血、新生儿肺炎、感染性黄疸、黏多糖贮积病等。另有贫血待查 11 例。具体见表 18－5－1。

表 18－5－1　先天性甲状腺功能减低症主要误诊疾病

误诊疾病	误诊例次	百分比(%)	误诊疾病	误诊例次	百分比(%)
新生儿黄疸	101	25.31	巨幼细胞性贫血	9	2.26
营养性贫血	41	10.28	智力低下	8	2.01
佝偻病	41	10.28	胃肠功能紊乱	6	1.50
先天性巨结肠	35	8.77	肥胖症	6	1.50
脑性瘫痪	24	6.02	甲状舌管囊肿	5	1.25
脑发育不全	20	5.01	营养不良	5	1.25
生长激素缺乏症	20	5.01	性早熟	3	0.75
矮小症	18	4.51	败血症	3	0.75
婴儿肝炎综合征	12	3.01	病毒性肝炎	3	0.75
发育迟缓	10	2.51	脑损伤	2	0.50
21-三体综合征	9	2.26			

3. 医院级别　本次纳入统计的 344 例 CH 误诊 399 例次，其中误诊发生在三级医院 266 例次（66.67％），二级医院 133 例次（33.33％）。

4. 确诊方法　本组误诊病例均经实验室特异性生化免疫学检查确诊。

5. 误诊后果　本次纳入的 344 例 CH 误诊病例中，105 例描述了误诊与疾病转归的关联，239 例预后与误诊关联不明确。按照误诊数据库对误诊后果的分级评价标准，可统计误诊后果的病例中，61.90％(65/105)的患儿发生误诊误治但未造成不良后果，为Ⅲ级后果；38.10％(40/105)的患儿为Ⅱ级后果，其中手术扩大化或进行了不必要的手术 3 例，因误诊导致病情迁延或不良后果 37 例。

四、误诊原因分析

根据 18 篇误诊文献分析的误诊原因，经计算机统计归纳为 7 项，其中经验不足而缺乏对该病的认识、未选择特异性检查项目为主要原因，见表 18－5－2。

表 18－5－2　先天性甲状腺功能减低症误诊原因

误诊原因	频　次	百分率(%)	误诊原因	频　次	百分率(%)
经验不足，缺乏对该病的认识	14	77.78	诊断思维方法有误	7	38.89
未选择特异性检查项目	11	61.11	医院缺乏特异性检查设备	2	11.11
缺乏特异性症状、体征	8	44.44	过分依赖或迷信辅助检查结果	1	5.56
问诊及体格检查不细致	8	44.44			

1. 经验不足而缺乏对该病的认识　由于 CH 发病率低，基层医生、年轻医生及综合性儿科的医生接触此类患儿较少，对此病的认识不足，遇有相关症状的患儿首先考虑到某一项检验结果或某个体征的常见相关疾病，如黄疸患儿考虑溶血性、感染性、母乳性黄疸，经过抗感染、蓝光照射等

相关治疗后黄疸暂时好转而误诊;运动发育落后或智力低下患儿着眼于查颅脑 MRI、遗传代谢病筛查、基因筛查等;长期便秘或胃肠道症状明显患儿会考虑是否是喂养不当、胃肠道疾病等。

2. 缺乏特异性症状、体征　CH 总体来说缺乏特异性的症状和体征。新生儿期 CH 患儿出现症状者占极少数。异位甲状腺因能分泌一定量的甲状腺素,尚能暂时维持生理功能,不一定会出现 CH 典型表现,以上情况均可导致医生误诊。

3. 问诊及体格检查不仔细　遇到治疗效果不好或者无效的患儿,医生未能质疑最初的诊断,分析患儿的病史欠仔细和体格检查不细致导致误诊。比如 CH 患儿常伴有纳差、大便干结、怕冷等,纳差会被考虑为其他疾病的伴随症状,而大便干结如果不是孩子的直接抚养人很可能在病史中问不到,怕冷会被认为孩子体质弱被忽视。只有细致查体,在详细询问病史的基础上对所有结果进行深入分析,才可避免误诊的发生。

4. 检验结果的分析问题　CH 严重者可造成多脏器损伤,如肝功能损伤、心肌损伤、肾功能损伤等,未及时行甲状腺功能检查或对检验结果未认真、全面分析,容易导致误诊。在新生儿期,危重新生儿,有特殊用药史患儿(多巴胺、糖皮质激素等)、母亲有甲状腺疾病、有输血病史的患儿、仪器问题都可能导致 CH 筛查出现假阴性结果,因此对高度怀疑 CH 而甲状腺功能结果正常的患儿,要注意复查。

五、防范误诊措施

1. 提高对 CH 的认识　甲状腺激素对机体的新陈代谢和生长发育起重要作用。甲状腺功能缺陷,可导致生长发育障碍、智能低下、特殊面容及各种生理功能低下。CH 在早期即严重损害小儿神经系统功能,因此早期确诊补充甲状腺素至为重要。我国 1995 年 6 月颁布的"母婴保健法"已将本病列入筛查的疾病之一。根据典型的临床症状和甲状腺功能测定,诊断不困难。新生儿期后由于其临床表现多样,需要诊断者提高警惕,加强对本病的认识。

2. 注意鉴别诊断　对于新生儿,当临床遇到不明原因的黄疸延迟者,必须要考虑到 CH 的可能。本调查显示有 101 例次(25.31%)的 CH 患儿伴有病理性黄疸,故建议对黄疸延迟患儿常规行甲状腺功能筛查。对于婴幼儿,当临床遇到发育落后、各种类型贫血、佝偻病、先天性巨结肠、智力低下、肥胖或胃肠功能紊乱及各种发育异常、治疗效果不好的感染性疾病,均应仔细询问病史,综合分析临床表现,尽可能做 CH 筛查,以早期诊治。对于矮小患儿,应常规查甲状腺功能。

年长儿应与下列疾病鉴别:① 佝偻病:患儿有动作发育迟缓、生长落后等表现。但智能正常,皮肤正常,有佝偻病的体征,血生化检查和 X 线片可鉴别。② 先天性巨结肠:患儿出生后即开始便秘、腹胀,并常有脐疝,钡灌肠可见结肠痉挛段与扩张段。③ 21 -三体综合征:患儿智能及动作发育落后,除有特殊面容:眼距宽、外眼角上斜、鼻梁低、舌伸出口外,常伴有其他先天畸形,染色体核型分析可鉴别。④ 骨骼发育障碍的疾病:如骨软骨发育不良、黏多糖病等都有生长迟缓症状,骨骼 X 线片和尿中代谢物检查可资鉴别。对于年龄较大患儿的诊断不应过多强调智力低下,应注意迟发性或亚临床型 CH 智力可正常。CH 患儿的肥胖其实为黏液性水肿而非脂肪堆积,需特别注意,故仔细查体是避免误诊的关键。对可疑患儿要及时做相应的甲状腺功能检查或彩色超声显像。彩色多普勒超声可显示血流丰富呈"火海征",结合病史及其临床表现可以对该病进行鉴别诊断,从而得到确诊。

总之,临床医师要加强对本病的认识,诊断思路要宽,询问病史要详细。对诊断后有临床症状不符、不能解释全部临床表现或者治疗效果不好的情况,及时行甲状腺功能的检查,从而早期诊断早期治疗,减少后遗症的发生率。

(郭志梅　刘　芳)

第六节　苯丙酮尿症

一、概述

1. 疾病特点　苯丙酮尿症(phenylketonuria，PKU)是一种常见的氨基酸代谢病，是由于基因突变导致苯丙氨酸羟化酶缺陷或该酶辅助因子——四氢生物蝶呤(tetrahydrobiopterin，BH4)缺乏，使体内的苯丙氨酸不能转变成为酪氨酸，苯丙氨酸及其酮酸在体内蓄积并从尿中大量排出，故称PKU。PKU主要表现为智能低下、运动发育落后、惊厥、尿液和汗液有鼠尿臭味、皮肤及毛发色素减少。本病属常染色体隐性遗传，发病率随种族不同而异，我国的发病率总体为1:11 000，北方人群高于南方人群。

2. 发病机制　苯丙氨酸是人体必需氨基酸之一，正常人需摄入200～500 mg/d，其中1/3供合成蛋白，2/3则通过肝细胞中苯丙氨酸羟化酶的作用，转化为酪氨酸，用以合成甲状腺素、肾上腺素和黑色素等。苯丙氨酸转化为酪氨酸的过程中，除需苯丙氨酸羟化酶外，还必须有BH4作为辅酶参与。人体内的BH4是由鸟苷三磷酸，在相应环化水解酶、6-丙酮酸四氢蝶呤合成酶和二氢生物蝶呤还原酶等一系列酶的催化而合成。苯丙氨酸羟化酶基因定位于12q22—12q24.1，鸟苷三磷酸环化水解酶基因定位于17q22.1—22.2，二氢生物蝶呤还原酶基因定位于4p15.3，6-丙酮酸四氢蝶呤合成酶基因定位于11q22.3。上述任一编码基因的突变都有可能造成相关酶的活性缺陷，致使苯丙氨酸血中累积，并从尿中大量排出。不仅如此，其旁路代谢产物苯丙酮酸以及其他中间代谢产物苯乳酸、苯乙酸、羟苯乙酸等在血中含量增高，也从尿中大量排出。这些物质抑制了脑组织内L-谷氨酸脱羧酶活性，最终使γ-氨基丁酸减少而影响脑细胞的发育和功能。BH4是苯丙氨酸、酪氨酸和色氨酸等芳香氨基酸在催化过程中所必需的共同的辅酶，缺乏时不仅苯丙氨酸不能氧化成酪氨酸，而且造成多巴胺、5-羟色胺等重要神经递质的合成受阻，加重神经系统的功能损害。

3. 临床表现　PKU患儿出生时无临床症状，进食后，血中苯丙氨酸及其代谢产物逐渐升高，临床症状才渐渐表现出来，通常在3～6个月时显现，1岁时症状明显。以神经系统症状为主，智能发育落后，可有表情呆滞、行为异常、多动、肌痉挛或癫痫小发作，少数呈现肌张力增高和腱反射亢进。BH4缺乏型患儿的神经系统症状出现早且重，常见肌张力减低、嗜睡或惊厥，智能落后明显。由于黑色素合成不足，患儿在出生数月后头发由黑变黄，皮肤白皙，皮肤湿疹常见，尿液和汗液有鼠尿臭味。

4. 治疗原则　本病是少数可治性遗传代谢病，早期诊断和治疗可以避免神经系统的不可逆性损伤。治疗方法采用低苯丙氨酸饮食，婴儿可以给予特制的低苯丙氨酸奶粉；幼儿添加辅食以淀粉、蔬菜和水果等低蛋白、低苯丙氨酸食物为原则，其量和次数随血苯丙氨酸浓度而定(能维持0.12～0.6 mmol/L为宜)。低苯丙氨酸饮食治疗至少持续到青春期，终生治疗对患者更有益。而对于BH4缺乏症患者，治疗需补充BH4、5-羟色胺和左旋多巴，一般不需饮食治疗。

二、诊断标准

本病早期无明显症状，必须借助实验室检测。

(1) 新生儿筛查：采用Guthrie细菌生长抑制试验，新生儿哺乳3 d后，针刺足跟采集外周血，滴于专用采血滤纸上，晾干后即送至筛查实验室，进行苯丙氨酸浓度测定。当苯丙氨酸含量高于

0.24 mmol/L,即 2 倍于正常值时,应复查。患儿血浆苯丙氨酸浓度可高达正常值的 10 倍。PKU 的筛查是新生儿两筛项目之一,通常在新生儿出生的产科进行,属于国家免费项目。

(2) 较大儿童的初筛:采用尿三氯化铁试验和 2,4-二硝基苯肼试验检测尿中的苯丙酮酸。本方法不适用于新生儿 PKU,因其苯丙氨酸代谢旁路尚未健全,患儿尿液测定为阴性。

(3) 鉴别各型 PKU 尿蝶呤分析:应用高压液相层析(HPLC)测定尿液中新蝶呤(N)和生物蝶呤(B)的含量。苯丙氨酸羟化酶缺乏时,蝶呤总排出量增高,N/B 比值正常;二氢生物蝶呤还原酶缺乏时,蝶呤总排出量增高,BH4 减少;6-丙酮酸四氢蝶呤合成酶缺乏时,N/B 比值增高,N 排出增加;鸟苷三磷酸环化水解酶缺乏时,蝶呤总排出量减少。

(4) DNA 分析:目前对苯丙氨酸羟化酶、6-丙酮酰四氢蝶呤合成酶、二氢生物蝶呤还原酶等基因缺陷都可用 DNA 分析方法进行基因突变检测和诊断,可进行产前诊断。

三、误诊文献研究

1. 文献来源及误诊率　2004—2013 年发表在中文医学期刊并经遴选纳入误诊疾病数据库的 PKU 误诊文献共 7 篇,累计误诊病例 142 例。1 篇文献可计算误诊率,误诊率 38.46%。

2. 误诊范围　本次纳入分析的 142 例 PKU 误诊为 13 种疾病,依次为脑性瘫痪 104 例次(73.24%),微量元素缺乏、癫痫、智力低下各 8 例次(5.63%),佝偻病 5 例次(3.52%),注意缺陷多动障碍 2 例次(1.41%),儿童孤独症、发育迟缓、先天性马蹄内翻足、婴儿痉挛症、脑发育不全、锥体外系疾病、低钙惊厥各 1 例次(0.70%)。

3. 确诊方法　142 例 PKU 患儿均经实验室特异性检查确诊。

4. 误诊后果　按照误诊数据库对误诊后果的分级评价标准,本次纳入的 PKU 误诊 142 例均造成Ⅲ级后果,即疾病本身的结果。误诊导致了误治,由于在疾病早期没有接受低苯丙氨酸饮食治疗,所涉及误诊患儿均有不同程度的智力障碍。

四、误诊原因分析

依据本次纳入研究的 7 篇文献提供的 PKU 误诊原因,经计算机统计归纳为 5 项,依次为:经验不足,缺乏对该病的认识 7 频次(100.00%);缺乏特异性症状体征 3 频次(42.86%);医院缺乏特异性检查项目以及诊断思维方法有误各 2 频次(28.57%);未选择特异性检查项目 1 频次(14.29%)。

1. 经验不足,缺乏对该病的认识　我国新生儿 PKU 筛查尚未达到完全普及,尤其是偏远地区和农村,本组误诊的患儿均未接受新生儿筛查,就诊时的年龄段从出生后数月、幼儿期、学龄期均有,加之 PKU 在我国的发病率低,仅为 1/11 000,新生儿期无症状,不少儿科医生对该病认识不足,缺乏经验,对疾病病因考虑也不全面,从而导致了误诊。误诊的文献中,最多见的是将 PKU 误诊为脑性瘫痪。医生未注意脑性瘫痪的诊断标准需要除外中枢性进行性病变所致的瘫痪。而 PKU 属于遗传代谢病,与脑性瘫痪最大的区别是遗传代谢病患儿病情是进行性加重,但当疾病进展缓慢时,容易受到忽视。在王益超报道的资料中,2 例患者症状进行性加重,医生未认识到症状特点不符合脑性瘫痪特征,而按该病治疗无效,反映了部分医生对 PKU 和脑性瘫痪认识的片面。

2. 缺乏特异性症状、体征　本病早期无明显症状,必须借助实验室检查。由于许多患儿早期症状不典型,虽然有鼠尿味、头发发黄,但家长并未在意,由此导致就医延误。此外临床上受苯丙氨酸羟化酶活性水平的差异影响,临床表现差异明显,患儿有时并非表现所有的症状和体征,可能只突出某一个症状,很难与其他疾病相鉴别。例如,杨倩报道的 1 例误诊病例,患儿频繁点头、四肢痉挛性抽搐,脑电图显示高峰失节律,临床特点符合典型的婴儿痉挛症,如不进行 PKU 筛查,临床很容易误诊。因此儿科医生在对待不明原因癫痫、智力发育落后、运动发育迟缓患儿且按上述疾病治疗无效时，要警惕 PKU。

3. 诊断思维方法有误　详细地询问病史是临床医生准确判断疾病的重要前提。孟云报道 72 例患儿在门诊均误诊为脑性瘫痪，由于治疗效果差，才就诊于新生儿科筛查，就诊年龄 4 个月至 4 岁余，首诊时表现为癫痫 17 例，运动障碍 19 例，语言障碍 64 例，湿疹 25 例，情绪暴躁 43 例，尿液、汗液有明显异味 70 例。在这些患儿误诊的过程中，医生很容易将癫痫、运动障碍、语言障碍与脑瘫联系在一起。此外文中未交代 72 例患儿的出生史，若首诊医生未仔细询问患儿的出生史、新生儿期黄疸史、早期发育史等，就不能发现患儿没有脑性瘫痪的病因，未多方位考虑问题，导致误诊。另外，有些儿科医生未把新生儿筛查和疫苗接种史作为既往史的必问项目，而漏诊 PKU。还有些医生不了解惊厥、运动智力发育落后是许多先天性染色体病的常见表现，遇到上述表现的患儿即简单地诊断"脑性瘫痪"，未及时寻找病因、详细追问病史，也导致误诊的发生。

4. 未选择特异性检查项目　PKU 确诊必须借助实验室检测，在本组误诊分析的病例中，一些患儿误诊是因为当地医院检验科不具备确诊 PKU 的检查项目，还有一些基层医院也未能建议患者去上级医院接受进一步检查，由此导致误诊。虽然尿三氯化铁试验和 2,4-二硝基苯肼试验不复杂，可用于较大儿童的筛查，但由于 PKU 发病率低，许多医院特别是基层医院一般不开展此项目。

五、防范误诊措施

1. 普及新生儿筛查，提高对 PKU 的认识　减少 PKU 误诊最有效的办法是大力普及新生儿筛查，目前国内大中城市早已开始了该病在新生儿期的筛查，但还需将筛查的覆盖面推广到边远地区，尤其是农村。只有通过血苯丙氨酸浓度的检测，才能从根本上杜绝该病的漏诊。同时临床医生应注意如遇到来自农村和边远地方的患儿，表现为不明原因的运动智力发育落后、惊厥、尿液和汗液有鼠尿臭味、头发皮肤浅色等，应追问是否接受过新生儿疾病筛查，答案如是否定的，要高度警惕 PKU。

2. 提高鉴别诊断能力

(1) 与脑性瘫痪的鉴别：PKU 最容易误诊的疾病就是脑性瘫痪，因此儿科医生有必要对两种疾病充分了解。2007 年国际脑性瘫痪诊断及分级工作组正式出版的脑性瘫痪定义为：脑性瘫痪是由于发育中的胎儿或婴儿脑部受到非进行性损害而引起的一组运动和姿势发育的持久性障碍，导致活动受限，运动障碍常伴随感觉、知觉、认知、社交和行为障碍，及伴随癫痫及继发骨骼肌肉问题。小儿脑性瘫痪主要特点包括运动障碍和姿势异常；脑损伤是静止性的；导致脑性瘫痪的脑损伤发生在脑的发育期。

小儿脑性瘫痪的诊断应该包括三个方面：① 病史：母亲为高危妊娠或有异常分娩史，胎儿有宫内窘迫及产时窒息及感染，早产儿、低出生体重儿、高胆红素血症、脑及肺部病变、感染、惊厥等病史。② 症状和体征：症状多样不典型，婴儿期多哭闹不安、吞咽困难、吸吮困难，睡眠不佳；肌张力异常如松软儿或角弓反张，头面后仰；发育落后，如 3～4 月龄不会笑和抬头，8～9 月龄不会坐，1 岁不会行走，姿势异常，如足尖位。③ 影像学表现：头颅 CT 或 MRI 常可发现脑白质发育不良、脑软化、脑萎缩、脑室扩大等异常。此外脑性瘫痪患儿可以表现为认知/学习障碍（约 50%）、癫痫（30%～50%）、语言障碍、视觉障碍、听觉障碍等。诊断原则包括产前、产时、产后存在脑损伤的高危因素；婴儿时期出现运动发育落后，肌张力、姿势、反射异常等症状；需除外进行性疾病所致中枢性瘫痪及正常小儿一过性发育落后；确诊主要依据病史及查体，头颅影像有助于鉴别诊断及判断预后。

PKU 和脑性瘫痪均可表现出现运动障碍，智能发育落后以及惊厥，但 PKU 是遗传性疾病，临床上与脑性瘫痪最大的区别在于患儿通常没有围产期不良病史;新生儿出生时无症状,当开始喂养后症状逐步显示并逐渐加重,智障突出;尿汗有特殊鼠尿臭味,皮肤、毛发色素减少;特异性实验室检查可以确诊。

(2) 与癫痫的鉴别:癫痫是脑部的一种慢性疾患,其特点是大脑神经元反复发作性异常放电引起相应的突发性和一过性脑功能障碍。癫痫的发作类型很多,根据病因分为:① 特发性癫痫:又称原发性癫痫,是指由遗传因素决定的长期反复癫痫发作,不存在症状性癫痫可能性者;② 症状性癫痫:又称继发性癫痫,与脑内器质性病变密切关联;③ 隐源性癫痫:虽未能证实有肯定的脑内病变,但很可能为症状性者。中华医学会编著的《临床诊疗指南》认为诊断癫痫要解决 3 个问题:首先确定是不是癫痫发作;其次确定发作类型;最后寻找癫痫病因。儿科医生应尽量做到详细全面的病史和体格检查(包括神经系统检查),完善脑电图、颅脑 MRI 或 CT 检查,血生化(糖,钙,镁)、脑脊液、肝肾功测定、染色体和遗传代谢病相关项目检查等。如果能严格按诊疗规范做到以上的步骤,通常不会遗漏 PKU。

(3) 与智力低下的鉴别:儿童智力低下又称精神发育迟缓,是指儿童发育期(18 岁之前)因各种原因造成的智力明显低于同龄儿童水平,同时伴有适应行为明显障碍。造成儿童智力低下的原因有生物学原因、器质性病变和社会心理文化因素。李丽芳曾对 1012 例小儿智力低下病因进行了分析,其中生物医学因素占 78.6%,遗传疾病占 16%。因此临床上遇到智力低下儿童,儿科医生诊断疾病重点是寻找病因。查体皮肤头发浅色,尿汗有鼠臭味可以提供线索。另外,应了解导致智力低下常见的生物医学因素,如围生期窒息、颅内出血、中枢神经系统感染、中毒、核黄疸、各种脑畸形等,注意询问病史是鉴别诊断重要的环节。自 20 世纪 60 年代开始进行 PKU 筛查以来,人们对 PKU 患儿的智力发育做了大量研究。未经治疗的 PKU 患儿 4～9 月龄开始有明显的智力发育迟缓,以后智力低下程度不等,约 60% 属于重度低下(IQ 低于 50)。此外,PKU 患者容易表现出外向型行为问题,如过度活跃、好斗、不可预期行为,常常焦虑、害羞、发怒、孤独以及紧张。这些问题与升高的血苯丙氨酸浓度有关,低苯丙氨酸饮食可以减少对神经系统的损害,这与其他原因导致的智力低下有区别。总之,PKU 患儿在智力和行为方面存在不同程度的缺陷,对有上述异常患儿初次就诊时,要及时送检血标本或尿标本,以明确诊断。

(刘　芳)

第七节　小儿支气管哮喘

一、概述

1. 流行特点　哮喘是以慢性气道炎症为特征的异质性疾病,具有喘息、气急、胸闷或咳嗽的呼吸道症状,伴有可变的呼吸气流受限,呼吸道症状和强度随时间而变化。哮喘是一种全球性的慢性疾患。全球哮喘患者发病率为 1%～18%。2000 年的抽样调查显示,我国城区 0～15 岁儿童累计哮喘患病率为 0.25%～4.63%,平均为 1.98%。约 1/3～1/2 的中重度儿童哮喘可迁延至成人。目前哮喘的患病率及死亡率呈逐年上升趋势。

2. 病因及发病机制　哮喘的病因包括遗传因素和环境因素。哮喘是多基因遗传,具有家族聚集性,患者多具有特应反应性体质即过敏体质,曾有过敏性鼻炎、过敏性皮炎、湿疹和食物、药物过敏史。环境因素主要包括接触过敏原(粉尘螨、动物皮毛屑、食物过敏原等)、空气污染、呼吸道感染、运动、天气变化、食物添加剂、药物或情绪变化等,均可导致哮喘发作。

哮喘的发病机制复杂,与免疫、神经、精神、内分泌因素和遗传背景有关。气道高反应性是哮喘的基本特征之一,是指气道对多种刺激因素,如过敏原、理化因素、运动或药物等呈现高度敏感状态。当高危因素作用于机体内激活肥大细胞、巨噬细胞、嗜酸性粒细胞及 T 淋巴细胞释放炎症介质(如组胺、白细胞三烯、前列腺素、血小板活化子、细胞因子、趋化因子、生长因子等),这些炎症介质作用于气道上皮细胞,引起支气管平滑肌痉挛、微血管渗漏、黏膜水肿、分泌增多、支气管狭窄。支气管受复杂的自主神经支配,除胆碱能神经、肾上腺素能神经外,还有非肾上腺素能、非胆碱能(NANC)神经系统。两者平衡失调,则可引起支气管平滑肌收缩。

3. 临床表现　哮喘典型的表现是发作性伴有哮鸣音的呼气性呼吸困难,常在夜间和(或)清晨发作、加剧,用支气管扩张药或自行缓解。缓解期可无异常体征。发作期胸廓膨隆,叩诊呈过清音,多数有双肺可闻及广泛的呼气相为主的哮鸣音,呼气延长。严重哮喘发作时常有呼吸费力、大汗淋漓、发绀、胸腹反常运动、心率增快。严重哮喘发作时哮鸣音消失,称为寂静胸,提示病情危重。实验室检查包括外周血嗜酸性粒细胞计数、血清 IgE 的检测和肺功能、呼吸峰流速(PEF)的测定。其中肺功能的测定对于哮喘的诊断非常重要。可进行支气管舒张试验(可测定可逆的气流受限)和支气管激发试验(测定气道高反应)。利用呼吸峰流速仪测定哮喘患儿 PEF 的昼夜变化和日变化可辅助哮喘的诊断。

4. 治疗及预后　哮喘的治疗原则为长期、持续、规范和个体化治疗。要对哮喘患儿的病情进行分期和严重度的分级。根据分期、分度采用个体化治疗,即哮喘的阶梯治疗方案,从而达到有效控制急性发作症状、防止症状反复、保持正常活动能力、避免药物不良反应的目的。治疗用药分缓解用药,包括吸入型速效 β_2 受体激动剂、全身性糖皮质激素、抗胆碱能药物、口服短效的 β_2 受体激动剂及短效茶碱等。控制用药是抑制气道炎症需长期使用的药物,包括吸入型糖皮质激素、白三烯受体调节剂、缓释茶碱、长效 β_2 受体激动剂、肥大细胞膜稳定剂及全身性糖皮质激素,其中吸入型糖皮质激素是首选的主要控制用药。

儿童哮喘的预后较成人好,病死率为 2/10 万～4/10 万,70%～80%年长后不再反复,但仍可能存在不同程度气道炎症和高反应性。30%～60%的患儿可完全治愈。

二、诊断标准

儿童哮喘的诊断基于如下标准:发作时双肺可闻及散在或弥漫性以呼气相为主的哮鸣音,呼气相延长;反复发作的喘息、气促、胸闷或咳嗽,多与接触变应原,冷空气,物理或化学性刺激,病毒性上、下呼吸道感染,运动等有关;支气管舒张剂有显著疗效;除外其他疾病所引起的喘息、气促、胸闷或咳嗽。

对于症状不典型的患儿,同时在肺部闻及哮鸣音者,可酌情采用以下任何一项支气管舒张试验协助诊断,若阳性可诊断为哮喘:① 速效 β_2 受体激动剂雾化溶液或气雾剂吸入;② 以 0.1%肾上腺素 0.01 mL/kg 皮下注射(≤0.3 mL/次),在进行以上任何一种试验后的 15～30 min 内,如果喘息明显缓解,哮鸣音明显减少者为阳性。5 岁以上患儿若有条件可在治疗前后测呼气峰流速(PEF)或第 1 秒用力呼气容积(FEV1),治疗后上升≥15%者为阳性。如果肺部未闻及哮鸣音,且FEV1>75%者,可做支气管激发试验,若阳性可诊断。

三、误诊文献研究

1. 文献来源及误诊率　2004—2013 年发表在中文医学期刊并经遴选纳入误诊疾病数据库的小儿支气管哮喘误诊文献共 177 篇,累计误诊病例 7 883 例。74 篇文献可计算误诊率,误诊率为

56.89%。

2. 误诊范围　本次纳入的 7 883 例小儿支气管哮喘误诊为 20 余种疾病共 8 102 例次,居前三位的误诊疾病有支气管炎(39.76%)、上呼吸道感染(28.86%)、肺炎(13.53%)等。少见的误诊疾病有功能性咳嗽、呼吸道异物、肺不张、肺含铁血黄素沉积症、纵隔气肿、喉软骨软化病、免疫缺陷病、钙缺乏、胃炎。常见误诊疾病见表 18-7-1。

表 18-7-1　小儿支气管哮喘主要误诊疾病

误诊疾病	误诊例次	百分比(%)	误诊疾病	误诊例次	百分比(%)
支气管炎	3 221	39.76	支原体感染	54	0.67
上呼吸道感染	2 338	28.86	免疫功能低下	31	0.38
肺炎	1 096	13.53	心肌炎	26	0.32
咽喉炎	728	8.99	百日咳综合征	20	0.25
百日咳	154	1.90	支气管异物	15	0.19
肺结核	119	1.47	鼻后滴流综合征	13	0.16
鼻炎	94	1.16	胃食管反流病	10	0.12
间质性肺炎	89	1.10	支气管扩张	8	0.10
扁桃体炎	63	0.78			

3. 医院级别　本次纳入统计的 7 883 例小儿支气管哮喘误诊 8 102 例次,其中误诊发生在三级医院 2 919 例次(36.03%),二级医院 4 067 例次(50.20%),一级医院 1 044 例次(12.89%),其他医疗机构 72 例次(0.89%)。

4. 确诊手段　7 883 例小儿支气管哮喘误诊病例中,根据症状体征及辅助检查确诊 7 844 例(99.51%),临床实验性治疗后确诊 39 例(0.49%)。其中有 2 例误诊为支气管异物而行纤维支气管镜检查,明确无异物后确诊为支气管哮喘。

5. 误诊后果　本次纳入的 7 883 例误诊病例中,文献记录失访 10 例,其余 7 873 例按照误诊数据库对误诊后果的分级评价标准,99.75%(7 853/7 873)的患者造成Ⅲ级后果,均为发生误诊误治但未造成不良后果;0.25%(20/7 873)的患者造成Ⅱ级后果,因误诊误治导致病情迁延或不良后果。

小儿支气管哮喘发生误诊后大部分患儿未造成不良后果,仅少数因误诊误治导致病情迁延不易控制。主要原因在于小儿哮喘主要易误诊为支气管炎、上呼吸道感染等呼吸系统感染性疾病,而哮喘本身属于呼吸系统的变态反应性疾病。其治疗区别在于:呼吸道感染性疾病以抗感染为主要治疗,但哮喘主要为局部或全身应用糖皮质激素和支气管扩张剂。但小儿哮喘尤其是婴幼儿哮喘多由呼吸道感染诱发,所以多数急性发作期需要辅助抗感染治疗,且哮喘为发作性疾病,可自行缓解或经治疗缓解。所以若早期误诊未针对哮喘治疗,仅给予抗感染治疗,可能会减轻症状,但不能完全控制,或好转后反复发作,但一般不会造成严重的不良后果,一旦确诊哮喘后给予抗炎和支气管舒张治疗,患儿症状可很快缓解。另一原因,不管是误诊为肺炎、喘息性支气管炎或毛细支气管炎,只要患儿临床有喘息表现,临床医生多会加用雾化或全身应用糖皮质激素和支气管扩张剂,所以患儿喘息症状减轻,虽然误诊但没有误治。但是一旦症状缓解后停药,未按哮喘规范化治疗,患儿可再次出现喘息发作。

四、误诊原因分析

由 177 篇文献总结的小儿支气管哮喘误诊原因共 11 项,频次较高的为经验不足而缺乏对该病的认识(90.96%)和问诊及体格检查不细致(77.40%),见表 18-7-2。

表 18 - 7 - 2　小儿支气管哮喘误诊原因

误诊原因	频次	百分率(%)	误诊原因	频次	百分率(%)
经验不足,缺乏对该病的认识	161	90.96	医院缺乏特异性检查设备	16	9.04
问诊及体格检查不细致	137	77.40	过分依赖或迷信辅助检查结果	13	7.34
未选择特异性检查项目	81	45.76	并发症掩盖了原发病	8	4.52
诊断思维方法有误	44	24.86	对专家权威、先期诊断的盲从心理	2	1.13
药物作用的影响	39	22.03	病人或家属不配合检查	1	0.56
缺乏特异性症状、体征	33	18.64			

1. 经验不足,缺乏对该病的认识

(1) 对于哮喘的本质认知不足,没有全面掌握小儿哮喘的诊断标准:由于对于哮喘疾病本质认识不够导致误诊居误诊原因的首位。哮喘是一种以慢性气道炎症为特征的异质性疾病,具有喘息、气促、胸闷和咳嗽的呼吸道症状病史,尤其注意有可变的呼气气流受限和可变的呼吸道症状。若在诊治过程中仅从病毒、细菌、支原体、衣原体感染的角度考虑,没有全面分析病情,不注意患者反复发作的呼吸道症状如喘息、咳嗽,或未选择特异性的检查手段如肺功能或呼气峰流速的监测,可能会导致误诊为支气管炎、肺炎等。

(2) 婴幼儿哮喘即 5 岁以下儿童的哮喘的诊断仍是儿童哮喘诊断的难点:喘息是 5 岁以下儿童常见的呼吸道症状,而且具有一定的异质性,且多数与病毒感染有关,所以鉴别病毒感染后喘息与哮喘首次或反复发作仍然很困难。因此 5 岁以下儿童哮喘易误诊为毛细支气管炎、肺炎、喘息性支气管炎。

(3) 对于肺炎型哮喘认识不够,经验不足。肺炎型哮喘,又称高分泌型哮喘,它是哮喘的一种特殊类型,其临床表现不典型,但具有典型哮喘的气道慢性炎症和气道高反应性。黏液分泌亢进引起气道可逆性阻塞是它的主要临床特点。一般发生在婴幼儿时期,这与该年龄段小儿的解剖、生理和免疫功能等有关。此类患儿的咳嗽、痰鸣症状,多呈发作性,常始于晨起活动及哭闹后,夜间无或少有症状;肺部啰音变化大,夜间常消失;胸部 X 线片可见肺部渗出性改变。由于肺炎型哮喘发作时肺部可闻及湿性啰音,胸片有渗出性改变,所以多易误诊为肺炎。另外,哮喘伴有支原体肺炎发病率为 18%,导致误诊为支原体肺炎。因支原体感染亦是哮喘发病的诱发因素,所以不易鉴别。

2. 病史采集及体格检查不细致　病史采集和体格检查是医生必须掌握的临床技能,也是对疾病作出正确诊断的基础。对小儿哮喘的诊断,病史非常重要。病史主要包括咳嗽、喘息、气促的时间、特征、诱发因素、既往病史、特应性病史、家族过敏史及哮喘史等。病史对儿童哮喘的诊断尤为重要,尤其是婴幼儿缺乏特异性的医技检查,有些病例完全可以通过病史,而作出初步诊断。由于没有详细询问有无过敏史,如湿疹、过敏性鼻炎、哮喘家族史、既往喘息发作的病史,只注重本次发病的过程,导致将哮喘误诊为肺炎、支气管炎、毛细支气管炎等。

3. 未选择特异性的检查项目　哮喘的特异性检查包括肺功能测定、支气管扩张试验、激发试验、呼出气一氧化氮(FeNO)检测、嗜酸性粒细胞计数等。2014 版 GINA 方案指出哮喘的定义强调可变的气流受限,而这种可变的气流受限主要体现在肺功能的指标(FEV1、PEF 等)对气管扩张剂的反应、激发试验上。儿童日间 PEF 的变异率＞13%,可作为诊断可变的气流受限的指标之一。但支气管激发试验阳性不能诊断哮喘,仅代表气道高反应性,因其亦可见于过敏性鼻炎、囊性纤维化等疾病。肺功能检测是 5 岁以上儿童哮喘诊治中一项重要指标,其中 FEV1 及 PEF 更是哮喘诊断标准及分型评定的必备条件之一。新版的 GINA 指南中指出,对于 4~5 岁的儿童,在有经验技师的指导下可以完成肺功能的检测，从而判断气流受限的情况，强调肺功能检测在儿童哮喘诊断中的重要性。FeNO 是反应气道慢性炎症的指标，有研究表明，有反复喘息和咳嗽症状的学龄前儿童，若上呼吸道感染后 FeNO 增高持续超过 4 周，可预测学龄期哮喘。嗜酸性粒细胞（EOS）浸润在哮喘发病机制中起重要作用，哮喘儿童中血常规 EOS 可增高。可见，特异性的检查项目可辅助诊断小儿哮喘。但由于基层医院设备所限，可能不能开展相关检查或医生对于哮喘的认识不够而忽视采取特异性的检查来辅助诊断；另外 4 岁以下的小儿肺功能检测比较困难，从而导致疾病误诊。

4. 诊断思路不清晰　小儿哮喘要与相关的十多种疾病相鉴别，包括毛细支气管炎、喘息性支气管炎、先天性喉喘鸣、异物吸入、环状血管压迫、胃食管反流病、支气管淋巴结结核、先天性气道畸形（喉蹼、血管瘤、息肉等）、充血性心力衰竭、声带功能异常、支气管肺发育不良、慢性上气道咳嗽综合征、肺嗜酸性粒细胞增多症、肺曲霉病、变应性肉芽肿性血管炎等。这些疾病可能由于感染、异物吸入、先天发育异常引起气管压迫、喉部声带异常、心源性哮喘或寄生虫病等引起，但临床表现可能均为喘息或类似喘息的症状，临床医生仅看表面现象，未进行详细的鉴别诊断而导致误诊。文献中报道有 3 例哮喘儿童，因为反复的喉鸣音而被简单地认为是喉喘鸣，盲目地补钙而延误了诊断和治疗。有 2 例患儿，因父母叙述患儿发病前曾吃瓜子，医生未做详细的病史询问和查体而误诊为气管异物而行支气管镜检查，未找到异物后转儿科诊断为小儿哮喘。临床工作中也有小儿为支气管异物引起喘息而误认为哮喘导致病情延误的病例。

五、防范误诊措施

1. 加强对小儿哮喘本质的认识

（1）加强 GINA 指南的推广学习，增强对小儿哮喘本质的认识：基层医院应普及哮喘病防治知识的培训，每一位儿科医生都应不断提高儿童哮喘的诊断水平，熟悉和掌握儿童哮喘、咳嗽变异型哮喘的诊断标准，提高哮喘病的治疗水平。哮喘的本质为气道的慢性炎症，即哮喘是非特异性的变态反应性疾病，以嗜酸性粒细胞浸润为主，而不是表现为红肿热痛的、以中性粒细胞浸润为主的特异性炎症。所以哮喘对糖皮质激素及支气管扩张剂治疗有效，而对抗生素治疗无效。哮喘的呼吸道症状为可变的，随着时间的变化和在强度上的变化，即咳嗽、喘息、气促、胸闷的症状可反复发生，遇到诱因可突然发作，凌晨和夜间重，白天症状减轻或消失等，给予平喘药症状减轻，有缓解期。所以对于反复发作的呼吸道症状，给予常规治疗效果不好的，要注意可能为小儿哮喘，进一步行肺功能、支气管扩张试验明确诊断。

（2）5 岁以下儿童的哮喘要注意与病毒诱发的喘息相鉴别：对于病毒感染后症状（咳嗽、喘息、沉重的呼吸声）小于 10 天，1 年发作 2 次或 3 次，发作间期无症状者，更倾向于病毒诱发性喘息的诊断。而症状大于 10 天，1 年发作大于 3 次和（或）夜间加重，发作间期运动或大笑后出现症状，且具有特应性体质或家族哮喘史者，更倾向于哮喘的诊断。在此症状模式的基础上，根据对抗哮喘治疗的反应，可进一步明确诊断。

（3）重视对肺炎型哮喘的认识：近有专家提出来对肺炎型哮喘的 7 条诊断标准：① 断续反复发作性咳嗽≥4 周，清晨及夜间好发，运动后加重；② 一般情况尚好，临床无感染征象及中毒症状；③ 肺部听到中小水泡音；④ X 线胸片呈"肺炎样"表现；⑤ 较长期使用抗生素无效；⑥ 对糖皮质激素/支气管扩张剂有效；⑦ 个人或家族有过敏性病史。哮喘常因上呼吸道感染而诱发，或在哮喘发作后又合并有感染，所以在肺炎型哮喘时，病程的初期或中期出现短时的发热，因此不能因病程中曾有过发热就认为一定是感染性肺炎。肺炎型哮喘与感染性肺炎不同的是：经抗感染治疗后，热退，精神好转，实验室感染证据消失，但咳喘症状及肺部体征无明显好转或更为加重，而对糖皮质激素治疗有明显效果。

2. 选择特异性的检查方法　对迁延不愈的咳嗽、气喘,特别是夜咳或晨起咳重者,按一般常规治疗效果不佳者,应想到哮喘的可能,应尽早行哮喘特异性的检查方法,包括肺功能、支气管扩张试验、激发试验、FeNO检测、嗜酸性粒细胞计数、过敏原检测等。血常规的检查可提示嗜酸性粒细胞增高,不要仅看白细胞及中性粒细胞。

3. 应详细采集病史及进行体格检查　病史的采集对儿童哮喘的诊断、鉴别诊断有重要意义,应注意询问发病诱因、发病次数、每次发病的持续时间、夜间发病情况,发病季节和是否伴发过敏性鼻炎、湿疹等,是否有哮喘家族史以及以往的治疗情况及效果等。同时要注意和以下疾病相鉴别:

(1) 毛细支气管炎:由呼吸道合胞病毒及副流感病毒感染所致,好发于2～6个月婴儿,常于冬春季流行,国内外研究已证实30.16%的反复发作性毛细支气管炎可发展成哮喘。所以对于婴儿哮喘,应详细询问既往有无多次毛细支气管炎病史、病毒感染后症状持续的时间、发作间期有无症状等。

(2) 喘息性支气管炎:发生于3岁以内,临床表现为支气管炎伴喘息,常有发热、喘息,随炎症控制而消失,现一般倾向于:如有典型呼吸相喘息,发作3次,并除外其他引起喘息的疾病,即可诊断。

(3) 先天性喉喘鸣:由于喉部发育较差引起喉软骨软化,出生时或生后数天出现持续吸气性喘鸣,重者出现吸气困难,在俯卧位或被抱起时喘鸣有时可消失。喘鸣一般在2～6岁消失。

(4) 气管异物:有异物吸入史,呛咳可有可无,有时表现为顽固性的喘息,两侧呼吸音不对称,有时胸片检查无异常,但透视下可见纵隔摆动或两肺透亮度不一致。如X线检查阴性仍不能除外异物者,行支气管镜检查。

(5) 环状血管压迫:为先天性畸形,多发生于主动脉弓处,有双主动脉弓或有环状血管畸形。由一前一后血管围绕气道或食管,随后两者又合并成降主动脉,环状血管压迫气管及食管,引起喘息。

(6) 胃食管反流病:多见于婴儿,反流可引起反射性气管痉挛而出现咳嗽、喘息,可行消化道造影或食管24小时pH监测辅助诊断。

(7) 先天性气道畸形(喉噗、血管瘤、息肉等):由于气道畸形导致喉部部分阻塞,哭声减弱,声嘶或失声,可出现吸气性或呼气性呼吸困难及青紫。可行喉镜、X线、支气管镜检查以明确诊断。

(8) 充血性心力衰竭:多由先天性心脏病引起左心衰,心脏听诊可闻及杂音、心脏超声提示心脏增大及其他心衰表现以鉴别。

(9) 支气管肺发育不良:早产儿、极低出生体重儿,生后有氧依赖超过28天可诊断支气管肺发育不良,此病目前已成为婴儿慢性肺部疾病的主要原因,可导致气道高反应、婴幼儿期反复喘息发生、肺功能下降,需注意鉴别。

(10) 声带功能异常:可有复发性呼吸短促及喘息,有时流速容量环显示吸入性阻塞,发作时肺功能及血气正常,支气管舒张试验阴性。

(11) 慢性上气道咳嗽综合征:上气道咳嗽综合征(upper airway cough syndrome,UACS)是指各种鼻炎、鼻窦炎、慢性咽炎、慢性扁桃体炎、鼻息肉、腺样体肥大等上气道疾病所引起的慢性咳嗽,临床表现为持续咳嗽大于4周,伴有白色泡沫痰(过敏性鼻炎)或黄绿色脓痰(鼻窦炎),咳嗽以晨起或体位变化时为甚,伴有鼻塞、流涕、咽干并有异物感和反复清咽等症状,查体可发现咽后壁滤泡明显增生,有时可见鹅卵石样改变,或见黏液样或脓性分泌物附着,鼻咽喉镜检查或头颈部侧位片、鼻窦X线片或CT片可有助于诊断。

（12）支气管淋巴结结核：可由肿大的淋巴结压迫支气管或因结核病变腐蚀或侵入支气管壁导致部分或完全性阻塞，出现阵发性痉挛性咳嗽伴喘息，常有疲乏、低热、盗汗、体重减轻等结核重度症状，可做 PPD、X 线检查、痰找结核菌、测定血清抗体，怀疑支气管内膜结核时可行支气管镜检查。

（13）肺嗜酸性粒细胞增多症：为蛔虫幼虫移行至肺所致。临床有咳嗽、胸闷、气短、喘息等症状，胸部 X 线浸润灶呈游走性，外周血嗜酸性粒细胞增高＞10％。

值得注意的是：2014 版 GINA 方案中在鉴别诊断上将年龄段再次细化为 0～5 岁、6～11 岁、12 岁以上。0～5 岁儿童哮喘的鉴别诊断提出注意气管软化和血管环，因其发病率在临床上呈上升趋势，需要特殊注意。6～11 岁鉴别诊断包括慢性上气道咳嗽综合征、异物吸入、支气管扩张、原发性纤毛不动障碍、先天性心脏病、支气管肺发育不良和囊性纤维化。所以在临床要根据患儿的年龄特点进行相应的鉴别诊断。

（杜志方）

第八节　小儿肺炎支原体肺炎

一、概述

1. 病因及流行特点　支原体肺炎是学龄儿童及青少年常见的一种肺炎，婴幼儿亦不少见。本病主要病原为肺炎支原体，是一种介于细菌和病毒之间的能在无细胞培养基上独立生活的最小病原微生物，能通过细胞滤器，在含胆固醇的特殊培养基上接种 10 天后才出现菌落，菌落较小，很少超过 0.5 mm。病原体直径为 125～150 mm，与黏液病毒大小相仿，因细胞壁，可呈球状、杆状等多种形态，革兰染色阴性，兼性厌氧，耐冰冻，而 37℃时只能存活几小时。主要通过呼吸道飞沫传播，平时可见散发病例。全年均有发病，冬春季较多。在非流行年间约占小儿社区获得性肺炎的 10％～20％，流行年份则高达 30％以上。3～7 年发生一次地区性流行，持续时间长可达 1 年。

2. 临床表现　肺部表现：潜伏期约 2～3 周。一般起病缓慢，但亦有急性起病者，常以发热、刺激样咳嗽为突出表现。体温波动在 37～41℃，多数为高热；咳嗽为本病突出特征，初期为干咳，后转为顽固性剧咳，常有黏稠痰液，偶带血丝，有时阵咳似百日咳，可持续数周，部分患儿病初甚至整个病程中无明显咳嗽，仅以发热为主。体征依年龄而异，婴幼儿起病急，病程长，可表现喘憋、呼吸困难、肺部啰音明显；而年长儿常在整个病程中无任何肺部阳性体征，这是本病特点之一。重症支原体肺炎可出现闭塞性支气管炎或闭塞性毛细支气管炎致肺不张以及坏死性肺炎，胸腔积液。

肺外表现：肺炎支原体肺炎可伴发多系统、多器官损害，可伴呼吸道感染症状，也可直接以肺外表现起病。① 皮肤黏膜损害可表现为荨麻疹或猩红热样皮疹，一般呈自限性，少数重症患儿可表现为口腔-黏膜-皮肤-眼综合征（Stevens-Johnson syndrome，SJS）等；② 神经系统损害多表现脑炎，也可表现为 Guillain-Barre 综合征、急性播散性脑脊髓炎、周围神经炎、多发性神经根炎等；③ 心血管系统病变为心肌炎及心包炎；④ 胃肠道系统可见呕吐、腹泻和肝功能损伤；⑤ 泌尿系统常见的有血尿、白细胞尿、蛋白尿，罕见的有膜增生性肾小球肾炎、肾病综合征，个别患儿可能有肾功能损害；⑥ 血液系统以溶血性贫血较常见，其次为血小板减少、粒细胞减少及再生障碍性贫血，文献报道有合并弥散性血管内凝血者；⑦ 其他系统损害如关节炎、虹膜炎、鼓膜炎、中耳炎、耳聋等。

X 线表现较肺部体征出现早,可表现为:局部网状结节影;局部实变、密实或磨玻璃样改变;弥漫性间质改变;肺门周围模糊影;肺门淋巴结肿大,以及肺不张、胸腔积液等。

自然病程 2～4 周,大多数 8～12 天退热,恢复期需要 1～2 周。X 线阴影完全消失比症状消失延长 2～3 周。偶见复发。

3. 治疗　治疗方面需注意休息、护理及饮食,对症治疗,必要时可服少量退热药,及服用中药。首选大环内酯类抗生素,目前临床上首选阿奇霉素,剂量 5～10 mg/(kg·d),每日 1 次,口服、静脉滴注均可,根据病情确定疗程。8 岁以上儿童可口服盐酸米诺环素或多西环素。重症患儿可应用肾上腺糖皮质激素,临床上常用甲泼尼龙,1～2 mg/(kg·d),疗程 10～14 d。重症或激素无效的,给予免疫球蛋白辅助治疗,合并细菌感染的联合应用敏感抗生素。恢复期实变吸收不明显时,可酌情纤维支气管镜灌洗治疗。合并胸腔积液时提倡早期应用糖皮质激素及胸腔穿刺治疗,当有肺外并发症者,应及时确诊和对症处理。近年来世界范围内出现了支原体对大环内酯类抗生素的耐药现象,尤其在亚洲、欧洲和美国。较高耐药率的出现可能与诊断不及时及滥用抗生素有关。对一般治疗措施疗效不佳的呼吸道感染患儿,不宜盲目使用抗生素,应进行支原体的检测,以便尽早准确诊断和根据药敏结果进行更加有针对性及有效的治疗,避免滥用广谱抗菌药和频繁更换药物,减少耐药的发生。

二、诊断标准

诊断标准如下:① 本病的重要诊断依据为肺部 X 线改变。其特点为:支气管肺炎、间质性肺炎、均匀一致的片状阴影似大叶性肺炎改变、肺门阴影增浓。上述改变可相互转化,有时一处消散,另一处又出现新的病变,即游走性浸润。也可以表现为胸腔积液。体征轻微而 X 线胸片阴影显著,是本病又一特点。如在年长儿中同时发生数例,可疑为流行病例,可早期确诊。② 白细胞计数多正常或稍增高,重症患儿可见白细胞降低,红细胞沉降率多增快。③ 青霉素、头孢类抗生素无效。④ 血清特异性抗体检测:目前临床常用 ELISA 法检测肺炎支原体特异性 IgM 抗体(MP-IgM),一般在病后 1 周可检测到,但病情越重,MP-IgM 出现越晚,至 3～4 周达高峰,2～4 个月时消失。此外,还有补体结合试验、间接血凝试验、间接免疫荧光法等来检测肺炎支原体肺炎血清特异性抗体。特异性 IgG 产生较晚,不作为早期诊断。⑤ PCR 方法检测肺炎支原体 DNA(MP-DNA):荧光定量 PCR 可用于检测患儿体液标本中的 MP-DNA 来确定肺炎支原体感染,此方法简便,特异性及灵敏度高。此外,实验室研究中目前应用环介导等温扩增(LAMP)方法来检测肺炎支原体 DNA,操作简便、仪器设备简单,有望向临床推广。⑥ 用患儿痰液或咽拭洗液分离培养支原体是诊断肺炎支原体感染的可靠标本,但由于肺炎支原体生长营养要求高、培养周期长,且培养阳性率低,一般仅限于实验室研究。

三、误诊文献研究

1. 文献来源及误诊率　2004—2013 年发表在中文医学期刊并经遴选纳入误诊疾病数据库的小儿肺炎支原体肺炎误诊文献共 44 篇,累计误诊病例 1 249 例。12 篇文献可计算误诊率,误诊率 27.74%。

2. 误诊范围　本次纳入的 1 249 例小儿肺炎支原体肺炎共误诊为 50 种疾病 1 253 例次,归类后涉及呼吸、感染、循环、神经等多个系统,见表 18-8-1。误诊疾病居前三位是细菌性肺炎、支气管炎、上呼吸道感染。少见的误诊疾病包括过敏性皮炎、急性淋巴结炎、白血病、原发性血小板减少症、多发性周围神经病、抽动障碍、风湿性关节炎、腹膜炎、心脏神经症、猩红热。7 例仅作出发热、腹痛、贫血待查诊断,主要误诊疾病见表 18-8-2。

表 18-8-1 小儿肺炎支原体肺炎误诊疾病系统分布/分类

疾病系统	误诊例次	百分比(%)	疾病系统	误诊例次	百分比(%)
呼吸系统疾病	662	52.83	消化系统疾病	84	6.70
感染性疾病	151	12.05	血液系统疾病	44	3.51
循环系统疾病	99	7.90	免疫系统疾病	28	2.23
神经系统疾病	84	6.70	其他	18	1.44
耳鼻喉疾病	83	6.62			

表 18-8-2 小儿肺炎支原体肺炎主要误诊疾病

误诊疾病	误诊例次	百分比(%)	误诊疾病	误诊例次	百分比(%)
细菌性肺炎	171	13.65	伤寒	9	0.72
支气管炎	167	13.33	胆囊炎胆石病	8	0.64
上呼吸道感染	149	11.89	类风湿性关节炎	7	0.56
心肌炎	95	7.58	胸膜炎	6	0.48
脑炎	76	6.07	百日咳	5	0.40
胃肠炎	75	5.99	Guillain-Barre 综合征	4	0.32
病毒性肝炎	64	5.11	泌尿系感染	3	0.24
扁桃体炎	59	4.71	肺真菌病	3	0.24
病毒性肺炎	59	4.71	心力衰竭	3	0.24
传染性单核细胞增多症	55	4.39	中毒性脑病	3	0.24
肺结核	40	3.19	自身免疫性溶血性贫血	2	0.16
肾炎	28	2.23	营养性贫血	2	0.16
支气管哮喘	28	2.23	风湿热	2	0.16
过敏性紫癜	26	2.08	关节炎	2	0.16
咽喉炎	24	1.92	肌炎	2	0.16
败血症	17	1.36	肾病综合征	2	0.16
川崎病	16	1.28	荨麻疹	2	0.16
结核性胸膜炎	11	0.88	缺铁性贫血	2	0.16
感染性贫血	9	0.72			

3. 医院级别 本次纳入统计的 1 249 例小儿肺炎支原体肺炎误诊 1 253 例次,其中误诊发生在三级医院 436 例次(34.80%),二级医院 695 例次(55.47%),一级医院 94 例次(7.50%),其他医疗机构 28 例次(2.23%)。

4. 确诊方法 本次纳入的 1 249 例支气管哮喘经实验室特异性检查确诊 1 246 例(99.76%),临床实验性治疗后确诊 3 例(0.24%)。

5. 误诊后果 小儿肺炎支原体肺炎误诊病例中,造成Ⅲ级后果的 1 249 例(100%),均为发生误诊误治但未造成不良后果。

四、误诊原因分析

依据本次纳入研究的 44 篇文献提供的小儿肺炎支原体肺炎误诊原因,统计归纳为 8 项。以经验不足而缺乏对该病的认识、缺乏特异性症状和体征为主要原因,具体见表 18-8-3。

表 18 - 8 - 3　小儿肺炎支原体肺炎误诊原因

误诊原因	频　次	百分率(%)	误诊原因	频　次	百分率(%)
经验不足,缺乏对该病的认识	32	72.73	过分依赖或迷信辅助检查结果	6	13.64
缺乏特异性症状、体征	22	50.00	问诊及体格检查不细致	6	13.64
未选择特异性检查项目	19	43.18	医院缺乏特异性检查设备	2	4.55
诊断思维方法有误	17	38.64	药物作用的影响	1	2.27

1. 经验不足,缺乏对该病的认识　肺炎支原体肺炎是一种社区获得性肺炎,平时可见散发病例。典型临床表现为病初大多数为发热、咳嗽、咽痛等上呼吸道感染症状,2～3 d 后症状加重,发热持续时间长,初期为干咳,后转变为顽固性剧烈咳嗽,痰液黏稠,偶带血丝,肺部体征相对轻微甚至缺乏,也可以肺外并发症为主要表现形式或首发症状,如合并心、肺、肝、肾、血液等多系统病变,使病情复杂化。目前多数医生可以做到正确诊断,但部分基层医生或年轻医生因缺乏经验,未重视到支原体感染在小儿呼吸道感染中的地位,对于发热、咳嗽等呼吸道症状的患儿只考虑到细菌和病毒感染,一味追求抗生素的剂量和档次,忽略了支原体是小儿呼吸道感染的重要病原之一,造成误诊或漏诊。

2. 缺乏特异性体征,诊断思维方式有误　当患儿仅有肺外表现,或以肺外并发症为首发症状时,使本来就复杂多变的支原体感染症状、体征更加复杂。尤其以脑炎为首发症状时,诊断较困难,极易发生误诊。国外报道,约 70%～80% 的支原体中枢神经系统感染患儿无典型的呼吸系统前期疾病。因此,对于临床上一些症状、体征,用病毒或细菌感染不能解释时,特别是合并心、肺、肝、肾、血液等多系统改变时,应考虑到可能是支原体感染。

婴幼儿的肺炎支原体感染临床表现更是缺乏特异性,常起病急,病程长,以高热、阵发性咳嗽、喘憋为主,可合并呼吸困难、发绀等。此年龄段患儿与年长儿不同,肺部体征明显,以哮鸣音、湿啰音为主,病情进展快,重症肺炎多见,全身中毒症状明显。而小于 1 岁婴儿可以无明显咳嗽,以易呛奶、喉头有痰鸣为主,医生的诊断思路有误往往使诊断局限于该系统的常见疾病。

部分医生对肺炎支原体感染的认识仍然习惯局限于肺炎,但更多情况下肺炎支原体感染只是引起上呼吸道感染,只有少数患儿真正发展到肺炎,文献报道支原体感染者中肺炎发生率仅占 3%～10%。对于支原体引起的上呼吸道感染,部分基层医生或年轻医生习惯诊断为一般咽炎、扁桃体炎,而选用 β 内酰胺抗生素治疗,且不能及时调整诊断思路而进行经验性治疗。

3. 过分依赖或迷信辅助检查结果,未选择特异性检查项目　对于长期发热、剧烈咳嗽,青霉素或头孢类抗生素治疗无效的患儿,不能只是依赖于血常规和胸片的结果。支原体感染大多数情况下不会引起白细胞的增高。虽然胸片是诊断肺炎支原体肺炎较可靠的检查,但是单靠一次胸片无法观察到典型的游走性浸润;而且当患儿出现肺部并发症时,如胸腔积液、肺不张等,更易误诊为肺系其他疾病如肺结核、胸膜炎等。冷凝集素试验常在支原体感染后 1～2 周开始升高,3～4 周达高峰,持续 8～12 周后消失,无法做到早期诊断。此试验为非特异性反应,也可见于肝病、溶血性贫血、传染性单核细胞增多症等。

另外,虽然分离培养支原体是诊断支原体感染的可靠方法,但是培养方法费时、繁琐,阳性率低,也不利于支原体感染的早期快速诊断。临床常用的 ELISA 法检测 MP - IgM 抗体,一般在病后 1 周即可在血清中检测到,但病情越重出现越晚,至 3～4 周达高峰,2～4 个月时消失;而且部分支原体感染患儿病程初期特异性抗体可阴性,不能以一次阴性结果即排除支原体感染的可能,应注意定期复查。有文献报道,在病程第 2～3 周抗体效价最高。

五、防范误诊措施

1. 加强对小儿肺炎支原体肺炎的认识　熟练掌握小儿肺炎支原体肺炎的临床特点是避免误诊的关键。对于发热、咳嗽的患儿,同时伴有其他器官同时受累,红细胞沉降率增快,症状重而体征轻微者,青霉素、头孢类抗生素治疗无效时,应考虑肺炎支原体感染。充分认识重症肺炎支原体肺炎病例有逐年增加的倾向,常常累及全身各个系统,导致肺内、肺外合并症。所以对于临床上一些症状、体征,用病毒或细菌感染不能解释时,特别是合并心、肺、肝、肾、血液、神经等多系统改变时,在积极的对症处理后,患儿症状不减轻,均应及时行血清特异性抗体检测、PCR 方法检测肺炎支原体 DNA 或分离培养支原体抗体。在未选择特异性检查项目时,考虑可能是支原体感染,也可试验性用大环内酯类抗生素,患儿症状体征得到缓解后,也可诊断为支原体感染。

2. 提高鉴别诊断的能力　本病应主要与以下疾病相鉴别:① 支气管炎:肺炎支原体肺炎早期肺部无阳性体征,只有发热、咳嗽、喘息症状,极容易误诊为支气管炎。但支气管炎应用支气管舒张剂后会很大程度上缓解咳嗽、喘息症状。② 急性上呼吸道感染:多以发热、流涕、鼻塞、咽痛、咳嗽为主要症状。肺炎支原体肺炎早期症状与其类似,查体肺部体征不明显或缺乏,支原体抗体早期阴性,二者不易区分。所以对于发热、咳嗽的患儿,不能轻易诊断为急性上呼吸道感染,在经验性用药无效,患儿咳嗽加剧时应考虑到支原体感染的可能性。③ 非支原体肺炎:细菌或病毒性肺炎的患儿发热、咳嗽、气促、肺部啰音等出现早,病情进展快,一般抗生素或抗病毒治疗显效快;而肺炎支原体肺炎往往症状重,肺部体征出现晚,二者临床表现不同。所以应系统、综合分析病情,进行相关的实验室检查,就不会造成误诊。④ 神经系统疾病:小儿肺炎支原体感染神经系统损害国内报道发病率为 2.6%～4.8%,发病年龄以 5～10 岁多见,以支原体脑炎最为常见,也可表现为无菌性脑膜炎、脑膜脑炎、脑干功能障碍等。主要表现为高热、头痛、呕吐、嗜睡、惊厥、精神性改变等,严重者可出现昏迷。体格检查可发现脑膜刺激征阳性。脑脊液细胞数和蛋白水平正常或轻度增高,糖、氯化物正常,临床上易与病毒性脑炎、脑膜炎相混淆,脑脊液支原体抗体检测阳性可帮助确诊。⑤ 消化系统疾病:肝功能损害最为常见,主要表现为恶心、呕吐、纳差,腹痛、腹胀,肝脏肿大,天冬氨酸氨基转移酶轻中度升高。给予大环内酯类抗生素及对症、保肝等治疗可恢复,据此可以与其他胃肠道疾病鉴别。⑥ 肺结核:肺炎支原体肺炎初期与肺门淋巴结结核极易混淆。肺炎支原体肺炎胸部 X 线病灶常集中在单侧或双侧肺门,可见大片状边界不清模糊影,密度不均,或仅见肺门淋巴结肿大,而不出现其他 X 线表现。此类患儿单凭胸部 X 线片与肺门淋巴结结核很难区分。卡介苗接种史对婴幼儿结核诊断是非常重要的线索。对于学龄儿童,当上呼吸道感染症状不典型时应综合分析临床资料,仔细询问结核接触史,PPD 检查、影像检查、支原体抗体检测等可辅助诊断。⑦ 哮喘:哮喘发作时会出现咳嗽与喘息,且在急性发作时咳嗽剧烈与肺炎支原体肺炎的顽固性咳嗽不易区分。但哮喘发作有其自身特点:发作性,呼气相延长,伴有气道高反应性,常在夜间和清晨发作,多数经治疗缓解或自行缓解,各种不同刺激可诱使其发作。而肺炎支原体肺炎的咳嗽为顽固性咳嗽,无时间上的差异,咳嗽不因各种刺激而改变,不能自行缓解。

（郭　莉　刘　芳）

第九节　小儿气管异物

一、概述

气管、支气管异物是小儿常见急症,可造成患儿突然死亡,美国每年约有 500 名儿童死于呼吸道异物,以婴幼儿居多,5 岁以下学龄前儿童约占 80%～90%,男性患儿病死率较女性高一倍。典型病例根据病史、症状、体征即可诊断,由于本病临床表现缺乏特异性,虽然临床诊疗技术发展快速,但是误诊率仍居高不下。气管、支气管异物在临床上常分为内源性和外源性两类,而由口误入的一切异物均属外源性异物,临床上所指的气管、支气管异物大多属于外源性异物。外源性异物根据外观形态分为固体性和液体性;还可根据异物的性质分为植物性、动物性、矿物性、化学制品性等。不同的异物引起的临床症状可有区别。异物若刺激性小、光滑、不易引发感染及不易腐烂变质,在小支气管内可存留数年甚至更长时间,患儿无明显症状或仅有轻微咳嗽而易被忽略。而大的异物嵌顿于喉头气管,可立即导致患儿窒息死亡。易腐烂变质的异物可引起严重感染,并发肺脓肿及脓气胸等。一般异物进入气管后,因气管黏膜受刺激而引起剧烈呛咳,继以呕吐及呼吸困难,片刻后症状渐减轻或缓解。睡眠时咳嗽和呼吸困难减轻。呼吸困难多为吸气性,也可表现为混合性呼吸困难。一般气管异物有三大典型症状,即有气喘哮鸣音、气管拍击音、气管撞击感。部分患儿早期可无明显症状,后出现肺气肿或肺不张等支气管阻塞症状,重者表现为肺脓肿及脓气胸等。若异物已进入气管、支气管,自然咳出概率仅有 1%左右。

二、诊断标准

对气管异物典型病例,根据病史、症状、体征即可诊断,必要时可行胸部 X 线透视或摄片。支气管镜是该病非常有效的诊断及治疗手段。诊断标准:① 有异物误吸史,健康小儿有忽然剧烈呛咳史;② 肺部叩诊或浊音或鼓音,咳嗽时可闻及气管拍击音,两肺有不同程度的呼吸音减低,可闻及水泡音、痰鸣音或喘鸣音等;③ X 线检查可见异物显影,可见肺气肿、肺不张、纵隔摆动等;④ 支气管镜检查见到异物。

三、误诊文献研究

1. 文献来源及误诊率　2004—2013 年发表在中文医学期刊并经遴选纳入误诊疾病数据库的小儿气管异物文献共 121 篇,累计误诊病例 2 589 例。其中 25 篇文献可计算误诊率,误诊率 25.51%。

2. 误诊范围　2 589 例小儿气管异物误诊为 23 种疾病 2 623 例次,其中居前三位的误诊疾病是肺炎、支气管炎、急性喉炎,共占误诊疾病总数的 86.65%,主要误诊范围见表 18-9-1。部分患儿多次误诊,另有少见的误诊疾病为气胸、肺部肿瘤、肺中叶综合征、喉肿瘤、喉梗阻、喉软骨软化病、闭合性颅脑损伤和特发性肺含铁血黄素沉着症。此外,还有 3 例漏诊。

表 18-9-1　小儿气管异物主要误诊疾病

误诊疾病	误诊例次	百分比(%)	误诊疾病	误诊例次	百分比(%)
肺炎	1 203	45.86	急性喉炎	184	7.01
支气管炎	886	33.78	支气管哮喘	174	6.63

续表

误诊疾病	误诊例次	百分比(%)	误诊疾病	误诊例次	百分比(%)
肺不张	32	1.22	胸膜炎	12	0.46
肺气肿	30	1.14	肺脓肿	7	0.27
肺结核	26	0.99	支气管扩张	4	0.15
食管异物	23	0.88	百日咳	3	0.11
上呼吸道感染	18	0.69	支气管囊肿	3	0.11

3. 医院级别　本次纳入统计的 2 589 例小儿气管异物误诊 2 623 例次,其中误诊发生在三级医院 1 387 例次(52.88%),二级医院 1 142 例次(43.54%),一级医院 93 例次(3.55%),其他医疗机构 1 例次(0.04%)。

4. 确诊手段　本组 2 512 例(97.03%)均为肉眼观察到异物,其中内镜下所见 2 457 例(94.90%),咯出物所见 35 例(1.35%),手术中所见 20 例(0.77%);77 例(2.97%)为影像学检查确诊发现异物,其中 CT 检查 28 例,X 线检查 49 例。

5. 误诊后果　本次纳入的 2 589 例小儿气管异物中,2 184 例文献描述了误诊与疾病转归的关联,405 例失访。按照误诊数据库对误诊后果的分级评价标准,可统计误诊后果的病例中,99.72%(2 178/2 184)的患者为Ⅲ级后果,即未因误诊误治造成不良后果;0.14%(3/2 184)的患者造成Ⅱ级后果,其中 1 例手术扩大化或不必要的手术,2 例因误诊误治导致病情迁延或不良后;仅 0.14%(3/2 184)的患者造成Ⅰ级后果,死亡 3 例。

四、误诊原因分析

121 篇文献提供的误诊原因按照出现频次进行排序统计,归纳为 12 项,首位误诊原因为患儿主述或代述病史不确切,见表 18-9-2。

表 18-9-2　小儿气管异物误诊原因

误诊原因	频次	百分率(%)	误诊原因	频次	百分率(%)
病人主述或代述病史不确切	92	76.03	缺乏特异性症状、体征	26	21.49
问诊及体格检查不细致	64	52.89	诊断思维方法有误	25	20.66
经验不足,缺乏对该病的认识	46	38.02	影像学诊断原因	19	15.70
过分依赖或迷信辅助检查结果	33	27.27	并发症掩盖了原发病	11	9.09
未选择特异性检查项目	30	24.79	病人或家属不配合检查	7	5.79
病人故意隐瞒病情	26	21.49	医院缺乏特异性检查设备	6	4.96

1. 患方未能提供或故意隐瞒病史导致误诊　本次文献分析中,76.03%的文献提及误诊的发生与患儿及家属或陪护者不能提供确切的异物吸入史有关。小儿气管异物好发于 5 岁以下小儿,尤以婴幼儿多见,此年龄段患儿不会用语言表达异物吸入的情形,加之部分患儿吸入异物时无成年人在场,或吸入异物时呛咳因症状轻而被忽视,久而久之,呛咳史被遗忘,病史很难明确,容易误诊。此外部分患儿表现为肺炎、气管炎等症状体征,且经治疗好转,也易使临床医师忽略气管异物的可能。

值得一提的是,本次文献分析中,21.49%的文献提及误诊与故意隐瞒病史有关。由于患儿或患儿家属或患儿看护者怕别人责怪,不敢说实情,隐瞒病史而造成诊断困难。提示儿科医师在日常诊疗工作中,要有气管异物的诊断意识,对反复呼吸道感染患儿必须反复追问病史,并掌握医患沟通技巧,才能获取真实病史,为正确诊断奠定基础。

2. 问诊及查体不细致　52.89%的文献提及误诊的发生与临床医师接诊时问诊、查体不细致有关。当患儿出现呼吸道刺激症状和类似感染的症状体征时,想当然诊断为肺炎、支气管炎、支气管哮喘等常见病,对相对少见的气管异物未引起足够重视。病史对本病诊断最为重要,应详细追问患儿有无异物吸入史或异物接触史,以及痉挛性呛咳、剧烈阵咳、气急、发绀、声音嘶哑等症状,尤其是进食或玩耍中突然发生上述症状者应高度怀疑。

此外,导致小儿气管异物误诊的原因尚有影像学诊断原因,诊断思维方法有误,并发症掩盖原发病,患儿家属因经济原因或支气管镜检查风险高等原因不能积极配合,造成延误诊断;或者当地医院不具备纤维支气管镜检查等设备条件,以致未及时诊断。部分患儿的误诊缘于盲从上级医院和先期诊断,未随病情变化及时全面分析。

3. 过分依赖或迷信医技检查结果　气管异物多是花生、瓜子、豆类、栗子、橘核、玉米粒等,影像学检查不显影,很难提供有力诊断证据,故27.27%的文献提及误诊与此有关。当气管异物病程进入并发症期时,影像学表现多为异物长期存留所致肺炎、肺不张等改变,医师多满足于影像学报告,过于依赖而作出呼吸道感染性病变的诊断。合并有感染及由易腐烂变质异物引起的气管异物可致脓性气管支气管炎、肺炎、肺脓肿、支气管扩张症等较严重病变,这些并发症可直接吸引经治医师的注意力,很易诊断"明确",积极治疗并发症而造成误诊误治。

4. 经验不足,缺乏对该病的认识　文献复习提示,38.02%的文献提及误诊因经治医师缺乏本病的临床经验,不能识别该病而致。气管异物的临床特点具有多样性,临床上分为异物进入期、无症状期、刺激或炎症期、并发症期,临床误诊多发生在无症状期,此期异物进入并嵌顿于支气管内,尤其是刺激性小、光滑以及不易引起感染、腐烂变质的异物,在小支气管内可存留数年甚至更长时间,无明显症状或仅有轻微咳嗽而被忽略。

5. 缺乏特异性症状体征　文献复习提示,21.49%的文献提及误诊因症状体征及影像学等表现不典型,未提供有力诊断证据所致。大多气管异物患儿就诊时处于刺激或炎症期,此期因继发感染出现咳嗽、喘息、发热等症状,临床表现缺乏特异性。症状出现的早晚、感染程度的轻重与异物大小、性质、阻塞程度有关。植物性异物因含游离脂肪酸,易膨胀、腐烂,对支气管黏膜刺激性大,从而引起植物性喉炎、气管及支气管炎,与支气管异物不易鉴别,加之部分患儿因感染会出现外周血象增高,也易误导临床医师考虑急性呼吸道感染性疾病。刺激或炎症期患儿主要以呼吸系统感染为主要表现,多次就医,如异物吸入史不明确,往往反复就诊。何猛报道1例误诊达2年的幼儿支气管异物,因异物为塑料小球,对支气管黏膜刺激较轻,平时无明显症状,受凉感冒后出现喘息、咳嗽、发热,在外院反复以支气管炎治疗,症状不缓解,行支气管镜检查发现左侧支气管异物,经手术取出、抗感染治疗1周后痊愈出院。

6. 未选择特异性检查　胸部X线透视能动态观察纵隔摆动情况,可作为间接证据初步诊断气管异物,而单纯X线胸片不能动态观察纵隔摆动,加之胸部X线检查多仅摄胸部平片,而不摄吸气和呼气时相片,不能提供有意义的诊断依据。气管异物检查方法有:① 胸部X线透视。可反复观察纵隔、心脏和横膈等器官的运动情况,可为气管异物的诊断提供帮助。② 胸部X线吸气及呼气时相片。摄胸部X线片时,必须同时摄吸气及呼气时相片,有助于发现异物。③ CT三维重建。CT三维重建对诊断婴幼儿气管异物具有重要的临床诊断价值。④ CT仿真内窥镜(CTVB)。CTVB成像技术发展迅速,也为小儿气管异物提供有了更为直观的影像诊断手段。

五、防范误诊措施

1. 详尽采集病史和细致查体　因疾病特点,约99%的小儿气管异物误诊为肺炎、支气管炎、急性喉炎、支气管哮喘等呼吸系统疾病,误诊疾病尚有神经系统疾病和消化系统疾病,涉及误诊疾病近 30 种,由此提示,医师在采集病史时应全面、细致、耐心,必要时应采用恰当的方法和技巧询问患儿有无异物吸入史,这一点与肺炎、支气管炎、急性喉炎、支气管哮喘等呼吸系统其他疾病不同;气管异物起病急,多数有突发性呛咳特点,这与肺炎、气管炎等呼吸系统疾病起病较缓慢,常伴有呼吸道其他症状和发热等现象不同;支气管哮喘患儿常有端坐呼吸,应用糖皮质激素及氨茶碱可缓解,而气管异物患儿则无明显效果。查体一定要仔细,双肺听诊若闻及气管拍击音、气管撞击音、痰鸣音不固定、单侧呼吸音减低等,要高度怀疑气管异物,必要时行支气管镜检查。在基层医院,受医技检查条件的限制,影像学检查阴性的气管异物者也并不少见,故基层儿科医师耐心、仔细地询问病史及查体是预防误诊的关键。

2. 选择恰当的医技检查手段　CT 三维重建对婴幼儿气管异物有重要诊断价值,胸部 X 线透视可观察纵隔、心脏和横膈等器官运动情况,摄胸部 X 线片时必须同时摄吸气时及呼气时相片,可增加气管异物的确诊率。对反复发作或疗效不佳的局限性肺炎、气管炎患儿,均应怀疑有气管异物,及时行支气管镜检查,不必强调是否有异物吸入史。

3. 提高对小儿气管异物的认识　由于异物经喉进入支气管内,会出现一段或长或短的无症状期,此时诊断易于疏忽,儿科医师在临床工作中要注意这一病理过程。加强临床医师培训学习,在工作中要拓宽诊断思路,重视气管异物的间接征象。对患儿要有高度的责任心,密切观察病情变化,必要时请相关科室医师会诊,以减少误诊。

总之,小儿气管异物误诊原因是多元性的,每位医师均应吸取经验教训,逐步降低其误诊率及发生率。经临床观察,气管异物农村患儿明显多于城镇儿童,表明农村医疗条件差,健康教育薄弱,患儿家长保护意识淡漠,缺乏必要的环境措施保障。我们要时刻提醒家长们小儿臼齿尚未萌出,咀嚼功能较差,喉头保护性反射功能不良,不能给小儿喂食花生、瓜子、豆类等食物,不能让小儿把小玩具、硬币等放入口中,也不可使小儿在进食时哭笑打闹,对婴幼儿可能吸入的物品,不能作为玩具让他们玩耍,使更多的小儿远离异物的潜在危害。临床对高度怀疑气管异物者应尽快行支气管镜检查及治疗,从而降低气管、支气管异物的发生率及患儿病死率。

(国献素　刘　芳　徐　通　王红艳)

第十节　特发性肺含铁血黄素沉着症

一、概述

1. 流行特点　特发性肺含铁血黄素沉着症(idiopathic pulmonary hemosiderosis, IPH)是一组肺泡毛细血管出血性疾病,常反复发作,并以大量含铁血黄素沉积于肺为特征。因本病少见,临床表现多样且无特异性,故极易误诊。

该病最先于 1864 年由 Virchow 报道,1931 年 Ceelen 对其临床特征进行了总结,其特点是弥散性肺浸润,缺铁性贫血,以及痰、胃液、支气管肺泡灌洗液(BALF)或肺组织内有含铁血黄素巨噬细胞(hemosiderin-laden macrophages, HLMs)。目前国内尚无 IPH 发病率数据。国外文献报道,IPH 的年发病率为(0.24～1.23)/100 万。好发于 10 岁以下儿童,以 6 岁以下儿童居多,患病率男女无差异。

2. 发病机制及病理特点　IPH 病因及发病机制目前尚未完全清楚。有文献报道,IPH 与遗传、免疫、牛乳过敏、环境因素和铁代谢异常有关。多数学者认为,抗原-抗体复合物介导的肺泡自身免疫性损伤,使肺泡毛细血管通透性增加,导致肺小血管出血,可能是 IPH 最为重要的发病机制。本病的病理特点为肺泡毛细血管反复出血,渗出的血液溶血后,其中珠蛋白部分被吸收,含铁血黄素沉着于肺组织,肺泡壁增厚,肺组织弹力纤维破坏,进而引起广泛的肺纤维化,导致肺动脉高压、肺心病和呼吸衰竭等。

3. 临床分期　根据 IPH 的发病过程,临床分为四期:急性肺出血期、肺出血静止期、慢性反复发作期和慢性迁延后遗期。① 急性肺出血期:发病突然,贫血及呼吸道症状表现突出,常见面色苍白、乏力、咳嗽、低热、咯血(痰带少量新鲜血丝或血块)、呕血、腹痛、鼻出血、心悸、脉速,重者可出现气短、发绀、胸痛、心力衰竭。肺部可无阳性体征,亦可闻及呼吸音减弱或管状呼吸音、干湿啰音或喘鸣音。可因心力衰竭、出血性休克或合并严重感染而死亡。② 肺出血静止期:症状轻或无症状。③ 慢性反复发作期:贫血症状较重,呼吸道症状相对较轻。因病情反复发作,大量含铁血黄素在肺内沉积,并随咳痰、咯血丢失,导致较重的缺铁性贫血,出现肝、脾大及黄疸等体征。④ 慢性迁延后遗期:因长期反复发作导致肺间质纤维化,可出现杵状指,可因发生呼吸衰竭、肺动脉高压、慢性肺源性心脏病、心力衰竭而死亡。婴幼儿常常缺乏典型的临床表现,咳嗽症状可能很轻或不明显,因不会咳痰而将肺部出血吞入胃内,故可无咳嗽、咯血等症状,而以贫血为唯一的临床症状。

4. 影像学特点　IPH 的肺部影像学改变与临床分期密切相关,不同时期有不同影像学改变,各种改变既可重叠,又随病情发展而变化。其表现主要为磨玻璃样、大片云絮状阴影、大片实变、网状阴影、粟粒状结节影、小结节样改变。可伴胸腔积液或胸膜增厚,部分患者可无明显改变。高分辨率 CT(HRCT)在发现早期局灶性斑片状磨玻璃阴影,显示实变影内支气管充气征、轻度纤维组织增生、肺内含铁血黄素结节等方面优于普通 X 线片。可以在 IPII 的诊断,特别是早期诊断、病情判断和疗效观察方面提供帮助。

5. 治疗及预后　IPH 目前尚无特效治疗方法。急性发作期肺出血量多,临床症状较重,首选糖皮质激素治疗,可迅速改善肺出血症状,疗效比较肯定;症状完全缓解后逐步减量,用最低有效量维持 3~6 个月;对病情严重者,可采用糖皮质激素冲击疗法,病情缓解后改为口服,再用最小有效量维持治疗 1~2 年,停药过早易复发。文献报道小剂量糖皮质激素长期维持治疗可以降低复发的风险,改善预后。糖皮质激素无效者可单独试用免疫抑制剂如硫唑嘌呤、环磷酰胺等,亦可糖皮质激素、免疫抑制剂两者联合应用。慢性发作期持续时间较长,反复发生肺泡出血,大量含铁血黄素沉着,破坏肺组织,引起肺泡间质纤维组织增生,逐渐形成纤维化,此期仍要长期应用有效小剂量糖皮质激素、或小剂量糖皮质激素联合免疫抑制剂维持治疗。应用糖皮质激素及免疫抑制剂过程中应注意其不良反应。为避免全身应用糖皮质激素引起的不良反应,国内外有采用吸入布地奈德取得一定疗效的报道。应用去铁胺以排除沉积在肺部的铁质,可减轻肺损伤、改善缺铁性贫血。辅助应用丙种球蛋白、具有活血化瘀和调节免疫功能的中药,对控制病情是有益的。其他治疗主要是对症与支持治疗,如缺氧时吸氧、严重低氧血症时机械通气、机械通气失败时采用体外膜肺、有严重贫血者可少量多次输新鲜红细胞悬液、合并感染者给予抗感染治疗。有学者对晚期出现肺纤维化、肺功能严重受损者行肺移植,但 3 年后又复发。

IPH 的预后欠佳、病死率较高,死因多为肺部大出血、呼吸衰竭,平均存活时间 3~5 年,自然病程与预后差异很大,取决于肺出血严重程度及持续时间。早期诊断,及时正规治疗,有效控制急性发作,减少慢性反复发作,可改善 IPH 患者预后,延长寿命。有研究表明长期小剂量糖皮质激素治疗可改善预后,长期接受正规免疫抑制治疗者,86% 可以获得至少 5 年的生存期,还有研究报道其平均生存期可达到 10 年以上。

二、诊断标准

根据患儿反复发作的小细胞低色素性贫血伴呼吸道症状(如咳嗽、咯血、气促及呼吸困难等)

以及肺部 X 线检查显示弥散性肺浸润和肺间质改变,可对 IPH 作出初步诊断。需要注意的是:贫血、呼吸道症状及肺部 X 线改变这三者在临床上出现的顺序没有规律、因人而异,其严重程度可不成比例。通过痰液、胃液、BALF 找到 HLMs,并排除继发性的肺含铁血黄素沉着症可明确诊断;必要时需进行肺活组织病理检查来明确诊断。主要诊断依据:① 有反复发作性咳嗽、发热、贫血等症状;② 不明原因小细胞低色素性贫血,贫血程度与咯血量不成比例;③ 不明原因的间歇性咯血;④ 胸部 X 线检查表现为磨玻璃状、点状、结节状或网状阴影,并随病情发展而变化;⑤ 发作期痰或胃液中找到 HLMs,部分病例经肺活组织病理检查或尸检证实;⑥ 除外继发性肺含铁血黄素沉着症。具备前四项,基本可以临床诊断,有条件可做肺活组织病理检查。

三、误诊文献研究

1. 文献来源及误诊率　2004—2013 年发表在中文医学期刊并遴选纳入误诊疾病数据库的小儿 IPH 误诊文献共 47 篇,累计误诊病例 383 例。其中 17 篇文献可计算误诊率,误诊率 63.64%。

2. 误诊范围　本次纳入分析的 383 例小儿 IPH,共误诊 416 例次,误诊疾病 20 余种,居前三位的误诊疾病为肺炎、缺铁性贫血、肺结核。少见的误诊疾病有支气管哮喘、上呼吸道感染、钩虫病、骨髓增生异常综合征、白血病、病毒性心肌炎、葡萄糖-6-磷酸脱氢酶(G-6-PD)缺乏症、组织细胞增多症。主要误诊疾病见表 18-10-1。

表 18-10-1　小儿特发性肺含铁血黄素沉着症主要误诊疾病

误诊疾病	误诊例次	百分比(%)	误诊疾病	误诊例次	百分比(%)
肺炎	133	31.97	消化道出血	6	1.44
缺铁性贫血	84	20.19	特发性肺纤维化	3	0.72
肺结核	77	18.51	地中海贫血	3	0.72
营养性贫血	34	8.17	肺出血	2	0.48
溶血性贫血	32	7.69	感染性贫血	2	0.48
支气管炎	18	4.33	心力衰竭	2	0.48
支气管扩张	12	2.88			

3. 医院级别　本次纳入统计的 383 例小儿 IPH 误诊 416 例次,其中误诊发生在三级医院 295 例次(70.91%),二级医院 107 例次(25.72%),一级医院 10 例次(2.40%),其他医疗机构 4 例次(0.96%)。

4. 确诊手段　本次纳入的 383 例小儿 IPH 误诊病例中,通过胃液或痰液检查确诊 370 例(96.61%),经症状体征和辅助检查确诊 11 例(2.87%),内镜下活检确诊 2 例(0.52%)。

5. 误诊后果　383 例小儿 IPH 误诊病例中,失访或后果不明确共 36 例,347 例可明确误诊后果。按照误诊数据库对误诊后果的分级评价标准,93.37%(324/347)的患儿为Ⅲ级后果,均为发生误诊误治但未造成不良后果;4.03%(14/347)的患儿为Ⅱ级后果,因误诊误治导致病情迁延或不良后果;2.59%(9/347)的患儿为Ⅰ级后果,均因误诊误治造成死亡。

四、误诊原因分析

依据 47 篇文献提供的小儿 IPH 误诊原因出现频次,经统计归纳 9 项,其中主要误诊原因为缺乏对该病的认识、经验不足,缺乏特异性症状、体征及诊断思维方法有误等,见表 18-10-2。

表 18 - 10 - 2　小儿特发性肺含铁血黄素沉着症误诊原因

误诊原因	频　次	百分率(%)	误诊原因	频　次	百分率(%)
经验不足,缺乏对该病的认识	37	78.72	药物作用的影响	2	4.26
缺乏特异性症状、体征	29	61.70	影像学诊断原因	2	4.26
诊断思维方法有误	10	21.28	病理组织取材不到位	1	2.13
未选择特异性检查项目	8	17.02	问诊及体格检查不细致	1	2.13
过分依赖或迷信辅助检查结果	7	14.89			

1. 医生个人临床经验的不足或欠缺　IPH 属于少见病,很多医生特别是临床经验较少的医生未见过此种病例,不了解 IPH,不能掌握 IPH 的临床特点,缺乏诊治经验,临床工作中遇到 IPH 病例时想不到该病,这样就会导致误诊、漏诊。

2. 缺乏特异性症状、体征　IPH 临床症状、体征呈现多样性、不典型性,这些症状、体征亦可见于其他疾病,缺乏特异性,容易发生误诊。如部分患儿表现为贫血伴嗜睡、乏力、衰弱,外周血象示小细胞低色素贫血,易误诊为缺铁性贫血;部分患儿发病突然,表现为咳嗽、气促、呼吸困难、发热,伴肺部啰音及心率增快,易误诊为支气管肺炎和(或)合并心力衰竭;部分患儿表现为贫血伴轻度黄疸和(或)肝脾轻度肿大、网织红细胞升高,易误诊为溶血性贫血;部分患儿表现为咳嗽伴咯血、低热,易误诊为肺结核;部分患儿表现为呕血、便血、贫血,易误诊为上消化道出血。

3. 诊断思维方法有误　临床上当患者按原诊断治疗效果不好、病情反复发作时,部分临床医生未能对原诊断提出疑问,重新对临床资料进行综合分析,当患者临床状况不能用常见病、多发病来圆满解释时,未能考虑到少见疾病。例如对有呼吸系统症状合并缺铁性贫血患儿,若给予抗感染、补铁纠正贫血等治疗,临床效果不明显,或一度有效,但仍反复发作,难以用肺炎、营养性缺铁性贫血等解释时,不能重新审视诊断或怀疑诊断是否有误,未能考虑到 IPH。

4. 未选择特异性检查项目　目前诊断 IPH 的主要依据是从痰液和胃液中查找到 HLMs。因为 HLMs 检测受取材时间、部位、方法等影响,临床上不是 1 次或 2 次检查就能查到 HLMs,若查找阴性,就否定或放弃 IPH 的诊断,势必会造成漏诊或误诊。HLMs 形成需要 3～5 d 的时间,新发急性肺出血患儿 1 周左右进行 HLMs 检测可明显提高阳性率,错过最佳时间段 HLMs 检测阳性率就会受到影响。另外,所取标本也影响 HLMs 检测阳性率的高低。痰液标本获取虽较简便,患儿也容易接受,但阳性率偏低,且婴幼儿不会吐痰、咯血,即使有痰也常常吞咽,故临床获取的痰液往往是唾液或咽部分泌物,致使痰找 HLMs 出现假阴性。胃液检查 HLMs 阳性率较痰液高,可达 95%,但患儿插胃管取胃液时常不合作,故有一定困难;李良琼等应用浓集涂片法检测痰或胃液 HLMs 阳性率为 85.7%。有学者发现用 BALF 查找 HLMs 阳性率最高,敏感性和特异性高于痰和胃液。但用 BALF 查找 HLMs 的检查有一定创伤性和风险,患儿较痛苦,家长难以接受,且对设备和技术的要求较高,不是每个医院都能开展。因此,临床查找 HLMs 应按照先痰液,后胃液、BALF 的顺序进行。需注意的是,无论选择哪一种检查,并非一次即能查找到 HLMs,尤其对初次发作患儿,需要进行多次检查。

5. 过度相信或依赖放射检查结果　IPH 肺部 X 线改变具有多样性和多变性,且具有与临床表现不一致性的特点。IPH 在发病不同时期、不同阶段肺部的 X 线改变是不同的,且变化也比较快,加之 IPH 属少见病,部分低年资、经验较少的医生可能也不熟悉 IPH 的肺部 X 线变化特征,出具报告时可能误报为支气管炎、支气管肺炎及慢性粟粒性肺结核等。若临床医师过分依赖医技检查结果,易作出错误诊断。

6. 肺活组织病理检查受到限制　经纤维支气管镜或开胸肺活组织病理检查是诊断 IPH 的金标准,但因其系创伤性检查,有严格的适应证和禁忌证,风险较大,对技术和设备要求高,多数家长不愿接受，从而使临床上肺活组织病理检查的开展受到很大限制，致使 IPH 临床误诊或漏诊。

五、防范误诊措施

1. 加深对 IPH 的认识　根据以往临床经验和大量误诊文献报道来看，IPH 误诊或漏诊的主要原因是临床医生对该病认识不足、缺乏经验。因此，加强学习，加深对 IPH 的认识，掌握其病理特征、临床特征、诊断和鉴别诊断要点就显得非常重要，这是避免误诊和漏诊的重要前提。

IPH 的病理特征是弥漫性肺泡毛细血管反复出血和肺间质含铁血黄素沉着，而反复出血和大量铁质沉着于肺组织，可导致炎症反应，进而引起广泛肺纤维化。因此，其临床特征是咯血（或其他呼吸系统症状）、缺铁性贫血，胸部影像学表现为弥散性肺浸润，痰、胃液、BALF 或肺组织内有 HLMs。

2. 提高鉴别诊断能力　IPH 临床上需与有类似表现的疾病，如支气管肺炎、缺铁性或溶血性贫血、肺结核、支气管异物、支气管扩张、上消化道出血以及继发性肺出血疾病，如慢性左心衰竭、肺出血-肾炎综合征（Goodpasture 综合征）等进行鉴别。

（1）支气管肺炎：IPH 急性期与支气管肺炎临床表现及 X 线表现相似，但支气管肺炎一般急性起病，病程短，无反复发作，没有咯血症状，痰 HLMs 阴性，抗感染治疗有效。而 IPH 有咯血、缺铁性贫血，病程长，反复发作，抗生素治疗无效，痰涂片可找到大量 HLMs。

（2）缺铁性贫血（IDA）：缺铁性贫血与 IPH 共同点为小细胞低色素性贫血，血清铁与铁饱和度均下降。但二者病因不同，缺铁性贫血为铁摄入不足或者需求过多导致造血原料不足所致，临床上无咳嗽、咯血等症状，肺内无病变，可资鉴别。

（3）粟粒性肺结核：IPH 以呼吸系统症状为主、胸片有明显改变时需与粟粒性肺结核鉴别。粟粒性肺结核有结核中毒症状，很少咯血，也无贫血，胸部 X 线检查肺部可见弥漫性小结节影，但阴影以上、中肺野为多，而且可以有钙化，肺尖常被累及。结核菌素试验阳性，痰 HLMs 阴性，抗结核治疗有效。IPH 因发作次数、发作程度及就诊时间不同，X 线胸片表现多种多样，早期为毛玻璃样，之后或有点状片絮状阴影，病灶密度淡，轮廓不清，以双肺内带及中下野为主。急性出血者 2～5 天后复查可见明显吸收，10～12 天恢复正常，若反复发作时则形成结节状、肺气肿、纤维化。广泛纤维化者长达 10 年也不能消除，而且不钙化。

（4）溶血性贫血：少数 IPH 可出现巩膜轻度黄染，同时伴有网织红细胞增高，易误诊为溶血性贫血。但溶血性贫血为正细胞正色素性贫血，临床上无咳嗽、咯血等症状，肺内无病变。

（5）支气管异物：IPH 表现为长期慢性咳嗽、呼吸困难者，需与支气管异物鉴别。支气管异物有异物吸入史，有突发呛咳、呼吸困难、发绀，体检患侧胸部运动受限制，呼吸音减弱或完全消失，语颤减弱，叩诊呈鼓音或浊音。X 线透视可见心脏及纵隔向患侧移位或纵隔摆动，有肺气肿或肺不张；支气管镜检查可发现异物。

（6）支气管扩张：支气管扩张患者幼年有诱发支气管扩张的呼吸道感染史，如有麻疹、百日咳等病史。典型症状为慢性咳嗽、咳大量脓痰和反复咯血。全日痰静置于玻璃瓶中，可分为三层：上层为泡沫，中层为黄绿色混浊脓液，下层为坏死组织沉淀物。查体肺部听诊有固定、持久不变的湿啰音，可有杵状指（趾）。胸部 X 线检查可见粗乱肺纹理中有多个不规则蜂窝状（卷发状）阴影，或圆形、卵圆形透明区，并发感染出现小液平；胸部 CT 典型表现为"轨道征""戒指征"或"葡萄征"。纤维支气管镜检查可明确扩张、出血部位。

（7）Goodpasture 综合征：本病临床表现与 IPH 极为相似，但 IPH 为肺的单一病变，无肾受累，亦无肾或肺抗基底膜抗体。而 Goodpasture 综合征有肾小球肾炎的表现，血清中能检出抗肾小球基底膜抗体；免疫荧光检查肾小球和肺泡毛细血管的基底膜上有免疫球蛋白 IgG 和 C_3 沉着，此为与 IPH 重要区别点。

(8) 继发性肺含铁血黄素沉着症:继发性肺含铁血黄素沉着症最常见的是继发于心脏病,如风湿性心脏病,尤其是二尖瓣狭窄和各种原因引起的慢性心脏衰竭。由于肺淤血,肺内毛细血管压长期增高,血液外渗及出血。患者可出现反复咯血,含铁血黄素沉积于肺内,被巨噬细胞吞噬成为 HLMs,显微镜检查可见心力衰竭细胞即 HLMs,普鲁士蓝反应阳性。根据心脏病史、心脏体征和胸腔积液检查,可与 IPH 鉴别。

(张秋河　刘　芳)

第十一节　小儿肝豆状核变性

一、概述

1. 流行特点　肝豆状核变性又称 Wilson 病,是一种先天性铜代谢缺陷病,属于常染色体隐性遗传,多发病于儿童和青少年时期,也可早至 3 岁或推迟至成年期,以不同程度的铜代谢障碍引起的肝细胞损害、脑退行性病变和角膜边缘有特征性铜盐沉着环为其主要临床特征。肝豆状核变性在世界范围内流行,发病率为 3/10 万,致病基因携带者约占 1/90。在中国该病较多见,并有区域差异性,香港地区的汉族发病率 1/5 400,远高于欧美人群,并且近年发病人数有增长趋势,特别是在一些有近亲结婚的地方或种族。如不恰当治疗,会出现进行性肝损害,甚至肝硬化,最终致残甚至死亡。

2. 病因及发病机制　肝豆状核变性的发病机制迄今尚不清楚,基本代谢缺陷是肝脏不能正常合成铜蓝蛋白和自胆汁中排出铜量减少。铜是人体所必需的微量元素之一,正常人体内铜的稳定是由肠道吸收和胆汁排出两者间的动态平衡维持。每日肠道摄取少量的铜,铜在血中先与白蛋白疏松结合,运送至肝细胞中,再与 α_2-球蛋白结合成具有氧化酶活性的铜蓝蛋白。循环中 90% 的铜与铜蓝蛋白结合,铜还作为辅基参与多种重要生物酶的合成。铜在各脏器中形成各种特异的铜-蛋白组合体,剩余的铜通过胆汁、尿和汗液排出。肝脏是进行铜代谢的主要器官。在疾病状态下,机体内铜含量过多时,使细胞受损和坏死、导致脏器功能损伤,例如当血清中过多的铜离子大量沉积于肝脏内,可造成小叶性肝硬化。当肝细胞溶酶体无法容纳时,铜将通过血液向各个器官散布和沉积。肝豆状核变性主要累及肝、脑、肾、角膜等。肝脏表面和切片均可见大小不等的结节或假小叶,逐渐发展为肝硬化,肝小叶由于铜沉积而呈棕黄色。脑的损害以壳核最明显,苍白球、尾状核、大脑皮质、小脑齿状核也可受累,显示软化、萎缩、色素沉着甚至腔洞形成。角膜边缘后弹力层及内皮细胞质内有棕黄色的细小铜颗粒沉积。

3. 临床表现　肝豆状核变性的临床表现与铜离子沉积部位密切相关,主要沉积于肝脏、大脑基底核、肾脏、角膜等,从而出现相应临床表现。分无症状阶段、肝损害阶段和肝外组织损害阶段。尽管患者肝脏内铜的沉积开始于婴儿期,尿铜开始增高,但患儿很少 6 岁以前出现症状。6~8 岁后逐渐出现肝损害症状,常见症状有黄疸、容易疲劳、纳差、发热等,随着病情发展,可逐渐出现肝区疼痛、肝脾大,严重者出现肝硬化等症状。本阶段除了尿铜增高,血清铜蓝蛋白含量降低,通常无角膜色素环(K-F 环)。若患者未得到及时治疗,疾病逐渐进展,进入肝外组织受损阶段,主要包括:① 神经系统:常见有动作不协调、手足徐动、震颤、语言含糊、流涎、步态异常、共济失调、舞蹈症等锥体外系症状,也可出现情感淡漠、不善交流、抑郁、强哭强笑、动作及行为异常等精神症状。严重者可导致大脑皮质或丘脑受累,导致癫痫发作、发育落后等。② 肾损害:肾损害为首发表现的肝豆状核变性患者比较少见,且年龄偏大,采取肾活检对由该病引起的肾损害缺乏特异性,主要是近端肾小管和肾小球受累导致的重吸收障碍,出现蛋白尿、血尿、肾性糖尿、Fanconi 综合征等。③ K-F 环:于角膜后弹力层可见,呈金棕色、棕绿色或金黄色。④ 其他症状:少数患儿可出现血液系统、骨骼系统以及皮肤等受累,发生急性溶血、骨质疏松、骨(软骨)变性、关节畸形、肌无力等。

4. 治疗与预后 本病治疗的目的是防止和减少铜在组织内蓄积。一方面是应用排铜药物以促进排除体内过量的铜,避免铜在体内继续沉积,以恢复和维持正常功能;另一方面是限制铜的摄入,减少外源性铜进入体内。早期治疗可使症状消失,维持正常健康状态。对于症状前病例进行治疗,可以预防发病,如果中途停止治疗,可有肝功能恶化。本病如不经治疗,以肝病症状开始的患儿,常死于肝功能不全;当出现神经系统症状以后仍不治疗,多在数年内恶化、死亡。肝、脑、肾症状都很严重的病例,治疗效果较差。

二、诊断标准

根据肝脏和神经系统症状、体征、角膜 K-F 环,血清铜蓝蛋白降低和 24 h 尿铜排出增加可明确诊断。本病早期症状隐匿,易被误诊,故对有本病家族史、原因不明的肝脏受损、溶血性贫血、肾脏病变或精神神经症状的患儿,要考虑本病。实验室检查包括:① 血清铜蓝蛋白测定:小儿正常值 200~400 mg/L,患儿血清铜蓝蛋白通常低于 200 mg/L。② 血清铜氧化酶活性:铜氧化酶吸光度正常值 0.17~0.57,患儿明显降低。③ 24 h 尿铜排出量测定:正常值小于 40 μg,患儿 24 h 尿铜排出量可高达 100~1 000 μg。④ K-F 环检查:在角膜边缘可看见形成的呈棕灰、棕绿或棕黄色的色素环,色素环宽 1~3 mm。K-F 环自角膜上缘开始出现,然后成为环状。早期需在眼科裂隙灯下检查,以后肉眼亦可见到。

三、误诊文献研究

1. 文献来源及误诊率 2004—2013 年发表在中文医学期刊并经遴选纳入误诊疾病数据库的小儿肝豆状核变性误诊文献共 49 篇,累计误诊病例 516 例。13 篇文献可计算误诊率,误诊率 38.32%。

2. 误诊范围 本次纳入的 516 例小儿肝豆状核变性共误诊为 50 种疾病 555 例次,主要误诊为感染性疾病、消化系统和血液系统疾病,误诊疾病系统分布见图 18-11-1。居前三位的误诊疾病为肝炎、肾炎、溶血性贫血。少见误诊疾病有:帕金森病、抽动秽语综合征、舞蹈病、神经症、周围

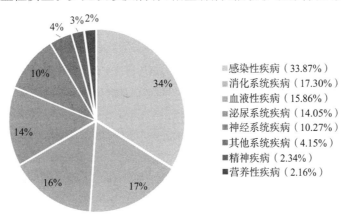

图 18-11-1 小儿肝豆状核变性误诊疾病系统分布图

神经病、脱髓鞘性脑病、脑外伤后综合征、脑血管畸形、垂体瘤、重症肌无力、肝糖原累积症、华支睾吸虫病、胰腺炎、肠梗阻、结核性腹膜炎、肾功能不全、泌尿道感染、肾小管酸中毒、溶血尿毒综合征、噬血细胞综合征、佝偻病、肌营养不良、营养不良、药物中毒、未明确的病毒感染、电解质紊乱、鼻炎、闭经、结缔组织病，另有震颤待查 5 例次，贫血待查 1 例次。常见误诊疾病见表 18-11-1。

表 18-11-1　小儿肝豆状核变性主要误诊疾病

误诊疾病	误诊例次	百分比(%)	误诊疾病	误诊例次	百分比(%)
肝炎	186	33.51	胃肠炎	10	1.80
肾炎	72	12.97	脂肪肝	9	1.62
溶血性贫血	49	8.83	关节炎	9	1.62
肝硬化	44	7.93	过敏性紫癜	8	1.44
血小板减少性紫癜	19	3.42	婴儿肝炎综合征	8	1.44
中枢神经感染	16	2.88	系统性红斑狼疮	6	1.08
癫痫	14	2.52	营养性贫血	6	1.08
胆囊炎胆石症	12	2.16	肝脾肿大	6	1.08
精神病	10	1.80	葡萄糖-6-磷酸脱氢酶缺乏性贫血	6	1.08

3. 医院级别　本次纳入统计的 516 例小儿肝豆状核变性误诊 555 例次，其中误诊发生在三级医院 386 例次(69.55%)，二级医院 168 例次(30.27%)，一级医院 1 例次(0.18%)。

4. 确诊方法　516 例误诊患儿经实验室检查确诊 502 例(97.29%)，磁共振检查确诊 9 例(1.74%)，根据症状体征及辅助检查确诊 4 例(0.78%)，经皮穿刺活检确诊 1 例(0.19%)。

5. 误诊后果　本次纳入分析的 516 例肝豆状核变性误诊患儿中，失访 15 例，误诊后果不明确 7 例。494 例患儿可统计误诊后果，按照误诊数据库对误诊后果的分级评价标准，96.15%(475/494)的患儿为Ⅲ级后果，其中 463 例发生误诊误治但未造成不良后果，12 例为疾病本身结果；0.61%(3/494)患儿为Ⅱ级后果，因误诊误治致病情迁延或不良后果；3.24%(16/494)的患儿为Ⅰ级后果，因误诊误治死亡。

四、误诊原因分析

依据本次纳入研究的 49 篇文献提供的小儿肝豆状核变性误诊原因出现的频次，经统计归纳为 9 项。其中经验不足而缺乏对该病的认识、未选择特异性检查项目为主要原因，见表 18-11-2。

表 18-11-2　小儿肝豆状核变性误诊原因

误诊原因	频次	百分率(%)	误诊原因	频次	百分率(%)
经验不足，缺乏对该病的认识	39	79.59	并发症掩盖了原发病	3	6.12
未选择特异性检查项目	26	53.06	医院缺乏特异性检查设备	3	6.12
缺乏特异性症状、体征	19	38.78	过分依赖或迷信辅助检查结果	2	4.08
问诊及体格检查不细致	19	38.78	病人主述或代述病史不确切	1	2.04
诊断思维方法有误	9	18.37			

1. 经验不足，缺乏对该病的认识　肝豆状核变性是一种先天性铜代谢缺陷病，属于常染色体隐性遗传，其临床表现与铜离子沉积部位密切相关，涉及消化系统、神经系统、泌尿系统、血液系统、骨骼系统等多方面。病初常累及单系统，且常不伴有神经系统症状，以肝脏损害、肾脏损害或血液系统损害为临床表现。若发病初期，检诊医生仅从受累系统临床表现对症治疗，没有全面分

析病情,或未选择特异性的检查手段如尿铜测定、K-F 检查,可能会导致误诊为肝病、肾病综合征等而延误治疗最佳时机,而当治疗结果差,患儿出现神经系统症状时,又常考虑为并发肝性脑病、肾性脑病延误治疗。

此外,肝豆状核变性临床表现复杂多样,各年龄段均可见发病。婴幼儿期以及学龄期儿童是肝豆状核变性诊断的难点。黄疸是婴幼儿时期常见的临床症状,按病因可分为溶血性黄疸,肝细胞性黄疸,胆汁淤积性黄疸,先天性非溶血性黄疸,肝细胞对胆红素的摄取、结合和排泄有缺陷等。因此鉴别是病毒感染或胆汁淤积导致的黄疸还是肝豆状核变性,相当困难。婴幼儿时期肝豆状核变性易被误诊为胆汁淤积综合征、肝炎综合征等。

学龄期儿童的神经心理特点易受多种原因因素干扰。当患儿出现注意力不集中、手足颤抖、言语不清等神经行为和语言方面等改变时,临床医生往往会与抽动障碍等联系起来,所以学龄期儿童容易误诊为抽动障碍等神经系统病变。

2. 未选择特异性的检查项目 肝豆状核变性的辅助检查包括颅脑 MRI 扫描、血清铜蓝蛋白测定、24 h 尿铜测定、青霉胺激发试验、ATP7B 基因检测、角膜 K-F 环检查、放射性核素铜测定等。需要注意的是颅脑 CT/MRI、24 h 尿铜测定、角膜 K-F 环并非肝豆状核变性的金标准检查,如脑血管病患儿颅脑核磁检查亦可显示后脑室侧角旁脱髓鞘改变或苍白球异常信号,重度脑血管病患儿颅脑核磁亦可显示脑萎缩,慢性肝炎、患病时间较长的胆汁淤积症患者也可见角膜 K-F 环,且 50% 仅以肝损害为主要临床表现的肝豆状核变性患儿可无 K-F 环。由于基层医院设备所限,未能开展血清铜蓝蛋白测定等相关检查,或眼科医生对 K-F 环认识不足,或对于肝豆状核变性的认识不够而忽视采取特异性的检查来辅助诊断,从而导致疾病误诊。

3. 缺乏特异性症状、体征 肝豆状核变性可累及消化系统、神经系统、泌尿系统、血液系统等多个系统,从而导致临床表现复杂多样,缺乏特异性临床表现,可有呕吐、黄疸、腹痛、水肿、血尿、贫血、神经行为异常等多种症状。当临床医生接诊以上述症状就诊的患儿时,诊断思路不清晰,被表面现象迷惑,未做好鉴别诊断。

4. 问诊及体格检查不细致 病史对儿童肝豆状核变性的诊断非常重要,主要包括黄疸、腹胀、纳差、神经行为异常持续的时间、特征、既往病史、家族史等。当缺乏特异性医技检查时,有些病例可以通过病史而作出初步诊断,特别是对于家族史的询问。该病属于常染色体隐性遗传的基因突变,有明显的遗传倾向,当家族中有父母以及同胞兄弟姐妹患有该病时,对确诊该病意义重大。由于没有详细询问有无家族史等,只注重本次发病的过程,导致将肝豆状核变性误诊。

5. 其他误诊原因 患儿家属携患儿就诊时因担心隐私泄露而故意隐瞒家族史,基层医生因基础知识不牢而仅仅依赖辅助检查,以及基层医院缺乏特异性检查设备(如磁共振、裂隙灯眼底镜检查)以及检验科不能开展血清铜蓝蛋白测定、放射性核素铜测定等,亦可导致误诊漏诊。

五、防范误诊措施

1. 加强对小儿肝豆状核变性的认识 近年国内有关报道认为,本病在诊断上极易漏诊误诊,病情严重者甚至可以致残或致死,并伴发多系统、多器官损害,因此加强对肝豆状核变性的认识尤为重要。肝豆状核变性初期患儿多出现一过性黄疸、恶心呕吐、腹胀,症状无特异性,查肝功能可出现丙氨酸转氨酶升高,经验不丰富的医生极易诊断为急性肝炎、胃炎,给予患者一般抗生素、保肝治疗,往往达不到治疗的预期效果。当患者出现黄疸加重、肝脾肿大、行为异常时,往往又容易诊断为肝硬化、肝性脑病,给予对症治疗后症状可稍有缓解,但神经行为症状无减轻,此时应警惕该病。此外需注意年龄偏小的婴幼儿临床可表现为抽搐等症状,常误诊为脑病、癫痫,临床若按脑病或癫痫治疗未见效,应进一步分析病情。在诊断依据方面,应了解血清铜蓝蛋白虽有诊断价值,但并非特异性。在疾病的发生发展的不同时期实验结果也不尽相同,可见于肾病综合征、Menkes等,所以不能以单项检查结果作为疾病的确诊手段,对可疑患儿应及时进行血清铜蓝蛋白、24 h 尿铜测定、ATP7B 基因检测、放射性核素铜测定,进行综合诊断。

2. 提高鉴别诊断的能力

(1) 肝炎:多发生于没有按计划进行疫苗接种患儿或由母婴传播而发生。轻度患儿可无明显症状,常见症状有乏力、食欲减退、腹胀、黄疸等肝功能受损表现,可有转氨酶和胆红素升高,肝炎病毒血清标志物检查可协助诊断。仔细询问病史,患儿多未按计划接种乙肝疫苗或其母为乙肝患者,但查血清铜蓝蛋白在正常范围,24 h 尿铜测定正常,可与肝豆状核变性鉴别。

(2) 肾炎:多见于儿童和青少年,绝大多数患儿与溶血链球菌感染有关,且发病前大多有呼吸道感染、皮肤感染等链球菌感染前驱症状。临床表现以血尿为主,常伴有不同程度蛋白尿、水肿、高血压等,尿隐血阳性、红细胞增多、尿蛋白阳性,但不会出现肝功能受损临床表现,查血清铜蓝蛋白正常。

(3) 溶血性贫血:临床多见于遗传性球形红细胞增多症或红细胞葡萄糖-6-磷酸脱氢酶缺乏症,均属于遗传性溶血性贫血,患儿可有黄疸、贫血、脾肿大表现,但一般不会出现肝功能受损临床表现,查血常规显示白细胞计数大多正常,血红蛋白降低,网织红细胞数升高,肝胆脾 B 超检查可发现脾脏增大。而肝豆状核变性患儿当大量铜离子由肝释放入血时,铜离子直接损伤细胞膜亦可发生溶血性贫血,但该患儿常伴有肝功能受损临床表现,查血清铜蓝蛋白测定有助于诊断。因此,当除外红细胞形态异常、Coombs 试验阴性时,应警惕肝豆状核变性可能,积极进行特异性检查有助于确诊。

(4) 肝硬化:患儿大多有乙肝病毒感染病史,且按慢性肝炎给予治疗后,症状无好转,出现肝脏进行性肿大、质硬,腹水,脾脏肿大、黄疸加重,贫血、精神不振以及门静脉高压临床表现等,肝脏活检可出现肝小叶坏死等。肝豆状核变性患儿发生肝硬化时,亦可出现上述表现,但查血清铜蓝蛋白低、24 h 尿铜增高有助于诊断。

(5) 血小板减少性紫癜:当血常规检查提示反复血小板降低等脾功能亢进征象,此时极易诊断为血小板减少性紫癜。应注意:血小板减少性紫癜给予激素冲击或丙种球蛋白治疗显效快,且一般情况下不会出现肝功能受损表现;而肝豆状核变性患儿常常出现肝功能受损临床表现,且给予激素冲击或丙种球蛋白治疗无效。

(吕少广　刘　芳)

第十二节　小儿肠套叠

一、概述

1. 疾病特点　肠套叠是婴儿期最常见的急腹症,是指部分肠管及其肠系膜套入邻近肠腔内引起的肠梗阻。本病 60% 的患儿年龄在 1 岁以内,80% 的患儿年龄在 2 岁以内,男孩明显多于女孩,大约为 4:1。肥胖儿多见,肠套叠四季均有发病,以春季多见。常伴发于胃肠炎和上呼吸道感染。小儿肠套叠主要症状包括阵发性腹痛(幼儿常表现为阵发性哭闹或烦躁不安)、呕吐、便血和腹部腊肠样包块等。由于肠套叠主要发生于婴幼儿,病史描述常常缺乏特异性,加上部分患儿症状不典型,部分医生缺乏对该病的警惕等,使得肠套叠成为儿科临床容易误诊的疾病之一。

2. 病因　肠套叠 90% 为原发性,5% 为继发性。病因可能与下列因素有关:① 解剖因素:多见于婴幼儿,婴儿肠套叠中回盲型约占 95%,婴儿期回盲部游动性大,回盲瓣过度肥厚,回盲瓣呈唇样凸入盲肠,加上该区淋巴组织丰富,受炎症或食物刺激后易引起充血、水肿、肥厚,肠蠕动易将回盲瓣向前推移,并牵拉肠管形成套叠。② 机械原因:继发性病例多为年长儿,发生套叠的肠管多有明显的机械原因,如 Meckel 憩室翻入回肠腔内,成为肠套叠的起点。肠息肉、肠肿瘤、肠重复畸形、腹型过敏性紫癜致肠壁血肿等均可牵引肠壁而发生肠套叠。③ 促发因素:如饮食改变、病毒感染及腹泻等可导致肠蠕动的节律发生紊乱,从而诱发肠套叠。婴儿在生后 4~10 个月正是添加辅食及增加乳量的时期,也是肠套叠发病高峰期。有研究表明,病毒感染(如腺病毒)可引起末段回肠集合淋巴结增生,局部肠壁增厚,甚至凸入肠腔,构成套叠起点,加之肠道受病毒感染后蠕动增强而导致肠套叠发生。

3. 发病机制　肠套叠在纵形切面上一般分为三层:外层为肠套叠鞘部或外筒,套入部为内筒和中筒。肠套叠套入最远处为头部,肠管从外面卷入处为颈部。外筒与中筒各以黏膜面相接触,中筒与内筒各以浆膜面相接触。肠套叠发生后,套入部随着肠蠕动不断继续前进,该段肠管及其肠系膜也一并套入鞘内,颈部束紧不能自动退出。由于鞘层肠管持续痉挛,致使套入部肠管发生循环障碍,初期静脉回流受阻,组织充血水肿,静脉曲张,黏膜细胞分泌大量黏液,进入肠腔内,与血液及粪质混合呈果酱样胶冻状排出。肠壁水肿、静脉回流障碍加重,使动脉受累,供血不足,导致肠壁坏死,最易在中层及鞘部转折处坏死,内层发生坏死较晚,外层很少发生坏死。

4. 临床表现　小儿肠套叠的典型临床表现为腹痛、呕吐、血便和腹部包块。① 腹痛:既往健康的孩子突然出现哭闹不安,阵发性有规律,一般安静 5~10 min 又出现哭闹不安,持续 10~20 min,如此反复发作。哭闹时伴有手足乱动、苍白、拒食、面色苍白、出汗。② 呕吐:是婴儿肠套叠早期症状之一,在阵发性哭闹开始不久,即出现呕吐,呕吐物为奶汁及乳块或其他食物,以后转为胆汁样物,1~2 d 后转为带臭味的肠内容物。③ 便血:是肠套叠常见症状,家属往往发现患儿便血立即来院就诊,一般多在发病后 6~12 h 排出果酱样黏液血便,直肠指检时也可发现血便。④ 腹部包块:多数病例在右上腹季肋下可触及有轻微触痛的套叠肿块,呈腊肠样,光滑不太软,稍可移动。晚期发生肠坏死或腹膜炎时,出现腹胀、腹水、腹肌紧张和压痛,不易扪及肿块,有时腹部扣诊和直肠指检双合检查可触及肿块。⑤ 全身情况:患儿早期一般情况尚好,随着病程延长,病情加重,并发肠坏死或腹膜炎时,全身情况恶化,常有严重脱水、高热、嗜睡、昏迷及休克。

5. 治疗原则　肠套叠一经诊断应立即治疗,首选灌肠复位方法,常用的有三种:① 水压灌肠:经肛门插入 Foley 管并将气囊充气 20~40 mL。将"T"形管一端接 Foley 管,侧管接血压计监测注水压力,另一端为注水口,注入 37~40℃ 等渗盐水匀速推入肠内,可见靶环状块影退至回盲部,"半岛征"由大到小,最后消失,诊断治疗同时完成。② 空气灌肠:由肛门注入气体,X 线透视下可见杯口阴影,能清楚看见套叠头的块影,并可同时进行复位治疗。③ 钡剂灌肠:类似空气灌肠,只用于慢性肠套叠疑难病例。

以上非手术疗法的适应证为肠套叠在 48 h 内,全身情况良好,腹部不胀,无明显脱水及电解质紊乱。禁忌证:包括病程已超过 48 h,全身情况差,有脱水、精神差、高热、休克等症状者;腹胀明显,腹膜刺激征阳性者;腹平片可见多数液平面者;套叠头部已达脾曲,肿物硬且张力大者;多次复发疑有器质性病变者;小肠型肠套叠。肠套叠手术治疗适应证为就诊时已经发生肠坏死,或者灌肠复位未成功,均应采用手术治疗。

二、诊断标准

当患儿已具备阵发性有规律性哭闹、呕吐、血便及腹部触及腊肠形肿块时,即可临床诊断。超声检查可以协助确诊,腹部超声套叠处横断扫描可见同心圆或靶环状肿块图像,纵断扫描可见"套筒征"。

三、误诊文献研究

1. 文献来源及误诊率 2004—2013 年发表在中文医学期刊并经遴选纳入误诊疾病数据库的小儿肠套叠误诊文献共 78 篇,累计误诊病例 1 447 例。22 篇文献可计算误诊率,误诊率 16.20%。

2. 误诊范围 本次纳入的 1 447 例小儿肠套叠误诊为 36 种疾病共 1 451 例次,居前三位的误诊疾病为细菌性痢疾、急性胃肠炎和急性出血性坏死性肠炎,少见误诊疾病有先天性消化道畸形、胃十二指肠溃疡、肠结核、腹膜后肿瘤、腹型癫痫、低钾血症、败血症、先天性心脏病、卵巢囊肿蒂扭转、电解质紊乱。诊断不明确 6 例次,70 例次分别仅作出腹泻、发热、呕吐、血尿等症状待查诊断。主要误诊疾病见表 18 - 12 - 1。

表 18 - 12 - 1 小儿肠套叠主要误诊疾病

误诊疾病	误诊例次	百分比(%)	误诊疾病	误诊例次	百分比(%)
细菌性痢疾	390	26.88	过敏性紫癜	15	1.03
急性胃肠炎	365	25.16	消化道出血	10	0.69
急性出血性坏死性肠炎	134	9.24	新生儿出血症	10	0.69
上呼吸道感染	87	6.00	肠系膜淋巴结炎	10	0.69
肠梗阻	73	5.03	支气管炎	5	0.34
肠痉挛	64	4.41	维生素 D 缺乏症	5	0.34
急性阑尾炎	46	3.17	新生儿窒息	5	0.34
中枢神经系统感染	43	2.96	急性肾炎	4	0.28
肠道肿瘤	24	1.65	心肌炎	3	0.21
肠道寄生虫病	22	1.52	急性胆囊炎	2	0.14
肺炎	21	1.45	直肠脱垂	2	0.14
消化不良	16	1.10	先天性巨结肠	2	0.14

3. 医院级别 本次纳入统计的 1 447 例小儿肠套叠误诊 1 451 例次,其中误诊发生在三级医院 777 例次(53.55%),二级医院 630 例次(43.42%),一级医院 44 例次(3.03%)。

4. 确诊方法 734 例(50.73%)患儿经影像学检查确诊,其中 570 例(39.39%)经 X 线检查确诊,164 例(11.33%)经超声检查确诊;545 例(37.66%)经手术肉眼所见确诊;124 例(8.57%)根据症状体征及辅助检查确诊;43 例(2.97%)经临床试验性治疗后确诊;1 例(0.07%)经尸检确诊。

5. 误诊后果 按照误诊数据库对误诊后果的分级评价标准,本次纳入的 1 447 例中,造成Ⅲ级后果 1 412 例(97.58%),均为发生误诊误治但未造成不良后果;造成Ⅱ级后果 2 例(0.14%),为手术扩大化或进行了不必要的手术;造成Ⅰ级后果 33 例(2.28%),均为因误诊导致治疗延误死亡。

肠套叠及时的诊断和灌肠复位,可以避免不必要的手术,减少医疗开支和患儿的痛苦。要清醒地意识到肠套叠不同于其他急诊,肠套叠的患儿如未得到及时的诊断和治疗,鞘层肠管持续痉挛,致使套入部肠管发生循环障碍,静脉回流受阻,最后动脉供血不足肠壁坏死,严重者并发肠穿孔和腹膜炎;疾病进展到此时,患儿在原有症状基础上出现全身情况恶化,常伴严重脱水、高热、嗜睡、昏迷及休克;如继续错误治疗,不能及时切除坏死的肠管,纠正休克,将不可避免死亡。在杨文正报道的 3 例误诊病例中,2 例死亡,死亡原因均为误诊肠炎,耽误了及时有效的复位,后虽然诊断为肠套叠,并实施了手术,但患儿最终仍然死亡。

四、误诊原因分析

依据本次纳入研究的 78 篇文献提供的小儿肠套叠误诊原因出现频次,经统计归纳为 12 项,主要误诊原因为经验不足而缺乏对该病的认识、问诊及体格检查不细致及未选择特异性检查项目。具体见表 18-12-2。

表 18-12-2　小儿肠套叠误诊原因

误诊原因	频次	百分率(%)	误诊原因	频次	百分率(%)
经验不足,缺乏对该病的认识	57	73.08	过分依赖或迷信辅助检查结果	8	10.26
问诊及体格检查不细致	56	71.79	病人主述或代述病史不确切	6	7.69
未选择特异性检查项目	40	51.28	并发症掩盖了原发病	2	2.56
缺乏特异性症状、体征	36	46.15	药物作用的影响	1	1.28
诊断思维方法有误	16	20.51	医院缺乏特异性检查设备	1	1.28
病人或家属不配合检查	8	10.26	影像学诊断原因	1	1.28

1. 经验不足,缺乏对该病的认识　婴幼儿阵发性哭闹或烦躁不安(腹痛)、呕吐、便血和腹部腊肠样包块是小儿肠套叠的四个主要表现。但疾病早期,患儿往往只有其中 1 个或 2 个症状。如不注意动态观察和仔细的腹部查体,结合必要的辅助检查,极易导致误诊。造成误诊的原因是对肠套叠缺乏全面认识。如一些病毒感染(如腺病毒)及腹泻等可导致肠蠕动的节律发生紊乱,从而诱发肠套叠。因此部分肠套叠患儿常在病初因有发热、咳嗽等呼吸道症状而容易被误诊为上呼吸道感染、急性支气管炎等。在本组资料中,有 71 例最初被误诊为上呼吸道感染,5 例误诊为支气管炎。赵晓燕与郑飙报道的肠套叠病例中,35% 有上呼吸道感染史。因此对诊断上呼吸道感染和支气管炎的患儿,还要注意是否有阵发性哭闹不安、面色苍白、反复呕吐等。

此外,基层医生可能经验不足,即便一些典型的病例仍被误认为"不典型",导致误诊。本组资料中,1 例 5 月龄男婴,因哭闹、呕吐伴面色苍白 2 h 入院,查体精神欠佳,面色苍白,无脱水症。病初腹软稍胀,无压痛,未触及包块。入院 24 h 后患儿无哭闹、呕吐,但精神渐萎靡,嗜睡,面色苍白,腹胀逐渐明显。入院 30 h 后,患儿嗜睡、面色苍白明显,中度脱水貌,腹胀明显,全腹无压痛、反跳痛,肛门指检见果酱样大便。入院 36 h 后,患儿意识恍惚,休克,立即急诊手术证实肠套叠和肠坏死。这个病例反映了基层医师对小儿肠套叠自然病程认识不清,初期的哭闹就是腹痛,患儿逐渐精神萎靡、面色苍白,最后休克,已经没有力气哭闹,这也是肠套叠的常见表现,这里腹部无包块也许是经验不足,整个病程中医生没有选择很容易进行的腹部超声检查,反映了部分医生对婴儿期肠套叠认识欠缺。笔者在工作中也有这样的体会,如遇到家长带着小婴儿就诊,主诉便血,这时要仔细观察大便(有时是洗肉水样),如果再加上患儿面色苍白突出,反应不佳,首先考虑肠套叠。

2. 问诊及体格检查不细致　绝大部分肠套叠婴幼儿到医院就诊的原因是不明原因的哭闹,若家长观察不仔细,临床医生又疏忽询问这方面的病史,往往会被误诊。哭闹是婴幼儿常见的症状,儿科医生习以为常,但肠套叠患儿的哭闹是阵发性有规律的,仔细询问家长,尤其是伴随症状十分重要。除了哭闹,肠套叠患儿常常在疾病早期表现呕吐,而呕吐在儿科就诊患者中比较常见,易被误诊为上呼吸道感染、消化不良、急性胃肠炎等。这时医生应进一步详细询问患儿呕吐的具体表现,如上呼吸道感染所致呕吐多轻且短暂,患儿一般有发热、鼻塞、流涕或者咽红等上呼吸道症状。消化不良的呕吐物为胃内容物,呕吐后患儿安静,一般状况可。肠套叠呕吐多较频繁,带有胆汁,患儿阵发性哭闹,精神不好,常常面色苍白。还有些医生满足于患儿家属的病史叙述,造成了误诊,例如刘景超报道,有 1 例 5 个月女婴因"血尿 3 次"就诊,首诊医师诊断为血尿。但随后检查尿常规无异常,仔细询问病史,患儿排"血尿"前有阵发性哭闹及呕吐,直肠指检带出血水样便,由此明确"血尿"实为血水样便,经空气灌肠证实患儿为肠套叠。

除了询问病史不详细导致的误诊,查体不仔细及缺乏耐心而难以发现重要体征也是小儿肠套叠误诊的重要原因。肠套叠时多数病例右上腹季肋下可触及腊肠样肿块,但首诊时忽略了腹部检查,或由于患儿哭闹、查体不合作、医生缺乏耐心等草草了事,因而难以触及腹部包块。因此,对于过度哭闹不合作的患儿,可适当应用镇静剂或安抚奶嘴,在其入睡后,仔细触摸腹部,注意有无右下腹空虚感和右中上腹是否有"腊肠样包块"。腹部查体常出现假阴性体征也易导致误诊,或未注意观察血便及忽视直肠指检。在本组误诊的病例中多数未在首诊中进行直肠指检。

当患儿出现血便时,医师要亲自观察大便的性状,稀薄黏液或胶冻样果酱色血便是肠套叠典型的临床表现。直肠指检是诊断小儿肠套叠简单有效的检查手段,尤其在腹部未触及包块和尚未出现血便的患儿,不能轻易排除肠套叠时,直肠指检十分必要(可摸到子宫颈样物,对诊断价值较大)。根据文献行肛门指检带出血便的阳性率可以达到 60%～80%。

3. 未选择特异性检查项目　对可疑肠套叠的患儿有诊断价值的检查就是腹部超声和腹部 X 线下灌肠,据文献报道,B 超对肠套叠的诊断准确率 95%～100%。灌肠(空气或钡剂)不仅是一种简便、安全又可靠的诊断方法,还能同时冲开套住的肠管,达到治疗目的。本组资料中一些基层医院医生对疑诊病例选择的辅助检查不合理或不及时,例如不做超声而是选择简单的腹部透视,当发现"肠腔内有气液平面"时很容易诊断肠梗阻,但又未进一步灌肠,因此导致误诊。

4. 缺乏特异性症状、体征　小儿肠套叠临床症状不典型,只出现其中一两个症状时则容易误诊,例如呕吐和哭闹很容易给人肠痉挛的印象,也容易被误诊为脑炎、胃炎、消化不良。以腹泻、脓血便为主诉就诊的患儿,易误诊为急性菌痢或急性坏死性小肠炎。接诊医生仅就某些临床表现、某个系统的表现而作出诊断。本组中有一女婴,2 岁,病史仅 1 d。主诉发作性腹痛,间隔约 12 h(过长,一般肠套叠腹痛间隔 10 min),不剧烈,无进行性加剧,无哭闹不安,无呕吐及便血,无发热,排便,但非果酱样便。按"肠痉挛"处理无效,行腹部彩超发现有"同心圆征",经空气压力灌肠后治愈。

5. 诊断思维方法有误　本组资料有 1 例 11 岁女孩,因腹胀、腹痛、呕吐、发烧 7 d 就诊于当地县人民医院治疗。给予抗感染、甘露醇脱水、氯丙嗪、异丙嗪、地西泮镇静等治疗 60 h 后无效死亡。死亡后尸检报告证实为空肠套叠(6 处)并肠坏死(约 15 cm)。最后鉴定为一级甲等医疗事故。当事的医生诊断思维方法有误是导致误诊误治的原因。患儿最初的主诉就是腹胀、腹痛、呕吐,在外用抗生素无效,于发病 7 d 就诊,就诊时患儿头痛,意识改变,治疗中血压测不出,当地医师凭主观印象按"脑炎"给予脱水,大剂量镇静药物,最终导致患儿死亡。在这个案例中,当事人未做腹部触诊、肠鸣音听诊、腹透、腰穿等检查,凭借经验诊断"脑炎"。没有大便常规、电解质等检查,对患儿已经进入休克前期及休克期仍大剂量地应用甘露醇,导致患儿水、电解质、酸碱平衡紊乱;又因使用大量镇静剂,掩盖且加重了病情。这里反映该基层医师对诊断疾病的思路有问题。首先,脑炎的诊断不能仅仅凭借发热、呕吐、头痛、精神差等症状,神经系统查体和脑脊液检查是必须进行的项目。其次,对于疾病要全面分析,不能仅依靠部分症状诊断。这个患儿病初腹痛腹胀是主要症状,当地医院没有重视这些描述,更是忽略了腹部的查体。最后对治疗的结果判定也是失误,患儿入院前病史已经 7 d,就诊时全身情况差,在医院治疗 60 h,病情持续加重,仍未引起重视,未进行相关物理和生化检查进行鉴别分析,甚至休克了也未查电解质,这些都反映了医生诊断思路错误。

6. 其他原因导致的误诊　部分家属对医生不信任,认为患儿仅有发热、哭闹、腹泻等症状,对开具的辅助检查有异议,不配合检查而延误诊断。

五、防范误诊措施

1. 加强对小儿肠套叠的认识　肠套叠是小儿肠梗阻的常见病因,80％发生于 2 岁以内儿童,其主要原因是小儿回盲部较游离,肠功能失调,肠异常蠕动。根据阵发性哭闹(腹痛)、呕吐、血便、腹部包块,结合腹部超声及空气钡剂灌肠透视诊断不太困难。临床上对不典型的病例应详细询问病史,仔细观察患儿的表现和血便性状,提高家长对本病的认识以便和医师配合,注意与腹部原发病及呼吸道感染等的鉴别,重视腹部查体及直肠指检,重视腹部 B 超检查,对可疑肠套叠者行腹部 X 线下灌肠等,以提高确诊率。在接诊中关键要把握治疗时机,采取不同的治疗方法,以提高治愈率,减少并发症。

2. 提高鉴别诊断的能力

(1)细菌性痢疾:夏季发病多,体温升高较快,在早期可达 39℃或更高,可伴有高热惊厥,大便次数较肠套叠为多,含有大量黏液及脓血,部分患者伴有感染中毒症状。粪便检查见到脓细胞成堆和细菌培养阳性。但必须注意细菌性痢疾偶尔亦可引起肠套叠,两种疾病可同时存在或肠套叠继发于细菌性痢疾后。

(2)急性胃肠炎:发病急骤,轻者仅有食欲不振、腹痛、恶心、呕吐,严重者可出现呕血、黑便、脱水、电解质及酸碱平衡紊乱。有感染者常伴有发热等全身中毒症状。腹部检查无包块,有肠鸣音亢进,压痛轻。

(3)急性出血性坏死性肠炎:是一种危及生命的暴发性疾病,病因不清,其发病与肠道缺血、感染等因素有关,以春秋季节发病为多。病变主要累及小肠,呈节段性,但少数病例可有全部小肠及结肠受累,以出血、坏死为特征。主要临床表现为腹痛、腹胀、呕吐、腹泻、大便呈洗肉水样且常具有特殊腥臭气味。重症可出现败血症和中毒性休克。腹部体征相对较少,可有腹部饱胀、肠型,脐周和上腹部可有明显压痛。早期肠鸣音可亢进,而后可减弱或消失。腹部平片可显示肠麻痹或轻、中度肠扩张。钡剂灌肠检查可见肠壁增厚,显著水肿,结肠袋消失。在部分病例尚可见到肠壁间有气体,此征象为部分肠壁坏死,结肠细菌侵入所引起;或可见到溃疡或息肉样病变和僵直。部分病例尚可出现肠痉挛、狭窄和肠壁囊样积气。

(4)肠痉挛:婴幼儿期容易出现肠痉挛,婴儿肠痉挛发作时,表现为持续的、难以安抚的哭闹,可伴有呕吐、面颊潮红、腹部紧张、翻滚、双腿向上蜷起等症状,这些症状可因肛门排气或排便而缓解,在间歇期间,腹部无异常的体征,则是本病的主要特点。肠套叠典型临床表现为阵发性哭闹、呕吐、腹部腊肠样包块及果酱样(血)便。阵发性哭闹为套叠的肠管痉挛所致,其往往比单纯的肠痉挛程度重而且规律性更强。每例肠套叠几乎都有呕吐,单纯肠痉挛则较少见。大多数肠套叠患儿可触及腹部腊肠样包块,有一定弹性,并有触痛。发病超过 6 h 则可能排出果酱样便。腹部超声、气或钡灌肠可证实肠套叠。

(5)过敏性紫癜:腹型紫癜患儿有阵发性腹痛及呕吐,有腹泻或便血,但要注意检查患儿双下肢、臀部是否有对称的高出皮肤的出血性皮疹,伴有膝关节和踝关节肿痛,部分病例可有血尿,有助于与肠套叠鉴别。有报道 25％腹型紫癜可伴发肠套叠,此时应做 B 超协助诊断及治疗。

（刘　芳）

第十三节　小儿传染性单核细胞增多症

一、概述

1. 流行特点　传染性单核细胞增多症(infectious mononucleosis，IM)是由 EB 病毒(Epstein-Barr virus，EBV)所致的急性感染性疾病，主要侵犯儿童和青少年，临床上以发热、咽喉痛、肝脾和淋巴结肿大、外周血中淋巴细胞增多并出现异型淋巴细胞等为特征。

本病世界各地均有发生，多呈散发性，但也不时出现一定规模的流行。全年均有发病，以秋末及初春为多。患者和隐性感染者是传染源，病毒大量存在于唾液腺及唾液中，因此口-口传播是重要的传播途径，飞沫传播虽有可能但并不重要。本病主要见于儿童和青少年，性别差异不大。6 岁以下小儿得病后大多表现为隐性或轻型感染，15 岁以上感染者则多呈典型症状。该病严重者可出现肝、肾及血液系统等多脏器功能衰竭，甚至出现嗜血淋巴组织增生症的表现，故应该提高对该病的认识。

2. 发病机制　EBV 是本病的病原体。EBV 属于疱疹病毒属，是一种嗜淋巴细胞的 DNA 病毒，具有潜伏和转化的特征。EBV 主要侵犯 B 淋巴细胞，引起 B 淋巴细胞抗原性改变，随后引起 T 细胞活化形成细胞毒性 T 细胞，即患者血液中的异型淋巴细胞。后者一方面杀伤被感染的 B 淋巴细胞，另一方面侵犯许多组织器官，从而产生一系列临床表现。婴幼儿时期典型病例很少，主要是因为不能对 EBV 产生充分的免疫应答。

3. 临床表现　潜伏期 5～15 天。起病急缓不一，症状呈多样性，多数患者有乏力、头痛、畏寒、鼻塞、恶心、食欲减退、轻度腹泻等前驱症状。症状轻重不一，年龄越小，症状越不典型。发病期典型表现有：① 发热：一般均有发热，体温 38～40℃，无固定热型，热程大多 1～2 周，少数可达数月。中毒症状多不严重。② 咽峡炎：绝大多数患儿可表现为咽部、扁桃体、软腭、悬雍垂充血、肿胀，可见出血点，伴有咽痛，部分患儿扁桃体表面可见白色渗出物或假膜形成。咽部肿胀严重者可出现呼吸及吞咽困难。③ 淋巴结肿大：全身淋巴结均可肿大，在病程第 1 周就可出现。以颈部最为常见。肘部滑车淋巴结肿大常提示有本病的可能。肿大淋巴结直径很少超过 3 cm，中等硬度，无明显压痛和粘连，肠系膜淋巴结肿大时，可引起腹痛。肿大淋巴结常在热退后数周才消退，亦可数月消退。④ 肝、脾肿大：肝大者占 20％～62％，大多数在肋下 2 cm 以内，可出现肝功能异常，并伴有急性肝炎的上消化道症状，部分有轻度黄疸。约半数患者有轻度脾肿大，伴疼痛及压痛，偶可发生脾破裂。⑤ 皮疹：部分患者在病程中出现多形性皮疹，如丘疹、斑丘疹、荨麻疹、猩红热样斑疹、出血性皮疹等。多见于躯干。皮疹大多在 4～6 天出现，持续 1 周左右消退。消退后不脱屑，也无色素沉着。

4. 治疗原则　IM 临床上无特效治疗方法，主要采取对症治疗。由于轻微的腹部创伤就有可能导致脾破裂，因此有脾肿大的患者 2～3 周内应避免进行与腹部接触的运动。抗菌药物对本病无效，仅在继发细菌感染时应用。抗病毒治疗可用阿昔洛韦、更昔洛韦及伐昔洛韦等药物，但其确切疗效尚存争议。静脉注射丙种球蛋白可使临床症状改善，缩短病程，早期给药效果更好。α-干扰素亦有一定治疗作用。重型患者短程应用糖皮质激素可明显减轻症状，发生脾破裂时，应立即输血，并手术治疗。

二、诊断标准

主要症状可有发热，咽炎，扁桃体炎，颈部淋巴结肿大(1 cm 以上)，肝大(4 岁以下 2 cm 以上；

4 岁以上可触及），脾大（可触及）。实验室检查为血白细胞分类淋巴细胞占 50% 以上或淋巴细胞总数 $>5\times10^9/L$；异常淋巴细胞达 10% 以上，或总数 $>1.0\times10^9/L$。EB 病毒抗体检查急性期 EB-NA 抗体阳性，以下有一项为阳性：① VCA‑IgM 抗体初期阳性，以后转阴；② 双份血清 VCA‑IgG 抗体滴度 4 倍以上；③ EA 抗体一过性升高；④ VCA‑IgG 抗体初期阳性，后期 EBNA 抗体阳转。

三、误诊文献研究

1. 文献来源及误诊率　2004—2013 年发表在中文医学期刊并经遴选纳入误诊疾病数据库的小儿 IM 误诊文献共 50 篇，累计误诊病例 1 222 例。21 篇文献可计算误诊率，误诊率 52.41%。

2. 误诊范围　本次纳入的 1 222 例 IM 共误诊为 36 种疾病 1 230 例次，居前三位的误诊疾病为扁桃体炎、上呼吸道感染、淋巴结炎。少见误诊疾病有沙门菌感染、急性胃炎、急性胆囊炎、粒细胞减少、风湿热、风疹、幼年特发性关节炎、伤寒、淋巴瘤、流行性腮腺炎、肾综合征出血热、心力衰竭、神经症，但 61 例次（4.88%）初期诊断不明确，常见误诊疾病见表 18‑13‑1。

表 18‑13‑1　小儿传染性单核细胞增多症主要误诊疾病

误诊疾病	误诊例次	百分比（%）	误诊疾病	误诊例次	百分比（%）
扁桃体炎	325	26.42	病毒性脑炎	15	1.22
上呼吸道感染	273	22.20	肾病综合征	14	1.14
淋巴结炎	107	8.70	血小板减少性紫癜	12	0.98
肺炎	75	6.10	淋巴结结核	10	0.81
病毒性肝炎	58	4.72	鼻炎	8	0.65
急性肾小球肾炎	53	4.31	药疹	7	0.57
川崎病	39	3.17	咽喉炎	6	0.49
支气管炎	39	3.17	腹膜炎	6	0.49
白血病	29	2.36	肝硬化	4	0.33
猩红热	25	2.03	化脓性脑膜炎	3	0.24
败血症	21	1.71	病毒性心肌炎	3	0.24
支原体感染	18	1.46	腮腺炎	3	0.24

3. 医院级别　本次纳入统计的 1 222 例 IM 误诊 1 230 例次，其中误诊发生在三级医院 742 例次（60.33%），二级医院 470 例次（38.21%），一级医院 17 例次（1.38%），其他医疗机构 1 例次（0.08%）。

4. 确诊手段　本组病例均经实验室特异性免疫学检查确诊。

5. 误诊后果　本次纳入的 1 222 例小儿 IM 中，1 206 例文献描述了误诊与疾病转归的关联，16 例预后与误诊关联不明确。按照误诊数据库对误诊后果的分级评价标准，1 206 例可统计误诊后果的病例中，均为Ⅲ级后果，为发生误诊误治未造成不良后果。主要原因在于小儿 IM 系自限性疾病，如无并发症，预后大多良好。如未及时明确诊断，大多予以对症处理后也不会造成不良后果。

四、误诊原因分析

依据纳入 50 篇文献提供的小儿 IM 误诊原因，经统计共 10 项，主要包括经验不足而缺乏对该病的认识、缺乏特异性症状和体征及问诊和体格检查不细致，见表 18‑13‑2。

表 18 - 13 - 2　小儿传染性单核细胞增多症误诊原因

误诊原因	频次	百分率(%)	误诊原因	频次	百分率(%)
经验不足,缺乏对该病的认识	36	72.00	医院缺乏特异性检查设备	4	8.00
缺乏特异性症状、体征	26	52.00	过分依赖或迷信辅助检查结果	3	6.00
未选择特异性检查项目	19	38.00	并发症掩盖了原发病	2	4.00
问诊及体格检查不细致	19	38.00	病人或家属不配合检查	1	2.00
诊断思维方法有误	16	32.00	药物作用的影响	1	2.00

1. 经验不足,缺乏对该病的认识　由于缺乏对于 IM 认识而导致误诊占到误诊原因的 28% 以上。IM 是由 EB 病毒所致的急性感染性疾病,主要表现为发热,咽喉痛和肝、脾、淋巴结肿大,外周血中淋巴细胞增多并出现异型淋巴细胞等。因缺乏对本病的认识,发病早期患儿症状轻,体征少,接诊医生仅满足常见病的诊断;当症状、体征复杂时,缺乏综合分析,思维局限,未能把中性粒细胞降低、淋巴细胞增高与本病联系起来而造成误诊。当患儿有发热、咽喉痛,需仔细全面查体收集临床资料,包括查看扁桃体有无白色膜状物,有无肝脾、淋巴结肿大及皮疹等表现。一旦临床怀疑本病,应反复多次多样进行相关实验室检查,特别是血常规的动态观察,并涂片寻找异型淋巴细胞。若在诊治过程中仅从发热、咽喉痛的角度考虑,未能发现肝脾淋巴结肿大,没能注意血常规中淋巴细胞增多、未及时行血涂片检查发现异型淋巴细胞及进一步完善 EB 病毒相关检测,必然造成误诊。

2. 缺乏特异性症状、体征　IM 因其症状体征多样化、缺乏特异性症状和体征及不典型病例增多给诊断带来一定困难。尤其是小年龄组患病时多以轻型或不典型临床表现为主,更给诊断带来困难,极易造成漏诊误诊。研究表明,我国和日本儿童 IM 发病年龄在学龄前期,考虑与此年龄段免疫功能相对较低、在家庭或幼托机构的环境因素及经口腔唾液飞沫传播有关。IM 早期以发热、扁桃体白色膜状物为主要表现,多被误诊为化脓性扁桃体炎;以发热、咽喉痛者多被误诊为上呼吸道感染;以发热、淋巴结肿大多被误诊为淋巴结炎;以发热、咳嗽为主者多被误诊为支气管炎、支气管肺炎;对于白细胞及淋巴细胞明显增高者早期多误诊为白血病;早期血常规可无明显白细胞及淋巴细胞增高,以致延误进一步查血涂片及 EB 病毒时间,从而延误诊治;因其症状体征多样化、临床表现不典型,对诊断造成一定难度。

3. 未选择特异性检查项目　IM 的特异性检查包括动态观察血常规、血涂片找异型淋巴细胞、EB 病毒特异性抗体检测、血清嗜异性凝集试验及 EBV - DNA 检测。一旦临床怀疑本病,应反复进行多次多项相关实验室检查,如发现血常规白细胞升高、分类中淋巴细胞升高者,应行异型淋巴细胞计数,必要时动态观察。如医师局限于该病的表面现象如发热、咽峡炎等,单纯考虑白细胞升高为细菌感染所致,而未注意血常规分类的淋巴细胞增高,尤其部分病例早期血常规分类中以中性粒细胞为主,更使临床医师忽略动态观察血常规及涂片找异型淋巴细胞。部分病例虽积极化验血常规及血涂片,但因血常规、血涂片早期无明显临床特异性,未能积极动态监测、行 EB 病毒相关检查导致误诊。此外,由于基层医院设备所限,不能开展血涂片及 EB 病毒相关检查,或医生对于该病的认识不够而忽视采取特异性的检查来辅助诊断,从而导致疾病误诊。

4. 问诊及体格检查不细致　病史采集和体格检查是医生必须掌握的临床技能,也是对疾病作出正确诊断的基础。医生临诊若缺乏全面的体格检查,致使阳性体征的遗漏,以及临床思维广度不够,把疾病局限在某一系统、一专科,缺乏局部联系全身及综合分析的观点,势必造成误诊。如临床医师只注意到最常见的临床表现如发热、咽颊炎,未能仔细查体发现淋巴结及肝脾肿大,未能发现鼻塞、眼睑水肿等较有意义的临床表现,从而局限地诊断为呼吸道感染而造成误诊;此外,基层医师对该病的认识还不够充分,体格检查不仔细,忽略肝、脾、淋巴结检查,未及时观察肝功能变化、缺乏整体意识、未详细询问流行病史并结合外周血象特点综合诊断从而造成误诊。

5. 诊断思路方法有误　对该病缺乏充分的认识和警惕,往往以患儿的主诉和首发症状作为分析疾病的思维方向,而不能开拓广泛的思维范畴。小儿 IM 要与相关的十多种疾病相鉴别,包括上呼吸道感染、扁桃体炎、支气管炎、淋巴结炎、肺炎、急性肾炎、病毒性肝炎、川崎病、败血症、猩红热、支原体感染、病毒性脑炎、急性喉炎,白血病、肾综合征、淋巴结结核等。误诊为这些疾病主要是因为只注意到 IM 的表面现象及单个脏器功能损伤情况,未能拓展思维,将患儿临床表现及脏器受损相联系作出正确诊断。临床医生仅看表面现象,未进行详细的鉴别诊断而导致误诊。如误诊为扁桃体炎或上呼吸道感染的原因主要为该病初期表现多为上呼吸道感染症状,出现扁桃体肿大,表面覆盖白色假膜,而其他症状较轻或主要症状偏少,且本病外周血的特征性表现为异常淋巴细胞升高,但一般发病 4～5 d 才升高,2～3 周达高峰,加之一次检查阳性率偏低从而造成误诊。

五、防范误诊措施

1. 增强对 IM 的认识　因为儿科发热病例很多,如何从发热病例中筛查出本病,医师主观上的认知非常重要,只要想到了本病,再注意咽峡部分泌物、淋巴结、肝脾等的检查以及血常规、异常淋巴细胞的检查,以确定诊断方向,最终结合实验室 EB 病毒抗体、嗜异性凝集试验,即可确诊。此外,需要加强医技科室相关人员的培训,提高对该病的认识,提高技术诊断水平,为临床医生诊断提供线索。还应与患儿及家属做好医患沟通,告知该病的发生发展过程及预后,让家属有充分的认识和思想准备,才能有较好的依从性,才能配合医生的检查和治疗。

2. 在诊治过程中应仔细查体　IM 是由 EB 病毒感染所致的全身性疾病,可累及全身多个系统,临床表现多样,症状轻重不一,首发症状各不相同,年龄越小症状越不典型。小于 2 岁者肝脾淋巴结肿大及一般症状均不明显,典型病例症状多在发病 1 周后出现。临床表现复杂多样且缺乏特异性体征常为误诊的重要原因之一,因此详细多次的体格检查是避免该病误诊的重要途径,尤其应注意咽部、淋巴结、肝脾的检查。如接诊时除发现到患儿发热、咽峡炎,还能通过查体发现患儿肝脾淋巴结肿大,并能注意到患儿鼻塞、眼睑水肿等症状,做到综合分析临床症状和体征,考虑IM 的多系统表现可减少早期的误诊。

3. 选择特异性检查方法　对发热时间较长、查体有呼吸道感染,伴有肝脾淋巴结肿大患儿,应想到 IM 的可能,应动态监测血常规,观察有无淋巴细胞增多并及早行血涂片检查异型淋巴细胞。血常规结果需注意淋巴细胞变化。对于淋巴细胞需掌握如下规律:异型淋巴细胞一般在发病 3 d出现,1 周内可达 10%,2～3 周可高达 10%～35%,3 周后逐渐降低,持续时间约 7 周。故要确诊IM,应多次检查外周血异型淋巴细胞,不能单靠一次检查结果而否定 IM 的诊断。必要时积极行EB 病毒相关检查,如 EB 病毒抗体等进一步明确诊断。对不典型病例,EB 病毒抗体阳性对诊断有很大意义。相关文献报道,IM 的可靠确诊应该是特异性 IgM 抗体,具有较高的敏感性和特异性。因此对疑似病例,有条件的医院应及时做 EBV－IgM 抗体检测,以尽早确诊。

(程思思)

第十四节　小儿化脓性脑膜炎

一、概述

1. 病因及发病机制　小儿化脓性脑膜炎是化脓性细菌所致的软脑膜、蛛网膜、脑脊液及脑室的急性炎性反应,脑及脊髓表面可轻度受累,常与化脓性脑炎或脑脓肿同时存在。

（1）病原菌：化脓性脑膜炎最常见的致病菌是脑膜炎双球菌、肺炎球菌和流感嗜血杆菌 B 型,这三种细菌引起的脑膜炎占化脓性脑膜炎的 80% 以上。化脓性脑膜炎常见病原菌种类与患者的年龄及发病季节有关。脑膜炎双球菌所致的流行性脑膜炎好发于儿童,但成人亦可发病；肺炎球菌脑膜炎好发于老年人,也可见于婴幼儿；流感杆菌脑膜炎好发于 6 岁以下婴幼儿；大肠杆菌、B 组链球菌是新生儿脑膜炎最常见的致病菌；金黄色葡萄球菌或铜绿假单胞菌脑膜炎往往继发于腰椎穿刺、脑室引流和神经外科手术后。

（2）感染途径：化脓性脑膜炎最常见的途径是菌血症引起脑膜炎。一旦发生了菌血症,三种常见致病菌最易引起脑膜炎。较少数病例是医源性感染,由神经外科手术及中枢神经系统侵袭性诊疗操作引起。炎性过程中大量中性粒细胞进入蛛网膜下腔释放出的毒性物质可引起脑细胞毒性水肿,脑水肿和脓性渗出物使皮层静脉及某些脑膜动脉损害,脑水肿影响脑血液循环,皮层静脉血流障碍及动、静脉炎引起的局灶性脑缺血又加重脑水肿,严重时可因形成脑疝而危及生命。

2. 病理改变　各种致病菌引起的急性化脓性脑膜炎的基本病理改变是软脑膜炎、脑膜血管充血和炎性细胞浸润。镜检可见脑膜有炎性细胞浸润,早期以中性粒细胞为主,并且含有被吞噬的细菌,组织细胞数目增多,同时有纤维蛋白原和其他血浆蛋白渗出,后期则以淋巴细胞、浆细胞为主,成纤维细胞明显增多,导致蛛网膜纤维化和渗出物被局限包裹。室管膜及脉络膜亦常有炎性细胞浸润,血管充血,有血栓形成。脑实质中偶有小脓肿存在。

3. 临床表现　本病发病率男多于女,且发病时间无明显的季节分布特点。新生儿化脓性脑膜炎起病时的表现与败血症相似,在发病前 48 h,主要以全身症状为主要表现,如体温不稳定、高热或体温不升、不典型的呼吸暂停、心搏缓慢、血压低、喂养困难、肝功能障碍等。发病 48 h 后逐渐表现出神经系统的症状,约有 75% 的化脓性脑膜炎的患儿会表现为抽搐或昏迷,25%～50% 的患儿临床上出现癫痫、前囟膨出、肌张力增高、双眼凝视、偏瘫,而颈强直的发生率低于 25%。儿童化脓性脑膜炎中表现较为突出的颅压增高症状,常表现为发热、剧烈头痛、呕吐、全身抽搐、意识障碍或颈项强直等。病前可有上呼吸道感染史。新生儿与婴儿常有高热、易激惹、嗜睡、呼吸困难、黄疸等,进而可有抽搐、角弓反张及呼吸暂停等。体检早期可出现脑膜刺激征,如颈项强直、Kernig 征阳性、Brudzinski 征阳性。

4. 治疗及预后　化脓性脑膜炎是一种严重的颅内感染,尽管抗生素的研制已经有了很大进步,但至今急性化脓性脑膜炎的病死率和病残率仍然较高。约 1/3 的幸存者遗留各种神经系统后遗症,6 个月以下婴幼儿患本病预后更为严重。已研制的 7 价 SP 结合疫苗(PCV)已被美国、加拿大、澳大利亚和英国列入国家计划免疫程序,Tsai 等报道美国 5 岁以下的儿童使用 PCV 后发病率下降最明显,而在亚洲等发展中国家 PCV 仍未得到推广,故早期诊断治疗本病具有重要的意义。

化脓性脑膜炎是内科急症。治疗首先应在维持血压、纠正休克基础上根据年龄、季节特点针对性地选择易透过血-脑屏障的有效抗生素,然后根据细菌培养和药敏实验结果调整抗菌药物。三代头孢菌素对这些致病菌所致的化脓性脑膜炎均有明显效果。然而某些高度耐药菌株用头孢菌素治疗亦无效,需应用万古霉素。对于那些免疫功能受损、神经外科手术后、脑室引流或严重颅脑外伤引发的脑膜炎病例,由于葡萄球菌或革兰阴性杆菌,特别是铜绿假单胞菌致病的可能性很大,应使用头孢他啶和万古霉素。使用抗生素的时间一般为 10～14 d,有并发症者相应延长。在应用抗生素的同时,对于儿童患者应加用地塞米松 0.6 mg/(kg·d),静脉滴注,连用 3～5 d,可以减少儿童的听力受损及其他神经系统后遗症的发生率。对于发病初期,有颅内压增高伴严重脑水肿者,应用 20% 甘露醇快速静脉滴注及呋塞米静脉注射。出现抽搐者应给予抗惊厥药物。儿童应注意避免低钠血症和水中毒,此乃导致脑水肿的诱因。未经治疗的化脓性脑膜炎通常是致命的。

早期高效广谱抗生素的应用使其预后大为改观。

如果患儿早期有急性全身感染性症状,继而出现颅内压增高及局灶性定位症状和体征,应高度怀疑脑脓肿,此时腰椎穿刺应慎重,强化颅脑 CT 和 MRI 有助于诊断。在脑脓肿急性化脓性脑炎阶段,以内科治疗为主,包括选用有效的抗生素和脱水剂治疗。有些病例在此阶段给予足量抗生素可以治愈。发病早期颅内压升高有颞叶疝或小脑下疝的危险性,静脉应用甘露醇和地塞米松每 6 h 一次。若不能及时改善症状,则有必要行立体定向脓肿抽吸术或开颅清除脓肿。如果脓肿的位置可引起梗阻性脑积水,如位于第三脑室附近的丘脑或小脑,则建议及时行脓肿清除或抽吸术,或者在短期内施行脑室引流。如果脓肿是单发、位置表浅、包膜完好,或与脓肿外周有联系,则应设法整个切除。如果是功能区或深部脓肿,则方法为立体定向抽取脓肿,必要时可重复进行。目前常规在抽吸术后用生理盐水反复冲洗脓腔,再注入抗生素。手术治疗者术后应适当使用抗生素、脱水剂和抗癫痫药物。外科手术和抗生素治疗相结合,已大大降低了脑脓肿的病死率并改善了预后。

二、诊断标准

脑脊液检查:脑脊液细菌培养阳性或具备感染和化脓性脑膜炎的临床表现;同时有脑脊液压力增高;外观浑浊、脓样;白细胞计数增高,可达(1 000~10 000)×10^6/L 或更高,以中性粒细胞为主,可占白细胞总数的 90% 以上;蛋白升高,可达 1 g/L;糖含量降低,可低于 0.5 mmol/L 以下;氯化物含量亦降低,即可确诊。

三、误诊文献研究

1. 文献来源及误诊率 2004—2013 年发表在中文医学期刊并经遴选纳入误诊疾病数据库的小儿化脓性脑膜炎误诊文献共 13 篇,累计误诊病例 267 例。5 篇文献可计算误诊率,误诊率 24.89%。

2. 误诊范围 本次纳入分析的 267 例小儿化脓性脑膜炎误诊为 20 种疾病 268 例次。居前三位误诊的疾病有败血症、肺炎、病毒性脑炎。少见的误诊疾病有中耳炎、新生儿肠麻痹、肠梗阻、脐部感染、急性偏瘫、狂犬病。7 例次仅作出呕吐待查诊断。常见误诊疾病见表 18 - 14 - 1。

表 18 - 14 - 1 小儿化脓性脑膜炎主要误诊疾病

误诊疾病	误诊例次	百分比(%)	误诊疾病	误诊例次	百分比(%)
败血症	65	24.25	急性胃肠炎	7	2.61
肺炎	57	21.27	手足搐搦症	7	2.61
病毒性脑炎	42	15.67	新生儿缺血缺氧性脑病	6	2.24
上呼吸道感染	20	7.46	新生儿胆红素脑病	4	1.49
颅内出血	14	5.22	中毒性脑病	3	1.12
低钙惊厥	13	4.85	高热惊厥	3	1.12
结核性脑膜炎	12	4.48	流行性乙型脑炎	2	0.75

3. 确诊方法 本次纳入的 267 例小儿化脓性脑炎均经腰椎穿刺脑脊液检查确诊。

4. 误诊后果 本次纳入的 267 例小儿化脓性脑炎误诊病例中,241 例文献描述了误诊与疾病转归的关联,26 例预后与误诊关联不明确。按照误诊数据库对误诊后果的分级评价标准,69.29%(167/241)的患儿为Ⅲ级后果,均为发生误诊误治但未造成不良后果;10.37%(25/241)的患儿为Ⅱ级后果,因误诊误治导致病情迁延或不良后果;20.33%(49/241)的患儿为Ⅰ级后果,其中因误诊导致后遗症 17 例,死亡 32 例。

四、误诊原因分析

根据 13 篇误诊文献分析的误诊原因,经计算机统计归纳为 10 项,以经验不足而缺乏对该病的认识、缺乏特异性症状体征和未选择特殊性检查项目为主要原因,见表 18 - 14 - 2。

表 18 - 14 - 2　小儿化脓性脑膜炎误诊原因

误诊原因	频次	百分率(%)	误诊原因	频次	百分率(%)
经验不足,缺乏对该病的认识	8	61.54	诊断思维方法有误	4	30.77
缺乏特异性症状、体征	8	61.54	并发症掩盖了原发病	3	23.08
未选择特异性检查项目	7	53.85	病人或家属不配合检查	1	7.69
药物作用的影响	5	38.46	多种疾病并存	1	7.69
问诊及体格检查不细致	4	30.77	过分依赖或迷信辅助检查结果	1	7.69

1. 经验不足,缺乏对该病的认识或诊断思维方法有误　临床医师尤其是基层医务人员经验不足,待出现典型临床症状时,治疗已晚。因早期以发热及呼吸道症状为主,被误诊为上呼吸道感染;因呕吐、腹泻等,误诊为急性胃肠炎。片面依赖脑脊液的检查结果,在已接受不规则抗生素治疗的情况下,脑脊液的改变已不典型或近于正常而被误诊。重症感染的患儿如有败血症、重症肺炎等,在诊治过程中容易忽略颅内感染,从而延误继发化脓性脑膜炎的诊断。

2. 缺乏特异性症状和体征　3 岁以下尤其是 1 岁以内的婴幼儿前囟尚未闭合,故可缓解颅内高压,年龄越小误诊越多。许多病例无发热、呕吐及脑膜刺激征等表现。尤其是新生儿,临床表现很不典型,颅内压增高征出现较晚,又常缺乏脑膜刺激征,且多存在肺炎、败血症等合并症,缺乏典型临床症状,早期诊断困难。

3. 未选择特异性检查项目或者药物作用的影响　患儿入院时病情危重,有反复惊厥、昏迷,呼吸衰竭时,未能及时做腰穿,导致误诊。病程早期患儿多曾用过抗生素,细菌感染部分受抑制,临床表现可不典型,脑脊液常规、生化特点不典型,脑脊液培养阳性率低,易误诊。

4. 问诊及体格检查不细致及过分依赖或迷信辅助检查结果　化脓性脑膜炎常见临床症状如精神差、呕吐等往往容易被忽略,认为是患儿生病后不适症状之一而不被引起重视,因此有些家长不会主动提供这些病史,只有诊断者考虑到化脓性脑膜炎的可能时才想到去问这些症状和体征。新生儿可能无发热,病情开始时吃奶可能也无变化,只是有多睡、活动少,甚至不典型的抽搐如眨眼、吸吮、面部肌肉小抽,如果不仔细细致地问诊、查体,这些诊断体征很容易被忽略。化脓性脑膜炎时血白细胞常常会超过 20.00 g/L,但是对血象正常或稍高者,尤其临床症状不典型者,易被漏诊或误诊。

5. 多种疾病并存、并发症掩盖了原发病　化脓性脑膜炎患儿一部分为免疫功能低下的患儿,常常多种疾病并存,如发热、呕吐、腹痛、腹泻、咳嗽、喘息可同时存在,新生儿可能还伴有黄疸等,如不能在多种症状中甄别出主要症状和伴随症状,则易误诊。因此在一部分症状经治疗后好转但患儿整体情况不好转时,一定要重新审视诊断的正确性,排除干扰,找出疾病发展的主线,方能获得正确的诊断思路,从而避免误诊。

五、防范误诊措施

1. 注意鉴别诊断　对于诊断为败血症、肺炎、上呼吸道感染、中耳炎、脐部感染等感染性疾病患儿,一定要注意患儿治疗后体温、精神状态、化验检查等是否逐步好转,如无明显好转,需要仔细分析,局部病灶是不是继续在加重,局部感染灶是否被清理,抗生素选用是否合理等等。要敢于及时对先前的诊断提出质疑,如上述情况存在,要想到中枢神经系统感染的可能。本研究中误诊病例被误诊为败血症者最多,所以儿童诊断为败血症时建议常规行腰椎穿刺化验脑脊液除外化脓性脑膜炎,年龄越小,合并化脓性脑膜炎概率越高。

儿童脑炎包括化脓性、结核性、病毒性及流行性乙型脑炎等,不同的脑炎,治疗不同,预后不同。上述几种脑炎的临床表现类似,鉴别点主要在病史、脑脊液检查结果等方面,随着病程不同阶段和抗生素的使用,脑脊液可表现为非典型性表现,需要反复化验脑脊液及仔细分析病史,以明确治疗效果或及时更正诊断。

对抽搐患儿要分析其年龄、抽搐时有无发热、抽搐后表现等。6 个月以内婴儿无热惊厥、抽搐后精神活泼如常,要考虑到低钙惊厥,对 4 岁以内婴幼儿,抽搐时伴有高热,抽搐后很少复发,治疗效果好的患儿要想到高热惊厥的可能性。如小婴幼儿化脓性脑膜炎合并低钙,出现抽搐经止抽补钙等治疗后患儿一定还会有发热、呕吐、反复抽搐、多睡等表现。单纯的高热惊厥经对症治疗后患儿一般情况会很快好转,很少有再次惊厥发作,如果病情并非如此,则提示化脓性脑膜炎的可能性,应重新评估病情。

部分化脓性脑膜炎患儿胃肠道症状较明显,容易误导诊断者把诊断的焦点集中在胃肠道疾病,但化脓性脑膜炎的患儿除胃肠道症状外,还伴有脑膜刺激征、头痛、精神差等表现,经过详细问病史和仔细查体可以发现诊断线索。因此对于以胃肠症状为主的患儿,包括腹痛、腹胀、腹泻、呕吐等情况,一定要仔细查体,详细询问病史尤其是饮食史,如治疗效果不符合目前诊断、出现精神症状及持续呕吐不缓解等情况,要考虑化脓性脑膜炎。此外对于新生儿期诊断为高胆红素血症或胆红素水平较高伴有头后仰等症状者,如患儿还伴有吃奶差、反应差、体温不稳,黄疸消退不好或进行性加重等情况,要注意除外化脓性脑膜炎的诊断。

2. 详细询问病史,完善体格检查　婴幼儿化脓性脑膜炎症状一般较隐匿或不典型、起病急缓不一。由于前囟尚未闭合,骨缝可以裂开,因而使得颅内压增高及脑膜刺激症状出现较晚,使得临床表现不典型。患儿常先有呼吸系统和消化系统症状,如呕吐、腹泻、食欲减退、轻微咳嗽,然后出现发热及易激惹、烦躁不安、面色苍白,继之嗜睡、头向后仰、感觉过敏、哭声尖锐、眼神发呆、双目凝视等。故对于幼儿化脓性脑膜炎,要考虑到其早期神经系统症状体征不典型。有治疗效果不佳的感染如中耳炎、不明原因的肢体活动障碍、反复呕吐、腹胀等情况,诊断思路要开阔,详细询问病史,进行细致的体格检查,必要时反复询问,反复检查,认真分析每个症状和体征的出现和转归,及时行腰椎穿刺检查。

3. 合理选择辅助检查　实际临床中,脑脊液改变不典型的化脓性脑膜炎日渐增多,可表现为脑脊液常规、生化结果正常,或脑脊液细胞数仅轻度增加,分类以淋巴细胞为主,生化结果完全正常,而脑脊液培养获得致病菌而证实为化脓性脑膜炎。发生这种情况的主要原因为:① 腰椎穿刺时间过早:一般发病后 24～48 h,脑脊液才有炎性反应,24 h 后重复腰椎穿刺可获得典型改变。② 不规则使用抗生素:随着抗生素的广泛使用,化脓性脑膜炎患儿在确诊以前已使用抗生素使得脑脊液细胞数已不典型。③ 严重感染患儿或并存其他疾病者以及接受免疫抑制的体弱儿:由于免疫受到了抑制,致宿主对感染反应不足,脑脊液变化亦轻微。因此对脑脊液阴性结果应加以辨别,及时和反复脑脊液检查和病菌培养可避免误诊。

(郭志梅　刘　芳)

第十五节　小儿过敏性紫癜

一、概述

1. 流行特点　过敏性紫癜是儿童时期最常见的血管炎之一,以非血小板减少性紫癜、关节炎或关节痛、腹痛、胃肠道出血及肾炎为主要临床表现。1837 年 Schonlein 提出本病的三联症状——紫癜样皮疹、关节炎和尿沉渣异常。1874 年 Henoch 又提出除上述症状外,还可出现腹痛和血便。此后将这些症状联系起来,称为过敏性紫癜。儿童过敏性紫癜的发病率有逐年增多趋势。本病多发生于学龄期儿童,常见发病年龄为 7～14 岁。发病有明显季节性,以冬春季发病为多,夏季较少。

2. 病因及发病机制　病因及发病机制尚不完全清楚,文献报道可能与前驱或现症感染 EB 病毒、B19 病毒、支原体、柯萨奇病毒等有关。食物(鸡蛋、牛奶、海鲜等),药物,花粉等都可以作为致敏因素,产生速发型变态反应和抗原-抗体复合物反应,皮肤病理变化主要为中性粒细胞和嗜酸性粒细胞浸润、浆液及红细胞外渗导致间质水肿。血管壁间可见纤维素样坏死,皮肤、胃肠道、关节和肾脏为血管炎最常累及的部位。本病皮肤型多见,特征性皮疹是该病诊断的主要证据。

3. 临床表现　临床表现包括以下方面:① 皮疹是本病的主要表现:主要分布在负重部位,多见于下肢远端,踝关节周围密集,其次见于臀部。特征性皮疹为高出皮肤,为小型荨麻疹或粉红色斑丘疹,压之不褪色,即为紫癜。一般 1 周或 2 周内消退,不留痕迹。② 消化系统表现:腹痛与紫癜出现时间无具体相关性,2/3 的过敏性紫癜患儿胃肠道受累,胃肠道症状一般发生于皮肤紫癜之后,但临床上常常看到皮肤紫癜晚于胃肠道症状的病例。以腹痛为首发症状者,腹痛部位多在脐周或上腹部,也有部分病例出现上腹痛、下腹痛、全腹痛或者上腹转为右下腹痛;腹痛性质多为阵发性痉挛性疼痛、阵发性隐痛、持续性隐痛伴阵发性加重。腹部触诊柔软,较少病例出现腹肌轻度紧张;多数腹痛伴发症状为恶心、呕吐,呕吐物为胃内容物,少数病例伴发血便、果酱样大便或黑色大便。③ 肾脏系统症状:国内报道 30%～50%患儿出现肾脏损害,可为肉眼血尿或显微镜下血尿及蛋白尿,或管型尿。肾脏症状可发生于过敏性紫癜病程的任何时期,多数于紫癜后 2～4 周出现,病情轻重不等,半数以上患儿肾脏损害可临床自愈,少数患儿的血尿、蛋白尿及高血压可持续很久。紫癜性肾炎是儿童最常见的继发性肾小球疾病,97%的紫癜性肾炎发生于起病的 6 个月以内,而肾脏损害程度是决定过敏性紫癜患儿转归和死亡率的最主要因素。④ 关节系统症状:大多数患儿仅有少数关节疼痛或关节炎,表现为关节及关节周围肿胀、疼痛及触痛,可同时伴有活动受限。关节病变常为一过性,多在数日内消失而不留关节畸形。⑤ 其他症状:其他一些少见的症状如中枢神经系统症状,昏迷、蛛网膜下腔出血、视神经炎及 Guillain-Barre 综合征。此外,还可出现肌肉内、结膜下及肺出血、腮腺炎、心肌炎及睾丸炎。

4. 治疗及预后　治疗上无特殊疗法,主要采用支持和对症治疗。① 首先要告诫患儿停止使用引起过敏反应的食物、药物及致敏物质。注意液量、营养及保持电解质平衡,如有明显感染病灶,应给予敏感性抗生素。② 有荨麻疹或血管神经性水肿时,应用抗组胺药物和钙剂。③ 消化道病变:出现一般腹痛时,在选用抗组胺药的基础上加用解痉药物。对缓解明显腹痛及胃肠道出血时,口服泼尼松 $1～2\ mg/(kg \cdot d)$,严重腹部痉挛性疼痛可解除,还可控制便血。糖皮质激素可减轻水肿,进一步还可预防发生肠套叠。④ 抗血小板凝集药物:可选用口服阿司匹林 $3～5\ mg/(kg \cdot d)$。⑤ 抗凝治疗:本病可有纤维蛋白原、血小板的沉积以及血管内凝血的表现,可使用肝素抗凝治疗。⑥ 关节损害的治疗:选用解热镇痛药,如对乙酰氨基酚,严重关节肿痛的患儿可选用激素。⑦ 肾脏相关性疾病的治疗：当临床表现为急性肾炎时，可用雷公藤总苷改善临床症状，来减轻蛋白尿及血尿水平，剂量 1 mg/(kg·d)，疗程 3 个月；当临床表现为肾病综合征者应加用糖皮质激素，泼尼松 1～2 mg/(kg·d)，4～8 周后减量，如治疗后无明显改善，在此基础上加用环磷酰胺冲击治疗。⑧ 血流灌注：可有效去除血浆中抗体、补体及免疫反应介质。治疗重症过敏性紫癜，通过清除炎性介质及免疫复合物，减少复发率，加快皮疹的消退，缓解腹痛有较明显的效果。

　　儿童过敏性紫癜不伴肾炎是一个自限性疾病，大部分在 8 周内可痊愈。1 年以内的复发率为 30％～40％。消化道出血较重者，如处理恰当，一般可以控制。肾脏受损程度是决定预后的关键因素。约有 2％的患儿发生终末期肾炎，大多数有轻度肾脏损害者都能逐渐恢复，而有新月体形成的肾小球肾炎患者，80％以上于 1 年内发展为终末期肾炎。有报道在病初 3 个月内出现肾脏病变或病情反复发作并伴有肾病时常预后不良。

二、诊断标准

　　目前儿童过敏性紫癜的诊断标准参照 2010 年欧洲风湿病联盟(EULAR)和儿童风湿病国际研究组织(PRINTO)及儿童风湿病联盟(PRES)共同制定的标准，如下：① 皮肤紫癜：分批出现的可触性紫癜，或下肢明显的瘀点，无血小板减少。② 腹痛：急性弥漫性腹痛，可出现肠套叠或者胃肠道出血。③ 组织学检查：以 IgA 免疫复合物沉积为主的白细胞碎裂性血管炎，或 IgA 沉积为主的增殖性肾小球肾炎。④ 关节炎或关节痛：关节炎：急性关节肿胀或疼痛伴有活动受限；关节痛：急性关节疼痛不伴有关节肿胀或活动受限。⑤ 肾脏受累：蛋白尿>0.3 g/24 h，或晨尿样本白蛋白肌酐比>30 mmol/mg；血尿，红细胞管型，每高倍视野红细胞>5 个，或尿隐血≥(＋＋)，或尿沉渣见红细胞管型。

　　其中第①条为必要条件，加上②～⑤中的至少 1 条即可诊断为过敏性紫癜；非典型病例，尤其在皮疹出现之前已出现其他系统症状时易误诊，需注意鉴别诊断。

三、误诊文献研究

　　1. 文献来源及误诊率　2004—2013 年发表在中文医学期刊并经遴选纳入误诊疾病数据库的儿童过敏性紫癜误诊文献共 165 篇，累计误诊病例 1 986 例。49 篇文献可计算误诊率，误诊率 19.42％。

　　2. 误诊范围　1 986 例小儿过敏性紫癜误诊为 50 余种疾病 2 004 例次，主要误诊为消化系统疾病，误诊疾病系统分布见表 18-15-1。位于前三位的误诊疾病是胃肠炎、阑尾炎、肠系膜淋巴结炎；少见误诊疾病为药疹、皮炎、泌尿系感染、急性肾衰竭、睾丸扭转、睾丸炎、流行性腮腺炎、病毒性肝炎、胆管蛔虫病、肠结核、腹部外伤、Crohn 病、肠坏死、结核性腹膜炎、十二指肠恶性肿瘤、食物中毒、急性白血病、皮肤溃疡、血管神经性水肿等，8 例次初诊诊断不明确。主要误诊疾病见表 18-15-2。

表 18-15-1　小儿过敏性紫癜误诊疾病系统分布

疾病系统	误诊例次	百分比(％)	疾病系统	误诊例次	百分比(％)
消化系统疾病	1 683	83.98	神经系统疾病	19	0.95
感染性疾病	74	3.69	皮肤科疾病	18	0.90
泌尿系统疾病	63	3.14	呼吸系统疾病	8	0.40
免疫性疾病	60	2.99	循环系统疾病	5	0.25
运动系统疾病	40	2.00	血液系统疾病	4	0.20
其他	30	1.50			

表 18 - 15 - 2　小儿过敏性紫癜主要误诊疾病

误诊疾病	误诊例次	百分比(%)	误诊疾病	误诊例次	百分比(%)
胃肠炎	508	25.35	荨麻疹	14	0.70
阑尾炎	381	19.01	梅克尔憩室	14	0.70
肠系膜淋巴结炎	168	8.38	腹型癫痫	12	0.60
肠道蛔虫病	103	5.14	消化道穿孔	10	0.50
胃十二指肠溃疡	84	4.19	上呼吸道感染	8	0.40
肠套叠	80	3.99	胆囊炎	8	0.40
肠痉挛	77	3.84	中枢神经系统感染	7	0.35
风湿性关节炎	76	3.79	败血症	7	0.35
急性出血性坏死性肠炎	66	3.29	肾病综合征	6	0.30
细菌性痢疾	65	3.24	腹膜炎	6	0.30
消化道出血	58	2.89	类风湿性关节炎	5	0.25
肠梗阻	56	2.79	泌尿系结石	4	0.20
急性肾小球肾炎	45	2.25	溃疡性结肠炎	3	0.15
急性胰腺炎	39	1.95	血小板减少性紫癜	3	0.15
急腹症	19	0.95	肌肉损伤	3	0.15
风湿热	16	0.80	病毒性心肌炎	3	0.15
急性糜烂出血性胃炎	15	0.75			

3. 医院级别　本次纳入统计的 1 986 例小儿过敏性紫癜误诊 2 004 例次,其中误诊发生在三级医院 1 025 例次(51.15%),二级医院 880 例次(43.91%),一级医院 72 例次(3.59%),其他医疗机构 27 例次(1.35%)。

4. 确诊手段　本次纳入的 1 986 例小儿过敏性紫癜均根据症状体征及辅助检查确诊。

5. 误诊后果　本次纳入的 1 986 例中,1 973 例文献描述了误诊与疾病转归的关联,13 例预后与误诊关联不明确。按照误诊数据库对误诊后果的分级评价标准,可统计误诊后果的病例中,92.85%(1 832/1 973)的患者为Ⅲ级后果,未因误诊误治造成不良后果;7.10%(140/1 973)的患者造成Ⅱ级后果,其中 136 例手术扩大化或不必要的手术,4 例因误诊误治导致病情迁延或不良后;仅 0.05%(1/1 973)的患者造成Ⅰ级后果,死亡。

四、误诊原因分析

由 165 篇文献统计儿童过敏性紫癜的误诊原因主要有 8 项,其中主要误诊原因为经验不足而缺乏对该病的认识、问诊及体格检查不细致,见表 18 - 15 - 3。

表 18 - 15 - 3　小儿过敏性紫癜误诊原因

误诊原因	频次	百分率(%)	误诊原因	频次	百分率(%)
经验不足,缺乏对该病的认识	118	71.52	未选择特异性检查项目	26	15.76
问诊及体格检查不细致	116	70.30	过分依赖或迷信辅助检查结果	18	10.91
缺乏特异性症状、体征	62	37.58	病人主述或代述病史不确切	3	1.82
诊断思维方法有误	55	33.33	并发症掩盖了原发病	1	0.61

1. 经验不足且缺乏对该病的认识　该组数据显示儿童过敏性紫癜被误诊为消化道疾病的概率很高。过敏性紫癜是系统性血管炎,临床分为皮肤型、关节型、腹型、肾型及混合型,临床以皮肤型多见,当以腹痛为首发症状时,由于腹痛表现的多样化,伴随腹部压痛、反跳痛,症状酷似急腹

症,腹痛严重程度与腹部体征不相称,在紫癜疹出现之前极易把思维导向胃肠炎、阑尾炎等消化道相关疾病,有报道腹型过敏性紫癜半数在到达医院前就进行不规则治疗,32.4%诊断阑尾炎,4.8%诊断肠绞痛,4.8%诊断胃肠炎。据文献报道,25.3%胃肠道症状发生在皮疹未出现之前,有30%~43%的患儿以关节痛或腹痛起病,可长达14 d无皮疹,极易误诊应引起重视,诊断疑难时可行皮肤活检帮助诊断。因此提高临床医生对儿童过敏性紫癜疾病的认识,加强该病患儿的病史采集和全面的体格检查,了解其相关疾病的鉴别诊断,对于减少该病的误诊率可起到重要的作用。

2. 问诊及体格检查不细致　过敏性紫癜患儿往往有前驱感染病史或食物、药物过敏史。临床医生在收治患儿时,采集病史不全面,查体欠缺仔细,未能仔细寻找皮疹,往往使初次查体未发现皮疹,不能做到随访皮疹的出现情况,或者是忽略检查臀部及双下肢有无皮疹,加之患儿对病情的表述能力差,容易导致诊断的延误。对于病情的了解太过片面,从而造成了该病的误诊,使得患儿无法得到及时有效的治疗,延长、加重了患儿的病痛折磨。所以必要时要完善超声、血常规相关检查,阑尾炎时超声表现为阑尾增粗,壁增厚,阑尾周围网膜脂肪及细末组织包绕,阑尾腔内可见积液,可检出粪石。仔细寻找皮肤紫癜,在病情许可条件下,首先保守治疗,以免盲目手术给患儿造成不必要的痛苦。

3. 缺乏特异性症状、体征且诊断思维方法有误　患儿往往有前驱感染病史,患儿表现为低热、食欲不振、乏力等上呼吸道感染症状,而此时尚未出现皮疹,通常诊断为呼吸系统疾病。临床接触的患儿中,有些在继前驱感染后,出现阵发性腹痛,恶心呕吐,有压痛及反跳痛,部位多见于脐周及右下腹,部位不固定。基层临床医生往往主观导向为消化系统疾病。临床病例中还有一些患儿出现紫癜疹,紫癜分布于四肢及臀部,紫癜高出皮面,压之不褪色。而有些年轻医生临床经验不足,把此病误诊为特发性血小板减少性紫癜。而特发性血小板减少性紫癜的出血特点是皮肤、黏膜广泛出血,为皮内或皮下出血。瘀点多散在分布于下肢及上肢远端,压之可褪色,不突出于皮肤表面,紫癜的形态即可进行鉴别。加之对于儿童腹型过敏性紫癜无特异性辅助检查手段,这也是造成误诊的一个重要原因。当以腹痛为首发症状时,无皮疹表现或皮疹表现不典型时,临床医生诊断思维局限,鉴别诊断能力有限,未进行 B 超检查而考虑阑尾炎、肠系膜淋巴结炎、肠炎等临床常见胃肠道疾病,忽略腹型过敏性紫癜,待皮疹出现后再诊断此疾病为时已晚,导致了一些不必要的创伤。有的患儿有腹痛、血便等症状,这与消化道出血症状类似;另外有少数患儿腹痛伴淀粉酶异常,与急性胰腺炎的血生化结果类似,容易误诊为急性胰腺炎。所以在临床中如遇此种疾病时,不要急于下诊断,腹部 B 超可进一步协助诊断,利于排除其他疾病。

五、防范误诊措施

1. 详细询问病史及仔细查体　询问病史,是否有前期感染及进食鱼虾食物等既往史,一些病症或饮食直接影响疾病的进展;体格检查要细致,如尚未出现皮疹,以腹痛、关节痛、少数以肾炎等情况就诊时,应仔细检查腹部、关节及肾脏有无受累情况,及早进行辅助检查(血常规、尿常规、血小板计数、出凝血时间、红细胞沉降率等),只要发现细小的皮肤紫癜,就不要轻易忽视。在临床症状、体征、相关的实验室检查,如血、尿、便常规未能明确诊断时,充分利用胃、结肠镜,超声等辅助检查等,不盲目行剖腹探查,避免不必要的损伤。在未明确诊断时,先行保守治疗,医生要保持警觉性,时刻观察患儿的病情变化及治疗效果。

2. 提高对儿童过敏性紫癜的认识　对于以腹痛为首发症状的患儿,尤其是痉挛性疼痛,无压痛、反跳痛及肌紧张,应注意检查皮肤、尿液及关节情况。在诊断不十分明确时,特别是消化道症状(如腹痛、恶心呕吐、便血等)明显,体征轻微时,一般经过抑酸、胃黏膜保护剂、解痉剂和抗生素处理后腹痛仍无缓解,但是腹部又没有局限性压痛点,同时腹痛严重程度与腹部体征不相称时,此时要联想到腹型过敏性紫癜的可能性。必要时行胃镜检查,如胃镜见胃肠道出现出血、溃疡,提示腹型过敏性紫癜。超声声像图表现:受累肠壁增厚,以黏膜下层为主,呈均匀性或非均匀性,回声减低,肠腔向心性或偏心性狭窄。病变沿肠管走形,弥漫性扩散,呈节段分布,长轴呈"腊肠样"改变,短轴呈"面包圈样"改变,主要分布于小肠,可能与小肠是消化吸收的主要部位,与食糜或相关刺激物的接触面积最大且毛细血管分布丰富有关。病变肠管与周围组织无粘连,肠蠕动明显减弱或消失;可伴腹腔淋巴结肿大、腹腔积液等。应结合临床特点,详细问诊。早期肾型过敏性紫癜(HSPN)肾脏损伤轻微,很少出现临床症状,常规的检查手段不能及早发现。国内曾经报道过一些过敏性紫癜患儿,即使尿常规正常,但肾组织学已有改变,这表明尿常规阴性并不能排除肾脏的早期损伤。儿童肾型过敏性紫癜的临床表现多种多样,病理改变轻重不一,临床症状的严重程度与病理损伤的程度并不一致。有些患者虽然临床表现轻微,但病理分型严重。肾活检是判断肾脏是否受累的金标准,对明确肾型过敏性紫癜的病理分型、了解其病变严重程度以及指导治疗、判断预后有非常重要的临床应用价值。

3. 提高鉴别诊断能力

(1)急性胃肠炎:多急性起病,表现为上腹部疼痛,恶心呕吐,呕吐物可带血或呈咖啡样,位置固定。而过敏性紫癜的腹痛虽较剧烈,但位置不固定,基本无压痛、反跳痛、肌紧张等,此时应给予抑酸剂、胃黏膜保护剂、抗生素等,看情况能否缓解,可予以鉴别。

(2)阑尾炎:呈转移性右下腹痛,伴有发热及白细胞升高,初期可有恶心、呕吐,无皮肤紫癜疹及血便,右下腹有压痛、反跳痛,可结合临床结肠充气试验阳性、腰大肌试验阳性进行鉴别诊断。阑尾炎时在直肠前右侧壁有触痛及水肿,有时可触及肿块。而过敏性紫癜的腹痛部位不固定,无压痛、反跳痛及肌紧张。皮疹为主要鉴别要点,在未出现皮疹前,可行腹部B超观察诊断。

(3)肠系膜淋巴结炎:继上呼吸道感染之后,有咽痛,腹痛,恶心呕吐,有发热,阵发性腹痛,有压痛及反跳痛,部位多见于脐周及右下腹,部位不固定。血常规分析、腹部B超可见肿大的淋巴结能够协助诊断。

(4)细菌感染:当有败血症、亚急性心内膜炎时皮肤可出现出血性瘀点,类似紫癜样皮疹,此种情况下,患者情况重,一般血常规、C-反应蛋白、血培养结果阳性可协助诊断。

(5)特发性血小板减少性紫癜:一般起病隐袭,有较轻的出血症状,出血特点是皮肤、黏膜广泛出血,多为散在性针头大小的皮内或皮下出血。瘀点可出现在身体任何部位,多散在分布于下肢及上肢远端,压之可褪色,不突出于皮肤表面。而过敏性紫癜为可突出于皮面,压之不褪色。紫癜的形态即可进行鉴别。另外,特发性血小板减少性紫癜实验室检查伴有血小板的减少。血常规、外周血涂片、骨髓涂片可协助诊断。

(孙龙妹　刘　芳)

第十六节　川崎病

一、概述

1. 流行特点　川崎病(Kawasaki disease)又称皮肤黏膜淋巴结综合征(mucocutaneous lymph node syndrome,MCLS),由日本川崎富作在1967年首次报道,是一种病因未明的血管炎综合征。自1970年以来,世界各国均有报道,以亚裔人群发病率最高。本病呈散发或小流行,四季均可发病,发病年龄以婴幼儿多见,其中5岁以下者占87.4%,男女之比为1.83:1,是小儿时期缺血性心脏病的主要原因,可能是成年后冠状动脉粥样硬化的危险因素,也是儿童最常见的后天性心脏病的病因之一。

2. 病因及发病机制 目前,川崎病的病因还未完全明确,大多数学者认为此病是病毒、细菌等病原体侵入人体后引起的一种变态反应,即人体对侵入的病原体产生的一种过度反应,造成了人体组织的自身损伤。其他多种环境因素亦曾被认为是致病因素,包括使用某些药物、接触宠物及免疫反应,但均未被确认。观察川崎病患儿的免疫系统发现,患儿均存在较严重的免疫紊乱。在急性期,外周血的活性 T 细胞、B 细胞、单核/巨噬细胞的数量均上升;同时也有证据表明淋巴细胞及单核/巨噬细胞的活化伴随细胞毒素分泌的增加。除此以外,循环抗体的存在对血管内皮亦有细胞毒素作用。因此,支持免疫系统的激活是川崎病的发病机制之一。

3. 临床表现 川崎病一般无前驱症状,多突然发热,呈弛张热或持续性发热,持续1~2周,体温39℃以上,抗生素治疗无效。常见双侧结膜充血,口唇潮红,有皲裂或出血,见杨梅样舌。发热2~3天后躯干部出现多形性红斑、弥漫性充血性斑丘疹或猩红热样皮疹,一般无水疱或结痂。四肢远端变化比较典型,在发病后第1周指甲或趾甲近端苍白,手掌及足底出现红斑,手脚弥漫肿胀,皮肤常绷紧较硬,压之无凹陷。起病后10~15天,甲周、手掌及足底开始脱皮。还有急性非化脓性颈部淋巴结肿胀,以前颈部显著,多在单侧出现,伴轻度压痛,于发热3天内发生,数日后自愈。比较严重的表现是发病10天左右,当皮疹、发热和其他急性期症状开始消退时发生心肌炎。患儿面色苍白、发绀、乏力、胸闷、心前区痛、心音低钝,心尖可闻及收缩期杂音、奔马律或期前收缩。经临床、心电图、超声心动图和放射线检查约50%病例发现心脏损害,包括急性心肌炎、心包炎、心律失常和心力衰竭。采用无创伤性检查发现20%患儿因冠状动脉炎而引致冠状动脉瘤。冠状动脉瘤在起病最初4周检出率最高,以后逐渐减少。其他表现尚有主要累及大关节的关节炎或关节肿痛、虹膜睫状体炎、中耳炎、肺炎、无菌性脑膜炎、腹痛腹泻等。少见的表现有肝炎、胆囊水肿、肠麻痹及肠出血、胸腔积液、肛周皮肤潮红、脱皮以及颅神经麻痹和脑病等。

4. 治疗原则 川崎病的治疗分急性期治疗和缓解期或恢复期治疗两个阶段。急性期以抗炎、免疫抑制为主。一般的抗炎药如阿司匹林,常不能有效控制病情。研究认为,抗炎作用最好、不良反应最少的是静脉应用丙种球蛋白,大剂量使用可以在数小时或者十余小时之内就能明显抑制川崎病的炎性反应和过度的免疫反应,所以丙种球蛋白成为治疗川崎病的首选药物。急性炎症控制后还有后续的慢性炎症,此时患儿无发热,仍要继续抗感染治疗,可用阿司匹林抗炎、抗凝相对比较安全,这就是缓解期的治疗。本病呈自限性,病程一般6~8周,多数预后良好,但有心血管症状时可持续数月到数年,本病再发率为1%~3%。冠状动脉损害是引起猝死的主要原因。

二、诊断标准

第3届国际川崎病会议(1988年12月)修订的诊断标准为发热加下述其他主要体征中4项即可诊断。① 发热持续5d以上。② 肢体末端变化:急性期有手足硬性水肿,掌跖及指(趾)端有红斑;恢复期甲床皮肤移行处有膜样脱皮。③ 皮疹:多型性红斑、躯干部多,不发生水疱和痂皮。④ 眼部表现:双眼睑结膜充血。⑤ 口腔黏膜:口唇潮红,杨梅舌,口、咽部黏膜弥散性充血。⑥ 淋巴结:非化脓性颈淋巴结大,直径大于1.5 cm。上述标准强调发热是必备条件,并强调需排除其他疾病后方可诊断,如病毒感染、溶血性链球菌感染、葡萄球菌感染(中毒性休克综合征)和耶尔森菌感染。

日本2002年修订的第5版诊断标准:下述主征5项以上可诊断;4项加冠状动脉瘤或扩张;除外其他疾病。① 发热5天或5天以上。② 双侧结膜充血(无渗出物)。③ 唇及口腔所见:口唇绛红、皲裂、杨梅舌、弥散性充血。④ 皮肤改变:多形性红斑、皮疹。⑤ 急性期手掌、足底及指(趾)端潮红、硬肿,恢复期指趾端甲床及皮肤移行处膜样脱皮。⑥ 非化脓性淋巴结大,常为单侧,直径大于 1.5 cm。

不完全性川崎病的诊断标准(2004 年):① 不明原因发热 5 天以上,伴其他诊断标准 5 项中的 2 项或 3 项。② 婴儿(>6 个月)除发热,仅有其他标准中的 1 项或 2 项者,应该进行心脏彩超检查及评价红细胞沉降率及 C-反应蛋白。

冠状动脉扩张的超声心动图诊断标准:5 岁以下冠状动脉内径>3.0 mm;5 岁以上冠状动脉内径>4.0 mm;冠状动脉某一节段的内径超过相邻节段的内径的 1.5 倍;冠状动脉内径(CA)/主动脉根部内径(AO)比值>0.3。轻度扩张,内径≤4.0 mm;中度扩张,内径达 4.0~7.0 mm;重度扩张,内径≥8.0 mm。

三、误诊文献研究

1. 文献来源及误诊率　2004—2013 年发表在中文医学期刊并经遴选纳入误诊疾病数据库的川崎病误诊文献共 166 篇,累计误诊病例 2 355 例。58 篇文献可计算误诊率,误诊率 43.01%。

2. 误诊范围　本次纳入的 2 355 例川崎病患儿误诊疾病约 60 种 2 495 例次,涉及多个系统,尤以感染性疾病、呼吸系统疾病、耳鼻疾病为多,误诊疾病系统分布见图 18-16-1。误诊疾病居前三位的为上呼吸道感染、肺炎和猩红热。少见的误诊疾病有伤寒、斑疹伤寒、肾综合征出血热、沙门菌感染、细菌性痢疾、单纯疱疹、手足口病、多形红斑、中毒性红斑、过敏性皮炎、湿疹、脓疱疮、葡萄球菌性烫伤样皮肤综合征、面神经炎、颈部脓肿、

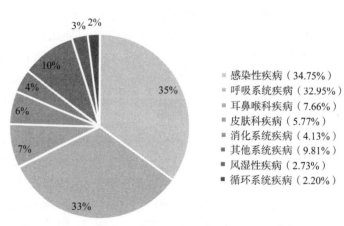

图 18-16-1　小儿川崎病误诊疾病系统分布图

图例:
- 感染性疾病(34.75%)
- 呼吸系统疾病(32.95%)
- 耳鼻喉科疾病(7.66%)
- 皮肤科疾病(5.77%)
- 消化系统疾病(4.13%)
- 其他系统疾病(9.81%)
- 风湿性疾病(2.73%)
- 循环系统疾病(2.20%)

颌下肿物、颌下蜂窝织炎、亚急性甲状腺炎、阑尾炎、肠梗阻、肠套叠、急性溶血性贫血、白血病、血小板减少性紫癜、风湿性心脏病、先天性心脏病、关节炎、外阴炎、睾丸炎等。另有 92 例仅作出发热待查诊断。主要误诊疾病见表 18-16-1。

表 18-16-1　小儿川崎病主要误诊疾病

误诊疾病	误诊例次	百分比(%)	误诊疾病	误诊例次	百分比(%)
上呼吸道感染	466	18.68	传染性单核细胞增多症	62	2.48
肺炎	300	12.02	支气管炎	56	2.24
猩红热	247	9.90	心肌炎	53	2.12
淋巴结炎	241	9.66	中枢神经系统感染	46	1.84
败血症	190	7.62	口腔炎	38	1.52
咽结膜热	105	4.21	幼年特发性关节炎	32	1.28
胃肠炎	92	3.69	肝炎	27	1.08
药疹	90	3.61	结膜炎	26	1.04
扁桃体炎	69	2.77	泌尿道感染	19	0.76
麻疹	63	2.53	风湿热	18	0.72

续表

误诊疾病	误诊例次	百分比(%)	误诊疾病	误诊例次	百分比(%)
类风湿性关节炎	18	0.72	肾炎	10	0.40
咽炎	17	0.68	幼儿急疹	10	0.40
荨麻疹	15	0.60	腮腺炎	8	0.32
风疹	14	0.56	胆囊炎	5	0.20
EB病毒感染	12	0.48			

3. 医院级别　本次纳入统计的 2 355 例川崎病误诊 2 495 例次,其中误诊发生在三级医院 1 340 例次(53.70%),二级医院 1 146 例次(45.93%),一级医院 7 例次(0.28%),其他医疗机构 2 例次(0.08%)。

4. 确诊方法　本组 2 328 例(98.85%)经症状体征及辅助检查确诊,26 例(1.10%)临床试验性治疗后确诊,1 例经尸体解剖确诊。

5. 误诊后果　本次纳入的 2 355 例川崎病误诊患儿中,2 345 例文献描述了误诊与疾病转归的关联,10 例预后与误诊关联不明确。按照误诊数据库对误诊后果的分级评价标准,可统计误诊后果的病例中,98.93%(2 320/2 345)的患儿为Ⅲ级后果,均为发生误诊误治未造成不良后果者;0.94%(22/2 345)的患儿为Ⅱ级后果,其中 21 例因误诊误治导致病情迁延或不良后果,1 例因误诊导致手术扩大化;0.13%(3/2 345)的患儿为Ⅰ级后果,因误诊导致死亡。

四、误诊原因分析

依据本次纳入研究的 166 篇文献提供的川崎病误诊原因出现的频次,经统计归纳为 8 项。前三位原因依次为经验不足而缺乏对该病的认识、缺乏特异性症状体征、问诊及体格检查不细致。见表 18 - 16 - 2。

表 18 - 16 - 2　小儿川崎病误诊原因

误诊原因	频　次	百分率(%)	误诊原因	频　次	百分率(%)
经验不足,缺乏对该病的认识	138	83.13	未选择特异性检查项目	22	13.25
缺乏特异性症状、体征	93	56.02	药物作用的影响	19	11.45
问诊及体格检查不细致	70	42.17	医院缺乏特异性检查设备	7	4.22
诊断思维方法有误	44	26.51	过分依赖或迷信辅助检查结果	4	2.41

1. 经验不足,缺乏对该病的认识　临床医师对本病认识不足,尤其是年轻医生,缺乏对该病的认识,一旦发现持续高热,血象高及明显的呼吸道表现易考虑败血症、呼吸道感染等。对川崎病患儿病史询问不详细,查体不全面、不仔细,过分强调某一种临床表现或某项辅助检查而忽视了有意义的阳性体征。又因本病临床表现复杂多样,某些体征往往为陆续出现,如皮疹时隐时现,结膜充血入院时可能已经消失等,更易造成误诊。

2. 缺乏特异性症状、体征　川崎病的诊断主要依靠临床表现,而出现的症状和体征也没有特异性,如果对本病临床知识了解较少,极易造成误诊。不完全性病例仅有川崎病诊断标准 6 项中 2 项或 3 项,更易误诊和漏诊,有的病例直至热退后,指(趾)端脱皮出现时才被诊断川崎病。在这之前,可误诊为多种疾病,例如:只有发热、结膜充血和咽部充血而诊为咽结合膜热或上呼吸道感染;发热伴淋巴结肿大而诊为淋巴结炎,有心肌酶增高及心电图异常而诊为心肌炎等。如以少见症状为突出表现,则更易误诊;如有文献报道有以发热、腹胀、黄疸、肝脾肿大为首发表现,或以肺炎、肝功能损害、麻痹性肠梗阻等为突出改变,也有的在病程中出现尿少、水肿、高血压、血尿、蛋白尿等肾小球肾炎的改变,还有在发热早期除发热外仅有阴囊红肿或出现关节肿痛等,此外还有发生胆囊积液、无菌性脑膜炎的表现,心血管系统除冠状动脉受累外,也可出现心肌炎、心包炎、心内膜炎等改变,严重者发生充血性心力衰竭、心源性休克、心律失常。

3. 问诊及体格检查不细致　询问病史不够仔细,也是造成本病误诊的原因之一。对于发热时间较长的患儿,没有询问传染病接触史、发热特点、发热时的各种伴随症状、抗感染治疗的效果及是否曾有过皮疹、结膜充血等;对于结膜充血患儿,未询问眼分泌物情况。部分医生容易根据主诉侧重某一系统的检查,忽视全面查体。如以寒战、高热、腹痛起病者,医生只侧重腹部体征而忽视口唇、指端等检查,直到恢复期指端脱皮,才诊断本病。随着不完全川崎病发病率增多,重视以下体征有助于不完全川崎病的早期诊断:① 卡介苗接种处再现斑(8 个月内);② 早期肛周潮红脱屑;③ 阴囊潮红。

4. 诊断思维方法有误　长时间发热往往使医生首先想到感染,加上川崎病患儿末梢血白细胞和 C-反应蛋白值明显增高,查体有咽峡炎表现,更易使临床医生考虑细菌感染,频繁更换抗生素也难以使体温下降。片面抓住某一个症状或实验室检查更容易作出片面的诊断。年长儿出现猩红热样皮疹,同时有杨梅舌、白细胞升高易误诊为猩红热;高热伴咳嗽,胸片支原体抗体阳性,易误诊为支原体肺炎;出现各系统损害症状,医生处于惯性思维,常倾向于常见的感染性疾病,如上呼吸道感染、肺炎、支气管炎、脑炎等。

五、防范误诊措施

1. 增加对川崎病的认识　首先提高临床医生对川崎病的认识,5 岁以下儿童川崎病发病率为 80%～85%,对 5 岁以下发热患儿,特别是发热持续 5 天以上,抗生素治疗无效者,应考虑川崎病的可能,同时详细询问病史,进行全面的体格检查,避免漏掉一些川崎病的阳性体征。如临床出现一项典型川崎病症状或 2 或 3 项不典型的川崎病症状,而实验室检查符合川崎病的特点,应及时进行心脏彩超检查,同时动态监测,力争早期诊断,减少误诊漏诊。

2. 提高鉴别诊断能力　川崎病临床表现往往不具有特异性,对其临床体征进行鉴别,有助于川崎病的早期诊断。

(1) 发热:川崎病的突出症状是持续高热,对于持续高热患儿临床医师的惯性思维为感染,儿科医师经常在抗生素上做文章,以至于频繁更换抗生素也不能控制体温。因此,在诊断发热 5 d 以上的患儿时,不应简单考虑上呼吸道感染、肺炎、败血症、肺结核等感染性疾病,要仔细询问病史,做详细检查,进行必要的辅助检查以提高此病的诊断率。

(2) 眼结膜充血:眼结膜充血而无分泌物往往提示川崎病的诊断,结膜炎的结膜充血同时眼分泌物也增多,如入院查体无结膜充血,应详细询问入院前患儿眼结膜情况。

(3) 皮疹:川崎病的皮疹形态多种多样,有统计显示猩红热样皮疹占 25.04%、麻疹样皮疹占 21.51%、荨麻疹样皮疹占 15.38%,提示临床医生对发热伴多形性皮疹的患儿应高度警惕,要注意与猩红热、麻疹、荨麻疹、药物疹、败血症等出疹性疾病相鉴别。小儿川崎病易误诊为败血症,此类患儿如存在持续高热、皮疹,辅助检查示白细胞计数增高、C-反应蛋白增高、血沉增快,临床较易误诊;败血症患儿常有感染中毒症状,可有末梢循环不良、皮肤瘀点或瘀斑,血培养可呈阳性,抗生素治疗有效等均可据以鉴别。麻疹患儿常有接触史,或无疫苗接种史,呼吸道卡他症状更明显,早期颊黏膜可见麻疹黏膜斑,其皮疹消退期易留有色素沉着等均可鉴别。荨麻疹患儿无感染中毒症状,皮疹痒感明显,皮疹的消长与发热无密切相关性,H_1 受体阻断剂治疗有效等均可予以鉴别。药疹常有明确用药史,持续高热不多见,感染中毒症状也不明显,停药后皮疹逐渐消退。如患儿发热伴猩红热样皮疹,末梢血白细胞计数显著升高,又因杨梅舌、咽峡炎的存在,早期较易误诊为猩红热,有无川崎病其他临床特点可据以鉴别。

（4）注意早期皮肤黏膜的改变：对于长时间发热患儿,全面查体,注意皮肤黏膜局部某些变化可提高早期诊断率。例如2岁以下男婴阴囊潮红、水肿、脱皮也具早期临床意义。卡介苗接种处红斑硬结在病程早期即可出现,可作为早期诊断依据之一。肛周潮红脱皮也是早期诊断重要线索并具特异性。

（5）及时进行辅助检查：川崎病的诊断主要依赖临床表现,而临床表现又无特异性,这就需要一些检查手段,综合分析方可减少误诊和漏诊。目前已知川崎病实验室检验指标往往有异常,如血沉增快、白细胞增高、血小板计数增加、C反应蛋白增高,及时进行这些辅助检查项目,对于诊断、减少漏诊有益。心脏彩超是早期诊断本病有效的无创性检查方法,最早可在发热的3d可检测出冠脉扩张。

3. 提高不完全川崎病的早期诊断能力　严格依照美国儿科学会及美国心脏协会2004年制定的不完全川崎病诊断程序进行诊断,可最大限度避免不完全川崎病的误诊或漏诊：① 如遇患儿发热≥5d,存在眼结膜炎、口腔黏膜改变、皮疹、肢端改变、颈淋巴结增大这些临床特征中的2项或3项,要进一步评价患儿临床特征是否符合川崎病。② 如患儿临床特征符合川崎病,并除外渗出性结膜炎、渗出性咽炎、散发性口腔疾病、大疱性或囊性皮肤病等非特异性淋巴结病等疾病,需进一步评价患儿实验室指标。③ 若患儿C-反应蛋白＜30 mg/L,红细胞沉降率＜40 mm/h,要继续观察患儿是否继续发热或指、趾端开始脱皮,评价其临床特征是否符合川崎病,并行心脏超声心动图检查。④ 若患儿C-反应蛋白≥30 mg/L或红细胞沉降率≥40 mm/h,应进一步观察患儿其他实验室指标,包括血白蛋白≤30 g/L、贫血、ALT升高、病程7d后血小板计数≥450×10^9/L、外周血白细胞≥15.0×10^9/L及尿白细胞≥10/HP,如符合上述实验室指标中3项或以上就可初步确诊患儿为不完全性川崎病;若仅有少于3项指标符合上述标准,应及时行超声心动图检查,如发现阳性情况,可确诊为不完全性川崎病。

（陈宝昌）

第十七节　幼年特发性关节炎

一、概述

1. 病因及分类　幼年特发性关节炎(juvenile idiopathic arthritis, JIA)是儿童时期常见的结缔组织病,以慢性关节炎为主要特征,并伴有全身多系统受累,也是造成小儿致残和失明的首要原因。病因至今尚不明确,可能不是一个单独的疾病,而是不同病因所引起的综合征。一般认为本病的病因可能与以下两个因素有关,即免疫遗传的易感性和外源性,推测为环境因素的激发所引起。有报道JIA是一种异质性疾病,其起病方式、病程和转归各不相同,推测病因也不相同。可表现为单次发病,2～4年病情缓解,也可表现为反复发作。JIA的分类(ILAR,2001)如下：全身型、多关节炎型(RF阴性)、多关节炎型(RF阳性)、少关节炎型(持续型、扩张型)、银屑病性关节炎、与附着点炎症相关的关节炎、其他关节炎。激发JIA的因素为感染、免疫调节异常和遗传。

2. 发病机制及临床表现　本病的发病机制可能为：在感染及环境因素影响下,易感个体出现体液免疫和细胞免疫异常,如高丙种球蛋白血症、补体活化以及自身抗体形成。自身抗体与自身抗原形成免疫复合物沉积于组织而出现病理改变,如滑膜增殖和软骨破坏等。关节病变以慢性非化脓性滑膜炎为特征。可引起关节积液,也可引起关节强直、畸形或脱位。很少发生关节破坏,受累关节附近可发生腱鞘炎、肌炎、骨质疏松和骨膜炎。胸膜、心包膜和腹膜呈非特异性纤维素性浆膜炎。常表现为发热、皮疹、关节症状、肝脾淋巴结肿大、胸膜炎、心包炎及神经系统受累症状。在活动期血常规可见中度贫血,白细胞总数显著升高,红细胞沉降率明显增快,C反应蛋白明显升高。血清免疫球蛋白最高。类风湿因子阳性率低,仅见于年龄较大、起病较晚、多关节受累并有骨质破坏的患儿。该病易在关节炎5~7年后出现虹膜睫状体炎,且多隐匿或完全无症状,因此,对这些患儿应定期进行裂隙灯检查。发病后6个月内持续存在全身症状,血小板增多和累及髋关节的多关节炎,全身型JIA预后差,多数患儿长期存在功能残疾。

二、诊断标准

JIA的诊断主要依据临床表现,凡全身症状或关节病变持续6周以上,能排除其他疾病者,可考虑本病美国风湿病学会1989年修订的诊断标准:① 发病年龄在16岁以下。② 1个或几个关节发炎,表现为关节肿胀或积液以及具备下列2种以上体征,如关节活动受限、活动时疼痛或触痛及关节局部温度升高。③ 病程在6周以上。④ 根据起病最初6个月的临床表现确定临床类型。多关节型:受累关节5个或5个以上;少关节型:受累关节4个或4个以下;全身型:间歇发热,类风湿皮疹、关节炎、肝脾及淋巴结肿大和浆膜炎。⑤ 除外其他疾病。

三、误诊文献研究

1. 文献来源及误诊率　2004—2013年发表在中文医学期刊并经遴选纳入误诊疾病数据库的JIA误诊文献共16篇,累计误诊病例152例。5篇文献可计算误诊率,误诊率33.88%。

2. 误诊范围　152例JIA被误诊为24种疾病157例次,误诊范围涉及多系统,其中误诊例次居前三位的疾病是败血症、结核病、风湿热。少见的误诊疾病有朗格汉斯细胞组织细胞增生症、淋巴结炎、组织细胞增生性坏死性淋巴结炎、贫血、化脓性脑膜炎、肌营养不良、细菌性痢疾、急性阑尾炎、过敏性紫癜等。主要误诊疾病见表18-17-1。

表18-17-1　幼年特发性关节炎主要误诊疾病

误诊疾病	误诊例次	百分比(%)	误诊疾病	误诊例次	百分比(%)
败血症	39	24.84	强直性脊柱炎	3	1.91
结核病	28	17.83	伤寒	3	1.91
风湿热	21	13.38	上呼吸道感染	2	1.27
化脓性关节炎	17	10.83	风湿性关节炎	2	1.27
白血病	9	5.73	传染性单核细胞增多症	2	1.27
结核性风湿症	7	4.46	创伤性关节炎	2	1.27
系统性红斑狼疮	6	3.82	肺炎	2	1.27
川崎病	4	2.55			

3. 确诊手段　本次纳入分析的152例JIA均依据临床症状、体征及辅助检查确诊。

4. 误诊后果　本次纳入分析的152例JIA误诊病例中,149例文献描述了误诊与疾病转归的关联,3例预后与误诊关联不明确。按照误诊数据库对误诊后果的分级评价标准,造成Ⅲ级后果的148例(99.33%),均为发生误诊误治但未造成不良后果;Ⅱ级后果1例(0.67%),为误诊导致手术扩大化。

四、误诊原因分析

根据 16 篇误诊文献分析的误诊原因,经计算机统计归纳为 6 项,以经验不足而缺乏对该病的认识为首要原因,见表 18 - 17 - 2。

表 18 - 17 - 2　幼年特发性关节炎误诊原因

误诊原因	频　次	百分率(%)	误诊原因	频　次	百分率(%)
经验不足,缺乏对该病的认识	13	81.25	诊断思维方法有误	5	31.25
缺乏特异性症状、体征	7	43.75	未选择特异性检查项目	2	12.50
问诊及体格检查不细致	5	31.25	过分依赖或迷信辅助检查结果	1	6.25

1. 经验不足,缺乏对该病的认识　　本次统计 16 篇文献,其中 12 篇提到经治医生经验不足,缺乏临床经验和对该病的认识,不能及时识别该病而导致误诊。JIA 以慢性关节滑膜炎为其主要特征,可伴全身多脏器功能损害,由于 JIA 临床表现多变,医生缺乏认识,尤其是全身型 JIA 常易导致误诊。该型患儿发热时间长,实验室指标常提示严重感染,很易误诊为败血症。发热、皮疹、肝脾淋巴结肿大易与川崎病混淆。关节炎型 JIA 易误诊为化脓性关节炎、结核性关节炎。

2. 缺乏特异性症状、体征　　本次统计 16 篇文献中有 6 篇提到该病缺乏特异性的症状和体征而导致误诊。全身型 JIA 临床表现为多器官改变,并且无特征性,临床诊断较为困难,且长期发热及全身多系统受累在风湿热、川崎病、系统性红斑狼疮等免疫性疾病中也可出现,容易产生误诊。在基层医院有时为了控制体温,常在抗感染的同时加用激素,可使类风湿病病情得以缓解,使临床表现更为复杂,表现不典型,增加了诊断难度。因此对发热待查的患儿不可滥用激素,而应做相关检查,全面分析,鉴别诊断,提高对全身型 JIA 的认识,使该病得到及时诊断和治疗。

3. 过分依赖或迷信辅助检查结果　　本次资料中有 6 篇提到因过分依赖或迷信辅助检查结果而导致误诊。如 1 例不规则发热患者,胸片示肺部有阴影,结核菌素试验阳性,而误诊为肺结核,直到该患者经抗结核治疗体温不退,肺部阴影不消才考虑本病。有些医生对某些实验室检查结果认识不足,容易导致诊断带有主观性,引起误诊。如抗核抗体阳性和抗链"O"增高只能分别提示有系统性红斑狼疮和风湿热的可能,并不能确诊本病。

4. 问诊和体格检查不细致　　16 篇文献中,有 4 篇提到该原因引起的误诊。该病病初表现为发热,因发热病程短,关节症状等尚未出现或不典型,未引起重视,医生未进行全面问诊和体格检查,仅依据实验室指标提示感染,而误诊为感染性疾病,进行常规抗感染治疗,当常规治疗无效时,才再次复查实验室指标,结合患儿全身其他表现依次出现及用药后的反应,再次全面细致查体,进一步扩大检查范围,拓展诊断视野,才明确诊断。

5. 诊断思维方法有误　　本次 16 篇文献中,有 4 篇提到诊断思维方法有错误而导致误诊。在诊治过程中,局限于眼前诊断,忽略了鉴别诊断和排他诊断,也易导致误诊。在诊断后的治疗过程中,仅停留在原诊断,忽略鉴别诊断,未动态观察,当出现与原诊断不一致表现、治疗效果不佳等情况时,也未重新考虑,再次详尽查体,进一步扩大实验室等检查手段,尽早明确诊断。有的医生诊断思路狭窄,对本病的鉴别诊断掌握得不全面,如仅凭腹痛、皮疹、膝关节疼痛及血小板正常而被误诊为过敏性紫癜复合型,只考虑到常见病,而忽略了与本病的鉴别。

6. 医院缺乏特异性检查设备　　1 篇文献提到有些基层单位,因缺乏特异性检查设备而误诊。该病比较复杂,临床表现多样,需要检查的项目很多,而有的医院缺乏大型设备,或实验室技术不过关,导致误诊。

五、防范误诊措施

1. 详尽采集病史和查体 该病缺乏特异性,一定要全面细致地查体,详细询问病史及用药史,追问用药效果,注意鉴别诊断有关的阳性体征,对于无法解释的发热,一定要认真仔细查体,要按照从头至脚、由上到下、由浅入深的顺序,不要遗漏,尤其注意有无肝脾淋巴结肿大表现,有无胸腔、心包积液等表现。此外要仔细询问家族史,有无传染病等的接触史,时刻警惕本病的可能。

2. 选择恰当的辅助检查手段 本病在活动期,特别是全身型,可出现中度正细胞性贫血;白细胞显著升高,伴有核左移。疾病活动期,特别是病情加重者,可伴有血小板升高,还可出现红细胞沉降率加快,C反应蛋白明显升高,免疫球蛋白升高,特别是高丙种球蛋白血症;隐匿性类风湿因子效价与疾病活动程度呈正相关;本病抗核抗体阳性率在40%左右,多见于少关节型伴有慢性虹膜睫状体炎的患儿;还可出现抗T细胞抗体和抗心磷脂抗体;关节滑膜液中CD4/CD8比例降低;关节滑膜检查,白细胞升高,以中性多核为主,蛋白升高,糖降低,补体正常或降低;多关节炎型可有关节附近软组织肿胀、骨质稀疏和骨膜炎,可出现骨骼生长停滞和骨骼生长加快,后期出现关节面破坏和软骨间隙破坏。寰椎、枢椎半脱位是颈椎最有特征性的改变。本病无特异性诊断指标,小儿以全身症状为主,关节症状相对较轻,实验室指标高低不等,尤其是RF阳性率不高,其诊断意义尚需进一步观察。相关报道认为hidden-RF可在60%以上的伴有血清阴性的JIA患儿体内检出,且与疾病活动性相关,对JIA患儿进行hidden-RF检测比测定RF更有临床实用意义。有资料显示,血清铁蛋白对诊断全身型JIA具有重要临床意义,亦可作为监测全身型JIA患儿病情活动度及指导治疗的指标。

3. 提高对该病的认识 该病在发病初期一般容易误诊为一般感染性发热,常规进行抗感染治疗,当治疗效果不佳,才逐渐拓展诊断视野,明确诊断。因此,应加强临床医生培训学习,在工作中要拓宽诊断思路,提高自身水平,增强对该病的认识。该病具有以下的特点:① 长期反复发热,以弛张热为主,发热与实验室资料酷似败血症的特点,但又无明显化脓感染灶,中毒症状轻微,一般情况好,血培养阴性,抗生素治疗无效,结合皮疹特点,血清球蛋白升高应考虑本病。② 关节症状往往在发热后较长时间出现,可累及大小关节,发热时关节疼痛明显。如果长期发热,关节疼痛,ASO升高,类似风湿热表现,关节疼痛无明显游走性,皮疹且时隐时退,与发热呈平行关系,但无心包和心肌炎的症状,无心脏持续性杂音应想到本病。③ 不规则发热,胸片示肺部阴影,结核菌素试验阳性,容易误诊为肺结核,但本病患者无结核接触史,抗结核治疗体温不退或肺部阴影不消者也应考虑本病。

综上,遇到以下几点需要考虑该病:不明原因发热超过2周,发热一般为弛张热,午后或傍晚发热明显,发热后逐渐出现关节肿胀、疼痛,甚至关节发热;实验室检查白细胞升高而无明显感染体征;C反应蛋白明显升高;血清铁蛋白可升高;红细胞沉降率快;血培养无致病菌生长;抗生素治疗无效等。对不典型症状,就要全面综合分析,详细询问病史,对患者要有高度的责任心,密切观察病情变化,必要时要请相关科室会诊,以降低本病的误诊率。

(国献素 刘 芳)

第十八节　小儿组织细胞增生性坏死性淋巴结炎

一、概述

1. **发病特点**　组织细胞增生性坏死性淋巴结炎(histiocytic necrotizing lymphadenitis，HNL)又称为亚急性坏死性淋巴结炎(subacute necrotizing lymphadenitis，SNL)。最早由日本的 Kikuchi 和 Fujimoto 报道,故又名 Kikuchi 病或 Kikuchi-Fujimoto 病,是一种非肿瘤性淋巴结肿大性疾病,属淋巴结反应性增生性病变。本病在日本报道很多,我国发病率约为 75/10 万,好发于学龄期年长儿童,男性较多见,成人报道中多见于女性不一样。因该病并不多见、临床表现也缺乏特异性,临床医师对其认识不足,容易误诊。

2. **发病机制**　HNL 的病因及发病机制至今尚未完全清楚。近年来大量研究对病毒感染与本病的联系存在分歧。有研究表明 HNL 与 EB 病毒、人类单纯疱疹病毒 6 和 8、微小病毒 B19、巨细胞病毒、风疹病毒、副流感病毒、弓形体以及细菌(布鲁杆菌、耶尔森菌)感染等相关。但也有报道认为其发病与病毒感染无关,Huh 等对 12 例 HNL 患者的淋巴结进行了疱疹病毒 DNA 检测,未发现病毒的基因,因此认为没有证据证明这些病原体在 HNL 的发病中起了作用。有学者对 28 例 HNL 研究发现半数以上有 CD4/CD8 降低及 IgG 改变,提示 HNL 患儿存在免疫功能失调,因而提出 HNL 是感染后由于免疫功能紊乱而发生的自身免疫性疾病或变态反应性疾病样改变。HNL 常见于东方人,而西方人的发病率较低,许多学者进一步对人的主要组织相容性复合体基因型进行研究,结果显示 HNL 患者某些等位基因出现频率高于正常对照组。还有研究证实,在 HNL 病灶中同时存在细胞凋亡和增生,几乎所有凋亡相关基因的表达均上调,而凋亡抑制基因均下调,细胞循环相关基因上调。基本病理改变为淋巴细胞变性、坏死、部分细胞母细胞化、组织细胞增生,而无中性粒细胞浸润,与一般组织坏死不同。

3. **临床表现**　本病以冬春及初夏季节发病较多,多为学龄期年长儿童,男性多见,与文献报道结果一致。临床上呈急性或亚急性经过,多数病例病前有过病毒感染,如有咽峡炎、腮腺炎、咽结合膜热等病史。概括 HNL 的临床表现有以下特点:① 绝大多数患儿有发热,体温 39℃ 左右,热型多不规则。② 淋巴结肿大,以单侧颈部淋巴结为主,亦可累及腋下、锁骨上、肺门、腹股沟等部位,数目有几个到十几个不等,质软、活动,无粘连、融合、局部皮肤潮红及灼热感,多有轻中度压痛。淋巴结的肿大程度常随发热高低而增大或缩小。这与淋巴瘤和恶性组织细胞病等血液系统恶性肿瘤的淋巴结肿大、质地韧或较硬,进行性增大而无压痛的特点不同。③ 部分患儿出现肝脾大及一过性皮疹,纳差、乏力、消瘦、关节肿痛等情况也较常见。④ 外周血白细胞数减少,常少于 $4 \times 10^9/L$,分类多以淋巴细胞为主。⑤ 红细胞沉降率增快、乳酸脱氢酶(LDH)升高。⑥ 抗生素治疗无效,糖皮质激素治疗有效。⑦ 诊断主要依靠淋巴结病理检查确诊,其特点为广泛性凝固性坏死伴有组织细胞反应性增生。根据上述①～⑥临床特点,可做出初步诊断,再结合第⑦条淋巴结病理学检查结果可明确诊断。由于 HNL 在临床和病理上极易误诊,误诊率可高达 30%～80%。

4. **治疗原则**　因本病可自然缓解,与治疗无关,因此不需要特殊的治疗,但发热、淋巴结疼痛时对症治疗是必要的。用抗生素通常无效。症状显著、病情较重、有并发症时可应用糖皮质激素,可较快缓解症状,缩短病程,但不能防止复发。常用泼尼松口服,还可应用转移因子、干扰素皮下注射;无明显症状者可不治疗。

虽说 HNL 是一种良性、自限性、预后良好的疾病,但有 5% 的患者可在数月或数年后复发,个别病例可发生多脏器官损害,甚至可引起类似于重型传染性单核细胞增多症所致的嗜血细胞综合征,还有报道 HNL 患儿在发病 1 个月至 5 年后发展为系统性红斑狼疮(SLE),故应尽早治疗及长期随访。

二、诊断标准

目前国内尚缺乏统一的诊断标准。主要表现:轻度痛性淋巴结肿大,以颈、腋部淋巴结为主;发热,抗生素治疗无效,而对糖皮质激素敏感;一过性白细胞减少,尤其是有粒细胞减少。次要表现:红细胞沉降率增快;一过性肝脾肿大;皮疹;难以用其他疾患解释的多脏器损害。结合该病诊断的"金标准"组织病理学活检可确诊,病理组织学特点主要有:广泛的或灶性凝固性坏死;伴有组织细胞增生;有吞噬现象;无中性粒细胞浸润。

三、误诊文献研究

1. 文献来源及误诊率　2004—2013 年发表在中文医学期刊并经遴选纳入误诊疾病数据库的小儿 HNL 误诊文献共 12 篇,累计误诊病例 113 例。7 篇文献可计算误诊率,误诊率 65.71%。

2. 误诊范围　本次纳入分析的 113 例小儿 HNL 误诊为 20 种疾病 128 例次,居前三位的误诊疾病为淋巴结炎、淋巴瘤、传染性单核细胞增多症等,少见的误诊疾病有支气管炎、川崎病、急性出血性坏死性肠炎、肠结核、Crohn 病、Still 病、类风湿性关节炎、血管免疫母细胞性淋巴结病、粒细胞减少、药物热等。主要误诊疾病见表 18-18-1。

表 18-18-1　小儿组织细胞增生性坏死性淋巴结炎主要误诊疾病

误诊疾病	误诊例次	百分比(%)	误诊疾病	误诊例次	百分比(%)
淋巴结炎	25	19.53	败血症	3	2.34
淋巴瘤	21	16.41	扁桃体炎	2	1.56
传染性单核细胞增多症	21	16.41	系统性红斑狼疮	2	1.56
上呼吸道感染	21	16.41	伤寒	2	1.56
淋巴结结核	19	14.84	幼年特发性关节炎	2	1.56

3. 确诊方法　本次纳入分析的 113 例小儿 HNL 均经病理检查确诊,其中经手术病理检查 22 例(19.47%),经皮穿刺活检 91 例(80.53%)。

4. 误诊后果　本次纳入分析的 113 例小儿 HNL,失访 2 例,111 例文献描述了误诊与疾病转归的关联。按照误诊数据库对误诊后果的分级评价标准,111 例均为Ⅲ级后果,均为发生误诊误治但未造成不良后果。

四、误诊原因分析

依据本次纳入研究的 12 篇文献提供的小儿 HNL 误诊原因,经统计归纳为 8 项。其中经验不足而缺乏对该病的认识、未选择特异性检查项目主要误诊原因,见表 18-18-2。

表 18-18-2　小儿组织细胞增生性坏死性淋巴结炎误诊原因

误诊原因	频次	百分率(%)	误诊原因	频次	百分率(%)
经验不足,缺乏对该病的认识	10	83.33	缺乏特异性症状、体征	3	25.00
未选择特异性检查项目	7	58.33	诊断思维方法有误	3	25.00
问诊及体格检查不细致	4	33.33	病理诊断错误	1	8.33
病人或家属不配合检查	3	25.00	过分依赖或迷信辅助检查结果	1	8.33

1. 经验不足且对本病缺乏认识　HNL 为临床少见病,部分医生没有见过,以致临床医师不认识本病,遇到本病时警惕性不高,对发热伴淋巴结肿大、外周血白细胞减少者,一般不会首先考虑到该病。

2. 未及时选择特异性检查项目　淋巴结病理学检查是本病的确诊依据。查体不全面或不细致,忽略或遗漏了淋巴结的检查,尤其在淋巴结肿大不明显时,没有发现肿大的淋巴结而及时选择淋巴结病理学检查。此外淋巴结活检为有创性检查,家属不易配合,医生对活检亦不重视,很多病例未能及时做该项检查,造成误诊。

3. 临床表现缺乏特异性或不典型　该病为全身性疾病,临床表现复杂,病程短,虽然临床表现有发热、淋巴结肿大、白细胞减少等特点,但非特异性;临床表现多种多样,可出现皮疹、肝脾肿大、血沉增快、外周血有异常淋巴细胞、转氨酶升高、心肌酶增高、OT 试验阳性等,与许多疾病如淋巴结炎、淋巴结核、传染性单核细胞增多症、川崎病、淋巴瘤、恶性组织细胞病等疾病的临床表现有交叉重叠;还有的病例因不合理应用糖皮质激素,致临床表现不典型;如果临床医师思路狭窄,缺乏全面综合分析能力,不掌握这些有相似或相近表现的疾病的本质、鉴别要点、确诊依据,很容易发生误诊。

4. 病理诊断错误及过分依赖或迷信辅助检查　本病组织学形态复杂,部分低年资、经验少的病理医生对 HNL 的病理特点缺乏认识,出具报告时可能误报为淋巴结结核、淋巴瘤等疾病。淋巴结穿刺活组织病理检查有一定的局限性,有时不能反映疾病的本质,容易造成结果误报,因此应该通过手术获取肿大的淋巴结进行病理学检查。如临床医生过分相信依赖医技结果,易致误诊发生。

五、防范误诊措施

1. 加深对 HNL 的学习与认识　从临床经验和误诊文献报道来看,HNL 误诊的主要原因是部分临床医生、病理科医生对此病认识不足,缺乏经验。因此,加强对 HNL 的学习,加深认识,掌握其临床特点、病理特征、诊断和鉴别诊断要点,是避免误诊和漏诊的重要前提。临床上,对有发热、淋巴结肿大、白细胞减少、抗生素治疗无效的患儿,在详细询问病史、全面细致查体、综合分析病情,排除其他疾病后应考虑 HNL 的可能,尽早做淋巴结病理学检查,明确诊断,减少误诊。

2. 注意与其他疾病的鉴别诊断　本病极易误诊为淋巴结炎、淋巴瘤、传染性单核细胞增多症、淋巴结核、恶性组织细胞病、川崎病、幼年类风湿关节炎(全身型)、SLE、药物性坏死性淋巴结炎、伤寒等,应注意鉴别,提高鉴别诊断能力。

(1) 急性淋巴结炎:急性淋巴结炎一般有感染灶、白细胞明显升高,局部可以有红肿热痛等炎性表现,对抗生素治疗敏感。而 HNL 白细胞减少、抗生素治疗无效,借此可鉴别。

(2) 非霍奇金淋巴瘤(NHL):NHL 是主要发生在淋巴组织和器官的造血系统恶性肿瘤。临床常以无痛性淋巴结肿大为主,淋巴结质地比较韧、饱满,晚期可融合。骨髓受累时可发生血细胞减少。病程呈进行性,一般无自限性。而 HNL 的淋巴结大多伴有轻度疼痛及压痛,肿大的程度较 NHL 为轻,质地比较软。淋巴结病理组织学改变:NHL 淋巴结正常结构被破坏,多数淋巴滤泡和淋巴窦消失,恶性增生的淋巴细胞形态呈异形性,多为单克隆性(T 细胞或 B 细胞)淋巴包膜及周围组织亦被侵犯,此与 HNL 不同。免疫组化:NHL 显示,恶性细胞表现为 T 细胞或 B 细胞标记的阳性细胞一种占绝对优势,而另一种仅少数散在分布,属反应性细胞成分,这与 HNL 的 T、B 细胞呈混合性增生而非单一性或单克隆增生明显不同。有无片状坏死也是区别 NHL 与 HNL 的一个重要病理学特征。依临床经过和病理学检查,二者不难鉴别。

(3) 传染性单核细胞增多症:与 HNL 临床表现有相似之处,但传染性单核细胞增多症有明显的咽炎、扁桃体炎表现,外周血白细胞总数正常或偏高,分类淋巴细胞高于 50% 或淋巴细胞总数 ≥ $5.0×10^9/L$;异型淋巴细胞 ≥ 10%。进一步检查嗜异性凝集试验、抗 EBV 抗体测定、EB 病毒 DNA 可明确与 HNL 区分。

(4) 淋巴结结核:当淋巴结结核患者出现发热、淋巴结肿大、白细胞减少等与 HNL 有相似表现时,易与 HNL 混淆。淋巴结结核多继发于肺结核,临床多伴有发热、消瘦、咳嗽、盗汗等结核中毒症状,且颈部的淋巴结多呈一组肿大,也可互相融合。OT 试验或 PPD 试验常呈(+),淋巴结病理检查有典型的结核结节,免疫组化提示 T、B 细胞混合性增生,组织细胞呈散在性分布与 HNL 呈大片状分布不同。在机体反应低下时,结核干酪灶周围往往缺乏结核性肉芽肿或仅有上皮样细胞围绕时,需与 HNL 仔细鉴别。HNL 坏死灶周围增生的小核裂样 T 细胞背景,灶内多残留有核碎片具有参考价值。

(5) 恶性组织细胞病:又简称恶组,为血液系统恶性肿瘤。有组织细胞及其前身细胞异常增生,主要累及淋巴和造血器官。临床有高热、进行性全身衰竭,肝、脾、淋巴结进行性肿大,还可出现黄疸、出血、皮疹、咯血、呼吸衰竭、浆膜腔积液(胸水、心包积液等),实验室检查全血细胞进行性减少,血涂片可发现异常的组织细胞或不典型的单核细胞;骨髓涂片有数量不等,形态不正常的组织细胞及多核巨组织细胞。而 HNL 为良性自限性疾病,全身衰竭及出血较少见,血象一般仅限于白细胞总数减少,伴有粒细胞减少,而无红系及血小板的异常。病理学方面:恶组为组织细胞恶性克隆性增生,而 HNL 为反应性增生。免疫组化:恶组受累组织检查 CD68 和 lysozyme,组织细胞呈散在或簇状分布,与 HNL 本病呈大片状分布在坏死区不同;恶组常伴染色体异常,如 1p11 易位 (1qter→1p11)、t(2:5)(p23;q35),尤其是 17p13 异常;而 HNL 很少有染色体改变。根据上述特点,可将二者鉴别。

(6) 川崎病:本病又称为皮肤黏膜淋巴结综合征,多见于学龄前儿童。表现为发热、多形性皮疹(但无水疱及结痂)、颈部非脓性淋巴结肿大、眼结膜充血、口腔黏膜弥漫性充血、杨梅舌、手足硬性水肿,恢复期有指(趾)末端膜状脱皮等,抗生素治疗无效,外周血白细胞计数升高、血小板增加、CRP 升高、红细胞沉降率显著增快,肝功能损害、转氨酶升高。心脏超声或冠脉造影可查出冠状动脉瘤或扩张。根据这些临床特点易与 HNL 鉴别。

(7) 幼年类风湿关节炎(全身型):本病有高热、淋巴结肿大、抗生素治疗无效、对糖皮质激素敏感,与 HNL 容易发生混淆。但本病常出现胸膜炎、心包炎、多发性关节炎、类白血病样反应,外周血白细胞总数和粒细胞百分比明显增高,有核左移和中毒颗粒。淋巴结活病理检查最终可鉴别。

(8) 系统性红斑狼疮(SLE):女性患者出现发热、皮疹、白细胞减少、淋巴结肿大、肝脾肿大、尿蛋白及抗核抗体阳性等极易误诊为 SLE。但 SLE 尚有其他典型特征,如光过敏、面颊蝶形、盘状红斑及关节炎等,HNL 一般不会出现。SLE 还有一些特异性免疫学检测的异常,如抗 dsDNA,抗 Sm 抗体、狼疮细胞(+)等。淋巴结病理检查有助于鉴别。SLE 淋巴结病理检查偶可见到坏死性淋巴结炎,但无大量组织细胞,可见到中性粒细胞浸润。而 HNL 一般无中性粒细胞浸润,但有大量的组织细胞增生并吞噬碎片。需注意 HNL 若伴有抗核抗体阳性,要警惕为 SLE 的早期表现。

(9) 药物性坏死性淋巴结炎:药物性坏死性淋巴结炎有明确的用药史,淋巴结病理检查提示结构似存在少量组织细胞且散在分布,易与 HNL 区别。

(10) 伤寒:伤寒有特殊中毒面容、相对缓脉、皮肤玫瑰疹,周围血白细胞总数低下,嗜酸性粒细胞消失,骨髓象中有伤寒细胞(戒指细胞),根据血培养、肥达试验可与 HNL 区别。

(张秋河　李　薇　刘　芳)

参考文献

[1] Akyar S,Özbek SS. Computed tomography findings in idiopathic pulmonary hemosiderosis[J]. Respiration, 1993,60(1):63 - 64.

[2] Ala A, Walter AP, Ashkan K, et al. Wilson's disease[J]. Lancet, 2007,369(9559):397 - 408.

[3] Bames M G, Grom A A, Thompson S D, et al. Subtype-specifie peripheral blood gene expression profiles in recent-onset juvenile idiopathic arthritis[J]. Arthritis Rheum, 2009,60(7):2102 - 2112.

[4] Beinhardt S, Leiss W, Stättermayer AF, et al. Long-term outcomes of patients with Wilson disease in a large Austrian cohort [J]. Clin Gastroenterol Hepatol, 2014,12(4):683 - 689.

[5] Ben Halima N, Karray A, Krichen A, et al. Inhaled cortieosteroids in idiopathic pulmonary hemosiderosis:2 cases[J]. Tunis Med, 2003,81(4):283 - 287.

[6] Boas M, Frederiksen H, Feldt-Rasmussen U,et al. Childhood exposure to phthalates:associations with thyroid function. Insulin-like growth facfor1 and frowth[J]. Environ health Perspect, 2010,118(10):1458 - 1464.

[7] Bolisetty S, Dhawan A, Abdel-Latif M, et al. Intraventricular hemorrhage and neurodevelopmental outcomes in extreme preterm infants[J]. Pediatrics, 2014,33(1):55 - 62.

[8] Calabrese F, Giacometti C, Rea F, et al. Recurrence of idiopathic pulmonary hemosiderosis in a young adult patient after bilateral single-lung transplantation[J]. Transplantation, 2002,74(11):1643 - 1645.

[9] Cassimos CD, Chryssanthopoulos C, Panagiotidou C. Epidemiologic observations in idiopathic pulmonary hemosiderosis[J]. J Pediatr, 1983,102(5):698 - 702.

[10] Chen CH, Yang HB, Chiang SR, et al. Idiopathic pulmonary hemosiderosis:Favorable response to corticosteroids[J]. J Chin Med Assoc, 2008,71(8):421 - 424.

[11] Chen SY, Kong MS. Gastrointestinal manifestations and complications of Henoch-schonlein purpura[J]. Chang Gung Med J, 2004,27(3):175 - 181.

[12] Dagan R. Use of pneumoeoeeal conjugate vaccine to decrease rates of bacterial meningitis[J]. Clin Infect Dis, 2008,46(11):16 - 73.

[13] Darghouth D, Hallgren KW, Shtofman RL, et al. Compound heterozygosity of novel missense mutations in the gamma-glutamyl-carboxylase gene causes hereditary combined vitamink-dependent coagulation factor deficiency[J]. Blood, 2006,108(6):1925 - 1931.

[14] Dokic M, Begovic V, Bojic I, et al. Kikuchi-Fujimoto disease[J]. Vojnosanit Pregl, 2003,60(5):625 - 630.

[15] Dorfman RF, Berry GJ. Kikuchi's histiocytic necrotizing lymphadenitis: An analysis of 108 cases with emphasis on differential diagnosis[J]. Semin Diagn Pathol, 1988,5(4):329 - 345.

[16] Dusek P, Litwin T, Czlonkowska A. Wilson disease and other neurodegenerations with metal accumulations[J]. Neurologic clinics, 2015,33(1):175 - 204.

[17] Feuchtbaum L, Carter J, Dowray S, et al. Birth prevalence of disorders detectable through newborn-screening by race ethnicity [J]. Genet Med, 2012,14(11):937 - 945.

[18] Ford G, LaFranchi SH. Screening for congenital hypothyroidism: a worldwide view of strategies [J]. Best PractRes Clin Endocrinol Metab, 2014,28(2):175 - 187.

[19] Global Strategy for Asthma Management and Prevention 2014(revision)[S/OL]. 201504. http://www.ginasthma. org/documents/4.

[20] Hall CB, Caserta MT, Schnabel KC, et al. Transplacental congenital human herpes virus 6 infection caused by maternal chromosomally integrated virus[J]. Journal of Infectious Diseas, 2010,201(4):505 - 507.

[21] Huh J, Chi HS, Kim SS, et al. A study of the viral etiology of histiocytic necrotizing lymphadenitis (Kikuchi-Fujimoto disease)[J]. J Korean Med Sci, 1998,13(1):27 - 30.

［22］Ijland MM，Pereira RR，Cornelissen EA. Incidence of late vitamin k deficiency bleeding in newborns in the Netherlands in 2005：evaluation of the current guideline［J］. Eur J Pediatr，2008，167（2）：165－169.

［23］Jonas L，Fulda G，Salameh T，et al. Electron microscopic detection of copper in the liver of two patients with morbus Wilson by EELS and EDX［J］. Ultrastruct Pathol，2001，25（2）：111－118.

［24］Kasahara Y，Yachie A. Cell type specific infection of Epstein-Barr Virus（EBV）in EBVassociated hemophagocytic lymphohistiocytosis and chronic active EBV infection［J］. Crit Rev Oncol Hematol，2002，44（3）：283－294.

［25］koybasi S，saydam L，gungen Y. Histiocytic necrotizing lymphadenitis of the neck［J］. Am J Otolaryngol，2003，24（5）：344－347.

［26］Kumagi T，Horllke N，Michitaka K，et al. Recent clinical features of Wilson Disease with hepatic presentation［J］. J Gastroenterol，2004，39（12）：1165－1169.

［27］Kuperman AA，Brenner B，Kenet G. Intraventricular hemorrhage in preterm infants and coagulation—ambivalentperspectives?［J］. Thromb Res，2013，131（Suppl 1）：S35－S38.

［28］Le Clainche L，Le Bourgeois M，Fauroux B，et al. Long term outcome of idiopathic pulmonary hemosiderosis in children［J］. Medicine（Baltimore），2000，79（5）：318－326.

［29］Margarit E，Bach V，Gómez D，et al. Mutation analysis of Wilson disease in the Spanish population-identification of a prevalent substitution and eight novel mutations in the ATP7B gene［J］. Clin Genet，2005，68（1）：61－68.

［30］Marinova M，Lutjohann D，Breuer O，et al. Vkorc1-dependent pharmacokinetics of intravenous and oral phylloquinone（vitamin k1）mixed micelles formulation［J］. Eur J Clin Pharmacol，2013，69（3）：467－475.

［31］McCrea HJ，Ment LR. The Diagnosis，Management and Postnatal Prevention of Intraventricular Hemorrhage in the Preterm Neonate［J］. Clin Perinatol，2008，35（4）：777－792.

［32］Modesto C，Woo P，Garcia-Consuegra J，et al. Systemic onset juvenile chronic arthritis，polyarticular pattern and hip involvement as markers for a bad prognosis［J］. Clin Exp Rheumatol，2001，19（2）：211－217.

［33］Nomum Y，Masuda K，Maeno N，et al. Serum levels of interleukin18 are elevated in the sub-acute phase of kawasaki syndrome［J］. Int Arch Allergy Immunol，2004，135（2）：161－165.

［34］Ohshima K，Karube K，Hamasaki M，et al. Apoptosis and cell cycle-associated gene expression profiling of histiocytic necrotizing lymphadenitis［J］. Eur J Haematol，2004，72（5）：322－329.

［35］Pereira SP，Shearer MJ，Williams R，et al. Intestinal absorption of mixed micellar phylloquinone（vitamin k1）is unreliable in infants with conjugated hyperbilirubinaemia：implications for oral prophylaxis of vitamin k deficiency bleeding［J］. Arch DisChild Fetal Neonatal Ed，2003，88（2）：113－118.

［36］Rose SR，Brown RS，Foley T，et al. Update of newborn screening and therapy for congenital hypothyroidism［J］. Pediatrics，2006，117（6）：2290－2303.

［37］Saeed MM，Woo MS，MacLaughlin EF，et al. Prognosis in pediatric idiopathic pulmonary hemosiderosis［J］. Chest，1999，116（3）：721－725.

［38］Scagni P，Peisinio MG，Bianchi M，et al. Kikuchi-Fujimoto disease is a rare cause of lmphadenopathy and fever of unknown origin in children：report of two cases and review of the literature［J］. J Pediatr Hematol Oncol，2005，27（6）：337－340.

［39］Schilsky ML. Wilson disease：new insights into pathogenesis，diagnosis，and future theraoy［J］. Current gastroenterology reports，2005，7（1）：26－31.

［40］Siennicka J，Trzcińska A. Laboratory diagnosis of Epstein-Barr virus infection［J］. Med Dosw Mikrobiol，2007，59（3）：259－266.

［41］Tanaka T，Ohamori M，Yasunaga S，et al. DNA typing of HLA class Ⅱ genes（HLADR，DQ and DP）in Japanese patients with histiocytic necrotizing lymphadenitis（Kiku-chi's disease）［J］. Tissue tigens，1999，54（3）：246－253.

[42] Thomas NH，Collins JE，Robo SA，et al. Mycoplasma pneumoniae infection and neurological disease[J]. Arch Dis Child，1993,69(5):573-576.

[43] Tsai HY，Chen YH，Liao CH，et al. Trends in the antimicrobial susceptibilities and serotypes of Streptococcus pneumoniae：results from the Tigecycline In Vitro Surveillance in Taiwan (TIST) study, 2006—2010[J]. Int J Antimicrob Agents，2013,42(4):312-316.

[44] Tsang WY，Chan JK，Ng CS. Kikuchis' lymphadenitis，A morphologic analysis of 75 cases with special reference to unusual features[J]. Am J Surg Pathol，1994,18(3):219-231.

[45] Visser DY，Jansen NJ，Ijland MM，et al. Intracranial bleeding due to vitamin k deficiency:advantages of using a pediatric intensive care registry[J]. Intens Care Med，2011,37(6):1014-1020.

[46] Wang D，Liu Y L，Lü XD，et al. Expression of fhrelin and insulinlike growth factor1 in immature piglet of chronic eyanotic congenital heart defects with deereased fulmonary blood flow[J]. Chin Med J (Engl)，2011,124(15):2354-2360.

[47] Yamanishi K，Okuno T，Shiraki K，et al. Identification of human herpes virus-6 as a causal agent for exanthem subitum[J]. Lancet，1988,8594(1):1065.

[48] Yan LX，Huang XF，Shao Q，et al. MicroRNA miR21 overexpression in human breast cancer is associated with advanced clinical stage，lymph node metastasis and patient poor prognosis[J]. RNA，2008,14(11):2348-2360.

[49] Yanagawa H，Nakamura Y，Yushiru M，et al. A nationwide incidence survey of Kawasaki disease in 1985—1986 in Japan[J]. Infect disease，1988,158(6):1296-1301.

[50] Yao TC，Hung IJ，Jaing TH，et al. Pitfalls in the diagnosis of idiopathic pulmonary hemosiderosis[J]. Arch Dis Child，2002,86(6):436-438.

[51] Yao TC，Hung IJ，Wong KS，et al. Idiopathic pulmonary haemosiderosis：an Oriental experience[J]. J Paediatr Child Health，2003,39(1):27-30.

[52] Zhang X，Wang L，Lu A，et al. Clinical study of 28 cases of Paediatric idiopathic pulmonary hemosiderosis[J]. J Trop Pediatr，2010,56(6):386-390.

[53] 白铁成,呼延青.腹型过敏性紫癜误诊为急腹症行手术二例[J].临床误诊误治,2001,14(3):216.

[54] 蔡栩栩,尚云晓.特发性肺含铁血黄素沉着症诊断和治疗进展[J].实用儿科临床杂志,2011,26(16):1231-1234.

[55] 陈惠文,钟薇,吴曙粤.小儿肺炎型哮喘46例误诊分析[J].临床误诊误治,2003,16(3):199.

[56] 陈克和,朱桂萍.小儿支气管异物2例误诊分析[J].临床误诊误治,2008,21(2):9596.

[57] 陈森,姜丽华,刘嫣,等.肝豆状核变性合并溶血性贫血11例临床分析[J].中国小儿血液与肿瘤杂志,2011,16(5):220-224.

[58] 陈新民.川崎病的诊断治疗现状[J].中华实用儿科临床杂志,2008,23(9):719-720.

[59] 陈学高.小儿肺炎支原体肺炎的诊治进展[J].临床肺科杂志,2011,16(8):1246-1247.

[60] 陈永兴,董增义,王娟,等.小儿亚急性坏死性淋巴结炎的病因及特征[J].齐鲁医学杂志,2007,22(4):364-366.

[61] 陈跃.幼儿急疹出现前囟隆起误诊为中枢神经系统感染[J].临床误诊误治,2007,20(7):82-83.

[62] 戴颖,何书,汪奇伟.小儿肺炎支原体感染肺外并发症临床特征(附521例分析)[J].临床误诊误治,2007.20(7):40-41.

[63] 党西强.肝豆状核变性的肾脏表现和治疗方法[J].临床肾脏病杂志,2012,12(11):491-493.

[64] 丁宗一,黎海芪,朱逞,等.儿童生长发育及其障碍[J].中国实用儿科杂志,2002,17(12):716-717.

[65] 董宗祈.特发性肺含铁血黄素沉着症[M]//吴梓梁.小儿内科学.郑州:郑州大学出版社,2003:17-26.

[66] 杜清勉,王树举,陈芳.肺炎支原体感染肺外并发症35例分析[J].中国感染控制杂志,2005,4(3):208-209.

[67] 段国威,李芳,王炜.不完全川崎病的临床诊断[J].河北医科大学学报,2008,29(4):601-602.

［68］段原辉,李升明.坏死性淋巴结炎误诊1例分析［J］.中国误诊学杂志,2006,6(13):2561-2562.

［69］葛伟.特发性肺含铁血黄素沉着症研究进展［J］.临床儿科杂志,2007,25(3):232-235.

［70］耿进妹,王琦.肝豆状核变性误诊为急性肾炎2例［J］.济宁医学院院报,1997(2):8.

［71］顾学范.先天性甲状腺功能减退症诊疗共识［J］.中华儿科杂志,2011,29(6):421-424.

［72］关飞,陈晓明,黄文涛.143例小儿急性肠套叠的诊治［J］.广东医学,1999,20(12):968.

［73］郭春来,李晓薇.新生儿惊厥42例临床分析及治疗［J］.中国医药导报,2007,4(11):48-49.

［74］郭江洪.晚发性维生素K缺乏性颅内出血56例临床分析［J］.中华神经医学杂志,2003,2(4):304-305.

［75］郭锐,徐金星,马斯风.抽动秽语综合征41例误诊分析［J］.中外健康文摘:医药月刊,2007,4(7):204-205.

［76］韩昌旭,姜丽丽.肝豆状核变性误诊为肝炎肝硬化11例临床分析［J］.山西医药杂志,2000,29(2):170.

［77］何芳,郭续文,李燕华,等.幼儿急疹误诊为急性粒细胞缺乏症1例［J］.西南军医,2008,10(4):96.

［78］何猛.儿童支气管异物32例误诊分析［J］.临床误诊误治,2008,21(6):50-51.

［79］胡亚美,江载方.诸福棠实用儿科学［M］.7版.北京:人民卫生出版社,2005.

［80］胡亚美,江载方.诸福棠实用儿科学［M］.8版.北京:人民卫生出版社,2015.

［81］华山,魏文,吕敏.肺功能检测在儿童哮喘诊治中的意义［J］.小儿急救医学,2005,12(5):370-372.

［82］黄爱蓉,何时军.晚发性维生素K缺乏致颅内出血危险因素分析［J］.中国小儿急救医学,2006,13(3):246-248.

［83］黄海忠,李颖红.小儿多发性抽动障碍48例误诊分析［J］.中国基层医药,2011,18(2):236-237.

［84］黄绍良,陈述枚,何政贤,等.小儿内科学［M］.北京:人民卫生出版社,2004.

［85］黄文波.小儿急性出血性坏死性肠炎53例X线分析［J］.海南医学院学,2005,11(5):409-410.

［86］黄选兆,汪吉宝,孔维佳.实用耳鼻咽喉头颈外科学［M］.2版.北京:人民卫生出版社,2008.

［87］贾汝贤.婴儿(晚发)维生素K缺乏症［J］.中国实用儿科杂志,1994,9(4):201-203.

［88］姜彬,王倩怡,谢琰臣,等.肝豆状核变性的治疗进展［J］.山东医药,2010,50(4):112-114.

［89］姜叶洁,魁艳凤,何家礼,等.迟发型维生素K缺乏症致颅内出血误诊39例分析［J］.中国误诊学杂志,2009,9(18):4389-4390.

［90］蒋鸿超,奎莉越,黄海林,等.116例细菌性脑膜炎儿童脑脊液病原菌分布及耐药性分析［J］.中国当代儿科杂志,2013,15(4):264-267.

［91］蒋娟,于洁,王晓莉,等.伴有多脏器功能损伤的传染性单核细胞增多症51例临床分析［J］.中国实用儿科杂志,2007,22(12):919-922.

［92］金立军,刘皇军,刘雪银,等.甲状腺功能减退性肌病并精神分裂症误诊一例报告［J］.临床误诊误治,2012,25(5):39-40.

［93］金玉子,陆菲.幼年特发性关节炎全身型误诊16例分析［J］.中国现代医生,2009,47(15):216-217.

［94］亢安娜,张新艳,刘波,等.幼儿急疹三例误诊原因分析［J］.临床误诊误治,2008,21(12):64-65.

［95］柯莉芹,王凤美,李银洁,等.儿童肺炎肺炎支原体肺炎流行病学特征［J］.中国当代儿科杂志.2013,15(1):33-36.

［96］孔维佳,许庚,周梁,等.耳鼻咽喉头颈外科学［M］.北京:人民卫生出版社,2012:461.

［97］李军黎,阮婉芬.76例儿童传染性单核细胞增多症及其并发症临床特征分析［J］.临床心身疾病杂志,2005,11(3):204-206.

［98］李兰,李运璧.特殊症状的川崎病3例报告［J］.中国当代儿科杂志,2004,6(4):346-347.

［99］李丽芳,景学医,陈凤民,等.1012例小儿智力低下病因分析［J］.中国实用儿科杂志,1997,12(6):361.

［100］李良琼,李建英,王长本,等.儿童特发性肺含铁血黄素沉着症16例实验室检查分析［J］.中国误诊学杂志,2007,7(3):609-610.

［101］李明珠,蒋海丽,王晓雯.新疆苯丙酮尿症43例误诊原因分析［J］.中国优生与遗传杂志,2011,19(2):119-120.

［102］李琴,刘超.儿童抽动障碍69例误诊分析［J］.中国实用儿科杂志,2007,22(5):382.

[103] 李荣萍,谢勇.川崎病并发多脏器损害及对静脉用丙种球蛋白耐药 1 例[J].中华儿科杂志,2001,39(5):259.

[104] 李欣梅,王凤贤.幼儿急疹 55 例误诊分析[J].吉林医学,2008,28(5):1707.

[105] 李雄,郑伟华,秦静廷.儿童抽动障碍 56 例误诊分析[J].基层医学论坛,2012,16(4):543.

[106] 李园园,付刚,郑杰.以黄疸为首发症状的新生儿颅内出血两例[J].中华临床医师杂志(电子版),2012,3(8):2549 - 2550.

[107] 连贵新,赵贤峰.小儿肠套叠与细菌性痢疾的鉴别—附 70 例误诊分析[J].中国全科医学,2005,12(8):19 - 65.

[108] 梁秀丽,张金明.幼儿急疹早期诊断的探讨[J].佛山科学技术学院学报:自然科学版,2013,31(2):66 - 68.

[109] 廖清奎.儿科症状鉴别诊断学[M].北京:人民卫生出版社,1988.

[110] 廖松林.现代诊断病理学手册[M].北京:北京医科大学 中国协和医科大学联合出版社,1995:562.

[111] 林良明,刘玉琳,鲁杰,等.婴儿维生素 K 缺乏及其干预的研究[J].中华儿科杂志,2002,40(12):728 - 732.

[112] 林庆,李松.小儿脑瘫[M].北京:北京医科大学出版社,2000:205 - 275.

[113] 刘海英,黄钰君,刘云峰,等.川崎病患儿血管内皮细胞抗体检测临床意义分析[J].中国实用儿科杂志,2010,25(1):37 - 39.

[114] 刘景超,耿小红,黄国玉,等.小儿急性肠套叠误诊 32 例分析[J].中原医刊,2005,32(13):52 - 53.

[115] 刘玲,张东风,李春珍,等.儿童过敏性紫癜肾炎的临床及病理分析[J].临床儿科杂志,2015,33(2):151 - 154.

[116] 刘玲玲,任严,茹巧冬,等.小儿气管异物 23 例误诊原因分析[J].现代实用医学,2012,24(2):217 - 218.

[117] 刘晓华.小儿腹型过敏性紫癜误诊 40 例分析[J].中国误诊学杂志,2008,8(23):5742.

[118] 刘新华,厉银平.幼儿支气管异物误诊为急性喉炎并喉梗阻[J].临床误诊误治,2011,24(11):79 - 80.

[119] 刘雁,吴莉.无痛型肠套叠并肠穿孔误诊 1 例分析[J].中国误诊学杂志,2007,7(6):1273.

[120] 刘玉,谢红.肝豆状核变性误诊为溶血性贫血 1 例[J].现代医药卫生,2004,20(6):447.

[121] 刘玉玲,李立浩,马力忠,等.川崎病伴心功能不全 3 例[J].中国实用儿科杂志,2011,26(11):879 - 880.

[122] 马家明,李鹿玲.幼年型类风湿性关节炎 52 例临床分析[J].安徽医药,2012,16(6):799 - 800.

[123] 马秀伟,封志纯.脑瘫诊断面面观[J].中国儿童保健杂志,2014,22(1):41 - 44.

[124] 毛春芬.小儿肠套叠 26 例误诊分析[J].浙江实用医学,2005,10(3):211 - 212.

[125] 毛健.新生儿颅内出血[J].中国实用儿科杂志,2005,6(20):377 - 379.

[126] 毛庆东.74 例幼儿急疹早期临床观察[J].中华全科医学,2012,10(2):236,267.

[127] 毛云英,王慧萍,徐尔迪.川崎病患儿皮疹表现和分析[J].中国皮肤性病学杂志,2003,17(4):243 - 244.

[128] 孟云,赵德华,张展.误诊为脑性瘫痪的苯丙酮尿症[J].实用儿科临床杂志,2007,22(6):472 - 473.

[129] 农光民.小儿肺炎型哮喘 23 例临床分析[J].中国实用儿科杂志,1999,14(10):617 - 618.

[130] 潘佳秋,田建武,刘丽娟.甲状腺火海征与甲状腺疾病的再认识[J].中国误诊学杂志,2009,9(9):2035 - 2036.

[131] 朴金花,孙景辉,杨思睿,等.儿童传染性单核细胞增多症临床特点与发病年龄的关系(附 142 例分析)[J].中国小儿血液,2005,10(2):71 - 74.

[132] 秦修亭.小儿支气管异物误诊 1 例[J].中国临床医生,2007,35(3):78.

[133] 邱行光,陈曦,陈思周.福州市 5 岁以下儿童维生素 A 缺乏患病率及其影响因素的流行病学调查[J].中国自然医学杂志,2008,10(1):30 - 33.

[134] 全国儿童哮喘防治协作组.中国城区儿童哮喘患病率调查[J].中华儿科杂志,2003,41(2):123 - 127.

[135] 茹强.幼儿急疹 167 例临床分析[J].首都医药,2009,16(20):29.

[136] 桑敏.小儿肠套叠 98 例误诊分析[J].泸州医学院学报,2007,30(4):310 - 311.

[137] 尚云晓,冯雍.2014 版全球哮喘防治创议(GINA)解读——与儿童哮喘相关内容[J].中国实用儿科杂

志,2014,29(9):669-672.

[138] 邵肖梅,叶鸿瑁,丘小汕.实用新生儿学[M].4 版.北京:人民卫生出版社,2011.

[139] 申永豪,王虹.幼儿急疹误诊为急性细菌性痢疾二例[J].临床误诊误治,2007,20(3):19-20.

[140] 沈晓明,王卫平.儿科学[M].7 版.北京:人民卫生出版社,2013:110-112,243-244.

[141] 苏林雁.儿童精神医学[M].长沙:湖南科学技术出版社,2014:295-301.

[142] 孙天国,刁锡东,邵恩志.晚发性维生素 K 缺乏症病因探讨和预防[J].临床儿科杂志,1994,12(4):201.

[143] 陶国泰,郑毅,宋维村.儿童少年精神医学[M].2 版.南京:江苏科学技术出版社,2008:226,232-233.

[144] 滕庆,何晓琥.隐匿性类风湿因子与幼年型类风湿性关节炎[J].实用儿科临床杂志,1997,12(4):270-271.

[145] 涂秀英,陈昕,赵晓东.儿童过敏性紫癜 631 例临床分析[J].重庆医学,2008,37(14):1599-1600.

[146] 王灿东,刘丹.小儿支气管异物 36 例误诊分析[J].中国当代医药,2010,17(13):145,148.

[147] 王楚,詹学.人疱疹病毒 6 型感染的研究进展[J].儿科药学杂志,2014,20(8):62-65.

[148] 王国刚,李薇,廖玉蓉.6 例新生儿幼儿急疹临床分析[J].大家健康,2012,6(12):43-44.

[149] 王珏,梅爱农.不同年龄小儿化脓性脑膜炎临床分析[J].中国实用神经疾病杂志,2011,14(5):17-19.

[150] 王雷,段建华.68 例小儿难治性肺炎支原体肺炎临床分析[J].中华实验和临床病毒学杂志.2011,25(3):224-226.

[151] 王宁,钱林学,贾立群,等.儿童腹型过敏性紫癜的超声表现[J].生物医学工程与临床杂志,2010,14(5):432-435.

[152] 王卫平.儿科学[M].8 版.北京:人民卫生出版社,2013.

[153] 王文正,王凤贵,郭贯魁,等.抽动秽语综合征 80 例误诊分析[J].中国实用神经疾病杂志,2007,10(7):49-50.

[154] 王新荣.小儿肠套叠误诊 28 例分析[J].中国误诊学杂志,2005,5(12):2301-2302.

[155] 王益超.经典型苯丙酮尿症四例误诊为脑性瘫痪[J].临床误诊误治,2006,19(9):43.

[156] 吴春风,郑帼.肝豆状核变性合并重症肌无力 1 例报告[J].临床神经病学杂志,2011,24(5):389.

[157] 吴俊英,汪培雄,诸葛小寅.不完全川崎病 14 例早期误诊分析[J].温州医科大学学报,2012,42(5):483-485.

[158] 吴瑞萍,胡亚美,江载芳.实用儿科学[M].7 版.北京:人民卫生出版社,2002:623634.

[159] 吴希如,宁寿葆,何晓琥,等.临床诊疗指南—小儿内科分册[M].北京:人民卫生出版社,2013:109-111.

[160] 吴小川.儿童过敏性紫癜循证诊治建议解读[J].中华儿科杂志,2013,51(7):508-511.

[161] 吴玉斌.过敏性紫癜性肾炎的治疗进展[J].中国实用儿科杂志,2006,21(6):411.

[162] 席建乡.新生儿颅内出血误诊 42 例分析[J].实用医技杂志,2006,13(21):38-42.

[163] 向葵,王克明,干芸根,等.小儿支气管异物 X 线检查的质量控制[J].华南国防医学杂志,2002,16(5):28-29.

[164] 肖群文,李琪,贺湘英,等.血清铁蛋白在全身型幼年特发性关节炎中的诊断价值[J].实用儿科临床杂志,2011,26(9):667-668.

[165] 肖文才,姚友东,陈桃荣.仅有肺外表现的小儿肺炎支原体感染[J].临床误诊误治,2007,20(7):42.

[166] 谢伦燕,石明芳.儿童传染性单核细胞增多 47 例临床分析[J].临床和实验医学杂志.2009,8(11):93-94.

[167] 徐艳华,秦玉峰,赵正言.中国新生儿先天性甲状腺功能低下症与苯丙酮尿症筛查 22 年回顾[J].中华儿科杂志,2009,47(1):18-22.

[168] 许植之,周晓玉,蒋小镛,等.640 例脑性瘫痪的诊断探讨[J].中国实用儿科杂志,2006,21(9):659-662.

[169] 闫加勇,胡勇军,左汴京.儿童腹型过敏性紫癜的超声表现[J].中国中西医结合影像学杂志,2015,13(1):78-79.

[170] 严永东,汤继宏,季伟.多发性抽动致慢性咳嗽 24 例临床分析[J].中国实用儿科杂志,2009,24(8):644-645.

[171] 阳爱梅,宋建辉,黄榕,等.1026 例儿童肺炎支原体感染及耐药情况分析[J].中国当代儿科杂志,2013,

15(7):522-525.

[172] 杨丽华,王丽德,张京平,等.苯丙酮尿症学龄儿童就学情况随访[J].中国优生与遗传杂志,2006,14(2):104-105.

[173] 杨倩.苯丙酮尿症误诊为婴儿痉挛1例[J].求医问药,2012,10(1):69.

[174] 杨文正.小儿肠套叠误诊三例[J].临床误诊误治杂志,2007,20(5):34.

[175] 杨于嘉,曹励之.儿科疑难病[M].北京:人民卫生出版社,2001:92.

[176] 杨源冬.儿童支气管哮喘52例误诊原因分析[J].临床误诊误治,2006,19(9):29-30.

[177] 叶光华,喻林升,张益鹄,等.幼儿急疹误诊误治死亡1例[J].中国麻风皮肤病杂志,2008,24(12):1009-1010.

[178] 易著文.小儿过敏性紫癜的诊断与治疗[J].中国实用儿科杂志,2009,24(11):827-830.

[179] 尹小明.婴幼儿气道异物的诊断与治疗[J].实用临床医学,2012,13(9):73-74.

[180] 于丹,吴赤球.甲状腺功能减退症伴周围神经病误诊一例[J].临床误诊误治,2012,25(5):40-41.

[181] 余洽超,谭海松,戚发强,等.不典型新生儿颅内出血43例诊断分析[J].中国医师进修杂志,2005,28(S1):12-14.

[182] 余世耀,施诚仁,潘伟华,等.儿童急性阑尾炎若干临床问题20年回顾分析[J].中华小儿外科杂志,2004,25(2):112-115.

[183] 俞善昌.重提"肺炎型哮喘"的诊断[J].中国实用儿科杂志,2007,22(4):252.

[184] 袁壮,董宗祈,鲁继荣,等.小儿肺炎支原体肺炎诊断治疗中的几个问题[J].中国实用儿科杂志,2002,17(8):449-457.

[185] 张爱琴.全身型类风湿性关节炎误诊10例分析[J].中国社区医师,2008,1(24):32.

[186] 张德栋,邱俊.幼儿急疹误诊用药致鹅口疮一例分析[J].中国疗养医学,2010,19(7):661-663.

[187] 张会丰,王卫平.关于维生素K缺乏导致小儿出血性疾病的命名、诊断、治疗和预防[J].中国小儿血液,2004,9(5):240-241.

[188] 张会丰,王卫平.认识和警觉晚发型维生素K_1缺乏性出血[J].中华儿科杂志,2003,41(1):56.

[189] 张会丰,王卫平.小儿晚发性维生素K缺乏性出血3970例分析[J].中国儿童保健杂志,2004,12(1):31-32.

[190] 张丽丽,袁宝强,程华,等.216例化脓性脑膜炎临床分析[J].实用诊断与治疗杂志,2012,22(5):330-334.

[191] 张琴,肖玉,杨道化,等.川崎病合并膜增生性肾小球炎1例[J].中华儿科杂志,2002,40(10):627.

[192] 张素红.以呼吸障碍为主要表现的新生儿颅内出血50例分析[J].中国实用神经疾病杂志,2008,11(9):107-108.

[193] 张彦霞,袁洁,毕月斋.纤维支气管镜在小儿支气管异物诊断的临床价值[J].河北医药,2012,34(23):3574-3575.

[194] 张艳萍,苗进.儿童肺炎支原体肺炎合并胸腔积液临床诊治44例[J].陕西医学杂志,2012,41(7):847-848.

[195] 赵丹曦,赵一俏,郭庆禄,等.超声与CT诊断新生儿颅内出血的临床价值[J].中国妇幼保健,2006,21(1):58-60.

[196] 赵方,彭华,曾宾,等.不同年龄儿童传染性单核细胞增多症临床分析[J].中华全科医学,2008,6(11):1133-1134.

[197] 赵罡.基层医院小儿气管异物的诊断及误诊原因分析[J].中国医疗前沿,2012(23):50.

[198] 赵继学,张海玉,杨志明.小儿肠套叠38例误诊分析[J].吉林医学,2007,28(5):637-638.

[199] 赵菊英,武秀平.新生儿颅内出血误诊1例[J].牡丹江医学院学报,2005,26(6):58-59.

[200] 赵晓东,杜忠东.川崎病专题讨论会纪要[J].中华儿科杂志,2007,45(11):826-830.

[201] 赵晓红,姜伟,纪祥瑞.EB病毒在组织细胞坏死性淋巴结炎发病中的作用[J].青岛大学医学院学报,2004,40(1):50-51.

［202］赵晓红,姜伟,纪样瑞.LMP1,FAS及FASL在组织细胞坏死性淋巴结炎中的表达[J].齐鲁医学杂志,2005,20(3):209-210.

［203］赵晓燕,郑飙.小儿复发性肠套叠的临床诊治分析[J].中国综合临床,2006,22(2):106.

［204］赵新河.误诊导致患儿死亡的一级甲等医疗事故[J].中国社区医师,2006,22(306):5.

［205］郑国庆,周云,南燕,等.儿童肝豆状核变性26例临床分析[J].实用医学杂志,2010,26(19):3571-3573.

［206］中华医学会.临床诊疗指南:小儿内科分册[M].北京,人民卫生出版社,2006:104-105.

［207］中华医学会儿科学分会内分泌遗传代谢学组,中华预防医学会儿童保健分会新生儿疾病筛查学组.先天性甲状腺功能减低症诊疗共识[J].中华儿科杂志,2011,49(6):421-424.

［208］中华医学杂志编委会,南京世界卫生组织儿童心理卫生合作中心.儿童智力低下专题座谈会纪要[J].中华医学杂志,1994,74(3):170-174.

［209］钟小华,吴江,熊莹.苯丙酮尿症智力与行为问题[J].基础医学论坛,2008,12(20):640-641.

［210］钟宇,肖旭平.多层螺旋CT三维重建检查技术在诊断儿童支气管异物中的价值[J].海南医学院学报,2011,17(6):837-838,841.

［211］周高俊,武运红.伴有黄疸、肝脾肿大的川崎病一例[J].中华儿科杂志,1998,36(3):145.

［212］周丽娟,孙潇君,杜君威.幼儿急疹的早期诊断及治疗进展[J].国医论坛,2014,29(5):63-64.

［213］周玉坤,程春华.以呼吸障碍为主要表现的新生儿颅内出血40例临床分析[J].牡丹江医学院学报,2006,27(6):24-25.

［214］朱春梅,曹玲.小儿肺炎支原体肺炎诊治[J].中国实用儿科杂志,2015,30(3):161-165.

［215］朱素侠,张锐锋.临床表现不典型的婴儿肠套叠急诊误诊原因分析[J].临床误诊误治杂志,2009,22(5):57.

［216］朱新安,战立功,赵孟良,等.新生儿颅内出血误诊原因分析[J].临床误诊误治杂志,1991,4(1):22-25.

［217］朱亿颖.小儿过敏性紫癜误诊原因分析[J].中国医药指南,2010,8(32)286-287.

［218］邹国斌.婴幼儿肠套叠30例临床分析[J].浙江预防医学,2008,20(4):46.

第十九章 神经系统疾病

第一节 脑出血

一、概述

1. 流行特点　脑出血是指原发性非外伤性脑实质内出血,也称自发性脑出血,占急性脑血管病的 20%～30%。年发病率为(60～80)/10 万人,急性期病死率为 30%～40%,是急性脑血管病中病死率最高的。

2. 病因及发病机制　脑出血按病因分为原发性脑出血和继发性脑出血。其中原发性脑出血占 80%～85%,病因 50%～60%是高血压,20%～30%是淀粉样变;继发性脑出血占 15%～20%,病因有动脉瘤、动静脉畸形、口服抗凝药、口服抗血小板药、血液疾病、肝脏疾病、肿瘤、外伤、血管炎、烟雾病、颅内静脉窦血栓形成、子痫和子宫内膜异位症等。危险因素有性别、年龄、高血压、遗传、吸烟、饮酒和胆固醇水平过高等。

脑出血的发病机制:脑内动脉壁薄弱,中层肌细胞和外膜结缔组织较少,而且无外弹力层。长期高血压使脑细小动脉发生玻璃样变及纤维素性坏死,管壁弹性减弱,血压骤然升高时血管易破裂出血。在血流冲击下,血管壁病变也会导致微小动脉瘤形成,当血压剧烈波动时,微小动脉瘤破裂而导致脑出血。高血压脑出血的发病部位以基底核区最多见,主要是因为供应此处的豆纹动脉从大脑中动脉呈直角发出,在原有血管病变的基础上,受到压力较高的血流冲击后易致血管破裂。

3. 临床表现　脑出血常发生于 50 岁以上患者,多有高血压病史。在活动中或情绪激动时突然起病,少数在安静状态下发病。患者一般无前驱症状,少数可有头晕、头痛及肢体无力等。发病后症状在数分钟至数小时内达到高峰。血压常明显升高,并出现头痛、呕吐、肢体瘫痪、意识障碍、脑膜刺激征和痫性发作等。临床表现的轻重主要取决于出血量和出血部位。脑出血常见部位为脑叶出血、基底核和丘脑出血、脑干出血和小脑出血,根据出血部位不同,临床症状不同。

二、诊断标准

中老年患者,有长期高血压病史,活动中或情绪激动时起病,发病突然,血压常明显升高,出现头痛、恶心、呕吐等颅内压升高的表现,有偏瘫、失语等局灶性神经功能缺损症状和脑膜刺激征,可伴有意识障碍,应高度怀疑脑出血。头部 CT 检查有助于明确诊断。

CT 检查是脑出血的首选检查,发病后 CT 平扫可显示近圆形或卵圆形均匀高密度的新鲜血肿,边界清楚,可确定血肿部位、大小、形态及是否破入脑室,血肿周围有无低密度水肿带及占位效应和梗阻性脑积水等。一般新鲜血块的 CT 值是 70～80 Hu,为正常脑组织密度的 2 倍,随着时间增长,血肿吸收,其密度逐步变低。脑室大量积血呈高密度铸型,脑室扩张。由于血肿内血块回缩及血肿压迫周围脑组织,可导致血肿周围缺血、坏死和水肿,常见低密度环。

CTA 和 CT 增强对于判断血肿扩大的可能性具有重要作用,CTA 或增强 CT 发现多发点状出血,最后可以融合成片,预示血肿的扩大。

普通 MRI 发现新鲜出血的敏感性低,检查费时,故其对急性脑出血的诊断作用不如 CT。但是,对于亚急性和慢性脑出血,脑干和后颅窝的脑出血 MRI 优于 CT。

三、误诊文献研究

1. 文献来源及误诊率 误诊疾病数据库收录 2004—2013 年发表在中文医学期刊上有关脑出血的误诊文献共 118 篇,累计误诊病例为 1 283 例。其中 17 篇文献可计算误诊率,误诊率 16.08%。

2. 误诊范围 本次纳入统计的 1 283 例脑出血误诊疾病谱颇为广泛,涉及 13 个系统,达 61 种疾病共误诊 1 288 例次,误诊疾病居前三位的是脑梗死、后循环缺血、蛛网膜下腔出血,少见的误诊疾病有癔症、脑脓肿、肝性脑病、神经症、坐骨神经痛、延髓背外侧综合征、脑瘤卒中、可逆性后部白质脑病综合征、肺性脑病、糖尿病性神经病变、胃十二指肠溃疡、上消化道出血、维生素 D 缺乏性手足搐搦症、糖尿病性视网膜病、低血糖昏迷、高渗性高血糖状态、糖尿病酮症酸中毒、肺炎、急性心肌梗死、心源性猝死、急性肺水肿、心律失常、一氧化碳中毒、蜂螫伤、良性阵发性位置性眩晕、鼻炎、玻璃体混浊、视网膜变性、球后视神经炎、开角型青光眼、子痫、妊娠呕吐、麻醉药物反应。74 例次仅作出眩晕、头痛的症状诊断,3 例次漏诊或诊断不明确。主要误诊疾病系统分布及病种见表 19-1-1、表 19-1-2。

表 19-1-1 脑出血误诊疾病系统分类

疾病系统	误诊例次	百分比(%)	疾病系统	误诊例次	百分比(%)
神经系统疾病	1 001	77.78	呼吸系统疾病	13	1.01
循环系统疾病	50	3.89	精神疾病	12	0.93
耳鼻咽喉科疾病	48	3.73	内分泌系统疾病	6	0.47
消化系统疾病	27	2.10	眼科疾病	5	0.39
中毒性疾病	27	2.10	其他	83	6.37
运动系统疾病	16	1.24			

表 19-1-2 脑出血主要误诊疾病

误诊疾病	误诊例次	百分比(%)	误诊疾病	误诊例次	百分比(%)
脑梗死	498	38.69	上呼吸道感染	10	0.78
后循环缺血	230	17.87	病毒性脑炎	10	0.78
蛛网膜下腔出血	65	5.05	有机磷农药中毒	10	0.78
梅尼埃病	46	3.57	冠心病	9	0.70
短暂性脑缺血发作	37	2.87	偏头痛	9	0.70
高血压脑病	37	2.87	眩晕综合征	8	0.62
高血压病	36	2.80	食物中毒	7	0.54
脑瘤	31	2.41	脑动脉硬化	7	0.54
胃肠炎	21	1.63	酒精中毒	7	0.54
偏头痛	19	1.48	老年性痴呆	7	0.54
癫痫	14	1.09	化脓性脑膜炎	6	0.47
颈椎病	13	1.01	脑动脉供血不足	5	0.39
精神障碍	12	0.93			

3. 容易误诊为脑出血的疾病 对中国误诊疾病数据库全库检索发现,201篇文献42种疾病共685例曾经误诊为脑出血,主要病种见表19-1-3。尚有16例为:维生素 B_1 缺乏症、脑心综合征、脑血管炎、感染性心内膜炎、亚硝酸盐中毒、一氧化碳中毒、偏侧舞蹈病、脑囊虫病、神经梅毒、肾综合征出血热、艾滋病、再生障碍性贫血、真性红细胞增多症、支气管哮喘、肺炎、肝癌。

表 19-1-3 容易误诊为脑出血的疾病

确诊疾病	例 数	百分比(%)	确诊疾病	例 数	百分比(%)
蛛网膜下腔出血	115	16.79	高渗性高血糖状态	4	0.58
低血糖症	101	14.74	抑郁症	4	0.58
脑瘤卒中	91	13.28	脑血管畸形	4	0.58
急性心肌梗死	72	10.51	有机磷农药中毒	3	0.44
脑梗死	50	7.30	急性酒精中毒	3	0.44
硬膜下血肿	50	7.30	慢性肾衰竭	2	0.29
脑瘤	49	7.15	多发性大动脉炎	2	0.29
颅内静脉窦血栓形成	46	6.72	肺栓塞	2	0.29
基底动脉尖综合征	19	2.77	婴儿闷热综合征	2	0.29
肺癌	16	2.34	杀鼠剂中毒	2	0.29
脑底异常血管网病	13	1.90	嗜铬细胞瘤	2	0.29
颅内动脉瘤	8	1.17	睡眠呼吸暂停低通气综合征	2	0.29
急性闭角型青光眼	5	0.73	主动脉夹层	2	0.29

4. 医院级别 本次纳入统计的1 283例脑出血,共误诊1 288例次,其中误诊发生在三级医院489例次(37.97%),二级医院741例次(57.53%),一级医院57例次(4.43%),其他医疗机构1例次(0.08%)。

5. 确诊方法 本次纳入的1 283例脑出血中,1 220例(95.09%)通过影像学检查确诊,其中MRI检查确诊64例(4.99%),CT检查确诊1 019例(79.42%),137例(10.68%)原始文献未交代具体影像学诊断手段。根据症状体征及医技检查确诊22例(1.71%);尸体解剖确诊4例(0.31%);手术确诊30例(2.34%);腰椎穿刺确诊7例(0.55%)。

6. 误诊后果 本次纳入的1 283例脑出血中,934例文献描述了误诊与疾病转归的关联,349例预后不明确或疾病转归与误诊关联不明确。按照误诊数据库对误诊后果的分级评价标准,可统计误诊后果的病例中,82.01%(766/934)的患者为Ⅲ级后果,未因误诊误治造成不良后果;9.53%(89/934)的患者造成Ⅱ级后果,其中26例手术扩大化或不必要的手术,63例因误诊误治导致病情迁延或不良后果;仅8.46%(79/934)的患者造成Ⅰ级后果,62例死亡,17例造成后遗症。

四、误诊原因分析

依据纳入的118篇脑出血误诊文献统计脑出血误诊原因可归纳为12种,具体见表19-1-5。

表 19-1-5 脑出血误诊原因

误诊原因	频 次	百分率(%)	误诊原因	频 次	百分率(%)
经验不足,缺乏对该病的认识	66	55.93	诊断思维方法有误	28	23.73
未选择特异性检查项目	58	49.15	过分依赖或迷信辅助检查结果	10	8.47
问诊及体格检查不细致	44	37.29	医院缺乏特异性检查设备	9	7.63
缺乏特异性症状、体征	38	32.20	影像学诊断原因	8	6.78

误诊原因	频　次	百分率(%)	误诊原因	频　次	百分率(%)
患者主述或代述病史不确切	4	3.39	多种疾病并存	2	1.69
并发症掩盖了原发病	2	1.69	患者或家属不配合检查	2	1.69

1. 经验不足，缺乏对该病的认识　如某医院误诊的12例小脑出血患者，由于基层医生缺乏专科知识，对小脑的解剖结构和功能认识不足，对小脑病变产生的临床表现和体征不熟悉，如小脑病变时可以产生共济失调、眼球震颤、肌张力减低、姿势及步态异常、姿势性震颤和肌阵挛等临床表现，低估小脑出血的发病率，对其危险性认识不足；初诊时先入为主，轻信以往类似发作病史；病史询问不详细，忽略站立、步态不稳、言语不清等有价值的症状；神经系统检查不够细致全面，主要的阳性体征未能及时发现；对已捕捉到的体征欠作细致的分析。

2. 未选择特异性检查项目　如某医院收治房颤并发脑出血80例，其中30例未行头颅CT检查，初诊误诊为脑栓塞。有一例52岁女性患者，因头晕、恶心、呕吐1周入院，在当地乡医院诊断梅尼埃病，经1周治疗无好转而转入上级医院，经MRI检查，确诊为延髓出血，经治疗后病情好转出院。

3. 问诊及体格检查不细致　有脑干出血患者病初表现为头痛、头晕、声音低微、四肢乏力等症状，可能是后组脑神经及锥体束受累所致，但因体检不仔细或经验不足而被忽略，该病例后经CT确诊，但因病情发展迅速，死于脑疝。

4. 缺乏特异性症状、体征　如某医院对48例不典型急诊脑出血误诊分析，急诊医生对脑出血的不典型表现认识不足，过分依赖头痛、昏迷、偏瘫等中风症状作为诊断依据，忽视了对患者病情的动态观察和综合分析，这类疾病尚存在进展型，有些数天后检查出现阳性结果的患者，与一般脑出血即达到高峰不一致，易造成误诊。有一例68岁男性患者，因咳嗽、咳痰20天伴胸痛、气促、乏力2天入院。入院后诊断肺部感染合并心衰，因缺乏脑出血相应的局灶定位的症状和体征，入院后第10天，查头颅CT才确诊为脑出血。

5. 诊断思维方法有误　小脑出血与后循环缺血临床症状与体征相似，在疾病早期易相互混淆而误诊。某基层医院对头颅CT证实的小脑出血108例进行分析，其中20例在早期未做头颅CT，误诊为后循环缺血。有60岁女性患者，以胸痛10余小时入院，入院后仔细询问病史，发现患者发病前一天有头晕、恶心、呕吐伴有胸痛，后经头颅CT证实为脑出血。

6. 过分依赖或迷信医技检查结果　如某医院对21例慢性颅内血肿患者进行分析，其中经CT检查，5例初诊为胶质瘤，4例初诊为转移瘤，1例初诊为慢性脑脓肿，后经补充询问病史及进一步MRI检查及手术治疗后确诊为慢性颅内血肿。

7. 影像学诊断原因　如某医院对脑内血肿误诊为脑肿瘤9例患者进行分析，头颅CT表现为球形混杂密度影，位于皮层下，部分靠近颅骨，周围无明显水肿，无中线移位，无脑室受压，CT强化后无明显变化，临床诊断为脑膜瘤。后经手术证实为颅内血肿。

8. 并发症掩盖了原发病　有一例22岁男性患者，在活动中（无头部外伤）诉头晕、头痛，2 min后出现意识障碍，呼吸困难，昏迷，诊断为急性肺水肿，经抢救无效死亡，尸检证实为脑出血、小脑扁桃体疝、急性肺水肿。该患者为脑出血，误诊为急性肺水肿，其机制是由于急性颅内出血引起颅内压力急剧增高，丘脑下部等处的脑组织受到损伤，通过神经反射，使机体释放大量肾上腺素，体循环动脉、静脉与肺毛细血管、肺静脉压力极度升高，肺充血，从而导致急性肺水肿。

五、防范误诊措施

1. 详细询问病史　对患者应该仔细询问发病时情况，如患者发病时是否为体力活动、排便、情绪激动等状态,患者出现呕吐、头痛等表现时,应予以重视,及早行头颅 CT 检查,防止漏诊误诊。

2. 加强医生对于症状不典型的脑出血的认识　出现以下症状时应及时检查神经系统体征,进行头颅 CT 扫描明确诊断:突发的头痛、眩晕、抽搐,但与神经系统检查不符合者;突发的幻觉、精神、神经异常症状而无精神疾病史者;无诱因情况下突发的意识障碍、血压升高等;不明原因的呕吐、胸闷、心电图异常等。特别要注意的是对意识清醒、缺乏局灶神经体征者,应早期行头颅 CT 及磁共振检查,明确诊断,及早处理,减少误诊。

3. 加强对小脑出血的认识　进一步熟悉小脑的解剖结构和功能,小脑疾病的症状、体征,临床遇有起病急,仅以眩晕或眩晕伴呕吐起病而无其他症状者,或按后循环缺血治疗无效者,或以眩晕或眩晕伴呕吐且有强迫体位就诊者,均应及时行头颅 CT 扫描;在无头颅 CT 检查条件的基层医院,应采取中性治疗方法,并及时转诊。特别当时血压偏高、症状较轻的患者,要详细询问病史,不要轻易下脑血栓的诊断,要高度警惕小灶脑出血和小脑出血的可能。需要注意的是:在对后颅窝病变进行 CT 检查时因颅骨伪影影响,对于小的血肿极易漏诊,此时,需要复查或进一步进行磁共振检查以明确诊断。

4. 加强对脑室出血的认识　对突发眩晕、下肢疼痛、血压显著增高而应用降压药物效果不佳者要想到原发性脑室出血,如临床具有神经系统症状与体征,同时出现眼征,则更支持原发性脑室出血的诊断,应及时做头颅 CT 检查及腰穿协助诊断。

5. 加强对老年患者脑出血的认识　因老年人生理功能衰退,对疼痛刺激不敏感,且多伴脑萎缩,脑室和脑沟加宽,对由脑水肿引起的颅内压增高有一定缓冲作用,此外,老年患者反应迟钝,痛阈增高,临床症状不典型,故老年脑出血患者常被误诊,CT 扫描对明确诊断具有决定性意义。

6. 加强对非急性期脑出血的认识　某些发生于脑内非主要功能区的出血,患者临床症状轻且不典型,就诊时往往处于脑出血亚急性期以后,患者无法准确叙述其发病日期及病程变化,CT 均表现为局限性低密度,周围无或有轻度水肿,极易误诊为脑梗死或颅内占位。遇有这种情况时,要仔细询问病史,必要时联合多种颅脑影像检查技术,以减少误诊。

(李凤鹏　陈会生)

第二节　短暂性脑缺血发作

一、概述

1. 定义　短暂性脑缺血发作(transient ischemic attack,TIA)经典的定义是 1964 年第四届普林斯顿会议上确定的,是指由于大脑局灶性缺血产生相应区域的神经功能缺失症状,并在 24 h 内症状完全缓解。这个定义近年来随着影像学的发展受到质疑。以弥散加权磁共振(DWI)为基础的多中心 TIA 研究报告的综合分析显示,60% 的 TIA 发作时间持续不足 1 h,33% 的患者 DWI 存在新发梗死灶,如果发作持续超过 6 h,近一半的患者在 DWI 上存在高信号。因此,2009 年美国心脏/卒中协会提出新的 TIA 定义:TIA 是由于局部脑、脊髓、视网膜缺血导致一过性神经功能障碍,且无急性脑梗死证据。若临床症状持续存在,并发现有与神经功能障碍和缺损相符合的异常的影像学表现,则应诊断为脑梗死。

2. 发病机制　任何导致缺血性脑梗死的疾病都可诱发 TIA,两者的病因基本一致,血液供应障碍的原因有三方面:一是血管病变。最常见的是动脉粥样硬化和在此基础上发生的血栓形成;

其次是高血压伴发的脑小动脉硬化;其他还有各种血管炎、血管发育异常、动脉夹层、手术、穿刺等导致的血管壁损伤等。二是血液成分的异常。血液中成分如红细胞、血小板、胆固醇、纤维蛋白原等含量的增加,导致血液黏稠度增加,血流速度减慢,容易在血管狭窄处形成血栓。血液中出现的异常栓子如来源于心脏的栓子、气体栓子、脂肪栓子等可造成脑栓塞。最后是血流的改变。脑血流量的调节受许多因素的影响,最重要的是血压的变化,当平均动脉压低于 70 mmHg 和高于 180 mmHg 时,由于血管本身存在的病变如管腔狭窄,脑血管自动调节功能丧失,局部血流供应发生障碍。TIA 的发病机制主要为血流动力学型和微栓子型。

3. 临床表现　TIA 发病率约为 30/10 万,占脑血管病中的 6% 左右,我国较西方发病率为低。我国脑卒中患者中有 TIA 病史者为 7.5%～8.5%。TIA 总的临床表现特点是:起病突然,持续时间短,可反复发作,能完全缓解。一般持续几分钟至 1 h,多持续 2～15 min,如果时间更长多提示栓塞。TIA 血流动力学的表现较为刻板,因为系同一个血管供血区发生缺血,所以每次 TIA 的发病形式基本一致。微栓塞型 TIA 的表现较为多样,与每次发作时栓子的大小、栓塞的部位、侧支循环代偿的状态等因素有关。

4. 评估及治疗原则　TIA 是公认的脑梗死的特级警报,4%～8% 的完全性卒中患者发生于 TIA 之后。因此,对 TIA 进行评估预判就显得极为重要。2010 年 STROKE 发表的关于 TIA 近期和远期缺血性卒中时间发生风险的综合分析结果表明,TIA 短期内再发缺血性卒中事件的风险很高,1 个月内再发风险是无 TIA 病史者的 30.4 倍,1～3 个月内再发风险是 18.9 倍,由此可见,TIA 应该作为一个紧急的缺血性事件及早处理。因此对于 TIA 患者应同脑梗死一样进行充分的影像学和实验室方面的评估。为减少缺血事件再发的风险及预后不良事件的发生,应住院给予正规药物治疗或相应的手术治疗。对于 TIA 的治疗包括一般治疗,包括 TIA 危险因素的控制和合并症的治疗,主要是血压、血糖、血脂的管理,心律失常的治疗等,治疗原则与缺血性脑卒中相同。抗血小板治疗或者抗凝治疗是目前公认的治疗措施。在查找到相应血管异常的情况时,介入和手术治疗的原则和方法与缺血性脑卒中相同。未经治疗或治疗无效的 TIA 病例,约 1/3 发展为脑梗死,1/3 继续发作,1/3 可自行缓解。

二、诊断标准

TIA 发作均为一过性,很少被医生看到,而且发作后无神经体征,故 TIA 的诊断主要根据病史。突然、短暂的局灶性神经功能缺失,通常在数秒或 1 min,但 1 h 必须恢复,可以反复、刻板地出现相同的临床症状。有颈动脉系或椎基底动脉系表现,主要为偏盲、局限性偏瘫、失语、共济失调、构音和吞咽困难等。发作间歇期无神经体征即应考虑 TIA。尤其在糖尿病、高血压、动脉硬化、高同型半胱氨酸血症、代谢综合征等有中风危险因素的患者。在 TIA 患者,必须分清导致症状的供血动脉系统是颈内动脉系还是椎基底动脉系,同时必须找寻原因,尽可能明确病因。

三、误诊文献研究

1. 文献来源及误诊率　2004—2013 年发表在中文医学期刊上并经遴选纳入误诊疾病数据库的 TIA 误诊文献 10 篇,总误诊病例 166 例。2 篇文献可计算误诊率,误诊率 44.44%。

2. 误诊范围　本次纳入统计的 166 例 TIA 共误诊为 20 种疾病 167 例次,居前三位的误诊疾病为癫痫、高血压病、低血糖症,主要误诊疾病见表 19-2-1。少见的误诊疾病有冠心病、周围神经病、脑栓塞、舞蹈病、脑瘤、急腹症、房室传导阻滞、神经症、帕金森病。另外 3 例次贫血、10 例次头痛仅做出症状查因诊断;漏诊 7 例次,诊断不明确 12 例次。

表 19 - 2 - 1　短暂性脑缺血发作主要误诊疾病

误诊疾病	误诊例次	百分比(%)	误诊疾病	误诊例次	百分比(%)
癫痫	18	10.78	脑梗死	13	7.78
高血压病	16	9.58	癔症	11	6.59
低血糖症	16	9.58	颈椎病	8	4.79
精神疾病	14	8.38	糖尿病	5	2.99
梅尼埃病	14	8.38			

3. 确诊方法　本次纳入统计的 166 例 TIA,根据症状体征及医技检查确诊 106 例(63.86%); 60 例(36.14%)通过影像学检查确诊。

4. 误诊后果统计　本次纳入的 166 例 TIA 中,165 例文献描述了误诊与疾病转归的关联, 1 例预后不明确或疾病转归与误诊关联不明确。按照误诊数据库对误诊后果的分级评价标准,可统计误诊后果的病例中,87.27%(144/165)的患者为Ⅲ级后果,未因误诊误治造成不良后果; 12.73%(21/165)的患者造成Ⅱ级后果,因误诊误治导致病情迁延或不良后果。

10 篇文献有 3 篇是研究极其少见的一种 TIA 即肢体抖动性 TIA,此病例全世界报道仅几十例,因此一定程度上影响了对于误诊不良后果的分析。对于大部分 TIA(89.80%)发生的误诊误治未造成不良后果。TIA 患者的误诊最主要的不良后果就是发生脑梗死,导致脑梗死后遗症,但 7 篇文献中,TIA 的误诊时间从 1 周至 3 年不等,主要集中于 1~3 个月。对于 TIA 患者来讲,发作一次后本身就有相当一部分患者未再出现过发作,即有自愈的可能;部分进一步发展为脑梗死,而临床研究也证实了有过 TIA 病史的患者 3 个月后发生脑梗死的概率为 18%~20%,因此即使有部分患者出现了脑梗死,也可能因为脑梗死的积极治疗而不至于遗留后遗症。虽然没有遗留明显不良后果,但我们也应该清醒地意识到,应该有相当一部分的 TIA 患者并没有就诊,由于症状的缓解就根本没有当作有病来就诊。因此,防止 TIA 的误诊更需要提高公众对于 TIA 与脑梗死危险关联度的认识。

四、误诊原因分析

根据 10 篇文献总结的误诊原因出现频次,统计归纳为 5 项。其中经验不足,缺乏对该病的认识 9 频次,诊断思维方法有误 4 频次,缺乏特异性症状体征 3 频次,问诊及体格检查不细致 2 频次,多种疾病并存影响对疾病的判断 1 频次。

TIA 起病突然,大多数自行缓解,几乎 95% 以上患者就诊时,其 TIA 已经过去,是导致疏忽而误诊的原因之一。有的患者表现为突然神经功能障碍,伴意识模糊,肢体感觉、运动障碍、站立不稳跌倒后就诊。这样的病史既缺乏特异性,也未详细描述发病的所有情形,如病前有何预兆、诱因及促发因素,病程中的意识及表现,接受何种治疗或自行好转,病程缓解后表现,这样就使依赖病史采集来确诊的 TIA 特别容易被误诊。而有些 TIA 的临床症状如精神症状的表现,发作时间短暂,恢复完全、无肢体功能障碍,患者或家属常会以一些情绪因素如心情不好、工作紧张之类的生活事件去解释而忽视去医院寻求诊治。即使就诊,也因就诊时患者一切正常而往往不能引起医生足够的重视而误诊。

另外,有些神经系统疾病如痫性发作、偏头痛、短暂性全面遗忘、多发性硬化等都可以出现类似 TIA 发作。脑膜瘤、胶质瘤、位于皮层或接近皮层的转移瘤、硬膜下出血都可出现短暂、可逆的局灶性脑部症状发作。尽管不常出现,但由于某些情况下是不适合抗凝治疗的,所以必须加以区分,如脑膜炎和硬膜下血肿。而类似后循环 TIA 其他疾病却很少。这些疾病对于非神经专业的医生来讲,更具有专业性,认识不足,在临床上更容易出现把其他疾病误诊为 TIA。

还有一些其他系统的疾病如代谢性疾病(低血糖、高血钙、高血钠)、神经功能失调或神经症、耳源性眩晕、其他原因的跌倒发作和猝倒症、其他一过性黑蒙的原因(青光眼、视盘水肿、视网膜血管痉挛和出血、视网膜静脉血栓形成、球后肿瘤、颈动脉窦瘘或血管畸形、黄斑变性等)、阿-斯综合征(有意识障碍和心电图等心脏变化),同样可以出现类似 TIA 的表现,而且因原发病的症状、体征的掩盖,容易误诊 TIA,如果此时对医技检查缺乏全面分析,也易引起误诊。

五、防范误诊措施

TIA 虽然是短暂发作,没有遗留症状,但是给我们挽救脑细胞不至于最终坏死提供了很好的救治机会,可以在还没有进展到脑梗死前进行有效的干预。因此,防范 TIA 的误诊就显得尤其重要。首先,对于一个疾病的误诊,主要还是对于此病的认识不足,对于 TIA 的认识,强调不仅是医务人员要有充分认识和理解,普通民众也应该对此有明确的认识,要知道这个病是脑血栓前兆,是有提示作用的,需要到医院就诊并进一步诊治的。其次,在接诊疑似 TIA 的患者时,要详细询问病史和详细体格检查,全面地评估患者的临床表现。第三,合理检查,有发病突然、局灶性脑或视网膜功能障碍的症状、持续时间短暂,一般 10~15 min,多在 1 h 内,最长不超过 24 h,这类患者应该常规行颈动脉超声检查,如果有脑血管病的危险因素如高血压、糖尿病、吸烟、高脂血症等,更应该详细的进行颅内血管方面的检查。对小于 50 岁的人群或未发现明确原因的 TIA 患者、或是少见部位出现静脉血栓、有家族性血栓史的 TIA 患者应做血栓前状态的特殊检查。如发现血常规血红蛋白、红细胞压积、血小板计数、凝血酶原时间或部分凝血酶原时间等常规检查异常,需进一步检查其他的凝血指标。单凭一项临床特点做出诊断,要考虑诊断是否正确或有无遗漏,如急进性高血压等。第四,应注意有无器质性病变存在,如 TIA 患者出现偏瘫、失语,考虑是否伴脑梗死、脑栓塞、脑出血等。第五,凡是出现与神经系统疾病相关的症状和感觉时,要想到 TIA 的可能,及时请神经内、外科医师协助诊治,可以更积极地进行相关干预。

总之,对于出现一过性的神经功能异常应该想到 TIA 的可能,进而通过血管危险因素的详细检查确定诊断,从而减少卒中事件的发生。

(张景华　陈会生)

第三节　脑梗死

一、概述

1. 流行特点　脑梗死属于缺血性脑卒中,是脑部血液供应障碍,缺血、缺氧引起的局限性脑组织缺血性坏死或脑软化。脑血管疾病(又称脑卒中)是当今人类病死率最高的三大疾病之一,其中80％的脑血管病为缺血性脑卒中,缺血性脑卒中主要包括短暂性脑缺血发作(TIA)、脑梗死和脑栓塞。国内外各家报道数据不一,但缺血性脑卒中仍以脑梗死居多,由于脑血管病有高发病率、高残障率、高病死率,因此及时确诊、早期积极治疗和康复训练显得尤为重要。针对脑梗死的危险因素积极开展预防工作,可减低发病率。

脑梗死根据发病的时间过程一般分为急性脑梗死、脑梗死恢复期和脑梗死后遗症期,根据临床症状又可分为无症状脑梗死和症状性脑梗死,临床上脑梗死指的就是急性脑梗死。急性脑梗死是最常见的卒中类型,约占全部脑卒中的 60％~80％。急性期的划分时间尚不统一,一般指发病后2周内。近年研究显示我国住院的急性脑梗死患者发病后1个月时病死率为3.3%～5.2%，3个月时死亡/残疾率为34.5%～37.1%，1年病死率为11.4%～15.4%，死亡/残疾率为33.4%～44.6%。

2. 发病机制　脑梗死的病因主要是血液供应障碍。血管壁、血液成分和血压的改变均可造成脑供血动脉缺血，其中最常见的是脑动脉粥样硬化，其次是各种原因造成的脑栓塞。动脉粥样硬化性脑梗死是脑部供应动脉病变引起脑局部血流量减少与侧支循环及血流量的代偿性增加这两种对立的病理生理过程之间矛盾发展的结果。动脉粥样硬化和血栓形成并不一定使脑血流量减少，脑血流量减少也不一定就发生脑梗死，即使发生了脑梗死也并不一定就引起临床症状，因为脑的病变和功能障碍的程度还要取决于血供不足的发生快慢与时间长短，受损区域的大小与功能，以及个体血管结构形式和侧支循环的有效性等因素。目前关于脑梗死的病因分型主要以TOAST分型或我国的CISS分型为主。

3. 临床表现　脑梗死的临床表现主要有两种，一为某一脑血管闭塞后造成的该血管供血区脑损害的神经症状和体征，可以结合临床的功能损害或梗死部位的功能损害表现来判定病损部位，如果再结合头颅CT或MRI、数字减影血管造影（DSA）等检查，则准确性更提高。另一种为脑梗死的临床征象。脑梗死可发生于任何年龄，动脉硬化性脑梗死常发生于50岁以上。病前有25%左右的患者有TIA病史。多在安静休息状态或睡眠中发病，晨间醒来或半夜醒来发现半身肢体瘫痪等现象，局灶症状可在数小时或数天内进行性加重。意识一般清楚，极少部分在起病初期有短暂的不同程度的意识障碍。可有糖尿病、高血压病、冠心病等其他血管病的病史。脑脊液检查可以正常。头颅CT检查时发现阻塞血管分布区出现吸收值降低的低密度区。脑梗死发生后，2～24 h内CT扫描可阴性，24～48 h后才有上述表现。MRI更易发现梗死区，特别在脑干或小脑区，在梗死区内呈现T1加权低信号区，T2加权高信号区。尤其是DWI序列可以早期发现新发的梗死病灶。

4. 治疗原则　目前对于急性脑梗死的治疗有许多治疗方法，但以溶栓和卒中单元循证医学证实最为有效，早期的血管内治疗的临床证据亦逐渐增多。在急性脑梗死发生时特别强调早期识别与正规治疗，脑梗死的一级、二级预防对于减少发病率和致残率同样重要。

二、诊断标准

1. 诊断标准　脑梗死的诊断标准：① 急性起病；② 局灶性神经功能缺损（一侧面部或肢体无力或麻木，语言障碍等），少数为全面神经功能缺损；③ 症状和体征持续时间不限（当影像学显示有责任缺血性病灶时）或持续24 h以上（当缺乏影像学责任病灶时）；④ 排除非血管性病因；⑤ 脑CT或MRI排除脑出血。

2. 诊断流程　急性脑梗死诊断流程包括如下5个步骤：第一步，判断是否为脑卒中，排除非血管性疾病；第二步，判断是否为缺血性脑卒中，进行脑CT/MRI检查排除出血性脑卒中；第三步，评估卒中严重程度，根据神经功能缺损量表评估；第四步，确定是否进行溶栓治疗，核对适应证和禁忌证；第五步，确定病因分型，参考TOAST标准，结合病史、实验室、脑病变和血管病变等影像检查资料确定病因。

三、误诊文献研究

1. 文献来源及误诊率　2004—2013年发表在中文医学期刊并经遴选纳入误诊疾病数据库的脑梗死误诊文献共94篇，总误诊病例770例。22篇文献可计算误诊率，误诊率22.70%。

2. 误诊范围　本次纳入的770例脑梗死误诊为56种疾病775例次，主要误诊为神经系统疾病,误诊疾病系统分布见表 19 - 3 - 1。

表 19 - 3 - 1　脑梗死误诊疾病系统分类

疾病系统	误诊例次	百分比(%)	疾病系统	误诊例次	百分比(%)
神经系统疾病	497	64.13	消化系统疾病	15	1.94
精神疾病	70	9.03	代谢性疾病	7	0.90
耳鼻咽喉疾病	66	8.52	中毒性疾病	7	0.90
循环系统疾病	43	5.55	眼科疾病	3	0.39
内分泌系统疾病	21	2.71	其他	25	3.22
运动系统疾病	21	2.71			

居前三位的误诊疾病为后循环缺血、精神障碍、梅尼埃病,主要误诊疾病见表 19 - 3 - 2。少见的误诊疾病为白内障、青光眼、视网膜血管痉挛、基底动脉尖综合征、脑积水、脑外伤后综合征、脑血管痉挛、硬膜下血肿、面神经麻痹、胆囊炎、胃十二指肠溃疡、低钾血症、高脂血症、肺炎、腰椎间盘突出症、食物中毒、药物中毒、中暑、麻醉意外、输液反应。22 例次仅作出眩晕、头痛、昏迷症状查因诊断;5 例次漏诊或诊断不明确。

表 19 - 3 - 2　脑梗死主要误诊疾病

误诊疾病	误诊例次	百分比(%)	误诊疾病	误诊例次	百分比(%)
后循环缺血	293	37.81	短暂性脑缺血发作	5	0.65
精神障碍	70	9.03	低钠血症	5	0.65
梅尼埃病	52	6.71	蛛网膜下腔出血	5	0.65
脑出血	51	6.58	糖尿病性神经病变	4	0.52
脑瘤	50	6.45	糖尿病	4	0.52
肺性脑病	34	4.39	一氧化碳中毒	4	0.52
冠心病	25	3.23	胃肠炎	3	0.39
颈椎病	20	2.58	三叉神经痛	3	0.39
高血压病	18	2.32	糖尿病性视网膜病	2	0.26
高血压脑病	17	2.19	脑动脉硬化	2	0.26
脑炎	15	1.94	糖尿病酮症酸中毒	2	0.26
前庭神经炎	14	1.81	肝性脑病	2	0.26
消化道出血	10	1.29	高渗性高血糖状态	2	0.26
低血糖性昏迷	7	0.90	癫痫	2	0.26
创伤性脑损伤	5	0.65	偏头痛	2	0.26

3. 容易误诊为脑梗死的疾病　经对误诊疾病数据库全库检索,发现 1 004 篇文献中 124 种疾病 4 550 例曾误诊为脑梗死,涉及 15 个系统。居前五位的疾病是低血糖症、脑出血、硬膜外血肿、脑肿瘤、肺癌。尚有如下疾病:同心性硬化、脑桥髓鞘溶解症、小脑扁桃体下疝畸形、放射性脊髓病、Meige 综合征、肺性脑病、空蝶鞍综合征、桥本脑病、延髓背外侧综合征、炎性脱髓鞘性假瘤综合征、一氧化碳中毒性脑病、视神经脊髓炎、脑动脉瘤、下肢动脉闭塞、脑膜动静脉瘘、硬脊膜动静脉瘘、脊髓血管畸形、心肌致密化不全、病态窦房结综合征、急性白血病、Castleman 病、嗜酸性粒细胞增多综合征、胰腺炎、白塞病、抗磷脂综合征、皮肌炎、股骨颈骨折、颞下颌关节脱位、韧带骨化、骨继发恶性肿瘤、胸腺瘤、胰岛细胞瘤、甲状旁腺癌、钩端螺旋体病、狂犬病、慢性肾衰竭、双硫醒反应、食物中毒、中暑、突发性耳聋、喉部异物、肺炎、餐后低血压等。见表 19 - 3 - 3,表 19 - 3 - 4。

表 19 - 3 - 3　容易误诊为脑梗死的疾病系统分布

确诊分类	误诊例次	百分比(%)	确诊分类	误诊例次	百分比(%)
内分泌系统疾病	1 839	40.42	中毒性疾病	39	0.86
神经系统疾病	1 707	37.52	精神疾病	37	0.81
循环系统疾病	265	5.82	血液系统疾病	34	0.75
呼吸系统疾病	171	3.76	耳鼻咽喉疾病	31	0.68
感染性疾病	123	2.70	风湿免疫性疾病	25	0.55
运动系统疾病	118	2.59	消化系统疾病	6	0.13
代谢性疾病	73	1.60	其他	20	0.44
眼科疾病	62	1.36			

表 19 - 3 - 4　容易误诊为脑梗死的疾病

确诊疾病	例数	百分比(%)	确诊疾病	例数	百分比(%)
低血糖症	1 665	36.59	线粒体脑肌病	17	0.37
脑出血	451	9.91	多发性骨髓瘤	16	0.35
硬膜外血肿	262	5.76	癫痫	16	0.35
脑肿瘤	179	3.93	艾滋病	16	0.35
肺癌	153	3.36	肝豆状核变性	14	0.31
急性心肌梗死	134	2.95	脑底异常血管网病	14	0.31
颅内静脉窦血栓形成	111	2.44	皮质纹状体脊髓变性	13	0.29
颈椎病	104	2.29	肺栓塞	12	0.26
蛛网膜下腔出血	98	2.15	脱髓鞘性脑病	12	0.26
结核性脑膜炎	90	1.98	心力衰竭	11	0.24
主动脉夹层	86	1.89	血管炎	11	0.24
多发性硬化	70	1.54	早期复极综合征	10	0.22
神经梅毒	69	1.52	周期性瘫痪	10	0.22
青光眼	62	1.36	血栓性血小板减少性紫癜	10	0.22
Guillain-Barre 综合征	61	1.34	寰枢椎半脱位	10	0.22
高渗性高血糖状态	56	1.23	有机磷农药中毒	9	0.20
低钠血症	53	1.16	真性红细胞增多症	8	0.18
帕金森病	51	1.12	甲状腺功能亢进症	8	0.18
糖尿病	49	1.08	可逆性后部白质脑病综合征	8	0.18
出血性腔隙综合征	45	0.99	面神经炎	8	0.18
精神分裂症	37	0.81	肌萎缩侧索硬化症	8	0.18
甲状腺功能减退症	37	0.81	维生素 B_1 缺乏症	8	0.18
重症肌无力	27	0.59	亚急性脊髓联合变性	7	0.15
脑寄生虫病	26	0.57	腺垂体功能减退症	7	0.15
病毒性脑炎	21	0.46	肝性脑病	7	0.15
破伤风	21	0.46	垂体瘤	7	0.15
韦尼克脑病	21	0.46	运动神经元病	7	0.15
一氧化碳中毒	21	0.46	药物中毒	7	0.15
鼻咽癌	20	0.44	脑脓肿	6	0.13
后循环缺血	19	0.42	低钾血症	6	0.13
副肿瘤综合征	18	0.40	前庭神经炎	6	0.13

续表

确诊疾病	例　数	百分比(%)	确诊疾病	例　数	百分比(%)
系统性红斑狼疮	6	0.13	带状疱疹	3	0.07
基底动脉尖综合征	6	0.13	颈部脊髓损伤	3	0.07
糖尿病酮症酸中毒	5	0.11	良性阵发性位置性眩晕	3	0.07
肺结核	5	0.11	扩张型心肌病	3	0.07
偏头痛	5	0.11	周围神经病	3	0.07
新型隐球菌性脑膜炎	4	0.09	感染性心内膜炎	3	0.07
上消化道出血	4	0.09	原发性血小板增多症	3	0.07
心脏黏液瘤	4	0.09	巨幼细胞性贫血	3	0.07
多系统萎缩	4	0.09	睡眠呼吸暂停低通气综合征	3	0.07

4. 医院级别　本次纳入统计的 770 例脑梗死误诊 775 例次,其中误诊发生在三级医院 344 例次(44.39%),二级医院 392 例次(50.58%),一级医院 26 例次(3.35%),其他医疗机构 13 例次(1.68%)。

5. 确诊手段　本次纳入统计的 770 例脑梗死,759 例(98.57%)由影像学检查确诊,其中 281 例(36.49%)磁共振检查,290 例(37.66%)为 CT 检查,2 例(0.26%)为脑血管造影检查,186 例(24.16%)原始文献未交代具体影像学检查方法;11 例(1.43%)根据手术病理检查确诊。

6. 误诊后果　本次纳入的 770 例脑梗死中,502 例文献描述了误诊与疾病转归的关联,268 例预后与误诊的关联不明确。按照误诊数据库对误诊后果的分级评价标准,可统计误诊后果的病例中,86.06%(432/502)的患者为Ⅲ级后果,未因误诊误治造成不良后果;5.58%(28/502)的患者造成Ⅱ级后果,其中 4 例手术扩大化或不必要的手术,24 例因误诊误治导致病情迁延或不良后果;8.37%(42/502)的患者造成Ⅰ级后果,25 例死亡,17 例留后遗症。

四、误诊原因分析

根据本次纳入的 94 篇文献中误诊原因出现频次,统计归纳为 11 项,见表 19-3-5。

表 19-3-5　脑梗死误诊原因

误诊原因	频　次	百分率(%)	误诊原因	频　次	百分率(%)
经验不足,缺乏对该病的认识	62	65.96	多种疾病并存	7	7.45
问诊及体格检查不细致	45	47.87	医院缺乏特异性检查设备	5	5.32
缺乏特异性症状、体征	33	35.11	影像学诊断原因	4	4.26
未选择特异性检查项目	32	34.04	患者主诉或代述病史不确切	2	2.13
诊断思维方法有误	24	25.53	病理诊断错误	1	1.06
过分依赖或迷信辅助检查结果	22	23.40			

1. 经验不足缺乏对该病的认识　其中经验不足,缺乏对该病的认识相对其他误诊原因显得明显,主要是非专科医务人员,在治疗非神经系统疾病时,只是从本系统的疾病入手,本着疾病一元论的理论,应用本系统疾病的情况来解释神经系统的症状。其中有 7 篇文献谈到了肺心病出现意识障碍的神经系统疾病时均首先想到的是肺性脑病、电解质紊乱等情况,而没有想到可能是急性脑梗死的发生。

2. 问诊及体格检查不细致　占第二位的误诊原因是问诊及体格检查不细致。神经系统的检查复杂,神经解剖对于非专科医生难以掌握,因此无法进行神经系统的定位诊断和相应症状的详细问诊。

3. 缺乏特异性症状、体征　由于神经系统解剖和脑血管支配区域的各种变异,有的时候一些症状和体征不能显示神经系统病变的精确性,如意识障碍、头晕、恶心、呕吐等,这些症状有时很不典型,可能为其他系统疾病导致。

4. 未选择特异性检查项目　对于头部影像学的检查一般具有决定性的诊断依赖,通过头颅CT检查可以分辨出脑梗死和脑出血,特别是近年来头部MRI检查技术的发展,可以早期识别头部CT无法明确诊断的后颅窝梗死,尤其是小脑和脑干的梗死。但在2010年前由于头颅MRI应用的限制,特别是由于头颅CT诊断脑梗死的时间延迟性和后颅窝梗死的不确定性,使得误诊中没有选择特异性检查项目。

5. 其他误诊原因　本统计中共有31篇(共76例)文献是探讨小脑梗死的诊断及误诊原因的,尤其是头部MRI应用后,能使小脑梗死更清楚明白地诊断。同样,脑干梗死也得到了确诊的机会,共有5篇文献分析了脑干梗死的原因。其他误诊原因有诊断思维方法有误、多种疾病并存、患者主诉或代述病史不确切、病理诊断错误及以罕见症状体征发病。

五、防范误诊措施

分析以上误诊的原因不难看出,防范误诊首先要在接诊患者、管理患者时有一个全局观念,不要光想着本科、本系统的疾病,要想到可能是神经系统的疾病,其实这是减少任何一种疾病误诊所必需的。

其次要掌握各科室的基本功,熟悉神经系统查体,这也是全身系统查体的一部分。但是现在的医生由于分科及专科的存在,往往对于非本专业的知识欠缺,而且具有的一点常识还是当年做学生、在科室轮转时的一些了解,根本不能跟上现在学科发展的脚步。因此,对于脑梗死这种危害人类健康的头号杀手之一,一定要及时了解和掌握本专业的医学知识,以在临床实践中不出现误诊。

第三,要学会看头部影像学的片子。由于头部影像学的发展,如果考虑到有脑梗死的可能,通过头颅CT鉴别脑出血,几乎均可以通过头颅MRI的检查,特别是DWI检查来确定。从本统计分析早年的误诊原因,主要是由于非神经科医师接诊或接触到此类患者,不能进行很好的神经系统查体,对于头部影像学的判读亦不熟悉所致。

最后,防范误诊的关键是提高对脑梗死的认识,特别是非专科医师对于脑梗死的认知,如果患者有脑血管病的危险因素,如肺部疾病合并高凝状态、进食不足导致体液缺乏等情况时,要想到有脑梗死出现的可能,存在任何跟脑部情况有关的症状,局灶性的症状如口角歪斜、言语不利、肢体活动不灵等可能容易想到脑梗死,全脑的受损的症状如精神异常、认知行为改变、意识障碍等均应想到有脑梗死的可能,拓宽临床诊断思路,详细询问病史,细心系统查体。所有科室医师均应熟知神经系统查体,想到并及时请神经专科医师会诊,结合头部影像检查,就能作出明确诊断。

(张景华　陈会生)

第四节　颅内静脉窦血栓形成

一、概述

1. 流行特点　颅内静脉窦血栓形成(cerebral venous sinus thrombosis，CVST)是一组由多种病因导致的脑静脉系统血管病,因病变发生部位、病因不同,临床症状各异,体征不典型且多变,常易误诊。近年来,随着神经影像学诊断技术进步,本病发现率明显提高。本病确切发病率尚不清楚。Kalbag 和 Woolf 等 1967 年的研究估计其发病率每年为(1～2)/100 万(成人);荷兰的 Stam 等根据 1992—1996 年的病例统计认为其为(1.5～3)/100 万(成人)。加拿大统计 160 例儿童卒中病例,计算出小儿发病率是 6.7/100 万。国内目前尚无确切的统计资料。目前认为本病在种族、地域和贫富之间无明显差异。在老年患者中,男女患者数目大致相等。而在其他成年段,女性较男性的发病率高,男女发病率之比为 1∶1.29。男性发病率各年龄组相似,女性患者以 20～35 岁多见,常有口服避孕药和妊娠史。早期对 CVST 的研究均建立在尸检的基础上,故多认为 CVST 患者很难免于死亡。随着诊断技术及临床重视程度提高,本病的发病率有增高趋势。越来越多的 CVST 患者得到及时诊断,近期文献报道中,CVST 的病死率降至 5%～30%,平均少于等于 10%。

2. 危险因素　CVST 与下列因素有关:静脉血流滞缓;静脉管壁损伤(化学性损伤、机械性损伤、感染性损伤);血液成分改变(血黏度增加、凝血活性增高、抗凝血活性降低)。但是机体不同部位静脉血栓,可有不同因素为主。CVST 依据病因可分为原发性和继发性两类,原发者病因不明,占 25% 左右;继发者依据病变性质又可分为感染性血栓形成和非感染性血栓形成。近几十年来,非感染性 CVST 的报道逐渐增多,应引起高度重视。常见的危险因素有:① 凝血功能异常:包括遗传性凝血功能异常和获得性凝血功能异常,遗传性凝血功能异常有抗凝血酶原缺乏、蛋白 C 和蛋白 S 缺乏、因子 V 突变、凝血酶原突变、半胱氨酸增多症等,获得性凝血功能异常有肾病综合征、抗磷脂抗体增加、妊娠和产褥期、口服避孕药及某些其他药物;② 机械原因;③ 感染;④ 非感染性炎性疾病;⑤ Bechet 病;⑥ 其他系统疾病,如癌症、血液系统疾病、脱水和充血性心衰等。

3. 临床表现　CVST 的临床表现非常多样,主要由两个方面的因素决定:因静脉系统引流障碍引起的颅高压症状;静脉缺血或出血所致的局灶脑损害。1/3 至半数患者亚急性起病,数天内症状进展;约 1/3 急性起病;慢性起病较少。头痛是常见的甚至是唯一的症状;在严重的急性发病患者中,意识障碍多见,包括嗜睡到昏迷;癫痫较其他类型的脑血管病多见;运动障碍可以是单侧或双侧的;视力丧失和视盘水肿、外展神经麻痹也较常见。

二、诊断标准

根据头痛、视盘水肿、明确的颅内压增高,伴或不伴局灶神经系统体征,临床拟诊良性颅内压增高或假性脑瘤者均有 CVST 的可能,应做进一步的影像学检查以明确诊断。影像学能发现静脉窦内的栓子而使诊断成立。CT 检查能发现实心三角征、空三角征(增强 CT)和"线索征";CT 静脉造影能发现闭塞的静脉窦。MRI 比 CT 更敏感,MRI 和 MR 静脉造影联合应用,是目前诊断 CVST 的最佳方法。在静脉窦内发现栓子和 MR 静脉造影无血流可支持本诊断。MRI 还可显示继发性脑实质梗死、脑出血、出血性梗死、脑水肿等。对于疑难的患者,脑动脉造影可发现静脉窦无法显影,静脉充血伴皮层、面部和头皮静脉扩张,侧支引流典型小静脉扩张,静脉血流逆向等。病因诊断是最终治疗 CVST 的重要途径。血凝系统检查,尤其是 D-二聚体等指标、脑脊液和鼻旁窦等检查,均为重要资料。

三、误诊文献研究

1. 文献来源及误诊率　2004—2013 年发表在中文医学期刊并纳入误诊疾病数据库中有关 CVST 的误诊文献,共有 48 种期刊刊载的 95 篇文献,总误诊病例 674 例。29 篇文献可计算误诊率,误诊率 43.43%。

2. 误诊范围　本统计 674 例 CVST 患者被误诊为 50 种疾病共 682 例次。误诊为神经系统例次最多(601 例次,占 88.12%),其次是眼科(60 例次,8.80%),其余依次是妇产科(5 例次,0.73%)、运动系统(2 例次,0.29%)、循环系统(2 例次,0.29%),误诊 1 例次(占 0.15%)者为免疫、呼吸、消化系统等疾病。误诊例次居前三位的是脑梗死、蛛网膜下腔出血、病毒性脑炎,少见的误诊疾病有外展神经麻痹、视盘玻璃疣、眶蜂窝织炎、眶尖综合征、青光眼、Vogt-小柳-原田病、Leber 遗传性视神经病、韦尼克脑病、创伤性颈动脉海绵窦瘘、代谢性脑病、梅尼埃病、脑积水、癔症、精神疾病、枕神经痛、上呼吸道感染、甲状腺危象、急性酒精中毒、急性胃肠炎、多发性硬化、冠心病、心肌炎、妊娠呕吐。仅作出视盘水肿等症状诊断的 18 例次(2.64%),诊断不明确 4 例次(0.59%),漏诊 1 例次(0.15%)(见表 19-4-1)。

表 19-4-1　颅内静脉窦血栓形成主要误诊疾病

误诊疾病	误诊例次	百分比(%)	误诊疾病	误诊例次	百分比(%)
脑梗死	107	15.69	视盘血管炎	8	1.17
蛛网膜下腔出血	92	13.49	脑脓肿	7	1.03
病毒性脑炎	53	7.77	视网膜炎	5	0.73
偏头痛	50	7.33	妊娠高血压综合征	4	0.59
特发性颅内压增高症	48	7.04	后循环缺血	3	0.44
脑出血	43	6.30	短暂性脑缺血发作	3	0.44
颅内感染	42	6.16	脊髓炎	3	0.44
脑炎	30	4.40	脑血管病	3	0.44
视神经炎	24	3.52	基底动脉尖综合征	3	0.44
脑瘤	22	3.23	脱髓鞘性脑病	3	0.44
颅内占位性病变待查	20	2.93	缺血性视盘病变	2	0.29
中枢神经系统感染	12	1.76	脑囊虫病	2	0.29
癫痫	12	1.76	颅内压增高	2	0.29
脑膜脑炎	11	1.61	脊髓损伤	2	0.29
脑血管畸形	11	1.61	颈椎病	2	0.29
脑膜炎	8	1.17			

3. 医院级别　本次纳入统计的 674 例 CVST 误诊 682 例次,其中误诊发生在三级医院 492 例次(72.14%),二级医院 171 例次(25.07%),一级医院 18 例次(2.64%),其他医疗机构 1 例次(0.15%)。

4. 确诊方法　本次纳入的 674 例 CVST,通过手术肉眼所见确诊 2 例(0.30%);余 672 例(99.70%)均通过影像学检查确诊,其中 MRI 检查确诊 315 例(46.74%),血管造影检查 225 例(33.38%),CT 检查 4 例(0.59%),128 例(18.99%)文献未交代具体影像检查手段。

5. 误诊后果　本次纳入的 674 例 CVST 中,438 例原文献描述了误诊与疾病转归的关联,236 例预后与误诊关联不明确。按照误诊数据库对误诊后果的分级评价标准,可统计误诊后果的病例中,87.21%(382/438)的患者未因误诊误治造成不良后果,2.51%(11/438)的患者造成Ⅱ级后果,

11 例因误诊误治导致病情迁延或不良后果;10.27%(45/438)的患者造成Ⅰ级后果,其中死亡 33 例,造成后遗症 12 例。

CVST 根据血栓形成的部位、发生速度的不同,其严重程度也不相同,误诊所造成的后果也不相同。发病时患者一般情况差、颅内压短期内增高明显、意识障碍重、并发症多的上矢状窦、海绵窦和直窦血栓形成的患者往往病情较重,误诊导致的后果也较为严重。其治疗包括一般治疗和特殊治疗,脱水、降颅压、应用广谱抗生素属于一般治疗,抗凝、抗栓和抗血小板治疗属于特殊治疗。故文献中有患者发生误诊,但因使用脱水、降颅压、应用广谱抗生素等一般治疗未导致误治。

四、误诊原因分析

依据 95 篇 CVST 误诊文献提供的误诊原因频次,归纳为 8 项,以经验不足而缺乏对该病认识、缺乏特异性症状、体征为主,见表 19-4-2。

表 19-4-2　颅内静脉窦血栓形成误诊原因

误诊原因	频次	百分率(%)	误诊原因	频次	百分率(%)
经验不足,缺乏对该病的认识	76	80.00	医院缺乏特异性检查设备	15	15.79
缺乏特异性症状、体征	44	46.32	诊断思维方法有误	13	13.68
未选择特异性检查项目	38	40.00	问诊及体格检查不细致	5	5.26
过分依赖或迷信医技检查结果	27	28.42	影像学诊断原因	5	5.26

1. **经验不足,缺乏对该病的认识**　本次数据分析显示,经验不足缺乏对 CVST 的认识,是造成误诊的首位原因。理论上讲,当患者存在颅内压增高的症状或体征,同时具有脱水、血液病、血管壁损伤、血流状态改变或凝血机制异常等危险因素时,应当考虑 CVST 的可能。但由于认识不足,而导致相当多的患者误诊。如 1 例 25 岁女性,怀孕 10 周,因头痛、恶心、呕吐 5 天,伴左侧肢体无力 1 天入院。入院查体:双眼视盘水肿,左下肢肌力 4 级,其余肢体肌力 5 级,双侧 Babinski 征阳性,脑脊液压力 210 mmH$_2$O,脑脊液常规和生化结果正常,入院诊断为病毒性脑炎,后经 MRI 确诊为 CVST,双侧额顶叶多发梗死。入院后出现癫痫大发作,病情恶化,家属放弃治疗出院。该患者为妊娠女性,血液呈高凝状态,是 CVST 的危险人群,患者存在头痛、恶心、呕吐和视盘水肿等颅内压增高的临床表现,经腰穿检查证实为颅内压增高,患者发病前没有发热等感染症状,病毒性脑炎的诊断依据不足,如果首诊医生对该病有一定认识和治疗经验,应该不会导致误诊。

2. **缺乏特异性症状、体征**　CVST 临床表现多种多样,与血栓形成的部位、严重程度及发生速度有关。患者的局灶性神经功能缺失症状主要取决于水肿、缺血和出血的病损部位。常见颅内压增高症状,并可有抽搐发作等。意识障碍较常见,轻者有嗜睡、意识模糊,重者昏迷。但是,CVST 因病变部位和病因不同,临床症状各异,体征不典型且多变,当临床表现不典型时,给及时准确诊断带来一定困难,常易导致误诊。如某医院对 19 例误诊的 CVST 进行回顾性分析,15 例头痛伴呕吐,9 例视盘水肿,8 例意识障碍,7 例视物不清,5 例抽搐,4 例肢体瘫痪,2 例复视,1 例精神障碍,9 例脑膜刺激征阳性,8 例病理征阳性。因缺乏特异性症状体征,导致误诊。

3. **未选择特异性检查项目**　CVST 特异性的检查是 DSA 和 MRV,头颅 MRI 和 CT 有助于发现颅内异常信号,腰穿有助于确定颅压,与颅内感染和蛛网膜下腔出血鉴别,D-二聚体增高,有助于诊断。如 1 例 42 岁男性,因头痛、呕吐 1 个月就诊,门诊头颅 CT 检查示:左侧顶叶脑实质内高密度灶,周围有水肿,以颅内占位病变收入病房,拟行手术治疗。入院后 MRV 检查提示上矢状窦不显影,诊断为 CVST,经抗凝、降颅压治疗后,患者病情恢复。该患者门诊头颅 CT 检查:左侧顶叶脑实质内高密度灶,周围有水肿,应想到 CVST 导致脑出血的可能,可进行特异性的 MRV 或

DSA 检查,及早明确诊断。

4. 过分依赖或迷信医技检查结果 疾病的诊断应当临床表现结合医技检查结果,不能过分依赖和迷信医技结果,而不考虑患者临床表现,如果临床表现和医技结果不符合,则应重新考虑诊断是否正确。如 1 例 19 岁男性,因头痛伴恶心、呕吐半个月就诊,患者否认食豆猪肉及粪便排绦虫史,未见皮下结节。头颅 CT 平扫加增强扫描提示:左侧额顶叶见一小片高密度灶,直径 0.6 cm,无明显强化,怀疑脑囊虫,经治疗后症状无好转,后经头 MRI、MRV 提示 CVST。该患者临床表现头痛伴恶心、呕吐,和左侧额顶叶见一小片高密度灶、直径 0.6 cm 结果不符,但经治医生过分依赖或迷信医技检查结果,以致产生误诊。

5. 医院缺乏特异性检查设备 头颅 MRI、CT、DSA 和 MRV 检查是诊断 CVST 的常用检查方法,如果医院缺乏上述检查设备,可能影响 CVST 的诊断。如 1 例既往有慢性中耳炎的患者,出现头痛、呕吐、脑膜刺激征,因当地基层医院缺乏影像学诊断条件,误诊为脑脓肿。

6. 诊断思维方法有误 对于疾病的诊断,如果其主要检查结果和疾病诊断标准不符合,则应重新考虑诊断是否正确,不能想当然进行诊断。如 1 例 27 岁男性,既往肺结核病史,因头痛、发热 1 周伴恶心、呕吐入院。入院查体颈强直。头颅 CT:大脑镰上部带状高密度灶。腰穿:压力 220 mmH$_2$O,无色,清亮,蛋白 0.27 g/L,白细胞 5.0×10^6/L,糖 3.78 mmol/L,氯化物 109.2 mmol/L,诊断考虑结核性脑膜炎,给予抗结核治疗无效,后转到其他医院就诊,头颅 MRI、MRV 检查确诊为 CVST。该患者既往有肺结核病史,主诉是头痛、发热 1 周伴恶心、呕吐,医生诊断思维上仅想到结核性脑膜炎的可能,但腰穿的结果蛋白、白细胞和糖均不支持结核性脑膜炎的诊断,给予抗结核治疗无效才转到其他医院。此病例在腰穿结果出来后,就应当考虑其他疾病尤其是 CVST 的可能。

7. 问诊及体格检查不细致 问诊及体格检查是诊断疾病的第一步,如果问诊及体格检查不细致,则可能导致误诊。如 1 例 27 岁男性,因阵发性头痛 10 天入院,入院内科查体及神经系统查体未查及明确阳性体征,但未检查眼底,初步诊断为偏头痛,予营养神经、对症治疗 1 周,头痛无好转,且逐渐加重,进一步眼底检查发现:视盘水肿,边界不清,静脉充盈,动静脉比例 1∶2。头颅 MRI 示:上矢状窦流空现象消失。诊断:上矢状窦血栓形成,予降颅压、抗凝、抗炎、对症治疗 3 周后,症状好转出院。该患者因头痛就诊,但医生未进行眼底检查,问诊及体格检查不细致导致误诊,CVST 的最常见早期临床表现是头痛和视盘水肿,若患者存在头痛和视盘水肿,而无明确其他神经系统症状和体征时,要高度怀疑该病可能。

8. 影像学诊断原因 影像学检查对于诊断疾病非常重要,但不同的疾病可能有相似的影像学表现,因此当诊断疾病时,看到其影像学结果,也应多角度、全面的分析诊断是否成立。如 1 例 37 岁男性,因头痛、呕吐 3 天入院。入院时头颅 CT 检查:纵裂池高密度影,考虑为蛛网膜下腔出血。入院后给予止血、脱水治疗,住院 1 天后,患者出现癫痫大发作,予地西泮静脉推注,苯巴比妥肌内注射后,症状缓解。查头颅 MRI 示:顶叶可见沿脑回分布线条状短 T1 信号影,局部蛛网膜下腔见短 T1 信号影,右侧横窦、上矢状窦正常流空信号消失,内见短 T1、长 T2 信号影,行腰穿检查脑脊液中未发现红细胞,确诊为 CVST。予抗炎、活血、抗血小板聚集、脱水等治疗,患者症状逐渐改善,1 个月后痊愈出院。该患者因头痛就诊,头颅 CT 检查:纵裂池高密度影,医生仅想到蛛网膜下腔出血的可能,对于上矢状窦等部位的 CVST,因静脉窦内血液淤滞,头颅 CT 检查也可表现为纵裂池高密度影,应尽早行腰穿检查以明确诊断。

五、防范误诊措施

1. 加强对 CVST 的临床认识 临床遇到以下情况时,应高度怀疑 CVST:① 患者存在 CVST 的易患因素,如产褥期、脱水、口服避孕药、发热和感染等;② 进行性颅高压,伴或不伴有神经系统局灶体征或者伴有动眼或外展神经麻痹者;③ 无明确原因视力下降、意识障碍或癫痫发作,病情进展较快者;④ 有神经系统局灶性损害的症状或体征,不能用动脉血管支配区解释;⑤ 头痛、呕吐者,脑脊液改变不能用脑炎、脑膜炎、出血解释者;⑥ 患者缓慢出现高颅压症状,而头颅 CT 和 MRI 检查无阳性发现,都应考虑 CVST 可能,及时做 MRI、MRV 和腰穿检查,必要时做数字减影血管造影检查以确诊。

2. 加强对 CVST 的影像学认识　急性期(发病约 1 周内),T1W1 等信号,T2W1 低信号;亚急性期 MRI 对 CVST 诊断敏感性高,提高临床医生对 CVST CT/MRI 直接征象、间接征象的认识,有助于提高该病的确诊率;慢性期(1 个月后),因血栓机化,钙盐沉积,反复血栓形成或血栓再通,此期表现不典型,较易导致误诊。

(李凤鹏　陈会生)

第五节　蛛网膜下腔出血

蛛网膜下腔出血(subarachnoid hemorrhage,SAH)为临床常见的脑血管疾病,主要表现为突发头痛、呕吐、脑膜刺激征和意识障碍,临床表现典型者一般诊断不难。近年来由于不典型病例的增多,尤其是老年非典型病例的增多,给临床诊断造成困难,极容易误诊为其他疾病。

一、概述

1. 流行特点及病因　原发性 SAH 是指脑表面血管破裂后,血液流入脑和脊髓蛛网膜下隙以及脑室系统导致的临床综合征,少数患者为脊髓表面血管破裂,仅表现为脊髓 SAH。SAH 年发病率为(5~20)/10 万,各年龄均可发病,以青壮年多见,在 40 岁以前发病者占 86%,60 岁以上发病者仅占 4%。病因以动脉瘤破裂占多数(76%),动静脉畸形占 6%~9%,动静脉畸形并动脉瘤破裂占 2.7%~22.8%,少数还可见于动脉炎、脑底异常血管网、结缔组织病、血液病、抗凝治疗并发症等。

2. 临床表现　SAH 多在情绪激动或用力情况下急性发生,部分患者可有反复发作头痛史。临床表现主要取决于出血量、积血部位、脑脊液循环受损程度等,具体表现为:① 头痛与呕吐:突发剧烈头痛、呕吐、颜面苍白、全身冷汗,有患者主诉为一生从未经历的严重头痛。② 意识障碍和精神症状:多数患者无意识障碍,但可有烦躁不安。危重者可有谵妄,不同程度的意识障碍及昏迷,少数可出现癫痫发作和精神症状。③ 脑膜刺激征:青壮年患者多见且明显,伴有颈背部痛。老年患者、出血早期或深昏迷者可无脑膜刺激征。④ 其他临床症状:如低热、腰背腿痛等,亦可见轻偏瘫,视力障碍,第Ⅲ、Ⅴ、Ⅵ、Ⅶ对脑神经麻痹,视网膜片状出血和视神经炎等。此外,还可并发上消化道出血和呼吸道感染等。⑤ 医技检查:腰椎穿刺脑脊液检查示颅内压多增高,脑脊液早期为血性,3~4 天后开始黄变;发病初期部分患者周围血白细胞可增高,且多伴有核左移;4 天内头颅 CT 扫描诊断阳性率为 75%~85%,表现为颅底各池、大脑纵裂及脑沟密度增高,积血较厚处提示可能为破裂动脉所在处或其附近部位。

3. 治疗及预后　SAH 病死率高,第 1 次出血病死率约 30%,第 2 次出血病死率约 70%,第 3 次出血病死率可达 90%。致死原因与出血后高颅压脑疝、脑血管痉挛以及致死性并发症有关,特别是 SAH 可发生致死性心律失常而导致患者猝死。SAH 内科治疗主要是防治再次出血、止血、脱水降颅压、防治脑血管痉挛及相关并发症,外科治疗有脑室引流、动脉瘤或动静脉畸形的介入治疗。

SAH 的病程及预后取决于其病因、病情、血压、年龄及神经系统体征。动脉瘤破裂引起的 SAH 预后较差,脑血管畸形所致的 SAH 常较易恢复。原因不明者预后较好,复发机会较少。年老体弱者,意识障碍进行性加重,血压增高、颅内压明显增高、偏瘫、失语、抽搐者预后较差。

二、诊断标准

SAH 的诊断需依靠患者发病特点及相关医技检查结果。

1. 临床特点　SAH 的临床特点为:① 起病形式:多在情绪激动或用力等情况下急骤发病。② 主要症状:突发剧烈头痛,持续不能缓解或进行性加重,多伴有恶心、呕吐;可有短暂的意识障碍及烦躁、谵妄等精神症状,少数出现癫痫发作。③ 主要体征:脑膜刺激征明显,眼底可见玻璃膜下出血,少数可有轻偏瘫、失语、动眼神经麻痹等局灶性神经功能缺损征象。

2. 医技检查

(1) CT 检查:CT 检查是诊断 SAH 的首选方法,CT 检查显示蛛网膜下腔内高密度影可以确诊。一般发病时间距行 CT 扫描时间越短,CT 诊断阳性率越高,发病当日 CT 诊断阳性率可达 95%,次日为 90%,5 天后为 80%,7 天后即降为 50%。根据 CT 检查结果可以初步判断或提示颅内动脉瘤的位置,如显示动脉瘤位于颈内动脉段常提示鞍上池不对称积血,动脉瘤位于大脑中动脉段多见外侧裂积血,动脉瘤位于前交通动脉段则提示前间裂基底部积血,而脚间池和环池出血一般提示无动脉瘤形成。动态 CT 检查还有助于了解出血的吸收情况,有无再出血、继发脑梗死、脑积水及其程度等。

(2) 脑脊液检查:通常经 CT 检查已确诊者,腰椎穿刺脑脊液检查不作为临床常规检查项目。如果出血量少或者距起病时间较长,CT 检查可无阳性发现,而对于临床可疑下腔出血者需要行腰椎穿刺脑脊液检查。均匀血性脑脊液是 SAH 的特征性表现,且提示新鲜出血,如脑脊液黄变或者发现吞噬有红细胞、含铁血黄素或胆红素结晶的吞噬细胞等,则提示已存在不同时间的 SAH。

(3) MRI 检查:对于少量的 SAH,MRI 中 SWI 或 FLAIR 序列发现沿脑沟分布的异常信号有助于诊断,特别是有助于诊断较少见的皮质凸面 SAH。

根据典型临床表现及腰椎穿刺脑脊液检查或影像学检查发现 SAH 证据者可确诊。对老年患者,临床症状表现不典型,腰椎穿刺脑脊液或影像学检查对于诊断有决定性意义,对临床表现典型、但早期腰椎穿刺脑脊液检查或头颅 CT 检查阴性者需复查后行 MRI 检查确诊。Fisher 根据 SAH 的严重程度及出血部位进行分级:Ⅰ级为未发现出血;Ⅱ级为弥漫性蛛网膜池薄层(<1 mm)出血;Ⅲ级为出血层厚度(>1 mm);Ⅳ级为脑实质血肿和脑室出血。

(4) 脑血管造影(DSA):DSA 是诊断颅内动脉瘤最有价值的方法,诊断阳性率达 95%,可以清楚显示动脉瘤的位置、大小、与载瘤动脉的关系,有无血管痉挛等。对于诊断原发性 SAH 患者需进一步行 DSA 检查,有助于发现颅内的异常血管。条件具备、病情许可时应争取尽早行全脑 DSA 检查,以确定出血原因和决定治疗方法、判断预后。但由于血管造影可加重神经功能损害,如脑缺血、动脉瘤再次破裂出血等,因此造影时机宜避开脑血管痉挛和再出血的高峰期,即出血 3 天内或 3 周后进行为宜。

3. 动脉瘤性 SAH 分级　一般采用 Hunt 和 Hess 分级法对动脉瘤性 SAH 进行分级以选择手术时机和判断预后。0 级:未破裂动脉瘤;Ⅰ级:无症状或轻微头痛;Ⅱ级:中或重度头痛、脑膜刺激征、脑神经麻痹;Ⅲ级:嗜睡、意识混浊、轻度局灶性神经功能缺损体征;Ⅳ级:昏迷、中或重度偏瘫、有早期去脑强直或自主神经功能紊乱;Ⅴ级:深昏迷、去大脑强直、濒死状态。

三、误诊文献研究

1. 文献来源及误诊率　2004—2013 年发表在中文医学期刊并经遴选纳入误诊疾病数据库的 SAH 误诊文献共 135 篇,累计误诊病例 2 408 例。44 篇文献可计算误诊率,误诊率 20.41%。

2. 误诊范围　本次纳入统计的 2 408 例 SAH 误诊疾病谱颇为广泛,涉及 14 个系统,达 72 种之多,共误诊 2 418 例次。误诊疾病居前 5 位的是后循环缺血、各种头痛、高血压病、颈椎病、癫痫。少见的误诊疾病为有机磷农药中毒、食物中毒、脑积水、血管迷走性晕厥、血管性痴呆、脊髓炎、阿尔茨海默病、肺性脑病、代谢性脑病、低血糖性昏迷、缺血性视盘病变、糖尿病性眼肌麻痹、颅骨骨折、关节炎、急性肾炎、尿潴留、围绝经期综合征、十二指肠溃疡、新生儿肺炎、低钠血症、糖尿病、高渗性高血糖状态、肺炎、感染性休克。56 例次仅作出眩晕、晕厥、意识障碍、颅内压增高等查因诊断,部分患者漏诊 SAH。误诊疾病系统分布及主要误诊疾病见表 19 - 5 - 1,表 19 - 5 - 2。

表 19 - 5 - 1　蛛网膜下腔出血误诊疾病系统分类

疾病系统	误诊例次	百分比(%)	疾病系统	误诊例次	百分比(%)
神经系统疾病	1 398	57.94	耳鼻咽喉疾病	76	3.15
循环系统疾病	269	11.15	中毒性疾病	41	1.70
运动系统疾病	203	8.41	眼科疾病	37	1.53
呼吸系统疾病	101	4.19	内分泌系统疾病	18	0.75
消化系统疾病	99	4.10	其他	79	3.07
精神疾病	97	4.02			

表 19 - 5 - 2　蛛网膜下腔出血主要误诊疾病

误诊疾病	误诊例次	百分比(%)	误诊疾病	误诊例次	百分比(%)
后循环缺血	274	11.36	青光眼	16	0.66
头痛*	274	11.36	神经症	15	0.62
高血压病	215	8.91	坐骨神经痛	15	0.62
颈椎病	164	6.80	颅脑外伤	14	0.58
癫痫	163	6.76	动眼神经麻痹	13	0.54
高血压脑病	151	6.26	糖尿病性昏迷	12	0.50
各型脑炎	136	5.64	心力衰竭	10	0.41
脑梗死	128	5.30	急性心肌梗死	10	0.41
脑出血	116	4.81	老年性痴呆	10	0.41
上呼吸道感染	94	3.90	药物中毒	10	0.41
精神障碍	84	3.48	结核性脑膜炎	7	0.29
梅尼埃病	73	3.03	枕神经痛	6	0.25
短暂性脑缺血发作	62	2.57	腰肌劳损	6	0.25
胃肠炎	61	2.53	急性肺水肿	5	0.21
上消化道出血	37	1.53	视神经乳头炎	5	0.21
冠心病	33	1.37	自主神经功能紊乱	5	0.21
酒精中毒	24	0.99	鼻窦炎	3	0.12
脑动脉硬化	32	1.33	一氧化碳中毒	3	0.12
腰椎间盘突出症	17	0.70	硬膜下血肿	3	0.12

注:*包括偏头痛、丛集性头痛、紧张性头痛等。

3. 容易误诊为 SAH 的疾病　经对误诊疾病数据库全库检索发现,有 168 篇文献 28 种疾病 401 例次曾误诊为 SAH,居前五位的是颅内静脉窦血栓形成、低颅压综合征、脑出血、结核性脑膜炎、硬膜下血肿。有 9 例次最终确诊为:痛性眼肌麻痹、系统性红斑狼疮、脑脓肿、脑瘤、流行性脑脊髓膜炎、脊髓蛛网膜下腔出血、脑钙化、慢性肾衰竭、肺癌、Sturge-Weber 综合征(见表 19 - 5 - 3)。

表 19 - 5 - 3　容易误诊为蛛网膜下腔出血的疾病

确诊疾病	例　数	百分比(%)	确诊疾病	例　数	百分比(%)
颅内静脉窦血栓形成	97	24.13	脑动静脉畸形	5	1.24
低颅压综合征	84	20.90	新型隐球菌性脑膜炎	5	1.24
脑出血	67	16.71	脑梗死	5	1.24
结核性脑膜炎	38	9.45	脑膜癌	5	1.24
硬膜下血肿	27	6.72	脊髓血管畸形	4	1.00
急性心肌梗死	15	3.73	病毒性脑炎	4	1.00
肺吸虫病	11	2.74	肥厚性硬脑膜炎	3	0.75
脑底异常血管网病	10	2.49	甲状旁腺功能减退症	3	0.75
低血糖症	7	1.74	颅内动脉瘤	2	0.50

4. 医院级别　本次纳入统计的 2 408 例 SAH 误诊 2 418 例次,其中误诊发生在三级医院 946 例次(39.12%),二级医院 1 405 例次(58.11%),一级医院 66 例次(2.73%),其他医疗机构 1 例次(0.04%)。

5. 确诊手段　本次纳入的 SAH 2 408 例误诊病例,1 324 例(54.98%)根据腰穿检查确诊,4 例(0.17%)根据手术肉眼所见确诊;1 080 例(44.85%)根据影像学检查确诊,其中 961 例(39.91%)根据 CT 检查确诊,26 例(1.08%)根据造影检查确诊,9 例(0.37%)根据磁共振检查确诊,84 例(3.49%)原文献未明确提供具体影像检查方法。

6. 误诊后果　本次纳入的 2 408 例 SAH 中,1 674 例文献描述了误诊与疾病转归的关联,734 例预后与误诊关联不明确。按照误诊数据库对误诊后果的分级评价标准,可统计误诊后果的病例中,89.31%(1 495/1 674)的患者为Ⅲ级后果,未因误诊误治造成不良后果;1.31%(22/1 674)的患者造成Ⅱ级后果,19 例因误诊误治导致病情迁延或不良后果,3 例手术扩大化或不必要的手术;仅 9.38%(157/1 674)的患者造成Ⅰ级后果,130 例死亡,27 例留有后遗症。

SAH 患者如未出现应激性溃疡、心源性脑缺血综合征等严重并发症或未再次出血,即使误诊,也会因血液自行吸收、脑脊液循环恢复而不会产生严重不良后果。本调查显示,此类患者出血量较少,且多数误诊高血压病、头痛、脑炎、创伤性脑损伤等,由于给予血压控制、卧床休息或镇静等相对有效的保守治疗,而未因误诊造成明显不良后果。但由于 SAH 发病急,常因误诊或延误诊治导致高颅压、脑疝、急性脑积水等多种严重并发症而造成严重不良后果。

四、误诊原因分析

根据上述文献,从症状学角度分析,SAH 是由于颅内血管瘤破裂血液流入蛛网膜下腔导致以头痛、恶心、呕吐等高颅压、精神异常、意识障碍为主要表现,视神经炎、脑膜刺激征为主要体征,因脑疝、脑血管痉挛以及多系统严重并发症致死、致残的疾病,一些患者缺少特异性症状体征特别是老年患者,容易发生误诊。本调查收集的文献大部分未提及误诊原因,仅 135 篇文献分析了误诊原因,归纳为 13 项,见表 19 - 5 - 4。

表 19-5-4　蛛网膜下腔出血误诊原因

误诊原因	频次	百分率(%)	误诊原因	频次	百分率(%)
经验不足,缺乏对该病的认识	93	68.89	多种疾病并存	7	5.19
未选择特异性检查项目	69	51.11	患者或家属不配合检查	3	2.22
问诊及体格检查不细致	68	50.37	影像学诊断原因	3	2.22
缺乏特异性症状、体征	57	42.22	患者主述或代述病史不确切	2	1.48
过分依赖或迷信辅助检查结果	50	37.04	以罕见症状体征发病	2	1.48
诊断思维方法有误	32	23.70	对专家权威、先期诊断的盲从心理	1	0.74
并发症掩盖了原发病	14	10.37			

1. 经验不足,缺乏对该病的认识　如 1 例 27 岁患者,因首发表现为癫痫持续状态而误诊,突然颅内压增高,脑血管痉挛及 SAH 后血液对脑实质的化学刺激可能为致 SAH 癫痫发作的原因;如 1 例 45 岁患者,因颈项活动受限伴后枕部疼痛而诊断为颈椎病、枕神经痛达 3 天之久。

SAH 临床症状表现为:不典型头痛、血压升高、眩晕、偏瘫、癫痫、急性视力障碍、发热、精神异常及各脏器系统异常。脑膜刺激征、剧烈头痛及血性脑脊液是 SAH 的原发三联征,绝大多数病例都有,但其轻重程度有很大不同。典型的 SAH 可出现较为特殊的临床表现,文献报道有近 20% 的 SAH 患者无头痛,老年患者头痛、呕吐及脑膜刺激征不如年轻患者明显,主要表现为起病、病情发展相对缓慢,头痛、呕吐较轻,脑膜刺激征不明显,临床表现多样化。但这些老年患者意识障碍等脑实质缺血症状却较重,脑膜刺激征是其最特征性的症状,强度决定于出血的范围及位置,约 1/4～1/3 的患者可无脑膜刺激征,如出血破入脑室系统,脑膜刺激征也随即消失。脊髓 SAH 临床较少见,当头痛、头晕患者行头颅 CT 检查正常时,轻易排除出血性疾病,尤其对于脊髓症状不典型者,易忽视脊髓 SAH 的诊断。

2. 未选择特异性检查项目　头颅 CT 和腰椎穿刺脑脊液检查是诊断 SAH 的特异性检查项目。头颅 CT 检查对诊断 SAH 具有很大优越性,不仅能够提供出血部位、出血量及有无颅内血肿和脑积水等准确信息,而且由于是无创检查,能够避免腰椎穿刺可能带来的风险,因此应将其作为诊断 SAH 的首选检查方法。本调查中多例慢性头痛患者出现头痛加重,因查体无脑膜刺激征、未及时选择 CT 检查而误诊,因症状持续或出现脑膜刺激征后复查 CT 才得以确诊。但是,CT 检查诊断 SAH 也有一定的局限性。SAH 的特点是出血易被脑脊液稀释扩散。一般脑脊液细胞数在 $2\,000\times10^6/L$ 以上,CT 检查才可显示出高密度影,当少量出血尤其是接近颅骨处出血,若不行 CT 薄层扫描完全有可能漏诊。而且随着时间的推移,出血逐渐被吸收,CT 诊断阳性率明显下降。本统计资料中 20 余例头痛、癫痫或精神异常起病患者,因头颅 CT 检查未见异常而未考虑 SAH,在病情加重后经腰椎穿刺脑脊液检查发现均匀血性脑脊液后才得以确诊。

3. 问诊及查体不细致　如 1 例 34 岁女性患者,发热、血白细胞增高,因病史询问不详,忽视了头痛、呕吐先于发热这一有利于 SAH 的诊断依据,又未及时行腰椎穿刺脑脊液检查,主观认为脑膜炎。SAH 患者大多有脊髓神经根刺激症状——腰背痛表现,腰背痛的位置与病变位置相吻合,少数患者开始时阳性体征不明显,但反复多次检查会发现脑膜刺激征、神经根刺激征、脊髓半切或横贯性损伤体征。许多病例因查体不细致,未及时发现脑膜刺激征,并忽视行腰椎穿刺脑脊液检查导致误诊,故详细询问病史及细致查体对诊断十分重要,对怀疑病例要及时行头颅 CT 或腰椎穿刺脑脊液检查。

4. 缺乏特异性症状、体征　一些 SAH 并无典型的头痛、恶心、呕吐和脑膜刺激征,而表现为自主神经及内脏功能障碍,如由于血管痉挛引起丘脑下部缺血,临床上出现诸如发热、血白细胞增高、心律失常及上消化道出血等症状。老年 SAH 患者缺乏特异性症状体征的原因：① 此类患者多为后天动脉硬化所形成的出血所致，出血量较少，且出血速度相对较慢；② 多伴有不同程度的脑萎缩，脑室及蛛网膜下腔相对扩大，从而减轻了出血和脑水肿造成的颅内压增高；③ 老年人疼痛阈值较高，对疼痛反应较迟钝，血液刺激神经根引起的反应通常不明显，故头痛、呕吐、脑膜刺激征发生率较低；④ 多有动脉硬化基础，造成长期慢性脑供血不足，神经细胞功能衰退，同时出血导致血管痉挛，脑组织缺血、缺氧，神经递质代谢紊乱，故以意识障碍为首发症状者较为多见。高血压病是导致 SAH 的一个重要因素，而 SAH 也可引起应激性血压升高，如果检查者找不到明确的神经系统阳性体征，就很容易想到自发性高血压病。

5. 过分依赖或迷信医技检查结果　头颅 CT 检查虽然是诊断 SAH 的首选方法，但存在一定的局限性，CT 诊断阳性率随检查时间的推移而越来越低。本调查显示 23 例初次就诊时头颅 CT 检查均未显示出血性改变，相反，3 例因头颅 CT 检查显示基底核区低密度影而诊断为脑梗死，险些造成严重后果。

6. 诊断思维方法有误　部分患者以头晕、头痛、恶心、呕吐起病，有头痛病史，考虑为基底动脉型偏头痛，忽视此次发病严重且持续头痛的事实，使诊断思维固化，缺少发散性思维。本调查中 5 例头痛、恶心、呕吐、颈项强直，发病数小时内头颅 CT 检查阴性，腰椎穿刺未发现血性脑脊液故排除了 SAH 的诊断，直至 1 周后再次行腰椎穿刺发现血性脑脊液而确诊。

7. 并发症掩盖原发病　SAH 可并发神经源性肺水肿、脑心综合征、脑胃综合征等严重并发症，由于呼吸道、心脏或消化道并发症表现明显，患者或家属忽略或淡化了突发头痛的病史，接诊医师也忽略了对脑膜刺激征的检查，故导致误诊。

8. 多种疾病并存　随年龄增长，人体各系统功能不同程度减退，老年患者常有多种疾病并存，如糖尿病、高血压病等。当出现 SAH 时，伴发病症状突出，致使 SAH 临床表现多变复杂，主次难分，造成首诊诊断困难，加上病史不清，患者查体不合作，遗漏重要体征。本调查中部分患者以类似脑动脉硬化症症状就诊，表现为记忆力减退、反应迟钝、无明显头痛、恶心、呕吐及意识改变，入院考虑阿尔茨海默病及脑梗死，后行头颅 CT 检查诊断为 SAH。

9. 患者或家属不配合检查　绝大多数 SAH 患者可经腰椎穿刺脑脊液检查得以确诊，但由于部分患者或家属对腰椎穿刺的危险性估计过高或患者不理解或因患者病情严重等原因而拒行此项检查，是导致 SAH 患者误诊或延误诊治的重要原因。本调查中 3 例头颅 CT 检查阴性但怀疑 SAH 者未进一步行腰椎穿刺脑脊液检查，第 2 日经复查 CT 确诊，以致延误诊断。

10. 影像学诊断原因　本调查中部分患者因影像学诊断医师疏忽未及时发现 SAH，临床医师亦未仔细阅片，导致诊断延误。因病情持续不缓解，数日后上级医师复阅 CT 片时发现 SAH 改变，经腰椎穿刺脑脊液检查确诊。

11. 患者主述或代述病史不确切　本调查中 1 例就餐饮酒后诉头昏、恶心、呕吐，未诉实际存在的头痛，接诊医师按急性胃肠炎收治，后出现喷射性呕吐方怀疑 SAH 行进一步检查确诊；1 例发病时间不详，家属回家后发现抽搐就诊，给予镇静药物，待苏醒后患者才描述头痛病史，行进一步检查确诊。

12. 以罕见症状体征发病　1 例表现为突发气喘，咳粉红色泡沫痰，误诊为急性左心功能不全，实际是 SAH 并发急性肺水肿，考虑与出血引起颅内压急剧增高、交感神经兴奋、儿茶酚胺分泌增加致加重心脏负荷及损伤肺毛细血管、肺泡有关；1 例以眩晕、恶心、步态不稳起病，误诊为后循环缺血，实际为中脑周围池出血，可能为椎-基底动脉瘤破裂出血引起缺血或者出血后致椎-基底动脉反射痉挛所致。

13. 对专家权威、先期诊断的盲从心理　1 例无明显诱因出现发热，体温 38℃，自觉头痛但不剧烈,可耐受,伴有恶心、呕吐,呕吐非喷射性,腹胀、腹泻,大便呈稀水样,无脓血,某专家门诊考虑急性胃肠炎收入院,入院后患者头痛加重,考虑先期为专家诊断,未提出怀疑,1 d 后患者出现抽搐、精神异常,请神经内科医师会诊,行头颅 CT 检查提示 SAH,DSA 显示脑血管畸形,行腰椎穿刺抽出血性脑脊液,确诊为 SAH。

五、防范误诊措施

1. 加强对 SAH 的认知　医务人员尤其是年轻医务人员应系统学习掌握 SAH 理论知识,实际工作中要理论与实践相结合,灵活运用,不能死搬硬套理论知识。因为个体差异的存在,每种疾病的表现不是千篇一律的,所以不仅要掌握其主要表现,还要掌握其特殊、少见表现。

2. 详细询问病史及细致全面查体　结合病史进行针对性查体,即使是表现不典型的 SAH,往往也有可疑的颈项强直和 Kernig 征阳性体征。询问病史、查体不全面不细致常是忽略 SAH 有关体征或症状进而造成误漏诊的重要原因。

3. 警惕不典型临床表现　部分老年 SAH 患者症状体征不典型,不能因无脑膜刺激征就不考虑本病的可能。对于出现不明原因的癫痫发作,不明原因突发精神障碍,突发眩晕,突发意识障碍、偏瘫,无明显原因突发消化道、呼吸道症状,突发腰腿痛、急性视力下降又不能用相应局部疾病解释,病因不明突发反复晕厥、休克的老年患者,均需考虑 SAH 的可能,及时腰椎穿刺脑脊液检查和头颅 CT 检查,以提高早期诊断率,避免误漏诊。

4. 注意早期诊断　注意以下几方面有助于 SAH 的早期诊断:① 头痛是 SAH 常见的症状,但少量渗血引起的局限性或弥散性头痛不是 SAH 所特有的,因为许多疾病均可引起头痛,但对无头痛病史而在非典型症状出现同时伴有明显头痛,一时又无法用一元论解释者,尽管无脑膜刺激征,亦应考虑 SAH。对有慢性头痛病史者,则应注意头痛性质的改变,有必要尽早行腰椎穿刺脑脊液检查或头颅 CT 检查,无头痛者亦不能除外 SAH。② 脑膜刺激征是 SAH 的一个重要体征,是诊断的重要线索。但是老年患者可不出现脑膜刺激征,故无脑膜刺激征时亦不能除外 SAH。③ 颈项强直不是 SAH 所特有,颅内病症、慢性高颅压、颈椎异常等亦常表现为颈项强直。有颈项强直者应注意是否伴有 Kernig 征、Brudzinski 征、头痛和其他非典型症状,必要时配合腰椎穿刺脑脊液和头颅 CT 检查。④ 对于颈、胸、腰、骶部突然疼痛患者,查体时不能遗漏 Kernig 征检查,头颅 CT 扫描阴性时,要考虑到脊髓 SAH 的可能,及时行腰椎穿刺脑脊液检查。

5. 正确看待医技检查在 SAH 诊断中的价值

(1) CT 检查:虽然头颅 CT 检查是诊断 SAH 的首选检查方法,但 CT 诊断阳性率随检查时间的推移而越来越低,所以诊断 SAH 应尽早行头颅 CT 检查。应注意 CT 检查正常亦不能除外 SAH,因出血浓度较低、检查时间过早、接近颅底部病灶受骨骼影像影响、厚层平扫遗漏小的出血灶、患者躁动不安使 CT 检查出现伪影、医师缺乏 CT 阅片经验、忽视一些间接征象与不典型改变等因素均可能导致 CT 检查假阴性。对于 CT 检查阴性而临床怀疑 SAH 者,需考虑腰椎穿刺脑脊液检查、复查 CT 或 MRI。对怀疑后颅凹及颅底部位出血或出血量较少的 SAH,在 CT 扫描无明显异常时,MRI FLAIR 成像应作为本病的常规检查。

(2) 及时行腰椎穿刺脑脊液检查:毫无疑问,腰椎穿刺脑脊液是诊断 SAH 的最直接证据。均匀血性脑脊液是 SAH 早期典型改变,5～7 d 后随着红细胞分解破坏,部分患者脑脊液可变为黄色、淡黄色甚至无色,此时要想确诊,除需详细了解病史外,还应注意排除颅内肿瘤、炎症等疾患,必要时需行 DSA 检查。需注意 SAH 超早期(4～6 h)出血可能直接流入蛛网膜下腔而导致检查结果假阴性。

(3) 注意 DSA 在 SAH 病因诊断时的假阴性:DSA 检查时间应避开病后 6 h 内或病后 3～21 d,

此期常为血管痉挛高发期;确保导管操作和造影安全;避免运动伪影;造影剂浓度和注射速度适当,根据患者病情和血管情况,由影像医师和技师共同决定,必要时根据效果及时修正;适当提高采像速率,增加动态影像信息;显影范围须确保两侧颈内、外动脉和椎动脉在内的 6 根血管供血区;投照角度应包括正、侧、斜位,并酌情增加旋转 DSA,以及根据旋转 DSA 图像选择最佳斜位造影;术中细致阅片,确保技术无误方能结束检查;严格诊断报告复核,避免漏诊。总之,重视和加强质量保证措施,有利于减少 DSA 误诊。

综上,临床医师应加强对 SAH 的认识,详细询问病史及细致全面查体,及时合理地选择腰椎穿刺脑脊液、头颅 CT 检查,早诊断并给予有效的针对性治疗,以降低病死率。

(周中和　陈会生)

第六节　病毒性脑炎

一、概述

1. 流行特点　病毒性脑炎是指病毒直接侵犯脑实质而引起的原发性脑炎。该疾病呈世界性流行,不同国家和地区发生和流行的病毒性脑炎种类不同。不同病毒引起的病毒性脑炎,其临床表现、病情及预后也不同。流行性乙型脑炎、疱疹病毒性脑炎等病情凶险,病死率高,且易致后遗症。而肠道病毒如 ECHO 病毒、柯萨奇病毒引起的脑炎、脑炎等病情轻,病死率低,一般不遗留后遗症。

2. 发病机制　很多病毒都可以引起脑炎,其中最为常见的病毒即柯萨奇病毒和埃可病毒,其他有单纯疱疹病毒、水痘病毒、腮腺炎病毒、风疹病毒、麻疹病毒、EB 病毒等。巨细胞病毒多数为胎内感染,后天性仅见于免疫功能缺陷儿。肠道病毒在局部淋巴组织复制,疱疹病毒、麻疹病毒和风疹病毒等在黏膜反应后侵入血流播散至多个器官,在器官组织大量复制,再次入血造成第二次病毒血症。水痘-带状疱疹病毒则可沿神经元直接侵入神经系统。病毒入侵脑组织大量复制增殖可直接破坏神经细胞,是致其损伤的主要机制,由此也可激发宿主反应损伤神经系统,如血管周围炎、血管坏死和内皮增生等。

3. 临床表现　由于病毒侵犯的部位和范围不同,病情可轻重不一,形式亦多样。如额叶损害可引起情感障碍、智能损害、人格改变等;颞叶损害可引起精神症状、癫痫等;边缘系统受损表现为情绪不稳、智能障碍等;弥漫性脑损害时,更易引起精神疾病样症状,临床多以发热、头痛、抽搐、精神症状为首发症状或唯一症状。精神障碍的出现率可达 81%,出现在病程的各个时期,甚至构成本病的主要临床相,易误诊为分裂样精神疾病或其他精神障碍。有的病儿表现为精神改变,如嗜睡,精神差,或乱吵乱叫,或不省人事;有的则出现手、足瘫痪。由于感染的病毒种类不同,临床表现亦有轻有重,预后也各异。

二、诊断标准

近年来,病毒性脑炎一直延续如下诊断标准:① 起病急,起病前 1~2 周有上呼吸道感染或水痘、麻疹、肠道感染病史。② 常有精神症状。③ 可有中枢神经系统受损的定位体征,如偏瘫、失语、抽搐、共济失调,甚至颅内高压征和脑膜刺激征等。④ 脑脊液检查:白细胞有轻度增高,以淋巴细胞为主 $(50\sim500)\times10^6/L$;蛋白轻度增高,亦可呈正常表现,排除细菌、结核及真菌感染;葡萄糖通常正常,但在腮腺炎病毒感染、单纯疱疹病毒和淋巴细胞性脉络丛脑膜炎病毒感染时可下降;红细胞在单纯疱疹病毒感染时可升高。⑤ 脑电图异常,常呈局灶性或弥漫性慢波及癫痫样放电。⑥ 影像学(CT)显示额、颞叶、基底核、丘脑低密度病灶或无明显异常。⑦ 双份血清和脑脊液抗体检查有显著变化趋势。⑧ 病毒学检查阳性。近年来病毒性脑炎的病原学诊断发展较快,主要是抗体、基因学检测,必要时行脑活检。

三、误诊文献研究

1. 文献来源及误诊率　2004—2013 年发表在中文医学期刊并经遴选纳入误诊疾病数据库的病毒性脑炎误诊文献共 40 篇,累计误诊病例 441 例。11 篇文献可计算误诊率,误诊率 40.20%。

2. 误诊范围　本次纳入统计的 441 例病毒性脑炎误诊疾病约 30 种,误诊 452 例次,部分患者多次误诊。误诊疾病居前 5 位的是精神疾病、上呼吸道感染、癔症、癫痫、脑血管病。误诊 5 例次以下的有脑神经麻痹、电解质紊乱、低钙惊厥、化脓性脑膜炎、偏头痛、蛛网膜下腔出血、痴呆、线粒体脑肌病、支气管炎、安眠药中毒、有机磷农药中毒、白细胞减少症、鼻窦炎、产后子痫、急性重症肝炎、狂犬病、食管异物。另有 6 例次(1.33%)诊断不明确,8 例次仅作出头痛待查症状诊断。主要误诊范围见表 19-6-1。

表 19-6-1　病毒性脑炎主要误诊疾病

误诊疾病	误诊例次	百分比(%)	误诊疾病	误诊例次	百分比(%)
精神疾病 *	195	43.14	化脓性脑膜炎	13	2.88
上呼吸道感染	47	10.40	脑肿瘤	11	2.43
癔症	37	8.19	胃肠炎	11	2.43
癫痫	31	6.86	肺炎	10	2.21
脑血管病	23	5.09	中毒性脑病	7	1.55
结核性脑膜炎	14	3.10			

注:* 以误诊为精神分裂症居多,其他包括应激障碍、反应性精神疾病、抑郁症、双相情感障碍等。

3. 容易误诊为病毒性脑炎的疾病　经对误诊疾病数据库全库检索发现,有 721 篇文献 122 种疾病 2 273 例次曾误诊为病毒性脑炎,居前五位的疾病为结核性脑膜炎、新型隐球菌性脑膜炎、肺炎、硬膜下血肿、蛛网膜下腔出血。尚有 18 例最终确诊为:急性心肌梗死、扩张型心肌病、原发性高血压、主动脉夹层、病毒性心肌炎、脑血管炎、颅内动脉瘤、脑动静脉畸形、颈内动脉海绵窦瘘、脊髓血管畸形、良性颅内压增高症、垂体脓肿、高血压脑病、基底动脉尖综合征、视神经脊髓炎、锥体外系疾病、脑梗死、椎管内肿瘤、脊髓空洞症、抗 N-甲基-D-天冬氨酸受体脑炎、肥厚性硬脑膜炎、胆囊结石伴胆囊炎、结核性腹膜炎、巨幼细胞性贫血、多发性骨髓瘤、败血症、复发性多软骨炎、结节性硬化、低镁血症、低钠血症、鼻咽癌、铊中毒、嗜铬细胞瘤(见表 19-6-2、表 19-6-3)。

表 19-6-2　容易误诊为病毒性脑炎的疾病系统分布

疾病系统	例次	百分比(%)	疾病系统	例次	百分比(%)
神经系统疾病	1 423	62.60	营养代谢性疾病	50	2.19
感染科疾病	302	13.29	精神疾病	39	1.72
呼吸系统疾病	159	7.00	儿科疾病	22	0.97
内分泌系统疾病	74	3.26	血液系统疾病	21	0.92
免疫性疾病	74	3.26	循环系统疾病	20	0.88
中毒性疾病	52	2.29	耳鼻咽喉疾病	15	0.66

续表

疾病系统	例　次	百分比(%)	疾病系统	例　次	百分比(%)
消化系统疾病	12	0.53	眼疾病	4	0.18
皮肤疾病	5	0.22	泌尿系统疾病	1	0.04

表 19 - 6 - 3　误诊为病毒性脑炎的主要疾病

确诊疾病	例　数	百分比(%)	确诊疾病	例　数	百分比(%)
结核性脑膜炎	689	30.31	偏头痛	11	0.48
新型隐球菌性脑膜炎	170	7.48	多发性大动脉炎	11	0.48
肺炎	76	3.34	脑出血	10	0.44
硬膜下血肿	72	3.17	布鲁杆菌病	9	0.40
蛛网膜下腔出血	71	3.12	幼儿急疹	8	0.35
颅内静脉窦血栓形成	71	3.12	新生儿出血症	8	0.35
恙虫病	63	2.77	肠套叠	7	0.31
神经梅毒	60	2.64	脑底异常血管网病	7	0.31
化脓性脑膜炎	57	2.51	脑囊虫病	7	0.31
肺结核	51	2.24	皮质纹状体脊髓变性	7	0.31
脑肿瘤	51	2.24	肺炎支原体脑炎	7	0.31
农药中毒	43	1.89	细菌性痢疾	6	0.26
低颅压综合征	42	1.85	伤寒	6	0.26
斑疹伤寒	37	1.63	卟啉病	6	0.26
急性播散性脑脊髓炎	34	1.50	婴儿闷热综合征	6	0.26
癔症	34	1.50	传染性单核细胞增多症	5	0.22
低血糖症	32	1.41	疟疾	5	0.22
川崎病	30	1.32	狂犬病	5	0.22
艾滋病	28	1.23	带状疱疹	5	0.22
线粒体脑肌病	24	1.06	精神疾病	5	0.22
Reye 综合征	23	1.01	甲状旁腺功能减退症	5	0.22
狼疮性脑炎	22	0.97	结核性胸膜炎	4	0.18
肝豆状核变性	21	0.92	肺炎支原体肺炎	4	0.18
广州管圆线虫病	18	0.79	腺垂体功能减退症	4	0.18
发作性睡病	18	0.79	肺癌	4	0.18
高原性肺水肿	18	0.79	白塞病	4	0.18
并殖吸虫病	17	0.75	过敏性紫癜	4	0.18
维生素 B_1 缺乏症	17	0.75	Vogt-小柳-原田病	4	0.18
脑肿瘤	16	0.70	韦尼克脑病	4	0.18
系统性红斑狼疮	16	0.70	食物中毒	3	0.13
肾综合征出血热	16	0.70	药物中毒	3	0.13
癫痫	14	0.62	急性白血病	3	0.13
多发性硬化	14	0.62	急性阑尾炎	3	0.13
高渗性高血糖状态	13	0.57	破伤风	3	0.13
鼻窦炎	12	0.53	脑血吸虫病	3	0.13
糖尿病酮症酸中毒	11	0.48	桥本脑病	3	0.13
恶性综合征	11	0.48	副肿瘤综合征	3	0.13
血栓性血小板减少性紫癜	11	0.48	糖尿病	2	0.09

续表

确诊疾病	例　数	百分比(%)	确诊疾病	例　数	百分比(%)
甲状腺功能减退症	2	0.09	无菌性脑膜炎	2	0.09
麻疹	2	0.09	可逆性后部白质脑病综合征	2	0.09
脊髓灰质炎样综合征	2	0.09	临床孤立综合征	2	0.09
肺栓塞	2	0.09	脑膜动静脉瘘	2	0.09
急性中耳炎	2	0.09	急性三甲基氯化锡中毒	2	0.09
EB 病毒感染	2	0.09	血管迷走性晕厥	2	0.09
透明隔囊肿	2	0.09	感染性心内膜炎	2	0.09

4. 医院级别　本次纳入统计的 441 例病毒性脑炎误诊 452 例次,其中误诊发生在三级医院 304 例次(67.26%),二级医院 145 例次(32.08%),一级医院 2 例次(0.44%),其他医疗机构 1 例次(0.22%)。

5. 确诊手段　本次纳入误诊疾病数据库统计的 441 例病毒性脑炎误诊病例中,1 例(0.23%)根据手术病理检查确诊,1 例(0.23%)根据尸体解剖确诊,310 例(70.29)通过腰椎穿刺确诊,9 例(2.04%)根据实验室特异性生化免疫学检查确诊,58 例(13.15%)根据脑电图提示确诊,62 例(14.06%)根据症状体征及医技检查确诊。

6. 误诊后果　本次纳入的 441 例病毒性脑炎中,415 例文献描述了误诊与疾病转归的关联,26 例预后不明确或疾病转归与误诊关联不明确。按照误诊数据库对误诊后果的分级评价标准,可统计误诊后果的病例中,99.04%(411/415)的患者为Ⅲ级后果,未因误诊误治造成不良后果;0.24%(1/415)的患者造成Ⅱ级后果,手术扩大化或做不必要的手术;仅 0.72%(3/415)的患者造成Ⅰ级后果,均为死亡。

四、误诊原因分析

根据 40 篇文献分析的误诊原因,经计算机统计归纳为 11 项,以经验不足而缺乏对该病的认识以及未选择特异性检查项目为主要原因,见表 19-6-4。

表 19-6-4　病毒性脑炎误诊原因

误诊原因	频　次	百分率(%)	误诊原因	频　次	百分率(%)
经验不足,缺乏对该病的认识	25	62.50	药物作用的影响	3	7.50
未选择特异性检查项目	18	45.00	患者或家属不配合检查	2	5.00
问诊及体格检查不细致	16	40.00	患者主述或代述病史不确切	2	5.00
缺乏特异性症状、体征	15	37.50	医院缺乏特异性检查设备	2	5.00
过分依赖或迷信医技检查结果	8	20.00	对专家权威、先期诊断的盲从心理	1	2.50
诊断思维方法有误	6	15.00			

病毒性脑炎是由多种病毒引起的中枢神经系统感染性疾病,多为急性起病,临床表现复杂多样,特别是早期症状不典型,加之有些医技检查未出现异常改变,则易与器质性精神障碍相混淆。具体分析误诊原因如下:① 经验不足,缺乏对该病的认识。仅以某一症状、体征诊断疾病,诊断思维局限。如突出的精神症状掩盖了脑炎其他症状是误诊该病的主要原因之一。② 未选择特异性检查项目。病毒性脑炎的特异性检查,如病毒学和免疫学检查目前尚未能普及,基层医院采用脑脊液及 CT 检查均无特异性,给早期诊断带来困难。另外,脑电图检查也是诊断病毒性脑炎的重要检查项目,在发病初期,脑组织结构改变不明显,而神经细胞受病毒感染发生功能性改变,能客观

及时反映出脑细胞即时功能,其改变极其灵敏。③ 问诊及体格检查不细致。大多数患者病史汇报不确切,是反复追问或病情好转后才提供,前驱症状被忽视。如果患者首诊不是神经科,其他科室医生可能漏掉神经系统的体征而不能及时诊断;神经科年轻医生查体时忽略了精神智能方面的检查,也容易导致漏诊。④ 缺乏特异性症状、体征。病毒性脑炎如果以突发偏身运动、感觉障碍起病,常易被误诊为急性脑血管病。⑤ 过分依赖或迷信医技检查结果。病毒性脑炎早期脑电图检查阴性并不能排除诊断,需定期复查。⑥ 诊断思维方法有误。接诊医师只重视本专科疾病的诊断,片面强调症状,忽视必要查体和实验室检查造成误诊。⑦ 药物作用的影响。患者发病早期使用控制精神症状的药物,掩盖了病情。⑧ 患者主述或代述病史不确切。患者文化程度相对较低,不能提供确切病史,影响临床诊断。患者问诊多不合作,家属提供病史时常着重介绍精神症状,也影响诊断准确性。

五、防范误诊措施

1. 建立全面系统的诊断思维　临床医师在进行诊断时,应建立发散思维模式,提高对病毒性脑炎的认识和警惕性,不要仅满足于表象或对本专科疾病的诊断。以下是病毒性脑炎应注意鉴别的疾病。

(1) 精神疾病:临床上以精神异常为首发或精神症状突出的病毒性脑炎比较多见,国内韦玉华等报道为48.7%。病毒性脑炎有精神诱发因素,且以幻觉、妄想,精神运动性兴奋或抑制为主要表现时易误诊为精神分裂症或情感性精神疾病。但除精神症状外,病毒性脑炎多有不同程度的意识障碍,并伴多汗、尿失禁等表现,神经系统体征出现较早,脑脊液及脑电图检查异常,且精神心理因素解除后症状无好转,这有助于与精神疾病进行鉴别。

(2) 癫痫:病毒性脑炎时如额叶、顶叶损害可引起癫痫发作。两种疾患的共同特点为临床上出现抽搐发作,CT 和 MRI 检查均无异常发现。此时,除临床症状外,主要的医技鉴别手段为脑电图检查。伴有癫痫发作的急性病毒性脑炎脑电图特点为在弥漫性异常的背景上出现棘波、棘-慢波综合、尖波、尖-慢波综合等发作波;相反,在非病毒性脑炎的癫痫患者的脑电图上显示在正常背景上出现发作波。

(3) 早老性痴呆:病毒性脑炎以淡漠不语、人格及行为异常、智能减退首发者,尤其是年龄偏大者易误诊为早老性痴呆。早老性痴呆多为慢性隐袭起病,进行性加重;病前无感染史;早期多以记忆障碍尤其近期记忆障碍为首发症状,病程中多无癫痫发作及昏迷等意识障碍,初期阶段至神经系统体征出现一般需要1～3 年;1/4 脑电图早期正常,随病情发展出现 α 波漫化或泛化,脑脊液常规及生化多正常,颅脑 CT 为脑萎缩。

(4) 偏头痛:部分轻型病毒性脑炎患者仅有头痛及头晕,未行脑电图及脑脊液检查之前易被经治医生误诊为偏头痛。偏头痛多为间断性头痛;病前无感染史;属功能性病变,无脑实质及脑膜定位体征;脑电图、颅脑 CT 及 MRI、脑脊液检查均无异常。对于仅有头痛、头晕起病的病毒性脑炎,要反复监测体温,详细进行神经系统检查,结合脑电图、脑脊液及颅脑影像学检查,尽快确诊,以免延误治疗。

2. 重视病史采集　采集病史时应主动、详细,对伴头痛、发热、意识障碍及有前驱症状的患者应想到病毒性脑炎的可能,对出现颈项强直等脑膜刺激征的更要提高警惕,对精神症状多样、易变、单纯抗精神疾病药物治疗效果不佳者更应引起重视。

3. 重视神经系统阳性体征　接诊疑似病毒性脑炎患者时应反复行神经系统检查,加强对急性、亚急性起病出现的脑部神经症状及有诊断意义的神经系统体征的认识。如发热伴精神行为异常或智能障碍,要高度怀疑本病,及时完善相关检查。

4. 早期医技检查　早期进行包括脑脊液、脑电图、头颅 CT 或 MRI 等在内的医技检查,以提高确诊率。脑电图检查无创伤,易操作,敏感性较高,且随病情改变而变化,对病毒性脑炎的早期诊断有重要价值,应引起重视,对大多数基层医院来说尤为重要。因病毒性脑炎发病后 48 h 脑脊液中可含有 IgM 的细胞,7～8 天后消失,可用免疫荧光抗体法检测。

5. 加强对急诊和普通门诊医生的神经科知识培训　由于神经科学本身的特殊性,有条件的医院应尽可能开展独立的神经科门诊和急诊,以缩短此类疾病的确诊时间。

总之,病毒性脑炎早期诊断和及时治疗极为重要,全面采集病史,详细系统体格检查,尽早行脑电图、脑脊液、头颅 CT 等相关检查,及时抗感染、抗病毒治疗,是病毒性脑炎减少误诊、提高治愈率的关键。

(何　凡　陈会生)

第七节　化脓性脑膜炎

一、概述

1. 流行特点　化脓性脑膜炎(简称化脑)是中枢神经系统最常见的细菌性感染,是细菌感染引起急性脑和脊髓软脑膜、蛛网膜及脑脊液(cerebrospinal fluid,CSF)的炎症,如不及时治疗可危及生命或导致严重神经系统后遗症。

由于致病菌的种类不同,临床表现各有不同,其中最常见的致病菌是脑膜炎双球菌、肺炎链球菌及流行性感冒嗜血杆菌(流感杆菌)B 型,发病率占 80％以上,病死率分别为 10.3％、26.3％及 6.0％;其次是金黄色葡萄球菌、链球菌、大肠杆菌、变形杆菌、厌氧杆菌、沙门菌、铜绿假单胞菌等。脑膜炎双球菌最常侵犯儿童,称为流行性脑膜炎,是儿童最常见的脑膜炎,但成人亦可发病。流感杆菌脑膜炎好发于 6 岁以下幼儿。肺炎链球菌脑膜炎好发于老年人及婴幼儿。大肠杆菌是新生儿脑膜炎最常见的致病菌。金黄色葡萄球菌和铜绿假单胞菌脑膜炎往往继发于腰椎穿刺、颅脑外科手术或开放性损伤之后。新生儿化脑足月儿发病率占活产儿的 0.02％～0.1％,早产儿可达 0.3％,男婴多见。特别应当指出的是,随着医疗技术的进步,抗菌药物的发展,院内医源性感染和混合感染已是细菌性脑膜炎的重要原因。

2. 临床表现　各种细菌所致的化脑的临床表现大致相仿,可归纳为感染、颅内压增高及脑膜刺激症状。其临床表现在很大程度上取决于患者年龄。年长儿与成人的临床表现相似,婴幼儿症状一般较隐匿或不典型。由于前囟尚未闭合,骨缝可以裂开,因而使得颅内压增高及脑膜刺激症状出现较晚,临床表现不典型。常见有呼吸系统和消化系统症状,如呕吐、腹泻、食欲减退、轻微咳嗽,然后出现发热及易激惹、烦躁不安、面色苍白,继之嗜睡、头向后仰、感觉过敏、哭声尖锐、眼神发呆、双目凝视,有时用手打头、摇头、严重者出现惊厥,前囟饱满、Brudzinski 征阳性是重要特征。近年来,由于抗生素的广泛应用,典型的化脑已经十分少见,治疗不彻底或不典型性化脑渐为多见,应引起广大临床医师注意。

自使用抗生素以来,化脑病死率已由 50％～90％下降至 10％以下,但因致残率高,神经系统后遗症发生占存活患儿的 1/3,因此仍是小儿严重感染性疾病之一,且由于婴儿神经系统解剖生理特点,致使婴幼儿化脑早期容易误诊。

二、诊断标准

根据发热、头痛、脑膜刺激征,脑脊液中以多形核白细胞增多为主的炎症变化,可予以诊断。但需与病毒性、结核性及真菌性脑膜炎、脑炎、脑病、脑肿瘤、蛛网膜下腔出血以及其他疾病引起的昏迷相鉴别。脑脊液中糖含量减低,乳酸、乳酸脱氢酶、溶菌酶的含量增高和 pH 值减低,可与病毒性脑膜炎鉴别。细胞数增多,以多形核细胞为主,对鉴别结核性与真菌性脑膜炎有帮助。但在疾病的早期,婴幼儿及老年,以及经过部分治疗的化脑患者,其脑脊液的改变不典型,往往给诊断带来困难,常需反复多次脑脊液检查以明确诊断。具有下列标准,可作为急性化脑的诊断:① 脑脊液的革兰染色细菌涂片,细菌培养阳性或乳胶颗粒凝集试验检测抗原阳性。② 脑脊液细胞数增高,在 $1 \times 10^9/L$ 以上,其中 60% 为多形核白细胞;蛋白质升高在 1 200 mg/L 以上,糖浓度降低,脑脊液/血液的糖浓度小于 0.3 为异常。大约 70%~80% 的急性化脑患者脑脊液中可以查到细菌,细菌培养的阳性率达 80%~90%,但是慢性化脑者常常培养阴性。近年来,血浆中降钙素原(PCT)水平的升高可为细菌性与病毒性脑膜炎进行鉴别诊断。诊断的金标准为脑脊液中发现细菌,病原学检测对化脑的诊断具有重要意义。

三、误诊文献研究

1. 文献来源及误诊率 2004—2013 年发表在中文医学期刊并经遴选纳入误诊疾病数据库的化脑误诊文献共 19 篇,累计误诊病例 284 例。5 篇文献可计算误诊率,误诊率 22.70%。

2. 误诊范围 本次纳入统计的 284 例化脑误诊为 25 种疾病 290 例次,从误诊疾病来看,多数为内科疾病,部分患者多次误诊,误诊疾病居前三位的是败血症、肺炎、病毒性脑炎,主要误诊疾病见表 19-7-1。少见的误诊疾病有流行性乙型脑炎、阿尔茨海默病、中耳炎、颈椎病、腰椎间盘突出症、狂犬病、感染性休克、肝炎、肠梗阻、新生儿肠麻痹、新生儿脐炎。9 例次仅作出呕吐、偏瘫等症状查因诊断。

表 19-7-1 化脓性脑膜炎主要误诊疾病

误诊疾病	误诊例次	百分比(%)	误诊疾病	误诊例次	百分比(%)
败血症	65	22.41	急性胃肠炎	7	2.41
肺炎	59	20.34	手足搐搦症	7	2.41
病毒性脑炎	49	16.90	新生儿缺血缺氧性脑病	6	2.07
上呼吸道感染	21	7.24	新生儿胆红素脑病	4	1.38
结核性脑膜炎	19	6.55	中毒性脑病	3	1.03
颅内出血	14	4.83	高热惊厥	3	1.03
低钙惊厥	13	4.48			

3. 容易误诊为化脑的疾病 经对误诊疾病数据库全库检索发现,有 155 篇文献 45 种疾病 474 例次曾误诊为为化脑,居前五位的疾病为结核性脑膜炎、新型隐球菌性脑膜炎、新生儿出血症、肺结核、病毒性脑炎,主要病种见表 19-7-2。尚有 19 例最终确诊为:新生儿泌尿系感染、先天性肠旋转不良、先天性梅毒、先天性颞骨胆脂瘤、幼年特发性关节炎、脑脊液漏、脑瘤、肺炎支原体脑炎、中枢神经型并殖吸虫病、脑囊虫病、肾综合征出血热、疟疾、麻疹、狂犬病、广州管圆线虫病、布鲁杆菌病、甲状旁腺功能减退症、癫痫。

表 19 - 7 - 2　容易误诊为化脓性脑膜炎的疾病

确诊疾病	例　数	百分比(%)	确诊疾病	例　数	百分比(%)
结核性脑膜炎	263	55.49	败血症	3	0.63
新型隐球菌性脑膜炎	47	9.92	肺吸虫病	3	0.63
新生儿出血症	26	5.49	传染性单核细胞增多症	3	0.63
肺结核	18	3.80	幼儿急疹	3	0.63
病毒性脑炎	16	3.38	恙虫病	2	0.42
系统性红斑狼疮	9	1.90	椎管内囊肿	2	0.42
新生儿颅内出血	7	1.48	肠套叠	2	0.42
婴儿闷热综合征	7	1.48	川崎病	2	0.42
有机磷农药中毒	7	1.48	百日咳	2	0.42
脑出血	6	1.27	类鼻疽	2	0.42
艾滋病	6	1.27	伤寒	2	0.42
结核性胸膜炎	5	1.05	糖尿病酮症酸中毒	2	0.42
感染性心内膜炎	4	0.84	维生素 B_1 缺乏症	2	0.42
蒙底尼畸形	4	0.84			

4. 确诊手段　本次纳入统计的 284 例化脑中,1 例(0.35%)根据尸体解剖确诊,283 例(99.65%)通过腰椎穿刺脑脊液检查确诊。

5. 误诊后果统计　本病是影响新生儿生命的严重疾病,成活病例 20%～50% 留有脑积水、听力障碍、智力发育落后等神经系统后遗症。本次纳入的 284 例化脑中,258 例文献描述了误诊与疾病转归的关联,26 例预后转归与误诊关联不明确。按照误诊数据库对误诊后果的分级评价标准,可统计误诊后果的病例中,69.77%(180/258)的患者为Ⅲ级后果,未因误诊误治造成不良后果;9.69%(25/258)的患者造成Ⅱ级后果,因误诊误治导致病情迁延或不良后果;20.54%(53/258)的患者造成Ⅰ级后果,36 例为死亡,17 例遗留后遗症。

四、误诊原因分析

许多化脑患者发病初期仅表现为发热、头痛等非特异性症状,经过内科不规则的抗生素等治疗后症状改善不明显或者病情加重方到神经内科就诊。此时患者的症状、体征及相关检查尤其是脑脊液的改变已经不是典型的化脑表现,极易导致误诊误治。根据 19 篇误诊文献分析的误诊原因,经计算机统计归纳为 10 项,以经验不足而缺乏对该病的认识、缺乏特异性症状体征为最主要原因,见表 19 - 7 - 3。

表 19 - 7 - 3　化脓性脑膜炎误诊原因

误诊原因	频　次	百分率(%)	误诊原因	频　次	百分率(%)
经验不足,缺乏对该病的认识	11	57.89	问诊及体格检查不细致	5	26.32
缺乏特异性症状、体征	10	52.63	并发症掩盖了原发病	3	15.79
未选择特异性检查项目	9	47.37	患者或家属不配合检查	2	10.53
药物作用的影响	6	31.58	过分依赖或迷信医技检查结果	2	10.53
诊断思维方法有误	6	31.58	多种疾病并存	1	5.26

误诊原因分析如下:① 经验不足,缺乏对该病的认识。临床医师对该病的特殊性及早期表现认识不足,缺乏全面分析及综合判断,致误诊。② 缺乏特异性症状、体征。小婴儿就诊时无前囟紧张及脑膜刺激征,易误诊为非神经系统疾病,如上呼吸道感染、肺炎等。③ 未选择特异性检查项

目。入院时,患儿病情危重,有反复惊厥、昏迷、呼吸衰竭时,未及时做腰穿,导致误诊。④ 药物作用的影响。病程早期多曾用过抗生素,细菌感染部分受到抑制,故临床表现不典型,脑脊液阳性率低。⑤ 诊断思维方法有误。医生思路狭窄,只满足于一个诊断,不想到其他疾病的存在,漏诊化脑。新生儿肺炎、脓疱疮等疾病易引起全身感染播散形成化脑,而大部分患儿起病时仅有感染灶表现,如发热、呼吸不整、咳嗽、肺部啰音等,且新生儿化脑常合并呼吸系统及消化系统疾病,故易误诊为新生儿肺炎、胃肠功能紊乱,而忽略了化脑的诊断。⑥ 问诊及体格检查不细致。患儿以发热或其他症状就诊时,没有注意到神经系统的伴随症状,查到前囟紧张、膨隆、颈抵抗时,误以为小儿不合作或哭闹,因而未引起重视,未做进一步坐位或睡眠中前囟及脑膜刺激征检查;另外对前囟张力检查目前尚无客观的指标,临床医师从业经验有很大关系,不易把握。⑦ 并发症掩盖了原发病。重症感染的患儿如有败血症、重症肺炎等,在诊治过程中容易忽略颅内感染,从而延误继发化脑的诊断。⑧ 患者或家属不配合检查。⑨ 过分依赖或迷信医技检查结果。由于化脑早期,脑脊液不典型;同时由于基层工作者未能合理使用抗生素,脑脊液变化不典型,而忽视了化脑不同时期脑脊液的不同表现,未做脑脊液的动态观察,而误诊为结核性脑膜炎或病毒性脑膜炎。⑩ 多种疾病并存。新生儿化脑常合并呼吸系统及消化系统疾病,故易误诊为新生儿肺炎、胃肠功能紊乱。

五、防范误诊措施

临床医师应加强对本病的认识,全面掌握新生儿化脑的临床特点。新生儿尤其是早产儿及低出生体重儿,由于免疫功能低下,补体浓度不足,中性多形核细胞吞噬及趋化功能亦较差,血脑屏障通透性大,病原菌极易进入脑膜或脑室形成化脑。如遇到下列情况之一者,应警惕化脑的可能并及时做腰穿以明确诊断:① 有呼吸道感染(如上呼吸道感染、肺炎)、败血症同时伴有神经系统症状者。有研究提示,新生儿败血症极易并发化脑,所以凡临床诊断为新生儿败血症者均应高度警惕合并化脑的可能,必要时行脑脊液常规、生化及头颅 CT 或 MRI 检查,以避免误诊。② 不明原因的持续发热,经一般抗感染治疗无效者。③ 初次惊厥不能用高热惊厥、手足搐搦症等解释者。④ 不明原因的顽固呕吐伴有或不伴有嗜睡或昏迷者。⑤ 颈部似有抵抗或头部有沉重感,搬动即哭闹或惊叫者。⑥ 精神萎靡,眼神呆滞或凝视者。⑦ 表现为发热、黄疸、呕吐、拒乳、嗜睡或烦躁不安,部分有咳嗽、体温不升等。⑧ 眼球凝视、前囟隆起等体征对化脑诊断有特异性。⑨ 如腰穿结果无法区分化脑与病脑时应检查脑脊液中一些特殊酶类,如磷酸己糖异构酶(THI),具有诊断特异性。

对于有围生期异常的患儿,如早产儿、宫内窘迫、胎膜早破超过 24 h、产程延长、羊水污染等情况者,应在严密观察有无新生儿窒息、新生儿缺氧缺血性脑病、颅内出血的同时,警惕化脑的可能,特别是对重症黄疸、惊厥者更需动态观察。由于抗生素的广泛应用,化脑常呈亚急性过程,有时在原发病的恢复过程中出现神经系统症状,此时亦应考虑到化脑的可能。凡临床怀疑化脑而脑脊液常规无改变者应行细菌培养,甚至 1～2 天复查脑脊液。本病老年人临床表现不典型,有时仅表现为行为异常或轻微脑膜炎体征,病情加重时可出现癫痫发作。提示接诊有精神及意识障碍的老年患者,尤其发病前期有感染病史者,在常规治疗效果不佳时,应考虑到化脑的可能,必要时行腰穿脑脊液检查,以防误诊。

笔者体会,化脑有多种类型,可以各种形式首发,所以临床医生要综合考虑、全面分析,及时做脑脊液、脑电图及颅脑影像学检查,以作出正确诊断,利于早期治疗。今后无论遇到什么复杂的病例都要运用正确、科学的临床思维方法,切忌片面主观臆断,不能过于信赖某一检查结果。既要看到疾病诊断的普遍性,又要看到疾病诊断的特殊性,尤其注意疾病是动态过程,临床密切观察病情变化,对出现的临床表现要仔细分析。

(何　凡　陈会生)

第八节　结核性脑膜炎

一、概述

1. 流行特点　结核性脑膜炎(简称结脑)是由结核杆菌引起的脑膜和脊膜的非化脓性炎症性疾病,其发病率占结核杆菌感染的 1% 左右。近年来,由于广谱抗生素的应用和公共环境及社会竞争激烈等综合因素,结核病包括结脑的发病似有增加趋势。据 WHO(1990 年)的统计,全球约有 1/3 的人已经感染了结核菌,每年约有 800 万新结核患者发生,约有 300 万结核患者死亡,2000 年因结核病死亡至少 350 万人。中国是全世界 10 个结核高发国家之一,结核感染率高达全部人口的 44.5%。在发达国家大部分感染人口是老年人,是以前形成的感染,而发展中国家的感染人口以青壮年为多。总的来看,结核疫情以非洲最严重,其次是东南亚和西太平洋地区,再次为中南美洲国家和东部地中海地区,而欧洲和其他发达国家为最低。

2. 临床表现　在肺外结核中有 5%~15% 的患者累及神经系统,其中又以结脑最为常见,约占神经系统结核的 70% 左右。结脑可伴或不伴全身结核如粟粒性肺结核、淋巴结结核、骨关节结核等。结脑可以急性、亚急性和慢性起病,临床多以发热、头痛、呕吐、高颅压、视力下降、脑膜刺激征、脑神经损害和局灶性体征为主要表现。

3. 治疗原则　结脑一经确诊,需立即进行有效的抗结核治疗,坚持早期、联合、适量、规律、全程五项用药原则。自 1945 年人类应用链霉素治疗结脑以来,已大大降低了结脑的病死率。虽然最佳的治疗方案尚未统一,用药剂量、疗程和给药途径等仍有各家的独立经验,但在抗结核药物选择方面,仍然大同小异,异烟肼、利福平、吡嗪酰胺、乙胺丁醇、链霉素仍是一线用药。肾上腺皮质激素需与抗结核药合用,以减少结脑造成的粘连等损害而出现脑神经麻痹、脑积水等并发症。

二、诊断标准

结脑的诊断主要依赖于:① 典型的临床表现,如低热、头痛、呕吐、颈项强直、Kernig 征阳性等脑膜刺激症状。② 特殊的脑脊液检查结果,表现为中度白细胞增高,生化检查提示糖、氯化物降低,蛋白质轻到中度增高。典型病例确诊不难,但治疗不完全的化脓性脑膜炎、真菌性脑膜炎、癌性脑膜炎等均需予以鉴别。脑脊液抗酸染色找到抗酸杆菌或培养出结核杆菌是诊断结脑的金标准。

三、误诊文献研究

1. 文献来源及误诊率　2004—2013 年发表在中文医学期刊并经遴选纳入误诊疾病数据库的结脑误诊文献共 129 篇,累计误诊病例 2358 例。45 篇文献可计算误诊率,误诊率 32.76%。

2. 误诊范围　本次纳入统计的 2 358 例结脑误诊疾病谱颇为广泛,涉及 15 个系统,达 90 种之多,误诊 2 408 例次,部分患者多次误诊。误诊疾病居前五位的是病毒性脑炎、上呼吸道感染、化脓性脑膜炎、脑血管病、肺炎。少见的误诊疾病有营养性贫血、视神经炎、动眼神经麻痹、Vogt -小柳-原田病、脑性瘫痪、脑膜炎、急性播散性脑脊髓炎、脊髓压迫症、颅内静脉窦血栓形成、颅骨肿瘤、颅脑损伤、肺性脑病、偏瘫、Guillain-Barre 综合征、面神经炎、中耳炎、三叉神经痛、神经源性膀胱、急性肾盂肾炎、泌尿系感染、肺源性心脏病、副肿瘤综合征、黑热病、带状疱疹、中毒性痢疾、脑囊虫

病、结核性胸膜炎、肠系膜淋巴结炎、肝炎、肝硬化、胆囊炎、盆腔炎、淋巴结炎、重症肌无力、风湿性
疾病、产褥期感染、妊娠高血压综合征、早期妊娠、滋养细胞疾病。52 例次分别作出发热、偏头痛、
晕厥、腹痛、腰腿痛、抽搐、颅内压增高等症状查因诊断;52 例次诊断不明确。主要误诊疾病系统分
布及主要误诊疾病见表 19 - 8 - 1、表 19 - 8 - 2。

表 19 - 8 - 1　结核性脑膜炎误诊疾病系统分布

疾病系统	误诊例次	百分比(%)	疾病系统	误诊例次	百分比(%)
神经系统疾病	1 532	63.62	循环系统疾病	13	0.54
呼吸系统疾病	453	18.81	妇产科疾病	5	0.21
其他	144	5.98	泌尿系统疾病	5	0.21
感染性疾病	117	4.86	耳鼻咽喉疾病	4	0.17
消化系统疾病	64	2.66	眼疾病	4	0.17
代谢性疾病	24	1.00	营养性疾病	3	0.12
精神疾病	22	0.91	血液系统疾病	2	0.08
运动系统疾病	16	0.66			

表 19 - 8 - 2　结核性脑膜炎主要误诊疾病

误诊疾病	误诊例次	百分比(%)	误诊疾病	误诊例次	百分比(%)
病毒性脑炎	687	28.53	癔症	12	0.50
上呼吸道感染	351	14.57	颈椎病	11	0.46
化脓性脑膜炎	272	11.29	阑尾炎	11	0.46
脑血管病	130	5.40	高血压病	10	0.42
肺炎	86	3.57	支气管炎	9	0.37
偏头痛	79	3.28	脑积水	9	0.37
高热惊厥	47	1.95	手足搐搦症	9	0.37
胃肠炎	45	1.87	真菌性脑膜炎	8	0.33
脑瘤	40	1.66	脑脓肿	8	0.33
蛛网膜下腔出血	38	1.58	老年性痴呆	8	0.33
伤寒	36	1.50	电解质紊乱	7	0.29
颅内感染	32	1.33	蛛网膜炎	6	0.25
紧张性头痛	32	1.33	肺结核	5	0.21
癫痫	31	1.29	脊髓炎	5	0.21
中毒性脑病	31	1.29	低钠血症	5	0.21
流行性乙型脑炎	26	1.08	脱髓鞘性脑病	5	0.21
颅内占位性病变	25	1.04	肝结核	4	0.17
流行性脑脊髓膜炎	23	0.96	关节炎	4	0.17
精神疾病	22	0.91	结核性中耳炎	3	0.12
败血症	22	0.91	维生素 B_1 缺乏症	3	0.12
偏头痛	16	0.66	流行性腮腺炎	3	0.12
新型隐球菌性脑膜炎	13	0.54	心肌炎	3	0.12
低钙惊厥	12	0.50	药物中毒	3	0.12

　　3. 容易误诊为结脑的疾病　经对误诊疾病数据库全库检索发现,有 198 篇文献 46 种疾病 803
例次曾误诊为结脑,居前五位的是新型隐球菌性脑膜炎、艾滋病、脑膜癌、广州管圆线虫病、脑囊虫
病,见表 19 - 8 - 3。尚有 18 例最终确诊为:黄色瘤、混合性结缔组织病、白塞病、多发性大动脉炎、

脑血管炎、脑底异常血管网病、Sheehan 综合征、癫痫、肥厚性硬脑膜炎、肺炎支原体脑炎、无菌性脑膜炎、亚急性硬化性全脑炎、椎管内神经母细胞瘤、传染性单核细胞增多症、血栓性血小板减少性紫癜、布-加综合征、肝豆状核变性、恙虫病。

表 19 - 8 - 3　容易误诊为结核性脑膜炎的疾病

确诊疾病	例　数	百分比(%)	确诊疾病	例　数	百分比(%)
新型隐球菌性脑膜炎	491	61.15	布鲁杆菌病	4	0.50
艾滋病	71	8.84	急性白血病	4	0.50
脑膜癌	38	4.73	狼疮性脑炎	3	0.37
广州管圆线虫病	27	3.36	肺吸虫病	3	0.37
脑囊虫病	24	2.99	中枢神经型并殖吸虫病	3	0.37
化脓性脑膜炎	23	2.86	维生素 B_1 缺乏症	2	0.25
病毒性脑炎	15	1.87	斑疹伤寒	2	0.25
急性播散性脑脊髓炎	12	1.49	Guillain-Barre 综合征	2	0.25
脑瘤	12	1.49	Vogt -小柳-原田病	2	0.25
系统性红斑狼疮	12	1.49	流行性脑脊髓膜炎	2	0.25
蛛网膜下腔出血	7	0.87	马尔尼菲青霉病	2	0.25
神经梅毒	6	0.75	伤寒	2	0.25
弓形虫病	6	0.75	甲状旁腺功能减退症	2	0.25
肺癌	6	0.75	莱姆病	2	0.25

4. 医院级别　本次纳入统计的 2 358 例结脑误诊 2 408 例次,其中误诊发生在三级医院 1 110 例次(46.10%),二级医院 1 024 例次(42.51%),一级医院 266 例次(11.06%),其他医疗机构 8 例次(0.33%)。

5. 确诊手段　本次纳入统计的 2 358 例结脑误诊病例中,3 例(0.13%)根据尸体解剖确诊,1 例(0.04%)通过手术病理检查确诊,1 915 例(81.21%)根据腰穿检查确诊,136 例(5.77%)根据实验室特异性生化免疫学检查确诊,4 例(0.17%)根据临床试验性治疗后确诊。299 例(12.68%)根据症状体征及医技检查确诊。

6. 误诊后果　本次纳入的 2 358 例结脑中,2 026 例文献描述了误诊与疾病转归的关联,332例预后与误诊关联不明确。按照误诊数据库对误诊后果的分级评价标准,可统计误诊后果的病例中,86.13%(1 745/2 026)的患者为Ⅲ级后果,未因误诊误治造成不良后果;3.01%(61/2 026)的患者造成Ⅱ级后果,因误诊误治导致病情迁延或不良后果;10.86%(220/2 026)的患者造成Ⅰ级后果,140 例为死亡,80 例为留有后遗症。

近年来,由于结脑发病率的增加,临床医生对结脑的诊断愈加重视。虽然很多结脑临床不典型,容易造成早期误诊,医生往往根据患者的治疗效果、临床表现的变化,能及时调整诊断,或疑是结脑时能积极抗结核治疗,使结脑不良后果的发生率下降。

四、误诊原因分析

根据 129 篇误诊文献分析的误诊原因,经计算机统计归纳为 14 项,以经验不足而缺乏对该病的认识、问诊及体格检查不细致为最主要原因,见表 19 - 8 - 4。

表 19 - 8 - 4　结核性脑膜炎误诊原因

误诊原因	频次	百分率(%)	误诊原因	频次	百分率(%)
经验不足,缺乏对该病的认识	94	72.87	患者主诉或代述病史不确切	8	6.20
问诊及体格检查不细致	64	49.61	患者或家属不配合检查	6	4.65
缺乏特异性症状、体征	61	47.29	医院缺乏特异性检查设备	6	4.65
未选择特异性检查项目	45	34.88	并发症掩盖了原发病	3	2.33
过分依赖或迷信医技检查结果	38	29.46	患者故意隐瞒病情	1	0.78
诊断思维方法有误	31	24.03	多种疾病并存	1	0.78
药物作用的影响	12	9.30	影像学诊断原因	1	0.78

1. 经验不足,缺乏对该病的认识　对小儿结脑的特点认识不足:结脑前驱期症状无特殊性,年龄愈小临床表现愈不典型,尤其婴儿可急性起病,病情进展快,脑膜刺激征不典型,易误诊为其他疾病。老年结脑多不典型,头痛、高热少见,常以低热、精神及意识改变为主,易被家属及医生忽视。由于基层医疗单位对结脑认识不足,对常规检查方法的临床意义模糊,造成误诊。

2. 问诊及体格检查不细致　医生接诊时没有仔细地询问病史,尤其是结核接触史,容易忽视可能的结核诊断。对于小儿结脑患者,前驱期症状无特殊性,反复详细地问诊,包括结核病史、结核患者接触史及卡介苗接种史,往往可获得启示诊断的资料,也可为进一步选择其他检查提供线索。

3. 缺乏特异性症状、体征　小儿患者结脑早期常以发热为主,伴有啼哭、不活泼、轻微头痛、恶心、呕吐等症状,仅在高热时有抽搐,无典型脑膜刺激征,神经精神症状轻,医生易将此等症状误判定为发热的伴随症状,未及时腰穿行脑脊液检查,易误诊;儿童结核病起病相对较缓慢,结核中毒症状有时不典型,肺部体征不明显,与肺部病变不成比例,与影像学表现不完全相符,造成诊断困难。

4. 未选择特异性检查项目　对怀疑结脑的患者,应尽早、反复行脑脊液细菌学检查,包括脑脊液结核抗体检测、结核菌素试验等,抗酸染色找到抗酸杆菌、培养出结核杆菌以帮助早期诊断,但很遗憾,45 篇文献提示误诊与临床医师未选择特异性检查项目有关。

5. 过分依赖或迷信医技检查结果　临床上,结脑常因某一项实验室检查结果不典型或某些临床症状不常见而误诊;过分相信脑脊液检查结果,未考虑到结脑的脑脊液不典型改变,未能动态观察脑脊液变化。过分依赖结核菌素试验结果。资料显示,约有 45% 的结核病患儿结核菌素试验阴性,与患儿免疫功能低下或应用糖皮质激素、抗组胺药物有关,特别是患结脑时阳性率较低。脑脊液薄膜涂片找结核杆菌对结脑的诊断阳性率约为 10%,结核杆菌培养阳性率为 20%～30%。早期结脑仅为浆液性渗出,CT 扫描可无明显异常变化。婴幼儿免疫功能低下,结核菌素试验多为阴性,由于炎症反应弱,红细胞沉降率多为正常。婴幼儿不易将深部痰液咳出,也使痰中检出结核杆菌及培养阳性率降低。

6. 诊断思维方法有误　表现为临床诊断思维狭隘,缺乏对临床症状、体征及医技检查资料的综合分析。如患者有肺结核病史或与结核患者密切接触史,但未引起高度重视;对有午后潮热、盗汗、消瘦等结核中毒症状,脑脊液、血清结核抗体阳性者也未引起重视,未考虑到结脑的可能。

7. 药物作用的影响　结脑常误诊为病脑,不仅延误了早期诊治,且在未应用抗结核药物的情况下使用糖皮质激素,使结脑进一步恶化。因糖皮质激素有抑制炎症反应、减少炎性渗出的作用,病情可有暂时好转的假象,但因免疫力受到抑制,结核杆菌扩散,病情反而加重。在结脑的诊断中还应当注意滥用氨基糖苷类或喹诺酮类抗生素,这种单一应用二线抗结核药有导致结核菌素试验阴性使原有症状复杂化,而掩盖病情的可能。

8. **患者因素造成误诊**　患者或家属不配合检查,缺乏基本的医疗常识,对腰穿检查的必要性不理解而拒绝;或患者主诉或代述病史不确切。老年患者感觉功能迟钝,儿童患者对疾病症状诉说不清,致使这部分患者不能早期获得准确病史,延误了诊断时机。家长对接种卡介苗认识不足,提供病史时不详细。

9. **医院缺乏特异性检查设备**　结脑的诊断需要必要的检查条件,在农村和偏远地区、贫困人群、医疗卫生条件较差者,就医困难,没有机会到条件好的医院就诊。社区、乡镇医院医务人员业务水平相对较低,诊断手段也落后,因此发生误诊病例也多。

10. **其他原因**　其他如并发症掩盖了原发病,患者故意隐瞒病情,多种疾病并存,影像学诊断的局限等,也是造成误诊的原因。老年人基础病多,是老年结脑误诊的主要原因。对于小儿结脑合并其他中枢感染,抗结核治疗效果不好或治疗后病情加重,容易否定结脑的诊断。

五、防范误诊措施

1. **重视病史及流行病学史**　为了提高结脑的诊断率,必须加强临床医师的基本知识及技能学习,了解其临床特点。临床医生要提高对本病的认识,尤其是特殊表现及不典型表现者,应拓宽思路,综合分析,如有颅外其他部位的结核病史,有与结核患者密切接触史,对发热1周以上伴头痛者,按上呼吸道感染治疗效果不佳时,要高度怀疑结脑,尽快做脑脊液检查。有脑膜炎的临床表现,或伴有午后潮热、盗汗、消瘦等结核中毒症状,即使脑脊液改变不典型,亦应考虑结脑的可能,及早行与结核病有关的实验室检查。

2. **不能过分依赖一两次脑脊液的检验结果**　如诊断为病毒性脑炎等予以相应的积极治疗,当病情反复或疗效不满意,应考虑结脑的可能。不应孤立看待某个临床表现或某项医技检查结果,需密切观察病情变化,综合分析全部临床资料,有条件者,应开展多项实验室及影像学检查,以助早期诊断。如脑脊液离心沉淀或静置留膜制片行抗酸染色;脑脊液腺苷脱氨酶(ADA)活性测定和(或)聚合酶链反应(PCR)检测结核杆菌。红细胞沉降率、C反应蛋白超过正常范围并进行性增高对诊断有一定作用,尤其在基层医院,是一个较为有用的参考指标。

3. **脑脊液检查对结脑诊断有较大意义**　典型的脑脊液改变可高度提示诊断,不典型的脑脊液改变,只要不支持化脓性脑膜炎或急性病毒性脑膜炎,临床有肺结核存在时也可考虑结脑。

4. **提高检验人员的业务素质以提高脑脊液检查的准确率**　引进脑脊液检查的新方法,如PCR检测脑脊液结核杆菌,具有灵敏度高、快速、特异性高的优点。近年来PCR检测脑脊液结核杆菌DNA技术得到迅速发展,国内报道其阳性检出率为51%～85%,特异性为98%～100%,对结脑早期诊断有重要意义。

5. **重视头颅CT及增强扫描的检查**　结脑的炎性渗出物可以使脑底池和中脑导水管阻塞,引起脑室积水、脑室周围水肿,结核性动脉内膜炎引起脑梗死,结核病变可形成结核瘤、脑实质粟粒样改变、结核钙化灶等病变,因此结脑患者应常规增强扫描。魏伟立报道CT诊断准确率可达90%。对可疑病例,应尽早做头颅CT及增强扫描。

6. **对高度可疑结脑的患者的处理**　应早期开始抗结核治疗,根据疗效判断是否为结脑。且在未应用抗结核药物的情况下,应避免使用糖皮质激素,否则会使结脑进一步恶化。

7. **掌握小儿结脑的发病特点**　对此病持高度警惕性,凡有结核病接触史,结核菌素试验阳性或已有结核病的小儿,当出现性情改变、轻微发热、头痛、无原因呕吐或嗜睡与烦躁相交替时应考虑到本病的可能性,及时做脑脊液检查,胸部X线检查、痰液、胃液中检出结核杆菌对结脑的诊断有重要意义。对个别疑难病例可结合CT或MRI确定诊断与鉴别诊断,可应用纤维支气管镜取组织活检,进行结核杆菌、普通细菌培养和药敏试验,可提高确诊率。有条件者可做PCR、ADA活性测定及抗 PPD IgG 检测等。

总之,目前结脑的诊断主要靠脑脊液的常规和生化改变,结合临床症状、神经系统损害,辅以神经系统以外结核病证据,头颅 CT 改变,结核患者的密切接触史,参考结核菌素试验,血液和脑脊液结核抗体测定,除外其他颅内感染性疾病,综合做出诊断。其中以脑脊液的早期检查、动态观察及正确判断尤为重要。

(何 凡 陈会生)

第九节 脑脓肿

一、概述

1. 流行特点 脑脓肿是化脓性病原微生物侵入脑组织,引起局灶性化脓性炎症和形成脓腔。发病率约为 0.4/10 万,多发于 20～30 岁,散见于各年龄组。本病主要病原体是化脓性细菌、真菌、原虫,临床表现颅内占位性病变、局灶性神经功能缺失症状及痫性发作等。

2. 感染来源 脑脓肿常见致病菌种类较多,可因原发感染部位不同而异。混合性感染占 30%～60%,厌氧菌感染占 30%～60%。根据感染来源,脑脓肿可分为以下几种:① 直接来自邻近感染灶的脑脓肿,其中以慢性化脓性中耳炎或乳突炎并发胆脂瘤引起者最常见,称为耳源性脑脓肿;额窦或筛窦炎可引起同侧额叶突面或底面的脓肿,称为鼻源性脑脓肿。② 血源性脑脓肿,多因脓毒血症或远处感染灶经血行播散到脑内形成。③ 外伤性脑脓肿,在开放性颅脑外伤中,因异物或碎骨片进入颅内带入细菌,或因颅底骨折伤及鼻窦、鼓室盖,细菌从骨折裂缝侵入。④ 医源性脑脓肿,因颅脑手术感染所致,如发生于开颅术,经蝶(或筛)窦手术、立体定向术后感染。⑤ 隐源性脑脓肿,感染源不明,可能因原发病灶很轻微,已于短期内自愈或经抗生素等药物治疗治愈,但细菌经血行已潜伏于脑内,一旦患者免疫力减弱,潜伏的细菌就繁殖而致脑脓肿。

3. 临床特征 脑脓肿包括单发性脑脓肿和多发性脑脓肿。脑脓肿形成分急性化脓性脑炎或脑膜脑炎期、化脓期、包膜形成期三个阶段。患者有慢性中耳炎、鼻窦炎及肺感染等表现,如耳痛、溢脓,之后出现脑部症状。发热是脑脓肿早期炎症阶段特征性症状,可伴畏寒,感染局限后体温降至正常。无明确原发感染灶的隐源性脓肿可无发热,患者常有全身不适或先天性心脏病史。脑脓肿临床表现多样,急性脑炎期可出现颅内压增高症状,头痛呈持续性和阵发性加重,常伴呕吐、脉缓和血压增高。半数患者有视盘水肿,严重者可有嗜睡、谵妄等意识障碍和脑膜刺激征,局灶性或全面性痫性发作,局灶性神经症状如运动、感觉或言语障碍等,头痛伴颈项强直,提示为脑膜炎。抗生素治疗后上述症状可改善,如数日至数周再度出现头痛、呕吐、意识障碍及痫性发作等,提示已形成颅内炎性占位性病变脑脓肿。脑脓肿病程可呈急进性,临床症状在 2 周内达到高峰,亦可在数月内缓慢进展,颇似脑肿瘤。病程演变有时不可预料,临床稳定的病例可突然恶化,于数小时或数日内死亡。脑脓肿可发生脑疝形成和脓肿破裂两种危象。

4. 医技检查 本病血常规可见白细胞增多,中性粒细胞增多,红细胞沉降率快,约 80% 的患者血清 C-反应蛋白升高。胸部及头颅 X 线平片有助于查找肺部、中耳和鼻窦等感染灶,超声心动图、腹部超声可查找脑外感染灶。急性脑炎阶段,CT 可见低密度炎症水肿病灶;MRI 显示 T1W1 低信号、T2W1 高信号,可有占位效应及造影剂片状增强,脑炎后期出现环状增强。脓肿形成后 CT 显示脓肿壁密度高于脓腔及周围水肿带,有强化效应。T1W1 等信号脓肿壁包绕低信号脓腔,周围又有低信号水肿带环绕;T2W1脓肿壁呈明显低信号,可能与血红蛋白降解物有关。对于临床疑诊脑脓肿,腰穿被视为禁忌,高颅压引起腰穿后脑疝病死率为 $10\% \sim 18\%$ 。

二、诊断标准

诊断依据包括以下 5 项:① 有化脓性感染灶,如中耳炎、乳突炎、鼻窦炎、脓胸或肺脓肿、心脏右至左的分流、败血症等,并有近期的急性或亚急性发作。② 有颅内高压征。③ 有神经系统的定位体征。④ 在病程中,出现全身性感染的表现,如发热、寒战、血白细胞增多或核左移,红细胞沉降率增快等。⑤ CT 或 MRI 检查可见单或多个环状增强病灶,有占位效应,病灶周围有水肿;腰穿脑脊液白细胞增多,以中性粒细胞为主。

三、误诊文献研究

1. 文献来源及误诊率　2004—2013 年发表在中文医学期刊并经遴选纳入误诊疾病数据库的脑脓肿误诊文献共 39 篇,累计误诊病例 247 例。9 篇文献可计算误诊率,误诊率 20.54%。

2. 误诊范围　本次纳入统计的 247 例脑脓肿误诊为 23 种疾病 251 例次,误诊疾病居前三位的是脑胶质瘤、原发性癫痫、脑继发恶性肿瘤,主要误诊疾病见表 19-9-1。少见误诊疾病有偏头痛、蛛网膜囊肿、蛛网膜下隙出血、蛛网膜粘连、脑血吸虫病、流行性乙型脑炎、上呼吸道感染、曼氏裂头蚴病、急性胃肠炎、结核性脑膜炎。漏诊 2 例次。

表 19-9-1　脑脓肿主要误诊疾病

误诊疾病	误诊例次	百分比(%)	误诊疾病	误诊例次	百分比(%)
脑胶质瘤	120	47.81	脑内血肿	3	1.20
原发性癫痫	37	14.74	垂体瘤	3	1.20
脑继发恶性肿瘤	29	11.55	肺炎	2	0.80
脑瘤	14	5.58	脑囊虫病	2	0.80
脑血管病	11	4.38	脑血管炎	2	0.80
脑膜瘤	9	3.59	髓母细胞瘤	2	0.80
脑膜炎	5	1.99			

3. 确诊手段　本次纳入统计的 247 例脑脓肿通过手术病理检查确诊 179 例(72.47%);通过胸、腰、腹、心包穿刺确诊 7 例(2.83%);通过磁共振检查确诊 19 例(7.69%),通过 CT 检查确诊 42 例(17.00%)。

4. 误诊后果　本次纳入的 247 例脑脓肿中,233 例文献描述了误诊与疾病转归的关联,14 例预后与误诊关联不明确。按照误诊数据库对误诊后果的分级评价标准,可统计误诊后果的病例中,96.57%(225/233)的患者为Ⅲ级后果,未因误诊误治造成不良后果;2.15%(5/233)的患者造成Ⅱ级后果,因误诊误治导致病情迁延或不良后果;仅 1.29%(3/233)的患者造成Ⅰ级后果,均为死亡。

脑脓肿临床表现多样,脑局灶性症状体征和脑功能缺失因脑脓肿部位而异,患者病情严重程度不同,误诊造成的后果差异很大。脑脓肿治疗包括手术治疗、原发感染手术治疗及药物治疗。大多数脑脓肿患者存在发热和外周血象增高,即使诊断脑脓肿不明确,临床医生也给予抗生素治疗,在一定程度上减缓疾病的进展,出现虽误诊误治但不造成不良后果,或虽误诊但未误治。

四、误诊原因分析

根据 39 篇误诊文献分析的误诊原因,经计算机统计归纳为 10 项,以经验不足而缺乏对该病的认识为主要原因,见表 19 - 9 - 2。

表 19 - 9 - 2　脑脓肿误诊原因

误诊原因	频次	百分率(%)	误诊原因	频次	百分率(%)
经验不足,缺乏对该病的认识	24	61.54	诊断思维方法有误	6	15.38
缺乏特异性症状、体征	18	46.15	药物作用的影响	2	5.13
过分依赖或迷信医技检查结果	16	41.03	影像学诊断原因	2	5.13
问诊及体格检查不细致	14	35.90	多种疾病并存	1	2.56
未选择特异性检查项目	13	33.33	医院缺乏特异性检查设备	1	2.56

1. 经验不足,缺乏对该病的认识　1 例 51 岁女性,因突发右侧肢体活动不利伴呕吐 1 天入院。查体:意识清楚,言语流利,右侧中枢性舌瘫,右上肢肌力 2 级,右下肢肌力 3 级,左侧肢体肌力 5 级,右侧 Babinski 征阳性。头颅 CT 示:左侧额叶见 4.3 cm×5.0 cm 低密度影,CT 值 16 Hu,左侧脑室受压,前正中线向右侧明显移位。诊断大面积脑梗死,按脑梗死治疗后症状无好转,并且出现高热、抽搐。腰穿检查:脑脊液压力 360 mmH$_2$O,白细胞 1.2×10^9/L,蛋白 120 g/L,糖 2.43 mmol/L,氯化物 96 mmol/L,考虑脑脓肿早期,联合应用大剂量容易透过血脑屏障的抗生素 10 天,病情好转。该患者因肢体活动不利就诊,查体有局灶性神经功能缺损,头颅 CT 检查左侧额叶有低密度影,经治医生经验不足,缺乏对该病的认识,对于头颅 CT 低密度影只想到脑梗死的诊断,按脑梗死治疗后病情加重,后经腰穿检查证实为脑脓肿。

2. 缺乏特异性症状、体征　1 例 45 岁女性,40 天前开始持续头痛,无发热,3 天前头痛加重伴恶心、呕吐。入院当天晨起发现左侧肢体活动不灵,口角偏斜。查体:眼底视盘边缘模糊,静脉充盈,左侧中枢性面瘫,左侧肢体肌力 4 级,右侧肢体肌力 5 级,左侧 Babinski 征阳性。血常规未见异常。头颅 CT 检查:右额颞叶有一边界清楚、类圆形低密度灶,右侧侧脑室受压,中线结构向左侧移位。增强扫描呈厚薄不一的环形强化。诊断为脑肿瘤。经脱水、对症治疗,开颅术中证实为脓肿,给予切除,半个月后出院,左侧肢体肌力 5 级。该病例因病程中无发热等较为特异性的症状,经治医生可能认为脑脓肿等颅内感染类疾病应该有发热,没有想到脑脓肿的可能,误诊为脑肿瘤,后经手术证实为脑脓肿。临床医生应当认识到,无明确原发感染灶的隐源性脑脓肿可无发热,患者常有全身不适或先天性心脏病,所有的脑脓肿患者中,发热大概占 50%。

3. 过分依赖或迷信医技检查结果　1 例生活在血吸虫疫区的 40 岁男性患者,因反复头痛伴恶心、呕吐 14 天,步态不稳 10 天入院。查血清血吸虫间接抗血凝试验阳性,头颅 MRI 提示:左侧小脑半球大片状异常信号,T1 低信号,T2 和水抑制高信号,边界不清,水肿及占位效应明显,第四脑室受压变性,幕上脑室梗阻性脑积水,增强扫描左小脑病变散在斑片状强化。诊断脑血吸虫病。予抗感染、脱水、降颅压、抗癫痫及对症处理后,行左小脑外 1/3 切除＋减压手术。术后病理报告:左小脑脓肿。痊愈出院,术后 5 个月 CT 检查恢复良好。该患者生活在血吸虫疫区,查血清血吸虫间接抗血凝试验阳性,头颅 MRI 小脑有异常信号,经治医生过分依赖或迷信医技检查结果,认为血清血吸虫间接抗血凝试验阳性就是脑血吸虫病,而未想到脑脓肿等疾病可能,导致误诊,后经手术证实为脑脓肿。

4. 问诊及体格检查不细致　1 例 50 岁女性患者,发病前有上呼吸道感染病史,而未予以重视,入院后头颅 MRI 检查提示颅内占位,诊断为颅内肿瘤,后经手术证实为脑脓肿。发病之前的上呼吸道感染病史对诊断该病有一定的临床价值,经治医生问诊不细致,导致误诊。

5. 未选择特异性检查项目　1 例 37 岁男性,以头痛 15 天、发热 13 天、呕吐 2 天入院。入院查体:体温 37.8℃,血压 130/75 mmHg。意识清楚,对答切题,双眼右侧同向偏盲,双瞳孔不等大,右侧直径 3 mm,椭圆形,左侧直径 1.5 mm,圆形。四肢肌力 4 级,双侧 Gordon 征阳性,脑膜刺激征阳性。入院后按蛛网膜下腔出血予以甘露醇静脉滴注,症状无缓解。头颅 CT＋增强扫描:左枕叶见大片低密度影,边界模糊,面积 4.1 cm×5.1 cm,左侧脑室后角受压变小,中线结构居中,考虑脑脓肿。本病例中,经治医生根据患者有头痛症状,脑膜刺激征阳性和局灶性神经功能缺损体征,未行选择特异性检查项目而"想当然"的诊断为蛛网膜下腔出血,经甘露醇治疗,症状无缓解,才行头颅 CT＋增强扫描后诊断为脑脓肿。从这个病例我们可以看出,为了避免误诊,在作出诊断前,应当完善头颅 CT 等特异性检查项目。

6. 诊断思维方法有误　1 例 24 岁男性,因头痛、呕吐、右侧肢体活动不灵、嗜睡 4 天入院。1 个月前有发热、头痛病史而未予重视。入院后血白细胞 $29.9×10^9$/L,头颅 CT 检查提示左颞叶占位病变。术前诊断:左颞叶占位病变,胶质瘤可能性大。术后确诊为脑脓肿。本病例中,患者入院前 1 个月发热、头痛病史,入院后血白细胞 $29.9×10^9$/L,头颅 CT 提示颅内占位病变,三者结合来,以一元论解释,理应是颅内感染继发的脑脓肿可能性较大,但经治医生未重视发热病史和入院时血白细胞增高,思维方法有误,以致误诊为胶质瘤可能性大。

7. 药物作用的影响　1 例 36 岁男性患者,因头痛 9 天就诊,头痛发作时服用止痛药可使头痛症状缓解,诊断为偏头痛,后病情逐渐加重,经头颅 MRI 检查确诊为脑脓肿。本病例中,止痛药使头痛症状缓解,而掩盖了病情,导致误诊。

8. 医院缺乏特异性检查设备　1 例 51 岁女性,因突发右侧肢体活动不灵伴呕吐 1 天入院。在当地医院头颅 CT 检查诊断为大面积脑梗死,后到上级医院头颅 MRI 增强检查后确诊为脑脓肿。

9. 影像学诊断原因　1 例 60 岁男性患者,因头痛、四肢无力、步态不稳,伴恶心、呕吐及腹泻 7 天入院。头颅 CT 扫描提示:右侧基底核区脑梗死,按脑梗死治疗后症状不见缓解。转到上级医院头颅 MRI 检查提示:丘脑肿瘤。2 天后行 MRI 增强扫描见右侧丘脑占位病变,强化有环状增强,大小约 2.0 cm×1.5 cm,考虑脑脓肿,经抗生素及降颅压治疗后患者痊愈出院。从本病例可以看出,头颅 MRI 增强检查较头颅 CT 平扫或 MRI 平扫诊断脑脓肿的阳性率增加,提示对怀疑脑脓肿的患者,影像学应当做头颅 MRI 增强,以免造成误诊。

五、防范误诊措施

1. 加强对脑脓肿的临床认识　遇到下列情况时,要考虑脑脓肿的可能:① 对颅压高和有局灶体征的患者,要仔细询问感染史,要提高对脑脓肿临床症状复杂性的认识,它既可以颅内占位病变逐渐起病,也可以卒中样急性或亚急性起病,还可以颅内感染的亚急性或如某些血源性脓肿的爆发性起病。② 不明原因间断发热,合并颅内压高和(或)局灶体征者。③ 小儿不明原因发热,高颅压、抽搐。小儿血源性脑脓肿比成人多,与小儿对细菌感染的抵抗力差,易患败血症及肺部感染有关。④ 有占位性指征的颅高压并有脑膜刺激征者。⑤ 有慢性中枢神经系统感染病史而突然出现昏迷或脑疝者。⑥ 对可疑病例应在病情许可情况下行抗生素实验性治疗。抗生素应用 2 周后复查 CT,如病灶缩小或消失,考虑病变为炎症,继续加强抗炎治疗;如病灶无明显变化,考虑病变为炎性,继续加强抗炎治疗;如考虑病灶为肿瘤性病变,再给予手术治疗,这样可以明显减少误诊率。

2. 加强对脑脓肿影像学的认识　现代影像学检查技术可从不同侧面反映疾病的异常表现,但要正确认识某些特殊征象,不要盲目夸大其诊断价值,尤其是常见病灶出现于某些特殊不常发生部位,往往易造成误诊,要特别警惕。颅内占位病变,在头颅 X 线平片、CT 扫描不易确诊时,要做 MRI 检查,必要时予加强检查或行脑血管造影,同时要做血液和脑脊液检查,再结合临床表现综合分析判断,以减少误诊误治。

(李凤鹏　陈会生)

第十节　脑积水

一、概述

蛛网膜下隙或脑室内的脑脊液异常积聚,使其一部分或全部异常扩大,称为脑积水。单纯脑室扩大者称为脑内积水,单纯蛛网膜下隙扩大者称为脑外积水。

脑积水不是一种单一的疾病改变,而是诸多病理原因引起的脑脊液循环障碍。脑积水是由脑脊液循环、吸收障碍,脑脊液分泌过多,脑实质萎缩等原因造成。临床中最常见的是梗阻性病因,如脑室系统不同部位(室间孔、导水管、正中孔)的阻塞、脑室系统相邻部位的占位病变压迫和中枢神经系统先天畸形。按流体动力学分为交通性和梗阻性脑积水;按时限进展分为先天性和后天性脑积水,急性和慢性脑积水;按病理生理分为高压力性、正常压力性、脑萎缩性脑积水;按年龄分为儿童和成人脑积水。

脑积水的治疗目的为预防或治疗因颅内压增高或脑组织结构的病理改变引起的神经功能损伤,原则是兼顾解除病因和解决脑室扩大,综合考虑患者的个体因素,采取个体化治疗。

二、诊断标准

1. 临床症状和体征　头颅及前囟增大(婴幼儿),颅内压增高的临床症状和体征(头痛、恶心、呕吐、视盘水肿),脑组织受压引起进行性脑功能障碍表现(智能障碍、步态障碍、尿失禁)。

2. 脑室穿刺测压　脑室内压力高于正常值(小儿 $40\sim110$ mmH$_2$O,成人 $80\sim180$ mmH$_2$O)。成人正常压力脑积水的脑室内压力在正常范围内。临床常以患者侧卧位腰穿测蛛网膜下腔压力代表脑室内压力,梗阻性脑积水严禁做腰蛛网膜下腔穿刺测压。

3. 头颅影像学检查　各类型脑积水的影像学诊断要点如下。① 梗阻性脑积水:头颅CT见脑室扩大,双额角径或颅内径>0.33是诊断脑积水的标志性指标;额角$<100°$变锐;颞角宽度>3 mm;脑室边缘模糊,室旁低密度晕环;基底池,脑沟受压或消失。MRI矢状位T1可显示导水管梗阻,幕上脑室扩大;胼胝体变薄,向上拉伸;穹隆、大脑内静脉向下移位、第三脑室底疝入扩大的蝶鞍。T2显示脑脊液样的指纹状高信号向脑室外延伸到脑组织,间质水肿在脑室角周围明显;脑室内脑脊液形成湍流;导水管流空消失。增强T1显示软脑膜血管淤滞,类似于脑膜炎改变。心电门控相位对比MRI电影显示导水管中无明显脑脊液流动。② 正常压力脑积水:CT见脑室扩大伴额角变钝。MRI有脑室扩大;额角颞角扩大不伴海马萎缩;基底池、外侧裂扩大,脑沟正常;部分病例在质子密度像及常规自旋回波序列导水管流空现象可消失;脑脊液电影可消失脑脊液流速增加。③ 蛛网膜下腔增宽(脑外积水)。CT见双侧额部(前部半球间裂)蛛网膜下腔增宽$\geqslant5$ mm;脑池增宽;轻度脑室扩大;增强CT显示静脉穿过蛛网膜下腔。MRI有蛛网膜下腔增宽伴穿行血管;在所有序列,蛛网膜下隙内为脑脊液信号;MRI排除慢性硬膜下积液;增强CT或MRI排除基础病因。

三、误诊文献研究

1. 文献来源及误诊率　2004—2013年发表在中文医学期刊并经遴选纳入误诊疾病数据库的脑积水误诊文献共8篇,累计误诊病例292例。其中1篇文献可计算误诊率,误诊率61.25%。

2. 误诊范围　本次纳入的292例脑积水误诊为7种疾病共305例次,其中误诊为硬脑膜下积液121例次(39.67%),脑萎缩104例次(34.10%),阿尔茨海默病28例次(9.18%),帕金森病10

例次(3.28%),血管性痴呆 6 例次(1.97%),脑发育不全 5 例次(1.64%),青光眼 1 例次(0.33%);漏诊 30 例次(9.84%)。

3. 确诊手段　292 例脑积水中,均经影像学检查确诊,CT 检查确诊 226 例(77.40%),MRI 检查确诊 1 例(0.34%),65 例(22.26%)原始文献未注明具体影像学确诊。

4. 误诊后果　本次纳入的 292 例脑积水中,289 例文献描述了误诊与疾病转归的关联,3 例预后与误诊关联不明确。按照误诊数据库对误诊后果的分级评价标准,可统计误诊后果的病例中,96.89%(280/289)的患者为Ⅲ级后果,未因误诊误治造成不良后果;2.77%(8/289)的患者造成Ⅱ级后果,因误诊误治导致病情迁延或不良后;仅 0.35%(1/289)的患者造成Ⅰ级后果,均为死亡。多数病例误诊却未造成不良后果的原因分析可能与脑积水多为慢性病程有关。

四、误诊原因分析

误诊疾病数据库依据本次收集的 8 篇文献中出现的误诊原因频次统计归纳为 6 项,其中经验不足而缺乏对该病认识为最常见原因,见表 19 - 10 - 1。

表 19 - 10 - 1　脑积水误诊原因

误诊原因	频　次	百分率(%)	误诊原因	频　次	百分率(%)
经验不足,缺乏对该病的认识	7	87.50	缺乏特异性症状、体征	1	12.50
问诊及体格检查不细致	2	25.00	未选择特异性检查项目	1	12.50
过分依赖或迷信辅助检查结果	1	12.50	影像学诊断原因	1	12.50

1. 经验不足、缺乏对该病的认识　诊治医生经验不足,缺乏对脑积水的认识是导致本病误诊的重要因素。主要是老年人正常颅压脑积水常因伴有弥漫性大脑萎缩而难以与之鉴别。后者也常出现智能障碍,亦可伴失语、失用、失认。两者 CT、MRI 检查均表现为脑室扩大,脑裂、脑池增宽,临床医师往往对老年人头颅影像提示的脑室扩大等表现,先入为主考虑脑萎缩,不了解特发性正常颅内压脑积水的相关特点,导致误诊。

2. 问诊及体格检查不细致　问诊和体格检查不细致也是临床误诊的重要因素。在本次文献分析中,杨春伍等报道的 1 例特发性正常颅压脑积水,患者因缓慢出现的冻结步态 4 年、痴呆 2 年、尿失禁 1 年就诊,曾在病程中被诊断为帕金森病而给予美多巴等药物治疗,疗效差,后渐出现痴呆和尿失禁,又被诊断为阿尔茨海默病,给予多奈哌齐等治疗,症状仍无好转。入院后查头颅 CT 及 MRI 显示脑室扩大,皮层萎缩,给予脑室-腹腔分流术后半年上述症状明显缓解。本例多次误诊且长达数年,即为临床医师问诊不详细,查体不细致,不了解特发性正常颅内压脑积水与神经退行性病变的鉴别要点所致。帕金森病最基本的表现为运动迟缓、静止性震颤,而该患者的肌张力正常,走路呈宽基步态,显然与帕金森病的步态不符;随着病情进展,智能障碍、步态障碍、尿失禁三主征均较明显,仍被误诊,也是由于对各种老年痴呆的临床和影像学特点的认识导致误诊。

3. 过分依赖或迷信辅助检查结果　医技检查固然有临床诊断有重要的提示价值,但有些临床医生轻信放射诊断报告,未亲自阅片,盲从于影像学报告,受辅助科室牵制,没有评价检查结果能否解释临床症状和体征,两者是否有关联性,这也是临床误诊的常见因素。

4. 未选择特异性检查项目　部分患者以眼部症状就诊于非专科时,接诊医师容易只考虑本专科疾病,忽视这些症状与中枢神经系统病变的关联,未及时选择头颅影像学检查,则导致延误诊断。李娟娟等报道 1 例因双眼视力下降半年入院,视野检查双眼呈管状视野,双眼眼压增高,行头MRI 检查示第三脑室和侧脑室脑积水,给予脑室腹腔分流术后眼部症状得以控制,提示当患者出现双眼视神经萎缩,视野呈典型青光眼改变时,不能只考虑眼部原发性疾病,应常规行头颅 CT 或

MRI 检查,注意排除颅内病变可能。

5. 影像学诊断原因　袁海斌等报道的外部性脑积水误诊误治分析一文描述了影像学上外部性脑积水与硬脑膜下积液和脑萎缩的影像学鉴别,提出外部性脑积水 CT 表现为额叶或额、顶叶蛛网膜下腔增宽,间隙达 4 mm,大脑半球后半部间隙不宽,前纵裂池间隙增宽>6 mm,后纵裂池不宽,大脑外侧裂池增宽>10 mm,大脑后半部及小脑脑沟不增宽,脑室不大或轻度扩大。而硬膜下积液多局限于一侧,如为双侧时,两侧多不对称,CT 扫描低密度区的内侧缘较平坦,近脑沟变浅,一般不伴有基底池的扩大及前纵裂的增宽,无脑室的扩大;脑萎缩时整个大脑脑沟普遍加深变宽,有时小脑脑沟也加深,脑室扩大程度比外部性脑积水更显著。大部分脑萎缩没有半球间裂增宽;当有半球间裂增宽时,整个间裂均增宽,而不局限于前部,另外,外部性脑积水多有头围增大,神经系统症状轻微,而脑萎缩头围不增大,神经系统症状明显。

五、防范误诊措施

1. 掌握脑积水的基本临床特征,提高对疾病认识　正常压力脑积水患者常具有步态障碍、智能障碍、尿失禁三联征。由于临床医师对本病的认识不够,出现步态异常时并未引起足够重视,当出现认知障碍时易误认为是老年痴呆,或被内科诊断为老年痴呆症或脑萎缩,进行内科治疗。所以对于脑积水要特别注意掌握其临床特征,提高对疾病的认识。

2. 细致查体及问诊,注重影像学特征　老年人因多存在脑萎缩,而容易与正常颅压脑积水误诊。后者也常出现智能障碍,亦可伴失语、失用、失认。两者 CT、MRI 检查均表现为脑室扩大,脑裂、脑池增宽。虽然二者相似,但从以下三方面还是能够作出鉴别诊断:① 近期表现智能障碍、行为异常的同时还存在不同程度的共济失调,小便失禁等症状和体征;② 头颅 CT、MRI 除了脑沟、脑裂、脑池增宽,脑室系统扩大外,部分患者还存在双侧侧脑室额角水肿带;③ 腰穿脑脊液压力<1.8 kPa,适当放出脑脊液后患者症状明显改善。此外要掌握脑积水影像学特征,了解不同类型的脑积水在影像学上的表现,以便寻找病理原因,尽早诊治。医者应详细询问病史,不能仅仅就患者的某一时间段的临床表现便下结论,尤其注意与痴呆、帕金森病、硬膜下积液等疾病进行鉴别。

(夏　程　陈会生)

第十一节　肝豆状核变性

一、概述

1. 流行特点　肝豆状核变性(hepatolenticular degeneration,HLD)又称为 Wilson 病(Wilson's disease,WD),是一种常染色体隐形遗传性先天性铜代谢障碍疾病,因 Wilson 在 1912 年首次报道而得名。通常认为 WD 的全球发病率约为 1/30 000,致病基因携带者频率为 1/90,但是各项研究表明亚洲国家 WD 的发病率和携带者频率可能更高,中国大陆小范围地区进行的流行病学调查得出的发病率为 0.6/10 000~1/10 000。

2. 发病机制　铜是人体内一种必需的微量元素,是许多含铜酶类的重要辅助因子。正常人每日自饮食中摄取铜量为 2~5 mg,95% 的血清铜在肝脏和 α_2 球蛋白牢固地结合成铜蓝蛋白进入血循环,只有 5% 的血清铜疏松地和白蛋白结合。WD 患者肠道吸收的铜多于正常,但和白蛋白结合的铜远超过 α_2 球蛋白,铜容易和白蛋白分离而大量铜沉积到肝脏、脑和角膜等组织,经尿排出的铜也增多,以致血清铜蓝蛋白降低,血清总铜量减少。主要病理改变为基底核变性,大脑皮层、小脑等处亦可受累,但程度较轻,肝脏为结节性硬化,脾脏充血肿大,角膜后缘弹力层因铜盐沉积呈棕黄色色素环。

3. 临床表现　　WD的主要临床表现为:① 肢体震颤,震颤常自一侧肢体开始,逐渐向其他肢体、躯干及头部扩展(影响语言和咀嚼)。② 肌强直,并伴有痛性痉挛,手指异常姿势、强哭强笑、流涎、面具脸等。③ 智能、精神症状。④ 早期有肝脏肿大,肝脏硬化而萎缩。脾脏可扪及,并逐渐增大。⑤ 钙、磷代谢障碍性骨质疏松。⑥ 角膜K-F色素环是本病特征性体征。⑦ 尿铜增高,血清总铜量、血清铜蓝蛋白量和血清铜氧化酶活性均降低。⑧ 颅脑CT多显示双侧对称性基底核区、丘脑低密度,多伴有不同程度的脑萎缩。MRI可见基底核区、丘脑、脑干等处长T1长T2异常信号,有的伴轻至中度脑萎缩,以神经症状为主的患者CT及MRI的异常率显著高于以肝症状为主的患者。

4. 治疗原则　　WD是少数几种可以预防和治疗的遗传性疾病。一经诊断,患者应限制铜的摄入,采用低铜饮食,如精白米面、牛奶、瘦肉等,避免食用含铜多的食物,如豌豆、蚕豆、玉米、动物内脏及血制品、贝壳类海产品等。减少肠道对铜的吸收,应用螯合剂促进体内铜的排泄,首选D-青霉胺,其他药物有曲恩汀、二巯丁二酸钠、二巯丁二酸和二巯丙磺酸钠等。

5. 预后　　本病进展缓慢,中途可有部分缓解或急性加重,有些可延续30～40年,神经症状出现越早者进展越快,最后多因肝功能衰竭及并发感染而死亡。

二、诊断标准

WD临床诊断主要依据四条标准:① 肝病史或肝病征/锥体外系病征;② 血清铜蓝蛋白显著降低和(或)肝铜增高;③ 角膜K-F环;④ 阳性家族史。符合①②③或①②④可确诊WD;符合①③④很可能为典型WD;符合②③④很可能为症状前WD;符合4条中的2条则为可能WD。

三、误诊文献研究

1. 文献来源及误诊率　　2004—2013年发表在中文医学期刊并经遴选纳入误诊疾病数据库的WD误诊文献共153篇,累计误诊病例1 764例。45篇文献可计算误诊率,误诊率49.36%。

2. 误诊范围　　本次纳入统计的1 764例WD误诊疾病谱颇为广泛,涉及13个系统(见图19-11-1)达103种,共误诊1 881例次,主要误诊疾病见表19-11-1。误诊疾病居前5位的是肝炎、肝硬化、精神疾病、肾炎、溶血性贫血。少见的误诊疾病有脑胶质瘤、酒精中毒性脑病、手足徐动症、脱髓鞘病脑病、垂体瘤、脊髓病、颈椎病、脑发育不全、亚急性坏死性脑脊髓病、运动神经元病、周围神经病、脑外伤后综合征、脑萎缩、多系统萎缩、Dubin-Johnson综合征、软骨炎、多发性肌炎、结缔组织病、伤寒、细菌性痢疾、华支睾吸虫病、上呼吸道感染、支气管扩张、支气管哮喘、嗜酸性粒细胞增多综合征、心包炎、电解质紊乱、斑替综合征、肝糖原累积症、肝肾综合征、败血症、鼻炎、构音障碍、闭经、近视、淋巴瘤、锰中毒、泌尿系感染。另有14

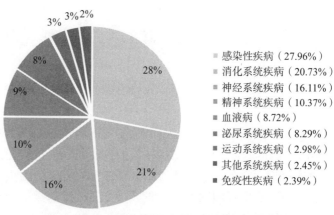

图19-11-1　肝豆状核变性误诊疾病系统分布图

感染性疾病（27.96%）
消化系统疾病（20.73%）
神经系统疾病（16.11%）
精神系统疾病（10.37%）
血液病（8.72%）
泌尿系统疾病（8.29%）
运动系统疾病（2.98%）
其他系统疾病（2.45%）
免疫性疾病（2.39%）

例次(0.74%)诊断不明确,30 例次仅作出贫血、肝脾大、肝损害、震颤等查因诊断。

表 19-11-1　肝豆状核变性主要误诊疾病

误诊疾病	误诊例次	百分比(%)	误诊疾病	误诊例次	百分比(%)
肝炎	521	27.70	痴呆	7	0.37
肝硬化	270	14.35	共济失调	7	0.37
精神疾病	192	10.21	脱髓鞘性脑病	7	0.37
肾炎	140	7.44	肾功能不全	6	0.32
溶血性贫血	95	5.05	注意缺陷多动障碍	6	0.32
帕金森病	67	3.56	肝衰竭	6	0.32
中枢神经系统感染	65	3.46	肌营养不良	5	0.27
关节炎	39	2.07	多发性硬化	5	0.27
癫痫	37	1.97	营养不良	5	0.27
血小板减少性紫癜	25	1.33	消化道出血	5	0.27
舞蹈病	20	1.06	胰腺炎	4	0.21
脂肪肝	20	1.06	锥体外系疾病	4	0.21
胃肠炎	17	0.90	溶血尿毒综合征	4	0.21
脑血管病	17	0.90	肾小管酸中毒	4	0.21
甲状腺功能亢进症	14	0.74	肠梗阻	3	0.16
生长痛	13	0.69	腹膜炎	3	0.16
胆囊炎胆石症	13	0.69	Fanconi 综合征	3	0.16
过敏性紫癜	13	0.69	抽动秽语综合征	3	0.16
佝偻病	12	0.64	自主神经功能紊乱	3	0.16
系统性红斑狼疮	11	0.58	骨质疏松症	3	0.16
风湿性疾病	10	0.53	噬血细胞综合征	2	0.11
脾功能亢进	10	0.53	抽动障碍	2	0.11
扭转痉挛	9	0.48	肝功能异常	2	0.11
神经症	8	0.43	布-加综合征	2	0.11
结核性腹膜炎	8	0.43	脊髓压迫症	2	0.11
婴儿肝炎综合征	8	0.43	运动障碍	2	0.11
肝性脑病	8	0.43	咽喉炎	2	0.11
葡萄糖-6-磷酸脱氢酶缺乏性贫血	8	0.43	药物中毒	2	0.11
营养性贫血	7	0.37	鼻出血	2	0.11
重症肌无力	7	0.37	泌尿系结石	2	0.11

3. 医院级别　本次纳入统计的 1 764 例 WD 误诊 1 881 例次,其中误诊发生在三级医院 1 099 例次(58.43%),二级医院 635 例次(33.76%),一级医院 137 例次(7.28%),其他医疗机构 10 例次(0.53%)。

4. 确诊手段　本次纳入统计的 1 764 例 WD,1 例(0.06%)根据经皮肝穿刺活检确诊,1 660 例(94.10%)通过实验室特异性检查确诊,18 例(1.02%)根据磁共振检查确诊,85 例(4.82%)根据症状体征及医技检查确诊。

5. 误诊后果　本次纳入的 1 764 例 WD 中,1 719 例文献描述了误诊与疾病转归的关联,45 例预后与误诊关联不明确。按照误诊数据库对误诊后果的分级评价标准,可统计误诊后果的病例中,96.16%(1 653/1 719)的患者为Ⅲ级后果,未因误诊误治造成不良后果;0.17%(3/1 719)的患者造成Ⅱ级后果,因误诊误治导致病情迁延或不良后果;仅 3.66%(63/1 719)的患者造成Ⅰ级后果,均为死亡。

从上述误诊疾病来看,多数为内科疾病,经针对性治疗疗效不佳,再问病史、仔细查体而想到 WD 可能,进一步行相关检查而确诊。其中尤以误诊为病毒性肝炎、肝硬化为多,患者表现为肝脏症状,虽未确诊但根据肝功能异常临床上多给予保肝对症治疗,确诊后又予以驱铜等治疗,因此多未造成不良后果。

四、误诊原因分析

根据 153 篇误诊文献分析的误诊原因,经计算机统计归纳为 10 项,以经验不足而缺乏对该病的认识最常见,具体见表 19‑12‑2。

表 19‑12‑2　肝豆状核变性误诊原因

误诊原因	频次	百分率(%)	误诊原因	频次	百分率(%)
经验不足,缺乏对该病的认识	118	77.12	医院缺乏特异性检查设备	12	7.84
未选择特异性检查项目	77	50.33	并发症掩盖了原发病	10	6.54
问诊及体格检查不细致	74	48.37	过分依赖或迷信医技检查结果	8	5.23
缺乏特异性症状、体征	54	35.29	患者主诉或代述病史不确切	4	2.61
诊断思维方法有误	38	24.84	影像学诊断原因	1	0.65

1. 经验不足,缺乏对 WD 的认识　WD 是遗传性铜代谢障碍疾病,基本代谢缺陷为肝脏不能正常合成铜蓝蛋白和自胆汁中排出铜量减少,致使大量铜贮积于肝脏、肾、角膜、骨骼等组织,引起相应的组织器官受损病变。因此 WD 临床表现多样,可以肝病症状为首发,表现为食欲不振、乏力、黄疸、腹痛等,也可以神经系统症状为首发,主要表现为锥体外系症状、肌张力增高及肢体震颤、言语不清、吞咽困难、表情淡漠、情绪改变等,也可以贫血、肾损害等症状首发,涉及临床各科,如医生对此病缺乏认识,不进行血清铜蓝蛋白等特异性检查,极易误诊。

2. 未选择特异性检查项目　有 5 例青年患者,精神症状先于神经体征出现,有的长达 3 年,均被诊断为精神分裂症,之后陆续出现走路不稳、肢体震颤、饮水呛咳、肌张力增高等症状,又考虑为服用精神药物导致的锥体外系反应,经停药、对症治疗后症状仍加重,后经眼科裂隙灯检查,角膜均见 K‑F 环才得以确诊。WD 约 20% 以精神症状为首发,可表现为情绪不稳、强哭强笑、易激动、暴怒、精神运动性不安、幻觉等,有的酷似精神分裂症,但角膜 K‑F 环的检出率高达 90%。因此临床医生不要片面注意精神症状,忽视身体及神经系统检查,如怀疑本病尽早进行裂隙灯检查,发现 K‑F 环,则可确诊。

3. 问诊及体格检查不细致　1 例 25 岁患者,表现为突发抽搐、言语不利,先后就诊数家医院,肝功能等各项生化检查均正常,头颅 MRI 提示多发病灶,考虑为缺血灶。脑电图中度异常,诊断为癫痫,给予抗癫痫治疗,后到某医院就诊,查铜蓝蛋白低,角膜 K‑F 环阳性而得到确诊。回顾既往病历资料,患者查体有四肢肌张力增高,虽然患者主述未提及锥体外系症状,但实际上仔细问诊及体格检查,患者已有锥体外系症状,如果临床医生缺乏对该病的警惕性,对症状不典型者容易误诊。

4. 缺乏特异性症状、体征　多名患者确诊前被误诊为慢性肝炎、肝硬化、肾炎、贫血、关节炎、帕金森病、肌无力等疾病,是因为 WD 起病隐袭,早期症状不典型,进展缓慢,多脏器受累,临床表现复杂,缺乏特异性易与其他疾病混淆。

5. 诊断思维方法有误　一例 26 岁女性患者,1 年前出现心慌、情绪低落、烦躁、双手抖动,曾就诊于多家省级医院诊断为抑郁症,予以普萘洛尔、帕罗西汀等药物治疗,效果差,后出现肢体乏力就诊,查头颅 CT 提示双基底核节点状高信号,血清铜蓝蛋白低,确诊为 WD,予以低铜饮食及驱铜治疗后症状好转。WD 在青少年中起病多见,临床表现复杂多样,临床中一定要避免习惯性思维,扩大思维面,遇到青少年神经精神症状及慢性肝病患者要率先考虑到本病,进行血清铜蓝蛋白检查及角膜 K-F 环检查,避免误诊漏诊。

其他尚有医院缺乏特异性检查设备原因,过分依赖或迷信医技检查结果,并发症掩盖了原发病,患者人主述或代述病史不确切等原因。

五、防范误诊措施

1. 提高对 WD 的认识　　WD 为少见疾病,且累及多系统,首次接诊医生可能并不限于神经专科医生。因此临床医生应充分提高对 WD 的认识,思维不要只局限于本科疾病,如消化科医生只考虑患者肝功能损害情况而忽视神经系统症状,骨科医生只考虑骨关节病变而未考虑神经系统损害所致;放射科医生对 WD 的 CT 改变特征不熟悉等,也影响本病的诊断。

2. 掌握 WD 基本临床特征及不常见症状　　WD 临床表现多种多样,可以有肌强直和不随意运动,如痉挛步态、粗大震颤、舞蹈病,也可有腹水、黄疸等肝功能障碍的表现,其他有精神症状、情绪障碍、癫痫、肾功能改变、溶血性贫血等各系统表现。临床医生既要掌握 WD 的基本特征,又要熟悉其不常见的症状,积累经验,对临床怀疑的病例,继续进行血清铜及铜蓝蛋白测定。具体来说,出现下列情况时应考虑 WD 可能:① 不明原因的急慢性肝炎、肝硬化、肝衰竭;② 不明原因出现肢体不自主运动,尤其是出现锥体外系受损症状;③ 不明原因出现精神异常或性格改变;④ 不明原因的持续血尿或水肿等或肾功能不全;⑤ 不明原因反复出现的溶血性贫血或皮肤紫癜;⑥ 不明原因的关节痛,经抗风湿治疗无效者;⑦ 家族中有该病或不明原因的肝病、神经或精神症状者。临床医生应对本病有充分的认识,对患者的临床表现及各种实验室检查结果综合分析,尽早诊断及时治疗,以改善预后,延长生存期。

3. 掌握 WD 医技检查特征　　WD 是少数几种早期治疗可明显改善预后的遗传病之一,并且其医技检查具有特异性,主要为角膜 K-F 环,尿铜增加,血清铜降低,铜蓝蛋白显著降低。为防止漏诊误诊,临床医生要掌握 WD 医技检查特征,一旦对发现疑似病例,应积极做眼裂隙灯查 K-F 环,行血清铜、血铜蓝蛋白、尿铜等检查,甚至基因检测,并重视家族史调查,以提高 WD 诊断率。

(李晓秋　陈会生)

第十二节　帕金森病

一、概述

1. 流行特点　　帕金森病(Parkinson disease,PD)又称震颤麻痹,1817 年由 James Parkinson 首先描述此病,是中老年人易患的神经系统退行性疾病。世界各地均有发生,白人区域多于黑人区域。50岁以前少见,随着年龄增加,发病率逐年上升。在我国,65 岁以上人群总患病率为 1 700/10 万。

2. 发病机制　　PD 病因至今尚不清楚,有多种发病学说。生化病理学说认为,纹状体内多巴胺-乙酰胆碱是一对互相拮抗的递质,黑质中多巴胺能神经元发出上行纤维到达纹状体(尾状和壳核),其末梢与尾-壳核神经元形成突触,以多巴胺为递质,对脊髓前角运动神经元起抑制作用。同时尾核中也有胆碱能神经元,与尾-壳核神经元形成的突触以乙酰胆碱为递质,对脊髓前角神经元起兴奋作用,正常时两种递质处于平衡状态,共同调节运动功能。PD 患者是因纹状体中多巴胺含量显著减少,以致乙酰胆碱的兴奋性作用相对加强而发病。

PD 主要病理变化为黑质和蓝斑含色素的神经细胞减少、变性和空泡形成,胞质内有嗜酸性包涵体(Lewy 小体),其主要组分为异常聚集的 α - synuclein。神经胶质增生,网状结构和迷走神经背核等处也有类似变化,而苍白球和壳核的变化较轻。此外,中枢神经系统的其他部分还呈现散在的老年性或炎症后的变化。

3. 临床表现　PD 中年以上人群多见。本病起病缓慢,呈进行性进展,主要症状包括静止性震颤,肌张力增高,运动障碍及姿势平衡障碍等。上述症状并非全部出现,症状多自一肢或一侧开始,然后扩展至多肢或偏身或某一局部。70% 左右的患者以震颤先起病,震颤多为每秒 4～6 Hz 的静止性震颤,手指的节律性震颤形成所谓"搓丸样"动作。患者肌强直为促动肌及拮抗肌的肌张力都有增高,呈"铅管样强直"或"齿轮样强直"。患者面具脸,肢体运动减少或动作缓慢,起步困难,慌张步态,易摔倒,随病情进展患者四肢震颤、强直,行走困难,卧床至不能翻身。除运动症状外,患者还会出现一些非运动症状,包括:① 神经精神症状:包括情感障碍、认知功能下降和痴呆、精神症状;② 睡眠障碍;③ 感觉障碍:包括嗅觉障碍、疼痛等;④ 自主神经功能障碍:包括便秘、出汗障碍、膀胱功能失调、性功能障碍、吞咽功能失调等;⑤ 其他症状:如疲劳、衰弱等。

4. 治疗原则　PD 疾病本身不会危及生命,疾病后期多因并发症死亡。PD 至今无根治办法,但各种药物可缓解症状,改善生活质量。关于 PD 的治疗,2014 年第三版中国 PD 治疗指南明确提出,一旦确诊 PD,要尽早开始治疗,争取掌握疾病治疗时机,对今后 PD 整个治疗成败起关键性作用。治疗又分为非药物治疗、药物治疗、手术治疗。药物治疗包括:① 抗胆碱能药物:苯海索;② 多巴胺替代疗法:左旋多巴、复方左旋多巴制剂(美多巴、息宁);③ 促使多巴胺能神经末梢释放多巴胺:金刚烷胺;④ B 型单胺氧化酶抑制剂:L - Deprenyl、司来吉兰(Selegiline);⑤ 多巴胺受体激动剂:溴隐亭、泰苏达、森福罗;⑥ 肌松弛药:巴氯芬。

二、诊断标准

PD 目前均为临床诊断,只有死后的病理检查才能确定诊断,所以即使是最有经验的神经科医生也不能在患者生前做出百分之百的准确诊断,但严格按照诊断标准,可以减少误诊率。目前国际上应用最广泛的是英国 PD 协会脑库临床诊断标准,该协会对 PD 的临床诊断和病理检查进行了对比研究,诊断精确度最高可达 90%。欧洲神经病协会联盟(EFNS)和国际运动障碍性疾病协会欧洲分会(MDS - ES)于 2013 年制订的 PD 诊断指南,仍然推荐应用英国 PD 协会脑库诊断标准,但与传统的英国脑库 PD 诊断标准相比,新增加了嗅觉减退和视幻觉作为支持标准。中华医学会神经病学分会 2006 制定的 PD 诊断标准基本是参照英国 PD 协会脑库标准制定的,具体内容如下:

(1) 符合 PD 的诊断:运动减少,启动随意运动的速度缓慢。疾病进展后,重复性动作的运动速度及幅度均降低。至少存在下列中的 1 项特征:① 肌肉僵直;② 静止性震颤(4～6 Hz);③ 姿势不稳(非原发性视觉、前庭、小脑及本体感受功能障碍造成)。

(2) 支持 PD 必须具备下列 3 项或 3 项以上的特征:① 单侧起病;② 静止性震颤;③ 逐渐进展;④ 发病后多为持续性的不对称性受累;⑤ 对左旋多巴的治疗反应良好(70%～100%);⑥ 左旋多巴导致的严重后果的异动症;⑦ 左旋多巴的治疗效果持续 5 年或 5 年以上;⑧ 临床病程 10 年或 10 年以上。

(3) 必须排除非 PD:下述症状体征不支持 PD,可能为 PD 叠加症或继发帕金森综合征:① 反复的脑卒中发作史,伴 PD 特征的阶梯状进展;② 反复的脑损伤史;③ 明确的脑炎史和(或)非药物所致动眼危象;④ 在症状出现时,应用抗精神疾病药物和(或)多巴胺耗竭药;⑤ 1 个以上的亲属患病;⑥ CT 扫描可见颅内肿瘤或交通性脑积水;⑦ 接触已知的神经毒类;⑧ 病情持续性缓解或发展迅速;⑨ 大剂量左旋多巴治疗无效(除外吸收障碍);⑩ 发病 3 年后,仍是严格的单侧受累;⑪ 出现其他神经系统症状和体征,如垂直凝视麻痹、共济失调,早期即有严重的自主神经严重受累,早期即有严重的痴呆,伴有记忆力、言语和执行功能障碍,锥体束征阳性。

（4）诊断 PD 的金标准:随访观察。

三、误诊文献研究

1. 文献来源及误诊率　2004—2013 年发表在中文医学期刊并经遴选纳入误诊疾病数据库的 PD 误诊文献共 195 篇,累计误诊病例 321 例。其中 1 篇文献可计算误诊率,误诊率 60.00%。

2. 误诊范围　本次纳入统计的 321 例 PD 误诊为 16 种疾病,共 322 例次,另有 7 例次 (2.17%)漏诊,2 例次(0.62%)诊断不明确。误诊疾病见表 19 - 12 - 1。

表 19 - 12 - 1　帕金森病主要误诊疾病

误诊疾病	误诊例次	百分比(%)	误诊疾病	误诊例次	百分比(%)
脑血管病	102	31.68	胃肠炎	8	2.48
颈椎病	68	21.12	脑萎缩	7	2.17
老年性痴呆	32	9.94	继发性帕金森综合征	6	1.86
腰椎间盘突出症	31	9.63	风湿性疾病	6	1.86
颈肌劳损	13	4.04	糖尿病性周围血管病变	5	1.55
神经症	10	3.11	特发性震颤	5	1.55
精神疾病	9	2.80	骨质疏松症	2	0.62
关节炎	8	2.48	食管癌	1	0.31

3. 医院级别　本次纳入统计的 321 例 PD 误诊 322 例次,其中误诊发生在三级医院 94 例次 (29.19%),二级医院 226 例次(70.19%),一级医院 2 例次(0.62%)。

4. 确诊手段　本次纳入统计的 321 例 PD 误诊患者根据症状体征及医技检查确诊的为 271 例 (84.42%),其余 50 例通过临床试验性治疗确诊(15.58%)。

5. 误诊后果　本次纳入的 321 例 PD 中,288 例文献描述了误诊与疾病转归的关联,33 例预后与误诊关联不明确。按照误诊数据库对误诊后果的分级评价标准,可统计误诊后果的病例中, 100%(288/288)的患者为Ⅲ级后果,未因误诊误治造成不良后果。从上述误诊疾病来看,多数为颈椎病、脑梗死、腰椎间盘突出症等疾病,经针对性治疗疗效不佳而想到 PD 的可能,进一步行相关检查而确诊,给予治疗 PD 药物后症状得以控制。PD 为神经系统变性病,进展缓慢,无根治方法, 目前多为症状性治疗,因此多未造成不良后果。

四、误诊原因分析

根据 19 篇误诊文献分析的误诊原因,经计算机统计归纳为 5 项,见表 19 - 12 - 2。

表 19 - 12 - 2　帕金森病误诊原因

误诊原因	频次	百分率(%)	误诊原因	频次	百分率(%)
经验不足,缺乏对该病的认识	15	78.95	缺乏特异性症状、体征	5	26.32
问诊及体格检查不细致	15	78.95	诊断思维方法有误	5	26.32
过分依赖或迷信医技检查结果	10	52.63			

1. 诊治医生经验不足,缺乏对 PD 的认识　PD 起病隐匿,进展缓慢,逐渐加重,临床特点以静止性震颤、肌肉强直、进行性动作缓慢和姿势反射障碍四主征为主要特点,诊断主要依靠临床症状和体征,目前尚无有效的影像学和实验室检查手段。典型病例诊断并不难,但是对于某些亚临床症状或非典型病例在早期却难以认识和诊断,因为患者可能只表现为肢体疼痛、麻木不适感,患肢易疲惫等,极易误诊为其他疾病。另外,PD 首发症状可以是震颤,也可以是运动障碍或强直,约15%的患者在整个病程中从不发生震颤,容易被误诊。PD 除运动症状外,绝大多数患者会出现一些非运动症状,包括精神障碍、认知障碍、睡眠紊乱、自主神经功能障碍等。

2. 问诊及体格检查不细致　PD 症状较复杂,既有运动症状又有非运动症状,大约 70%以上患者存在便秘,甚至症状出现在运动障碍之前。而且,无论震颤还是强直,起病具有不对称性,常自一侧上肢开始,逐渐波及同侧下肢、对侧上肢及下肢。另外,患者为全身肌肉强直,均有面具脸,典型体姿是身体前屈、前倾,典型步态是慌张步态,协同动作减少,随着病程进展强直,无肌力减弱,腱反射改变及病理反射,无感觉平面。如 1 例因肢体无力先后在多家医院误诊为脑梗死,但只要详细询问病史及仔细查体,会发现脑梗死引起的一侧肢体无力为上运动神经元受损,肌张力呈折刀样改变,而 PD 引起的肌张力为铅管样或齿轮样改变。

3. 过分依赖或迷信医技检查结果　影像学诊断技术的发展及 CT、MRI 在临床的广泛应用,提高了对脑梗死、颈椎病、腰椎间盘突出症的诊断率。PD 多见于中老年人,头颅 CT 多见腔隙性脑梗死,颈椎和腰椎或轻或重地存在着不同程度的退变及间盘突出,但实际上患者的临床症状和体征,并非由脑梗死和颈腰椎间盘突出症所致,不能仅凭影像学资料一概诊断为脑梗死、颈椎病、腰椎病。

4. 患者缺乏特异性症状、体征　PD 起病隐匿,逐渐出现静止性震颤、肌强直、动作迟缓、姿势反射障碍等症状。以肌强直及运动缓慢为临床表现的患者容易误诊。如部分 PD 患者以单肢或单侧肢体僵硬,活动不灵起病,而无震颤,易误诊为脑梗死,长期按脑梗死治疗无效,再次就诊后行 CT 或 MRI 检查,结果正常或仅有腔隙性脑梗死,予美多巴治疗后症状明显好转,证实为 PD。如 2 例因定向障碍、近事遗忘、进行性行走迟缓,在外院以老年性痴呆给予安理申治疗 3 个月以上,上述症状进行性加重,行走更加困难而再次就诊,给予美多巴治疗,效果显著,诊断为 PD。有的患者因早期表现为颈部和手部不适而被误诊为颈椎病。

5. 诊断思维方法有误　PD 典型病例诊断不难,但非典型病例及早期诊断较困难,部分患者临床表现缺乏特异性,主要为腰痛、翻身困难、下肢麻木、酸胀不适及易疲劳感,所以医生若以局部症状先入为主,缺乏全面系统检查,极易误诊。另外,PD 非运动症状繁杂,如果诊断思维方法有误,思维片面,把痴呆、言语障碍及精神异常等合并症当作主要症状,容易误诊。

五、防范误诊措施

1. 提高对 PD 的认识　加强临床基本功训练,不仅要掌握 PD 的典型临床症状和体征,还要掌握与 PD 容易混淆疾病的症状和体征,拓展专业思路,避免局部症状先入为主,要全面综合分析病情,提高诊断和鉴别诊断能力,有效避免误诊。PD 早期症状并不十分明显,存在个体差异,症状孰先孰后因人而异;或不同患者在不同时期以某一临床症状表现较为突出。PD 的起病特点为症状常自单侧肢体开始,进而发展至对侧肢体,左旋多巴等药物的治疗有明显的疗效有助于 PD 的诊断。临床医生特别是非专科医生要提高对 PD 的认识水平,对中年以上出现不明原因、逐渐起病的动作缓慢,表情淡漠,肌张力高,行走时前后摆动少或消失者需跟踪随诊,必要时给予左旋多巴制剂试验治疗,提高对 PD 正确诊断率,避免误诊漏诊。

2. 详细询问病史及体格检查　PD 诊断主要依靠临床症状和体征,目前尚无有效的影像学和实验室检查手段,因此全面的询问病史和仔细的神经系统查体显得尤为重要。完整病史的采集应包括疾病起病时间、首发症状、首发部位、症状分布、症状类型、疾病发展速度及症状变化、曾进行的检查及结果、治疗及反应、既往史(服药史、创伤史、脑炎、高血压、糖尿病、毒物接触史等)、家族史,特别是服药史和毒物接触史较易遗漏,而它们是鉴别有无药物性和中毒性帕金森综合征最为重要的病史。仔细查体常能够发现PD某些特异性症状或体征,如轻微的身体某一部位的抖动;体格检查时反复感知患者肢体被动活动关节时阻力,是否有齿轮样或铅管样感觉等,详细检查并对比发作时的肌张力变化。而乍看未发现肌强直时,若令患者在被检测的对侧肢体做某些运动,使之转移注意力可诱发被测肢体的潜在肌强直。医生要细致查体,收集完善的病历资料,以便综合分析,正确判断,减少误诊。

3. 提高对 PD 和帕金森综合征的识别能力　除 PD 外,临床上存在一组疾病也有行动迟缓、肢体震颤、肌张力增高的表现,统称为帕金森综合征,包括继发性帕金森综合征(药物性、中毒性、感染性、外伤性、血管性等),另一类为伴发 PD 表现的其他神经变性疾病,如多系统萎缩中的进行性核上性麻痹、纹状体黑质变性、皮质基底核变性、特发性直立性低血压等。有时 PD 很难与这些帕金森综合征鉴别,但它们各有特点。临床医生只有掌握了这些帕金森综合征的疾病特点及伴随症状,提高对 PD 和帕金森综合征的识别能力,才能避免误诊漏诊。

(李晓秋　陈会生)

第十三节　癫　痫

一、概述

1. 流行特点　癫痫是一组由于脑部神经元异常过度放电所引起的突然、短暂、反复发作的中枢神经系统功能失常的慢性疾病和综合征。按照异常放电神经元涉及部位和放电扩散范围的不同,临床上可表现为不同的运动、感觉、意识、自主神经等不同的功能障碍,或兼而有之。

全人群癫痫发病率的研究相对较少。初次诊断原发性癫痫的全人群年发病率发达国家为 20/10 万~70/10 万,发展中国家为 49.3/10 万~190/10 万。由于各研究采用的癫痫定义不尽相同,各研究之间的发病率无法比较,但发展中国家癫痫的发病率大约是发达国家的 2~3 倍。我国大规模人群调查的资料显示,癫痫的发病率农村和城市分别为 25/10 万和 35/10 万,处于国际中等水平。

2. 发病机制　癫痫按照病因可分为原发性、症状性和隐源性三种。原发性癫痫指通过详细询问病史与体格检查以及目前能做到的各种医技检查仍未能找到引起癫痫发作的原因,这组癫痫的发生可能与遗传因素有关,约占全部癫痫的 2/3。症状性癫痫指任何局灶性或弥漫性脑部疾病,以及某些全身性疾病或系统性疾病导致的癫痫,占 23%~39%。病因包括先天性异常,如脑穿通畸形、染色体畸变、胼胝体发育不全、脑皮质发育不全等;头颅外伤;炎症;脑血管病;颅内肿瘤;代谢遗传性疾病,如结节性硬化症、脑-面血管瘤病、苯丙酮尿症等;变性病;全身或系统性疾病,如缺氧、尿毒症、甲状旁腺功能亢进、心血管病、高热、子痫、中毒等。隐源性癫痫指目前虽然尚未找到肯定的致病原因,但随着科学技术的发展,致病原因日渐清晰。尤其在基因和分子医学的广泛应用和快速发展的情况下,隐源性癫痫将日趋减少。

癫痫发作的类型十分复杂,但其共同点是脑内某些神经元的异常持续兴奋性增高和阵发性放电。这些神经元兴奋性增高的原因以及这些兴奋性如何扩散至今尚不清楚,但突触间兴奋性传递障碍可能与之有关。

3. 治疗及预后　一般而言,无严重或进行性脑部病因的癫痫患者,学习、工作能力和平均寿命不比一般人差。发作时突然意识丧失可能造成意外,持续状态可致生命危险。若能及早诊断,坚持长期、正规的治疗,大约70%的患者在用药后可获得发作完全控制。一般而言,预后大致可分为:① 属良性自限性疾病,发作频率少,发作后可缓解,并不一定需要抗癫痫药物治疗。这部分病例占20%～30%。② 30%～40%的病例经合理的抗癫痫药物治疗后可达无发作,部分病例在发作控制后抗癫痫药物可逐渐撤除。③ 10%～20%的患者使用抗癫痫药物治疗后能抑制其发作,但停药后会复发,需终生服药。④ 另有20%～30%的患者预后不佳,属难治性癫痫。

二、诊断标准

国际抗癫痫联盟(ILAE)2010年修订的癫痫的临床实用性定义是:癫痫是一种脑部疾病,符合如下任何一种情况可诊断为癫痫:① 至少两次间隔＞24 h 的非诱发性(或反射性)痫性发作。② 一次非诱发性(或反射性)痫性发作,并且在未来10年内,再次发作风险与两次非诱发性发作后的再发风险相当时(至少60%)。③ 诊断为某种癫痫综合征。该标准中,确诊癫痫有三种情况,其中第一种情况与目前标准基本一致。第二种情况体现了ILAE对一次痫性发作后就可考虑早期确定癫痫的重视,即一次发作后,如果能够判断出未来10年内的再发风险为至少60%时,就可以诊断癫痫。这种做法为临床医生在首次发作后就有可能诊断癫痫并开始治疗提供了重要依据,对因再次发作而造成的身体损害或不良社会后果有积极的预防价值。例如,有过远期严重脑炎病史,影像学显示明确病灶,脑电图有明确痫样放电的儿童患者;两个月前患卒中,目前出现了一次癫痫大发作的患者,均可以在一次发作后就诊断癫痫并开始治疗,因为再发风险较高。ILAE认为,"至少60%"的再发风险与两次非诱发性发作后的再发风险相当。ILAE建议,如果主诊医生无法准确判断再发风险,就仍采用第一条标准,即等待第二次发作后再诊断癫痫。新实用性定义中诊断癫痫的第三种情况是合理的,即如果已经诊断了某种癫痫综合征,就默认了癫痫诊断,这在词义学上也是合理的。ILAE同时指出,诊断癫痫综合征并不意味着日后一定有反复发作(如伴中央-颞区棘波的儿童良性癫痫),甚至极少数情况下,诊断癫痫综合征也可能没有临床癫痫发作(如 Landau-Kleffner综合征)。

三、误诊文献研究

1. 文献来源及误诊率　2004—2013年发表在中文医学期刊并经遴选纳入误诊疾病数据库的癫痫误诊文献共84篇,累计误诊病例728例。其中3篇文献可计算误诊率,误诊率13.88%。

2. 误诊范围　本次纳入统计的728例癫痫误诊疾病谱颇为广泛,涉及16个系统,达66种之多,共误诊772例次,误诊疾病系统分布见图19-13-1。居前5位误诊疾病是胃肠炎、精神疾病、肠道蛔虫病、偏头痛、脑血管病。从症状学角度,痫性发作主要表现为主观感觉,如腹痛、头痛、肢体疼痛、心前区疼痛者容易被误诊成其他疾病。以腹痛发作为表现的癫痫易被误诊成急腹症,其中4例因误诊为阑尾炎而手术,2例因误诊为幽门梗阻而剖腹探查。另有一些病例以发作性心前区不适为表现,1例因误诊为不稳定型心绞痛而行经皮冠状动脉腔内血管成形术。

少见的误诊疾病有心律失常、心功能不全、支气管哮喘、幽门梗阻、消化道穿孔、肠梗阻、肠套叠、Crohn病、胃食管反流病、周期性呕吐、舞蹈病、阿尔茨海默病、发作性睡病、儿童孤独症、结核性脑膜炎、角膜炎、牙周炎、臂丛神经炎、肾结石、幼年特发性关节炎、肩关节周围炎、低蛋白血症、代谢综合征、过敏反应、过敏性休克、破伤风等。主要误诊疾病见表19-13-1。

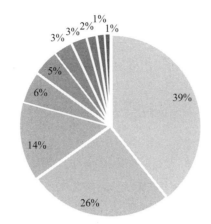

- 消化系统疾病（39.25%）
- 神经系统疾病（26.04%）
- 精神系统疾病（13.99%）
- 免疫性疾病（5.57%）
- 循环系统疾病（4.66%）
- 耳鼻喉疾病（3.37%）
- 其他系统疾病（2.85%）
- 运动系统疾病（1.81%）
- 营养性疾病（1.42%）
- 内分泌系统疾病（1.04%）

图 19 - 13 - 1　癫痫误诊疾病系统分布图

表 19 - 13 - 1　癫痫主要误诊疾病

误诊疾病	误诊例次	百分比(%)	误诊疾病	误诊例次	百分比(%)
胃肠炎	97	12.56	低钙惊厥	10	1.30
精神疾病	91	11.79	胃十二指肠溃疡	9	1.17
肠道蛔虫病	79	10.23	胃肠功能紊乱	8	1.04
偏头痛	67	8.68	痛风	7	0.91
脑血管病	51	6.61	鼻窦炎	7	0.91
神经症	31	4.02	前庭神经炎	7	0.91
脑炎	26	3.37	肠系膜淋巴结炎	7	0.91
胃肠痉挛	25	3.24	生长痛	6	0.78
胆管蛔虫病	22	2.85	睡眠呼吸暂停低通气综合征	5	0.65
风湿性关节炎	21	2.72	低血糖症	5	0.65
阑尾炎	21	2.72	心肌炎	5	0.65
冠心病	17	2.20	注意缺陷多动障碍	4	0.52
胰腺炎	14	1.81	睡眠障碍	4	0.52
类风湿关节炎	13	1.68	坐骨神经痛	4	0.52
梅尼埃病	12	1.55	急腹症	3	0.39
急性胆囊炎	11	1.42	颈椎病	3	0.39
心脏神经症	11	1.42	肠结核	3	0.39
抽动障碍	11	1.42	嗜铬细胞瘤	3	0.39
多发性神经病	11	1.42	自主神经功能紊乱	3	0.39

3. 医院级别　本次纳入统计的 728 例癫痫误诊 772 例次,其中误诊发生在三级医院 338 例次(43.78%),二级医院 377 例次(48.83%),一级医院 57 例次(7.38%)。

4. 确诊手段　本次纳入统计的 728 例癫痫,713 例(97.945%)通过脑电图确诊,15 例(2.06%)通过临床试验性治疗确诊。

5. 误诊后果　本次纳入的 728 例癫痫中,722 例文献描述了误诊与疾病转归的关联,6 例预后与误诊关联不明确。按照误诊数据库对误诊后果的分级评价标准,可统计误诊后果的病例中,97.51%(704/722)的患者为Ⅲ级后果,未因误诊误治造成不良后果;2.49%(18/722)的患者造成Ⅱ级后果,12 例因误诊误治导致病情迁延或不良后果,6 例造成手术扩大化或不必要的手术。从上述误诊疾病来看,多数为内科疾病,经针对性治疗疗效不佳而想到癫痫的可能。

四、误诊原因分析

根据84篇文献分析的误诊原因,经计算机统计归纳为9项,经验不足而缺乏对该病的认识、未选择特异性检查项目为最常见原因,见表19-13-2。

表 19-13-2 癫痫误诊原因

误诊原因	频 次	百分率(%)	误诊原因	频 次	百分率(%)
经验不足,缺乏对该病的认识	54	64.29	过分依赖或迷信医技检查结果	8	9.52
未选择特异性检查项目	43	51.19	对专家权威、先期诊断的盲从心理	2	2.38
问诊及体格检查不细致	39	46.43	医院缺乏特异性检查设备	2	2.38
诊断思维方法有误	20	23.81	患者主诉或代述病史不确切	1	1.19
缺乏特异性症状、体征	17	20.24			

1. 缺乏对癫痫的认识 诊治医生经验不足,仅以某一症状、体征诊断疾病,诊断思维局限。如患者以反复下腹部疼痛就诊,就被多次诊为慢性阑尾炎发作,而未认识到腹痛型癫痫是自主神经性发作中的一型,病灶多位于皮层下自主神经系统中枢至下丘脑部,故又有间脑癫痫或下丘脑癫痫之称。有的还与皮层自主神经中枢至边缘系统有关,故临床表现为剧烈腹痛、恶心、呕吐、出汗等症状。

2. 未选择特异性检查项目 常规及动态脑电图是诊断癫痫的重要检查手段,43篇文献提及误诊与未选择脑电图检查有关。1例12岁少年因发作性睡眠增多,心肺腹检查未见异常,神经系统检查无阳性发现,血尿便常规、心电图及头颅 CT、MRI 检查均未见异常诊断为发作性睡病。后经查脑电图示颞区、枕区有频发散在高或极高棘慢、尖慢综合波方诊断为癫痫发作。

3. 问诊及体格检查不细致 忽视患者发病时的特殊表现,查体仅满足于某一系统,39篇文献提及误诊与此有关。1例13岁儿童表现为反复发作性下腹痛,曾诊断慢性阑尾炎,再次发作就诊时查体发现其精神恍惚,定向力异常伴轻度意识障碍,而想到癫痫可能,经脑电图检查确诊,抗癫痫治疗后发作终止。

4. 诊断思维方法有误 1例患者从16岁开始患者看电视过程中出现头昏,手足发凉,意识丧失,四肢抽搐,初期就诊时首先想到的是低血糖,后期频繁发作,接诊医师思维局限,满足于既往诊断,仍考虑低血糖诊断。此后分析病情,发现患者多在看电视时发作,查脑电图提示闪光刺激诱发癫痫波,而确诊光敏性癫痫。

5. 其他误诊原因 部分痫性发作仅表现为患者主观的异常感觉,如头痛、腹痛等,患者缺乏特异性症状体征,单靠症状体征很难诊断癫痫,此时要充分利用影像学及电生理学检查提供诊断线索。此外,对专家权威、先期诊断的盲从心理、医院缺乏特异性检查设备原因及患者主诉或代述病史不确切,都是导致癫痫误诊的原因。

五、防范误诊措施

1. 掌握癫痫的基本临床特征 医生在接诊患者时,要明确某种发作性症状是否为癫痫性的,这是诊断中首要的问题。不论症状为常见的强直阵挛发作还是其他少见的症状,如果是癫痫性的,都应该符合癫痫的基本特点,即发作性和重复性。发作性是指症状的出现和消失均非常突然,持续时间短暂;重复性是指第一次发作后,经过不固定的间隔会有第2次以至多次完全相同的发作。

2. 详细询问病史　癫痫患者就诊时均在发作以后而且体检大多数无异常所见,因此病史是十分重要的。由于患者发作时多数有意识障碍,也就叙述不清发作的情况,甚至根本不知道自己有发作,所以必须详细询问患者的亲属或目击其发作的人,包括发作中及发作后的详细表现,有否先兆,发作次数及时间,发作有什么诱因与生理变化,如与月经和睡眠的关系如何,患者的智力、生活能力及社会适应性如何,患者性格有否变化等。还应了解既往病史,母亲在怀孕期间及围生期有否异常,以及患者的习惯、工作、营养状态等。家族史也同样重要,父母亲双方有否癫痫或其他遗传病史。

3. 了解各种检查癫痫手段的应用及局限性　脑电图检查无疑可以作为癫痫诊断的客观依据,但常规脑电图对临床确诊的癫痫患者仅有 30%～40% 可以记录到癫痫样波,即棘波、尖波、棘(尖)慢复合波等。延长记录时间可提高癫痫样波的检出率,24 h 脑电图使检出率提高到 85% 左右。录像脑电图可同步地观察发作时的临床表现及脑电图变化,对癫痫的诊断及鉴别诊断均起决定性作用。但是癫痫与癫痫样波是两个不同的概念,前者为临床概念,后者为电生理概念。癫痫样波的出现并不仅可诊断癫痫,还可见于某些非癫痫性疾病,甚至少数健康人尤其是与癫痫患者有血缘关系的无任何发作症状的亲属。神经影像学仅有助于癫痫的病因诊断,对癫痫本身的诊断无任何意义。单光子断层扫描和正电子断层扫描可以发现癫痫灶在发作时局部脑血流量和葡萄糖代谢均增高,发作间期两者均降低,也不能对癫痫病因做出诊断。因上述变化可见于很多非癫痫性疾病。

总之,作为神经专科医生要熟练掌握神经解剖知识,以此作为对患者发作症状的解读基础,再遇到具有发作症状的患者时要想到癫痫的可能,进一步进行常规脑电图、动态脑电图或录像脑电图检查,以避免误诊成其他疾病。

(夏　程　陈会生)

第十四节　Guillain-Barre 综合征

一、概述

1. 流行特点　Guillain-Barre 综合征(Guillain-Barre syndrome, GBS;目前临床多习用吉兰-巴雷综合征)是以周围神经和神经根的多灶性炎性脱髓鞘病变及小血管炎性细胞浸润为病理特点的自身免疫性周围神经病。GBS 年发病率(0.6～1.9)/10 万,男性略多,白种人发病率略多于黑种人,美国 GBS 发病在 16～25 岁及 45～60 岁出现双峰现象,欧洲国家发病趋势与之相似,我国目前尚无大规模流行病学资料,临床以儿童及青壮年多见。国外一般认为本病无明显季节性,我国 GBS 发病似有地区性和季节性流行趋势,国外也有过丛集发病报告。

2. 分型及诊断演变　经典型的 GBS 称为急性炎症性脱髓鞘性多发性神经病(acute inflammatory demyelinating polyneurithy, AIDP),是一种急性的或者更确切地说是一种亚急性的瘫痪性疾病。1916 年 Guillain, Barre 和 Strohl 描述了这组疾病的主要临床表现,即瘫痪、反射消失、感觉异常伴轻度感觉缺失,脑脊液蛋白-细胞分离,因此又得名 GBS。1956 年 Miller Fisher 报道了眼外肌麻痹、共济失调和腱反射丧失综合征,根据其脑脊液蛋白-细胞分离与 GBS 相似的特点,提出其为急性特发性多神经炎(acute idiopathic polyneuritis, Miller Fisher syndrome, MFS)的变异型。1957 年 Bickstaffer 详细报道了 8 例急性起病的脑干脑炎,除了脑干功能障碍外,其中 7 例有眼外肌麻痹,5 例腱反射丧失,这是与 GBS 具有相似的受累部位,均考虑为感染后自身免疫反应所致。1975 年 Young 等报道了全自主神经功能不全的病例,基于脑脊液蛋白细胞分离和完全恢复的病程,认为其是局限于自主神经系统的自身免疫性多发性神经炎。1976 年美国发生接种流感疫苗后 GBS 发病率显著增高的情况,NIH 组织专家制定了第一个公认的 GBS 诊断标准。虽然 AIDP 是 GBS 的主要类型,但 GBS 是一个异质性疾病,其病理改变并非都是脱髓鞘,免疫介导的轴索损伤也有相似的临床表现,这类疾病被称之为轴索变异型 GBS。1986 年 Feasby 报道轴索型 GBS。1988 年 GBS 的抗神经节苷脂抗体首次被报道,其后 GM1 和 GQ1b 抗体等抗神经节苷脂陆续被报道,并发现与 GBS 的特定部位受累相关。1990—2000 年间,随 GBS 多种变异型及抗神经节苷脂抗体和电生理特征的不断报道,GBS 被逐渐认识到是一个疾病谱。2014 年 GBS 分类专家在 *Nature Review of Neurology* 上发表了最新的 GBS 分类及诊断标准,将 GBS、MFS、BBE 作为一个疾病谱,并按照受累部位对疾病的表型进行了分类并提出诊断标准。将急性口咽麻痹、急性颈臂麻痹、急性眼外肌麻痹、急性共济失调性神经病、急性眼睑下垂、急性瞳孔散大和急性共济失调嗜睡综合征等作为 GBS、MFS 和 BBE 的不完全类型。

目前我国 GBS 的分类仍沿用 2010 年中国 Guillain-Barre 综合征诊治指南,临床主要分为 6 类:① AIDP:是 GBS 中最常见的类型,也称经典型 GBS,主要病变为多发神经病和周围神经节段性脱髓鞘。② 急性运动轴索性神经病(acute motor axonal neuropathy, AMAN):以广泛的运动脑神经纤维和脊神经前根及运动纤维轴索病变为主。③ 急性运动感觉轴索性神经病(acute motor sensory axonal neuropathy, AMSAN):以广泛神经根和周围神经的运动与感觉纤维的轴索变性为主。④ MFS:与经典 GBS 不同,以眼肌麻痹、共济失调和腱反射消失为主要临床特点。⑤ 急性泛自主神经病,较少见,以自主神经受累为主。⑥ 急性感觉神经病(acute sensory neuropathy, ASN):少见,以感觉神经受累为主。

3. 临床表现及预后　　GBS 病情一般在 2 周左右达到高峰,继而持续数天至数周后开始恢复,少数患者在病情恢复过程中出现波动。多数患者神经功能在数周至数月内基本恢复,少数遗留持久的神经功能障碍。GBS 病死率约 3%,主要死于呼吸衰竭、感染、低血压、严重心律失常等并发症。50% 患者痊愈,10%～15% 患者遗留后遗症。CMAP 波幅低于正常 10% 的轴索型、老年患者伴有呼吸麻痹者、应用呼吸机超过 1 个月者预后差。另外,GBS 中大约 3% 的患者可有复发,再次复发常不如首次发病恢复完全。

GBS 病情进展迅速的患者必须入院观察,重症监护室的严密支持治疗、防治呼吸衰竭和自主神经紊乱等严重并发症是获得良好预后的保证。针对性的治疗目的是减轻自身抗体的危害,目前主要治疗手段有静脉应用大剂量免疫球蛋白和血浆置换。总体预后与高龄、疾病高峰时的严重程度、是否应用免疫调节治疗相关。

二、诊断标准

1. 分类诊断标准

(1) AIDP 诊断标准:① 常有前驱感染史,呈急性起病,进行性加重,多在 2 周左右达高峰。② 对称性肢体和延髓支配肌肉、面部肌肉无力,重症者可有呼吸肌无力、四肢腱反射减低或消失。③ 可伴轻度感觉异常和自主神经功能障碍。④ 脑脊液出现蛋白-细胞分离现象。⑤ 电生理检查提示远端运动神经传导潜伏期延长、传导速度减慢、F 波异常、传导阻滞、异常波形离散等。⑥ 病程有自限性。

(2) AMAN 诊断标准:参考 AIDP 诊断标准,突出特点是神经电生理检查提示近乎纯运动神经受累,并以运动神经轴索损害明显。

（3）AMSAN 诊断标准：参照 AIDP 诊断标准，突出特点是神经电生理检查提示感觉和运动神经轴索损害明显。

（4）MFS 诊断标准：① 急性起病，病情在数天内或数周内达到高峰。② 临床上以眼外肌瘫痪、共济失调和腱反射减低为主要症状，肢体肌力正常或轻度减退。③ 脑脊液出现蛋白-细胞分离。④ 病程呈自限性。

（5）急性泛自主神经病诊断标准：① 急性发病，快速进展，多在 2 周左右达高峰。② 广泛的交感神经和副交感神经功能障碍，不伴或伴有轻微肢体无力和感觉异常。③ 可出现脑脊液蛋白-细胞分离现象。④ 病程呈自限性。⑤ 排除其他病因。

（6）ASN 诊断标准：① 急性起病，快速进展，多在 2 周左右达高峰。② 对称性肢体感觉异常。③ 可有脑脊液蛋白-细胞分离现象。④ 神经电生理检查提示感觉神经损害。⑤ 病程有自限性。⑥ 排除其他病因。

2. 电生理诊断标准　神经传导速度（NCV）和肌电图检查有助于 GBS 诊断及确定原发性髓鞘损伤。发病早期可仅有 F 波或 H 反射延迟或消失，F 波改变常代表神经近端或神经根损害，对 GBS 诊断有重要意义。电生理检查 NCV 减慢，近端潜伏期延长，波幅正常或轻度异常，提示脱髓鞘改变，NCV 减慢出现于疾病早期。肌电图最初改变时运动单位动作电位（MUAP）降低，发病 2～5 周可见纤颤电位或正相波，6～10 周近端纤颤电位明显，远端纤颤电位可持续数月。

三、误诊文献研究

1. 文献来源及误诊率　2004—2013 年发表在中文医学期刊并经遴选纳入误诊疾病数据库的 GBS 误诊文献共 58 篇，累计误诊病例 416 例。其中 6 篇文献可计算误诊率，误诊率 18.09%。

2. 误诊范围　本次纳入统计的 416 例 GBS 误诊疾病谱涉及 16 个系统 60 种，共 420 例次，误诊疾病系统分布见表 19-14-1。误诊疾病居前 5 位的是低钾性周期性麻痹、脑梗死、多发性神经病、脑炎、重症肌无力。少见误诊疾病有急性呼吸窘迫综合征、肌肉损伤、结缔组织病、肌营养不良、骨膜炎、幼年特发性关节炎、阑尾炎、肠梗阻、肝炎、胃炎、脊髓病、腰椎管狭窄症、颅内静脉窦血栓形成、脑干病变、紧张性头痛、共济失调、动眼神经麻痹、三叉神经痛、肋间神经痛、坐骨神经痛、精神分裂症、癔症、带状疱疹、低血糖性昏迷、喉部异物、主动脉夹层、肾炎、前列腺增生、一氧化碳中毒。主要误诊疾病见表 19-14-2。

表 19-14-1　Guillain-Barre 综合征误诊疾病系统分布

疾病系统	误诊例次	百分比（%）	疾病系统	误诊例次	百分比（%）
神经系统疾病	297	70.71	感染性疾病	7	1.67
免疫性疾病	31	7.38	消化系统疾病	6	1.43
代谢性疾病	21	5.00	耳鼻咽喉疾病	5	1.19
运动系统疾病	20	4.76	内分泌系统疾病	3	0.71
呼吸系统疾病	11	2.62	泌尿系统疾病	2	0.48
循环系统疾病	11	2.62	其他	6	1.43

表 19-14-2　Guillain-Barre 综合征主要误诊疾病

误诊疾病	误诊例次	百分比（%）	误诊疾病	误诊例次	百分比（%）
低钾性周期性麻痹	99	23.57	多发性神经病	38	9.05
脑梗死	64	15.24	脑炎	27	6.43

续表

误诊疾病	误诊例次	百分比(%)	误诊疾病	误诊例次	百分比(%)
重症肌无力	25	5.95	咽喉炎	4	0.95
多发性肌炎	19	4.52	脊髓灰质炎	4	0.95
低钾血症	11	2.62	腰椎间盘突出症	4	0.95
脊髓炎	11	2.62	胃肠炎	3	0.71
脑血管病	11	2.62	糖尿病周围神经病变	2	0.48
低钙血症	10	2.38	神经症	2	0.48
颈椎病	6	1.43	支气管炎	2	0.48
面神经炎	6	1.43	多发性硬化	2	0.48
上呼吸道感染	6	1.43	肺炎	2	0.48
心肌炎	6	1.43	癫痫	2	0.48
类风湿性关节炎	6	1.43	败血症	2	0.48
滑膜炎	5	1.19	结核性脑膜炎	2	0.48
冠心病	4	0.95	肌痛	2	0.48

3. 医院级别　本次纳入统计的 416 例 GBS 误诊 420 例次,其中误诊发生在三级医院 262 例次(62.38%),二级医院 150 例次(35.71%),一级医院 6 例次(1.43%),其他医疗机构 2 例次(0.48%)。

4. 确诊手段　本次纳入统计的 416 例 GBS 误诊病例中,196 例(47.12%)通过脑脊液检查确诊,220 例(52.88%)根据症状体征及医技检查确诊。

5. 误诊后果　本次纳入的 416 例 GBS 中,413 例文献描述了误诊与疾病转归的关联,3 例预后与误诊关联不明确。按照误诊数据库对误诊后果的分级评价标准,可统计误诊后果的病例中,93.70%(387/413)的患者为Ⅲ级后果,未因误诊误治造成不良后果;1.21%(5/413)的患者造成Ⅱ级后果,因误诊误治导致病情迁延或不良后果;仅 5.08%(21/413)的患者造成Ⅰ级后果,17 例为死亡,4 例留有后遗症。

本统计发现高达 93.70%的误诊没有造成不良后果,这也从一个侧面反映了此病的一个特点,即病程自限,预后良好。一般此病在 4 周内停止进展,90%以上的患者停止进展,如果疾病本身没有出现严重的呼吸机麻痹、合并自主神经如心脏的异常,2~4 周的时间足以让开始误诊的情况得到纠正,进而开始正确的诊断和治疗,10%以下的患者可能在 4~8 周后病情继续加重,成为慢性炎性脱髓鞘型多发神经炎,即可能为慢性 GBS。大部分自愈后不再复发。这些特点决定了此病的良好预后。个别患者出现的类型比较特别,进展快速,即使及时确诊给予相应的免疫球蛋白冲击治疗或激素治疗仍可能出现死亡,临床研究证实 GBS 的病死率为 3%,主要死于呼吸衰竭、感染、低血压、严重心律失常等并发症。

四、误诊原因分析

根据 58 篇误诊文献分析的误诊原因,经计算机统计归纳为 9 项,见表 19-14-3。

表 19-14-3　Guillain-Barre 综合征误诊原因

误诊原因	频次	百分率(%)	误诊原因	频次	百分率(%)
经验不足,缺乏对该病的认识	44	75.86	缺乏特异性症状、体征	25	43.10
问诊及体格检查不细致	28	48.28	未选择特异性检查项目	14	24.14

续表

误诊原因	频　次	百分率(%)	误诊原因	频　次	百分率(%)
诊断思维方法有误	12	20.69	患者主诉或代述病史不确切	1	1.72
过分依赖或迷信医技检查结果	9	15.52	医院缺乏特异性检查设备	1	1.72
多种疾病并存	2	3.45			

以上数据说明主要的误诊还是来源于对于此病的知识的缺乏,特别是对于非专科医生来说,对 GBS 多不了解,难以早期诊断,但是如果能够认真仔细的问诊和检查,想到可能有神经系统方面的疾病请神经科的医生来进行相应的查体和相关的检查,如腰椎穿刺术、肌电图,确诊不是特别困难。对于一些特殊类型的 GBS,虽然临床相对少见,但即使是神经专科的医生同样也相对难以诊断,也得通过腰椎穿刺检查,还得有一定时间过程后才会出现特异性的蛋白-细胞分离的改变,才能最终有助于诊断。合并有全身其他情况时,有的时候不能只想到已发现的一些异常,如同时合并有低钾、低钠血症,这些异常同样也可以出现肢体无力,但不会出现相应的医技检查的改变。容易导致死亡的后果不会因为早期诊断或者延误诊断而减少发生,一般是由于没有及时处置导致的,如没有想到呼吸肌麻痹,没有及时插管辅助呼吸,导致呼吸衰竭,或者没有心电监测,突发心律失常。另一方面原因是我国在以往治疗 GBS 时是以糖皮质激素治疗为主,但国际上证明此种治疗方法无明显疗效且有不良反应,而不推荐糖皮质激素治疗,推荐大剂量免疫球蛋白冲击治疗。而我国由于经济条件的限制和血液免疫制剂使用的限制,有些患者不能承担如此高的经济费用,或者有些医院不能提供大量的免疫球蛋白,而其他的血浆置换治疗在有些医院则根本不能开展,所以目前仍然有些医院应用糖皮质激素治疗此病,也会对此病的严重病例产生不良后果起到了一定作用。因此,只有提高对 GBS 的认识学习,才能最终避免误诊。

五、防范误诊措施

1. 提高对 GBS 的认识　　GBS 临床表现复杂多样,尤其是在疾病的早期,其诊断主要以临床为主,支持诊断的实验室证据需要具备必要的临床特征或者在疾病发展至一定时间才能出现,这些情况使得此病比较容易误诊。因此,防范 GBS 误诊,首先应进一步提高对该病的认识,临床实践中应做到采集病史力求完整准确,体格检查项目要全面、详细、规范。这就要求临床医生要详细了解正常的各种深浅感觉范围和阈值,对于患者的运动障碍症状,不但要分析其无力瘫痪的肌肉分布符合周围神经病损害的特点,而且要清楚是急性还是慢性的肌无力。对于各种神经深浅反射的减退,以及神经传导速度、肌电图的检查判别均应十分了解,这样才能拓展思路,全面把握疾病,更好地和许多有类似表现的疾病相鉴别。

2. 重视疾病的鉴别诊断　　由于 GBS 大量变异型的出现,临床上该病需与多种疾病相鉴别:① 脊髓灰质炎;② 急性脊髓炎;③ 低血钾性麻痹;④ 多发性肌炎;⑤ 急性周围性神经病如卟啉病、白喉和中毒性周围神经病(砷、铊、丙烯酰胺、有机磷和正己烷中毒),莱姆病,神经肌接头疾病。

如果是非神经专业医师在诊治疾病时,要特别注意和其他系统疾病鉴别,如发现四肢软瘫则认为低钾周期性瘫痪,尤其合并低钾血症时而未考虑 GBS。低钾周期性瘫痪虽然亦表现为四肢迟缓性瘫痪,但发病迅速,一般肢体无力是近端重于远端,多无脑神经麻痹及呼吸肌麻痹,无感觉及大小便障碍,脑脊液检查正常,补钾有效。因此鉴别并不困难。耳鼻喉科或呼吸科医师发现咽部不适或声音嘶哑、咳嗽、咳痰症状时,只行咽喉部及肺部检查,未进行肢体肌力、腱反射及感觉检查即诊断为急性喉炎、上呼吸道感染或急性支气管炎。而心内科医师则在发现不明原因心律失常而未注意到同时存在的肢体轻瘫及腱反射消失就牵强地以病毒性心肌炎作为诊断。对于某些中老年人突发肢体瘫痪,在未鉴别瘫痪性质为中枢性或周围性的情况下即诊断为脑梗死。这些均说明,作为一个临床医生,不但要熟悉本科系的疾病,对于其他科系的疾病也应有所了解,特别是详细的问诊、查体,掌握好医生的基本功非常必要,这是防止一切误诊的前提。

3. 重视临床表现　在诊治过程中要抓住 GBS 的核心症状,即肢体和脑神经支配肌肉的对称性无力以及单时相病程(4 周内达到高峰),受累肢体有腱反射减低或丧失。另外,在疾病的诊治过程中注意病情的发展情况,想到此病的可能,注意到呼吸肌麻痹的发生,以及心脏自主神经功能紊乱的出现。对于 GBS 的多种变异型,临床相对少见,即使是神经内科的医生有时早期诊断也同样存在困难,因此细致观察临床病情变化也是很重要的,再借助于相关的医技检查如腰椎穿刺检查和神经肌肉电生理变化的转归,才能在出现多种 GBS 的变异型时提高警惕,减少误诊的发生。

(张景华　陈会生)

第十五节　重症肌无力

一、概述

重症肌无力(myasthenia gravis,MG)是一种神经-肌肉接头传递功能障碍的获得性自身免疫性疾病。主要由于神经-肌肉接头突触后膜上乙酰胆碱受体(acetylcholine receptor,AChR)受损引起全身骨骼肌疲劳性无力综合征。

1. 发病原因　AChR 抗体介导的细胞免疫和补体参与 AChR 被大量破坏是其主要发病机制。病毒感染、遗传机制也可能参与其中。具有 HLA－A1、A8、B8、B12、DW3 阳性的 MG 患者多为女性,青年期起病,胸腺增生,无肿瘤,乙酰胆碱受体抗体检出率低,用抗胆碱酯酶药无效,早期切除胸腺疗效好。具有 HLA－A2、A3 的重症肌无力患者多为男性,40 岁以后起病,多合并胸腺瘤,乙酰胆碱受体抗体检出率高。少数患者有家族史。常见诱因有感染、手术、精神创伤、全身性疾病、过度疲劳、妊娠、分娩等,有时甚至可以诱发 MG 危象。

2. 病理机制　病理改变方面,80％的 MG 患者胸腺重量增加,淋巴滤泡增生,生发中心增多;10％～20％患者合并胸腺瘤。神经-肌肉接头突触间隙加宽,突触后膜皱褶变浅并且数量减少,免疫电镜可见突触后膜崩解,其中 AChR 明显减少并且可见 IgG－C3－AChR 结合的免疫复合物沉积等。但肌纤维本身变化不明显,有时可见肌纤维凝固、坏死、肿胀。少数患者肌纤维和小血管周围可见淋巴细胞浸润,称为"淋巴溢"。慢性病变可见肌萎缩。

3. 临床表现　MG 的临床主要表现为:① 受累骨骼肌病态疲劳:肌肉连续收缩后出现严重无力甚至瘫痪,休息后症状可减轻。肌无力于下午或傍晚劳累后加重,晨起或休息后减轻,此种波动现象称为晨轻暮重。② 受累肌的分布和表现:全身骨骼肌均可受累,多以脑神经支配的肌肉最先受累。肌无力常从一组肌群开始,范围逐步扩大。首发症状常为一侧或双侧眼外肌麻痹,如上睑下垂、斜视和复视,重者眼球运动明显受限,甚至眼球固定,但瞳孔括约肌不受累。面部肌肉和口咽肌受累时出现表情淡漠、苦笑面容;连续咀嚼无力、饮水呛咳、吞咽困难,说话带鼻音、发音障碍。累及胸锁乳突肌和斜方肌时则表现为颈软、抬头困难,转颈、耸肩无力。四肢肌肉受累以近端无力为重,表现为抬臂、梳头、上楼梯困难,腱反射通常不受影响,感觉正常。③ MG 危象:指呼吸肌受累时出现咳嗽无力甚至呼吸困难,需用呼吸机辅助通气,是致死的主要原因。口咽肌无力和呼吸肌乏力者易发生危象,诱发因素包括呼吸道感染、手术(包括胸腺切除术)、精神紧张、全身疾病等。

心肌偶可受累,可引起突然死亡。大约10％的MG出现危象。④胆碱酯酶抑制剂治疗有效是MG一个重要的临床特征。⑤病程特点:起病隐匿,整个病程有波动,缓解与复发交替。晚期患者休息后不能完全恢复。多数病例迁延数年至数十年,靠药物维持。少数病例可自然缓解。

4. 临床分型　根据发病年龄和临床表现,MG分为两型:①成年型(Osserman分型):Ⅰ型为眼肌型(15％～20％),病变仅限于眼外肌,出现上睑下垂和复视。ⅡA型为轻度全身型(30％),可累及眼、面、四肢肌肉,生活多可自理,无明显咽喉肌受累。ⅡB型为中度全身型(25％),四肢肌群受累明显,除伴有眼外肌麻痹外,还有较明显的咽喉肌无力症状,如说话含糊不清、吞咽困难、饮水呛咳、咀嚼无力,但呼吸肌受累不明显。Ⅲ型为急性重症型(15％),急性起病,常在数周内累及延髓肌、肢带肌、躯干肌和呼吸肌,肌无力严重,有MG危象,需做气管切开,病死率较高。Ⅳ型为迟发重症型(10％),病程达2年以上,常由Ⅰ、ⅡA、ⅡB型发展而来,症状同Ⅲ型,常合并胸腺瘤,预后较差。Ⅴ型为肌萎缩型,少数患者肌无力伴肌萎缩。②儿童型:约占我国MG患者的10％,大多数病例仅限于眼外肌麻痹,双眼睑下垂可交替出现呈拉锯状。约1/4病例可自然缓解,仅少数病例累及全身骨骼肌。主要类型有先天性肌无力综合征、新生儿型、少年型。先天性肌无力综合征为出生后短期内出现持续的眼外肌麻痹,常有阳性家族史,但其母亲未患MG。新生儿型为母亲患MG,约有10％可将AChR抗体IgG经胎盘传给新生儿而使之产生肌无力,患儿出生后即哭声低、吸吮无力、肌张力低、动作减少,经治疗多在1周至3个月缓解。少年型为多在10岁后发病,多为单纯眼外肌麻痹,部分伴吞咽困难及四肢无力。

5. 治疗原则　MG的治疗有胸腺手术切除,胸腺放疗,糖皮质激素、免疫抑制剂治疗,血浆置换或丙种球蛋白治疗。危象是MG患者最危急的状态,应注意确保呼吸道通畅,经早期处理病情无好转时,应立即进行气管插管或气管切开,应用人工呼吸机辅助呼吸;停用抗胆碱酯酶药物以减少气管内的分泌物;选用有效、足量和对神经-肌肉接头无阻滞作用的抗生素积极控制肺部感染;必要时采用血浆置换。

二、诊断标准

在MG临床特征的基础上,具备药理学特征和(或)神经电生理学,以及血清学特征,可确定诊断。诊断标准:①临床特征:某些特定的横纹肌群肌力表现出波动性和易疲劳性,通常以眼外肌受累最常见,肌无力症状晨轻暮重,持续活动后加重,经休息后缓解。②药理学特征:肌肉注射胆碱酯酶抑制剂甲基硫酸新斯的明后,以改善最显著时的单项绝对分数计算相对评分,各单项相对评分中有一项阳性者,即为新斯的明试验阳性。③电生理学特征:低频重复神经电刺激检查发现波幅递减10％以上;SFEMG测定的"颤抖"增宽,伴有或不伴有阻滞。④血清学特征:可检测到AChR抗体或抗-MuSK抗体。

三、误诊文献研究

1. 文献来源及误诊率　2004—2013年发表在中文医学期刊并经遴选纳入误诊疾病数据库的MG误诊文献共40篇,累计误诊病例218例。其中3篇文献可计算误诊率,误诊率24.81％。

2. 误诊范围　本次纳入的218例MG误诊为43种疾病227例次,其中居前三位的误诊疾病为脑血管病、咽喉炎、眼肌麻痹。少见的误诊疾病有眼炎、假性延髓性麻痹、泪道阻塞、面神经炎、延髓背外侧综合征、帕金森病、肌无力综合征、喉返神经麻痹、喉梗阻、上呼吸道感染、扁桃体炎、呼吸衰竭、慢性阻塞性肺疾病、支气管哮喘、肺栓塞、神经症、急性心力衰竭、低钾血症、有机磷农药中毒、月经失调。主要误诊疾病见表19-15-1。

表 19-15-1　重症肌无力主要误诊疾病

误诊疾病	误诊例次	百分比(%)	误诊疾病	误诊例次	百分比(%)
脑血管病	50	22.03	纵隔肿瘤	4	1.76
咽喉炎	23	10.13	食管肿瘤	4	1.76
眼肌麻痹	16	7.05	进行性延髓麻痹	4	1.76
声带麻痹	13	5.73	脑神经炎	4	1.76
Guillain-Barre 综合征	13	5.73	动眼神经麻痹	4	1.76
脑炎	9	3.96	低钾性周期性瘫痪	4	1.76
先天性上睑下垂	7	3.08	肌营养不良症	4	1.76
冠心病	6	2.64	癫痫	3	1.32
多发性肌炎	5	2.20	肺炎	3	1.32
食管炎	5	2.20	甲状腺功能亢进症	3	1.32
运动神经元病	5	2.20	支气管炎	3	1.32
癔症	4	1.76			

3. 确诊手段　本次纳入的 218 例 MG 中,均根据症状体征及辅助检查确诊。从上述误诊疾病来看,多数为神经内科疾病,治疗过程中发现患者肌无力有"晨轻暮重"特点而想到 MG 的可能,进一步行相关检查而确诊。

4. 误诊后果　本次纳入的 218 例 MG 中,206 例文献描述了误诊与疾病转归的关联,12 例预后与误诊关联不明确。按照误诊数据库对误诊后果的分级评价标准,可统计误诊后果的病例中,98.54%(203/206)的患者为Ⅲ级后果,未因误诊误治造成不良后果;1.46%(3/206)的患者造成Ⅱ级后果,均为手术扩大化或不必要的手术。

四、误诊原因分析

依据本次纳入的 40 篇文献提供的 MG 误诊原因出现频次,经计算机统计归纳为 8 项,其中经验不足缺乏对本病认识和问诊及体格检查不细致为最常见原因。具体见表 19-15-2。

表 19-15-2　重症肌无力误诊原因

误诊原因	频次	百分率(%)	误诊原因	频次	百分率(%)
经验不足,缺乏对该病的认识	33	82.50	过分依赖或迷信辅助检查结果	6	15.00
问诊及体格检查不细致	25	62.50	缺乏特异性症状、体征	6	15.00
未选择特异性检查项目	15	37.50	多种疾病并存	4	10.00
诊断思维方法有误	12	30.00	以罕见症状体征发病	2	5.00

1. 经验不足、缺乏对该病认识　诊治医生经验不足,缺乏对 MG 的认识是导致误诊的首要原因。MG 累及四肢时表现为肢体无力,累及咽喉肌或呼吸肌则引起延髓性麻痹或呼吸困难,其损害部位的广泛性给临床诊断带来一定困难,部分医生对本病缺乏足够的认识,片面地根据症状误诊为脑梗死、Guillain-Barre 综合征、动眼神经麻痹等。此外,病程较长的 MG 患者可以出现营养不良性或失用性肌萎缩,易误诊为运动神经元病、进行性肌营养不良症等疾病。

2. 问诊及体格检查不细致　如老年患者多有高血压病病史、既往脑梗死病史,因言语障碍入院时,多满足既往诊断,不对本次发病情况详细查体,入院时即考虑为脑梗死;有的患者以胸闷、乏力等为表现,临床医师仅侧重心肺方面的检查,疏忽神经肌肉功能检查。MG 的肌无力呈现明显的晨轻暮重特点,但如果询问病史时忽视对症状发生规律的了解,则导致误诊。部分患者肌无力症状被其他症状掩盖,患者陈述病史时也容易忽略,往往出现肌无力症状已有数月,因休息后症状稍有好转,自以为年纪大、体力减退缘故,如果医生不重点询问,则会遗漏重要的病史特点。

3. 未选择针对性检查项目　MG 的确诊有赖于肌电图检查和新斯的明试验等。由于鉴别诊断中未认识到 MG 可能,故而未选择肌电图、新斯的明试验等特异性检查项目,一般而言,对疑为 MG 患者可通过行新斯的明试验进一步确诊,但部分患者对新斯的明试验不敏感而呈假阴性。此时可考虑予 1.5 mg 或 2 mg 新斯的明肌内注射,但最大剂量不宜超过 2 mg,以免诱发胆碱能危象,同时可考虑行 AChR 抗体测定或重复神经电刺激试验协助诊断。

4. 思维定势而过分依赖辅助检查结果　老年病的思维定势左右了检查结果,影响了对 MG 的正确诊断。近年,老年人 MG 的发病率较预期要高,临床症状与年轻人也有着明显不同,加之老年人常见的疾病谱,给老年 MG 的诊断造成了很大困难。有报道 4 例老年患者本拟鉴别诊断考虑到 MG 可能,新斯的明试验阳性,MG 诊断确切,但因肌电图检查正常而又否定了 MG 的诊断。另 4 例双眼眼肌出现麻痹,颅脑 MRI 检查示脑白质脱髓鞘改变,误诊为多发性硬化。2 例四肢麻木、无力入院,眼肌疲劳试验阴性而排除 MG,误诊为 Guillain-Barre 综合征,治疗效果不佳,复查肌电图后才确诊 MG。

5. 患者缺乏特异性症状体征　MG 典型的症状是病态疲劳症状波动,有"晨轻暮重"的特点,但部分患者缺乏上述特点,给诊断带来很大迷惑,如果不全面分析病情,发现可疑 MG 的蛛丝马迹,就会导致误诊。有作者报道 2 例仅表现为声音嘶哑,未出现典型骨骼肌病态疲劳和晨轻暮重的典型表现,而误诊为急性咽炎。

6. 其他常见误诊原因　其他尚有多种疾病并存,以罕见症状体征发病等原因,虽然少见,均与对本病认识不足、思维局限有关。报道有因合并慢性支气管炎或合并冠心病患者,以突发呼吸困难为主要表现而未出现眼肌无力或明显的肢体瘫痪就诊,首诊考虑肺心病或急性左心衰竭引起的呼吸困难而误诊,后行眼肌疲劳试验和新期的明试验阳性,胆碱酯酶抑制剂治疗有效,病情稳定到上级医院行重复神经电刺激阳性,胸腺 CT 示胸腺肥大而确诊。癫痫非 MG 的常见症状,有报道 2 例均发作性抽搐急诊入院,诊断为特发性癫痫,其中 1 例经对症处理终止发作后出现全身疲乏无力,经检查确诊 MG,予糖皮质激素治疗 2 个月后肌无力减轻,虽未予抗癫痫治疗,但住院期间未再发作癫痫。另 1 例表现为癫痫持续状态,头颅影像学检查未发现明显病灶,追问病史得知患者有全身疲乏无力史 2 年,活动后加重,近端较远端症状明显,该患者终因癫痫持续状态未能控制而死亡。

五、防范误诊措施

1. 详尽采集病史是避免误诊的前提　病史在诊断 MG 中有重要意义。MG 患者就诊时可能主要描述此次发病的症状体征,如果临床医生不注意询问病史,很可能当作急性病程而诊断为 Guillain-Barre 综合征、脑血管病等。询问病史也需有技巧,医生在认真听取患者陈述病史的同时,要善于抓住对诊断有意义的信息,追根究底,用贴近患者的语言详细询问,但切忌诱导性询问病史。

2. 掌握 MG 的典型与非典型临床表现　典型表现的 MG 不易误诊,掌握其几个基本要素:慢性相对对称四肢或吞咽、眼肌无力,软瘫,无感觉障碍,活动后疲劳即"晨轻暮重"。具备这些要素后要想到 MG 可能。除了典型表现,要了解 MG 的非特异性表现,如以眼肌麻痹、呼吸困难、癫痫等表现起病的 MG,要警惕 MG 危象。如果患者伴有精神障碍如躁动、失眠等,在未排除 MG 的情况下要避免应用阻滞神经肌肉接头功能药物,如镇静催眠药物。这类患者有可能收入眼科、呼吸科、心内科等,要求非专科医师要有 MG 的诊断意识,认识 MG 的不典型表现,发现可疑患者及时请专科医师会诊。

3. 了解 MG 各种检查的应用及局限性　新斯的明试验、肌电图检查无疑可以作为 MG 诊断的客观依据,但部分患者对新斯的明试验并不敏感,需要加大新斯的明剂量,常规肌电图可能不能发现异常,重复电刺激试验检查更有意义,胸腺异常患者不到 50%,AChR 抗体阳性率低于 50%。单项检查阴性并不能排除 MG 诊断,应以临床表现为主,联合诊断;同时进一步完善 MG 诊断必需的特异性检查,如疲劳试验、肌电图特别是重复点刺激试验、AChR 抗体检测等。一些基层医院由于无法完成肌电图、AChR 抗体检测等特异检查,一旦怀疑该病,应向有检查条件的上级医院转诊或申请会诊,以避免延误病情,造成 MG 危象等严重后果。

4. 掌握需要与 MG 相鉴别的疾病特点　一些慢性、反复或逐渐加重的四肢无力或眼咽肌无力疾病有运动神经元病,肌电图出现纤颤电位,重复电刺激试验阴性有助于鉴别;慢性 Guillain-Barre 综合征肌电图出现神经传导速度改变,脑脊液蛋白细胞分离现象提示两病不同;低钾性周期性麻痹也可能出现活动后加重(类似于晨轻暮重)导致误诊,但血钾监测、饱食或运动、疲劳后发病有助于区分;类重症肌无力(Lambert-Eaton)鉴别较难,但其肌电图高频重复刺激波幅递增、低频刺激波幅递减,可查到全身肿瘤;多发性肌炎肌酶升高、肌电图提示肌源性受损、临床发热、肌肉疼痛等特点也有助于鉴别此病。

(周中和　陈会生)

第十六节　多发性硬化

一、概述

1. 流行特点　多发性硬化(multiple sclerosis,MS)是免疫介导的中枢神经系统多灶性静脉周围炎性反应及白质脱髓鞘疾病,其发病机制尚不十分清楚,可能与环境、遗传、病毒感染等多种因素有关。MS 病变具有时间多发(DIT)和空间多发(DIS)的特点。病理特征是沿脑小静脉分布的 CNS 髓鞘蛋白或少突胶质细胞破坏和星形胶质细胞增生,部分可致神经轴突变性及神经细胞坏死。流行病学提示为全球性分布,MS 发病率随纬度升高而增加,低发区为近赤道地区如亚洲、非洲多数国家,小于 1/10 万;高发区如美国北部、加拿大、冰岛,达 30/10 万;苏格兰北部是异常高发地区,可达 300/10 万。女性发病人数为男性的 2~3 倍。发病年龄为 10~60 岁,其中 2/3 在 20~40 岁。我国尚缺乏 MS 完备的流行病学资料。

2. 临床表现及分型　MS 在中枢神经系统各个部位均可受累,临床表现多样。常见症状包括:视神经功能障碍、复视、肢体感觉障碍、肢体运动障碍、共济失调、膀胱或直肠功能障碍等。临床分四型:① 复发缓解型 MS(relapsing remitting multiple sclerosis,RRMS),疾病表现为明显的复发和缓解过程,每次发作后均基本恢复,不留或仅留下轻微后遗症。80%~85% 的 MS 患者最初为本类型。② 继发进展型 MS(secondary progressive mutiplesclerosis,SPMS),约 50% 的 RRMS 患者在患病 10~15 年后疾病不再有复发缓解,呈缓慢进行性加重过程。③ 原发进展型 MS(primary progressive multiple sclerosis,PPMS),病程 1 年以上,疾病呈缓慢进行性加重,无缓解复发过程。约 10% 的 MS 患者表现为本类型。④ 进展复发型 MS(progressive relapsing multiplesclerosis,PRMS),疾病最初呈缓慢进行性加重,病程中偶尔出现较明显的复发及部分缓解过程,约 5% 的 MS 患者表现为本类型。⑤ 其他类型:根据 MS 的发病及预后情况,有以下两种少见临床类型,其一是良性型 MS(benign MS),少部分 MS 患者在发病 15 年内几乎不留任何神经系统残留症状及体征,日常生活和工作无明显影响。目前对良性型无法做出早期预测。其二是恶性型 MS (malignant MS),又名暴发型 MS,亦名 Marburg 变异型 MS(marburg variant MS),疾病呈暴发起病. 短时间内迅速达到高峰,神经功能严重受损甚至死亡。

3. 治疗原则 治疗主要针对复发缓解型,包括促皮质激素及皮质类固醇激素、β-干扰素、免疫抑制剂、免疫球蛋白等。对进展型 MS,皮质类固醇效果不佳,主要给予非特异性免疫抑制剂。

MS 临床类型不同,病程预后差异较大。绝大多数预后较乐观,极少数急性型病情迅猛发展,发病后数周、数月死亡。74% 的 MS 患者能存活 25 年。

二、诊断标准

目前国内尚无 MS 诊断标准,长期以来一直沿用国外学者的诊断标准,先后的标准有 Schumacher(1965)、McDonald(1977)、Poser(1983)、McDonald (2001)、McDonald(2005) 、McDonald (2010)诊断标准。

根据 2011 年 MS 诊断与治疗中国专家共识,MS 诊断遵循以下原则:首先,应以客观病史和临床体征为基本依据;其次,应充分结合医技检查特别是磁共振成像(MRI)特点,寻找病变的 DIT 及 DIS 证据;第三,还需排除其他可能疾病。此外,除满足以上 3 项条件外,应尽可能寻找电生理、免疫学等辅助证据。鉴于 MRI 在 MS 诊断中的重要地位,推荐最好用 1.5 T 以上场强 MRI 进行影像诊断。推荐采用 2010 年 McDonald MS 诊断标准,其适合于典型发作 MS 的诊断,以往 2001 年及 2005 年诊断标准同样适用。McDonald(2010 版)MS 诊断标准(见表 19 - 16 - 1)。

表 19 - 16 - 1 2010 年 McDonald 多发性硬化诊断标准

临床表现	诊断 MS 需附加的条件
≥2 次发作[a];具有≥2 个以上客观临床证据的病变或者存在 1 个客观临床证据的病变同时伴有既往发作[b] 合理的病史证据	无[c]
≥2 次发作[a];具有 1 个病变的客观证据	具有以下证明病变 DIS 的证据:在 CNS 的 4 个 MS 典型区域(脑室周围、近皮质、幕下和脊髓)[d] 中至少有 2 个区域有≥1 个 T_2 病变;或者等待以后涉及 CNS 不同部位病变的临床发作[a]
1 次发作[a];具有≥2 个病变的客观临床证据	具有以下证明病变 DIT 的客观临床证据:在任何时间同时存在无症状的钆增强的与非增强的病变;或者在随后的 MRI 检查可见新的 T_2 和/或钆增强病变(1 或多个),不考虑参考基线 MRI 的时间性;或者等待第 2 次临床发作[a]
有 1 次发作[a];存在 1 个病变的客观临床证据(临床孤立综合征)	具有证明病变 DIS 及 DIT 的证据
提示 MS 的隐匿的神经功能障碍进展(原发进展型 MS)	疾病进展 1 年(回顾性或前瞻性确定)同时具有下列 3 项标准中的 2 项[d]:① 脑病变的 DIS 证据:根据 MS 特征性的病变区域(脑室周围、近皮质或幕下)内≥1 个 T_2 病变;② 脊髓病变的 DIS 证据:根据脊髓≥2 个 T_2 病变;③ 脑脊液阳性(等电聚焦电泳的寡克隆带证据和/或 IgG 指数增高)

注:MS:完全符合标准,其他疾病不能更好地解释临床表现。可能 MS(possible MS):不完全符合标准,临床表现怀疑 MS。
非 MS(not MS):在随访和评估过程中发现其他能更好解释临床表现的疾病诊断。
a 发作(复发、恶化):指在排除发热或感染的前提下,由患者描述或客观观察到的当时或既往的至少持续 24 h 的典型的 CNS. 急性炎性脱髓鞘事件,发作要同时具有客观神经系统检查的医学记录,应该除外那些缺乏合理的、客观的神经系统检查和医学记录的事件。一些符合 MS 临床症状以及发展演变特点的既往事件,能够为前期脱髓鞘事件提供合理的证据支持。然而,有关阵发性症状(既往或当时)的报告,应该由持续至少 24 h 以上的多段发作事件组成。在做出 MS 确诊前,至少要有1次发作是由以下证据来证实的：客观神经系统检查证据；可早于患者视觉功能障碍描述的视觉诱发电位证据；或MRI检查发现CNS内存在能够解释既往神经系统症状的脱髓鞘责任病变的证据。

b 基于2次具有客观神经系统检查阳性的发作做出的临床诊断是最可靠的。在缺乏客观的神经系统检查阳性的情况下，既往1次发作中的合理历史证据，可以包括支持既往的炎性脱髓鞘事件波及相关临床症状及其演变特征等证据；然而，至少有1次发作是必须由客观发现证据支持的。

c 不需要额外的检查。但是，最好任何MS的诊断都能在影像的协助下基于这些标准而做出。如果影像或其他检测（例如脑脊液）已实施并呈阴性结果，做出MS诊断前需要极为谨慎，并必须考虑是否需要做出其他诊断。客观证据必须存在并支持MS诊断，同时找不到更合理的疾病解释临床表现。

d 钆增强病变并不是必需的；脑干或脊髓病变引起的相关症候应该被排除在典型症状性病变之外（除外视神经脊髓炎可能）。

三、误诊文献研究

1. 文献来源及误诊率　2004—2013年发表在中文医学期刊并经遴选纳入误诊疾病数据库的MS误诊文献共42篇，累计误诊病例329例。其中4篇文献可计算误诊率，误诊率21.41%。延误诊断时间最短8天，最长8年。

2. 误诊范围　根据入选文献分析，从症状学角度，MS是由于神经系统反复髓鞘脱失导致视神经功能障碍、复视、肢体感觉障碍、肢体运动障碍、共济失调、膀胱或直肠功能障碍，特别一些患者表现为发作性症状，容易发生误诊。本次纳入统计的329例MS误诊疾病谱达42种，共340例次。误诊疾病居前五位的是脑血管病、视神经炎、病毒性脑炎、急性脊髓炎、脑瘤。少见的误诊疾病有低钾性周期性麻痹、前庭神经炎、感音性耳聋、躯体形式障碍、脑脓肿、肝豆状核变性、遗传性痉挛性截瘫、肌萎缩侧索硬化症、急性脊髓梗死、脑白质营养不良、脊髓空洞症、痴呆、系统性红斑狼疮、咽喉炎、瘙痒症、骨关节炎、急性胆囊炎、泌尿系感染、青光眼。有10例次仅作出视力下降症状查因诊断，4例次诊断不明确。主要误诊疾病见表19-16-2。

表 19-16-2　多发性硬化主要误诊疾病

误诊疾病	误诊例次	百分比(%)	误诊疾病	误诊例次	百分比(%)
脑血管病	83	24.41	脊髓病	5	1.47
视神经炎	61	17.94	周围神经病	5	1.47
病毒性脑炎	30	8.82	Guillain-Barre综合征	4	1.18
急性脊髓炎	18	5.29	脊髓压迫症	4	1.18
脑瘤	15	4.41	帕金森病	4	1.18
颈椎病	13	3.82	脊髓肿瘤	3	0.88
三叉神经痛	12	3.53	胃炎	3	0.88
精神疾病	11	3.24	梅尼埃病	3	0.88
脑囊虫病	9	2.65	动眼神经麻痹	2	0.59
外展神经麻痹	8	2.35	进行性延髓麻痹	2	0.59
癫痫	8	2.35	重症肌无力	2	0.59

3. 医院级别　本次纳入统计的329例MS误诊340例次，其中误诊发生在三级医院173例次（50.88%），二级医院160例次（47.06%），一级医院7例次（2.06%）。

4. 确诊手段　本次纳入统计的329例MS，4例（1.22%）根据手术病理检查确诊，20例（6.08%）根据腰穿检查确诊，305例（92.71）根据影像学检查确诊，其中159例（48.33%）磁共振检查，3例（0.91%）CT检查，143例（43.47%）原始文献未交代具体影像学检查方法。

5. 误诊后果　本次纳入的329例MS中，254例文献描述了误诊与疾病转归的关联，75例预后与误诊关联不明确。按照误诊数据库对误诊后果的分级评价标准，可统计误诊后果的病例中，96.46%（245/254）的患者为Ⅲ级后果，未因误诊误治造成不良后果；1.18%（3/254）的患者造成Ⅱ

级后果,因误诊误治导致病情迁延或不良后果;仅2.36%(6/254)的患者造成 I 级后果,1 例死亡,5 例留有后遗症。MS 是慢性病,误诊或没有早期确诊对于阻止或延缓疾病的进程有一定的影响,但多数没有导致严重的后果。

四、误诊原因分析

根据 42 篇误诊文献分析的误诊原因,经计算机统计归纳为 9 项,以经验不足而缺乏对该病的认识、问诊及体格检查不细致为最主要原因,见表 19-16-3。

表 19-16-3　多发性硬化误诊原因

误诊原因	频次	百分率(%)	误诊原因	频次	百分率(%)
经验不足,缺乏对该病的认识	29	69.05	过分依赖或迷信医技检查结果	8	19.05
问诊及体格检查不细致	22	52.38	医院缺乏特异性检查设备	4	9.52
未选择特异性检查项目	20	47.62	患者或家属不配合检查	1	2.38
缺乏特异性症状体征	12	28.57	以罕见症状体征发病	1	2.38
诊断思维方法有误	9	21.43			

1. 经验不足,缺乏对该病的认识　如马文平等报道 39 例以视力障碍就诊的患者分别在诊治过程中出现不同程度的四肢针刺感、麻木感、下肢无力等神经系统症状,由于眼科医生缺乏对该病的认识,未考虑 MS 的可能,在后来神经科就诊过程中才被考虑并进一步确诊。

2. 问诊以及查体不仔细　MS 在时间和空间的多发性是临床最重要的特征,一些神经专科医生忽略了本次发病之前的较轻症状,查体是关注主要体征,而忽略了次要体征的存在,未能进一步检查而误诊。车永红等报道 15 例 MS 患者病程中有复发及缓解经过,其中急性起病 7 例,有的视神经萎缩前有肢体一过性麻木无力或一过性视力障碍,但因接诊医师只注意当时发病的情况,询问病史不详细,特别对病史中的一过性视力障碍、肢体麻木无力等症状忽视及对既往史询问欠周详,而造成误诊。

3. 未选择特异性检查项目　脑脊液寡克隆带(OB)、IgG 指数检查、24 h IgG 合成率、诱发电位、MRI 检查都可提供 MS 诊断的特异性亚临床证据,而这些证据的缺乏导致患者未能早期确诊。

4. 缺乏特异性症状体征　发作性症状是 MS 非特异性症状,如痛性痉挛发作、Lhermitte 征、短暂肢体无力麻木等,可作为 MS 的诊断依据之一。如 1 例发作性四肢游走性疼痛初诊到风湿科,误诊为风湿性关节炎,直至出现肢体瘫痪后结合 MRI 检查确诊为 MS。对以精神障碍为首发症状缺少警惕性:50% 的患者可有早期情绪改变,表现为欣快、抑郁或不稳,晚期多有智力障碍、强哭强笑。本组 2 例以精神障碍起病患者均被误诊。

5. 诊断思维方法有误　1 例以发热起病,反复头晕、复视,因尿白细胞(+),考虑尿路感染,长时间给予抗感染治疗而对神经系统症状视而不见,是典型的诊断思维方法缺陷,后转上级医院经腰穿、诱发电位、MRI 检查确诊 MS。

6. 过分依赖或迷信医技检查结果　MRI 能清楚显示<2 mm 的灰、白质病灶,对 MS 的检出率较高,但 MRI 及 CT 显示的病变也可见于其他疾病,如脑梗死、脑转移瘤、病毒性脑炎、髓内肿瘤等。误诊为脑梗死、病毒性脑炎者均依赖 CT 或 MRI 诊断报告,没有结合临床综合分析。

7. 医院缺乏特异性检查设备　文献报道 3 例,实际上基层医院缺乏 MRI、诱发电位检查,腰穿不能进行寡克隆带、IgG 指数监测较普遍,如果基层医院未能及时考虑 MS 的可能而未转诊完善检查,导致 MS 误诊的概率可能超出文献报道。

8. 患者或家属不配合检查　有一例患者及家属一直拒绝 MRI 检查以及腰穿检查,导致误诊,

2 年后病情加重无法自理才完成检查而确诊。

9. 以罕见症状体征发病　有一例 18 岁女患者,以反复右上腹痛发病,一直按消化道疾病检查治疗,后出现复视、肢体瘫痪确诊为 MS。

五、防范误诊措施

1. 及时知识更新　神经专科医生需熟练掌握 MS 诊断标准。国内学者仍一直沿用 McDonald 诊断标准(1977)进行诊断,直到 1992 年关于 MS 的报道才主要采用 Poser 诊断标准。同样,对 2001—2008 年发表的文献进行检索发现,绝大多数学者仍采用 Poser 诊断标准,仅很少文献采用 McDonald 诊断标准(2001;2005)。可见,尽管 MS 诊断标准在不断优化,但中国在诊断 MS 中所采用的诊断标准存在滞后现象,相信随着新的诊断标准被广大医生认识掌握,并在临床上广泛应用,可有更多的患者被及时确诊。特别是要掌握 McDonald(2010)标准,并及时跟进相关进展。

2. 眼科医生需提高警惕　从误诊文献分析看,因眼科疾病误诊 MS 占第二位。这就要求眼科医生必须要有全身疾病的概念,对于以视力障碍为唯一或首发或主要症状来就诊的患者,在排除眼科疾病的基础上,要考虑到神经系统的疾病,如有可能,及早行头颅 CT 或 MRI 检查,或到神经眼科、神经科会诊,以避免误诊的可能。

3. 掌握各种特殊检查在 MS 诊断中的优缺点　脑脊液 24 h IgG 合成率、寡克隆带(OB)检查阳性代表 CNS 髓鞘的破坏与生成增高,是 MS 相对特异的表现,但许多脱髓鞘疾病急性期都会有阳性发现。CT 对于 MS 诊断价值较小,但对于 CT 阴性结果不能排除 MS 诊断。MRI 克服 CT 对脑干、小脑区域的病灶可受后颅窝及椎骨伪影干扰的缺点,对隐匿病灶的发现及病灶的演变的观察有不可低估的临床价值,故临床上若考虑 MS 者,如患者经济条件允许,应尽早做 MRI,特别是根据最新标准,如果 MRI 发现强化与非强化病变并存,可能通过一次影像学检查就可以确定 DIT。诱发电位检查可以作为发现亚临床病灶的依据之一,有助于提供 DIS 的证据。如果发现患者需要完成上述检查而本医院无相关设备,建议及时转诊。

4. 详细询问症状并仔细查体　临床医生先入为主,没有详细问诊既往病史,此次主要症状伴随的次要症状,查体不仔细,漏掉重要的神经系统体征,是 MS 发生误诊的重要原因。所以要求神经科医生要高度重视临床资料,影像学检查只是作为补充。另外对于 MS 发作性症状、非特异性症状要充分重视。

5. 重视临床孤立综合征　有些 MS 患者开始发病表现为临床孤立综合征或影像孤立综合征,临床医生要给予重视,提醒患者及时复诊,便于下一次明确诊断。

6. 重视鉴别诊断　非特异炎性脱髓鞘病:NMO 及 NMOSDs、ADEM、脊髓炎、脱髓鞘假瘤等脑血管病、CADASIL、多发腔隙性脑梗死、烟雾病、血管畸形等。感染性疾病:莱姆病、梅毒等螺旋体感染、脑囊虫、热带痉挛性截瘫、获得性免疫缺陷综合征、Whipple 病、进行性多灶性白质脑病等。结缔组织病:系统性红斑狼疮、白塞病、干燥综合征、系统性血管炎、原发性中枢神经系统血管炎等。肉芽肿性疾病:结节病、Wegener 肉芽肿、淋巴瘤样肉芽肿等。肿瘤类疾病:胶质瘤病、淋巴瘤等。功能性疾病:神经症等。

(周中和　陈会生)

第十七节　低颅压综合征

一、概述

1. 病因　低颅压也被称为低脑脊液压力或低脑脊液容量,由于临床上存在脑脊液压力正常的低颅压综合征,因此,低脑脊液容量比低脑脊液压力更为确切。绝大部分的低颅压综合征源于持续的脑脊液漏,这种脑脊液漏最常见于腰穿、脊髓造影或麻醉后。当然,任何造成硬膜损害的情况如脑部手术、脊髓手术、脑脊髓外伤或脑室腹腔分流术等均可致低颅压。部分患者并无相关诱因,被认为自发产生,称为自发性低颅压,其中绝大部分通过检查仍能发现脑脊液漏,因此所谓自发性低颅压是指自发脑脊液漏。一些系统疾病同样可致低颅压,如脱水、糖尿病昏迷、过度换气、尿毒症及严重系统疾病等,偶尔胸部手术亦可致胸腔硬膜瘘而造成低颅压。

2. 发病机制　尽管临床表现不同,低颅压综合征患者一般都有头痛,典型的体位性头痛是该综合征突出的临床特点。目前有两大理论解释低颅压的头痛机制:① 痛敏结构的牵拉:正常情况下,脑组织由脑脊液的浮力支撑,1 500 g 的重量对颅骨仅产生 48 g 的压力,这个压力又由一些痛敏结构承受,包括脑膜、静脉窦以及第 V、IX、X 对脑神经和颈 1～3 脊神经等。脑脊液漏时,脑脊液浮力减弱,脑下沉并对痛敏结构造成牵拉而致痛,直立位时,脑的下沉更为明显,因而头痛加重。脑的下沉对脊神经的牵拉可致颈部疼痛和上肢痛,对脑神经的牵拉可致听力改变、眩晕、复视、面部麻木和面瘫。脑下沉还可致桥静脉撕裂造成硬膜下血肿。② 颅内静脉扩张:根据 Monro-Kellie 假说,脑组织、脑部血管和脑脊液形成一个恒定的整体,由于脑组织容积相对不变,为代偿脑脊液的丢失,脑部血管(主要是静脉系统)就会扩张,达到三者总容积的相对恒定。脑部血管是痛敏结构,扩张可致疼痛。低颅压患者直立位时脑部和脊髓的静脉会进一步扩张进行代偿,头痛加重。颅内静脉扩张可使细胞、蛋白渗漏至蛛网膜下腔,患者脑脊液检查可发现细胞数增多和蛋白升高。垂体充血可在患者的 MRI 上发现,少数患者伴垂体功能低下和溢乳。脊髓硬膜外静脉扩张可使神经根受压而出现相应的神经根症状。

3. 临床表现　低颅压综合征最突出的临床表现是体位性头痛。除头痛外尚有恶心、呕吐、厌食、颈痛、眩晕、水平眼震、听力改变、溢乳、面部麻木、面瘫、上肢神经根痛等。随着诊断水平的提高,低颅压综合征患者的一些不典型的症状,如表现为帕金森综合征、额颞叶痴呆、脊髓空洞症、垂体功能低下、癫痫、昏迷甚至死亡等,也被越来越多地发现和认识。

4. 治疗原则　治疗上首先要积极查找低颅压的原因,去除病因,如对于脑脊液瘘口的修补,其次要积极补液治疗,另外可以给予糖皮质激素治疗,硬膜外注射 0.9% 氯化钠或自体血也是有效的封闭脑脊液瘘口的方法。

二、诊断标准

对于有明确腰椎穿刺(腰穿)等操作或脑脊髓手术、脑脊髓外伤史的体位性头痛,低颅压诊断并不困难,且可通过增强头颅 MRI 和腰穿测压明确诊断。腰穿脑脊液压力低于 60 mmH$_2$O 可明确诊断低颅压,但也有脑脊液压力在正常范围的低颅压综合征。脑脊液成分检查可发现淋巴细胞增多、红细胞增多和(或)脑脊液变黄,脑脊液蛋白升高,但葡萄糖始终正常,脑脊液培养阴性。低颅压患者头颅增强 MRI 的改变包括硬膜广泛强化、静脉窦扩张、硬膜下积液、垂体充血肿胀、脑位下移等。没有明确诱因的体位性头痛,需要考虑自发性低颅压的可能,影像学和腰穿同样可以帮助诊断。

三、误诊文献研究

1. 文献来源及误诊率 2004—2013 年发表在中文医学期刊并经遴选纳入误诊疾病数据库的低颅压综合征误诊文献共 44 篇,累计误诊病例 377 例。其中 21 篇文献可计算误诊率,误诊率 43.18%。

2. 误诊范围 本次纳入的 377 例低颅压综合征误诊为 26 种疾病 397 例次,其中居前三位的误诊疾病为蛛网膜下腔出血、偏头痛、病毒性脑炎;少见的误诊疾病有梅尼埃病、癫痫、前庭神经炎、小脑扁桃体下疝畸形、脑外伤后综合征、脑干病变、重症肌无力、颅内静脉窦血栓形成、高血压病、痛性眼肌麻痹、上呼吸道感染、抑郁症;40 例次(10.08%)作出颅内压增高查因诊断。主要误诊疾病见表 19 - 17 - 1。

表 19 - 17 - 1　低颅压综合征主要误诊疾病

误诊疾病	误诊例次	百分比(%)	误诊疾病	误诊例次	百分比(%)
蛛网膜下腔出血	84	21.16	神经症	16	4.03
偏头痛	63	15.87	紧张性头痛	7	1.76
病毒性脑炎	42	10.58	颅内感染	6	1.51
颈椎病	33	8.31	癔症	6	1.51
脑血管病	25	6.30	硬膜下血肿	6	1.51
偏头痛	20	5.04	硬脑膜下积液	5	1.26
脑膜炎	20	5.04	鼻窦炎	4	1.01

3. 医院级别 本次纳入统计的 377 例低颅压综合征误诊 397 例次,其中误诊发生在三级医院 155 例次(39.04%),二级医院 242 例次(60.96%)。

4. 确诊手段 377 例低颅压综合征中,375 例(99.47%)通过特异性检查腰椎穿刺脑脊液检查确诊,MRI 检查确诊 2 例(0.53%)。

5. 误诊后果 按照误诊数据库对误诊后果的分级评价标准,本次纳入的低颅压综合征误诊病例 377 例,均为Ⅲ级后果,发生误诊误治但未造成不良后果。之所以未造成不良后果是由于低颅压综合征大多预后良好,补液后一部分病例可以自愈,而且由于其特征性体位性头痛导致患者常处于平卧位,而减少活动。

四、误诊原因分析

误诊疾病数据库依据本次收集 44 篇文献中出现的误诊原因频次统计归纳为 8 项,其中经验不足而缺乏对该病认识为最常见原因,见表 19 - 17 - 2。

表 19 - 17 - 2　低颅压综合征误诊原因

误诊原因	频次	百分率(%)	误诊原因	频次	百分率(%)
经验不足,缺乏对该病的认识	38	86.36	诊断思维方法有误	9	20.45
未选择特异性检查项目	18	40.91	多种疾病并存	3	6.82
问诊及体格检查不细致	14	31.82	缺乏特异性症状体征	3	6.82
过分依赖或迷信辅助检查结果	9	20.45	患者或家属不配合检查	1	2.27

1. 经验不足、缺乏对该病认识 此为本病最常见的误诊原因。低颅压综合征临床相对少见,临床医师尤其基层医院医师或年轻医师多缺乏对本病的诊疗经验,对于以头痛等为主要表现者,

临床医师按照疾病诊断概率,加之诊断思维先入为主,多首先考虑常见病,故本病误诊疾病中居前几位的为蛛网膜下腔出血、偏头痛、病毒性脑炎等常见病。

2. 未选择特异性检查项目　腰穿脑脊液检查是诊断本病重要手段,临床上对有中枢神经系统症状和脑膜刺激征者,应及时行腰穿脑脊液检查以进一步鉴别,但遗憾的是相当多的患者并未及时行此检查。如陆明智报道的 21 例中,5 例为亚急性起病,发病前有上呼吸道感染史,以头痛、呕吐、颈项强直为主要表现,未行腰穿脑脊液检查即草率做出病毒性脑炎的错误诊断。

3. 问诊及体格检查不细致　本次文献分析中,也有因问诊及查体不细致导致误诊。低颅压综合征以头痛为主要表现,但有其鲜明特点,即头痛、头晕与体位变化有很大关系,由于病史询问的不详细,相当数量的医生常常仅注重影像学结果,而缺乏了解患者的病情发展过程,发病诱因,没有抓住头痛随体位改变的特点,即可能误诊为偏头痛、颈椎病、后循环缺血等,本组 35.22%(118/335)的患者误诊为上述疾病。

4. 过分依赖医技检查结果　有些医生忽视脑脊液压力降低,特别是脑脊液化验异常时,对测得的脑脊液压力不够重视,常常主观臆断与穿刺针尖未完全进入蛛网膜下腔有关。部分患者临床表现与蛛网膜下腔出血等极为相似,且出现血性脑脊液,鉴别诊断存在一定困难。谭庆晶等报道的 12 例原发性低颅压综合征误诊病例中,2 例为情绪激动后急性发病,以头痛、呕吐及颈抵抗为主要表现,脑脊液压力<70 mmH$_2$O,为淡红色脑脊液,头部 CT 示蛛网膜下腔出血,误诊为蛛网膜下腔出血,经甘露醇脱水及止血等药物治疗临床症状逐渐加重。蛛网膜下腔出血通常表现为高颅压征象,且出血量较大,脑脊液呈鲜红或洗肉水样,重者可伴意识障碍,脱水治疗有效。但此 2 例颅压低,脑脊液呈淡红色提示出血量少,接诊医师未能仔细鉴别,导致误诊为蛛网膜下腔出血。

5. 其他常见误诊原因　本次文献分析中,有患者因医师诊断思维方法有误而误诊,此终究与对本病认识不足、盲从医技检查结果等有关。由于老年人基础病较多,多合并后循环缺血、脑梗死等脑血管疾病,如 CT、MRI 或 TCD 检查结果与基础病相符合,临床医师则习惯性诊断为脑血管疾病。此外,由于腰穿检查系有创检查,需要患者和家属的知情同意,如患方拒绝检查,也导致部分患者延误诊断。

五、防范误诊措施

1. 掌握低颅压综合征的基本临床特征　低颅压综合征临床较少见,而其症状有时表现非特异,如头昏、头痛、恶心、欲吐等,容易被误诊成颈椎病、紧张型头痛等,后者虽然常见,但应避免习惯性思维的影响,在诊治疾病时除了要考虑多发病、常见病外,还要想到少见病。低颅压综合征最突出的临床表现是体位性头痛,在临床中如果遇到明显的头痛为体位性,即站立或坐位时出现或加剧,卧位时缓解或消失,则应详细询问病史,仔细体检,进行腰椎穿刺脑脊液压力检测可避免误诊。

2. 掌握低颅压综合征医技检查特征改变　腰穿脑脊液压力低于 60 mmH$_2$O 可明确诊断低颅压,但也有脑脊液压力在正常范围的低颅压综合征。脑脊液成分检查可发现淋巴细胞增多、红细胞增多和(或)脑脊液变黄,脑脊液蛋白升高,但糖始终正常,脑脊液培养阴性。

低颅压患者头 MRI 的改变有一定特征,增强扫描有硬膜广泛强化、静脉窦扩张、硬膜下积液、垂体充血肿胀、脑位下移等。但 MRI 表现的某些方面与脑膜炎、蛛网膜下腔出血、硬膜下血肿、硬膜下积液、小脑扁桃体下疝畸形等疾病类似,应结合临床症状体征特点全面分析,加以鉴别。

（夏　程　陈会生）

第十八节　Shy-Drager 综合征

一、概述

Shy-Drager 综合征是一种少见的原发性、进行性、以自主神经功能障碍为主的多系统变性病。病因尚不明了,可能是一种原发性中枢神经系统或周围神经系统的变性疾病,导致中枢或周围自主神经系统的功能失调。Shy-Drager 综合征的发病机制复杂,可能涉及基因和环境的共同作用,脑组织病理检查是诊断的金标准,病理改变主要见于脊髓前角、侧柱、下橄榄核、迷走神经背核、小脑梨状细胞、黑质、蓝斑、尾状核、壳核等部位广泛神经细胞变性、脱失,伴星形细胞增生。

迄今尚无 Shy-Drager 综合征确切发病率的报道。本病起病隐匿,进展缓慢,常见于中年男性,由于自主神经功能障碍,直立位时血压降低,出现头昏、眩晕、晕厥、视物模糊、全身无力、发音含糊及共济失调。也可有其他自主神经功能损害症状,如直肠膀胱功能失调(便秘或腹泻,尿失禁或尿潴留)、胃肠功能失调(消化不良、吞咽困难)、阳痿、皮肤温度异常、局部或全身出汗障碍、呼吸喘鸣等,这些症状与体位无关。随着疾病进展,起病数年后大部分患者先后出现躯体神经系统功能的进行性损害表现,如眼球震颤、构音困难、步态不稳、全身乏力、腱反射亢进、锥体束征阳性、震颤麻痹及精神异常等。辅助检查可见到 24 h 尿中去甲肾上腺素和肾上腺素的排泄量低于正常,皮肤划痕试验减弱或消失。脑脊液生化检查一般无异常,高香草酸含量和 5-羟吲哚乙酸含量低于正常,乙酰胆碱酯酶水平低于正常。头颅 CT 和 MRI 检查在疾病早期无异常,病程中、晚期可见有脑干和(或)小脑的萎缩,偶尔也有大脑萎缩表现。部分病例头颅 MRI T2 加权像显示壳核的后外侧有明显的低信号,提示铁的沉积。

本病至今尚缺乏有效的治疗方法,可采用多种综合治疗方法以改善病情。嘱患者头低足高位,穿紧身衫和弹力袜,增加钠盐的摄入。而控制直立性低血压是治疗 Shy-Drager 综合征的关键,可部分改善患者的生活质量。目前外周 α-肾上腺素能受体激动剂米多君(midodrine)是改善直立性低血压最有效的药物,但由于有卧位高血压的不良反应,使用过程中需要注意观察,防止意外。本病一经确诊,多数患者预后不良,晚期主要因感染等并发症死亡。

二、诊断标准

目前国际上尚无 Shy-Drager 综合征统一的诊断标准。根据中年男性起床或站立过久有头昏、晕厥、性功能障碍伴小便淋漓;直立时与平卧时收缩压下降超过 30 mmHg,平均血压(舒张压＋1/3 脉压)下降 20 mmHg 以上,心率、脉搏不变,并伴有小脑、锥体外系等多系统病损的表现,则可诊断 Shy-Drager 综合征。卧立位血压试验为患者平卧 2 min 后测量卧位血压,站立 3 min 后测量立位血压,5 min 后复测卧立位血压 1 次。直立后血压下降是本病的重要特征,但还应与服用镇静药、利尿剂、各种抗高血压药,以及内分泌疾病(肾上腺功能减退、甲状腺功能减退、垂体功能减退等)、各种原因的贫血和血容量不足等原因所致的体位性低血压区别。

三、误诊文献研究

1. 文献来源及误诊率　2004—2013 年发表在中文医学期刊并经遴选纳入误诊疾病数据库的 Shy-drager 综合征误诊文献共 17 篇,累计误诊病例 111 例。其中 4 篇文献可计算误诊率,误诊率 76.12%。

2. 误诊范围　本次收录的 111 例 Shy-drager 综合征误诊为 21 种疾病 179 例次,其中居前三位的误诊疾病为前列腺增生、后循环缺血、帕金森病。少见的误诊疾病为继发性帕金森综合征、排尿性晕厥、小脑共济失调、癫痫、抑郁症、上呼吸道感染、冠心病、贲门失弛缓症。主要误诊疾病见表 19-18-1。

表 19-18-1　Shy-drager 综合征主要误诊疾病

误诊疾病	误诊例次	百分比(%)	误诊疾病	误诊例次	百分比(%)
前列腺增生	41	22.91	肌萎缩侧索硬化症	4	2.23
后循环缺血	36	20.11	小脑萎缩	4	2.23
帕金森病	33	18.44	自主神经功能紊乱	4	2.23
体位性低血压	15	8.38	心源性晕厥	3	1.68
脑动脉硬化	8	4.47	原发性侧索硬化	3	1.68
神经症	6	3.35	颈椎病	3	1.68
短暂性脑缺血发作	5	2.79			

3. 确诊手段　111 例 Shy-Drager 综合征全部根据典型的症状体征及辅助检查确诊。

4. 误诊后果　本次纳入的 111 例 Shy-drager 综合征中,89 例文献描述了误诊与疾病转归的关联,22 例预后与误诊关联不明确。按照误诊数据库对误诊后果的分级评价标准,可统计误诊后果的病例中,71.91%(64/89)的患者为Ⅲ级后果,未因误诊误治造成不良后果;22.47%(20/89)的患者造成Ⅱ级后果,其中 4 例为行不必要的手术,16 例因误诊误治导致病情迁延或不良后;仅 5.62%(5/89)的患者造成Ⅰ级后果,均死亡。

从本病误诊范围来看,多数误诊为前列腺增生以及后循环缺血等内科疾病,经针对性治疗效果不佳而想到 Shy-Drager 综合征的可能,进一步检查而确诊。Shy-Drager 综合征为神经变性病,进展缓慢,无有效治疗方法,主要为对症处置,因此多数未造成不良后果。但有 2 例因误诊为前列腺增生而手术,2 例因误诊为幽门梗阻而剖腹探查,1 例因以发作性心前区不适为表现误诊为不稳定型心绞痛而行经皮冠状动脉腔内成形术(PTCA)。3 例死亡原因分别为感染性休克、严重心律失常、肺栓塞,均为并发症;其余 2 例死亡原始文献未具体提及原因。

四、误诊原因分析

分析误诊文献发现,误诊疾病数据库依据本次收集 17 篇文献中出现的误诊原因频次统计归纳为 6 项,其中经验不足、缺乏对该病认识为最常见原因(见表 19-18-2)。

表 19-18-2　Shy-Drager 综合征误诊原因

误诊原因	频次	百分率(%)	误诊原因	频次	百分率(%)
经验不足,缺乏对该病的认识	13	76.47	诊断思维方法有误	7	41.18
问诊及体格检查不细致	10	58.82	过分依赖或迷信辅助检查结果	2	11.76
缺乏特异性症状体征	8	47.06	未选择特异性检查项目	2	11.76

1. 缺乏对 Shy-Drager 综合征的认识　Shy-Drager 综合征早期症状多样化,以单一症状起病时,如果临床医生对该病没有充分的认识,极易误诊。Shy-Drager 综合征虽然最多表现为体位性低血压,但其隐匿起病,病变广泛,影响交感神经和副交感神经系统,常常存在着广泛的自主神经功能异常,如出汗减少,肠管、膀胱和胃的张力缺乏,阳痿,流涎及流泪减少,瞳孔扩大影响视力等。如 1 例以反复下腹部腹痛、腹泻、呕吐就诊,同时有乏力、口干、四肢皮肤刺痛及视物模糊、反复晕

厥,曾先后被诊断为感冒、贲门失弛缓症、慢性胃炎,后到神经科住院治疗进行卧立位血压测量后才得以确诊。

2. 问诊及体格检查不细致　本病少见,临床医生往往对其认识不足,不能进行有针对性的病史询问及仔细的体格检查,如没有询问晕厥与体位的关系,没有询问其他自主神经功能不全的症状等。如有 8 例首发症状为排尿障碍的患者,仔细追问病史均同时存在阳痿,这与骶髓侧角副交感神变性有关。排尿障碍合并阳痿的存在有别于前列腺增生引起的单纯性排尿障碍,故有针对性的仔细询问病史能有效减少误诊。同时,结合尿流动力学检查可了解是神经源性膀胱收缩乏力还是前列腺增生导致的排尿障碍。

3. 患者缺乏特异性症状体征　临床实际工作中,Shy-Drager 综合征症状繁杂,缺乏特异性症状体征,患者可能因多种首发症状就诊于多个临床专科,非专科医师满足于本专科症状的诊断,从而误诊为多系统疾病。如以排尿困难、尿频起病者误诊为前列腺增生;以头晕起病者误诊为后循环缺血;以运动迟缓、震颤起病者误诊为帕金森病;以排尿困难、晕厥起病者误诊为排尿性晕厥等。部分患者因排尿困难误诊为前列腺增生行前列腺摘除术,术后症状无改善,以后结合逐步出现的其他症状,才完善相关检查,明确诊断为 Shy-Drager 综合征。

4. 诊断思维方法有误　临床医生如诊断思维局限,仅以某一症状、体征诊断疾病,容易误诊。如 1 例 70 岁女性,双上肢震颤 5 年,加重伴发作性头晕 1 年,加重 5 个月入院。查体见双上肢震颤,四肢肌强直,伴运动迟缓,步态不稳,就诊多家医院,诊断为帕金森,给予美多巴治疗症状无好转,直立时常出现头晕甚至晕厥,不能下床活动,后追问病史并仔细查体,发现患者近 1 年皮肤干燥,排尿不利,侧卧立位血压符合标准,修正诊断为 Shy-Drager 综合征,对症治疗后好转出院。

5. 过分依赖辅助检查结果　老年患者基础病多,一般情况差,医技检查往往呈现多种异常改变,如果盲从检查结果,不全面、客观分析病情资料,则容易忽视并存的 Shy-Drager 综合征。如 1 例 77 岁男性,表现为头晕、反复阵发性意识丧失、跌倒,患者既往有缺铁性贫血、阵发房颤、阵发室上性心动过速,入院初只考虑到心源性晕厥。随后行 24 小时脑电图检查见到极高幅多棘尖波,又作出癫痫的错误诊断,先后给予正规抗心律失常、改善心肌供血、抗癫痫、补充铁剂等治疗,住院 3 个月,效果欠佳,仍不断发生晕厥,后测量卧立位血压,方得以确诊。本例提示,老年反复发作意识障碍或晕厥的患者,只要注意站立和卧位血压的检测,该病诊断并不难。

五、防范误诊措施

1. 提高对 Shy-Drager 综合征的认识　Shy-Drager 综合征早期多以自主神经症状起病,一般到各科普通门诊就诊,目前专科越分越细,造成临床医师对本专业疾病的知识精深,但是对其他相关专业的知识却知之甚少,容易误诊。如 Shy-Drager 综合征以阳痿或排尿障碍起病者,常被误诊为泌尿生殖疾病,以猝倒发作起病者易被误诊为后循环缺血,以头晕或肢体麻木无力起病伴高血压动脉硬化者易被误诊为脑血管病,以震颤起病者易被误诊为帕金森病,以步态不稳伴语言不清起病者易被误诊为小脑病变。这就要求各科临床医生加强对本病的认识,如遇到男性患者,中年起病,长期头晕甚至晕厥,同时有阳痿、排尿障碍、出汗异常,伴有步态不稳、动作缓慢、四肢震颤等症状者,应考虑 Shy-Drager 综合征可能性,及时测定卧位及立位血压,有条件者做 MRI 检查,可发现 T2 加权像病理性铁沉积,这是 Shy-Drager 的影像学特征,从而做到早诊断、早治疗。

2. 详细询问病史及体格检查　临床医师接诊中年起病的长期头晕、晕厥者,应进行详细问诊,系统回顾病史,注意体位变化与症状的关系,了解性功能情况,可争取患者配偶配合,以取得真实资料。病情分析时不应仅依靠实验室检查结果,更应注重体格检查。对站立头晕者一定要测量卧立位血压,有时需反复测量才能发现异常。其他体格检查包括发汗试验显示出汗反应减弱或消失,双侧不对称;皮肤划痕试验减弱。

3. 重视整个疾病的演变过程　本组资料中,90 例延误时间最短 2 个月,最长达 15 年。延误诊断时间如此之长,主要是临床医师只重视症状、体征,缺乏对整个疾病病程演变及发展过程的综合分析,造成对疾病的长时间误诊。Shy-Drager 综合征诊断目前主要依靠临床表现,尚缺乏特异性的实验室检查法。本病最初的症状可能多种多样,可以先表现为其他系统症状,随着疾病进展会逐渐出现典型的症状体征,甚至最后出现明显的自主神经功能障碍。而且本病所表现的锥体外系症状往往具有对称性,且多巴胺替代治疗的疗效差。因此,临床医生只有心中有数,观察疾病全貌,重视整个疾病的演变过程,才能减少误诊漏诊。

(李晓秋　陈会生)

第十九节　POEMS 综合征

一、概述

1. 定义　POEMS 综合征是 1980 年由 Bardwick 等根据该病的临床表现,取其主要症状、体征的英文首字母而正式提出。其分别代表 polyneuropathy(多发性周围神经病)、organomegaly(脏器肿大)、endocrinopathy(内分泌病变),M-protein(M-蛋白),skin changes(皮肤改变)。该病又称 Crow-Fukase 综合征、Takatsuki 综合征、骨硬化性骨髓瘤。既往该病被认为是一种临床综合征,或者仅为一种继发于恶性肿瘤或者某些自身免疫性疾病的临床综合征。但近些年的研究倾向于该病可能是一种有着独特发病机制、病理生理表现和临床表现的独立疾病。正确诊断 POMES 综合征,需要全面理解 POEMS 综合征的含义。简单来讲,POEMS 综合征包含两层含义:① POEMS 综合征所代表的临床症状和体征的组合,并非局限于 POEMS 的 5 个首字母所代表的意义。除去经典的五联征外,其他的临床表现还可以有硬化性骨病、血管滤泡性淋巴结增生(Castleman 病)、视盘水肿、多浆膜腔积液(胸水、腹水、心包积液等)、外周组织水肿、肺动脉高压、限制性肺疾病、动静脉血栓形成、血小板增多、杵状指、乏力、体重下降等。② POEMS 综合征的诊断并非要求全部具备上述所有的症状和体征。

2. 临床表现　POEMS 综合征具备其独立于其他疾病的相对特征性临床特征。① 临床表现方面症状和体征多,类似情况在其他疾病中少见。② 独特的 M-蛋白:POEMS 综合征与其他浆细胞疾病不同的是 POEMS 综合征的 M-蛋白的轻链几乎均为 λ 轻链,κ 轻链极为罕见。③ 特殊的血清标记物:血管内皮生长因子(VEGF),而且 VEGF 的水平与疾病活动度的改善或加重显著相关。

二、诊断标准

1. 2003 年诊断标准　由 Dispenzieri 等于 2003 年提出。① 主要标准:多发性神经病变;单克隆浆细胞增生性疾病。② 次要标准:硬化性骨病;Castleman 病;器官肿大(脾、肝或淋巴结);内分泌腺病变(肾上腺、甲状腺、垂体、性腺、甲状旁腺和胰腺);水肿(外周水肿、腹水及胸水);皮肤改变(色素沉着、多毛症、血管瘤等);视盘水肿。需符合 2 项主要标准及至少 1 项次要标准。

2. 2007 年诊断标准　由 Dispenzieri 等于 2007 年提出。① 强制性主要标准:多发性神经病变;单克隆浆细胞增殖性异常。② 主要诊断标准:硬化性骨病;Castleman 病;VEGF 水平升高。

③ 次要标准:脏器肿大(脾、肝或淋巴结肿大);水肿(肢体水肿、胸腔积液或腹水);内分泌病变(肾上腺、甲状腺、垂体、性腺、甲状旁腺或胰腺);皮肤改变(色素沉着、多毛症、血管瘤、多血症、白甲);视盘水肿;血小板增多症。诊断必须满足 2 项强制性主要标准,至少 1 项主要标准以及至少 1 项次要标准。

三、误诊文献研究

1. 文献来源及误诊率　2004—2013 年发表在中文医学期刊并经遴选纳入误诊疾病数据库的 POEMS 综合征误诊文献共 31 篇,累计误诊病例 140 例。其中 6 篇文献可计算误诊率,误诊率 85.90%。

2. 误诊范围　本次收录的 140 例 POEMS 综合征误诊为 36 种疾病共 152 例次,其中居前三位的误诊疾病为慢性炎性脱髓鞘性多发性神经根神经病、Guillain-Barre 综合征、多发性周围神经病。少见的误诊疾病有黑棘皮病、血管神经性水肿、甲状腺功能亢进症、颈椎病、椎管内肿瘤、骨质疏松症、脾功能亢进、酒精性肝病、消化系统肿瘤、颅内静脉窦血栓形成、肺栓塞、原发性血小板增多症、真性红细胞增多症、重叠综合征、系统性硬化症、痛风、慢性支气管炎、血吸虫病。主要误诊疾病见表 19 - 19 - 1。

表 19 - 19 - 1　POEMS 综合征主要误诊疾病

误诊疾病	误诊例次	百分比(%)	误诊疾病	误诊例次	百分比(%)
慢性炎性脱髓鞘性多发性神经根神经病	41	26.97	结核病	5	3.29
Guillain-Barre 综合征	16	10.53	布-加综合征	3	1.97
多发性周围神经病	14	9.21	肝硬化	3	1.97
甲状腺功能减退症	11	7.24	肾上腺皮质功能减退症	2	1.32
多发性骨髓瘤	9	5.92	系统性红斑狼疮	2	1.32
糖尿病性周围神经病变	6	3.95	腰椎退行性病变	2	1.32
肾炎	6	3.95	肠梗阻	2	1.32
多发性肌炎	5	3.29	过敏性皮炎	2	1.32
病毒性肝炎	5	3.29			

3. 确诊方法　本次纳入的 140 例 POEMS 均根据症状体征及辅助检查确诊。

4. 误诊后果　本次纳入的 140 例 POEMS 综合征中,129 例文献描述了误诊与疾病转归的关联,11 例预后与误诊关联不明确。按照误诊数据库对误诊后果的分级评价标准,可统计误诊后果的病例中,3.10%(4/129)的患者为Ⅲ级后果,未因误诊误治造成不良后果,86.82%(112/129)的患者造成Ⅱ级后果,其中 1 例手术扩大化或不必要的手术,111 例因误诊误治导致病情迁延或不良后果;10.08%(13/129)的患者造成Ⅰ级后果,均死亡。

四、误诊原因分析

分析误诊文献发现,本病误诊原因众多,数据库依据本次收集 31 篇文献中出现的误诊原因频次统计归纳为 8 项,其中经验不足而缺乏对该病的认识为最常见原因(见表 19 - 19 - 2)。

表 19 - 19 - 2　POEMS 综合征误诊原因

误诊原因	频　次	百分率(%)	误诊原因	频　次	百分率(%)
经验不足,缺乏对该病的认识	29	93.55	诊断思维方法有误	4	12.90
缺乏特异性症状体征	11	35.48	医院缺乏特异性检查设备	2	6.45
问诊及体格检查不细致	10	32.26	过分依赖或迷信辅助检查结果	1	3.23
未选择特异性检查项目	5	16.13	药物作用的影响	1	3.23

1. 缺乏对 POEMS 综合征的认识　POEMS 病作为一临床罕见病例,临床医师缺乏对该病的诊治经验,对该综合征的认识缺乏是导致 POEMS 综合征误诊的主要原因。很多医生尤其基层医院的医生或是临床工作经历较短的年轻医生,缺乏诊治该病的经验,对 POEMS 综合征缺乏认识,由此产生的漏误诊在所难免。

2. 缺乏特异性症状体征　这是造成 POEMS 综合征误诊的第二位的原因。在 POEMS 诸多常见的临床症状、体征中,不论是常见的多发性周围神经损伤的临床表现,还是少见的视盘水肿、血小板增多症等表现,相较于其他常见的疾病,均缺乏特异性的表现。而据报道皮肤的肾小球样血管瘤被认为是 POEMS 综合征的特征性体征,大家可在以后的临床工作中参考。

3. 问诊及体格检查不细致　临床医师思维模式局限单一。专科医生在临床诊治过程中思维局限于本专科常见病,忽视对全身症状和体征的问诊和体查,进而不能发现鉴别诊断的重要线索。这是导致 POEMS 综合征误诊的第三位原因。

4. 其他常见误诊原因　随着近些年对 POEMS 综合征研究的深入,POEMS 相对独特的 M 蛋白及特殊的血清标记物 VEGF,可以很好地帮助临床医师筛查和诊断该病。但由于许多基层医院临床医师缺乏工作后的继续医学教育,医学知识未能及时更新,知识陈旧,不能很好地选择特异性检查项目。这是导致 POEMS 综合征误诊的第四位原因。其他原因还包括诊断思维方法有误,过分依赖或迷信辅助检查结果,药物作用的影响和医院缺乏特异性检查设备。

五、防范误诊措施

1. 加强业务学习,提高对 POEMS 综合征的认识　POEMS 综合征的相对特征性表现之一就是临床表现多样,受累系统多。如此一来,在 POEMS 的临床诊治过程中,首先要求临床医师有对 POEMS 综合征的基本了解。在此基础上,专科医师应该主动地去寻找和发现其他系统受累的表现和证据,避免思维局限。在许多情况下,POMES 综合征的诊断不能确立,不是因为患者或疾病本身缺乏诊断的依据,而是临床医师对有价值的诊断线索视而不见。所以这就要求我们临床医师要不断加强本病相关理论知识的学习,工作中要保持敏感性。

2. 全面、系统的病史询问和体格检查　POEMS 综合征临床症状和体征多样,这就要求我们在病史询问和体格检查方面做到全面、细致,同时严格遵循一元论的原则来确立诊断。比如在以四肢麻木就诊的患者中,我们不能只关注患者神经系统的病史、症状和体征,而应该有意识地去寻找和发现患者有无肝脾肿大、内分泌异常等其他系统受累的症状和体征,避免误诊的出现。

3. 注意与其他疾病鉴别

(1) CIDP:POEMS 综合征和 CIDP 临床上均可出现亚急性或慢性对称性感觉运动性周围神经病。此外 POEMS 综合征也可以出现脑脊液蛋白-细胞分离现象。神经电生理检测方面,POEMS 综合征和 CIDP 均可表现为轴索变性和神经纤维脱髓鞘。因此在没有多系统受累表现时,POEMS 综合征和 CIDP 鉴别困难。Mauermann 等的研究发现,CIDP 常常为上下肢及肢体远近端均受累,而 POEMS 综合征下肢远端肌无力、肌萎缩更重;CIDP 很少出现疼痛,而 POEMS 综合征疼痛较多,在 10%～15%的患者中疼痛可以是 POEMS 综合征的显著特征,在有的案例报道中,甚至可以占到 50%。POEMS 综合征除视盘水肿外,通常不伴有脑神经病变。在神经活检方面,CIDP 常见的巨噬细胞介导的炎性脱髓鞘性反应在 POEMS 综合征中很少看到。治疗方面,POEMS 综合征较 CIDP 对丙种球蛋白和血浆置换的疗效反应差。这一点可以作为诊断 POEMS 综合征的线索。

(2)原发性甲状腺功能减退症:Gandhi 等研究报道提示约 84%的 POEMS 综合征患者伴有内分泌功能的紊乱,其中性腺功能减退是男性患者中最普遍的内分泌功能紊乱,54%的患者同时具有多轴内分泌功能紊乱。因此对于怀疑原发性甲状腺功能减退症患者的常规诊疗措施中,除了甲状腺功能的监测外,常规对其他内分泌轴功能(性腺、肾上腺及血糖)的监测和评价在鉴别原发性甲状腺功能减退症和 POEMS 综合征中就显得非常重要。当然,除去内分泌系统的功能,患者出现多发性神经炎、肝脾肿大等临床表现时更要想到 POEMS 综合征的诊断。

(3)多发性骨髓瘤:是一种以骨髓中单克隆浆细胞大量增生为特征的恶性疾病,以贫血、骨骼疼痛或溶骨性骨质破坏、高钙血症和肾功能不全为特征,临床方面也可以出现多发性周围神经病变。其克隆性浆细胞可分泌 M 蛋白。其本质上为恶性肿瘤性疾病。诊断要求必须满足:① 骨髓克隆性浆细胞≥10%或经活检证实存在浆细胞瘤;② 血清或尿液中存在 M 蛋白:IgG>35 g/L、IgA>20 g/L、IgM>15 g/L、IgE>2 g/L、尿轻链>1 g/24 h。③ 存在任何骨髓瘤相关的终末器官损伤。相比较而言,POEMS 综合征 M 蛋白的轻链几乎均为 λ 轻链,κ 轻链极为罕见。大部分患者的 X 线显示特征性的骨质硬化伴或不伴溶骨性损害。其骨髓浆细胞比例多不足 5%。而多发性骨髓瘤患者骨髓中瘤细胞比例通常大于 15%。

POEMS 综合征是临床上一种少见的累及多系统的疾病。目前越来越多的证据表明其可能为一个单一独立的疾病。其发病率低,致残率高,患者的中位生存期约为 5～7 年。提高临床医师对该病的认识,树立整体性/全面性思维,避免专科思维及局限思维,进行合适的实验室筛查(血清/尿免疫固定电泳、VEGF 测定)和必要的影像学检查,是减少和避免误诊、漏诊的关键。

(徐依成　杜继臣)

参考文献

[1] Dispenzieri A, Kyle RA, Lacy MQ, et al. POEMS syndrome: definitions and long-term outcome[J]. Blood, 2003,101(7):2496-2506.

[2] Dispenzieri A. POEMS syndrome:2011 update on diagnosis, risk-stratification, and management[J]. Am J Hematol, 2011,86(7):591-601.

[3] Dispenzieri A. POEMS syndrome[J]. Blood Rev, 2007,21(6):285-299.

[4] Gandhi GY,Basu R, Dispenzieri A, et al. Endocrinopathy in POEMS syndrome: the Mayo Clinic experience[J]. Mayo Clin Proc, 2007,82(7):836-842.

[5] Garg RK. Tuberculous meningitis[J]. Acta Neurlo Scand, 2010,122(1):75-90.

[6] Mahadevan B, Mahadevan S,SeraneVT, et al. Tuberculin reactivity in tuberculousm eningitis[J]. Indian J Pediatr, 2005,72(3):213-215.

[7] Mauermann ML, Sorenson EJ, Dispenzieri A, et al. Uniform demyelination and more severe axonal loss distinguish POEMS syndrome from CIDP[J]. J Neurol Neurosurg Psychiatry, 2012,83(5):480-486.

[8] Preudhomme C, Sagot C, Boissel N, et al. Favorable prognostic significance of CEBPA mutations in patients with de novo acute myeloid leukemia: a study from the Acute Leukemia French Association (ALFA)[J].

Blood，2002，100(8)：2717－2723.

[9] Shishov AS，Grigorevskaia UB，Gurianov AV，et al. The role of bacterialogical investigation in diagnostic of bacterial infections with a syndrome of purulent meningit[J]. Zh Nevrol Psikhiatrii S S Korsakova，2011，111(5)：75－80.

[10] Suarez JI，Tarr RW，Selman WR. Aneurysmal subarachnoid hemorrhage[J]. N Engl J Med，2006，354(4)：387－396.

[11] 包礼平，胡国华. 简明临床神经病学[M]. 吉林：吉林科学技术出版社，1994：294－296.

[12] 陈红芳，邵慧军. ShyDrager 综合征 11 例误诊分析[J]. 临床医学，2005，25(10)：88.

[13] 陈贞文. 首诊无脑膜刺激征的蛛网膜下腔出血 8 例报道[J]. 卒中与神经疾病，2006，13(3)：189.

[14] 程晓娟，赵玉武. 我国多发性硬化的诊断现状[J]. 中国神经免疫学和神经病学杂志，2011，18(4)：235－237.

[15] 崔高亮，石正洪. 与帕金森病相关的临床误诊分析[J]. 中国全科医学，2010，13(2)：178－180.

[16] 杜建成. 不典型急诊脑出血 48 例误诊分析[J]. 浙江临床医学，2006，8(8)：799－801.

[17] 段恕诚，刘湘云，朱启镕. 儿科感染病学[M]. 上海：上海科学技术出版社，2006：639.

[18] 段应昌. 腹型癫痫一例误诊分析[J]. 青海医药杂志，2012，42(7)：30.

[19] 付继东. 肝豆状核变性 3 例误诊分析[J]. 中国社区医师(医学专业)，2012，14(11)：264.

[20] 付琳，廖书胜，杨明秀. POEMS 综合征二例误诊原因分析及文献复习[J]. 临床误诊误治，2013，26(10)：41－43.

[21] 郝学民，李艳红. PD 延误诊断 35 例分析[J]. 实用心脑肺血管病杂志，2012，20(9)：1479.

[22] 胡斌，刘秀华. 不同类型重症肌无力误诊原因分析[J]. 临床误诊误诊，2007，20(9)：23－25.

[23] 贾建平，崔丽英，王伟，等. 神经病学[M]. 6 版. 北京：人民卫生出版社，2008：240－242.

[24] 蒋雨平，王坚，蒋雯巍. 新编神经疾病学[M]. 14 版. 上海：上海科学普及技术出版社，2014：.

[25] 李海峰. Guillain-Barre 综合征和 Miller Fisher 综合征的新诊断分类和标准[J]. 中国神经免疫学和神经病学杂志，2014，21(6)：441－443.

[26] 李剑，周道斌. POEMS 综合征的诊治新进展[J]. 中华血液学杂志，2012，33(10)：881－883.

[27] 李娟娟，汤志伟. 正常颅压性脑积水误诊为双眼青光眼 1 例分析[J]. 中国误诊学杂志，2008，8(33)：8206－8207.

[28] 李来刚，曹培勇. 老年人原发性低颅压综合征临床分析[J]. 现代医药卫生，2010，26(12)：1813－1814.

[29] 李青. 28 例原发性低颅压综合征临床分析[J]. 中国医药导报，2011，8(3)：149－150.

[30] 李珊，黄跃金，王苏英. ShyDrager 综合征 16 例临床分析[J]. 中国实用神经疾病杂志，2007，10(7)：86.

[31] 李素萍，贾志新，刘海青，等. 小脑出血 12 例误诊分析[J]. 武警医学，2005，16(5)：365.

[32] 李小丽，徐坚，金辉，等. 老年自主神经性癫痫两例[J]. 脑与神经疾病杂志，2012，20(5)：382－385.

[33] 李晓明，魏世辉，宋鄂. 伴眼部症状的颅内静脉窦血栓形成眼科漏诊、误诊临床分析[J]. 眼科新进展，2010，30(2)：137－140.

[34] 刘惕生. 自发性蛛网膜下腔出血 DSA 医源性误诊 11 例分析[J]. 中国误诊学杂志，2010，10(7)：1638－1639.

[35] 刘瑕. 颅内静脉窦血栓形成 14 例误诊分析[J]. 河北医药，2005，27(7)：518.

[36] 卢祖能. 最新修订版诊断多发性硬化的 McDonald 标准[J]. 中风与神经疾病杂志，2013，20(4)：256－258.

[37] 陆明智. 原发性低颅压综合征 21 例临床分析[J]. 临床医学，2011，31(3)：58－60.

[38] 罗祖明，丁新生. 缺血性脑血管病学[M]. 北京：人民卫生出版社，2011：348－358.

[39] 吕传真，周良辅. 实用神经病学[M]. 4 版. 上海：上海科学技术出版社，2014.

[40] 吕晓民，吕洋，吕晓萍，等. 光敏性癫痫误诊低血糖症 1 例[J]. 中国实验诊断学，2012，14(2)：303.

[41] 马文平，王启江. 多发性硬化的眼部改变误诊 39 例分析[J]. 中国误诊学杂志，2005，5(9)：1723－1724.

[42] 蒙喜斯. 重症肌无力 21 例临床误诊辨析[J]. 临床误诊误治，2011，24(2)：66－67.

[43] 潘卫，高旭光. 原发性低颅压综合征八例误诊分析[J]. 中国全科医学，2007，10(4)：309.

[44] 蒲传强,吴卫平,郎森阳.神经系统感染免疫病学[M].北京:科学出版社,2003:234-243.

[45] 钱敏,陈琳,关鸿志,等.POEMS综合征的临床和周围神经病理特点[J].协和医学杂志,2012,3(3):293-297.

[46] 乔文颖,曾红.蛛网膜下腔出血的诊断与治疗[J].中国临床医生,2013,41(1):810.

[47] 邱邦东,刘青鹤,余光开.结核性脑膜炎实验室诊断的研究进展[J].西南军医,2008,10(2):111-112.

[48] 饶会林,李燕.结核性早期脑膜炎的诊断和治疗[J].临床肺科杂志,2003,8(3):255.

[49] 沈渔邨.精神疾病学[M].5版.北京:人民卫生出版社,2009:361-363.

[50] 史丽萍,王淑丽.PD临床误诊原因分析[J].中国综合内科(心脑血管疾病),2007,5(3):276-277.

[51] 舒远琴,肖玲.小儿非典型结核性脑膜炎50例诊治体会[J].实用医学杂志,2007,23(23):36-54.

[52] 谭庆晶,季兴,覃斐章,等.原发性低颅压综合征误诊12例病例分析[J].中风与神经疾病杂志,2012,29(8):748-749.

[53] 王乃凤.PD16例误诊分析[J].中国实用神经疾病杂志,2010,13(10):93.

[54] 王薇.病毒性脑炎64例临床特点分析[J].中国误诊学杂志,2010,10(34):8475.

[55] 王维治.神经病学[M].北京:人民卫生出版社,2006.

[56] 王鹰,曾晓华,李国雄,等.慢性脑内血肿的影像误诊分析与鉴别诊断[J].放射学实践,2008,23(5):494-497.

[57] 韦玉华,潘润德.以精神症状为主要首发表现的病毒性脑炎95例临床分析[J].中国神经精神疾病杂志,2007,33(1):45-47.

[58] 魏伟立.结核性脑膜炎的早期诊断策略[J].中国医师进修杂志,2006,29(1):52-53.

[59] 吴惠兰.新生儿化脓性脑膜炎的早期诊断[J].浙江临床医学,2007,9(10):1366.

[60] 吴江,贾建平,崔丽英.神经病学[M].2版.北京:人民卫生出版社,2012.

[61] 吴立文,金丽日.新癫痫临床实用性定义解读[J].中华医学信息导报,2014,29(12):16-17.

[62] 吴圣楣,陈惠金.新生儿医学[M].上海:上海科学技术出版社,2006:550-552.

[63] 吴仕孝.新生儿颅内感染[J].实用儿科临床杂志,2005,20(2):97-99.

[64] 吴逊.癫痫和发作性疾病[M].北京:人民军医出版社,2001:322-331.

[65] 项全申,门振兴,傅文芳.中国儿科专家经验文集[M].沈阳:沈阳出版社,1994:455.

[66] 谢静.不典型蛛网膜下腔出血首发症状与误诊分析[J].脑与神经疾病杂志,2007,15(6):457,453.

[67] 熊玉波,谢腾,张捷,等.脑脓肿误(漏)诊分析[J].医学新知杂志,2008,18(2):114-115.

[68] 杨皑岚,柴莹.老年原发性直立性低血压误诊一例[J].临床误诊误诊,2007,20(4):46.

[69] 杨春伍,刘爱举,张卫兵.特发性正常颅压性脑积水误诊分析[J].临床误诊误治,2012,25(10):35.

[70] 杨杰,曾进,周芝文,等.结核性脑膜炎的临床及影像学特点(附1例报道及文献复习)[J].中风与神经疾病杂志,2010,27(2):138-141.

[71] 杨茜,唐北沙,沈璐.ShyDrager综合征30例临床分析[J].脑与神经疾病杂志,2005,13(5):327-329.

[72] 杨延芳,任立军,王宪玲.多发性硬化误诊37例分析[J].中国误诊学杂志,2006,6(17):3359-3360.

[73] 杨晏青.蛛网膜下腔出血误诊分析[J].中国现代药物应用,2010,4(22):180-181.

[74] 杨元珍.以精神障碍为首发症状的病毒性脑炎21例分析[J].中国民康医学,2010,22(2):174.

[75] 应宗友.非典型蛛网膜下腔出血的误诊原因探讨[J].实用中西医结合临床,2009,9(5):72-73.

[76] 袁海斌,陶莹,黄笑,等.外部性脑积水误诊误治分析[J].中国妇幼保健,2006,21(19):27-46.

[77] 张彩霞,赵建民.不典型脑出血误诊分析[J].中国实用乡村医学杂志,2011,18(7):42-43.

[78] 张瑾,何为慧.脑脓肿误诊2例分析[J].中国误诊学杂志,2006,6(19):3780.

[79] 张素芳,逢涛,娄华.重症肌无力31例误诊分析[J].中国实用神经疾病杂志,2012,15(23):75,96.

[80] 张雄伟,徐慧文.脑电图对单纯疱疹病毒性脑炎的早期诊断价值[J].临床神经电生理学杂志,2006,15(3):175-176.

[81] 张琰萍,李龙斌.结核性脑膜炎37例临床分析[J].临床误诊误治,2008,21(6):47-48.

[82] 张印,赵鹏.肝豆状核变性误诊为精神分裂症5例分析[J].中国实用医药,2012,7(26):187-188.

[83] 赵虹,党雁华.颅内静脉窦血栓形成的临床误诊分析与影像学检查[J].中国临床医生杂志,2007,35(1):

39 - 40.

[84] 中国免疫学会神经免疫学分会,中华医学会神经病学分会神经免疫学组.重症肌无力诊断和治疗中国专家共识[J].中国神经免疫学和神经病学杂志,2012,19(6):401 - 408.

[85] 中国医师协会神经外科医师分会.中国脑积水规范化治疗专家共识(2013 版)[J].中华神经外科杂志,2013,29(6):634 - 637.

[86] 中国医学会神经病学分会神经肌肉病学组.中国吉兰巴雷综合征诊治指南[J].中华神经科杂志,2010,43(8):583 - 586.

[87] 中华医学会神经病学分会 脑血管病学组.中国急性缺血性脑卒中诊治指南 2014[J].中华神经科杂志,2015,48(4):246 - 257.

[88] 中华医学会神经病学分会脑血管病学组.2010 中国急性缺血性脑卒中诊治指南[J].中华神经科杂志,2010,43(2):4013 - 4017.

[89] 钟纯正,李文斌.不典型病毒性脑炎 39 例误诊分析[J].重庆医学,2009,38(19):2520.

[90] 朱成朔,孙涛,刘国安.ShyDrager 综合征误诊分析[J].临床误诊误治,2012,25(12):18 - 19.

第二十章 精神障碍

第一节 抑郁症

一、概述

抑郁症是一种常见病,其核心症状为情绪低落、兴趣缺乏和乐趣丧失,其病因与遗传因素、早年创伤经历和生活事件有密切关系。

不同的国家,抑郁症的发病率有很大差异。2014年《Nature》杂志的抑郁症特刊综合多方面数据,预测中国的抑郁症发病率为3.02%(与日本、韩国相仿,可能与诊断标准的差异和躯体化主诉有关),美国是4.45%,最高的是阿富汗,达22.5%,考虑与战争频发密切相关。另外,据美国官方最保守的估计,大约6.7%的美国人在一生中会经历1次严重的抑郁。

抑郁症不仅是一种慢性的、复发性疾病,还可能是一种进展性疾病,持续脑内功能改变会促使结构也发生相应的变化。抑郁症不仅与脑内神经环路改变有关,还与内分泌、免疫和自主神经功能的变化有关。

抑郁症的临床表现主要为情绪低落、兴趣缺乏和乐趣丧失,另外还有精神疲乏、自卑自责、注意力记忆力下降、失眠和食欲改变等症状,严重者会有自杀冲动和自杀行为。同时,大多数患者都会伴有一些明显的非特异性的躯体症状,包括头痛或全身疼痛、周身不适、胃肠道功能紊乱、心慌气短乃至胸前区痛、尿频、尿急等。这些非特异性症状常常给临床诊断造成困扰,是抑郁症误诊漏诊的一个重要原因。

抑郁症的诊断主要依靠病史、临床表现和病程。抑郁症治疗倡导全病程治疗策略,急性期治疗主要目的是尽快缓解症状,尽早获得临床痊愈;巩固期和维持期治疗主要是防止复燃、复发。目前常规的治疗方式推荐药物治疗和心理治疗相结合,二者有互相促进作用。对重症抑郁患者还推荐使用物理治疗,如电抽搐治疗和重复经颅磁刺激治疗。抑郁症的复发率很高。Yiend等对接受长程初级护理的抑郁症患者进行23年随访,发现复发率高达64%。

二、诊断标准

2013年美国精神医学学会出版的《精神疾病诊断与统计手册》第5版(DSM-5)是目前临床上采纳的最新的抑郁症诊断指南,其制定了不同抑郁障碍的诊断标准。

1. 破坏性心境失调障碍

(1) 诊断标准:① 严重的反复的脾气爆发,表现为言语(如言语暴力)和(或)行为(如以肢体攻击他人或财物),其强度或持续时间与所处情况或所受的挑衅完全不成比例。② 脾气爆发与其发育阶段不一致。③ 脾气爆发平均每周3次或3次以上。④ 几乎每天和每天的大部分时间,脾气爆发之间的心境是持续性的易激惹或发怒,且可被他人观察到(如父母、老师、同伴)。

（2）诊断标准①～④的症状已经持续存在 12 个月或更长时间,在此期间,个体从未有过连续 3 个月或更长时间诊断标准①～④中的全部症状都没有的情况。

（3）诊断标准①和④至少在下列 3 种(即在家、在学校、与同伴在一起)的两种场景中存在,且至少在其中 1 种场景中是严重的。

（4）首次诊断不能在 6 岁前或 18 岁后。

（5）根据病史或观察,诊断标准①～⑤的症状出现的年龄在 10 岁前。

（6）从未有过持续 1 天的特别时期,在此期间,除了持续时间以外,符合了躁狂或轻躁狂发作的全部诊断标准(注:与发育阶段相符的情绪高涨,例如遇到或预期到一个非常积极的事件发生,则不能被视为躁狂或轻躁狂的症状)。

（7）这些行为不仅仅出现在重性抑郁障碍的发作期,且不能用其他精神障碍来更好地解释,如孤独症谱系障碍、创伤后应激障碍、分离焦虑障碍、持续性抑郁障碍(心境恶劣)(注:此诊断不能与对立违抗障碍、间歇性暴怒障碍或双相情感障碍并存,但可与其他精神障碍并存,包括重性抑郁障碍、注意缺陷或多动障碍、品行障碍和物质使用障碍。若个体的症状同时符合破坏性心境失调障碍和对立违抗障碍的诊断标准,则只能诊断为破坏性心境失调障碍。如果个体曾有过躁狂或轻躁狂发作,则不能再诊断为破坏性心境失调障碍)。

（8）这些症状不能归因于某种物质的生理效应,或其他躯体疾病或神经疾病。

2. 重性抑郁障碍

（1）在同一个 2 周时期内,出现 5 个以上的下列症状,表现出与先前功能相比不同的变化,其中至少 1 项是心境抑郁或丧失兴趣或愉悦感(不包括那些能够明确归因于其他躯体疾病的症状):① 几乎每天大部分时间都心境抑郁,既可以是主观的报告(如感到悲伤、空虚、无望),也可以是他人的观察(如表现流泪)(注:儿童和青少年可能表现为心境易激惹)。② 几乎每天或每天的大部分时间,对于所有或几乎所有活动的兴趣或乐趣部分都明显减少(既可以是主观体验,也可以是观察所见)。③ 在未节食的情况下体重明显减轻,或体重增加(如 1 个月内体重变化超过原体重的 5%),或几乎每天都减退或增加(注:儿童则可表现为未达到应增体重)。④ 几乎每天都失眠或睡眠过多。⑤ 几乎每天都精神运动性激越或迟滞(由他人观察所见,而不仅仅是主观体验到的坐立不安或迟钝)。⑥ 几乎每天都疲劳或精力不足。⑦ 几乎每天都感到自己毫无价值,或过分的、不适当地感到内疚(可以达到妄想的程度,并不仅仅是因为患病而自责或内疚)。⑧ 几乎每天都存在思考或注意力集中的能力减退或犹豫不决(既可以是主观的体验,也可以是他人的观察)。⑨ 反复出现死亡的想法(而不仅仅是恐惧死亡),反复出现没有特定计划的自杀意念,或有某种自杀企图,或有某种实施自杀的特定计划。

（2）这些症状引起有临床意义的痛苦,或导致社交、职业或其他重要功能方面的损害。

（3）这些症状不能归因于某种物质的生理效应,或其他躯体疾病。

注:诊断标准(1)～(3)构成了重性抑郁发作。另外,对于重大丧失(如丧痛、经济破产、自然灾害的损失、严重的躯体疾病或伤残)的反应,可能包括诊断标准(1)所列出的症状:如强烈的悲伤、沉浸于丧失、失眠、食欲缺乏和体重减轻,这些症状可以类似抑郁发作。尽管此类症状对于丧失来说是可以理解的或反应恰当的,但除了对于重大丧失的正常反应之外,也应该仔细考虑是否还有重性抑郁发作的可能。这个决定必须要基于个人史和在丧失的背景下表达痛苦的文化常模来作出临床判断。

（4）这种重性抑郁发作的出现不能用分裂情感性障碍、精神分裂症、精神分裂症样障碍、妄想障碍或其他特定的或未特定的精神分裂症谱系及其他精神病性障碍来更好地解释。

（5）从无躁狂发作或轻躁狂发作(注:若所有躁狂样或轻躁狂样发作都是由物质滥用所致的,

或归因于其他躯体疾病的生理效应,则此排除条款不适用)。

3. 持续性抑郁障碍(心境恶劣)　持续性抑郁障碍由 DSM-Ⅳ所定义的慢性重性抑郁障碍与心境恶劣障碍合并而来。

(1) 至少在 2 年内的多数日子里,1 天中的多数时间中出现抑郁心境,既可以是主观的体验,也可以是他人的观察(注:儿童和青少年的心境可以表现为易激惹,且持续至少 1 年)。

(2) 抑郁状态时,有下列 2 项(或更多)存在:① 食欲不振或过度进食。② 失眠或睡眠过多。③ 缺乏精力或疲劳。④ 自尊心低。⑤ 注意力不集中或犹豫不决。⑥ 感到无望。

(3) 在 2 年的病程中(儿童或青少年为 1 年),个体从来没有 1 次不存在诊断标准(1)或(2)的症状超过 2 个月的情况。

(4) 重性抑郁障碍的诊断可以连续存在 2 年。

(5) 从未有过躁狂或轻躁狂发作,且从不符合环性心境障碍的诊断标准。

(6) 这种障碍不能用一种持续性的分裂情感性障碍、精神分裂症、妄想障碍、其他特定的或未特定的精神分裂症谱系及其他精神病性障碍来更好地解释。

(7) 这些症状不能归因于某种物质(如滥用的毒品、药物)的生理效应,或其他躯体疾病(如甲状腺功能低下)。

(8) 这些症状引起有临床意义的痛苦,或导致社交、职业或其他重要功能方面的损害。

注:因为在持续性抑郁障碍(心境恶劣)的症状列表中,缺乏重性抑郁发作的诊断标准所含的四项症状,所以只有极少数个体持续存在抑郁症状超过 2 年却不符合持续性抑郁障碍的诊断标准。如果在当前发作病程中的某一个时刻符合了重性抑郁发作的全部诊断标准,则应该给予重性抑郁障碍的诊断。否则,有理由诊断为其他特定的抑郁障碍或未特定的抑郁障碍。

4. 重性抑郁发作　诊断标准与重性抑郁障碍诊断相同。

5. 躁狂发作

(1) 在持续至少 1 周的时间内,几乎每一天的大部分时间里,有明显异常的、持续性的高涨、扩张或心境易激惹,或异常的、持续性的活动增多或精力旺盛(或如果有必要住院治疗,则可短于 1 周)。

(2) 在心境障碍、精力旺盛或活动增加的时期内,存在 3 项(或更多)以下症状(如果心境仅仅是易激惹,则为 4 项),并达到显著的程度,且表现出与平常行为相比明显的变化。具体症状为:① 自尊心膨胀或夸大。② 睡眠的需求减少(如仅仅睡 3 h 即感休息好)。③ 比平时更健谈或有持续讲话的压力感。④ 意念飘忽或主观感受到思维奔逸。⑤ 自我报告或被观察到的随境转移(即,注意力非常容易被不重要或无关的外界刺激所吸引)。⑥ 有目标的活动增多(工作或上学时的社交,或性活动)或精神运动性激越(即无目的、无目标的活动)。⑦ 过度地参与那些结果痛苦的可能性高的活动(如无节制的购物、轻率的性行为、愚蠢的商业投资)。

(3) 这种心境障碍严重到足以导致显著的社交或职业功能的损害,或必须住院,以防止伤害自己或他人,或存在精神病性特征。

(4) 这种发作不能归因于某种物质(如滥用的毒品、药物、其他治疗)的生理效应或其他躯体疾病。

注:① 由抗抑郁治疗(如药物、电抽搐疗法)引起的一次完整的躁狂发作,持续存在的全部症状超过了使用的治疗的生理效应,这对于躁狂发作而言是足够的证据,因此可诊断为双相Ⅰ型障碍。② 诊断标准(1)~(4)构成了躁狂发作,诊断为双相Ⅰ型障碍需要个体一生中至少有 1 次躁狂发作。

6. 轻躁狂发作

(1) 在至少连续 4 天的时间内,几乎每一天的大部分时间里有明显异常的、持续性的高涨、扩张或心境易激惹,或异常的、持续性的活动增多或精力旺盛。

(2) 在心境障碍、精力旺盛或活动增加的时期内,存在 3 项(或更多)以下症状(如果心境仅仅是易激惹,则为 4 项),并持续性地表现出与平常行为相比明显的变化,且达到显著的程度。具体表现为:① 自尊心膨胀或夸大。② 睡眠的需求减少(如仅睡 3 h 即感到休息好)。③ 比平时更健谈或有持续讲话的压力感。④ 意念飘忽或主观感受到思维奔逸。⑤ 自我报告或被观察到的随境转移(即注意力太容易被不重要或无关的外界刺激所吸引)。⑥ 有目标的活动增多(工作或上学时的社交,或性活动)或精神运动性激越。⑦ 过度地参与那些结果痛苦的可能性高的活动(如无节制的购物、轻率的性行为、愚蠢的商业投资)。

(3) 这种发作与明确的功能改变有关,个体无症状时没有这种情况。

(4) 这种心境障碍和功能的改变可以明显地被他人观察到。

(5) 这种发作没有严重到足以导致显著的社交或职业功能的损害或必须住院治疗。如果存在精神病性特征,根据定义,则为躁狂发作。

(6) 这种发作不能归因于某种物质(如滥用的毒品、药物、其他治疗)的生理效应。

注:① 由抗抑郁治疗(如药物、电抽搐疗法)引起的完整的轻躁狂发作,持续存在的全部症状超过了使用的治疗的生理效应,这对于轻躁狂发作而言是足够的证据。然而,需要谨慎的是,①项或②项症状(尤其是使用抗抑郁药物后出现的易激惹的增加、急躁或激动)不足以作出轻躁狂发作的诊断,也不足以说明个体有双相的素质。② 诊断标准(1)~(6)构成了轻躁狂发作,轻躁狂发作虽然常见于双相Ⅰ型障碍,但对于双相Ⅰ型障碍的诊断而言并不重要。

7. 双相及相关障碍

(1) 双相Ⅰ型情感障碍:① 至少 1 次符合了躁狂发作的诊断标准(上述躁狂发作 1~4 的诊断标准)。② 这种躁狂和重性抑郁发作的出现不能用分裂情感性障碍、精神分裂症、精神分裂症样障碍、妄想障碍或其他特定的或未特定的精神分裂症谱系及其他精神病性障碍来更好地解释。

(2) 双相Ⅱ型障碍:① 至少 1 次符合了轻躁狂发作的诊断标准[上述"轻躁狂发作"(1)~(6)的诊断标准]和至少 1 次重性抑郁发作[上述"重性抑郁发作"(1)~(3)的诊断标准]的诊断标准。② 从未有过躁狂发作。③ 这种躁狂和重性抑郁发作的出现不能用分裂情感性障碍、精神分裂症、精神分裂症样障碍、妄想障碍或其他特定的或未特定的精神分裂症谱系及其他精神病性障碍来更好地解释。④ 抑郁期和轻躁狂期的频繁交替所致的抑郁症状或具有不可预测性,引起有临床意义的痛苦,或导致社交、职业或其他重要功能方面的损害。

8. 环性心境障碍

(1) 至少 2 年(儿童和青少年至少 1 年)的时间内有多次轻躁狂症状,但不符合轻躁狂发作的诊断标准,且有多次抑郁症状,但不符合重性抑郁发作的诊断标准。

(2) 在上述的 2 年(儿童和青少年为 1 年)的时间内,轻躁狂期和抑郁期至少有一半的时间,且个体无症状的时间每次从未超过 2 个月。

(3) 从不符合重性抑郁、躁狂或轻躁狂发作的诊断标准。

(4) 诊断标准①的症状不能用分裂情感性障碍、精神分裂症、精神分裂症样障碍、妄想障碍、或其他特定的或未特定的精神分裂症谱系及其他精神病性障碍来更好地解释。

(5) 这些症状不能归因于某种物质(如滥用的毒品、药物)的生理效应,或其他躯体疾病(如甲状腺功能亢进症)。

(6) 这些症状引起有临床意义的痛苦,或导致社交、职业或其他重要功能方面的损害。

三、误诊文献研究

1. 文献来源及误诊率　2004—2013 年发表在中文医学期刊并经遴选纳入误诊疾病数据库的抑郁症误诊文献共 42 篇,共计误诊病例数 1 707 例。其中 6 篇文献可计算误诊率,误诊率 64.30%。

2. 误诊范围　本组抑郁症误诊范围涉及 60 种疾病 2 021 例次,涉及的系统前三位是神经系统疾病、消化系统疾病、精神心理疾病(见图 20-1-1)。误诊疾病中,居前五位的是冠心病、胃肠炎、神经衰弱、脑血管病、失眠,部分病例多次误诊,误诊疾病主要范围见表 20-1-1。另有 21 例次分别误诊为有机磷农药中毒、高血压、肺炎、肩关节周围炎、三叉神经痛、帕金森病、脑震荡、肋间神经痛、脑萎缩、多发性周围神经病、杀鼠剂中毒;30 例次仅作出眼睑痉挛或下垂的症状诊断。

本组数据提示,抑郁症不仅仅表现简单的情绪低落,同时伴有大量各种各样的不适感受或症状,很容易被误诊为几乎各个系统的疾病,给临床各科医务工作者正确诊断带来挑战。而且,抑郁症还有 19.84% 的被误诊为精神疾病的其他种类,这提示抑郁症在精神专科中也是高误诊疾病,或说明抑郁症常常合并其他精神疾病,给精神心理专科医生的诊断提出了挑战。另外,还有 48 例次的漏诊病例,提示抑郁的非典型性,常常使临床医生难以识别;36 例次的诊断不明更提示抑郁症诊断的复杂程度,使得一些病例甚至被纳入疑难杂症。

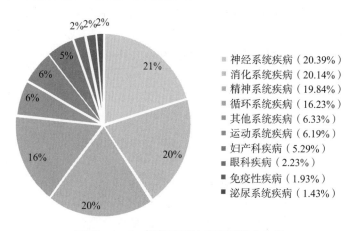

　■ 神经系统疾病(20.39%)
　■ 消化系统疾病(20.14%)
　■ 精神系统疾病(19.84%)
　■ 循环系统疾病(16.23%)
　■ 其他系统疾病(6.33%)
　■ 运动系统疾病(6.19%)
　■ 妇产科疾病(5.29%)
　■ 眼科疾病(2.23%)
　■ 免疫性疾病(1.93%)
　■ 泌尿系统疾病(1.43%)

图 20-1-1　抑郁症误诊疾病系统分布图

表 20-1-1　抑郁症主要误诊疾病

误诊疾病	误诊例次	百分比(%)	误诊疾病	误诊例次	百分比(%)
冠心病	260	12.86	紧张性头痛	42	2.08
胃肠炎	256	12.67	胃肠功能紊乱	30	1.48
神经衰弱	222	10.98	泌尿系感染	26	1.29
脑血管病	129	6.38	心脏神经症	22	1.09
失眠	120	5.94	老年性痴呆	17	0.84
围绝经期综合征	91	4.50	胆囊炎	16	0.79
颈椎病	91	4.50	窦性心动过速	15	0.74
神经症	90	4.45	慢性结膜炎	15	0.74
自主神经功能紊乱	71	3.51	结肠炎	14	0.69
胃十二指肠溃疡	68	3.36	心肌炎	14	0.69
关节炎	57	2.82	散发性脑炎	13	0.64
精神分裂症	46	2.28	癔症	12	0.59

续表

误诊疾病	误诊例次	百分比(%)	误诊疾病	误诊例次	百分比(%)
盆腔炎	12	0.59	心力衰竭	5	0.25
胃食管反流病	11	0.54	食管炎	5	0.25
焦虑症	11	0.54	腰椎间盘突出症	5	0.25
甲状腺功能亢进症	10	0.49	疑病症	4	0.20
紧张性头痛	9	0.45	皮炎	4	0.20
咽喉炎	9	0.45	前列腺炎	3	0.15
坐骨神经痛	9	0.45	宫颈炎	3	0.15
早泄	8	0.40	风湿性心脏病	3	0.15
咽部异感症	8	0.40	癫痫	3	0.15
心脏病	7	0.35	安眠药中毒	3	0.15
阑尾炎	7	0.35	糖尿病	3	0.15
童年情绪障碍	6	0.30			

3. 容易误诊为抑郁症的疾病　经对误诊疾病数据库收录全部疾病检索,发现 152 篇文献 44 种疾病共 324 例曾误诊为抑郁症,主要病种见表 20-1-2。尚有 32 例次为:胰腺癌、慢性肾衰竭、脑囊虫病、肺癌、散发性脑炎、睡眠呼吸暂停低通气综合征、低颅压综合征、肠道蛔虫病、发作性睡病、非霍奇金淋巴瘤、朗格汉斯细胞组织细胞增生症、脑膜瘤、路易体痴呆、甲状旁腺功能减退症、甲状旁腺腺瘤、进行性核上性麻痹、特发性体位性低血压、韦尼克脑病、肾上腺结核、肾上腺皮质腺瘤、双相情感障碍、铅中毒、妊娠期糖尿病酮症酸中毒、癔症、胰岛素瘤。

表 20-1-2　容易误诊为抑郁症的主要疾病

确诊疾病	例　数	百分比(%)	确诊疾病	例　数	百分比(%)
甲状腺功能减退症	79	24.38	产后甲状腺炎	7	2.16
甲状腺功能亢进症	56	17.28	癫痫	6	1.85
神经梅毒	29	8.95	垂体瘤	4	1.23
肝豆状核变性	18	5.56	精神分裂症	4	1.23
病毒性脑炎	16	4.94	偏头痛	4	1.23
睡眠-觉醒节律障碍	15	4.63	系统性红斑狼疮	4	1.23
纤维性肌痛	14	4.32	皮质纹状体脊髓变性	3	0.93
脑血管病	10	3.09	腺垂体功能减退症	3	0.93
低血糖症	9	2.78	硬膜下血肿	3	0.93
帕金森病	8	2.47			

4. 医院级别　本次纳入统计的 1 707 例抑郁症误诊 2 021 例次,其中误诊发生在三级医院 706 例次(34.93%),二级医院 1 136 例次(56.21%),一级医院 176 例次(8.71%),其他医疗机构 3 例次(0.15%)。

5. 确诊手段　本组误诊患者均根据症状体征及相关心理量表测定,相关医技检查排除器质性疾病,确诊抑郁症。

6. 误诊后果　本次纳入的 1 707 例抑郁症中,1 681 例文献描述了误诊与疾病转归的关联,26 例预后不明确或疾病转归与误诊关联不明确。按照误诊数据库对误诊后果的分级评价标准,可统计误诊后果的病例中,98.16%(1 650/1 681)的患者为Ⅲ级后果,未因误诊误治造成不良后果;1.84%(31/1 681)的患者造成Ⅱ级后果,因误诊误治导致病情迁延或不良后果。

抑郁障碍不仅会使个体感到痛苦,造成生活、工作及人际交往能力下降,还有可能导致个体失能、残疾甚至自杀身亡,造成个人或家庭悲剧。比如香港著名艺人张国荣、美籍华裔作家张纯如,其自杀原因都是饱受抑郁困扰。

笔者在临床工作中就曾遇到两例以失眠为主要表现的抑郁患者,因彻夜失眠极其痛苦,在其他医院就诊时又被误诊误治。病程迁延数月后,自感生活无望,不愿再连累家人,因而服药自杀。幸亏家人发现及时,经对症治疗后患者症状明显缓解,在短短 1 个月内精神状态就判若两人。就在撰写本文期间,笔者闻讯 1 例抑郁症患者因失眠就诊于非精神心理科而延误治疗,多次自杀未遂,在近日于某医院就诊期间从 6 楼跳下,抢救无效而身亡。

纵观中外的抑郁障碍治疗指南,都提倡早诊断、早治疗和足量、足疗程治疗的原则,这样可提高临床痊愈率和减少复发次数。关于误诊的后果,大部分研究仅仅关注误诊环节,且作者多根据器质性病变的预后做出统计结果评价误诊的严重性。从心理医学和精神医学专科角度讲,可能会对该结论有一定的质疑。在这里我们深入讨论,以提醒非专科医生高度重视。

(1)误诊后果评价标准可能更强调器质性损害:抑郁症的表现主要是情绪上的和症状上的,脑功能的受损主要表现神经内分泌水平上。如果以是否造成器质性损害的标准评判,当然可以说并未造成不良后果。但如果考虑对患者社会功能及家庭生活质量等诸方面的影响,甚至是生命的丧失,很难评价为并未造成不良后果,如上述的张国荣和张纯如自杀的例子。

(2)误诊后果随访时间较短:Ahamura 等对抑郁症患者进行 4 年的随访观察,发现未治疗时间大于 12 个月的患者,其复发次数明显高于 12 个月以下的患者。在本组的 42 篇文献提及的 1 707 例误诊患者中,误诊 1 年以上者不在少数,有的甚至长达 5～10 年。但是,提及治疗终结后随访观察的患者只有 5 例。其中,1 个月后随访的 1 例,半年后随访的 1 例,1 年后随访的 2 例,2 年后随访的 1 例。因此,其余患者在临床治愈或者好转后的复发及复燃情况,有待进一步核实,并不能确定未造成不良后果。

四、误诊原因分析

本组纳入 42 篇文献提供的抑郁症误诊原因频次,主要有 10 项,见表 20 - 1 - 3,这 10 项原因可归为医生的原因、疾病的原因、患者的原因和社会文化因素影响四大类。

表 20 - 1 - 3　抑郁症误诊原因

误诊原因	频次	百分率(%)	误诊原因	频次	百分率(%)
经验不足,缺乏对该病的认识	39	92.86	未选择特异性检查项目	3	7.14
问诊及体格检查不细致	21	50.00	并发症掩盖了原发病	2	4.76
诊断思维方法有误	14	33.33	患者主述或代述病史不确切	2	4.76
缺乏特异性症状体征	5	11.90	患者或家属不配合检查	1	2.38
过分依赖或迷信医技检查结果	3	7.14	多种疾病并存	1	2.38

1. 与医生相关的误诊原因

(1)经验不足而缺乏对该病的认识:患病率高但识别率低,一直是抑郁症诊治中的一个难点。2013 年,DSM - 5 现场研究结果显示,在精神障碍的诊断中,抑郁症的识别一致率为 0.28,仅高于焦虑抑郁混合发作、广泛性焦虑和反社会人格障碍。这种情况在世界范围普遍存在,而中国的情况则更甚。20 世纪 90 年代初,WHO 调查了 15 个国家的基层单位,上海市内科医生对抑郁障碍的识别率为 21%,远低于 15 个国家资料的中位数 55.6%;内科医生对 78.5%的抑郁障碍患者未予任何处理,明显高于 WHO 15 个国家综合资料的中位数 15.2%;对所有抑郁障碍患者未给予任何抗抑郁剂治疗,明显低于 WHO 15 个国家综合资料的中位数 18.8%。本次文献调查结果也证实,误诊多因患者的躯体症状频繁就诊于各相关临床专科,接诊医师忽视对精神心理疾病所致躯体症状的认识,故而导致误诊,甚至长达数年。

(2) 问诊及体格检查不细致:重检查轻问病史是许多门诊医师接诊时存在的问题。面对众多患者,医生往往只重视自己专科疾病的问诊内容,忽视社会心理及情绪状态的内容。抑郁症的特异性症状是情绪低落、兴趣缺乏和乐趣丧失,消化、循环和泌尿生殖等系统的非特异性症状广泛且多变,又无明确的体征。如果详细问诊,患者一般都会描述此类情况,如果将躯体症状和上述心因性改变结合起来分析,则不难考虑到抑郁症或其他精神障碍。

(3) 诊断思维方法有误:研究显示,躯体疾病和抑郁症的关系有 4 种,即躯体疾病是抑郁症的直接原因、躯体疾病是抑郁症的诱因、抑郁症是躯体疾病的直接原因、躯体疾病和抑郁症并存无直接因果关系。当躯体疾病和抑郁症并存时,临床医生如果只是一元化思维,常常注重躯体疾病的诊断而忽视了对抑郁症的诊断。

(4) 过于迷信或忽视医技检查:医技检查有助于抑郁症的排除诊断,但过于迷信和忽视医技检查结果都有可能造成抑郁症的误诊漏诊。

2. 疾病的原因　抑郁症被误诊的疾病相当广泛,与抑郁症伴随的非特异性症状多有密切关系。抑郁症躯体症状比例高达 69%,发生率超过 30% 的躯体症状不少于 14 种,可细分为疼痛、精力疲乏、自主神经症状、中枢神经系统症状等几个大类,各种疼痛症状比例大于 65%。

抑郁症患者的疲劳感、精力缺乏等低动力症状常常导致患者病情迁延,以不典型的躯体化症状为主诉,反复在非精神心理专科就诊,不能及时获得正确诊断和治疗,从而影响预后。

非典型抑郁如微笑的抑郁以及隐匿型抑郁更是难以识别,抑郁以阴性退缩等症状为主常常不易引起关注而误诊漏诊等。

3. 患者的原因　疾病耻感、不愿暴露社会心理诱因的隐私、隐瞒自己的悲观想法、不认为躯体不适与抑郁有关,只接受躯体治疗拒绝心理治疗等,造成了抑郁症的就诊率低,首次就诊科室常为非精神心理专科。Phillips 等在中国四省市流行病学调查数据显示,心境障碍(含抑郁症)的治疗率为 8.3%;就诊的抑郁症患者中,有 59% 就诊于非精神科,而非精神专科医师往往又不能识别抑郁症,这就造成抑郁症的高患病率、低识别率的现状。

4. 社会文化因素的影响　目前我国公众对抑郁症等精神心理疾病普遍存在一定的偏见和歧视,加之各医院心理卫生科建设机制不健全,一方面是抑郁症患者羞于到精神心理科就诊,另一方面有部分患者有求治无门的现象,这一系列社会问题导致抑郁患者的就诊压力,影响了及时诊断和早期治疗。

五、防范误诊措施

1. 加强对抑郁症相关知识的学习,是防范抑郁症误诊的基础　在高等医学院校本科教育中,应强化抑郁症的相关知识课程;在临床医生的继续医学教育中,应增加抑郁症识别和鉴别诊断的强化培训,提高各临床专科医师对抑郁症复杂多样表现的认识。

2. 重视对抑郁病史的询问,是提高抑郁症诊断率的前提　在临床工作中,优先考虑诊断躯体疾病,是基本的临床诊断思维。由于大型三甲医院门诊患者人满为患,临床医生对每一位就诊者的问诊时间往往很有限。如何在有限的时间内,既不漏诊误诊相关的躯体疾病,也不遗漏抑郁症等精神障碍疾病,有一定的矛盾。笔者建议在高伴发抑郁的二级临床专科如神经内科、心血管内科、中医科等,常规将抑郁症作为本专科疾病外应排除的疾病,此后再确诊专科相关疾病,并将此除外诊断常规尽快纳入各专科疾病的诊疗指南中。在这些专科门诊患者候诊时,可选择一些简单的抑郁自评量表(如国际通行的 PHQ-9 量表)供其自查。在医生问诊躯体疾病时,可同时快速浏览患者的抑郁自评分,提高对抑郁症的筛选率。对可疑的或疑难的患者,推荐到精神心理科等专业科室就诊。

3. 培养多元诊断思维模式,是防范抑郁症漏误诊的重要手段　躯体疾病和抑郁症之间的四种关系,反映了二者不是简单的一元因果关系。如果在临床工作中,医生对此有高度的警惕,具备身心相互影响又可独立存在的多元诊断思维,对防范抑郁症漏诊误诊将大有裨益。加强临床会诊制度和疑难病例讨论制度,可有效帮助临床医生培养这种诊断思维模式,同时亦可有效防止抑郁症诊断的扩大化。在临床实际工作中,推荐先假设躯体疾病和抑郁症属共存的独立关系,然后在进一步的诊治工作中,小心求证或排除二者的因果关系。

4. 详细的体格检查和合理的医技检查,可有助于抑郁症的鉴别诊断　抑郁症症状复杂多样,涉及多个系统,但却常常无明显阳性的体征和实验室检查结果,是抑郁症的排除诊断标准。因此,详细的体格检查和合理的医技检查,详尽的鉴别诊断,是确诊或除外抑郁症、减少误诊漏诊的重要手段。

(杜士君　张　倩　赵铁梅)

第二节　焦虑障碍

一、概述

惊恐障碍(panic disorder,PD)及广泛性焦虑为焦虑障碍(general anxiety disorder,GAD)的两个亚型,这两种亚型最容易被误诊为躯体疾病。惊恐障碍又称急性焦虑障碍,其主要特点是突然发作的、不可预测的、反复出现的、强烈的惊恐体验,一般历时 5~20 min,伴濒死感或失控感,患者常体验到濒临灾难性结局的害怕和恐惧,并伴有自主神经功能失调的症状。

1. 发病原因　在女性中,惊恐障碍的终生患病率为 4.8%,是男性的 2~3 倍。起病年龄呈双峰模式,第一个高峰出现于青少年晚期或成年早期,第二个高峰出现于 45~54 岁。其发病机制与遗传、神经生物学相关因素及心理社会相关因素有关。其遗传机制不清,从家系和孪生子研究推断其遗传度为 40% 左右,女性的患病率高于男性可能提示其与性别相关的遗传因素有关。神经生物学相关因素涉及脑干 CO_2 感受器超敏的可能,与 γ-氨基丁酸(GABA)系统、去甲肾上腺素(NE)和 5-羟色胺(5-HT)系统有关。神经影像学研究提示惊恐障碍发作时可能存在前脑对边缘系统和脑干的抑制作用下降。该病的心理社会相关因素与患者的人格特征、心理防御方式、心理应对方式、早年经历、父母教养方式、家庭环境氛围、社会阶层、经济状况及受教育程度等有关。

2. 临床表现　惊恐障碍临床表现为惊恐发作、预期焦虑和回避行为。惊恐发作时,患者在无特殊恐惧性处境时,突然感到一种突如其来的紧张、害怕、恐惧感,甚至出现惊恐,可伴有濒死感、失控感;肌肉紧张,坐立不安,全身发抖或无力;常常有严重的自主神经功能紊乱症状,如出汗、胸闷、呼吸困难或过度换气、心动过速、心律不齐、头痛、头昏、四肢麻木和感觉异常等,部分患者可有人格或现实解体。通常起病急骤,终止迅速,一般历时几分钟至数十分钟,发作期间始终意识清晰。预期焦虑指在发作后的间歇期个体仍心有余悸,担心再发。个体因害怕发作产生不幸后果而同时伴有回避身处某些可能诱发惊恐发作或发作后难以逃离、无法获助的场所或处境,如独自离家、独处,在人群、商场、电梯、广场等场所,或乘车、船等交通工具时,称为广场恐惧症。因此在诊断分类中,惊恐障碍又被分为伴有广场恐惧症或不伴有广场恐惧症两种。

广泛性焦虑障碍是一种以焦虑为主要临床表现的精神障碍,常常表现为不明原因的提心吊胆、紧张不安,并有显著的自主神经功能紊乱症状、肌肉紧张及运动性不安。患者往往能够认识到这些担忧是过度和不恰当的,但不能控制,因难以忍受而感到痛苦。病程不定,但趋于波动并成为慢性。患者常因自主神经症状就诊于综合性医院,进行过多的检查和治疗。多数 GAD 患者共病抑郁障碍或其他焦虑障碍,如惊恐障碍、强迫性障碍,造成 GAD 诊断和治疗的困难。

广泛性焦虑是最常见的焦虑障碍,终生患病率约为 4.1%～6.6%,在普通人群中年患病率在1.9%～5.1%,45～55 岁年龄组比例最高,女性是男性的 2 倍。在病因和发病机制的遗传方面,荟萃分析表明广泛性焦虑障碍有家族聚集性,遗传度大约为 32%,具体机制尚未得出结论。神经影像学研究表明,广泛性焦虑青少年的杏仁核及前额叶背内侧体积增大,这两个脑区及前扣带回活动增加,而前额叶背外侧活动相对下降。神经生化研究表明,广泛性焦虑患者外周血 GABA 受体密度下降,左颞极 GABA 受体结合率降低。同时与 5-HT 受体及 NE 浓度有关。本病心理社会因素方面的发病原因与惊恐障碍相同。

3. 治疗与预后　惊恐障碍及广泛性焦虑这两种焦虑障碍亚型的治疗均包括药物治疗及心理治疗。药物治疗可以应用四类,即苯二氮䓬类药物(BZD),具有抗焦虑作用的抗抑郁药,小剂量第二代抗精神病药,及 5-HT 受体的部分激动剂(如丁螺环酮及坦度罗酮)。经过 8～12 周的急性期治疗,可转入巩固和维持期治疗,时间至少 1 年。病程长、反复发作、治疗效果不满意、伴有抑郁或其他焦虑障碍者持续治疗时间常常为数年。焦虑障碍的心理治疗包括认知行为治疗及心理动力学治疗等。

惊恐障碍可在数周内完全缓解,病程超过 6 个月者易慢性化。40% 的患者可共病抑郁障碍,此时可使惊恐障碍预后变差。不伴广场恐惧的患者疗效较好,伴广场恐惧症者复发率高且预后欠佳。

二、诊断标准

《精神障碍诊断与统计手册(案头参考书)》(第五版)和《精神病学》第七版的鉴别诊断部分,对于焦虑障碍分类下的惊恐障碍和广泛性焦虑障碍的诊断标准分别如下:

1. 惊恐障碍

(1) 反复出现不可预期的惊恐发作:① 一次惊恐发作是突然发生的强烈的害怕或强烈的不适感(这种突然发生的惊恐可以出现在平静状态或焦虑状态),并在几分钟内达到高峰,发作期间出现下列 4 项及以上症状:心悸、心慌或心率加速;② 出汗;③ 震颤或发抖;④ 气短或窒息感;⑤ 哽噎感;⑥ 胸痛或胸部不适;⑦ 恶心或腹部不适;⑧ 感到头昏、脚步不稳、头重脚轻或晕厥;⑨ 发冷或发热感;⑩ 感觉异常(麻木或针刺感);⑪ 现实解体(感觉不真实)或人格解体(感觉脱离了自己);⑫ 害怕失去控制或发疯;⑬ 濒死感。

注:可能观察到与特定文化有关的症状(如耳鸣、颈部酸痛、头疼、无法控制的尖叫或哭喊),此类症状不可作为诊断所需的 4 个症状之一。

(2) 至少在 1 次发作之后,出现下列症状中的 1～2 种,且持续 1 个月(或更长)时间:① 持续地担忧或担心再次的惊恐发作或其结果(如失去控制、心肌梗死、"发疯")。② 在与惊恐发作相关的行为方面出现显著的不良变化(如设计某些行为以回避惊恐发作,如回避锻炼或回避不熟悉的情况)。

(3) 这种障碍不能归因于某种物质(如滥用毒品、药物)的生理效应,或其他躯体疾病(如甲状腺功能亢进、心肺疾病)。在第七版《精神病学》中指出需与药物使用或精神活性物质滥用及戒断相鉴别,使用某些药物如哌甲酯、甲状腺素、类固醇、茶碱、5-HT 再摄取抑制剂(SSRIs)或 5-HT 与 NE 再摄取抑制剂(SNRIs)等可导致惊恐发作;精神活性物质如酒、苯丙胺、可卡因的使用及戒断,苯二氮䓬类药物的戒断也可导致惊恐发作。此外,尚需与躯体疾病导致的惊恐发作相鉴别,如二尖瓣脱垂、甲状腺功能亢进症、癫痫、短暂性脑缺血发作、嗜铬细胞瘤、低血糖、狂犬病等均可出现惊恐发作。对于怀疑上述躯体疾病所致的惊恐发作,应询问相关病史并及时进行相应的实验室检查。

(4)这种障碍不能用其他精神障碍来更好地解释:如未特定的焦虑障碍中,惊恐发作不仅仅出现于对害怕的社交情况的反应;特定恐怖症中,惊恐发作不仅仅出现于对有限的恐惧对象或情况的反应;强迫症中,惊恐发作不仅仅出现于对强迫思维的反应;创伤后应激障碍中,惊恐发作不仅仅出现于对创伤事件的提示物的反应;或分离焦虑障碍中,惊恐发作不仅仅出现于对与依恋对象分离的反应。在第七版《精神病学》中指出要与其他精神障碍导致的惊恐发作相鉴别,社交焦虑障碍和特定的恐惧障碍均可出现惊恐发作,此时不作出惊恐障碍的诊断,只有不可预测的惊恐发作才是惊恐障碍。惊恐可继发于抑郁障碍,如果同时符合抑郁障碍的诊断标准,不应把惊恐障碍作为主要诊断。

惊恐发作的标注:症状的呈现是为了确认一次惊恐发作,然而,惊恐发作不是精神障碍,也不能被编码。惊恐发作可出现于任一种焦虑障碍的背景下,也可出现于其他精神障碍(如抑郁障碍、创伤后应激障碍、物质使用障碍)中以及某些躯体疾病(如心脏、呼吸系统、前庭、胃肠等疾病)之中。当惊恐发作被确认后,应该被记录为标注(如"创伤后应激障碍伴惊恐发作")。但对于惊恐障碍而言,惊恐发作已包含在该疾病的诊断标准中,故不再被用作标注。

2. 广泛性焦虑障碍

(1)在至少 6 个月的多数日子里,对于诸多事件或活动(如工作或学校),表现出过分的焦虑和担心(焦虑性期待)。

(2)个体难以控制这种担心。

(3)这种焦虑和担心与下列 6 种症状中至少 3 种有关(儿童只需 1 项;在过去 6 个月中,至少一些症状在多数日子里存在):① 坐立不安或感到激动或紧张;② 容易疲倦;③ 注意力难以集中或头脑一片空白;④ 易怒;⑤ 肌肉紧张;⑥ 睡眠障碍(难以入睡或保持睡眠状态,或休息不充分、质量不满意的睡眠)。

(4)这种焦虑、担心或躯体症状引起有临床意义的痛苦,或导致社交、职业或其他重要功能方面的损害。

(5)这种障碍不能归因于物质(如滥用的毒品、药物)的生理效应,或其他躯体疾病(如甲状腺功能亢进症)。

(6)这种障碍不能用其他精神障碍来更好地解释:如惊恐障碍中的焦虑或担心发生惊恐发作;社交焦虑障碍中的负性评价;强迫症中的被污染或其他强迫性思维;分离焦虑障碍中的与依恋对象的离别;创伤应激障碍中的创伤性事件的提示物;神经性厌食症中的体重增加;躯体形式障碍中的躯体不适;躯体变形障碍中的外貌存在瑕疵;疾病焦虑障碍中的感到有严重的疾病,或像精神分裂症或妄想障碍中的妄想信念的内容。

三、误诊文献研究

1. 文献来源及误诊率　2004—2013 年发表在中文医学期刊并经遴选纳入误诊疾病数据库的焦虑障碍文献共 42 篇,惊恐障碍文献 19 篇,总误诊例数 905 例。其中 1 篇文献可计算误诊率,误诊率 77.50%。

2. 误诊范围　本次纳入的焦虑障碍误诊为 35 种疾病 1 039 例次,误诊疾病居前 3 位的是冠心病、胃肠炎和脑血管病,部分患者多次误诊,主要误诊疾病见表 20 - 2 - 1。对误诊疾病系统分布分析显示,居首位的为心血管疾病,共 676 例次(65.06%);居第二位的为消化道疾病,共 80 例次(7.70%);居第三位的为脑血管疾病,共 68 例次(6.54%)。需要特别指出的是,诊断为神经症、自主神经功能紊乱、癔症共 37 例次(3.56%),这些诊断虽不是焦虑障碍,却是与心理因素密切相关的精神障碍。少见的误诊疾病有特发性震颤、前列腺炎、食管炎、嗜铬细胞瘤、多发性周围神经炎、急腹症、坐骨神经痛。惊恐障碍误诊为 25 种疾病 621 例次,误诊疾病居前三位与焦虑障碍相同,占71.18%,主要误诊疾病见表 20 - 2 - 2。少见的误诊疾病有泌尿系感染、急性心包炎、甲状腺功能亢进症、食管炎、嗜铬细胞瘤、急腹症、坐骨神经痛。12 例次仅作出眩晕症状查因诊断。

表 20 - 2 - 1　焦虑障碍主要误诊疾病

误诊疾病	误诊例次	百分比(%)	误诊疾病	误诊例次	百分比(%)
冠心病[a]	590	56.79	神经症	10	0.96
胃肠炎	78	7.51	失眠	10	0.96
脑血管病	45	4.33	泌尿系感染	9	0.87
高血压病	42	4.04	急性呼吸窘迫综合征	8	0.77
心律失常	32	3.08	低血糖症	6	0.58
癔症	27	2.60	甲状腺功能亢进症	5	0.48
短暂性脑缺血发作	20	1.92	睡眠呼吸暂停低通气综合征	5	0.48
颈椎病	19	1.83	支气管哮喘	4	0.38
心脏神经症	19	1.83	梅尼埃病	4	0.38
心肌炎	18	1.73	癫痫	4	0.38
帕金森病	16	1.54	散发性脑炎	4	0.38
围绝经期综合征	15	1.44	急性心包炎	3	0.29
心功能不全	12	1.15	偏头痛	3	0.29
恐怖症状	12	1.15			

注:a:主要误诊为心绞痛,21 例误诊为急性冠状动脉综合征。

表 20 - 2 - 2　惊恐障碍主要误诊疾病

误诊疾病	误诊例次	百分比(%)	误诊疾病	误诊例次	百分比(%)
冠心病[a]	360	57.97	心肌炎	11	1.77
脑血管病	45	7.25	围绝经期综合征	10	1.61
高血压病	37	5.96	急性呼吸窘迫综合征	8	1.29
癔症	27	4.35	低血糖症	6	0.97
心脏神经症	23	3.70	癫痫	4	0.64
心律失常	20	3.22	梅尼埃病	4	0.64
胃肠炎	15	2.42	支气管哮喘	4	0.64
心功能不全	12	1.93	颈椎病	4	0.64
恐怖症状	12	1.93			

注:a:主要误诊为心绞痛,9 例误诊为急性冠状动脉综合征。

3. 医院级别　本次纳入统计的 905 例焦虑障碍误诊 1 039 例次,其中误诊发生在三级医院459 例次(44.18%),二级医院 566 例次(54.48%),一级医院 12 例次(1.15%),其他医疗机构 2 例次(0.19%)。

4. 确诊手段　本组焦虑障碍及惊恐障碍误诊患者均根据症状体征及相关心理测试量表检查，并经医技检查排除器质性疾病后确诊。

5. 误诊后果　本组 904 例（99.89%）患者造成Ⅲ级误诊后果，即发生误诊误治尚未造成不良后果；仅 1 例（0.11%）造成Ⅱ级误诊后果，即因误诊误治导致不良后果。

四、误诊原因分析

本组 61 篇文献中提供的误诊原因根据出现频次，主要有 8 项，见表 20-2-3。

表 20-2-3　焦虑/惊恐障碍误诊原因

误诊原因	频次	百分率(%)	误诊原因	频次	百分率(%)
经验不足,缺乏对该病的认识	59	96.72	过分依赖或迷信辅助检查结果	9	14.75
问诊及体格检查不细致	25	40.98	病人主述或代述病史不确切	6	9.84
缺乏特异性症状体征	13	21.31	未选择特异性检查项目	2	3.28
诊断思维方法有误	10	16.39	病人或家属不配合检查	1	1.64

1. 经验不足缺乏，缺乏对该病认识　这两种焦虑障碍亚型被误诊排在第一位的原因均是医生经验不足，缺乏对该病的认识。焦虑障碍患者可出现多种躯体疾病的症状和体征，成为躯体疾病的"模仿师"。他们反复到医院就诊，辗转于不同科室或医院，以期寻找一个满意的医学诊断来解释其症状。正因如此，他们被当成"疑病症"、"体弱"、"有点神经质"等。何燕玲等于 2012 年发表的对就诊于中国东、西、南、北及中部地区 5 个城市的 15 家三甲医院神经科、心血管科、消化科及妇产科 8 487 例的调查表明，焦虑障碍的检出率仅为 8.6%，焦虑障碍是综合医院就诊者中的常见问题，各种焦虑障碍亚型之间，以及焦虑与抑郁障碍的共病非常普遍且共病者病情更重。而 2011 年发表的对北京、西安、广州三地 9 家综合医院非精神科门诊 1 083 例调查表明，焦虑障碍的检出率仅为 7.6%。从上述两项调查结果可见，综合医院非精神科门诊的焦虑障碍检出率如此之低，尚不到 10%，那么剩余的 90% 则可能是被漏诊和误诊的。另外，如前所述，非专科医生对焦虑障碍的亚型分类也容易模糊不清，例如纳入本研究的认为被误诊为焦虑障碍的大多数病例，实际上应进一步诊断为惊恐障碍。

目前临床医学二级或三级专科划分越来越细，医生对本专业的疾病非常熟悉，对其他专业可能有所了解，而对于心理障碍却知之甚少。他们很容易从本专业的角度去了解、分析病情、诊断疾病，从而易被症状蒙蔽。另一方面，焦虑和惊恐发作期间，也存在心血管系统生理生化指标的改变，两者均可能是造成误诊的重要原因。Csaba 等研究表明，焦虑情绪可引起体内交感神经活动增强，引发一系列的病理生理改变，如儿茶酚胺的过量分泌、脂类代谢的紊乱、促凝血物质和有强烈缩血管作用的血管紧张素Ⅱ的释放，继而导致心率加快、血压升高等。Mansour 等发现，惊恐发作患者确实存在心肌缺血，其推测冠状动脉舒缩受自主神经和心肌代谢水平的双重调节。在惊恐发作时，患者体内肾上腺素分泌增多，继而冠状动脉痉挛而致心电图 ST-T 改变。此外，惊恐发作时部分患者出现过度换气，使血 pH 值升高，二氧化碳分压下降，影响了冠状动脉舒张。Friedman 等指出，焦虑状态可引起迷走神经张力增高和自主神经对心率的控制能力下降，是引发窦性心动过速和非器质性期前收缩的原因。上述研究均是对焦虑障碍误诊为心血管方面疾病从机制上的解释。

如前所述，焦虑障碍误诊疾病位居第二的为消化系统炎症毫不奇怪，因为消化道的运动及腺体分泌受自主神经系统支配，同时也接受体液调节。焦虑情绪通过神经、内分泌之间的相互作用而导致胃肠道运动功能障碍及腺体分泌紊乱，从而很容易产生恶心、呕吐、反酸，腹痛、腹胀、腹泻等胃肠炎症状,患者反复就诊于消化科或普通内科,专科医生常常从本专业的角度出发,因此许多伴消化道症状的焦虑障碍患者先期常被诊断为消化系统疾病。

2. 询问病史不详细,查体不细致　我国目前的医疗现状也使得医生在紧张忙乱的就诊过程中询问病史不详细,体格检查不细致,医生意识不到患者的症状可能系焦虑障碍而致,因此不会将他们转诊至精神心理科。即便有时患者被怀疑患有焦虑障碍,但因精神检查耗时,临床医生也会因心有余而力不足而放弃精神检查。

3. 缺乏特异性症状体征,临床医生思维局限　生物-心理-社会整体医学模式理念已被提倡多年,但在临床实践中并未得到真正的实施,大多数医生仍然采用传统单一的生物医学模式。此外,焦虑障碍本身缺乏特异性症状及体征,持生物医学模式的临床医生缺乏相应的精神心理知识与经验,不清楚精神心理因素与自主神经系统之间关系的机制,不知道或不会做精神检查,过分依赖医技检查结果而导致误诊。还有许多医生存在盲从心理,患者因同一症状在短期内反复于多家医院就诊,专家权威或大医院的先期诊断很可能影响医生的判断,因盲目认同而误诊。

4. 患者因素导致的误诊　患者常常以躯体症状为主诉,忽视了焦虑的内心体验及认知偏离,或不认为紧张焦虑与躯体症状有关,而在就诊时不谈及内心体验。在一些情况下,即使医生建议患者去精神心理专科就诊,但因注重躯体的传统价值观念及对精神障碍的病耻感及误解等因素,患者或其家属也常常不配合检查、不接受诊断等,这些患方因素也增加了误诊的可能。

五、防范误诊措施

焦虑障碍的漏诊或误诊往往致使患者对先前存在的一些躯体疾患症状夸大,从而进入反复求医或住院的恶性循环,严重地影响了患者的社会功能。

虽然本组文献中未发现焦虑障碍误诊导致的严重不良后果,但笔者在临床实践中却遇到过1例因焦虑障碍急性发作而接受致残性手术的患者,最终严重影响了其社会功能。该患者曾因焦虑发作而在作者所在科室间断治疗过3年,其在做心理治疗候诊期间时常发生憋气、气促,面红耳赤,声音嘶哑情况,伴强烈惊恐体验。然而,在心理医师为其言语指导呼吸放松后几分钟,上述症状即可缓解。该患者后来因严重的惊恐发作而被某著名三甲医院急诊实施了气管切开并永久留置插管的手术,尽管这与患者家属对急诊医生告知病情的内容有关,但也教训深刻。回顾病史,该患者最初因甲状腺结节术后并发左侧声带部分麻痹而被医生告知今后要严防感冒,否则可能在声带麻痹基础上因扁桃体炎肿大而窒息。此后,患者家属非常担心,在其房间电脑上安装了摄像头并24 h监控,为及时发现其窒息情况。这一做法加剧了患者的心理负担。在一次购物过程中,患者因与家人争吵后情绪异常激动,随即出现心理治疗期间曾出现的憋气、说不出话及窒息感,被家属就近送至某三甲医院急诊。家属陈述病史时,诉患者存在声带麻痹、窒息可能危及生命的情况,因此,医院紧急为患者实施了气管切开留置气管插管手术。后续随访中获知此情。笔者深感遗憾:那位急诊医生若知道该患者当时症状是惊恐发作,也许就不会为其实施这一手术了。气管切开插管留置术后,患者发声困难,要接受并坚持发声训练,还面临气管插管与外界相通易致感染的情况。患者需要每天对插管进行冲洗、消毒,严重影响其生活质量。然而,"祸不单行",最终发生了患者一直担心的甲状腺癌。目前该患者因原发性焦虑及甲状腺癌转移后继发的焦虑依然在笔者处治疗。

此外,笔者近年也遇到多例因胸闷、心悸及心前区不适等疑似冠心病心绞痛发作症状反复到医院就诊,最后行冠状动脉造影检查,在冠状动脉狭窄程度未达到或处于支架植入手术适应证临界状况的情况下,接受了冠状动脉支架植入手术。但之后患者上述"冠心病"症状仍然反复发作,几经周折,最后才辗转到精神心理科就诊,经抗焦虑治疗有效,最后痊愈。

对于有慢性躯体疾病的个体,焦虑障碍对其功能和健康的损害是很明确的。焦虑可能是发生躯体疾病的危险因素,并且可以从生理上使一些状况恶化(如心绞痛、心律失常、运动障碍、不稳定性高血压及肠易激综合征)。有证据表明,恐惧性焦虑障碍是致死性冠状动脉疾病的一个危险因素。焦虑还可以增加高血压的危险。有研究提示,惊恐障碍患者在得到正确诊断之前,常常在一般医疗机构找过 10 个以上的医生,花费了 10 年以上的时间。确诊前平均医疗费用高达 2.67 万元。

这些血的教训都提示:焦虑障碍的误诊不仅加重了患者的医疗风险和经济成本,延长了恢复和治愈的时间,同时浪费了大量宝贵的医疗资源。因此,各临床专科医师一定要提高对焦虑障碍和惊恐障碍的认识,掌握以下几方面有助于减少误诊误治。

1. 掌握综合医院门诊焦虑障碍患者特征　综合医院门诊焦虑障碍患者常具备如下特征:① 存在较多的主诉,其主诉的症状类型呈现一定特点,症状多且常表现为疲倦、虚弱无力、失眠、情绪不稳和焦虑等多种症状。② 辗转于多家医院,经常去看急诊,未发现特异的、明显的异常。当辗转于多个临床科室,主诉重于躯体检查结果,很难用某一系统疾患解释时,应当想到焦虑障碍的可能。③ 各医院给予的诊断不尽相同,似是而非,或是笼统模糊,例如心肌缺血、脑供血不足、头晕待查、高血压、心血管神经官能症、胃食管反流病、胃炎、末梢神经痛等诊断。④ 客观检查未发现明显异常时,不相信医生的解释,怀疑自己得了疑难杂症。⑤ 患者很少主动述及情绪及心理体验,但医生若主动询问这方面情况,患者则会滔滔不绝。经过深入的心理访谈,会发现他们大多存在心理社会诱因,例如负性生活事件,易患人格特征等。

2. 熟悉需鉴别的疾病要点　焦虑障碍可以是原发的,可以是躯体疾病所致(如甲状腺功能亢进症可以导致焦虑),也可以是与躯体疾病共患焦虑障碍,还可以是对于一般躯体情况的心理反应。

(1)冠心病:① 临床表现:冠心病等心脏疾患均可出现类似惊恐发作的表现,但一般均有阳性病史和客观体征,心电图、超声心动图可有异常发现。典型冠心病的疼痛多为压榨感、束带感,持续时间要短于惊恐障碍,多为 3~5 min,但心肌梗死发生时,疼痛时间要长。两者均可伴自主神经系统的心悸、出汗,但惊恐发作时心理体验层面的烦乱、失控感、害怕发疯或濒死感更为突出。② 发作方式:惊恐发作常不可预料,可呈自发性、无明显诱因或与情绪及心情有关;而冠心病心绞痛发作多与体力劳动及情绪激动有关。惊恐障碍与运动无关,反复发作后并无实际危险。③ 医技检查:焦虑发作的心电图常呈非特异性 ST - T 改变,与发作间期的心电图无明显差别。而冠心病胸痛发作时的心电图常有成组导联的 ST - T 改变,胸痛缓解后的心电图与发作期间有明显差异。冠状动脉造影是确诊冠心病的金标准,不合并冠心病的焦虑障碍患者常不会有冠状动脉的狭窄或阻塞,而冠心病患者冠状动脉常有 1 支或 1 支以上的狭窄或阻塞性病变,狭窄程度多超过 50%。如前所述,由于机体的神经内分泌系统受情绪因素影响,焦虑障碍可以引起功能性心肌缺血,故不能因心电图缺血改变而排除焦虑障碍诊断,尤其是在躯体疾病合并焦虑障碍的情况下。④ 发作间期的表现:焦虑障碍患者在发作间歇期也常常有担忧、惴惴不安等预期焦虑表现,还伴随酸麻胀痛等皮肤感知觉异常,肌肉紧张、多汗等自主神经系统症状,并回避引起惊恐发作的地点、场合、情境等,一直都觉得自己的病存在着。而冠心病患者在发作间歇期能正常生活。⑤ 缓解方式:焦虑发作时患者含服迅速扩张冠状动脉药物后症状缓解不明显,而冠心病发作时含服上述药物症状可迅速缓解。

(2)甲状腺功能亢进症:可伴有焦虑、易激惹、坐立不安、震颤和心动过速,常有甲状腺肿大、突眼,如影响心脏者常出现心房颤动。这些患者虽食欲亢进,然而体重下降,睡眠时心率仍很快,甲状腺功能检查呈异常。

（3）嗜铬细胞瘤：本病也可有惊恐发作，嗜铬细胞瘤仅占高血压患者的 1.2%，体格检查、放射线检查和有关激素水平检测可发现肿瘤的特征。

（4）其他需鉴别情况：包括激素在内的许多药物可导致焦虑，药物滥用和突然停药也可导致焦虑，用药史的询问有助识别。有些患者的焦虑是对躯体疾病的心理反应，特别是患不治之症者尤易发生，这时可诊断是原发疾病，注明伴有焦虑反应。其他精神障碍也可导致焦虑，焦虑和抑郁是密切联系的两种精神病理状态。焦虑障碍常伴抑郁，反之亦然，故常导致鉴别诊断的困难。临床上多以两者发生时间的先后顺序、严重程度以资鉴别。鉴别困难时一般首选抗抑郁剂治疗。精神分裂症有时可伴有焦虑障碍状，但该病常有思维障碍和感知障碍及人格改变等，通过详细询问病史及精神检查而不难诊断。其他神经症如分离转换障碍、躯体形式障碍及强迫症均可有焦虑障碍状，但各类疾病均有其本身的特征。焦虑也不是这些神经症的主要症状。

3. 心理评估有助于防范焦虑障碍的误诊及漏诊　心理评估包括自评量表和专业人员评定量表。自评量表包括医院焦虑抑郁量表（hospital anxiety and depression scale，HADS），8~10 分属症状可疑，11~21 分属肯定存在症状。焦虑自评量表（self-rating anxiety scale，SAS），标准总分大于等于 50 分视为焦虑。由专业人员评定的通常为汉密尔顿焦虑量表（Hamilton anxiety scale，HAMA）总分超过 29 分，可能为严重焦虑；超过 21 分，肯定有明显焦虑；超过 14 分，肯定有焦虑；超过 7 分，可能有焦虑。

4. 从管理层面加以重视和防范　加大普及精神心理卫生知识力度，减少社会对精神疾病患者的歧视。如前所述，不仅综合医院非精神心理科医生对焦虑障碍的诊断、治疗率非常低，即便这类患者被检出，他们接受精神药物治疗和同意去精神科就诊的比例也非常低。2007 年长沙市的一项研究表明，在被检出有焦虑抑郁等情绪的患者中，仅有 0.6% 的就诊者接受了门诊医生给予的精神药物，7.5% 的就诊者接受了门诊医生的建议到精神科就诊。不到一半（44.1%）的就诊者愿意进入精神科访谈。这一结果说明焦虑障碍是综合医院门诊患者中的一种常见疾病，但他们不愿意到专科门诊就医，对焦虑抑郁障碍的诊断抱有偏见。因此，向全社会普及精神卫生知识、消除对精神疾患的偏见和误解是非常重要的。

建立适合我国国情的生物—心理—社会医学教育模式和临床运转体系。从医学教育的源头做起，在学历教育期间，增加精神心理课程并加强课间实习。在学历教育结束后的临床规范化培养期间，增设在精神科的实习并保证足够实习时间。加强对临床医生精神心理专业知识的继续教育培训。将精神心理障碍诊断理念逐步纳入规范化诊疗流程之中，提高各专科对焦虑障碍等精神障碍的诊断率。各级相关政府部门要重视精神专科医院的发展和综合医院精神卫生工作的开展。强化联络会诊精神医学的观念，大力普及并运用联络会诊平台，从而有效减少焦虑障碍和惊恐障碍患者的误诊。

（黄秀琴　张　倩）

第三节　分离(转换)性障碍

一、概述

分离(转换)性障碍曾称为癔症。癔症一词源于早期的歇斯底里，由于歇斯底里在非医学界被广泛理解为无理行为的贬义词，故在中国译为癔症。在 ICD-10 中，癔症的概念已经被废弃，取而代之的是分离（转换）性障碍。该病的共同特点是部分或完全丧失了对过去的记忆、身份意识、躯体感觉以及运动控制四个方面的正常整合，是由明显的心理因素，如生活事件、内心冲突、暗示或自我暗示，作用于易病个体引起的一组病症。临床主要表现为癔症性精神障碍（又称分离症状）和癔症性躯体障碍（又称转换症状）两大类症状，这些症状没有可以证实的器质性病变为基础。

1. 病因与发病特点　该病多起病于青年期，多见于女性。多项研究表明：患者幼年时期，一些跟情绪有关的重大冲突被意识压抑到潜意识中，才造成了分离（转换）性障碍。精神因素，特别是精神紧张、恐惧是引发本病的重要因素。精神因素是否引起本病发病，或引发分离症状还是躯体症状，都与患者的生理特点和心理素质有关。近年来影像学研究发现：分离（转换）性障碍患者海马和杏仁核容量与健康对照人群相比体积明显减少。也有研究发现，此症患者大脑运动前区皮层增厚。

目前对于分离（转换）性障碍的病因虽未明确，但是对本病的研究已经从先前的心理研究模式转向了循证脑影像学为代表的心身研究模式。有关发病率的研究，国外报告分离（转换）性障碍的终身患病率为 0.3%～0.6%，男性少见。1982 年我国 12 个地区的精神疾病流行病学调查，在 15～59 岁人口中，患病率为 3.55‰，农村患病率（0.5%）明显高于城市（0.2%）。但 Stater（1961）对 12 对单卵双生子和双卵双生子的研究没有发现同患分离（转换）障碍者。近年来，有文献报道，癔症发病率呈逐年下降趋势。多数学者认为文化落后、经济状况差的地区发病率较高。

2. 临床表现及分型　本病急性起病，可多次发作，症状具有做作、夸大或富有情感色彩等特点，有时可由暗示诱发，也可由暗示而消失，有反复发作的倾向。由于它既可有运动、感觉障碍，又可表现为类自主神经功能、意识、记忆障碍，甚至精神病性障碍，因此临床上易造成误诊。本病的临床表现复杂多样，通常分为以下几种类型：① 分离障碍：主要表现为意识及情感障碍，意识障碍以意识狭窄，朦胧状态为多见，意识范围缩小，有的呈梦样状态或酩酊状态。《精神疾病诊断与统计手册》第 5 版（DSM‐5）根据其临床表现分为分离性身份障碍、分离性遗忘症、人格解体（或）现实解体障碍及其他特定的分离障碍、非特定的分离性障碍等。② 转换障碍：主要表现为随意运动和感觉功能障碍，提示患者可能存在某种神经系统或躯体疾病，但体格检查、神经系统检查和实验室检查，都不能发现其内脏器官和神经系统有相应的器质性损害，其症状和体征不符合神经系统解剖生理特征，被认为是患者不能解决的内心冲突和愿望而具有象征意义的转换。DSM‐5 根据其临床表现分为运动障碍、痉挛障碍、抽搐大发作、听觉障碍、视觉障碍、感觉障碍。③ 特殊表现形式：主要分为癔症的集体发病、赔偿神经症、职业神经症。④ 内脏功能障碍：常见有呕吐、呃逆、过度换气、癔症球等。

3. 治疗原则　分离（转换）性障碍的处理原则不直接针对症状；不鼓励症状残留；掌握适当的环境。提倡采取综合治疗方法，如电刺激、物理疗法、催眠和其他暗示性技术，消除症状的行为治疗，家庭治疗，长程的内省式心理治疗均有效。在癔症精神病状态或痉挛发作时，可采用肌内注射盐酸氯丙嗪或静脉注射地西泮。急性期过后，精神症状仍然明显者，可改用口服药。

分离（转换）性障碍的症状是功能性的，脑影像学改变对此说法提出异议，但从目前治疗效果来看，心理治疗仍然占有重要的地位。该病预后一般较好，60%～80% 的患者可在 1 年内自行缓解。

二、诊断标准

DSM‐5 中对于分离转换障碍（癔症）诊断标准如下：

（1）分离性身份障碍：① 存在 2 个或更多的以截然不同的人格状态为特征的身份瓦解，这可能在某些文化中被描述为一种被（超自然的力量）占有的经验。身份的瓦解涉及明显的自我感和自我控制感的中断,伴随与情感、行为、意识、记忆、感知、认知和(或)感觉运动功能相关的改变。这些体征和症状可以被他人观察到或由个体报告。② 回忆日常事件、重要的个人信息和(或)创伤事件时,存在反复的空隙,与普通的健忘不一致。③ 这些症状引起有临床意义的痛苦,或导致社交、职业或其他重要功能方面的损害。④ 该障碍并非一个广义的可接受的文化或宗教实践的一部分。对于儿童,这些症状不能用假想玩伴或其他幻想的游戏来更好的解释。⑤ 这些症状不能归因于某些物质的生理效应(如在酒精中毒过程中的黑晕或混乱行为)或其他躯体疾病(如复杂部分性癫痫)。

(2)分离性遗忘症:① 不能回忆起重要的个人信息,通常具有创伤或应激性质,且与不同的健忘不一致。② 这些症状引起有临床意义的痛苦,或导致社交、职业或其他重要功能方面的损害。③ 这些症状不能归因于某种物质(如酒精或其他滥用的毒品、药物)的生理效应或神经病性或其他躯体疾病(如复杂部分性癫痫、短暂性全面遗忘症、闭合性脑损伤或创伤性脑损伤后遗症、其他神经疾病)。④ 该障碍不能用其他精神障碍更好地解释,如分离性身份障碍、创伤后应激障碍、急性应激障碍、躯体症状障碍,或重度的、轻度的神经认知障碍。

(3)人格解体或现实解体障碍:① 存在持续的或反复的人格解体或现实解体的体验或两者兼有。人格解体表现为对个体的思维、情感、感觉、躯体或行动的不真实的、分离的活动作为旁观者的体验;现实解体表现为对环境的不真实的或分离的体验。② 在人格解体或现实解体的体验中,其现实检验仍然是完整的。③ 这些症状引起有临床意义的痛苦,或导致社交、职业或其他重要功能方面的损害。④ 该障碍不能归因于某种物质(如滥用的毒品、药物)的生理效应或其他躯体疾病(如癫痫)。⑤ 该障碍不能用其他精神障碍来更好的解释,如精神分裂症、惊恐障碍、重型抑郁障碍、急性应激障碍、创伤后应激障碍或其他分离障碍。

(4)其他特定的分离障碍 ① 混合型分离症状的慢性和反复综合征:此类别包括与不那么明显的自我感和自我控制感的中断有关的身份紊乱或身份改变或被占有的发作,个体报告没有分离性遗忘。② 由于长期的和强烈的胁迫性说服所致的身份紊乱:个体一直受到强烈的胁迫性说服(例如洗脑、思想改造、当俘虏时被教化、长期的政治性监禁、酷刑、被教派或邪教或恐怖组织招募),可表现为长期的身份改变或有意识地质疑自己的身份。③ 对应激事件的急性分离性反应:此类别适用于通常持续少于 1 个月,有时只有几个小时或几天的急性、短暂性状态。这些状况以意识受限、人格解体、现实解体、感知紊乱(例如,时间减退、视物显大)、轻微失忆、短暂性木僵和(或)感觉运动功能的改变(例如痛觉缺失、麻痹)为特征。④ 分离性恍惚症:这种状态是以急性的缩窄或完全丧失对直接环境的感知为特征,表现为对环境刺激极度地反应迟钝或不敏感。反应迟钝可伴有轻微的刻板行为(例如移动手指),个体自己不知道和(或)无法控制,并出现短暂性麻痹或意识丧失。分离性恍惚症并非一个广义的可接受的集体文化或宗教实践的一部分。

(5)未特定的分离障碍:此类型适用于那些临床表现具备分离障碍的典型症状,且引起有临床意义的痛苦,或导致社交、职业或其他重要功能方面的损害,但未能符合分离障碍类别中任何一种特定的疾病的诊断标准。此种未特定的分离障碍可在这种情况下使用,临床工作者对未能符合任何一种特定的分离障碍的诊断标准的个体选择不给出特定的原因,包括因信息不足而无法作出更特定诊断的情况(例如在急诊室的环境下)。

DSM-5 没有涉及分离(转换)性障碍(癔症)的集体发病(又称流行性癔症),此次收集的病例中有一起集体癔症发作,需补充说明。分离(转换)性障碍的集体发病多发生与常在一起生活的群体中,如学校、教堂、寺院或公众场所。起初有 1 人出现分离(转换)性障碍发作,周围目睹者精神受到感应,相继发生类似症状,引起广泛的紧张、恐惧情绪,在相互暗示和自我影响下,使分离(转换)性障碍在短期内暴发流行。这类发作大多历时短暂,表现形式相似。将患者,特别是初发病例

——隔离起来,给予对症处理,流行即可迅速控制。

三、误诊文献研究

1. 文献来源及误诊率 2004—2013 年发表在中文医学期刊并经遴选纳入误诊疾病数据库的分离(转换)性障碍(癔症)文献共 39 篇,总误诊病例数 364 例,其中 6 篇文献可计算误诊率,误诊率55.45%。

2. 误诊范围 本组纳入 364 例分离(转换)性障碍共误诊为 46 种疾病 384 例次,误诊疾病居前三位的是食物中毒、癫痫、心肌炎。由于分离(转换)性障碍的临床表现非特异性强,症状五花八门,因而可能被误诊的疾病类型也多种多样,各个系统都有可能涉及,包括被误诊为其他类型的精神疾病等,这需要各专业临床医生予以注意。需要特别指出的是,纳入的病例中误诊为食物中毒的为集体分离(转换)性障碍发作病例,少见,但涉及人数多(为 120 例,占 31.25%),可能会导致统计数据与临床有差异。部分患者多次误诊,主要误诊疾病范围见表 20-3-1。少见的误诊疾病为狂犬病、阑尾炎、手足搐搦症、肝炎、抽动秽语综合征、支气管哮喘、重症肌无力、周围神经病、周期性瘫痪、小脑变性、脑震荡、心脏病、腰椎病、抑郁症、幼年特发性关节炎、低钾血症、多发性肌炎、安眠药中毒、闭合性颅脑损伤、肠道蛔虫病、肠痉挛、高原性肺水肿、过敏性休克、发作性睡病、湿性舞蹈病、附红细胞体病、输液反应、贫血、上呼吸道感染、梦游、泌尿系结石、脑瘤、精神分裂症。4 例次诊断不明确。

表 20-3-1 分离(转换)性障碍主要误诊疾病

误诊疾病	误诊例次	百分比(%)	误诊疾病	误诊例次	百分比(%)
食物中毒	120	31.25	Guillain-Barre 综合征	9	2.34
癫痫	54	14.06	急性脊髓炎	6	1.56
心肌炎	44	11.46	皮质盲	6	1.56
脑炎	37	9.64	多发性神经根炎	5	1.30
视神经炎	24	6.25	偏头痛	3	0.78
脑血管病	15	3.91	低血糖症	3	0.78
胃肠炎	13	3.39			

3. 容易误诊为分离(转换)性障碍的疾病 本组经对误诊数据库检索发现,216 篇文献 78 种疾病共 545 例曾误诊为分离(转换)性障碍,主要是神经系统、内分泌系统及精神心理疾病,见图20-3-1。位于前五位的疾病为低血糖症、病毒性脑炎、癫痫、心境障碍、惊恐障碍,主要病种见表20-3-2。尚有 54 例次为:心脏神经症、僵人综合征、颅内静脉窦血栓形成、颈部脊髓损伤、肝性脊髓病、神经梅毒、慢性肾衰竭、酒精中毒致精神障碍、肺栓塞、卟啉病、脂质沉积性肌病、青光眼、有机磷农药中毒、声带功能障碍、突发性耳聋、狼疮性脑炎、直背综合征、败血症、肺炎、自发性气胸、垂体瘤、甲状腺功能减退症、ISAACS综合征、胰岛素自身免疫综合征、带状疱疹、假性甲状旁腺功能减退症、Guillain-Barre 综合征、慢性炎性脱髓鞘性多发性神经根神经病、痉挛性斜颈、发作性睡病、不安腿综合征、肠系膜动脉闭塞、梅克尔憩室、皮质盲、铅中毒、Brugada 综合征、病毒性心肌炎、风湿性舞蹈病、急性心肌梗死。

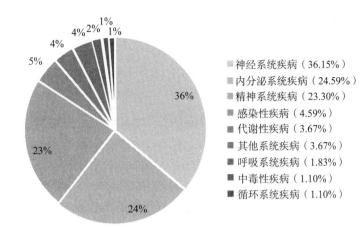

图 20‑3‑1　分离(转换)性障碍误诊疾病系统分布图

表 20‑3‑2　容易误诊为分离(转换)性障碍的主要疾病

确诊疾病	例　数	百分比(%)	确诊疾病	例　数	百分比(%)
低血糖症	68	12.48	低颅压综合征	6	1.10
病毒性脑炎	40	7.34	低钾性周期性瘫痪	5	0.92
癫痫	38	6.97	多发性硬化	5	0.92
心境障碍	36	6.61	血管迷走性晕厥	5	0.92
惊恐障碍	27	4.95	脑囊虫病	5	0.92
胰岛素瘤	24	4.40	重症肌无力	4	0.73
脑血管病	23	4.22	颈动脉窦综合征	4	0.73
精神分裂症	22	4.04	低钠血症	4	0.73
甲状腺功能亢进症	21	3.85	糖尿病酮症酸中毒	4	0.73
散发性脑炎	18	3.30	皮质纹状体脊髓变性	3	0.55
双相情感障碍	16	2.94	寰枢椎半脱位	3	0.55
破伤风	13	2.39	肺癌	3	0.55
肝豆状核变性	12	2.20	气管癌	3	0.55
抑郁症	12	2.20	腺垂体功能减退症	3	0.55
蛛网膜下腔出血	12	2.20	发作性肌张力障碍	3	0.55
结核性脑膜炎	12	2.20	韦尼克脑病	3	0.55
通气过度综合征	11	2.02	胃食管反流病	3	0.55
甲状旁腺功能减退症	10	1.83	阿片类药物中毒	3	0.55
狂犬病	8	1.47			

　　4. 医院级别　本次纳入统计的 364 例分离(转换)性障碍共误诊 384 例次,其中误诊发生在三级医院 183 例次(47.66%),二级医院 191 例次(49.74%),一级医院 7 例次(1.82%),其他医疗机构 3 例次(0.78%)。

　　5. 确诊手段　本组均根据症状体征及辅助检查,排除器质性疾病后,确诊分离(转换)性障碍。

　　6. 误诊后果　本组 364 例分离(转换)性障碍,1 例(0.27%)因误诊造成Ⅱ级误诊后果,进行了不必要的手术;363 例(99.73%)因误诊造成Ⅲ级误诊后果,即发生误诊误治未造成不良后果。

四、误诊原因分析

　　本组 39 篇文献提供的分离(转换)性障碍误诊原因,根据出现频次,经计算机统计归纳为 7 项,经验不足缺乏对该病认识、问诊及体格检查不细致为主,可见误诊原因基本为"医生的原因",见表20-3-3。

表 20-3-3　分离(转换)性障碍误诊原因

误诊原因	频　次	百分率(%)	误诊原因	频　次	百分率(%)
经验不足,缺乏对该病的认识	28	71.79	缺乏特异性症状体征	3	7.69
问诊及体格检查不细致	21	53.85	未选择特异性检查项目	2	5.13
诊断思维方法有误	11	28.21	对专家权威、先期诊断的盲从心理	1	2.56
过分依赖或迷信医技检查结果	5	12.82			

1. 缺乏对分离(转换)性障碍的认识是误诊的主要原因　临床科室越分越细,医生对本专业的疾病非常熟悉,其他专业可能有所了解,而对于心理相关疾病却知之甚少。他们一般从本专业的角度去了解、分析病情、诊断疾病,从而容易被症状蒙蔽,忽略了必要的相关辅助检查,不能科学客观地分析病情,加上缺乏对分离(转换)性障碍的认识,造成关键问题被主要症状掩盖而误诊;另外,可能由于症状典型,客观检查虽然不支持,医生很可能根据经验就作出诊断而造成误诊。如认为患者发生呼之不应、口吐白沫、抽搐,发作后没有神经功能障碍是癫痫的典型表现,就诊断为癫痫。从症状来看,是典型的癫痫大发作,但分离(转换)性障碍患者多在有人的情况发生,而且不会摔伤。又如分离(转换)性障碍集体发作称为群体分离(转换)性障碍,如对此病认识不清,极易误诊为食物中毒、流行病或地方病等其他集体发作的疾病。

2. 询问病史及体格检查不细致也是造成误诊的主要原因　在采集病史时非精神科医生往往忽略收集患者人格类型、生长生活环境、生活事件等病史信息,不能多方面了解患者的病情。分离(转换)性障碍的表现可以出现各科的任何疾病的表现,在临床上要作出正确的判断比较困难,尤其对于临床经验缺乏的医生来说,更容易被各种症状"蒙蔽",误诊为本专科器质性疾病。另一方面,医生可能会选择性听取或关注与某疾病相关的症状,忽视了伴随的多种症状,首先考虑为常见的疾病,没有详细询问病史,直到查体及各项辅助检查均无异常,才反过来详细询问病史,仔细观察患者住院期间的表现,考虑为分离(转换)性障碍。

3. 忽视脑电图检查或过分依赖辅助检查结果　对症状典型的分离(转换)性障碍患者,医生容易孤立地看待或只聚焦于突出的临床表现,忽视必要的辅助检查,出现误诊。仍以分离(转换)性障碍被误诊为癫痫为例,患者发生呼之不应、口吐白沫、抽搐等典型症状,医生没有综合多方面因素去分析病情,也没有进一步行动态脑电图检查以了解是否存在癫痫发作的典型波形,就诊断为癫痫。这也与缺乏对分离(转换)性障碍的认识有关:除了躯体本身病症会导致相应的症状,分离(转换)性障碍患者的症状更显丰富多彩,甚至无所不及。抓住分离(转换)性障碍的这些特点才能拨开迷雾,作出正确诊断。过分依赖或迷信辅助检查结果,也是造成误诊不可忽视的原因。有些辅助检查结果非特异性,甚至正常人也可能出现,不能仅仅根据单个的辅助检查结果阳性就认定其临床意义,忽略了其他阴性结果,导致误诊。

4. 对既往诊断或上级医院诊断的盲从心理　分离(转换)性障碍患者往往以同一类主诉在短期内反复辗转就医,专家权威、先期诊断很可能影响后续接诊医生对病情的判断,盲目认同先前诊断,从而误诊。

五、防范误诊措施

分离(转换)性障碍虽然常常被误诊,但总体来说,误诊后很少造成患者组织器官的严重不良后果,但临床上也不能忽视该病的误诊给患者带来其他层面的不良影响。如集体分离(转换)性障碍不能确诊和及时治疗给患者本身带来的情绪等心理影响以及大量人群发病,给公众带来的负面心理影响;患者因误诊反复就医、大量检查,以及误诊带来治疗效果的不稳定,很大程度上浪费了医疗资源,加剧了患者的经济负担和思想负担,这些不良后果都是临床上应当高度重视的。

1. 提高对分离(转换)性障碍的认识　当群体中出现集体发作式疾病,而相关专科疾病诊断证据又不足或不典型时,要考虑集体分离(转换)性障碍的可能;当个体患者夸张式以某一专科疾病就诊,而专科体格检查或临床辅助检查证据不充分,解剖学关系不相符时,要考虑到分离(转换)性障碍的可能。

本组统计结果表明,根据症状体征及辅助检查,在除外器质性疾病的基础上,诊断分离(转换)性障碍并不困难。其共同特征为:① 临床表现"多样性",多于情绪激动或受到暗示时突然发作。② 症状的"易变性"、"反复性",不符合一般的器质性疾病的规律,且不能用相应的病理解剖改变来解释。有时不能用单一的疾病来解释其症状。③ 患者心理特征的"自我中心性"和"表演性",在引人注目的时间、地点发作,被关注时症状加重,有夸大和表演性,且暗示性强。据上述数据不完全统计,儿童病例超过80%。原因主要由于小儿心理发育不成熟,不善于表达情感体验,过度依赖,心理承受能力差,易受家庭、社会、环境等不良因素的影响而引起内心的冲突矛盾无法面对,反映在其行为情绪的障碍与分离上。④ 易受"暗示性",患者的症状易受周围环境暗示而发作、加重或好转。⑤ 非器质性和"情绪诱发性",不存在可以解释症状的器质性病变依据,有心理或情绪诱发依据。

2. 要详细询问病史及发病前的刺激因素和诱因　临床医师在询问病史时,尤其要了解负性生活事件以及相关的心理诱因等,收集分离(转换)性障碍相关的社会生活事件以及对患者是否产生压力性或负性的心理影响的关系进行调查了解,注意收集来自患者家属或陪同就诊人员对疾病发病过程的描述,存在重要不利性生活事件或发病与某种事件或心理因素关联紧密的,应在鉴别诊断中考虑到分离(转换)性障碍的可能。

3. 善于观察患者的心理行为特点　临床医生对患者的一言一行要仔细观察,掌握患者的发病规律以及心理行为特点。分离(转换)性障碍患者常常具有癔病性人格特点,如情感反应强烈、表情夸张、寻求别人经常注意和自我中心等表演性人格特征。结合症状,如患者还具有典型的癔病性格特征时,应考虑是否为分离(转换)性障碍的可能。

4. 申请专科会诊排除　对于专科性强的精神疾病,病情表现又多种多样,难以确诊,但在自己相关专业又不典型,无法确诊时,应考虑请精神心理专科医生会诊后确定或排除诊断。

5. 试验性诊治协助确诊　在不影响诊断治疗的前提下,可试用暗示治疗,观察疗效与暗示之间的关系,同时对患者要有耐心,给予相应的心理支持,激发患者战胜疾病的信心,促进治疗效果。

6. 客观准确判断病情　减少盲从心理,对于之前他人的诊断和检查结果要有质疑的态度和综合考量的态度,充分考虑和论证患者症状和辅助检查结果,作出符合实际的正确诊断。

(彭艳红　张　倩)

参考文献

[1] Alan JG, Marlene PF, John CM, et al. Practice guideline for the treatment of patients with major depressive disorder, third edition[G]. American Psychiatric Association, 2010:10.

[2] Altamura AC, Dell'Osso B, Mundo E, et al. Duration of untreated illness in major depressive disorder: a

naturalistic study[J]. Int J ClinPract,2007,61(10):1697 - 1700.

[3] Amone D, McKie S, Elliott R, et al. State—dependent changes in hippocampal grey matter in depression [J]. Mol Psychiatry, 2013,18(12):1265 - 1272.

[4] Aybek S, Nicholson TR, Draganski B, et al. Grey matter Changes in motor conversion disorder[J]. J Neurol Neurosurg Psychiatry, 2014,85(2):236 - 238.

[5] Bair MJ, Robinson RL,Katon W,et al. Depression and pain comorbidity: a literature review[J]. Arch Intern Med, 2003,163(20):2433 - 2445.

[6] Brennen T,Hasanovi M, Zotovi M, et al. Trauma exposure in childhood in pairs the ability to recall specific autobiographical memories in late adolescence[J]. J Trauma Stress, 2010,23(2):240 - 247.

[7] Cross-Disorder Group of the Psychiatric Genomics Consortium. Identification of risk loci with shared effects on five major psychiatric disorders: a genome-wide analysis[J]. Lancet, 2013,381(9875):1371 - 1379.

[8] Csaba BM. Anxiety as an independent cardiovascular risk [J]. Neuropsychopharmacol Hung, 2006, 8(1): 5 - 11.

[9] Freedman R, Lewis DA,Michels R,et al. The initial field trials of DSM5: new blooms and old thorns[J]. Am J Psychiatry, 2013,170(1):15.

[10] Friedman BH, Thayer JF. Autonomic balance revisited:panic anxiety and heart rate variability[J]. J Psychosm Res, 1998,44(1):133 - 151.

[11] Hovens JG, Wiersma JE, Giltay EJ,et al. Childhood life events and childhood trauma in adult patients with depressive, anxiety and comorbid disorders vs controls[J]. Acta Psychiatrica Scandinavica, 2010,122(1): 66 - 74.

[12] Howard H,Goldman. Review of general psychiatry, fifth edition[M]. McGraw-Hill Medical, 2001: 306 - 309.

[13] James L. 心身医学[M]. 吕秋云,译. 北京:北京大学医学出版社,2010:237 - 238.

[14] Jonas BS, Frank P,IngramDD. Are symptoms of anxiety and depression risk factors for hypertension? [J]. Arch FAM Med,1977,6(1):43 - 49.

[15] Kawachi I, Calditz G A, Ascherio A,et al. Prospective study of phobic anxiety and risk of coronary heart disease in men[J]. Circulation, 1994,89(5):1992 - 1997.

[16] Kendler KS, Thornton LM, Gardner CO. Stressful life events and previous episodes in the etiology of major depression in women:anevaluation of the "kindling"hypothesis[J]. Am J Psychiatry, 2000,157(8):1243 - 1251.

[17] Malefic V, Raison CL. Neurobiology of depression, fibromyalgia and neuropathic pain[J]. Front Biosci (Landmark Ed), 2009,14:5291 - 5338.

[18] Maletic V, Robinson M, Oakes T, et al. Neurobiology of depression:an integrated view of key findings [J]. Int J Clin Pract, 2007,61(12):2030 - 2040.

[19] Merckelbach H, Muris P. The causal link between self-reported trauma and dissociation a critical review [J]. Behav Res Ther,2001,39(3):245 - 254

[20] Novick D,MontgomeryW, Aguado J, et al. Which somatic symptoms are associated with an unfavorable course in Asian patients with major depressive disorder? [J]. J Affect Disord, 2013,149(13):182 - 188.

[21] Phillips MR, Zhang J, Shi Q, et al. Prevalence, treatment, and associated disability of mental disorders in four provinces in China during 200105: an epidemiological survey[J]. Lancet, 2009,373(9680):2041 - 2053.

[22] Risch N, Herrell R, Lehner T, et al. Interaction between the serotonin transporter gene (5HTTLPR), stressful life events, and risk of depression: a meta-analysis[J]. Journal of the American Medical Association, 2009,301(23):2462 - 2471.

[23] Rolt WT, Wilhelm FH,Trebert W,et al. Voluntary breath holding in panic and generalized anxiety disorders[J]. Psychosom Med, 1998,60(6):671.

[24] Ross CA. Epide miology of multiple personality disorder and dissociation psychiatry[J]. Clin North Am,

1991,14(3):503-512.

[25] Sherbourne CD, Wells KB, Meredith L, et al. Comorbid anxiety disorder and the funcioning and well-being of chronically ill patients of general medical providers[J]. Arch Gen Psychiat1996,53(10):889-895.

[26] Simon GE,VonKorff M, Piccinelli M,et al. An international study of the relation between somatic symptoms and depression[J]. N Engl J Med,1999,34l(18):13291335.

[27] Smith K. Mental health:a world of depression[J]. Nature,2014,515(7526):181.

[28] Waraich P, Goldner EM, Somers JM,et al. Prevalence and incidence studies of mood disorders:a systematic review of the literature[J]. Can J Psychiatry,2004,49(2):124-138.

[29] Weniger G, Lange C, Sachsse U, et al. Amygdala and hippocampalvolumes and cognition in adult survivors of childhood abuse with dissoxoative disorders[J]. Acta Psychiatr Scand,2008,118(4):281-290.

[30] Yiend J, Paykel E, Merritt R,et al. Long term outcome of primary care depression[J]. J Affect Disord,2009,118(13):79-86.

[31] 曾庆枝,何燕玲,刘哲宁,等.综合医院抑郁焦虑障碍患者躯体症状与躯体疾病诊断分布研究[J].中国全科医学杂志,2012,15(88):2656-2661.

[32] 陈康宁,张帆,屠永华,等.70例惊恐障碍患者的医疗费用调查[J].第三军医大学学报,2002,24(12):1411-1412.

[33] 方贻儒.实用精神医学丛书:抑郁障碍[M].北京:人民卫生出版社,2012.

[34] 何燕玲,张岚,刘哲宁,等.综合医院就诊者中焦虑障碍的检出率[J].中国心理卫生杂志,2012,26(3):165170.

[35] 江开达.精神病学[M].7版.北京:人民卫生出版社,2014.

[36] 江开达.抑郁障碍防治指南[M].北京:北京大学医学出版社,2007.

[37] 姜佐宁,王昭.25年间癔症住院率及发作形式变动的观察[J].中华神经精神科杂志,1986,19(5):268.

[38] 美国精神医学学会.精神障碍诊断与统计手册[M].5版.张道龙,译.北京:北京大学出版社,2014.

[39] 倪英,黄悦勤,刘肇瑞,等.综合医院非精神/心理科门诊焦虑障碍现况调查[J].中国心理卫生杂志,2011,25(11):801-805.

[40] 彭红莉,唐秋萍,郝以辉,等.长沙市综合医院门诊就诊者焦虑与抑郁障碍的调查[J].中国临床心理学杂志,2008,11(3):300-301,330.

[41] 沈渔邨.精神病学[M].4版.北京:人民卫生出版社,2003.

[42] 田志宏.惊恐障碍的临床研究进展[J].国外医学·精神病学分册,2001,2(2):82-86.

[43] 肖泽萍,严和骏,肖世富,等.综合性医院门诊病人抑郁障碍的研究[J].中华医学杂志,1999,79(5):329-331.

第二十一章
皮肤病及性传播疾病

第一节　带状疱疹

一、概述

带状疱疹(herpes zoster)是由水痘-带状疱疹病毒(varicella-zoster virus，VZV)所致的、以沿单侧周围神经分布的簇集性小水疱为特征的皮肤病，常伴有明显的神经痛。

1. **发病机制**　VZV现已命名为人疱疹病毒3型(HHV-3)。此病毒呈砖形，有立体对称的衣壳，内含双链DNA分子，只有一种血清型。VZV对体外环境的抵抗力较弱，在干燥的环境内很快失去活性。人是VZV的唯一宿主。病毒经呼吸道黏膜进入血液形成病毒血症，发生水痘或呈隐性感染，以后病毒潜伏于脊髓后根神经节或颅神经的感觉神经节内；当机体受到某种刺激(如创伤、疲劳、恶性肿瘤或病后虚弱等)导致机体抵抗力下降时，潜伏病毒被激活，沿感觉神经轴索下行，到达该神经所支配区域的皮肤内复制，产生水疱，同时受累神经发生炎症、坏死，产生神经痛。病愈后可获得较持久的免疫，故一般不会再发。

2. **临床表现**

(1) **典型表现**：本病好发于成人，春秋季节多见。发疹前可有轻度乏力、低热、纳差等全身症状，患部皮肤自觉灼热感或神经痛，持续1~3天，亦可无前驱症状即发疹。好发部位依次为肋间神经、颈神经、三叉神经和腰骶神经支配区域。患处常首先出现潮红斑，很快出现粟粒至黄豆大小丘疹，簇状分布而不融合，继之迅速变为水疱，疱壁紧张发亮，疱液澄清，外周绕以红晕，各簇水疱群间皮肤正常；皮损沿某一周围神经呈带状排列，多发生在身体的一侧，一般不超过正中线。神经痛为本病特征之一，可在发病前或伴随皮损出现，老年患者常较为剧烈。病程一般为2~3周，老年人为3~4周，水疱干涸、结痂脱落后留有暂时性淡红斑或色素沉着。

(2) **特殊表现**：① 眼带状疱疹(herpes zoster ophthalmicus)：多见于老年人，疼痛剧烈，可累及角膜形成溃疡性角膜炎。② 耳带状疱疹(herpes zoster oticus)：系病毒侵犯面神经及听神经所致，表现为外耳道或鼓膜疱疹。膝状神经节受累同时侵犯面神经的运动和感觉神经纤维时，可出现面瘫、耳痛及外耳道疱疹三联征，称为Ramsay-Hunt综合征。③ 带状疱疹后遗神经痛(postherpetic neuralgia)：带状疱疹常伴有神经痛，但多在皮损完全消退后或1个月内消失，少数患者神经痛可持续超过1个月以上，称为带状疱疹后遗神经痛。④ 其他不典型带状疱疹：由患者机体抵抗力差异所致，可表现为顿挫型(不出现皮损仅有神经痛)、不全型(仅出现红斑、丘疹而不发生水疱即消退)、大疱型、出血性和坏疽型、泛发型(同时累及2个以上神经节，产生对侧或同侧多个区域皮损)。病毒偶可经血液播散产生广泛性水痘样疹并侵犯肺和脑等器官，称为播散型带状疱疹。

3. **治疗原则**　本病具有自限性，治疗原则为抗病毒、止痛、消炎、防止并发症。

二、诊断标准

带状疱疹根据典型临床表现即可作出诊断,疱底刮取物涂片找到多核巨细胞和核内包涵体有助于诊断。对于症状不典型患者可进行临床试验性治疗。

三、误诊文献研究

1. 文献来源及误诊率　2004—2013 年发表在中文医学期刊并经遴选纳入误诊疾病数据库的带状疱疹文献 331 篇,总误诊 4 008 例。其中可计算误诊率的文献 25 篇,误诊率 25.06%。

2. 误诊范围　带状疱疹的误诊范围非常广泛,本次文献研究提示,4 008 例带状疱疹误诊范围涉及 115 种疾病 4 110 例次,按涉及系统分类,前三位是神经、运动、循环系统(见图 21-1-1)。最常见的前 5 位误诊疾病包括冠心病、肋间神经痛、胆囊炎胆石病、腰椎间盘突出症、颈椎病。主要误诊疾病见表 21-1-1。

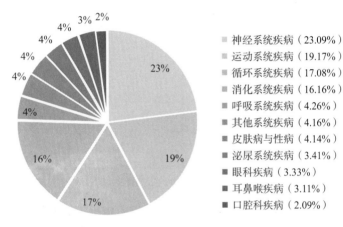

神经系统疾病（23.09%）
运动系统疾病（19.17%）
循环系统疾病（17.08%）
消化系统疾病（16.16%）
呼吸系统疾病（4.26%）
其他系统疾病（4.16%）
皮肤病与性病（4.14%）
泌尿系统疾病（3.41%）
眼科疾病（3.33%）
耳鼻喉疾病（3.11%）
口腔科疾病（2.09%）

图 21-1-1　带状疱疹误诊疾病系统分布图

表 21-1-1　带状疱疹主要误诊疾病

误诊疾病	误诊例次	百分比(%)	误诊疾病	误诊例次	百分比(%)
冠心病	690	16.79	急性中耳炎	46	1.12
肋间神经痛	437	10.63	外耳道炎	46	1.12
胆囊炎胆石病	303	7.37	青光眼	44	1.07
腰椎间盘突出症	160	3.89	结膜炎	43	1.05
颈椎病	152	3.70	腰椎病	39	0.95
肩关节周围炎	148	3.60	牙髓炎	35	0.85
阑尾炎	141	3.43	关节炎	33	0.80
胃肠炎	131	3.19	胃十二指肠溃疡	33	0.80
三叉神经痛	126	3.07	支气管炎	28	0.68
胸膜炎	115	2.80	盆腔炎	27	0.66
泌尿系结石	109	2.65	上呼吸道感染	27	0.66
坐骨神经痛	97	2.36	角膜炎	26	0.63
腰肌劳损	76	1.85	脑血管病	25	0.61
皮炎	74	1.80	单纯疱疹	24	0.58
面神经炎	54	1.31	胰腺炎	23	0.56
急腹症	51	1.24	神经炎	21	0.51

续表

误诊疾病	误诊例次	百分比(%)	误诊疾病	误诊例次	百分比(%)
肋软骨炎	21	0.51	病毒性脑炎	6	0.15
纤维织炎	18	0.44	毛囊炎	6	0.15
眶上神经痛	15	0.36	枕大神经痛	6	0.15
生殖器疱疹	15	0.36	牙周炎	6	0.15
湿疹	15	0.36	水痘	6	0.15
乳腺增生	15	0.36	肾炎	5	0.12
软组织损伤	15	0.36	头部良性肿瘤	5	0.12
肠易激综合征	15	0.36	上颌窦炎	5	0.12
腰部扭伤	13	0.32	骨质增生	5	0.12
肠梗阻	12	0.29	药疹	5	0.12
泌尿系感染	11	0.27	突发性耳聋	4	0.10
外阴溃疡	11	0.27	前列腺炎	4	0.10
高血压	10	0.24	蜂窝织炎	4	0.10
外耳道湿疹	10	0.24	前列腺增生	4	0.10
股外侧皮神经炎	9	0.22	烧伤	4	0.10
睑腺炎	8	0.19	口腔溃疡	4	0.10
皮肤感染	8	0.19	风疹	4	0.10
疑病症	8	0.19	鼓膜炎	3	0.07
癫痫	7	0.17	脑瘤	3	0.07
梅尼埃病	7	0.17			

注:冠心病包括急性冠状动脉综合征120例次,570例次仅作出冠心病诊断。

少见的误诊疾病为前庭大腺囊肿、乳突炎、睾丸炎、骨质疏松症、肺炎、风湿性多肌痛、肺梗死、子宫内膜癌、鼻前庭炎、颅内占位性病变、脑膜炎、脓疱疮、糖尿病性神经病变、精囊炎、梨状肌综合征、淋巴管炎、眶蜂窝织炎、股癣、急性淋巴结炎、喉水肿、肾肿瘤、荨麻疹、压疮、主动脉夹层、咽喉炎、眼内异物、癔症、腰椎滑脱症、天疱疮、网球肘、肠系膜淋巴结炎、周期瘫痪、风湿性关节炎、腹膜炎、胆管蛔虫病、肝炎、耳神经痛、肺癌、臂丛神经炎、肠道蛔虫病、肠道肿瘤、肩部挫伤、腮腺炎、上消化道穿孔。291例次只作出头痛、牙痛、足痛、阴茎水肿等症状诊断,45例次诊断不明确。

3. 医院级别　本次纳入统计的4 008例带状疱疹误诊4 110例次,其中误诊发生在三级医院1 504例次(36.59%),二级医院2 007例次(48.84%),一级医院395例次(9.60%),其他医疗机构204例次(4.96%)。

4. 确诊手段　本组根据症状体征及医技检查确诊4 006例(99.95%);根据临床试验性治疗后确诊2例(0.05%)。

5. 误诊后果　按照误诊疾病数据库制定的误诊后果评价标准,本组带状疱疹误诊病例造成Ⅱ级误诊后果147例(3.67%),其中111例(2.77%)因误诊误治导致病情迁延或不良后果;36例(0.90%)造成手术扩大化或不必要的手术。Ⅲ级误诊后果3 861例(96.33%),即发生误诊但未引起不良后果。

四、误诊原因分析

依据本组收集的331篇文献中出现的误诊原因频次归纳为10项,其中经验不足而缺乏对该病的认识、问诊及查体不细致为最常见原因,见表21-1-2。

表 21 - 1 - 2 带状疱疹误诊原因

误诊原因	频次	百分率(%)	误诊原因	频次	百分率(%)
经验不足,缺乏对该病的认识	241	72.81	多种疾病并存	34	10.27
问诊及体格检查不细致	208	62.84	未选择特异性检查项目	10	3.02
诊断思维方法有误	104	31.42	患者主述或代述病史不确切	5	1.51
缺乏特异性症状体征	103	31.12	医院缺乏特异性检查设备	2	0.60
过分依赖或迷信医技检查结果	65	19.64	对专家权威、先期诊断的盲从心理	1	0.30

1. 经验不足而缺乏对该病的认识 临床上带状疱疹初诊时有发生误诊,有报道带状疱疹误诊率达 39.0%,本组文献提示平均误诊率为 25.06%。误诊病例绝大多数发生在皮肤科以外科室,带状疱疹通常在皮损出现前 1~3 天可有局部疼痛,此时许多患者初诊时并不在皮肤科,这也是易造成误诊的重要方面。因缺乏皮损,非皮肤科医生对本病不熟悉,缺乏对本病的警惕性,临床医师常依据不同的疼痛部位误诊为冠心病、肋间神经痛、胆囊炎胆石病、腰椎间盘突出症、颈椎病等疾病,并使患者接受一些不必要的检查,不仅延误诊断,也给患者增加较大经济负担。此外部分患者误诊发生在皮肤科,也与临床医师对本病不典型表现认识不足所致。如不全型带状疱疹,主观症状微痒且无疼痛,低年资皮肤科医师接诊时也易造成误诊。有的患者病初认为是肌肉痛,自行贴一些止痛膏药或搽些风湿药酒,而后出现小水疱,导致鉴别困难,误诊为接触性皮炎。

2. 问诊及体格检查不细致 本研究显示,带状疱疹首位误诊疾病为冠心病,带状疱疹易发生于老年人,对表现为胸背部或肋间疼痛的中老年人,多就诊于内科,接诊医师往往忽略局部检查,以及发病诱因等,先入为主考虑冠心病。张光亚、周岩报道 1 例带状疱疹,仅因有高血压、冠心病史及发病前有劳累史,体格检查不认真,患者自诉左侧第 4、5 肋间皮肤烧灼感,触诊时疼痛加重,医师查体时感到可疑,但未仔细分析病因,就诊断为心绞痛。本病早期症状及体征不典型,随病程进展可出现典型变化,若不注意跟踪观察病情的发展变化,则造成误诊、误治。

3. 缺乏特异性症状体征 典型带状疱疹临床表现有特异性诊断不难,但临床上许多患者早期(或非典型)仅表现出部分症状(如神经痛或皮疹),给诊断带来困难。特别是单有神经痛者,多在非皮肤科首诊,被误诊为一些以疼痛为主要症状的疾病。如发生在胸腹部,患者可能就诊心内科、消化内科、胸外科、普外科;发生在头面部,患者可能就诊口腔科、神经内科、眼科、耳鼻喉科等,被当作相应学科疾病而要求做各种检查和治疗,甚至遭受拔牙、急腹症手术的痛苦。文献报道带状疱疹发病年龄越大,先出现疼痛的概率就越大;年轻患者则相反,多数先出现皮损后有疼痛,且疼痛相对较轻。基础疾病越多,神经痛越明显并单独或先于疱疹出现可能性越大,客观上越易误诊。

4. 诊断思维方法有误 临床医师对病情分析不全面,临床思维片面,容易对一些典型症状先入为主,形成固定思维模式而缺乏综合分析。如程凤英、付春生报道 1 例带状疱疹误诊为阑尾炎,主要是由于医生诊断思路简单,只想到腹部疾病引起疼痛,忽略了腹外疾病引起的疼痛,缺乏鉴别能力。专科医生对该病的认识不足,如侵犯骶尾神经而致的急性尿潴留常首先就诊泌尿外科,医生往往忽略皮疹而误诊为泌尿系结石、感染或前列腺增生、前列腺炎等。

5. 多种疾病并存 许多带状疱疹患者有基础疾病存在,特别是老年人,故相应部位出现病痛时,医生首先考虑和原有基础疾病的联系,或与其他疾病同时发生,其他疾病表现掩盖、混淆本病的症状和体征。许多原有冠心病、肩周炎、胆囊炎患者在相应科室诊治后未见好转,经皮肤科会诊而确诊本病。

6. 其他误诊原因 此外、过分依赖或迷信医技检查结果、未选择特异性检查项目,患者主述或代述病史不确切、医院缺乏特异性检查项目,也是造成带状疱疹误诊的原因。

五、防范误诊措施

从本组误诊后果统计可见,96.33%患者发生误诊而未引起不良后果,但带状疱疹的误诊不仅增加患者的病痛、医疗费用和精神负担,更重要的是耽误疾病早期治疗的宝贵时间,增加了发生并发症和后遗症的可能性。因此,有必要提高对带状疱疹误诊的认识,以减少误诊误治。

1. 重视病史采集及体格检查　病史采集一定要详细,不可忽略劳累、情绪不佳、外伤、肿瘤等机体免疫力低下等诱因及乏力、低热、食欲缺乏等全身症状,且要重视主诉细节,如患处皮肤略有烧灼感,这正是带状疱疹早期感觉过敏的表现,疼痛多呈阵发性剧痛,患者多难以忍受。查体时应注意检查疼痛部位皮肤且要在明亮光线下,充分暴露患处皮肤,不可忽视任何细微的阳性体征,这对不典型病例及老年患者尤为重要。

2. 充分认识带状疱疹的疼痛特征　带状疱疹引起的疼痛有较为显著的特征,其疼痛本质上为神经痛,因此表现为烧灼痛、针刺痛,伴局部麻木感。疼痛不随呼吸或咳嗽加重,也不向其他部位放射,这一点不同于内脏疾病引起的疼痛。认识带状疱疹的疼痛特征,可早期诊断并及时治疗。体格检查时局部压痛和叩痛并不明显,但轻轻触及或衣服轻轻摩擦局部皮肤即可诱发疼痛,这种情况称为痛觉异常(allodynia),容易与非带状疱疹引起的疼痛相鉴别。

3. 加强科室间协作与交流　带状疱疹未发疹前患者多到非皮肤科就诊,为了避免误诊,临床各科室医生要加强学习,熟悉带状疱疹的临床特征、诊断要点和鉴别诊断。对于无阳性体征的具有神经痛特征的疼痛,不管皮肤有无皮疹,均应考虑到带状疱疹,可通过动态观察病情变化,特别是观察局部皮肤的变化,进行鉴别诊断。医院应通过加强科学管理,加强科室间的交流协作,密切不同科室间的交流协作,医生应注重业务学习,扩大知识面,熟悉各系统疾病的基本特征和共性,临床思维更全面,认真询问病史和体格检查,提供详尽可靠的资料,细致地综合分析,去伪存真,注意病情变化,共同提高业务水平。

4. 注意与容易误诊疾病的鉴别诊断　本研究显示,带状疱疹最易误诊为冠心病和各类急腹症,其鉴别诊断要点如下:① 不稳定型心绞痛:带状疱疹与不稳定型心绞痛胸痛特点往往不同,带状疱疹的神经痛常沿肋间神经分布,表现为灼热样或刀割样痛,阵发性加剧,夜间为甚,常无明显诱发因素,可伴有局部皮肤灼热,感觉过敏,此外,常有轻微的前驱症状如发热、恶心、乏力、全身不适、食欲不振和局部淋巴结肿痛等,疼痛时含服硝酸甘油无效;而不稳定心绞痛常表现为初发劳累性心绞痛、或在原来稳定劳累性心绞痛的基础上出现活动耐力下降,表现为心前区或肋骨中上段的闷痛、紧缩感或压榨样痛,可放射至左肩,后背及左臂内侧达无名指至颈、咽或下颌部,疼痛时伴有胸闷、心悸、气短、出汗、恶心、呕吐、血压升高、心率增快等,含服硝酸甘油可缓解。② 急腹症:腹部带状疱疹容易误诊为阑尾炎,典型阑尾炎腹痛发作始于上腹或脐周隐痛,约经 6 h 后逐渐转移并固定于右下腹部,呈持续性疼痛,上腹或脐周疼痛消失,查体右下腹部有固定压痛点,一般急性阑尾炎全身反应不重,常有低热,先有明显腹痛后有发热,外周血白细胞或中性粒细胞常增多。此外,尚需与其他急腹症鉴别如急性胆囊炎、输尿管结石、急性胃肠道穿孔等鉴别,影像学检查和动态观察病情,有资鉴别。

带状疱疹在临床上并非少见,临床表现复杂多样,临床医师对本病认识不足,询问病史不够详细,病因诊断时考虑不充分容易造成漏诊、误诊,因此临床中对于查不出体征的具有神经痛特征的疼痛,不管皮肤有无皮疹,均应考虑到带状疱疹,可通过动态观察病情变化,特别是观察局部皮肤的变化,必要时进行临床试验治疗。

(刘海波　桑　红)

第二节 皮肤结核

一、概述

1. 流行病学 皮肤结核是由结核分枝杆菌(*M. tuberculosis*)直接侵犯皮肤或由其他脏器的结核分枝杆菌播散到皮肤组织所致的皮肤损害。结核分枝杆菌的毒力并不特别强,约 $5\%\sim10\%$ 的人在感染结核杆菌后发病。肺外结核约占结核病的 40%,皮肤结核约占 $1\%\sim2\%$。研究发现,在北印度约 0.1% 的皮肤病患者为皮肤结核,在发达国家则较少;发达国家中皮肤结核的感染多见于营养不良、长期使用免疫抑制剂的患者;而在发展中国家健康人群中也可见到结核患者。19 世纪末到 20 世纪初,皮肤结核是一个主要的公共健康问题。随着生活水平的提高、卡介苗的接种,该病发病率逐渐下降。到 20 世纪中期,由于艾滋病的流行、耐药菌株的增多、接受免疫抑制剂治疗患者的增多,结核发病率又逐年升高。

2. 发病机制 结核分枝杆菌是皮肤结核的主要致病菌,牛型分枝杆菌和卡介苗(减毒的牛型分枝杆菌)偶尔也可引起皮肤结核。结核分枝杆菌为 G^+ 需氧丝状杆菌,无芽孢形成,抗酸染色阳性,耐酸和乙醇,对热和紫外线敏感,细胞壁为含有丰富脂质的蜡样光滑包膜,被吞噬细胞吞噬后可抵抗胞内降解作用。

患者是唯一已知的结核病传染源。该病主要是通过飞沫传播,此外还可通过吸入、食入和接种传播。完整的皮肤屏障可防止微生物入侵,一旦皮肤屏障遭到破坏,结核杆菌便有机会侵入机体。结核杆菌侵入机体后,T 淋巴细胞和分枝杆菌相互作用,将抗原递呈到抗原呈递细胞(APC)表面,诱导机体释放淋巴因子、白细胞介素(IL)、干扰素等细胞因子。这些细胞因子促进了 T 淋巴细胞上组织相容性复合体(MHC)-II 类抗原和 IL-2 受体的活化和表达,在感染部位,巨噬细胞聚集,并形成肉芽肿。始发感染过程中,记忆性 T 细胞生成,可在人体内存在较长时间。皮肤结核的发生由机体的细胞免疫状态、感染途径、结核杆菌耐药、致病菌的毒力、个体差异(年龄、性别、种族)、环境因素(气候、地理环境)共同作用,决定机体是否发病。

3. 临床分类 早期,学者根据皮肤结核的临床表现对其进行分类,但随着对该病认识的不断深入,发现不同类型的皮肤结核可有相似的临床表现,但转归、预后各不相同。近年来,有学者根据患者的免疫状态及感染途径提出了一种新的分类方法,其中结核疹由于其特殊性往往单独列出(表 21-2-1)。

表 21-2-1 皮肤结核分类

发病原因	类 别
接种性皮肤结核(外源性)	结核性下疳,疣状皮肤结核,寻常狼疮(部分)
继发性皮肤结核(内源性)	a. 邻近扩散瘰疬性皮肤结核 b. 自身接种腔口部皮肤结核
血行播散性结核病	播散性粟粒性皮肤结核寻常狼疮(部分)、结核性树胶肿
发疹性结核(结核疹)	丘疹坏死性结核疹、瘰疬性苔藓、硬红斑
继发于卡介苗接种后的皮肤结核	

4. 临床表现

（1）结核性下疳：结核性下疳又称原发性皮肤结核综合征，患者缺乏对结核杆菌的获得性免疫，结核杆菌直接接种于既往未感染过结核的患者皮肤和（或）黏膜而致。多见于儿童，特别是在牛痘疫苗接种率比较低的流行地区，好发于面及四肢部位，结核杆菌可通过微小伤口侵入皮肤。对于绝大多数患者来说，外伤是感染的重要条件，为微生物的侵入打开门户。该病常在外伤、使用未经消毒的手术器械、口对口人工呼吸等后发病，如包皮环切术、耳鼻部穿孔、文身等。皮损多发生结核杆菌接种后 2～4 周，早期表现为坚实的、无痛性的红褐色丘疹结节，迅速发展为溃疡，无自觉症状，溃疡边缘参差不齐，呈潜行性，基底呈颗粒状，色暗红，易出血，表面痂皮易剥离。患者常伴淋巴结肿大、触痛，可化脓形成瘘管。3～12 个月内皮损可自愈，愈后留有萎缩性瘢痕，局部淋巴结钙化。若该病未正规抗结核治疗，偶可演变成疣状皮肤结核、瘰疬性皮肤结核或寻常狼疮。结核性下疳若伴有局部淋巴结肿大，类似于原发性肺结核的 Gohn 综合征。早期结核菌素试验阴性，随病情发展，后期结核菌素试验可阳性。组织病理改变，早期为急性炎症反应，可见中性粒细胞浸润伴局部坏死溃疡，有大量结核杆菌；3～6 周后形成肉芽肿样改变，并形成干酪样坏死。随着病情进展，干酪样坏死逐渐减少，结核杆菌亦明显减少。

（2）疣状皮肤结核：疣状皮肤结核是结核杆菌直接接种到既往感染过结核、对结核杆菌有一定免疫力的患者皮肤所致，因此接种卡介苗无法起到预防作用。结核杆菌可通过微小创口侵入局部皮肤，1 周左右在接种部位即可发病，好发于手、足及臀部等暴露部位。此外，为既往感染过结核的尸体解剖的医务人员、搬运或处理尸体的工人，或接触患有结核病动物的屠宰工人或兽医等也可被传染而发病，亦称尸毒疣。很少一部分患者是因伤口接触到含有结核杆菌的痰液自身接种感染。

皮损最初表现为小的坚实的疣状丘疹，周围轻度炎症，无自觉症状，后皮疹逐渐向周围扩大，最后形成匍形性不规则、坚实的红褐色疣状斑块。皮损外周较硬，中央可出现脓液及角化性皮屑，表面有裂隙，轻压皮损可有脓液从裂隙渗出，从脓液中可找到结核杆菌，一般不发生溃疡，愈后留有萎缩性瘢痕，而四周由结节或鳞屑覆盖的疣状结节向外扩展成环状或弧形，境界明显，结节的外围为暗红色晕，称之为"三廓症状"（中央网状瘢痕，疣状边缘，四周红晕）。感染 1 个月左右，附近淋巴结可增大。TST 试验强阳性。组织病理改变可见表皮角化过度、疣状增生或假上皮瘤样增生，棘层肥厚，海绵形成，并有中性粒细胞移入形成小脓肿。真皮浅层呈急性炎症反应，见较多中性粒细胞并形成脓肿。真皮中部可见肉芽肿伴中等量干酪样坏死灶，有时可找到抗酸杆菌。愈合时表皮变薄，真皮内血管新生，代之以肉芽组织而形成瘢痕。

（3）瘰疬性皮肤结核：瘰疬性皮肤结核又称液化性皮肤结核或皮肤腺病，是淋巴结、骨、关节或皮下组织深部结核继发而来，好发于颈部、下颌下、腋下、腹股沟等处，也可发生于泪腺系统。在抗结核药物问世之前该病是最常见的皮肤结核，现在一些发展中国家中的发病率仍然很高。多见于儿童、青少年及老人。该病的原发病灶通常为淋巴结或骨骼，偶可发生于关节或附睾。初起为深在性、无痛性皮下结节，有炎性渗出物和坏死组织聚集，被称为冷脓肿。结节化脓破溃后可继发溃疡或窦道，溃疡边缘呈紫红色，边缘不清，基底可见柔软的肉芽组织；窦道一旦形成，可见到干酪样物质和稀薄脓液排出。愈后局部可形成瘢痕疙瘩或萎缩性瘢痕。索状瘢痕为本病的特征，多年以后仍可根据该表现诊断本病。本病发展缓慢，患者一般无全身症状。结核菌素试验阳性。组织病理改变可见皮损中心往往呈非特异性炎症改变如脓肿或溃疡形成；其深部或周围可见结核样肉芽肿伴明显干酪样坏死及显著的炎症反应，其中可见大量抗酸杆菌。

（4）腔口结核：腔口皮肤结核又称溃疡性皮肤结核，较罕见。多见于肺结核、小肠结核或泌尿系结核等晚期内脏结核且细胞免疫功能受损的患者。黏膜或腔口部（鼻、口、肛周或生殖器周围）

皮肤结核发生于内脏活动性结核病灶排出的腔口部位或其附近。偶尔可经过淋巴结或血液播散而发病。本病为发生在口腔、外生殖器及肛门等黏膜部位的溃疡性损害。初起为水肿性红色丘疹，逐渐形成具有潜行性边缘的疼痛性溃疡，基底为高低不平的苍白色肉芽组织，并可见结核结节，有脓性分泌物或苔膜，不易自愈。口腔部位结核，舌部最易受累，其次为唇部，舌部损害可呈丘疹疣状斑块及溃疡。肛门及尿道口的损害可呈小溃疡或裂隙。此种溃疡慢性经过，有自发痛及触痛，患者间有发热等全身症状，结核菌素试验常为弱阳性或阴性。组织病理改变在真皮深层或皮下组织可有结核浸润，有明显的干酪样坏死，可查到结核杆菌，真皮上部有明显的非特异性炎细胞浸润；表皮和真皮上部往往形成溃疡，溃疡边缘的表皮增生肥厚。

（5）寻常狼疮：寻常狼疮是皮肤结核中较常见的一种良性、病程慢性的皮肤结核，可伴内脏结核感染。寻常狼疮发生于既往感染过结核，并具有一定免疫力的患者。可通过血管或淋巴管接种到皮肤而发病，可继发于疣状皮肤结核、瘰疬性皮肤结核或卡介苗接种后，如在卡介苗接种处发生肉芽组织，久不消退，应追踪观察。半数以上的寻常狼疮患者在 10 岁以内发病，80%的患者 20 岁以前发病。寻常狼疮好发于面部、四肢、臀部及颈部。基本损害为粟粒到豌豆大的狼疮结节，半透明状，触之柔软，微隆起于皮面，有探针贯通现象，玻片压诊呈"苹果酱颜色"。有时许多结节可相互融合，形成大片红褐色浸润性损害，覆有大片鳞屑。病程发展的过程中，有的损害可自愈形成瘢痕，有的结节可破溃形成浅表性溃疡，溃疡呈圆形或不规则形，表面为红褐色肉芽组织，有少量稀薄脓液，脓液干燥后可形成乌褐色厚痂。病情发展过程中，溃疡中央或一侧结痂自愈，但边缘或另外一侧不断向外扩展。组织毁坏性大，愈后可形成高低不平的条索状瘢痕，严重者瘢痕收缩，引起畸形或功能障碍。寻常狼疮的另一个特点为：已愈的瘢痕组织上可再生新的狼疮结节，再破溃形成溃疡，导致本病迁延数年不愈。寻常狼疮也常侵犯黏膜，黏膜损害多为原发性或由面部狼疮扩展而来。寻常狼疮无明显自觉症状，继发感染时可有疼痛，若不伴其他结核病，全身症状较轻。寻常狼疮可继发感染导致脓疱疮、丹毒等；或可并发淋巴管炎或淋巴结炎，反复发作，导致淋巴回流障碍，而使肢体发生象皮病；在慢性皮损基础上可出现鳞状细胞癌、基底细胞癌、黑素瘤和淋巴瘤。

除了典型损害外，由于患者机体反应性不同，寻常狼疮又有以下几种常见的临床类型：① 扁平寻常狼疮：皮损初发为红棕色，表面平滑，可覆有少量鳞屑，皮损可向外周扩展，愈后留有萎缩性瘢痕。玻片压诊可见典型的苹果酱色。② 增殖性寻常狼疮：包括结节性狼疮、瘤样狼疮、疣样狼疮、乳头状狼疮等。此类狼疮为狼疮结节密集融合，质软，浸润明显。③ 溃疡性狼疮：常形成较大面积的溃疡，皮损下方的组织可出现坏死而导致面容毁损特别是耳软骨及鼻软骨的毁损。可由狼疮结节破溃发生，也可由皮肤下淋巴结、骨骼或其他组织的结核感染所继发。④ 播散性狼疮：为身体内部结核病灶之结核杆菌经血行播散至皮肤而发病。

结核菌素试验呈强阳性，对于结核菌素试验阴性的寻常狼疮患者，应排除因内脏结核所导致的对结核菌素 DTH 敏感性降低。组织病理改变：表皮常发生萎缩、破坏等继发性改变，从而形成溃疡。也可发生角化过度、棘层肥厚或乳头瘤样增生，特别是在溃疡边缘可见假上皮瘤样增生，病变主要发生在真皮浅层，也可蔓延到真皮深层甚至皮下组织，并可导致皮肤附属器破坏。主要表现为结核样结节，很少见有干酪样坏死。结节主要由淋巴细胞、上皮样细胞和巨细胞组成，早期损害淋巴细胞较多，肉芽肿结构不明显，病程长者上皮样细胞和巨细胞较明显。愈合时可见广泛的纤维化。在本病皮损中结核杆菌数量很少，抗酸染色往往难以发现。

（6）播散性粟粒性皮肤结核：又称为急性粟粒性皮肤结核，是罕见而严重的结核感染，结核杆菌随血行播散全身而引起皮肤病变，患者常伴有内脏结核。本病常见于婴幼儿及免疫抑制人群如艾滋病患者。本病发生的主要机制是免疫力低下同时缺乏有效的抗结核药物治疗而导致播散性粟粒性皮肤结核的发生。初发皮疹为针头大小的紫红色丘疹，可伴有淤斑、淤点、水疱或脓疱、坏死与结痂,全身广泛分布,可散在或密集,愈后可留有色素沉着或瘢痕。水疱组织可发生坏死,形成溃疡,分泌物中可查到结核杆菌。皮肤活检抗酸杆菌提示体内有结核杆菌感染灶。患者多伴有发热、寒战、乏力等全身症状。组织病理改变可无或仅有未完全形成的肉芽肿,严重者丘疹中心微脓肿形成,其内含有中性粒细胞、细胞碎片和大量结核杆菌,周围绕以巨噬细胞,抗酸染色见大量分枝杆菌。轻者组织病理表现与严重者类似,但抗酸染色涂片阴性。

(7)结核树胶肿:结核树胶肿是一种转移性皮下结核,也有学者将其归入瘰疬性皮肤结核,但本病好发于营养不良的儿童以及免疫力极其低下的患者,且损害好发于四肢,与瘰疬性皮肤结核有区别。机体免疫力低下时,原发病灶可通过血行播散,或临近结核病灶部位接触溃疡分泌物引起结核损害。临床表现为单个或多个坚实的皮下结节或有波动感的脓肿,慢慢软化或表现为界限不清的波动性肿块。四肢易受累,皮肤表面逐渐破溃形成基底破坏的溃疡,常有瘘管形成,表现类似瘰疬性皮肤结核,愈后留有色素沉着的瘢痕。组织病理改变的主要特点为大片干酪样坏死,病灶边缘上皮样细胞和巨细胞浸润。抗酸染色不容易发现结核杆菌。

(8)结核疹:结核疹最初由 Darier 提出,它反映了患者对结核杆菌或其代谢产物一种免疫反应。结核疹常见于细胞免疫较强的个体,由于内在原发病灶结核杆菌经血源性播散,在皮肤内产生免疫反应。其特点为结核菌素试验阳性,抗结核治疗有效,皮损组织病理检查抗酸染色阴性,分枝杆菌培养阴性,但 PCR 方法可在部分病例检测到分枝杆菌 DNA。这些特点均支持结核疹是患者对沉积在皮肤或皮下的死亡菌体或抗原片段的免疫反应。

结核疹又分如下三型:① 瘰疬性苔藓:又称苔藓样皮肤结核,较罕见。常见于患有淋巴结结核或骨结核的儿童,有报道该结核疹可发生于接种卡介苗后。早期临床表现为坚实的、粉红色或黄棕色无症状毛囊性丘疹,直径约为 0.5~3 mm,有些皮损可融合成片或呈盘状。皮损常发生于躯干和四肢伸侧,也可见于肩、腰与臀部,群集或散在对称性分布。病程慢性,消退后不留瘢痕。组织病理改变于真皮上部毛囊和汗管周围可见上皮样细胞肉芽肿形成;肉芽肿周围有狭窄的淋巴细胞浸润带可见朗格汉斯巨细胞,一般无干酪样坏死。② 丘疹坏死性结核疹:是目前最常见的结核疹,好发于四肢,表现为广泛、对称分布的暗红色丘疹或丘脓疱疹。好发于年轻人,春季多发。基本损害为粟粒到绿豆大的暗红或淡红色坚实性丘疹,周围绕以红晕。部分丘疹可自行消退,留有暂时性的色素沉着。大多数皮疹在 1~2 周后,顶部可出现脓疱,损害继续扩大、坏死形成溃疡,表面结痂经数周或数月后可自愈。临近的坏死性丘疹可相互融合形成较大的溃疡,此种坏死性溃疡可逐渐自愈,愈后留有萎缩性瘢痕和色素沉着。原损害消退后有新的皮疹不断发生,可在同一患者身上同时见到丘疹、脓疱、结痂、溃疡与萎缩性瘢痕。其特点是反复发疹,甚至在治疗后仍如此。组织病理改变,病变早期即可见白细胞碎裂性血管炎或淋巴细胞碎裂性血管炎,血管壁出现纤维坏死伴血栓形成。成熟的皮损表现为表皮坏死、溃疡及其下方的真皮 V 形区坏死。当楔状坏死区脱落,上皮样细胞和巨细胞在其周围聚集。毛囊可发生坏死。抗酸染色阴性。本病可与硬红斑和寻常狼疮同时出现。丘疹坏死性结核疹又有以下两种变型:其一为阴茎结核疹,病变发生于龟头或包皮或冠状沟,主要损害为单个或多个暗红色坚实丘疹与脓疱,轻度浸润,破溃后结痂并形成溃疡,表面结痂,慢性经过,愈后留有萎缩性瘢痕。好发于青年,无自觉症状,常伴发其他结核。另一型为结核性痤疮,病变可发生于额部、颧部、鼻唇沟与耳轮,也可发生于小腿外侧及臀部。损害多散在分布,暗红色坚实丘疹,顶端有脓疱并坏死结痂。损害可长期不愈,愈后遗留萎缩性瘢痕。③ 硬红斑:又称 Bazin 病,是一种较为罕见的经血液循环播散至皮肤的结核病。冬季发生或加重,多见于青中年女性小腿屈侧。皮损为直径 1~4 cm 或更大结节,质硬,可微隆起于皮面,边界不清,色暗红或紫红或青紫色,可单发或多发,有程度不等的触痛、胀痛,可破溃,形成难愈性溃疡,愈后遗留瘢痕。病程慢性,部分皮损数周或数月后自愈,可不断有新发皮损。结核菌素试验呈阳性反应。组织病理改变,表现为局限或弥漫的间隔性或小叶性肉芽肿性脂膜炎伴血管炎改变。常见脂肪坏死,表现为脂肪吞噬性坏死、凝固性或干酪样坏死。慢性或消退期皮损可见脂肪间隔和小叶纤维化。

(9)卡介苗接种后皮肤并发症:卡介苗是一种活的减毒牛型分枝杆菌,通过卡介苗接种,可增强儿童对结核杆菌的抵抗力,通过接种卡介苗,使全球的结核病的发病率在一定程度上得到控制,但 BCG 可引起并发症。正常 BCG 接种后 2~3 天局部出现红肿、水疱,第 2 周时局部出现红肿硬结,中央软化,以后破裂形成浅溃疡、结痂脱落后留有小瘢痕,整个过程约 3 个月。异常反应或并发症有接种部位的紫红色斑块、结节、脓肿或慢性溃疡。常见的并发症包括局限或泛发性结核疹、寻常狼疮、瘰疬性皮肤结核和其他非特异性反应。

二、诊断标准

(一)各型皮肤结核诊断要点

皮肤结核一般根据典型的临床表现,结合组织病理学检查以及相关的医技检查诊断。结核分枝杆菌培养阳性是诊断的金标准,有无伴发内脏结核以及有无结核患者接触史有参考意义,确诊需结合组织病理检查。各型诊断要点见表 21-2-2。

表 21-2-2 各型皮肤结核诊断要点

分 型	诊断标准
结核性下疳	坚实的、无痛性的红褐色丘疹结节,迅速发展为溃疡,无自觉症状,溃疡边缘呈潜行性,基底呈颗粒状,色暗红,易出血,表面痂皮易剥离。皮损愈后留有萎缩性瘢痕,局部淋巴结钙化。早期结核菌素试验阴性,后期结核菌素试验可阳性
疣状皮肤结核	发生在皮肤暴露部位的疣状结节,环状排列,四周有红晕,消退后留有萎缩性瘢痕,慢性经过,挤压有少量脓液渗出
瘰疬性皮肤结核	初起为深在性、无痛性皮下结节,有炎性渗出物和坏死组织聚集。结节化脓破溃后可继发溃疡或窦道,窦道内可见到干酪样物质和稀薄脓液。愈后局部可形成瘢痕疙瘩或萎缩性瘢痕,索状瘢痕为本病特征。结核菌素试验阳性
腔口结核	根据患者腔口部的溃疡,伴有内脏的活动性结核,结核杆菌检查阳性
寻常狼疮	患者多有其他内脏器官结核病或结核病预防接种史,特征性临床表现如苹果酱色结节以及溃疡长期不愈,愈后遗留瘢痕,无疼痛等自觉症状
播散性粟粒性皮肤结核	依据患者有内脏器官结核病史,好发于免疫力低下的婴幼儿及艾滋病患者,皮肤损害为全身性分布粟粒样大小不等丘疹并坏死结痂,无自觉症状。结核菌素试验早期为阴性,晚期为阳性
结核树胶肿	多个坚实的皮下结节或有波动感的脓肿,慢慢软化或表现为界限不清的波动性肿块。四肢易受累,皮肤表面逐渐破溃形成基底破坏的溃疡,常有瘘管形成,表现类似瘰疬性皮肤结核。愈后留有色素沉着的瘢痕。通过结核杆菌培养可确诊
瘰疬性苔藓	主要依据有结核病史,皮损特征,无疼痛等自觉症状,病理改变为无干酪样坏死的结核浸润
丘疹坏死性结核疹	主要依据有内脏结核病史,多见于青年人,损害为对称性脓疱性坏死性丘疹,愈后遗留有萎缩性瘢痕,无自觉症状,组织病理学表现为上皮样细胞和巨细胞浸润为主的结核样结构以及结核菌素试验阳性
硬红斑	硬红斑的诊断主要依据有内脏器官结核病史,发生于中青年女性小腿屈侧的炎症性结节,可破溃形成溃疡。组织病理学表现为肉芽肿样血管炎并有明显干酪样坏死的结核结构,结核菌素试验阳性
卡介苗接种后皮肤并发症	卡介苗接种部位出现的紫红色斑块、结节、脓肿或慢性溃疡

（二）皮肤结核的实验室诊断手段

1. 结核菌素试验（TST） TST 是诊断结核感染的参考指标，一般在感染后 2～10 周即可进行该试验，其灵敏度 33%～96%，特异度 62.50%。在无活动性症状的患者皮内注射纯蛋白衍生物（PPD），然后在 48～72 h 时测量硬结大小。但要注意在原发性结核、粟粒性结核以及腔口结核的患者中 TST 常为阴性，瘰疬性皮肤结核、寻常狼疮的结核菌素反应常为强阳性。硬结直径小于 5 mm 为阴性；硬结直径 5～10 mm 为弱阳性，见于接触过有传染性结核的患者，非结核杆菌感染的指征，也可能是其他分枝杆菌感染的结果；硬结直径 11～15 mm 为阳性，提示受试者对结核杆菌感染敏感；硬结直径大于 15 mm 为强阳性，提示受试者对结核杆菌高度敏感。艾滋病患者 TST 试验硬结直径 5 mm 时为强阳性反应，所以一般来说行 TST 试验时要行血清人类免疫缺陷病毒（HIV）检测。结核菌素试验对诊断本病有参考意义，但在不足 2 个月的婴儿、孕妇、糖尿病、肾衰竭或严重细胞免疫抑制患者如艾滋病、或者近期接种过卡介菌疫苗的患者等，可呈假阴性反应。

2. γ 干扰素（IFN-γ）释放试验（T-SPOT） 通过检测患者血清中的干扰素来评估感染情况。该方法源于 Mahairas 发现的一段存在于结核分枝杆菌中的 RD1 基因序列，在卡介苗菌株和大部分环境中的分枝杆菌基因中则缺乏该序列。RD1 编码产生 EAST-6 和 CFP-10 蛋白，这两种蛋白作为特异性抗原刺激机体 T 淋巴细胞产生特异性细胞因子 IFN-γ。研究表明，此方法能准确检测潜伏期结核病的感染，还可分辨真正的感染者还是卡介苗接种者，并可区分结核分枝杆菌与非结核分枝杆菌，灵敏度为 90%，特异性高达 95%。和 TST 相比，其灵敏性及特异性均比较高。但在年龄超过 65 岁，以及 ICU 住院患者、营养不良、淋巴粒细胞减少、C 反应蛋白增高的患者，该试验的准确性会下降。若排除这些因素，年龄在 35 岁以下的患者诊断准确率几乎为 100%。而且，本方法的优点是不受卡介苗接种的影响，也适用于儿童。

3. 抗酸染色涂片检查 通过皮肤组织液涂片或皮损病理切片抗酸染色偶尔可查到结核杆菌，此方法较细菌培养简单快捷。在原发性皮肤结核、瘰疬性皮肤结核或转移性结核性脓肿的检出率较高。

4. 细菌培养 是活动性结核感染的金标准，还可以确定细菌种类以及行药敏试验。细菌培养的敏感性较特异性低。结核杆菌培养阳性的皮肤结核见于通过细菌或皮肤组织病理检查阳性的患者。

5. 聚合酶链反应（PCR） PCR 是一种分子生物学的诊断技术，PCR 可在 24 h 内快速检测到皮损内结核杆菌的 DNA，可作为临床病理方法的补充。一般来说需使用新鲜的皮损、血液或石蜡切片。

6. 基因分型 这是不同于 PCR 的检测结核杆菌的分子方法。有助于突变菌株的测序，以及分析流行病学数据和传统流行病学的相关性，此种检测方法已颠覆了既往人们对结核杆菌流行病学的认知。通过放大 DNA 片段，可从结核杆菌中分离出不典型的分枝杆菌，检测耐药菌株。常用的检测方法有间隔区寡核苷酸分型、限制酶切片段长度多态性分析（RFLP）等。

三、误诊文献研究

1. 文献来源及误诊率 2004—2013 年发表在中文医学期刊并经遴选纳入误诊疾病数据库的皮肤结核的误诊文献共 48 篇，总计误诊病例数 188 例。其中可计算误诊率的文献 6 篇，误诊率 62.50%。

2. 误诊范围 本组误诊范围涉及 33 种疾病 210 例次，居前五位的是湿疹、皮癣、皮肤感染、结节病、痤疮，部分病例先后多次误诊。主要误诊疾病见表 21-2-3。少见的误诊疾病为皮肤鳞状细胞癌、皮肤纤维瘤、风湿性关节炎、汗腺炎、红绀病、脂溢性皮炎、银屑病、酒渣鼻、乳腺癌、嗜酸性粒细胞增多综合征、痛风、急性发热性嗜中性皮病、睑腺炎、肛周感染、瘢痕疙瘩、唇炎、盘状红斑狼疮。

表 21 - 2 - 3　皮肤结核主要误诊疾病

误诊疾病	误诊例次	百分比(%)	误诊疾病	误诊例次	百分比(%)
湿疹	36	17.14	皮肤良性肿瘤	9	4.29
皮癣	32	15.24	结节性红斑	7	3.33
皮肤感染	26	12.38	皮肤恶性肿瘤	5	2.38
结节病	15	7.14	血管炎	3	1.43
痤疮	12	5.71	寻常疣	3	1.43
皮肤溃疡	11	5.24	淋病	3	1.43
系统性红斑狼疮	10	4.76	麻风	3	1.43
皮炎	9	4.29	梅毒	3	1.43

3. 确诊手段　本组皮肤结核 172 例(91.49%)获得病理检查依据,但有 143 例原始文献未交代具体的病理诊断方法,5 例手术病理检查确诊,20 例经皮穿刺活检确诊,4 例查皮损确诊。经实验室特异性生化免疫学检查确诊 10 例,经临床试验性治疗确诊 6 例。

4. 误诊后果　本次纳入的 188 例皮肤结核中,186 例文献描述了误诊与疾病转归的关联,2 例预后不明确或疾病转归与误诊关联不明确。按照误诊数据库对误诊后果的分级评价标准,可统计误诊后果的病例中,100%(186/186)的患者为Ⅲ级后果,未因误诊误治造成不良后果。

四、误诊原因分析

依据 48 篇文献提供的皮肤结核误诊原因出现频次归纳为 9 项,其中经验不足、缺乏对该病的认识和未选择特异性检查项目为最常见原因。误诊原因见表 21 - 2 - 4。

表 21 - 2 - 4　皮肤结核误诊原因

误诊原因	频次	百分率(%)	误诊原因	频次	百分率(%)
经验不足,缺乏对该病的认识	41	85.42	病理诊断错误	4	8.33
未选择特异性检查项目	26	54.17	药物作用的影响	2	4.17
问诊及体格检查不细致	15	31.25	过分依赖或迷信医技检查结果	1	2.08
缺乏特异性症状体征	11	22.92	医院缺乏特异性检查设备	1	2.08
诊断思维方法有误	5	10.42			

1. 缺乏对皮肤结核的认识　皮肤结核临床上较为少见,皮肤结核的临床分型复杂,症状体征形式多样,皮肤结核很多医生特别是基层医院的医生或是临床工作经历较短的年轻医生缺乏诊治该病的经验,加之临床诊疗方面所倡导的"多发病与常见病"优先的思维模式,由此产生的漏误诊在所难免,故缺乏临床经验成为本病误诊的首位原因。

2. 未选择特异性的检查项目　皮肤结核的诊断一般根据典型的临床表现,结合组织病理学检查以及相关的实验室检查。目前临床上将组织病理学检查以及 TST 作为首选;此外 PCR 是一种快速、灵敏、简单、特异的检查方法;T - SPOT 检测灵敏性及特异性均较高。本组资料显示,居误诊疾病前几位的是湿疹、皮癣、皮肤感染等,一般病理或者真菌、细菌检查都可以将其区分。但很遗憾的是,由于上述原因,临床医生往往缺乏对皮肤结核复杂多样认识,初期诊断时未考虑到该病,也就未能选择对该病诊断有特异性的检查,由此造成误诊。

3. 了解病情不全面　不同类型的皮肤结核有其特征,如寻常狼疮好发于青年面部,狼疮结节呈苹果酱色,无压痛,有特征意义;丘疹坏死性结核疹好发于四肢,散发,皮损的丘疹结节呈粟米样大小,中心坏死,表面结痂,愈后留有凹陷性瘢痕,反复成片发生;硬红斑表现为双下肢腿屈面对称性黄豆大小硬结,单个或数个不等,数周后结节增大,暗红色,略高出皮面,烧灼痛,境界不清。如果对各型皮肤结核特点"视而不见",不全面分析病情特点,就会造成误诊。究其原因,都与对认识不足,分析病情不细致、不全面有关。

4. 病理诊断错误　值得一提的是,本次文献分析中,部分病例因病理诊断错误导致误诊。而临床诊断又往往以病理诊断为"金"标准,由此提示病理科医师也需提高对各型皮肤结核组织病理学特点的认识,以免误导临床诊断。临床医师也应结合症状体征、病史等综合分析医技检查结果,对高度可疑患者应重复取材检查或送上级医院病理会诊。

五、防范误诊措施

虽然误诊后果数据分析显示本组误诊大多未造成不良后果,但皮肤结核危害大,早期正确诊断具有重要意义。本组资料中误诊时间最长者达 48 年之久,其教训可谓深刻。为提高早期确诊率,应从以下几方面入手。

1. 对皮肤结核再度流行保持足够警觉　近来,由于艾滋病流行、结核耐药菌株的出现,以及免疫抑制剂的使用,使感染结核机会增加,该病的发病呈增高趋势,对此临床医生应高度重视,加强对皮肤结核相关知识的学习,熟悉该病的常见临床症状体征,努力减少误漏诊。临床上遇到面部、颈、臀以及四肢多发性结节或浸润性斑块,有溃疡、瘢痕形成者,经常规治疗效果欠佳者,均需想到皮肤结核的可能。

2. 及时行结核相关检查以明确诊断　皮肤科医师应掌握皮肤结核常用诊断手段的各自特点,并合理选择检查方法,客观分析检查结果。临床上常用的结核相关医技检查手段包括组织病理学检查、TST、PCR 和 T-SPOT 等。一般将组织病理学检查和 TST 作为首选;PCR 是一种快速、灵敏、简单、特异的检查方法,对怀疑皮肤结核而涂片或抗酸染色或 PPD 试验阴性的患者的新鲜皮损、血液或石蜡切片 PCR 检查时阳性率较高;T-SPOT 检测和 TST 相比,其灵敏性及特异性均比较高。排除 ICU 住院治疗、营养不良、淋巴粒细胞减少、CRP 增高、年龄在 35 岁以下的患者,其准确率几乎为 100%。

3. 注意与易混淆疾病的鉴别诊断

(1) 疣状皮肤结核:① 疣状真菌感染:着色真菌病的皮损为斑块疣状增生,炎症明显,真菌镜检或病理组织学检查阳性。北美芽生菌病的损害中心愈合结痂,边缘高起呈疣状,外围有大量脓疱或小脓肿,组织学可见到大量真菌孢子,许多呈出芽状态,大量中性粒细胞及脓肿形成。② 肥厚性扁平苔藓:典型皮损为疣状增殖性肥厚性斑块,紫蓝或红褐色,伴黏着性鳞屑,剧烈瘙痒感。组织学检查可见到胶样小体,表皮角化过度,局灶性呈楔形颗粒层增厚,棘细胞层不规则增厚,基底细胞液化变形及真皮上部淋巴细胞为主的带状浸润。

(2) 瘰疬性皮肤结核:本型结核形成的冷脓肿需要与细菌性脓肿、肿瘤转移、组织细胞增多症或化脓性汗腺炎相鉴别。

(3) 腔口结核:① 急性女性外阴部溃疡:病程短而急,溃疡较大,基底光滑平整,疼痛剧烈,溃疡分泌物中可查到粗大杆菌,可自愈。② 复发性阿弗他口炎:发生于口腔或外阴部的浅表性溃疡,部分患者发病前有口腔创伤、化学物质刺激、女性内分泌改变、精神紧张或情绪方面的改变,或有家族史,可自愈。③ 梅毒性溃疡:溃疡边缘锐利如凿状,质硬,基底有坏死组织及树胶样分泌物,梅毒血清学试验阳性,病理改变为梅毒性肉芽肿伴闭塞性血管内膜炎。

（4）寻常狼疮：① 结节病：结节病之结节较狼疮结节坚实，有浸润感，一般不破溃，结核菌素试验阴性。② 盘状红斑狼疮：皮损常对称分布于鼻及两颊，无狼疮结节及溃疡，红斑上有黏着性鳞屑，底面附着毛囊角质栓，组织病理检查无结核样改变。③ 深部真菌感染：结节常破溃、结瘢痕，真菌培养阳性。组织病理检查可见病原菌。④ 利什曼病（黑热病）：组织病理检查可在组织细胞内见到许多利什曼原虫。⑤ 结节性梅毒疹：梅毒性结节发展较快，可成匐行状排列，质硬如软骨，铜红色，常破溃，溃疡呈穿凿状，愈后留有瘢痕。梅毒血清学试验阳性。病理改变主要为浆细胞浸润及血管变化。⑥ 皮肤鳞状细胞癌：很少发生于正常皮肤上，多见有原发皮损的皮肤病灶。组织病理检查可见到肿瘤细胞。

（5）结核树胶肿：需与化脓性汗腺炎鉴别。后者是一种顶泌汗腺慢性化脓性炎症，主要为革兰阳性菌引起的感染。多发生于青年和中年妇女，可与聚合性痤疮、脓肿穿掘性毛囊周围炎同时存在，称为毛囊闭锁三联征。

（6）瘰疬性苔藓：① 维生素 A 缺乏症：四肢伸侧的毛囊角化性丘疹，中心有角质栓，可伴有夜盲症及 Bitot 斑，以及角膜软化等其他维生素 A 缺乏症。组织病理学检查真皮无炎症浸润。② 光泽苔藓：为发生于臀部或腹部的群集性粟粒大扁平坚实发亮的丘疹，正常皮色，无自觉症状。组织病理改变虽与瘰疬性苔藓相似，但与毛囊无关，而瘰疬性苔藓多发生于毛囊旁。③ 小棘苔藓：好发于颈部和臀部外侧、针头大小的毛囊角化性丘疹，密集成片，无自觉症状。组织病理改变为毛囊周围结缔组织增生，皮脂腺萎缩或消失，无结核浸润。④ 毛发红糠疹：为毛囊口发生红色角化过度的丘疹，可融合成鳞屑性斑块。组织病理改变为毛囊性角化过度，有点状角化栓，无结核浸润。

（7）丘疹坏死性结核疹：① 毛囊炎：炎症性毛囊性脓疱，无中心坏死。组织病理改变为毛囊上部有以中性粒细胞为主的急性炎症浸润。② 痘疮样痤疮：沿前额发际线发生的无痛性毛囊性丘疹及脓疱。无深在性浸润，毛囊性损害，常有中央坏死，愈后留下凹陷性瘢痕。组织病理改变为毛囊周围的急性炎症浸润，可形成小片脓肿坏死区。

（8）硬红斑：① 结节性红斑：发生于小腿伸侧的红色坚实结节，局部疼痛及压痛明显，但结节不会出现破溃，有关节痛等全身症状，病程短。病理改变为小灶性浸润，无干酪样坏死，很少见结核样浸润。② 小腿红绀病：本病被认为是一种内分泌障碍的表现，寒冷可诱发。小腿下部对称性弥漫性青紫，皮肤温度较正常低，不发生结节、溃疡。③ 变应性皮肤血管炎：好发于小腿和足背，多形性损害，可伴发热和关节疼痛等症状，可累及内脏器官，肾损害较常见。

4. 积极寻找内脏结核的潜在病灶　皮肤结核虽发病于皮肤，但应看作是整个机体感染结核病的一部分。本病约 1/3 的病例伴发有内脏结核，尤其以肺结核最高，占 1/4 以上。因此，对于确诊皮肤结核者应树立全局观念，详细病史询问，认真进行体格检查，完善 X 线胸片等常规检查，以防漏诊潜在结核病灶。

5. 注意接种卡介苗发生的皮肤结核　若患儿新近接种过卡介苗，局部出现皮肤症状，需详细询问病史，如卡介苗接种的时间、部位，肿块出现的时间、部位及两者之间的关系。熟悉卡介苗接种后有哪些异常反应，就可能避免误诊误治。一般来说新生儿卡介苗接种常见的异常反应为接种局部寒性脓疡及反应性淋巴结炎，卡介苗骨髓炎罕见。外伤甚至文身也可导致皮肤结核，在国外屡有报道，应引起注意。

（任　芳　孔庆涛　桑　红）

第三节 马拉色菌性毛囊炎

一、概述

马拉色菌性毛囊炎(Malassezia folliculitis)是由人体正常寄生的马拉色菌在一定条件下过度生长以及由此引起的炎症所致,多见于年轻人,常累及躯干、上肢和颈部。其皮损主要表现为瘙痒性毛囊性丘疹,在热带、亚热带、青春期、青年、潮湿、夏季和多汗者常见,免疫受损者易发病。

1. 疾病命名 1969 年 Waery 等报道 1 例接受广谱抗生素治疗的患者,胸、背、颈、面部出现痤疮样皮疹,表现为毛囊性丘疹、脓疱,从皮损中分离出圆形糠秕孢子菌,首次提出糠秕孢子菌可引起毛囊炎。1973 年 Pottrer 等对 7 例糠秕孢子菌引起的毛囊炎进行了研究,认为该病是一种独立的疾病,正式命名为糠秕孢子菌毛囊炎。随着分类学的进展,将菌名定为马拉色菌后,糠秕孢子菌毛囊炎也就被称为马拉色菌毛囊炎。

2. 发病机制 马拉色菌属(Malassezia spp.)真菌是一组常驻于人体皮肤表面及毛囊内的嗜脂性酵母菌。20 世纪 90 年代,通过对各种菌种形态学和生理生化特征,以及随机扩增多态性分析(RAPD)和核糖体 RNA(rRNA)基因序列分析的应用,定义命名了 7 种马拉色菌:糠秕马拉色菌(M. furfur)、合轴马拉色菌(M. sympodialis)、钝性马拉色菌(M. obtusa)、球形马拉色菌(M. globosa)、限制马拉色菌(M. restricta)、斯洛菲马拉色菌(M. slooffiae)和厚皮马拉色菌(M. pachydermatis)。自 2002 年起通过 rRNA 基因序列分析和限制性片段长度多态性(RFLP)等方法陆续发现了 7 种马拉色菌新种:皮肤马拉色菌(M. dermatis)、日本马拉色菌(M. japonica)、大和马拉色菌(M. yamatoensis)、纳娜马拉色菌(M. nana)、羊马拉色菌(M. caprae)、马马拉色菌(M. equina)和兔马拉色菌(M. cunieuli)。目前的研究发现,在这 14 种马拉色菌中,有 11 种参与人体皮肤微生态的构成。其中球形马拉色菌是马拉色菌性毛囊炎的主要致病菌,该菌在夏季生长活性更高,且酯酶活性最高,这些特征可能和马拉色菌性毛囊炎致病性有关。

马拉色菌在人头皮、面部、外耳道、胸背部等皮肤表面及毛囊内均可分离到,约占健康人皮肤定植真菌总量的 50%~80%。在正常情况下毛囊内的菌量较少并相对静止,与毛囊内的细菌(痤疮杆菌、葡萄球菌等)处于动态平衡状态。在各种促发因素(如长期使用糖皮质激素或广谱抗生素等)的影响下,马拉色菌可在毛囊内大量繁殖,其脂肪分解酶将毛囊部位的甘油三酯分解成游离脂肪酸,后者可刺激毛囊口大量脱屑并造成阻塞,使皮脂潴留,加之游离脂肪酸的刺激致毛囊扩张破裂,导致毛囊内容物释放到周围组织,从而产生炎症反应。

3. 临床表现 本病好发于青壮年,可能由于青春期皮脂腺发育加快,毛囊皮脂腺分泌功能亢进。典型的皮损主要在毛囊皮脂腺丰富的胸背部,为毛囊性半球状红色丘疹,直径 2~4 mm,有光泽,周围可有红晕,散在对称分布,数十至数百个,数目多者较密集而不融合,可间杂有小脓疱,黑头痤疮少见。常见部位为面部、背部、上臂外侧、胸部和颈部,上臂、腰腹也可累及。面部损害主要位于前额、下颌和两侧。天疱疮患者大腿和臀部也有皮损。有色素沉着斑,可合并痤疮、花斑糠疹。患者均有不同程度瘙痒,偶见灼热和微刺痛感。由于搔抓,多数皮疹有表皮破损,丘疹顶端可有血痂。也有表现为离心性环状红斑的特殊马拉色菌性毛囊炎。

4. 治疗原则 轻者以外用抗真菌药为主,由于本病部位较深,应选择渗透性好的外用抗真菌药如 50%的丙二醇水溶液、联苯苄唑溶液或霜,也可辅以 2%酮康唑洗剂(采乐)、2.5%二硫化硒洗剂洗澡等。对皮损数目多、严重而单独外用治疗效果不满意者,可联合口服抗真菌药,如伊曲康唑、酮康唑等。对于一些难治性马拉色菌性毛囊炎,口服和局部应用抗真菌药治疗均无效的,可以应用光动力疗法(PDT),即局部敷 5-氨基酮戊酸甲酯(MAL)的 PDT 治疗。

二、诊断标准

临床上对马拉色菌性毛囊炎的诊断,参照《中国临床皮肤病学》诊断标准:① 典型临床表现:皮损为毛囊性丘疹、脓疱,主要位于躯干上部,有不同程度的瘙痒。② 真菌镜检及培养:选择典型的皮损,用镊子用力将毛囊角栓小心挤压出,涂于带有一滴 10% KOH 的玻片上,滴一滴派克墨水,盖上盖玻片后可做直接镜检。光学显微镜下可见毛囊角栓内有大量的孢子、芽生孢子,菌丝很少;马拉色菌具有嗜脂性,在含油培养基上长出酵母样菌落。③ 必要时做病理检查,更具有诊断价值。④ 排除细菌感染等所致的毛囊炎。

三、误诊文献研究

1. 文献来源及误诊率　2004—2013 年发表在中文医学期刊并经遴选纳入误诊疾病数据库的马拉色菌性毛囊炎误诊文献共 10 篇,总误诊病例 267 例。其中可计算误诊率的文献 2 篇,误诊率 39.86%。

2. 误诊范围　本组误诊范围涉及 14 种疾病 269 例次,误诊疾病居前五位的是痤疮、脂溢性皮炎、花斑癣、毛囊炎和玫瑰糠疹。部分病例多次误诊,主要误诊疾病见表 21-3-1。少见的误诊疾病为过敏性皮炎、念珠菌病、皮肤假性淋巴瘤、疖、疥疮。

表 21-3-1　马拉色菌性毛囊炎主要误诊疾病

误诊疾病	误诊例次	百分比(%)	误诊疾病	误诊例次	百分比(%)
痤疮	145	53.90	药疹	7	2.60
脂溢性皮炎	38	14.13	湿疹	5	1.86
花斑癣	26	9.67	毛囊虫病	5	1.86
毛囊炎	24	8.92	传染性软疣	3	1.12
玫瑰糠疹	10	3.72			

3. 确诊手段　本组 267 例均根据皮损病原学检查确诊。

4. 误诊后果　按照误诊疾病数据库制定的误诊后果评价标准,267 例均为Ⅲ级误诊后果,虽发生误诊但均未造成不良后果。

四、误诊原因分析

依据本组纳入的 10 篇文献提供误诊原因出现频次,经统计归纳为 3 项,其中经验不足、缺乏对该病的认识 9 频次(90.00%),未选择特异性检查项目 8 频次(80.00%),问诊及体格检查不细致 3 频次(30.00%)。

1. 经验不足而缺乏对该病认识　近年来,由于糖皮质激素及广谱抗生素的广泛应用,恶性肿瘤、器官移植免疫抑制剂的应用等,导致免疫功能低下患者增多,这些因素使皮肤毛囊内正常菌群失调,导致马拉色菌性毛囊炎患者增多。加之大多数基层医师及一些临床经验不足的皮肤科医师对该病的认识不足,该病多以多发毛囊性半球状红色丘疹为主要临床表现,从本组归纳的误诊范围可看出,误诊为痤疮者最多,由于痤疮与马拉色菌性毛囊炎均好发于青壮年,并且部分患者痤疮与马拉色菌性毛囊炎合并发生,皮损如不仔细检查又难以区分,接诊医师诊断经验和认识水平也存在一定差异,往往误诊为痤疮、脂溢性皮炎等。

2. 未选择特异性检查项目   马拉色菌性毛囊炎的检查方法包括真菌直接镜检、培养及组织病理学检查。真菌镜检对马拉色菌性毛囊炎的诊断价值很大,尤其对一些可疑病例及非典型病例的诊断帮助很大。但在一些基层医院不具备专业的真菌检查条件,一些患者不能及时进行真菌检查;也有部分患者不配合医生,拒绝检查。另外,检验科技术人员水平参差不齐,未能发现真菌孢子;临床医师对皮损观察不够仔细,取材不规范,这些都容易造成假阴性结果。本组 267 例均经过皮损检查确诊。因此,对怀疑马拉色菌性毛囊炎的患者均应进行真菌学检查,可减少误诊漏诊的发生。

3. 问诊及体格检查不细致   马拉色菌性毛囊炎以多发毛囊性半球状红色丘疹为主要临床表现,由于患者皮损常发生在皮脂腺丰富的部位,好发于青壮年,基层医师或年轻医师询问病史不够详细,忽略患者患病季节、生活及工作环境、体质是否为易出汗和皮脂分泌过多、自觉症状及以往诊治等情况等;体格检查不够仔细,忽略皮疹特征、分布特点临床表现等,导致误诊。加之许多患者开始发病时自行购药或到小诊所经非皮肤科医生诊治,导致皮损不典型,常被误诊为细菌性毛囊炎、痤疮、脂溢性皮炎等。

五、防范误诊措施

从本组误诊后果可见,267 例误诊后虽然均未造成不良后果,但误诊延误了患者的诊治,给患者及其家庭带来了一定的心身损害。因此,为避免马拉色菌性毛囊炎的误诊,我们结合临床经验及循证医学证据提出如下建议。

1. 临床医师应加强专科知识的学习   临床医师尤其是皮肤科专业医师应该熟练掌握马拉色菌性毛囊炎的诱发因素(如长期使用糖皮质激素、抗生素等)、发病过程、临床表现、皮疹特征和分布特点。对于面部、背部、肩部等皮脂腺分泌旺盛部位出现的毛囊性半球状红色丘疹、脓疱、皮疹不融合,应该考虑到马拉色菌性毛囊炎。马拉色菌性毛囊炎好发于青壮年,也可同时合并痤疮、脂溢性皮炎等青春期常见皮肤病,因此对于一些青壮年患者皮疹按痤疮及其他疾病治疗无效时,也应考虑马拉色菌性毛囊炎的诊断。

2. 进行详细的病史询问及体格检查   对于面部、背部、肩部等皮脂腺旺盛过多部位出现的毛囊性半球状红色丘疹的患者,应详细询问病史,尤其是有无诱发因素、患者免疫状态如何、既往治疗情况等。此外,应仔细观察皮疹分布的部位、特点、是否融合,是否有痤疮、囊肿、结节、脓疱等皮损。对于已按痤疮、细菌性毛囊炎治疗无效或者加重的患者,应该高度怀疑此病。对于长期应用糖皮质激素及抗生素的患者,出现全身性毛囊性丘疹,应该考虑马拉色菌性毛囊炎。

3. 应用针对性的医技检查手段   真菌镜检及培养是马拉色菌性毛囊炎的确诊手段。因此,对于怀疑此病的患者应及时进行真菌检查。临床医师应提高皮损取材技巧,取材尽量取有白色脓头的丘疹内容物;技术人员提高对真菌镜检的诊断水平,并且需要用派克墨水或革兰染色在油镜下进行观察。必要时应做组织病理检查以及真菌培养等。

4. 注意鉴别诊断   马拉色菌性毛囊炎与常见误诊疾病的鉴别要点:① 痤疮:就发病特点而言,马拉色菌性毛囊炎男性多于女性,年龄 19～40 岁;痤疮女性多于男性,年龄 19～29 岁,发病年龄比马拉色菌性毛囊炎年轻。就皮损分布特点而言,痤疮的皮损多见于面部。除丘疹、脓疱外,还有粉刺、囊肿、结节、瘢痕等皮损;马拉色菌性毛囊炎皮损主要为背部中央,面部较少,且面部损害主要位于前额、下颌和两侧;而痤疮皮损在背部位于周边,在面部常发生在中央。伍德灯、皮损涂片在马拉色菌性毛囊炎中为阳性,痤疮为阴性。② 细菌性毛囊炎:细菌性毛囊炎一般炎症反应较重,皮损周围有红晕,抗生素治疗效果好。马拉色菌性毛囊炎给予抗真菌治疗效果好。③ 脂溢性皮炎:脂溢性皮炎往往局限,初发于头部,加重者可向面部、耳后、腋窝、上胸部、肩胛间部、脐窝、外阴部及腹股沟等处发展。初发皮损为毛囊周围炎症性丘疹,随病情发展,丘疹融合成大小不等的黄红色斑片,边界清楚,上覆油腻性鳞屑或结痂,仔细观察皮损特点,可与本病鉴别。④ 花斑糠疹:花斑糠疹是由马拉色菌引起的圆形或不规则形斑疹,多呈淡白斑,也可呈粉红色、黄棕色甚至灰黑色,表面覆盖薄薄的糠状鳞屑,反光性强,真菌镜检可见弧形菌丝及成簇孢子。而马拉色菌性毛囊炎主要表现为丘疹,真菌检查多见芽生孢子。

(孔庆涛　杨　瑞　桑　红)

第四节　疥　疮

一、概述

1. 流行特点　疥疮(scabies)是由疥螨(*Sarcoptes scabiei*)寄生在人体皮肤表皮层内引起的接触性传染性皮肤病。疥螨是一种永久性寄生螨,寄生在人和哺乳动物的皮肤内。疥螨属于蛛形纲、疥目,可分为两大类:一种寄生在人体的,称人型疥螨;另一种寄生在牛、马、猪、羊、狗、猫、兔、鸟、骆驼、家禽等动物身上的,叫动物疥螨,偶可侵犯人类。

疥疮是由人型疥螨通过直接接触传染(包括性接触),如同卧一床、握手等方式,但是疥螨除在人身上活动外,也可在衣服、被褥、床单、枕巾、毛巾上活动,也可通过患者使用过的物品而间接传染,在家庭或集体中相互传染。疥疮多发生于冬季,病程长短不定,有时可迁延数月之久。

2. 发病机制　疥螨的致病作用有两种,一种是在皮肤角质层掘凿隧道引起机械刺激,另一种是疥螨分泌的毒素刺激皮肤发痒。疥螨多寄生于皮肤较薄的部位,如手指缝及其两侧、腕屈侧、肘窝、脐周、下腹部、外阴部、腋窝前侧、腹股沟、大腿上侧内部、臀部、女性乳房皱襞等处,头面和掌跖一般不受累(婴幼儿除外)。

3. 临床表现　疥疮临床表现为针头大小的丘疹和丘疱疹或小水疱,散在性分布,特别是在指间常能见到很浅的匐形疹,长约 1 cm,呈灰白色或浅灰色,是疥螨掘的隧道,盲端有一针头大小灰白色或淡红色的小点,这是疥螨隐居的地方,雌虫常停留在此,可用针挑出,这是疥疮特有的症状,具有诊断意义。

因疥螨白天多潜伏在隧道内不动,夜间开始活动,故疥疮患者常在夜晚有剧烈的瘙痒,常因搔抓引起抓痕、血痂、色素沉着、湿疹样变,或继发感染而发生脓疱疮、疖肿、蜂窝织炎、淋巴管炎。少数患者可并发蛋白尿、肾炎、糖尿病及剥脱性皮炎。部分青年男性患者除有典型疥疮皮疹外,可在阴囊、阴茎皮肤上形成绿豆大至黄豆大淡红色或红褐色结节,称之为疥疮结节或称结节性疥疮,可出现剧烈瘙痒,有时身体其他处皮疹治愈后,结节仍可经久不愈。在婴儿或儿童中可发生大疱型疥疮或在面部、掌跖部出现疥疮的皮损,临床上容易被误诊。

挪威疥又称角化型疥疮或结痂型疥疮,是一种严重的疥疮,多发生于身体虚弱或免疫功能低下的患者,患者多为营养不良、智力不全、个人卫生很差者,或患有肺结核、结缔组织病等患者。其特点是皮肤干燥、结痂、感染化脓严重,尤以指(趾)端有大量银屑病样鳞屑,指间肿胀增厚弯曲变形,手掌角化过度,毛发干枯脱落,头皮和面部有较厚的鳞屑和化脓结痂,局部淋巴结肿大,有特殊的臭味,患处常可查到较多的疥螨。

疥疮的病理变化呈表皮棘层不规则增生肥厚,有海绵形成及炎症细胞渗出,形成表皮内水疱,在角质层或棘层上部可见到隧道内有虫体或虫卵,真皮上层血管扩张,特点为显著的血管周围炎症细胞浸润。

4. 治疗原则

（1）预防措施：注意个人卫生，勤洗澡、勤换衣、勤晒被褥，不与患者同居、握手，不能和患者的衣服放在一起，发现患者及时治疗，并煮沸消毒衣服和寝具。不能煮烫者用塑料包扎 1 周，待疥螨饿死后清洗。

（2）治疗原则：杀虫，止痒，治疗并发症。争取早发现、早诊断、早治疗。家中或集体单位的患者要同时治疗，常用的药物有 10％硫黄、3％水杨酸乳膏等。疥疮结节的治疗可用焦油凝胶；皮损内注射泼尼松龙或曲安西龙、曲安奈德等；液氮冷冻；或曲安奈德新霉素贴膏局部外贴。

二、诊断要点

疥疮的诊断主要根据传染病接触史和好发部位，尤以指间有丘疹、丘疱疹和隧道，夜间剧痒，家中或集体单位常有同样的患者，同时在隧道盲端挑到疥虫或虫卵，即可确诊。

三、误诊文献研究

1. 文献来源及误诊率　2004—2013 年发表在中文医学期刊并经遴选纳入误诊疾病数据库的疥疮误诊文献共 41 篇，总计误诊病例 1 750 例。其中可计算误诊率的文献 7 篇，误诊率 16.58％。

2. 误诊范围　本组误诊范围涉及 19 种疾病 1 771 例次，最常见的前五位疾病为湿疹、荨麻疹、皮炎、瘙痒症、痒疹。部分患者多次误诊，主要误诊疾病见表 21-4-1。少见的误诊疾病为生殖器疱疹、瘢痕疙瘩、传染性软疣、梅毒、胆汁淤积症、大疱性类天疱疮、阴虱病。30 例次诊断不明确。

表 21-4-1　疥疮主要误诊疾病

误诊疾病	误诊例次	百分比（％）	误诊疾病	误诊例次	百分比（％）
湿疹	676	38.17	毛囊炎	13	0.73
荨麻疹	312	17.62	药疹	11	0.62
皮炎	282	15.92	尖锐湿疣	5	0.28
瘙痒症	184	10.39	手足口病	4	0.23
痒疹	141	7.96	红皮病	4	0.23
脓疱疮	93	5.25	皮癣	3	0.17

3. 医院级别　本次纳入统计的 1 750 例疥疮误诊 1 771 例次，其中误诊发生在三级医院 894 例次（50.48％），二级医院 604 例次（34.11％），一级医院 254 例次（14.34％），其他医疗机构 19 例次（1.07％）。

4. 确诊手段　1 039 例疥疮根据症状体征及医技检查确诊，678 例由皮损刮片确诊，临床试验性治疗后确诊 33 例。

5. 误诊后果　按照误诊疾病数据库制定的误诊后果评价标准，本组疥疮均为Ⅲ级误诊后果，即发生误诊均未造成不良后果。

四、误诊原因分析

根据 41 篇误诊文献中按误诊原因出现频次归纳为 8 项，其中问诊及体格检查不细致和经验不足、缺乏对该病认识为常见原因，见表 21-4-2。

表 21 - 4 - 2　疥疮误诊原因

误诊原因	频　次	百分率(%)	误诊原因	频　次	百分率(%)
问诊及体格检查不细致	35	85.37	药物作用的影响	5	12.20
经验不足,缺乏对该病的认识	31	75.61	患者主述或代述病史不确切	4	9.76
缺乏特异性症状体征	16	39.02	诊断思维方法有误	4	9.76
未选择特异性检查项目	9	21.95	患者或家属不配合检查	1	2.44

1. 问诊及体格检查不细致　疥疮是疥螨引起的接触传染性疾病,其传染性极强,容易在家庭和集体中传播,如密切接触者有疥疮感染的相关皮疹和症状,对诊断极有帮助。临床医师问诊不够仔细,只重视直接感染史,忽略了间接感染的可能性,是导致误诊的重要原因。此外,体格检查时没有对皮损进行全面系统的检查,忽略了疥疮好发部位指缝、下腹部、乳房、腹股沟、腋下的检查,也容易造成误诊。如郝建华报道 25 例疥疮结节,均有直接及间接接触传染史,有夜间剧烈瘙痒病史,其中 15 例在身体皮肤较薄部位有丘疹、小水疱及抓痕、血痂,均能诊断疥疮,但是由于没有进行仔细的问诊及体格检查,导致误诊。

2. 缺乏对该病的认识　基层医务人员缺乏皮肤病专业知识,加上很多患者不愿到正规医院皮肤专科就诊,而选择就近私人诊所等就医,从而造成大量典型疥疮病例误诊。对婴幼儿疥疮诊断经验不足也是造成误诊的原因之一。由于婴幼儿皮肤薄嫩,角质层较薄,疥螨除侵犯成人好发部位外,还可累及婴幼儿的头面、颈部、躯干和掌跖等部位,婴幼儿免疫功能低下,搔抓后易导致皮肤糜烂处感染,形成脓疱,而误诊为脓包疮等皮肤感染性疾病。疥螨在皮内诱发的变态反应形成类似丘疹性荨麻疹样损害,皮疹的多形性,容易误诊为婴儿湿疹、丘疹性荨麻疹等。

3. 缺乏特异性症状体征　随着城乡居民卫生条件普遍提高,当患者出现瘙痒症状时,常常通过洗澡解除症状,洗澡能够清除一部分疥螨,能明显减少皮疹及减轻临床症状,疥螨隧道检查阳性率低;同样经常洗手也能明显减少手、腕及躯干的皮疹,失去疥疮的典型性,有学者称之为自洁型疥疮。滥用药物也是导致疥疮不典型的主要原因,有瘙痒症状后最多使用的是醋酸地塞米松乳膏(皮炎平)等糖皮质激素制剂,能使皮疹炎症减轻,造成病程迁延,以致掩盖病情。此外,患者同时患有其他皮肤病,导致疥疮皮疹不典型。老年患者缺乏特异性症状体征,如张立、罗金花报道 25 例老年疥疮误诊病例,临床表现均不典型,几乎看不到丘疹、水疱、隧道等典型疥疮皮损,这与老年人皮肤干燥,对疥螨及其代谢物反应减弱有关。

4. 未选择特异性检查项目　部分疥疮患者在基层医疗单位未进行必要的医技检查,如针挑、刮片法检测病原体等,从而导致误诊。目前国内采用的常规检测方法,疥螨阳性率较低,确诊比较困难,国外对不典型疥疮用聚合酶链反应技术快速检测疥螨,阳性率较高,但国内多数医院不具备此条件,也在一定程度上导致诊断困难。

5. 药物作用的影响　疥疮皮疹具有复杂性、多样性特点,部分患者出现症状后首先就诊于个体诊所或自行外用抗生素、糖皮质激素类外用药物,可造成病程迁延,久之继发感染或湿疹化,导致难以辨认疥疮,增加了临床诊断的困难。

6. 其他常见误诊原因　患者主诉或代述病史不确切,疥疮患者早期就诊不及时,隐瞒病情,增加了诊断难度;诊断思维有误,患者或家属不配合检查,尤其是当异性医师检查时,患者不愿意暴露外阴部等,很难发现典型皮损。因此临床确诊时需要根据典型的症状体征和医技检查,如针挑、刮片法检测病原体等,必要时可以行临床试验性治疗后确诊,本组 33 例即经试验性治疗确诊。

五、防范误诊措施

1. 加强非皮肤科专业医师及基层医师的培训　疥疮皮损类型多样,部分患者临床症状不典型,故非皮肤科医师对该病认识不够。因此,应将疥疮作为各专科医师继续教育内容,普及传染性皮肤病的知识,熟悉疥疮的临床表现及诊治方法,提高医护人员对该病的认识,提高临床诊疗水平,减少误诊。

2. 病史采集是正确诊断的首要前提　疥疮患者多有传染病接触史,对于常去外地旅游、出差或有来自疥疮流行区的患者,尤其是一些特殊群体如学生、外来务工人员,需要警惕本病。婴儿及老年患者发病部位及临床表现与成人不尽相同,因此对于可疑疥疮患者,需询问其父母及家人是否有类似皮肤病,及时行皮损刮片或针挑检查发现疥螨。

3. 进行认真全面的系统查体　认真全面系统的体格检查是保证正确诊断的关键环节。疥疮的皮疹有好发部位,在临床诊疗中,当患者主诉全身皮肤瘙痒时,应首先想到是否有疥疮的可能,仔细检查指缝和外阴部,只要有一处发现典型皮疹即可诊断;皮疹不典型时,如果与其同住的人也有全身瘙痒,皮疹或前臂内侧、下腹部有可疑皮疹,则应按照疥疮治疗。男性患者阴茎、阴囊多有疥疮结节,此外应注意使用放大镜寻找隧道,用蓝黑墨水法证实或用针挑法或刮片法寻找疥螨及虫卵。对于非典型患者,应做活体组织检查,发现虫体即可确诊。新兵部队发现 2 人以上有相似皮疹和全身瘙痒症状时,则应想到疥疮的可能。需要注意的是,检查患者皮损时应充分暴露,采光要好。

4. 注意与容易误诊疾病的鉴别　因疥疮临床表现多样,本组资料显示,误诊疾病谱也较广,尤其要重视与疥疮常见误诊疾病的鉴别:① 湿疹:为多发性皮疹,无特殊的好发部位,无传染接触史,易复发。② 丘疹性荨麻疹:为散在性纺锤状,水肿性红斑或丘疱疹、水疱,常有虫咬的病史。③ 皮肤瘙痒症:无明显的原发损害,主要症状是瘙痒,常见搔抓引起血痂、抓痕或苔藓化,无传染性,无特殊的好发部位。④ 寻常痒疹:好发于四肢伸侧、丘疹较大,多发生于儿童,病程较慢,无传染性。⑤ 脓疱疮:是由金黄色葡萄球菌或乙型溶血性链球菌引起的一种急性皮肤化脓性炎症,皮损初期为红色斑点或小丘疹,迅速转为脓疱,周围有明显的红晕,疱壁薄,易破溃、糜烂,脓液干燥后形成蜜黄色厚痂,常因搔抓使相邻脓疱向周围扩散或融合。

总之,疥疮误诊率高,一旦误诊常导致病程迁延不愈。疥疮早期正确诊断对每一位临床医生都是严峻的挑战,但只要思想上保持警惕性,认真掌握本病相关知识,全面细致地询问病史和查体,不难诊断。对于皮疹不典型或者疑似本病的患者,必要时在隧道盲端找到疥螨或虫卵,以减少误诊、漏诊。

(刘　芳　桑　红)

第五节　药　疹

一、概述

1. 病因　药疹(drug eruption)亦称药物性皮炎(dermatitis medicamentosa),是药物通过各种途径进入人体后引起的皮肤、黏膜的炎症反应,严重者尚可累及机体其他系统。药物进入人体最常见的途径为口服,其次为注射,此外还有灌注、外用等。

本病发病因素可能与以下相关:① 个体因素:不同个体对药物反应的敏感性差异较大,其原因包括遗传因素(过敏体质)、某些酶的缺陷、机体病理或生理状态的影响等。同一个体在不同时期对药物的敏感性也可不相同。② 药物因素:绝大部分药物在一定条件下都有引起药疹的可能,但不同种类药物致病的危险性不同。临床上易引起药疹的药物有:抗生素、解热镇痛药、镇静催眠药及抗癫痫药、抗痛风药物、异种血清制剂及疫苗、中药等。

2. 发病机制

(1) 变态反应:多数药疹属于此类反应。有些药物(如血清)具有完全抗原的作用,但更多的药物为小分子化合物,属于半抗原,需在机体内和大分子量的载体(如蛋白质等)通过共价键结合后才能成为完全抗原并激发免疫反应。引起免疫反应的物质可以是药物原形,也可为其降解或代谢产物,亦可是药物中的赋形剂及杂质。少数药物(如磺胺类等)进入人体后,在光线诱导下可转变为抗原性物质,所引起的变应性药疹称光变态反应性药疹。与药疹发生有关的变态反应包括Ⅰ型变态反应(如荨麻疹等)、Ⅱ型变态反应(如溶血性贫血等)、Ⅲ型变态反应(如血管炎等)及Ⅳ型变态反应(如湿疹样皮炎等)。药疹的免疫性反应相当复杂,某些药物(如青霉素等)所致药疹既可以Ⅰ型变态反应为主,亦可以Ⅱ型或Ⅲ型变态反应为主,也可能为两种或两种以上的变态反应同时参与,其具体机制尚未完全阐明。

(2) 非变态反应:能引起非变态反应性药疹的药物相对较少。其可能的发病机制有:药理作用,如烟酸可引起血管扩张、面部潮红等;过量反应,如甲氨蝶呤治疗剂量与中毒剂量非常接近,常可引起口腔溃疡、出血性皮损及白细胞减少等;蓄积作用,如长期使用碘化物可引起痤疮样皮损等;个体某些代谢酶缺陷或抑制、光毒性反应等。

3. 临床表现　药疹的临床表现复杂,不同药物可引起同种类型药疹,而同一种药物对不同患者或同一患者在不同时期也可出现不同的临床类型。

(1) 固定型药疹(fixed drug eruption):常由解热镇痛类、磺胺类或巴比妥类等引起。好发于口唇、口周、龟头等皮肤-黏膜交界处,手足背及躯干亦可发生。典型皮损为圆形或类圆形、水肿性暗紫红色斑疹,直径1～4 cm,常为1个,偶可数个,境界清楚,绕以红晕。严重者红斑上可出现水疱或大疱,黏膜皱褶处易糜烂渗出。自觉轻度瘙痒,如继发感染可自觉疼痛。停药1周左右红斑可消退并遗留灰黑色色素沉着斑。如再次用药,常于数分钟或数小时后在原处出现类似皮损,并向周围扩大,随着复发次数增加,皮损数目亦可增多。

(2) 荨麻疹型药疹(urticarial drug eruption):较常见,多由血清制品、呋喃唑酮(痢特灵)、青霉素等引起。临床表现与急性荨麻疹相似,但持续时间较长,同时可伴有血清病样症状(如发热、关节疼痛、淋巴结肿大甚至蛋白尿等);若致敏药物排泄缓慢或因不断接触微量致敏原,则可表现为慢性荨麻疹。

(3) 麻疹型或猩红热型药疹(morbilliform drug eruption and scarlatiniform drug eruption):多由青霉素(尤其是半合成青霉素)、磺胺类、解热镇痛类、巴比妥类等引起。发病多突然,可伴发热等全身症状,但较麻疹及猩红热轻微。麻疹型药疹表现类似麻疹,皮损为散在或密集分布、针头至米粒大小的红色斑疹或斑丘疹,对称分布,可泛发全身,以躯干为多,严重者可伴发小出血点,多伴明显瘙痒。猩红热型药疹初起为小片红斑,从面颈、上肢、躯干向下发展,于2～3天内遍布全身并相互融合,伴面部四肢肿胀,酷似猩红热的皮损,尤以皱褶部位及四肢屈侧更为明显。本型病程约1～2周,皮损消退后可伴糠状脱屑。若不及时治疗,则可向重型药疹发展。

(4) 湿疹型药疹(eczematous drug eruption):患者多首先接触或外用青霉素、链霉素、磺胺类及奎宁等药物引起接触性皮炎,使皮肤敏感性增高,以后又使用了相同或相似药物导致。皮损表现为大小不等的红斑、丘疹、丘疱疹及水疱,常融合成片,泛发全身,可继发糜烂、渗出、脱屑等。病程相对较长。

(5) 紫癜型药疹(purpuric drug eruption):可由抗生素、巴比妥类、利尿剂等引起,可通过Ⅱ型变态反应(引起血小板减少性紫癜)或Ⅲ型变态反应(引起血管炎)介导。轻者表现为双侧小腿红色淤点或淤斑,散在或密集分布,可略隆起于皮面,压之不褪色,有时可伴风团或中心发生小水疱或血疱;重者四肢躯干均可累及,可伴有关节肿痛、腹痛、血尿、便血等表现。

(6)多形红斑型药疹(erythema multiforme drug eruption):多由磺胺类、解热镇痛类及巴比妥类等引起。临床表现与多形红斑相似,多对称分布于四肢伸侧、躯干。皮损为豌豆至蚕豆大小、圆形或椭圆形水肿性红斑、丘疹,境界清楚,中心呈紫红色(虹膜现象),常出现水疱。自觉瘙痒,累及口腔及外生殖器黏膜时可疼痛。如皮损泛发全身,并在原有皮损基础上出现大疱、糜烂及渗出,出现剧烈疼痛、高热、外周血白细胞升高、肾功能损害及继发感染等,称为重症多形红斑型药疹,属于重型药疹之一,病情凶险,可导致患者死亡。

(7)大疱性表皮松解型药疹(drug-induced bullosa epidermolysis):属于重型药疹之一,常由磺胺类、解热镇痛类、抗生素、巴比妥类等引起。起病急骤,部分患者开始时表现为多形红斑型或固定型药疹,皮损迅速波及全身并出现大小不等的松弛性水疱或大疱,尼氏征阳性,稍受外力即形成糜烂面,出现大量渗出,可形成大面积表皮坏死松解,表现类似浅 II 度烫伤,触痛明显。口腔、眼、呼吸道、胃肠道黏膜也可累及,全身中毒症状较重,伴高热、乏力、恶心、呕吐、腹泻等全身症状;严重者常因继发感染、肝肾衰竭、电解质紊乱、内脏出血等而死亡。

(8)剥脱性皮炎型药疹(drug-induced exfoliatve dermatitis):属于重型药疹之一,常由磺胺类、巴比妥类、抗癫痫药、解热镇痛类、抗生素等引起。多长期用药后发生,首次发病者潜伏期约为 20 天,部分患者是在麻疹型、猩红热型或湿疹型药疹的基础上继续用药或治疗不当所致。皮损初呈麻疹样或猩红热样,逐渐加重并融合成全身弥漫性潮红、肿胀,尤以面部及手足为重,可出现丘疱疹或水疱,伴糜烂和少量渗出;2~3 周后皮肤红肿渐消退,全身出现大量鳞片状或落叶状脱屑,手足部则呈手套或袜套状剥脱,头发、指(趾)甲可脱落(病愈后可再生)。可累及口腔黏膜和眼结膜;全身浅表淋巴结常肿大,可伴有支气管肺炎、药物性肝炎,外周血白细胞可显著增高或降低,甚至出现粒细胞缺乏。本型药疹病程较长,如不及时治疗,严重者常因全身衰竭或继发感染而死亡。

(9)痤疮型药疹(acneiform drug eruption):多由于长期应用碘剂、溴剂、糖皮质激素和避孕药等引起。皮损表现为毛囊性丘疹、丘脓疱疹等痤疮样皮损,多见于面部及胸背部。病程进展缓慢。

(10)光感性药疹(photosensitive drug eruption):多由于使用氯丙嗪、磺胺类、四环素类、灰黄霉素、补骨脂、喹诺酮类、吩噻嗪类及避孕药等后经日光或紫外线照射而发病。可分为两类:I 光毒反应性药疹,多发生于曝光后 7~8 h,仅在曝光部位出现与晒斑相似的皮损,任何人均可发生;II 光变态反应性药疹,仅少数人发生,有一定的潜伏期,表现为曝光部位出现湿疹样皮损,同时累及非曝光部位,病程较长。

(11)药物超敏反应综合征(drug hypersensitivity syndrome,DHS):临床表现为严重的皮疹、发热、淋巴结肿大、嗜酸性粒细胞增多及肝、肾损害等多器官受累为特征的一种全身反应综合征,并可累及其他器官,磺胺类、别嘌呤醇和抗惊厥药物是最常引起 DHS 的药物,常于用药后 2~6 周发生。面部水肿,眶周水肿具特征性,亦可出现少量紧张性水疱,以毛囊为中心的无菌性脓疱。

临床上将病情严重、病死率较高的重症多形红斑型药疹、大疱性表皮松解型药疹及剥脱性皮炎型药疹、药物超敏反应综合征称为重型药疹。此外药物还可以引起其他形态药疹,如黄褐斑、皮肤色素沉着、系统性红斑狼疮样反应、扁平苔藓样皮损、天疱疮样皮损等。

二、诊断标准

本病根据明确的服药史、潜伏期及各型药疹的典型临床皮损进行诊断,同时需排除具有类似皮损的其他皮肤病及发疹性传染病。如患者服用两种以上的药物,准确判断致敏药物将更为困难,应根据患者过去的服药史、药疹史及此次用药与发病的关系等信息加以综合分析。

致敏药物的检测可分体内试验（包括皮肤试验和药物激发试验）和体外试验两类（如嗜碱性粒细胞脱颗粒试验、放射变应原吸附试验），但目前的检测方法在敏感性、特异性及安全性等方面尚存在诸多不足。

三、误诊文献研究

1. 文献来源及误诊率　2004—2013 年发表在中文医学期刊并经遴选纳入误诊疾病数据库的药疹文献共 28 篇，总误诊病例 211 例。其中可计算误诊率的文献 2 篇，误诊率 13.11%。

2. 误诊范围　本组纳入药疹误诊的范围非常广泛，有 32 种 212 例次，最常见的前五位误诊疾病为麻疹、生殖器疱疹、风疹、淋病、水痘，部分患者多次误诊。主要误诊疾病见表 21-5-1。少见的误诊疾病为湿疹、手足口病、过敏性紫癜、川崎病、脓疱疮、葡萄球菌性烫伤样皮肤综合征、大疱性类天疱疮、丹毒、Reye 综合征、系统性红斑狼疮、下肢烧伤、银屑病。

表 21-5-1　药疹主要误诊疾病

误诊疾病	误诊例次	百分比(%)	误诊疾病	误诊例次	百分比(%)
麻疹	41	19.34	阴囊炎	5	2.36
生殖器疱疹	27	12.74	荨麻疹	4	1.89
淋病	20	9.43	皮炎	3	1.42
风疹	17	8.02	口腔炎	3	1.42
水痘	14	6.60	链球菌感染	3	1.42
皮肤念珠菌病	12	5.66	白塞病	3	1.42
梅毒	11	5.19	痱子	3	1.42
猩红热	9	4.25	血小板减少性紫癜	3	1.42
上呼吸道感染	7	3.30	蚊虫叮咬	3	1.42
传染性单核细胞增多症	7	3.30			

3. 容易误诊为药疹的疾病　经对中国误诊数据库全部收录文献检索发现，219 篇文献 43 种疾病共 785 例曾误诊为药疹，主要病种见表 21-5-2。尚有 32 例为风疹、恶性组织细胞病、急性发热性嗜中性皮病、扁平湿疣、类丹毒、皮肤继发恶性肿瘤、皮肌炎、月经疹、真性红细胞增多症、银屑病、有机磷农药中毒、挪威疥、砷中毒、肾综合征出血热、寻常型天疱疮、亚急性皮肤红斑狼疮、POEMS 综合征、大疱性类天疱疮、过敏性紫癜、红皮病、多形红斑、肺结核。

表 21-5-2　容易误诊为药疹的疾病

确诊疾病	例数	百分比(%)	确诊疾病	例数	百分比(%)
麻疹	319	40.64	手足口病	7	0.89
梅毒	119	15.16	皮炎	6	0.76
川崎病	88	11.21	非霍奇金淋巴瘤	6	0.76
幼儿急疹	81	10.32	猩红热	5	0.64
水痘	32	4.08	恙虫病	5	0.64
系统性红斑狼疮	19	2.42	麻风	4	0.51
葡萄球菌性烫伤样皮肤综合征	12	1.53	斑疹伤寒	4	0.51
传染性单核细胞增多症	12	1.53	白塞病	3	0.38
疥疮	11	1.40	扁平苔藓	3	0.38
成人 Still 病	9	1.15	带状疱疹	3	0.38
马拉色菌毛囊炎	7	0.89			

4. 确诊手段　本组 211 例均根据病史、症状体征及医技检查确诊。

5. 误诊的后果　按照误诊疾病数据库制定的误诊后果评价标准,本组 211 例药疹均为Ⅲ级误诊后果,即发生误诊误治但未引起不良后果。

四、误诊原因分析

分析本组误诊文献发现,本病误诊原因众多,28 篇文献中出现的误诊原因频次归纳为 10 项,其中问诊及体格检查不细致为最常见原因(表 21-5-3)。

表 21-5-3　药疹误诊原因

误诊原因	频　次	百分率(%)	误诊原因	频　次	百分率(%)
问诊及体格检查不细致	22	78.57	患者故意隐瞒病情	2	7.14
经验不足,缺乏对该病的认识	15	53.57	过分依赖或迷信医技检查结果	2	7.14
诊断思维方法有误	10	35.71	缺乏特异性症状体征	2	7.14
患者主述或代述病史不确切	3	10.71	多种疾病并存	1	3.57
未选择特异性检查项目	3	10.71	药物作用的影响	1	3.57

1. 问诊及体格检查不细致　部分医生工作缺乏责任心,忽视询问用药史,未仔细检查皮损,主观臆断,草率作出诊断;部分医生在接诊过程中只重视发热的症状,而将药疹误诊为出疹性传染病;有时是患者有意识隐瞒服药史,如癫痫和热性惊厥患者正在服用抗癫痫药,出现药疹后因为不愿公开病情而否认服药史。如果医生询问病史时缺乏技巧,不能引导患者准确提供病史,则可能造成误诊。"中药无毒副作用"的错误观点,使得患者往往忽视交代此类用药史,医生也忽略了询问有无中药服药史,以至于造成许多因中药或中成药制剂所致药疹的漏诊、误诊。

2. 经验不足,缺乏对该病的认识　药疹临床表现复杂,轻型药疹与麻疹、疱疹、水痘等许多皮肤疾病相似,如忽略病史,不仔细观察皮损特点,则造成误诊。重型药疹患者如以发热和器官损害为主要表现时,首诊多在其他专科,非皮肤专科医生由于缺乏药疹的临床诊治经验,加之对药物不良反应的警惕性不足,诊断思路狭窄,未能结合病情进展及皮疹变化多样性仔细鉴别诊断,以致误诊。

3. 诊断思维方法有误　药疹的临床表现多种多样,对于引起固定型药疹、荨麻疹样、猩红热样等皮损表现的药物,如有明确的用药史,诊断不难。但对于某些特殊类型的皮疹,临床表现特殊,容易因思维局限导致误诊。如郑本献报道的 1 例生殖器药疹误诊为生殖器疱疹,其初期仅为阴茎冠状沟处黏膜成簇水疱、糜烂,因其无固定型红斑等典型药疹表现,非常类似其他皮肤病和传染性皮损,因此一定要结合疾病的发生和变化慎重考虑诊断。

4. 其他常见误诊原因　此外,未选择特异性检查项目、患者故意隐瞒病情、患者主述或代述病史不确切、过分依赖或迷信医技检查结果、缺乏特异性症状体征、多种疾病并存、药物作用的影响也是药疹误诊的常见原因。少数医院及个体诊所,乱用或滥用所谓新药特药引发药疹,没有药物交叉敏感等基本概念。还有患者生殖器出现皮疹,自认为是性病到个体诊所就医,到正规医院就诊时拒绝提供详细病史,给临床医生判断病情造成困难。许多家庭常备有抗生素和退热药,患病后往往多种药同时服用,当出现药疹时造成诊断困难。儿童误服药物而家长并不知情,现在许多儿童口服药外观漂亮,口味好,致使儿童偷服、误服现象增多,这种现象多发生在幼儿中。

五、防范误诊措施

从本研究误诊后果统计可见,211 例误诊后未造成不良后果,但延误了患者的诊治,给患者及其家庭带来严重伤害。因此,为防范药疹的误诊,我们结合临床经验及循证医学证据提出如下建议。

1. 了解病史时详细询问用药史与过敏史　接诊患者时应全面采集病史,详细询问病史,尤其是用药史、过敏史,注意出疹的时间,伴随症状,出疹与用药的关系,局部及全身情况。若具备以下几点可确定药疹诊断:① 有明确用药史;② 有一定的潜伏期;③ 皮疹突然发生;④ 具备药疹的皮损特点;⑤ 排除具有类似皮损的其他皮肤病及发疹性传染病;⑥ 根据患者用药史、药物过敏史、药疹史及此次用药与发病的关系,停用致敏药物后药疹较快好转或消退等。用药前应询问患者过敏史,避免使用已知过敏或结构相似的药物,按药典和药品说明书规定方法做皮肤过敏试验,皮试前需备好急救药物。

2. 提高对药疹的警惕性　注意药疹早期症状,如治疗中突然出现瘙痒、红斑、发热等反应,立即停止可疑药物,密切观察并争取确定致敏药物。做好相关健康教育,对已确诊药疹者,医生应将致敏药物记入病历并嘱患者以后每次就诊时均应告知医生。

3. 注意与容易误诊疾病的鉴别诊断　由于药疹类型较多,临床表现多种多样,同一种药物在不同个体可出现不同类型的临床表现,而同一临床表现又可由完全不同的药物引起。药疹的表现形式多样,可有红斑、丘疹、斑丘疹、紫癜样皮疹、湿疹样皮疹、水疱样皮疹、表皮坏死样等,且常伴发热,因此鉴别诊断比较复杂。麻疹样或猩红热样药疹注意与麻疹或猩红热区分,大疱性表皮松解型药疹应与金黄色葡萄球菌烫伤样皮肤综合征进行鉴别,生殖器部位的固定型药疹出现破溃时易与生殖器疱疹等混淆,应加以注意。详细了解用药史和发病与用药的关联性,对鉴别诊断至关重要。

综上,临床医师在接诊患者时应全面采集病史,详细询问病史、用药史、注意出疹的时间、伴随症状、出疹与用药的关系、局部及全身情况等,同时结合药疹的诊断要点,如明确用药史,一定的潜伏期,具备药疹的皮损特点,排除其他类似皮损的其他皮肤病及发疹性疾病等,从而早期诊断,及时治疗,减轻药疹所致严重不良后果。

(张　敏　桑　红)

第六节　脂溢性角化病

一、概述

脂溢性角化病(seborrheic keratosis,SK),又名老年疣、基底细胞乳头瘤,是因角质形成细胞成熟迟缓所致的一种良性表皮内肿瘤。为皮肤科常见病、多发病,部分病例临床诊断较为困难,容易误诊。

1. 病因和发病机制　脂溢性角化病病因目前尚不清楚,可能与日光暴晒、年龄、光老化、人乳头瘤病毒(HPV)感染等因素有关。日光对脂溢性角化病形成有影响,表现为发病在暴露部位多于非暴露部位,且暴露部位脂溢性角化皮损大于非暴露部位,尤其与年龄相关,年龄越大,光老化对皮肤累积作用越大。近年来臭氧层破坏导致光损伤疾病逐渐增多,对脂溢性角化病形成的影响尚有待于进一步证实。有学者认为脂溢性角化病发病机制与细胞周期调控因子以及其他相关因子表达异常和细胞染色体异常所致的角质形成细胞增殖加快、凋亡受抑、角化过度、色素异常等因素有关。另有学者认为内皮素-1(EF-1)是强效有丝分裂原和黑素原,由角质形成细胞分泌,不仅可以刺激皮肤产生更多的黑素细胞,同时还能增加细胞中黑素颗粒的数量,脂类代谢产物前列腺素PGFZa,使酪氨酸活性增强,黑素分泌增多,皮损颜色加深。国内研究脂溢性角化病患者血中低密度脂蛋白胆固醇和甘油三酯(TG)明显高于正常人群,也有报道脂溢性角化病患者有较高的 TG 和较低的高密度脂蛋白,但血脂与脂溢性角化病的发病关系还有待进一步证实。

2. 临床表现　脂溢性角化病大多发生在老年人,亦可见于青年人,各年龄段均可发生脂溢性角化病,但在 50 岁后患病率可高达 80%~100%。皮损初发最常见于面、头皮、躯干、上肢等,除掌趾外身体各部位。早期损害为小而扁平、境界清楚的斑片,表面光滑或呈乳头瘤状,淡黄色或褐色;呈圆形、椭圆形或不规则形,边缘清楚,表面干燥、粗糙,失去皮肤光泽,部分可形成一层油脂性厚痂;色素沉着可非常显著,呈黄褐至黑色,陈旧性损害的颜色变异很大;较大损害的疣状表面由许多小而扁平的乳头瘤样损害聚合而成。

3. 实验室检查

(1)皮肤镜检查:皮肤镜检查可提高脂溢性角化病的诊断准确率,其镜下通常可见指纹状结构、假皮丘网状结构、蛀虫啃噬状皮周、粟丘疹样囊肿、粉刺样开口、脑回状结构、发卡样血管等。具有上述一种或多种指征,但不具备各种黑素细胞性与其他非黑素细胞性皮损的典型皮肤镜指征者,可诊断为脂溢性角化病。

(2)组织病理检查:组织学主要分为五型:① 角化过度型:明显的角化过度与乳头瘤样增生,而棘层肥厚较轻,表皮主要由鳞状细胞组成,并见多数假角质囊肿形成。② 棘层肥厚型:棘层肥厚特别明显,而角化过度与乳头瘤样增生较轻,瘤细胞主要为基底样细胞,皮突延长、增宽,相互交织成网状,黑素的量较正常为多,广泛分布于瘤内的基底样细胞中;真皮浅层常有多数单一核细胞的炎症细胞浸润。③ 巢样型:增生的表皮内见明显的细胞巢,其细胞核小而深染,部分区域见有细胞间桥,类似于表皮内上皮瘤。④ 腺样型:增生的表皮常由两层基底样细胞组成,排列呈条索状,相互交织成网状并分枝,类似腺体,均含有较多色素。⑤ 刺激型:棘层肥厚,主要由鳞状细胞组成,细胞排列紊乱,形成大小不一的漩涡,部分棘层细胞向下增长,并见细胞异性区域及较多的鳞状涡及假角珠,细胞排列紊乱,部分核深染。本病虽从组织病理学上可分为五型,但各型常混合存在,所有类型均有角化过度、棘层肥厚和乳头瘤样增生。其特点是肿瘤病变的基底位于同一水平面上,两端与正常表皮相连。增生的表皮中可见两型细胞:一种为棘细胞或鳞状细胞,与正常表皮中所见鳞状细胞相同;而另一种为基底样细胞,类似表皮基底细胞,但较正常基底细胞为小,胞核相对较大,此种基底样细胞也是本病特征。

4. 治疗方法　随着脂溢性角化病就诊率逐年增高,治疗手段不断发展,以往比较普通的方法为电离、激光及化学剥脱等,较大的皮损采用手术切除。这些方法虽然清除病灶比较彻底,但创伤较大,甚至遗留瘢痕、色素沉着等,不能满足目前就诊患者的需求。微创甚至无创疗法是脂溢性角化病治疗研究的新方向。无创治疗有:口服 1,25 -二羟基维生素 D,外用维 A 酸、化学腐蚀剂(如复方硝酸溶液)以及中医中药等。脂溢性角化治疗需求逐渐增加,国内外学者均力求寻找创伤小、瘢痕少、依从性好的治疗方法,因此多种口服药及外用的治疗方法应运而生。迄今为止,激光、手术等治疗方法仍是皮损较大、基底较深者的首选,超脉冲二氧化碳激光是目前较为理想的治疗手段。

二、诊断标准

脂溢性角化病目前参照如下诊断标准:① 临床表现:表现为小而扁平、境界清楚的斑片,表面光滑或呈乳头瘤状,淡黄色或褐色,呈圆形、椭圆形或不规则形,边缘清楚,表面干燥、粗糙,失去皮肤光泽,部分可形成一层油脂性厚痂,色素沉着可非常显著,呈黄褐至黑色,陈旧性损害的颜色变异很大。② 组织病理学检查:对于脂溢性角化皮损临床表现不典型者,应尽早行组织病理检查。大多数组织病理学表现为角化过度、棘层肥厚、乳头瘤样增生,部分伴假性角囊肿的形成,不同亚型的脂溢性角化病病理学改变稍有差别。

三、误诊文献研究

1. 文献来源及误诊率 2004—2013 年发表在中文医学期刊并经遴选纳入误诊疾病数据库的脂溢性角化病误诊文献共 8 篇,总误诊例数 520 例。其中可计算误诊率的文献 7 篇,误诊率 36.10%。

2. 误诊范围 本组 520 例误诊为 10 种疾病 520 例次,居前 3 位的是色痣、皮肤癌、寻常疣,7 例次(1.35%)诊断不明确。误诊疾病见表 21 - 6 - 1。

表 21 - 6 - 1 脂溢性角化病主要误诊疾病

误诊疾病	误诊例次	百分比(%)	误诊疾病	误诊例次	百分比(%)
色痣	213	40.96	日光性角化病	23	4.42
皮肤癌	87	16.73	扁平疣	15	2.88
寻常疣	74	14.23	皮脂腺痣	11	2.12
黑素瘤	60	11.54	皮肤良性肿瘤	5	0.96
角化棘皮瘤	24	4.62	黑棘皮病	1	0.19

3. 医院级别 本次纳入统计的 520 例脂溢性角化病误诊 520 例次,其中误诊发生在三级医院 387 例次(74.42%),二级医院 133 例次(25.58%)。

4. 确诊手段 本组均经病理学诊断确诊。

5. 误诊后果 按照误诊疾病数据库误诊后果分级标准评价,本组 520 例脂溢性角化病均为Ⅲ级误诊后果,虽发生误诊但未造成不良后果。

四、误诊原因分析

本组 8 篇误诊文献中按误诊原因出现频次归纳为 3 项,其中经验不足、缺乏对该病的认识 7 频次(87.50%),未选择特异性检查项目 4 频次(50%),缺乏特异性症状体征 2 频次(25%)。

1. 经验不足而缺乏对该病认识 从本组资料看出误诊原因主要是因为临床医师经验不足,缺乏对该病的认识。

加之脂溢性角化病临床和组织病理学表现分多种类型,疾病本身缺乏特异性的症状和体征,容易误诊。误诊为各类疾病的主要有:① 误诊为色痣:多数脂溢性角化皮损均有色素异常,病程越长,色素越深,易误诊为色痣。本组误诊为色痣的占到 40.96%,可能是由于皮损中肿瘤坏死因子(TNF - α)和内皮素转换酶(ECE - α)mRNA 和蛋白质表达水平高于正常,从而导致内皮素 1(endothelin, ET - 1)增加,ET - 1 是角质形成细胞分泌的具有刺激黑素细胞增殖和产生黑色素能力的因子,使脂溢性角化皮损颜色加深,导致本病与色痣表现极相似而误诊。② 误诊为其他良性皮肤病:各型脂溢性角化病在色素增加不明显时,特别是棘细胞型和扁平型的临床表现与扁平疣或日光性角化病相似,在皮疹粗糙或疣状增生时又与寻常疣易混淆。角化过度型脂溢性角化病伴有角囊肿和角栓明显时易误诊为角化棘皮瘤。③ 误诊为皮肤恶性肿瘤:刺激型脂溢性角化病患者皮损主要位于头面部,在炎症反应明显时,易与部分恶性肿瘤相混淆。此时皮损突然增大,常伴结痂溃烂,临床上易误诊为恶性黑素瘤、基底细胞上皮瘤、鳞癌等。脂溢性角化病与皮肤恶性肿瘤均多发于老年人,而皮肤恶性肿瘤的发病率逐年升高,临床特点变化多样,故临床中易误诊为皮肤恶性肿瘤。

2. 未选择特异性检查项目　本病诊断需病理检查确诊。脂溢性角化病老年人多发,高龄老人由于病程漫长,临床上不典型者居多。对于单发的病例,临床医师可能未选择病理检查手段,仅根据皮损改变作出诊断;或者老年患者对病理活检依从性较差,也可能是未及时行病理检查的原因之一。因此在临床诊断时,考虑到该病时应行组织病理学检查。

五、防范误诊措施

脂溢性角化病为临床常见病、多发病,但误诊数据库十年数据中也仅收集到 8 篇文献,说明相当多临床医师可能对本病司空见惯,未曾有心收集临床误诊病例总结成正式文献投稿发表。从本研究误诊后果统计分析可见,所有误诊的患者均未造成不良后果。但本组文献却提示,近半数患者误诊为皮肤恶性疾病,良恶两种疾病治疗方法和转归截然不同,错误诊断可能因过度诊疗给患者身心带来极大损害,故临床医师仍然需要提高防范误诊意识。

1. 提高临床医师对脂溢性角化病的认识　脂溢性角化病属于一种良性的皮肤肿瘤,临床和组织病理学表现多种多样,故应加强皮肤科医师对皮肤组织病理学的学习,掌握其组织病理学改变。应将脂溢性角化病的临床表现和病理学特征作为专科医师特别是基层皮肤科医师继续教育的内容,提高对本病的认识,这是减少误诊的关键。

2. 重视询问病史及专科检查　脂溢性角化病好发于老年人和日光暴晒部位,病史一般较长。临床医师接诊老年疣状皮损患者时,应注意仔细询问病史,皮疹形态的观察至关重要,特别注意病程中皮损是否有破溃、结痂、出血情况。因脂溢性角化病属于一种良性的皮肤肿瘤,一般不会出现破溃出血,如出现上述情况,应特别警惕与皮肤恶性肿瘤的鉴别。

3. 注意与常见误诊疾病的鉴别诊断　脂溢性角化病易与色素痣、寻常疣、基底细胞癌等疾病相混淆,鉴别要点如下:① 色痣:色痣是由痣细胞组成的良性新生物,基本皮损一般直径小于 6 mm 的斑疹、丘疹、疣状或乳头瘤状,根据痣细胞的分布部位,可将其分为皮内痣、交界痣、混合痣,组织病理学检查可见痣细胞,可资鉴别。② 寻常疣:初起为针尖大的丘疹,表面粗糙,角化明显,触之硬固,高出皮面,灰黄或污褐色。组织病理学检查可见明显的角化过度、乳头瘤样增生和颗粒层上方可见空泡化细胞和透明角质颗粒,与脂溢性角化病较易鉴别。③ 基底细胞癌:好发于老年人日光暴晒部位,早期为表面光亮的具有珍珠样隆起边缘的圆形斑片,表皮较薄。皮肤恶性肿瘤一般有 A、B、C、D 的特点,A 即不对称性,B 即边界不清,C 即颜色不均匀,D 即直径大于 0.5 cm,而且恶性肿瘤皮损可能出现破溃、结痂、出血情况。组织病理学检查可见瘤细胞团块排列成栅栏状,基底样细胞异形性明显,可见明显的收缩间隙,与脂溢性角化病较易鉴别。

4. 及时选择皮肤组织病理学检查和皮肤镜检查　皮肤组织病理学检查是诊断脂溢性角化病的金标准;皮肤镜检查是一种无创的检查色素性皮肤病的方法,可用于色素性良恶性肿瘤的鉴别诊断,特别是色素性脂溢性角化病的检查,特异性较好。临床医师对老年患者日光暴晒部位出现的扁平疣状或乳头瘤状皮损,应及早选择上述特异性检查,以获得组织病理学诊断依据,提高诊断的准确率。

(惠 云 桑 红)

第七节　基底细胞癌

一、概述

1. 病因及发病机制　基底细胞癌（basal cell carcinoma），又名基底细胞上皮瘤或基底细胞瘤。本病的发生虽无明显原因，但好发于长期日光暴晒部位如头皮、面部等暴露部位以及多见于户外工作和浅肤色皮肤者，提示紫外线是基底细胞癌的重要诱因，可能与紫外线可引起角质形成细胞的 DNA 损伤和激活皮肤抑制性 T 淋巴细胞有关。部分皮疹可发生于慢性放射性皮炎基础上，在长期 X 线接触的部位发生放射性皮炎处易产生基底细胞癌。长期摄入无机砷或含砷较高的饮水、食物等亦可发生此病。

2. 临床表现　本病好发于老年人头面部曝光部位，特别是头面部，早期表现为表面光亮的具有珍珠样隆起边缘的圆形斑片，表皮较薄，可见雀斑状小黑点，也可表现为淡红色珍珠样苔藓丘疹或斑块，表面稍有角化，或伴有小而浅表的糜烂、结痂或浅表溃疡。

发育成熟的损害通常可分为下列几型：① 结节溃疡型：此型较常见，损害一般为单发，黄豆大小，浅褐色或淡灰白色半透明状，质硬，表面常有少数扩张的毛细血管，轻微外伤后易出血。结节通常缓慢增大，中央凹陷，常形成糜烂或溃疡。溃疡基底部呈颗粒状或肉芽状，易出血并覆以浆液性分泌物或棕色结痂，故典型的皮损为缓慢扩大的溃疡周边绕以珍珠样隆起边缘，呈蜡样或珍珠样外观的小结节，参差不齐并向内卷起，此即所谓侵蚀性溃疡。溃疡时愈时破，并向周围或深部侵袭，边缘可继续扩大。严重者破坏局部软组织和骨骼，造成毁损。② 色素型：与结节溃疡型不同点在于皮损有黑褐色色素沉着，自灰褐色至深黑色，但不均匀，边缘部分较深，中央部分呈点状或网状分布，有时易误诊为恶性黑素瘤。③ 硬斑病样或纤维化型：本型罕见，多见于青年人，好发于头面部，尤其是颊部、前额、鼻部、眼睑、颞部等，在颈部或胸部也可发生。常发生于外观正常皮肤或不适当治疗的基础上，表现为一种单发的、大小不一、从数厘米至整个面额、呈扁平或稍隆起的局限性硬化斑块，边缘不清，呈不规则形或匍行性浸润，灰白色至白色至淡黄色，生长缓慢。④ 浅表型：较少见，好发于躯干等非暴露部位，特别是背部，也见于面部和四肢，表现为一个或数个，甚至达百个以上的红斑或脱屑性斑块，边界清楚，稍有浸润。生长缓慢，其大小由于向周围扩展而慢慢加大，斑片周围至少有一部分以细小珍珠样边缘或连续成线条样，呈线形、匍行性蜡样堤状边缘。斑块表面通常可见小的浅表糜烂、溃疡和结痂，预后留瘢痕。⑤ 其他：基底细胞癌中还可见某些罕见型，如瘢痕性基底细胞癌常发生于面部，为浅表性结节状斑块，生长缓慢，中央或周围部分产生萎缩性瘢痕；此外还有纤维上皮瘤、基底细胞痣综合征等罕见型。

3. 治疗原则　基底细胞癌根据瘤体的大小、发病部位等具体情况可采用放射治疗、外科切除和化疗等不同的治疗方法。目前手术是治疗皮肤恶性肿瘤的首选方法。为预防术后复发，手术切除的范围应足够大，这直接关系到患者的预后和局部外形与功能的恢复，一般要求切除基底细胞癌时，切缘距病灶边缘应大于 1.0~2.0 cm，同时，应根据肿瘤侵犯的深度决定切除的深度。

二、诊断标准及鉴别诊断

根据临床特征，即皮疹出现于头面部曝光部位，表面破溃糜烂，结痂，边缘呈珍珠状或堤状隆起，一般没有炎症反应，并需获得组织病理学根据：

（1）皮肤镜检查：基底细胞癌的皮肤镜特点：① 经典诊断模式：1 个阴性标准，即不含色素网；6

个阳性特点,极大的蓝灰色卵圆形巢;多发的蓝灰色小球;枫叶样区域;轮辐状区域;溃疡;树枝状毛细血管扩张。满足1个阴性标准,6个阳性特点至少具备其一,可诊断为基底细胞癌。② 非经典指征:短小的毛细血管扩张、多发小的糜烂,同心环状结构和多发聚焦的蓝灰色小点。③ 其他指征:蓝黑色斑片、周边放射状的线状或发卡样血管、周边色素加深和周边色素栅状排列。

(2)组织病学检查:基底细胞癌的组织学特点为不对称性,可与表皮相连,瘤细胞在瘤团块周边排列成栅栏状,中央无一定排列方式,可见收缩间隙。其细胞具有特征性,细胞核大,呈卵圆形或长形,胞质较少,细胞之间无细胞间桥,其胞核与表皮基底细胞类似,表现非常一致,核有丝分裂象极少见。

三、误诊文献研究

1. 文献来源及误诊率　2004—2013年发表在中文医学期刊并经遴选纳入误诊疾病数据库皮肤基底细胞癌文献共11篇,总计误诊例数206例。其中可计算误诊率的文献5篇,误诊率28.77%。

2. 误诊范围　本组基底细胞癌误诊范围涉及24种疾病210例次,误诊疾病前三位为色痣、脂溢性角化病、皮肤鳞状细胞癌。部分病例多次误诊,主要误诊疾病见表21-7-1。少见的误诊疾病为湿疹样乳腺癌、血管瘤、皮肤淋巴细胞瘤、皮肤继发恶性肿瘤、角化棘皮瘤、皮肤钙沉着症、汗孔角化症、鼻前庭囊肿、扁平苔藓、皮肤溃疡、皮脂腺囊肿、日光性角化病、软骨膜炎、真菌病、脂溢性皮炎等。

表 21-7-1　基底细胞癌主要误诊疾病

误诊疾病	误诊例次	百分比(%)	误诊疾病	误诊例次	百分比(%)
色痣	88	41.90	表皮样囊肿	4	1.90
脂溢性角化病	25	11.90	皮肤原位癌	4	1.90
皮肤鳞状细胞癌	25	11.90	皮肤结核	3	1.43
黑素瘤	19	9.05	湿疹	3	1.43
皮肤黑色素瘤	16	7.62			

3. 确诊手段　本组均经病理检查确诊,其中经手术病理检查确诊99例(48.06%),107例(51.94%)未交代明确具体病理检查方法。

4. 误诊后果　按照误诊疾病数据库制定的误诊后果评价标准,本组造成Ⅱ级误诊后果205例(99.51%),即误诊造成恶性肿瘤的拖延;造成Ⅲ级误诊后果1例(0.49%),即发生误诊误治未造成不良后果。

四、误诊原因分析

本组11篇误诊文献中按误诊原因出现频次归纳为5项,其中经验不足,缺乏对该病的认识占9频次(81.82%),未选择特异性检查项目占6频次(54.55%),诊断思维方法有误占3频次(27.27%),过分依赖或迷信医技检查结果、缺乏特异性症状体征各占2频次(18.18%)。

1. 经验不足而缺乏对该病认识　随着生活方式与环境的改变,基底细胞癌的发病年龄趋于低龄化,应引起临床医生的高度重视。部分基底细胞癌患者发病年龄较轻,明显早于报道的平均发病年龄为50～60岁,这也是导致误诊的原因之一;部分基底细胞癌患者的临床表现缺乏特异性,基层医师或年轻皮肤科医生对此病认识不足,询问病史不够详细,也容易误诊。

2. 未选择特异性检查项目　对于病程较短、病灶较小的早期基底细胞癌,临床表现易与色痣、色素瘤、脂溢性角化病混淆,部分临床医师接诊年轻患者的色素结节、溃疡以及浅表斑块状皮损时,临床医生诊断思维方法欠科学仅凭自己感觉,往往单凭临床表现草率诊断,而忽略皮肤组织病理活检,而造成基底细胞癌的误诊。未行皮损病理检查鉴别,难免发生误诊。

3. 过分依赖或迷信医技检查结果　皮肤镜检查在诊断基底细胞癌方面有一定的帮助,但也可能与其他疾病特征混淆,如果过分依赖皮肤镜检查,容易误诊为脂溢性角化病,所以必要时还是需要选择有创的检查方法以明确诊断。

五、防范误诊措施

1. 提高对皮肤基底细胞癌的认识　基底细胞癌是一种比较常见的皮肤恶性肿瘤,基底细胞癌相对良性,病死率较低,早发现、早治疗,会挽救患者的生命,提高患者生存质量。临床中若误诊为色痣、脂溢性角化病等皮肤良性肿瘤而延误治疗,后果将会不堪设想。因此,皮肤科医师要提高对本病发病特点和临床特点的认识,接诊患者时,应仔细询问病史,仔细检查。若在体格检查时发现皮疹边缘有轻度隆起、色素分布不均匀或有破溃病史,强烈提示基底细胞癌或其他皮肤恶性肿瘤可能,对此类患者应尽早选择特异性的检查方法组织病理学检查,以免误诊、漏诊。

2. 对可疑病例及早行病理组织检查　由于肿瘤临床表现的多样化,因此对长在头面部的不十分确定的色素痣样、血管瘤样肿物以及躯干四肢的无明显自觉症状、持续存在、缓慢增大的浸润性斑片应想到基底细胞癌的可能性,尽早切除后做病理检查。组织病理检查是诊断基底细胞癌较特异性的检查手段。

3. 注意与易误诊疾病的鉴别诊断　基底细胞癌需要与如下疾病鉴别:① 脂溢性角化病:好发于老年人头面部,临床表现为小而扁平、境界清楚的斑片,表面光滑或呈乳头瘤状。组织病理可见角化过度、棘层肥厚和乳头瘤样增生,无栅栏状排列的基底样细胞和收缩间隙,较易鉴别。② 角化棘皮瘤:亦好发于老年人头面部,临床表现为肤色或红色丘疹,渐增生为坚实圆顶性结节,边缘倾斜,表面光滑,肤色或淡红色,触之呈分叶状,中央充满角质,除去角质其下呈乳头瘤状。组织病理可见大而不规则的表皮凹陷,其中充满角质,两侧表皮像口唇状或拱壁状伸展于凹陷两侧,其基底部有不规则增生的表皮向上向下增生。③ 鳞癌:与基底细胞癌的鉴别主要依靠组织病理学检查,鳞癌组织学可见表皮稀薄有一定程度的非典型增生,可见角珠和鳞状涡的形成,较易鉴别。早期准确诊断皮肤基底细胞癌需要临床医生有丰富的经验和病理诊断的支持,从而可减少误诊和漏诊。及时治疗,对患者的预后十分重要。

(惠　云　桑　红)

第八节　毛母质瘤

一、概述

1. 疾病命名　毛母质瘤(pilomatricoma, PM),又称 malherbe 钙化上皮瘤(calcifying epithelioma of malherbe)、毛囊漏斗毛母质瘤、毛囊漏斗毛母质囊肿。1880 年,Malherbe 和 Chanantais 描述了一组肿瘤,他们认为这组肿瘤来源于皮脂腺,因此称为皮脂腺的钙化上皮瘤。1961 年,Forbis 和 Helwig 研究了 228 例相同肿瘤患者并提出命名为毛母质瘤,因为他们推断肿瘤来源于毛囊的基质。目前认为毛母质瘤是发生在皮肤真皮深部与皮下脂肪交界处的良性肿瘤,它起源于有向毛母质细胞分化的原始上皮胚芽细胞,属毛源性肿瘤。

2. 临床特点　国外文献报道毛母质瘤好发年龄呈双峰分布,分别是<20岁和>40岁,也有研究表明60~70岁是本病的又一个高发年龄段。有学者认为本病好发于女性,也有学者认为无性别差异。皮损多为孤立的逐渐增大的硬性结节,直径多为0.4~2.2 cm;位于真皮或皮下,很少分叶,偶呈囊性;肿瘤虽可与皮肤粘连,但基底可以移动,触之坚实;表面皮肤可呈肤色、红色或蓝紫色,部分有囊性感;一般无自觉症状。肿瘤表皮一般完好,只有发生继发感染时,局部可出现红、肿、热、痛,或化脓、破溃,个别部位由于摩擦而出现水疱,极少破溃。个别可向表皮穿通而排出内容物,称为穿通性毛母质瘤。肿瘤直径极少超过12 cm,巨大型毛母质瘤表面皮肤呈淡蓝色,可发生水疱、皮肤松弛或穿孔。肿瘤多发罕见,如果多发,一般是综合征的一个表现,如Gardner综合征、肌强直性营养不良、结节病、Rubinstein-Taybi综合征和Turner综合征等。

3. 病理特点　毛母质瘤的组织病理特点为表皮一般正常,肿瘤位于真皮内,有时可累及皮下组织。肿瘤呈多结节状,单个肿瘤小叶团块由基底样细胞和影细胞构成。皮损处于发展阶段时以基底样细胞为主,嗜碱性细胞的边界往往不清楚,甚似基底细胞样细胞,大多排列在肿瘤岛的周边,但不呈栅栏状排列。成熟的皮损以影细胞为主,基底样细胞体积小、大小形态一致,核圆、呈空泡状。早期皮损有明显的有丝分裂活性,但无病理性核分裂象,表示皮损处于快速生长阶段,而非恶变倾向。随着肿瘤的成熟,基底样细胞转化为影细胞,胞质呈嗜伊红性,核变小,染色质丰富,最后核消失,有密集嗜伊红性角蛋白碎片残留,影细胞轮廓模糊不清,常见巨细胞。本病的角化主要发生在毛囊部位,有时可见点状的表皮角化。另一特征性的改变是在某些肿瘤内,基底样细胞及间质内的组织细胞中常见黑素颗粒。80%的成熟皮损区域有钙盐沉积,病变中常见嗜碱性的点状钙化灶,偶尔见大的钙化团块,20%的患者发生骨化现象。偶尔见基质内淀粉样物质沉积及灶状透明细胞。老年患者的PM有时可见细胞形态呈多样性、丧失细胞极性、核染色质丰富及出现明显的核分裂象,称为增生性PM。这些具有异型性改变的皮损与一般皮损无明显差别,但完全切除后建议随访观察。

4. 治疗原则　毛母质瘤癌变临床罕见,因为皮损不能自然消退,完全手术切除是最理想的诊断及治疗方法。本病的复发率非常低,大多数复发是因为肿瘤切除不彻底所致。

二、诊断标准

毛母质瘤的确诊主要依靠组织病理检查。CT和MRI检查在一些病例中可使用,但影像学检查对毛母质瘤的诊断价值不大。文献报道毛母质瘤具有一定的超声声像特点,表现为强回声和等回声结节,周围有晕,下方有声影,对毛母质瘤的诊断有一定的价值,但误诊率仍较高。Dubb等报道采用针吸细胞学检查有助于毛母质瘤的术前诊断和治疗。但Agrawal等发现使用针吸细胞学检查可将毛母质瘤误诊为圆形细胞肿瘤。Ieni等研究了25例毛母质瘤的临床病理关系,发现针吸细胞学检查有一定的局限性。目前大多数学者认为针吸细胞学检查的诊断准确性依赖于操作者的个人经验。

三、误诊文献研究

1. 文献来源及误诊率　2004—2013年发表在中文医学期刊并经遴选纳入误诊疾病数据库的毛母质瘤误诊文献共12篇,总误诊病例199例。其中可计算误诊率的文献5篇,误诊率68.75%。

2. 误诊范围　本组毛母质瘤误诊范围涉及17种疾病199例次,居前三位的是皮脂腺囊肿、表皮样囊肿、皮肤纤维瘤,主要误诊疾病见表21-8-1。少见的误诊疾病为皮肤结核、鳃裂囊肿、幼年性黄色瘤、皮肤角化病、皮下异物肉芽肿、多发性脂囊瘤、化脓性肉芽肿、角化棘皮瘤。20例次诊断不明确。

表 21-8-1　毛母质瘤主要误诊疾病

误诊疾病	误诊例次	百分比(%)	误诊疾病	误诊例次	百分比(%)
皮脂腺囊肿	84	42.21	皮下钙化	5	2.51
表皮样囊肿	28	14.07	淋巴结炎	5	2.51
皮肤纤维瘤	26	13.07	腮腺混合瘤	3	1.51
血管瘤	10	5.03	唾液腺多形性腺瘤	3	1.51
脂肪瘤	6	3.02			

3. 确诊手段　本组均经病理检查确诊,其中 131 例(65.83%)根据手术病理组织确诊,68 例(34.17%)未交代具体病理学检查手段。

4. 误诊后果　按照误诊疾病数据库制定的误诊后果评价标准,本组 199 例毛母质瘤中,造成Ⅱ级误诊后果者 1 例(0.50%),即出现恶性肿瘤的误诊延误;Ⅲ级误诊后果者 198 例(99.50%),即发生误诊误治未造成不良后果。

四、误诊原因分析

毛母质瘤临床表现多样,误诊率高,邓德权等统计误诊率高达 97.32%,本组误诊文献误诊率达到 68.75%。依据 12 篇文献提供的误诊原因出现频次,归纳为 6 项:其中经验不足,缺乏对该病的认识最多(见表 21-8-2)。

表 21-8-2　毛母质瘤误诊原因

误诊原因	频　次	百分率(%)	误诊原因	频　次	百分率(%)
经验不足,缺乏对该病的认识	10	83.33	病理诊断错误	1	8.33
未选择特异性检查项目	5	41.67	过分依赖或迷信医技检查结果	1	8.33
缺乏特异性症状体征	3	25.00	诊断思维方法有误	1	8.33

1. 经验不足而缺乏对该病的认识　毛母质瘤临床并不罕见,有文献报道在 20 岁以前人群中,毛母质瘤在最常见良性皮肤肿瘤中排第二位,位于表皮囊肿之后。尽管它很常见,但是在高等医学院校 5 年制或 7 年制皮肤病学教材中都未出现本病的介绍,而且由于它是良性肿瘤,一般误诊误治不会发生不良后果,因此不管是低年资皮肤科医师还是高年资皮肤科医师都不重视本病,缺乏对该病的认识,从而导致误诊。

2. 未选择特异性检查项目　毛母质瘤并不罕见,但其确诊需要靠手术切除后的组织病理学检查,缺乏特异性的术前检查。目前有报道在一些病例中使用 CT 和磁共振成像助诊,但无特异性特征,影像学检查对毛母质瘤的价值不大。超声检查对毛母质瘤的诊断有一定的价值,但误诊率仍较高。针吸细胞学的作用不甚清楚,因为有较高的假阳性,多数学者认为它的有效性依赖操作者的个人经验。因此,术前诊断较为困难。

3. 缺乏特异性临床体征　毛母质瘤最常见的表现为孤立的逐渐增大的硬性结节,位于真皮或皮下,偶呈囊性,触之坚实,表面皮肤可呈肤色、红色或蓝紫色,部分有囊性感,一般无自觉症状。其表现与临床上大多数肿物相似,无特异性临床特征,因此术前诊断相对困难。如果出现囊肿时,临床上很难与皮脂腺囊肿、表皮样囊肿相鉴别;如果肿瘤质地较硬时,容易误诊为皮肤纤维瘤;若肿瘤表面皮肤呈淡红色或淡蓝色时,容易误诊为血管瘤;如果毛母质瘤出现感染、化脓破溃时,有时还需要与鳞状细胞癌、基底细胞癌等鉴别。本组统计发现毛母质瘤在临床上还可能误诊为皮下钙化、淋巴结炎、脂肪瘤、唾液腺多形性腺瘤、腮腺混合瘤、鳃裂囊肿、皮肤角化病、多发性脂囊瘤、化脓性肉芽肿、角化棘皮瘤等多种疾病。

4. 其他原因 除了上述原因外,诊断思维方法有误也是导致误诊的原因之一。如临床医师见到孤立性皮下结节就只想到皮脂腺囊肿,见到结节表面淡红色或淡蓝色就只想到血管瘤等。此外,许多一、二级医院皮肤科技术较弱,甚至没有皮肤科,患者在其他科室就诊,以及医院没有专业的组织病理学检查技术等,均有可能造成毛母质瘤误诊。

五、防范误诊措施

毛母质瘤一般误诊误治不会造成不良后果,但也有切除后复发恶变的报道。从本研究误诊后果可见,99.5%的患者误诊后未造成不良后果,1 例因误诊误治导致恶性肿瘤的延误治疗,虽然仅占总误诊病例数的 0.5%,但误诊误治延误了患者的治疗,给患者及其家庭带来了严重损害。因此,为防范毛母质瘤的误诊,我们结合临床经验提出如下建议:

1. 提高对本病的临床特点的认识 目前在普通高校教材《皮肤病学》中还没有本病的内容,因此皮肤科医师需要加强学习,通过阅读更专业的书籍如《中国临床皮肤科学》或者大量阅读皮肤科专业杂志等,加强学习,了解本病的临床表现、发病特点和诊治要点等知识。

本病多发于面颈部,许多患者特别是青年女性患者因为美容原因,初诊于整形美容科室而非皮肤科,还有患者初诊于口腔外科等科室,因为这些科室医师对本病的认识不足,基本都会误诊,因此需要加强科普宣传,让患者以及医院的导诊人员、其他科室医师认识本病,正确选择就诊科室及医师。

2. 加强对基层医院医师的继续教育 基层医院皮肤科普遍比较薄弱,医师对毛母质瘤认识不足,并且许多基层医院皮肤科不能开展手术,需要把患者转到外科手术切除,这就容易出现误诊或者增加切除不彻底从而复发的风险。因此,要加强对基层医院医师的继续教育,使得基层皮肤科医师认识本病,最好能够在本科室手术,即使不能在皮肤科行手术也要指导或建议外科医师切除彻底,以减少复发。

3. 及时行病理检查以鉴别诊断 毛母质瘤临床表现多种多样,无特异性临床特征以及特异性的检查项目,因此,临床上一旦怀疑为本病,需要及时做组织病理学检查以确诊。毛母质瘤在组织病理上主要需与基底细胞癌(缺乏影细胞,基底细胞团周围有裂隙)、神经内分泌癌(如 Merkel 细胞癌,缺乏影细胞,免疫组化 CK20 阳性)以及增生性外毛根鞘囊肿(常有较大的鳞状细胞,无影细胞)等相鉴别。病理表现上仅钙化的表皮样囊肿类似本病,但其无影细胞,可以鉴别。其他各病在病理表现上均有其特征,而无毛母质瘤特征性的影细胞,容易鉴别。

4. 临床医师要有发散性临床思维 临床医师在见到孤立性皮下结节时,思维要发散,需要考虑多种方面的诊断,例如这个结节是感染性疾病(如皮下淋巴结肿大)还是肿瘤性疾病或其他,在肿瘤性疾病中需要考虑是良性肿瘤还是恶性肿瘤,还需要考虑其肿瘤的起源;同时还需要综合患者的年龄、肿物部位、肿块大小、质地以及肿物表面皮肤颜色等等,全面分析病情,结合病理检查,方可提高诊断正确率。

(邓德权 桑 红)

第九节 血管球瘤

一、概述

1. 发病机制 血管球瘤是一种非常少见的良性血管性错构瘤,起源于正常血管球或其他动静脉吻合处。该病的发病机制目前尚不清楚,外伤可能为其诱因,但更多的文献报道无外伤亦可出现,局部受到长期挤压、摩擦、温度变化等刺激也可能与其发生相关。播散性多发性家族性血管球瘤为常染色体显性遗传,其易感基因已定位于 1p21 - 22,并将发现的突变基因命名为 glomulin。

2. 临床表现 血管球瘤很少发生恶变,好发于手指、足趾、甲床下,亦可见于肢端的皮肤或皮下组织内,全身其他各处如肌肉、阴茎、躯干及内脏器官如胃、鼻腔、气管等也可发生,但较少见。多为单发,多发者罕见。单发性血管球瘤常发生于指(趾)部,任何年龄均可发病,女性多见,典型病例生长于甲床部,多见于年轻人。患者自述疼痛向近端放射。疼痛无明显诱因,但碰、触、冷或热刺激时,疼痛加重。瘤体较小,直径一般为 1~2 cm,很少有超过 3 cm 者,甲下或皮下可见蓝、紫红色米粒状斑点,异常敏感,轻微摩擦或笔尖压迫即可引起剧烈疼痛,可持续十余分钟至数小时,如果将患肢浸入冷水或热水中,可使疼痛缓解。疼痛发作时,有些患者还可伴有同侧交感神经血管运动紊乱症状,如患肢出汗、发凉及同侧 Horner 综合征等。甲下血管球瘤病程较长者,末节指骨还可见瘤体旁骨质缺失。X 线检查在指骨末端可见弧状凹陷。

多发性血管球瘤少见,多在儿童期发病,存在遗传易感性,但家族性发病者较少见。皮疹表现为全身多处散在蓝色斑疹、丘疹至大的结节、斑块,多无自觉症状或部分皮疹有疼痛,疼痛与皮疹处的压力、创伤、温度变化以及个别皮疹中存在组织细胞的脱颗粒相关。

3. 病理表现 血管球瘤位于真皮或皮下组织内,由丰富的血管和围绕血管生长的成片小圆细胞型瘤细胞组成,瘤细胞大小一致,核大而淡染,圆形或椭圆形,居中,胞质淡染嗜伊红色,细胞境界清晰,瘤内含有数量不等的狭窄的血管腔。血管多为毛细血管,血管内衬正常内皮细胞,但周围仅有 1~3 层血管球细胞,甚至部分血管壁周围无血管球细胞。

4. 治疗原则 到目前为止,手术彻底切除肿瘤依然是治疗血管球瘤最有效的方法,术后症状即可消失,效果良好。

二、诊断标准及鉴别诊断

根据临床上血管球瘤典型的"三联征",即自发性间歇性剧痛、难以忍受的触痛和冷敏感。检查时可见甲下点状暗紫色影,Love 试验是诊断和定位血管球瘤的简单方法:用火柴棒或大头针的尾部触压可疑部位,自肿瘤的周围触压,逐渐向中心移动,触到肿瘤表面的皮肤时立即出现剧痛。X 线片可见甲下血管球瘤对末节指骨压迫所产生的指骨局部虫蚀样小缺损。单发者可类似蓝痣、皮肤纤维瘤、甲下黑素瘤;多发者应与平滑肌瘤、神经鞘瘤等鉴别,此时需要做病理活检。组织病理检查时需与血管平滑肌瘤、血管外皮细胞瘤和海绵状血管瘤鉴别。

三、误诊文献研究

1. 文献来源及误诊率 2004—2013 年发表在中文医学期刊并经遴选纳入误诊疾病数据库的血管球瘤误诊文献共有 24 篇,总计误诊病例数 206 例。其中可计算误诊率的文献 10 篇,误诊率 56.15%。

2. 误诊范围　本组 206 例误诊涉及 23 种疾病 207 例次,其中居前三位的是甲沟炎、多发性周围神经炎、雷诺综合征,部分病例多次误诊,主要误诊疾病见表 21-9-1。少见的误诊疾病为软骨瘤、闭塞性血栓性脉管炎、血栓性微血管病、腕管综合征、肩关节周围炎、黑色素瘤、软组织损伤。有 8 例次初期诊断不明确,14 例次漏诊。

表 21-9-1　血管球瘤主要误诊疾病

误诊疾病	误诊例次	百分比(%)	误诊疾病	误诊例次	百分比(%)
甲沟炎	39	18.84	纤维织炎	10	4.83
多发性周围神经炎	37	17.87	神经痛	7	3.38
雷诺综合征	22	10.63	甲癣	3	1.45
手指感染	13	6.28	风湿性关节炎	3	1.45
上肢指间神经瘤	12	5.80	痛风	3	1.45
皮肤神经纤维瘤	12	5.80	软组织异物	3	1.45
骨关节炎	11	5.31			

3. 确诊手段　本组 206 例均经手术病理检查确诊。

4. 误诊后果　按照误诊疾病数据库制定的误诊后果评价标准,206 例血管球瘤中,造成Ⅰ级误诊后果 1 例(0.49%),即有后遗症;造成Ⅱ级误诊后果 5 例,其中 4 例(1.94%)因误诊误治导致病情迁延或不良后果,1 例(0.49%)因误诊造成手术扩大化或不必要的手术;造成Ⅲ级误诊后果 200 例(97.09%),即发生误诊误治但未造成不良后果。

四、误诊原因分析

本组 24 篇误诊文献中按误诊原因出现频次归纳为 5 项,其中经验不足而缺乏对该病的认识、问诊及体格检查不细致、未选择特异性检查项目为主要误诊原因(见表 21-9-2)。

表 21-9-2　血管球瘤误诊原因

误诊原因	频次	百分率(%)	误诊原因	频次	百分率(%)
经验不足,缺乏对该病的认识	23	95.83	诊断思维方法有误	2	8.33
问诊及体格检查不细致	11	45.83	过分依赖或迷信医技检查结果	1	4.17
未选择特异性检查项目	9	37.50			

1. 缺乏对该病认识　血管球瘤在临床上相对少见,很多年轻医师临床经验不足,缺乏对此病的认识。部分病例无典型的临床症状,接诊医师又未想到此疾病并未行相关的医技检查。由于血管球瘤常发生甲下,该病常好发于指趾甲下呈现蓝紫色,因其颜色常被误诊为黑色素性的损害。有患者表现为指节的疼痛,可误诊为末梢神经炎。此外还有被误诊为甲沟炎、神经鞘瘤、甲真菌病等,部分患者确诊前曾接受拔甲治疗。

2. 问诊及体格检查不仔细　由于接诊医师对甲下血管球瘤典型的疼痛三联征不熟悉,对甲下血管球瘤的特异性改变指甲局部隆起增厚峭变不认识,不清楚该病有重要诊断价值的临床试验及结果判断,故未进行大头针试验(用大头针尾部按压局部有明显压痛)、Love 试验及冷敏感试验,导致误诊。

3. 未选择特异性检查项目　本组资料显示,血管球瘤的确诊均依靠手术病理检查,病理检查是该病诊断的金标准。若接诊医师对该病不熟悉,也就不能选择病理检查手段,此时误诊在所难免。

4. 其他误诊原因 其他少见误诊原因如诊断思维方法有误,过分依赖或迷信医技检查结果等,均与对本病认识不足有关。X线、B超、MRI等检查,对该病诊断均非特异性的,其提供的结果只有参考作用,若不能用正确的临床思维综合分析,就会导致误诊。

五、防范误诊措施

该病为发生在皮肤上的、通常为良性的疾病,瘤体大部分生长缓慢,本组资料显示绝大多数病例发生误诊误治后未造成不良后果(97.09%),但也有因误诊导致手术扩大化或不必要手术的(0.49%),故应引起临床医师重视。

1. 提高对血管球瘤临床特点和诊断手段的认识 皮肤科医师要提高对血管球瘤临床特点认识,掌握诊断试验的方法。对临床上可疑血管球瘤的患者详细询问病史,认真行体格检查,当发现指甲外发现固定的疼痛点、与温度变化有一定关系、大头针试验阳性时,就应考虑甲下血管球瘤的诊断。必要时行病理检查排除黑素瘤及其他肿瘤类疾病。对于甲床外的血管球瘤,由于体积小、位置深、定位不准确,缺少血管球瘤典型的三联征,诊断困难,可借助高频超声协助诊断,MRI检查对软组织的检查较清晰,但因费用较高和检查部分小等原因,患者较难接受,故在临床并非主要检查项目。

2. 注意与容易误诊疾病的鉴别诊断 本病好发于甲下,故容易被误诊为甲沟炎(18.84%)、多发性周围神经炎(17.87%)、雷诺综合征(10.63%)、手指感染(6.28%),此外皮肤神经纤维瘤、上肢指间神经瘤、关节炎、纤维织炎、神经痛等也均在误诊的范围内。与常见疾病的鉴别诊断要点如下:① 甲沟炎:甲沟炎一般病因明确,多因微小刺伤、挫伤、倒刺或修剪指甲过深等损伤表皮,引起甲沟或其周围皮肤软组织的细菌感染所致,急性期典型症状为指甲一侧的组织红、肿、痛、热,局部皮肤破溃渗液甚至流脓。仔细了解病史和查体,有助于鉴别。② 多发性周围神经炎:是由多种原因如中毒、营养代谢障碍、感染等引起的多发性末梢神经损害的总称,临床上主要表现为肢体远端对称性感觉、运动和自主神经功能的障碍。通过电生理检查、肌电图等检查可以鉴别。③ 雷诺综合征:是由寒冷或情绪因素诱发的一种以双手皮肤发作性苍白、发绀和潮红为特征的病理生理改变。此征由指动脉的发作性痉挛所引起,好发于双手和手指,也可涉及双足和足趾。发作时手足冷、麻木,偶有疼痛。典型发作时,以掌指关节为界,手指发凉、苍白、发紫、继而潮红。疾病晚期逐渐出现手指背面毛发消失,指甲生长变慢、粗糙、变形,皮肤萎缩变薄而且发紧,指尖或甲床周围形成溃疡,并且可引起感染。临床的体格检查和问诊即可与本病鉴别。④ 手指感染:多有外伤史,可有红、肿、热、痛,血常规检查有时可有血象增高等感染征象,全面分析临床资料即可鉴别。⑤ 神经纤维瘤:分为多发性神经纤维瘤和局部神经纤维瘤。局部神经纤维瘤多数单发,多见于腋窝、肘侧和颊部等处,凸出于皮面,皮下也可触及,呈圆形、梭形或结节状,瘤体开始时为硬结,逐渐增大,表面光滑,与皮肤不粘连,质地坚硬。当肿瘤挤压神经本身时,可产生自发痛、麻木、触痛、感觉过敏或迟钝等症状。瘤体表面皮肤可出现咖啡斑,大小不一,形如雀斑小点状,或大片状,皮肤色素咖啡斑状沉着是纤维神经瘤的重要体征之一,可与血管球瘤鉴别。

（曾梅华　孔庆涛　桑　红）

第十节　组织细胞性坏死性淋巴结炎

一、概述

组织细胞性坏死性淋巴结炎(histiocytic necrotizing lymphadenitis，HNL)，也称为坏死性淋巴结炎(necrotizing lymphadenitis)，又名菊池-藤本病(Kikuchi-Fujimoto disease，KFD)，也叫菊池病。首先在日本于 1972 年描述的，是一种非肿瘤性淋巴结增大性疾病。

1. 发病机制　　HNL 是一种全身性疾病，特点是 CD8$^+$ 细胞的急变和 CD4$^+$ 细胞的凋亡。已知 HNL 具有世界性分布，其中以日本和其他亚洲地区 40 岁女性发病率较高，其次为儿童。最新研究显示，成人患者男女发病率为 1:(1～2)；儿童患者，男性发病率高于女性，男女发病率 1.9:1。

本病发病机制尚不清楚，有学者认为同病毒感染或自身免疫因素相关。已有许多病原体被推测为 HNL 的致病因子，包括 EB 病毒、人类疱疹病毒(Human herpes virus HHV)6 和 8、人类 T 细胞亲淋巴病毒Ⅰ型(Human T lymphocyte virus - 1 HTLV - I)、人类免疫缺陷病毒、细小病毒 B19(Parvovirus B19)、副黏液病毒、副流感病毒、弓形体及一些细菌等。有学者认为 HNL 是多因素刺激，尤其是病毒刺激后机体的高免疫反应或自身免疫性疾病的一种表现，认为 HNL 是不同抗原刺激引起的高免疫反应或是自身免疫性疾病的一种表现，或是结缔组织病中的一种淋巴结反应，其中细胞凋亡起重要作用。文献报道 HNL 易与系统性红斑狼疮(SLE)、Still 病、混合型结缔组织病伴发。有学者认为本病与 SLE 在临床及病理方面有许多共同之处，SLE 亦有发热、关节疼痛及淋巴结受累症状，其淋巴结受累症状发病率为 23%～34%。甚至有报道认为 HNL 实质上是 SLE 的一种特殊表现。

2. 临床表现　　HNL 表现为良性和自限性，其特点是区域性(主要是颈部)淋巴结增大伴压痛，常伴有轻度发热和盗汗，以及消瘦、恶心、呕吐、咽痛、皮疹、疲乏和关节痛等，部分患者以淋巴结增大为唯一的临床表现。通常认为大多数病例仅侵犯单侧颈部淋巴结，其他部位包括腋窝、锁骨上窝、纵隔、腹股沟、腮腺内、腹腔、胰腺周围、腹膜后，咽后淋巴结增大甚至可以引起吞咽困难、体重下降，纵隔淋巴结炎亦可受累。发热是另外一种重要表现；皮疹大约发生于 30% 的患者，包括红斑样丘疹、痤疮样或麻疹样皮损、面部红斑，可能合并有黏膜受损，有患者皮疹同 SLE 极为相似。常见的实验室检查异常包括白细胞减少、淋巴细胞比例增高、红细胞沉降率增快、C 反应蛋白(CRP)升高、肝功能异常。

3. 治疗原则　　目前没有具体的治疗方法，因为是自限性疾病，通常无需特殊治疗，可给予解热镇痛等对症支持治疗。抗生素无效，糖皮质激素如泼尼松治疗有效。在严重的情况下可酌情使用氯喹、羟氯喹，静脉注射免疫球蛋白治疗。

二、诊断要点

最终诊断只能依靠淋巴结典型的病理形态学变化而确定，因此诊断有赖于淋巴结活检。其组织病理学特征为：局限于皮质和旁皮质区的坏死性淋巴结炎，部分或完全丧失滤泡结构，具有显著的核碎裂，无中性粒细胞、肉芽肿反应或淋巴瘤细胞。

依据病理组织改变 HNL 分为三期：① 增生期：以不成熟的组织细胞为主，卵圆形核稍不规则，无吞噬功能。其次为 Ts 淋巴细胞及浆细胞样单核细胞，圆形核中央位。Pilichouska 等证实浆细胞样单核细胞包括不成熟的髓样与浆细胞样树突细胞，可有少量核碎片，但无明显坏死。② 坏死期：凝固性坏死伴大量核碎片及胞质颗粒的吞噬细胞,可呈泡沫状、印戒状,此外可见大量核碎片。③ 黄色瘤样期:组织细胞呈泡沫状。各个分期界限不清楚,多个分期病理表现常合并存在,表现出该疾病的演变过程。

此外,影像学检查方面,超声表现为淋巴结边界清晰,皮质以均质低回声为主,多数淋巴门结构存在,彩色多普勒超声以淋巴门型血流为主,阻力指数类似于反应性淋巴结,具有一定的特点,可为临床诊断与治疗提供重要价值。

三、误诊文献研究

1. 文献来源及误诊率　2004—2013 年发表在中文医学期刊并经遴选纳入误诊疾病数据库的 HNL 文献 43 篇,总计误诊病例数 310 例。其中可计算误诊率的文献 13 篇,误诊率 62.41%。

2. 误诊范围　本组 HNL 误诊范围涉及 30 种疾病 343 例次,其中居前三位疾病为淋巴结结核、淋巴瘤、淋巴结炎,部分患者多次误诊,主要误诊疾病见表 21-10-1。少见的误诊疾病为幼年特发性关节炎、猫抓病、风湿性疾病、急性出血性坏死性肠炎、Crohn 病、川崎病、白血病、肠结核、肝炎、过敏性皮炎、过敏性紫癜、类风湿性关节炎、神经痛、血管免疫母细胞性淋巴结病、牙周炎、药物热、组织细胞增多症。3 例次只给出发热、贫血等症状诊断。

表 21-10-1　组织细胞性坏死性淋巴结炎主要误诊疾病

误诊疾病	误诊例次	百分比(%)	误诊疾病	误诊例次	百分比(%)
淋巴结结核	98	28.57	败血症	8	2.33
淋巴瘤	70	20.40	支气管炎	6	1.75
淋巴结炎	55	16.03	扁桃体炎	5	1.46
传染性单核细胞增多症	31	9.04	系统性红斑狼疮	5	1.46
上呼吸道感染	26	7.58	成人 Still 病	4	1.17
伤寒	9	2.62	粒细胞减少症	3	0.87

3. 医院级别　本次纳入统计的 310 例 HNL 误诊疾病 343 例次,其中误诊发生在三级医院 180 例次(52.48%),二级医院 162 例次(47.23%),一级医院 1 例次(0.29%)。

4. 确诊手段　本组 310 例均经病理诊断确诊,其中经皮穿刺活检确诊 199 例(64.19%),手术病理检查 77 例(24.84%),34 例(10.97%)原始文献未明确交代具体病理检查方法。

5. 误诊后果　本次纳入的 310 例组织细胞性坏死性淋巴结炎中,305 例文献描述了误诊与疾病转归的关联,5 例预后不明确。按照误诊数据库对误诊后果的分级评价标准,可统计误诊后果的病例中,所有患者为Ⅲ级后果,即未因误诊误治造成不良后果。因本病为自限性疾病,无特殊治疗方法。

四、误诊原因分析

根据 43 篇文献提供的误诊原因出现频次归纳为 9 项,居首位原因为经验不足、缺乏对该病的认识,其次为未选择特异性检查项目,见表 21-10-2。

表 21-10-2　组织细胞性坏死性淋巴结炎误诊原因

误诊原因	频次	百分率(%)	误诊原因	频次	百分率(%)
经验不足,缺乏对该病的认识	36	83.72	缺乏特异性症状体征	14	32.56
未选择特异性检查项目	26	60.47	问诊及体格检查不细致	10	23.26

续表

误诊原因	频　次	百分率(%)	误诊原因	频　次	百分率(%)
患者或家属不配合检查	6	13.95	过分依赖或迷信医技检查结果	1	2.33
诊断思维方法有误	6	13.95	医院缺乏特异性检查设备	1	2.33
病理诊断错误	3	6.98			

1. 经验不足而缺乏对该病认识　HNL是少见病,局部改变主要以局灶性淋巴结增大为主,常累及颈前部淋巴结、颈后三角淋巴结等,淋巴结增大 3~6 cm。从误诊范围看,本病多误诊为淋巴结结核、淋巴结炎和淋巴瘤等,提示临床医生缺乏对本病的认识,警惕性不高,对发热伴淋巴结增大者,一般不会首先考虑本病,缺乏对疾病的整体分析,仅靠个别症状、体征及医技检查作出诊断。

2. 未选择特异性检查项目　淋巴结活检是确诊 HNL 最重要方法,认识不到该病也就不能选择特异性的检查项目。部分临床医师缺乏对淋巴结活检重要性的认识,特别是当淋巴结偏小时,往往误认为是炎症反应增生引起的,而忽视此项检查。因淋巴结活检为有创检查,部分患者拒绝行淋巴结活检,尤其儿童患者,家属不易配合,导致临床诊断困难。在部分基层医院,缺乏淋巴结活检和病理诊断的条件,也是造成误诊的客观因素。

3. 临床表现复杂而缺乏特异性　本病临床呈非特异性,根据受累脏器多少可分为单纯型和变应型,单纯型受累脏器少,病程不超过 5 个月,可自愈;变应型受累脏器多,临床表现多样,易误诊。本病全身表现为发热、寒战、盗汗、体重减轻、关节疼痛、脾大,多无特异性。另外可伴有乳酸脱氢酶增高、白细胞减少及血清转氨酶增高等,25%~58%的患者出现白细胞下降,仅 2%~5%白细胞增高、红细胞沉降率增快。HNL 皮肤表现为非特异性,可出现痤疮样药疹,面部丘疹、红色斑块及结节,少数患者有眼睑及唇黏膜溃疡。以上皮损活检以白细胞碎裂性血管炎为主要表现,表皮及真皮部大量淋巴细胞浸润,真皮乳头水肿。上述皮疹的出现常提示疾病相对严重,常伴有肝衰竭。

五、防范误诊措施

1. 提高对 NHL 临床特点的认识　临床医生要了解此病,加强学习,提高对本病特点的认识,掌握 HNL 的主要表现及诊断要点,细致问诊、详细查体是确立正确诊断的关键。对一些诊断为颈部单纯性淋巴结炎、化脓性淋巴结炎及淋巴结结核等而应用抗生素、抗结核治疗效果不佳的患者,应考虑到本病;对临床存在发热、颈部淋巴结增大、白细胞计数不高的早期患者,应想到本病的存在。病理医生也要提高对本病组织病理学特点的认识,应注意与相关疾病的病理组织学改变相鉴别,并可借助免疫组化进行鉴别,吞噬细胞染色阳性,T 细胞和 B 细胞染色阴性,结合临床可诊断此病。

2. 及早行淋巴结活检病理检查　对发热而来就诊的患者,要重视淋巴结的检查,一旦发现增大的淋巴结,应尽早争取淋巴结活检,做好医患沟通,争取得到患者和家属同意,只有合理获取病理标本,才能提高 HNL 的诊断率,减少误诊。对高度怀疑此病而又不同意行淋巴结活检病理检查的患者,应试用免疫调节疗法,可予糖皮质激素及左旋咪唑等细胞免疫调节剂治疗。对颈部淋巴结增大,同时身体其他部位淋巴结增大而又不能排除淋巴瘤等恶性疾病时,更应及时活检,以期获得最后确诊。

3. 注意与容易误诊疾病的鉴别诊断　本病易与其他引起淋巴结增大的疾病相混淆,如淋巴结结核、分枝杆菌淋巴结炎、SLE、恶性组织细胞病、传染性单核细胞增多症等,因此需仔细鉴别。

(1) 淋巴结结核:HNL 临床表现同淋巴结结核表现相似,有盗汗、消瘦、发热、淋巴结增大等临床症状,故误诊为此病的概率较高,在本研究居误诊疾病首位。淋巴结结核除以上临床表现外,医技检查有助于鉴别诊断,肺部 CT 常有结核病灶,血结核抗体阳性;病理检查显示淋巴结坏死灶内红染颗粒状的坏死更完全、彻底,不见 HNL 坏死灶常见的细胞核碎片,周围有类上皮细胞及朗罕多核巨细胞围绕,抗酸染色可找到结核杆菌。

(2) 淋巴瘤:淋巴瘤时淋巴结进行性增大并融合成团块状,深部淋巴结增大出现有关器官的压迫症状和结外多系统临床表现。病理表现为正常淋巴结结构消失,被膜被破坏,组成细胞相对单一,细胞异型性明显,见病理性核分裂象,多无坏死及细胞吞噬现象,免疫组化 LCA 阳性,T 细胞或 B 细胞单克隆性,组织细胞散在阳性。由于 HNL 和淋巴瘤的临床表现极其相似,免疫组织化学染色有助于鉴别诊断。张振刚等采用 CD3、CD45RO 免疫组织化学染色排除 T 细胞淋巴瘤,CD20cy、CD79A 免疫组织化学染色排除 B 细胞淋巴瘤。提示同淋巴瘤鉴别诊断时,可用免疫组化染色,淋巴瘤呈 T 细胞或 B 细胞染色阳性,吞噬细胞染色阴性,HNL 免疫组化呈多克隆性,吞噬细胞染色阳性,T 细胞和 B 细胞染色阴性。

(3) 分枝杆菌颈部淋巴结炎:在颈部炎症中较为常见,临床上主要由结核杆菌和不典型分枝杆菌引起。典型的结核杆菌组织形态学上可见上皮样细胞、郎汉斯巨细胞及大片干酪样坏死。不典型分枝杆菌感染常见于儿童,成人少见。临床表现与结核杆菌引起的临床表现十分相似,同时由于生活水平的提高和对结核抗药性的提高使得颈部结核性淋巴结炎变得越来越不典型,更造成诊断的困难。目前研究显示,不典型结核的发病率呈上升趋势,而其组织细胞学特点缺乏特异性,因而颈部不典型结核性淋巴结炎更容易误诊为 NHL 样坏死。安广群等通过结核分枝杆菌 DNA 特异性引物,发现 30 例 NHL 的淋巴结活检标本中 8 例结核杆菌阳性,其结果可以证实为结核杆菌感染。运用 PCR 检测技术鉴别诊断结核杆菌感染和组织细胞坏死性淋巴结炎至关重要。由于其感染及免疫反应的不同,尽管临床表现十分相似,但其 PCR 检测结果不同,因而对于诊断困难的颈部淋巴结炎性肉芽肿患者,可以用 PCR 检测来明确诊断,以免造成误诊。

(4) SLE:SLE 为可侵犯全身各系统器官的自身免疫性疾病,临床表现多样和错综复杂,SLE 亦可以发热、淋巴结增大、白细胞减少为主要表现,且淋巴结活检有时两者形态亦难以区分,故易与 NHL 混淆。临床上应根据 SLE 患者颧颊部蝶形红斑或盘状红斑及多器官损害以及抗核抗体阳性、抗 DNA 抗体阳性及狼疮细胞阳性或肾活检等鉴别诊断。

(5) 恶性组织细胞病:该病罕见,以青壮年男性多见,临床表现多样性,异型组织细胞有吞噬红细胞现象,但无地图样浅染区或"星空样"吞噬核碎片的巨噬细胞,背景中有多少不等的嗜酸性粒细胞浸润,为高侵袭性肿瘤,对治疗反应差,预后不良。而 HNL 以青年女性多见,是一种自限性病变,预后良好。

(6) 传染性单核细胞增多症:其特点为发热、淋巴结增大、脾大、淋巴细胞增多。由 EB 病毒感染引起,发热几天后出现咽峡炎,早期亦有淋巴结肿大,左侧颈后淋巴结组最常见,但淋巴肿大热退后可自行消失,1/3 的患者在病后 4～6 天可出现皮疹,常见的为眼睑水肿、斑疹、麻疹及麻疹样发疹,皮疹亦可自行消退。本病膜性扁桃体炎及伴有全身淋巴结增大及腭部淤点是鉴别要点,鼻咽部分泌物培养可培养出 EB 病毒,可资鉴别。

(陈　军　孔庆涛　桑　红)

第十一节　二期梅毒

一、概述

梅毒是由苍白螺旋体(treponema pallidum，TP)引起的一种慢性传染病，传播方式主要为性传播和血液传播。近年来梅毒的发病率呈增长趋势。一般来说梅毒螺旋体可通过破损的皮肤与黏膜由感染者传给患者。临床上往往根据临床症状与病期将其分为早期梅毒(一期和二期梅毒)与晚期梅毒(三期梅毒)。二期梅毒为梅毒螺旋体经血液播散全身引起各脏器出现多数小病灶，常累及皮肤、黏膜、骨骼、内脏、感觉器官及神经系统。二期梅毒虽传染性强，但破坏性小，故不被人们所注意。二期梅毒主要发生在皮肤黏膜部位，临床症状表现多样，因此临床医生对此病不重视时，常把二期梅毒误诊为其他疾病。

1. 发病机制　至今对梅毒的免疫学机制还了解不多。二期梅毒时细胞免疫功能受抑制，其机制还不明。最近的研究认为巨噬细胞暂时性地增加了前列腺素 E2 的分泌量，而抑制了白细胞介素(IL)-2 的产生。在此时期螺旋体增殖，抗梅毒螺旋体抗体效价上升，可发生病理性免疫复合物，在受累的肾脏中(梅毒性肾小球肾炎)可查到免疫复合物的沉积。

2. 临床表现　二期梅毒的前驱症状：二期梅毒患者在皮肤发疹前有时有微热、头痛、骨痛、三叉神经痛或肋间神经痛及全乏力等前驱症状。一般可持续 3～5 天，由于前驱症状轻微，故常被患者忽视。

(1) 二期梅毒的皮肤损害：

① 皮疹：以自觉症状轻微分布广而稠密和对称性发疹为特点。其主要类型有：斑疹型梅毒疹最为多见，主要分布在躯干和四肢近端内侧，大小不等，直径 0.5～2.0 cm，常呈圆形，少数为椭圆形，偶如环状，色似玫瑰红故称玫瑰斑疹。丘疹型梅毒疹比较多见，类型繁多。多为直径 2～5 mm 的小丘疹，丘疹初为红铜色后转呈褐色。一般基质坚硬，表面可有少量鳞屑，此类型疹内含大量梅毒螺旋体，传染性很强。丘脓疱型梅毒疹较少见，初为斑疹，以后隆起顶部生小脓疱而得名，分布较广，此型患者一般营养较差。脓疱型梅毒疹甚少见。

② 湿疣：是一种很常见的独特的二期梅毒损害，女性患者较多，好发于如肛门周围、外生殖器等皮肤摩擦和潮湿的部位。湿疣初为湿丘疹，其后可相互融合或皮疹向外不断扩大而成为大小不等的扁平隆起损害，其表面糜烂并有细粒状的赘生物，其上有灰色膜，一般无自觉症状。其渗出液中含有大量的梅毒螺旋体，传染性极强。

③ 脱发：脱发也为二期梅毒常有的表现之一，脱发的发生与梅毒螺旋体侵入毛囊漏斗下部，引发局部细胞浸润有关。多见于男性，好发于两颞，呈虫蛀状脱落，不管治疗与否毛发都可重生。

(2) 二期梅毒的黏膜损害：黏膜损害为咽喉炎和黏膜斑。咽喉炎临床表现为黏膜卡他性炎症，常见于口腔、舌咽腭弓等处，常需治疗 2～3 周后方能完全恢复。黏膜斑为黏膜局限糜烂，表面由渗出物组成的薄膜覆盖而呈白色，黏膜斑周围无红晕，无痛感，形状不一，多为椭圆形，也有融合成片者，其分泌物中有大量梅毒螺旋体，传染性很强。

(3) 二期复发梅毒：二期显发梅毒症状消退后由于治疗不足或者患者免疫力降低，又会重新出现二期梅毒损害，称为二期复发梅毒。这些复发损害与二期显发损害相似，但损害数目较少，所含的螺旋体亦少，而损害的破坏性稍大。复发损害以生殖器多见，形态最常见为扁平湿疣和湿丘疹，发生在阴囊上的可为环形疹，微隆起表面附有薄屑；发生在唇黏膜和口腔颊黏膜或舌上的为黏膜斑;发生在躯干、颈部及四肢皮肤时为环形、弧形丘疹。偶有砺壳样疹,也有梅毒性脱发出现。

（4）二期梅毒的其他损害:可见有全身淋巴结增大、眼、骨、神经系统及脏器功能损害,但一般较轻微。受损脏器或组织损害虽轻但如不治疗,常成为以后发展为内脏、神经、骨骼、关节等梅毒的基础。

二、诊断标准

二期梅毒的诊断主要根据接触史、典型临床表现(特别是皮肤黏膜损害),同时结合实验室检查(黏膜损害处发现梅毒螺旋体;梅毒血清试验强阳性)。

1. 病史 需依据如下几项病史:① 感染史:有无非婚或婚外性交史。② 性病经过:是否发生过硬下疳,二、三期梅毒的症状或其他性传播疾病的症状。③ 婚姻史:结婚的次数及时间,配偶健康状况,有无梅毒或其他性传播疾病。④ 分娩史:已婚妇女应询问有无早产及死产史,是否有分娩过先天梅毒儿病史。⑤ 治疗史:所用的药物、疗程是否规范,剂量是否足够,有无药物过敏史等。

2. 体格检查 应做各系统的全面检查。感染期短的患者应注意检查皮肤、黏膜、阴部、肛门、口腔等处。感染期较长的患者应注意检查心脏、神经系统、皮肤、黏膜等部位。

3. 实验室检查

（1）暗视野显微镜检查:在皮损处用玻片刮取组织渗出液或淋巴结穿刺液,见有活动的梅毒螺旋体。

（2）活体组织检查:梅毒螺旋体如用银染色法或荧光抗体染色,可查见梅毒螺旋体,呈黑褐色,有螺旋结构,位于真皮毛细血管周围。

（3）梅毒血清试验:梅毒血清试验可以根据所用抗原的不同而分为两类:① 非螺旋体抗原血清试验:目前应用较多的有性病研究实验室玻片试验(venereal disease research laboratory test,VDRL test)、血清不需加热的反应素玻片试验(unheated serum regain test,USR test)、快速血浆反应素环状卡片试验(rapid plasma regain circle test,RPR test)、甲苯胺红不需加热血清试验(TRUST);② 梅毒螺旋体抗体血清试验:荧光螺旋体抗体吸收试验(fluorescent treponemal antibody-absorption test,FTA-ABS test)、梅毒螺旋体血凝试验(treponema pallidum hemagglutination assay,TPHA)、酶免疫测定(enzyme immunoassay,EIA)、新免疫测定法(INNO-LIA Syphilis kit)、蛋白印迹试验(western blot)。

三、误诊文献研究

1. 文献来源及误诊率 2004—2013 年发表在中文医学期刊并经遴选纳入误诊疾病数据库的二期梅毒误诊文献共 120 篇,总计误诊病例数 845 例。其中可计算误诊率的文献 6 篇,误诊率27.29%。

2. 误诊范围 本组 845 例误诊范围涉及 53 种疾病 892 例次,按疾病系统分类,最多为皮肤疾病,见表 21-11-1。前五位误诊疾病为尖锐湿疣、玫瑰糠疹、皮癣、斑秃、银屑病。部分患者多次误诊,主要误诊疾病见表 21-11-2。少见的误诊疾病为外阴癌、鲍温样丘疹病、软纤维瘤、唇恶性肿瘤、唇炎、喉癌、疥疮、Vogt-小柳-原田病、下肢溃疡、脓疱疮、口腔黏膜白斑、淋巴结结核、皮肤继发恶性肿瘤、变应性皮肤血管炎、陈旧性肺结核、包皮龟头炎、皮脂腺囊肿、口咽部念珠菌病、麻疹、鸡眼、孢子丝菌病、鼻腔息肉、扁平苔藓、上呼吸道感染、肾病综合征、乳房湿疹样癌。

表 21 - 11 - 1　二期梅毒误诊疾病系统分布

疾病系统	误诊例次	百分比(%)	疾病系统	误诊例次	百分比(%)
皮肤科疾病	804	90.13	免疫性疾病	3	0.34
耳鼻咽喉科疾病	28	3.14	感染性疾病	3	0.34
口腔科疾病	19	2.13	运动系统疾病	3	0.34
妇产科疾病	12	1.35	其他	8	0.89
消化系统疾病	12	1.35			

表 21 - 11 - 2　二期梅毒主要误诊疾病

误诊疾病	误诊例次	百分比(%)	误诊疾病	误诊例次	百分比(%)
尖锐湿疣	139	15.58	毛囊炎	10	1.12
玫瑰糠疹	128	14.35	外阴阴道炎	10	1.12
皮癣	113	12.67	脂溢性脱发	9	1.01
斑秃	73	8.18	痔	9	1.01
银屑病	68	7.62	荨麻疹	9	1.01
皮炎	60	6.73	环状肉芽肿	8	0.90
湿疹	56	6.28	痒疹	4	0.45
药疹	43	4.82	白癜风	3	0.34
多形红斑	29	3.25	肛周感染	3	0.34
副银屑病	16	1.79	关节炎	3	0.34
口腔溃疡	13	1.46	白塞病	3	0.34
咽喉炎	13	1.46	皮肤结核	3	0.34
扁桃体炎	12	1.35	生殖器疱疹	3	0.34
扁平苔藓	12	1.35			

3. 医院级别　本次纳入统计的 845 例二期梅毒误诊 892 例次,其中误诊发生在三级医院 517 例次(57.96%),二级医院 333 例次(37.33%),一级医院 42 例次(4.71%)。

4. 确诊手段　839 例经实验室特异性免疫学检查确诊,其余均经病理学检查确诊。

5. 误诊后果　本次纳入的 845 例二期梅毒中,844 例文献描述了误诊与疾病转归的关联,1 例预后不明确或疾病转归与误诊关联不明确。按照误诊数据库对误诊后果的分级评价标准,可统计误诊后果的病例中,99.88%(843/844)的患者为Ⅲ级后果,即未因误诊误治造成不良后果;0.12%(1/844)的患者造成Ⅱ级后果,即手术扩大化或不必要的手术。

四、误诊原因分析

二期梅毒虽传染性强,但破坏性小,故不被人们所注意。二期梅毒主要发生在皮肤黏膜部位,临床症状表现多样,因此临床医生对此病不重视时,常把二期梅毒误诊为其他疾病。本组依据收集的 120 篇文献中出现的误诊原因频次统计归纳为 11 项,其中经验不足、缺乏对该病认识为最常见原因,见表 21 - 11 - 3。

表 21 - 11 - 3　二期梅毒误诊原因

误诊原因	频次	百分率(%)	误诊原因	频次	百分率(%)
经验不足,缺乏对该病的认识	90	75.00	问诊及体格检查不细致	84	70.00

续表

误诊原因	频　次	百分率(%)	误诊原因	频　次	百分率(%)
未选择特异性检查项目	75	62.50	药物作用的影响	4	3.33
患者故意隐瞒病情	27	22.50	过分依赖或迷信医技检查结果	3	2.50
缺乏特异性症状体征	20	16.67	患者主述或代述病史不确切	2	1.67
诊断思维方法有误	19	15.83	病理诊断错误	1	0.83
医院缺乏特异性检查设备	5	4.17			

1. 经验不足,缺乏对该病的认识　新中国成立后,梅毒一度在我国绝迹,临床医师对梅毒的症状、体征认识不足,尤其是非皮肤性病科医师,对梅毒缺乏应有的诊断意识,忽视常规的 RPR 初筛试验。值得注意的是,梅毒处于硬下疳期时,其血清试验可能阴性,应做暗视野检查,同时追踪复查血清 RPR,如认识不到此点,可能因初筛试验阴性而轻易排除梅毒诊断。神经科、眼科、骨科等非皮肤性病科医生对本病往往认识不足,再加上涉及个人隐私,获得准确病史不易,很容易造成误诊;皮肤性病科医生往往满足于对皮疹的辨认,可能忽视皮肤黏膜以外的梅毒损害,同样容易造成漏诊。例如梅毒性脱发发生率仅为 7.1%～9.3%,往往单独出现,且不伴有梅毒的其他表现,故以脱发为首发症状就诊者,如不仔细询问病史和进行相关检查容易造成漏诊。因此门诊遇到年轻、不明原因虫蚀状脱发患者,应考虑有梅毒脱发可能,以免漏诊后对患者产生更大伤害。

2. 问诊及体格检查不细致　梅毒临床表现多样,同本组所统计的误诊疾病多达 53 种,容易与许多皮肤黏膜疾病相混淆,这就增加了梅毒临床诊断和鉴别诊断的难度。本组误诊疾病居前几位的为尖锐湿疣、玫瑰糠疹、手足癣、斑秃、银屑病、湿疹、药疹和各种皮炎等皮肤科常见疾病,患者前来就诊时,接诊医师没有详细询问患者的现病史、既往史以及家族史等情况,忽略全面的体格检查,以及对皮肤黏膜损害的仔细观察,草率根据表象作出错误诊断。也有部分患者因咽喉、呼吸道症状、泌尿生殖器症状等首诊于耳鼻咽喉科、呼吸科、妇产科等,这些专科医师满足于发现本专科常见病的症状体征,草率地作出咽喉炎、呼吸道感染、阴道炎等诊断。

3. 未选择特异性检查项目　二期梅毒高发人群以中青年人较多见,老年人较少。若患者年龄较大,临床医生的诊断思维容易先入为主,鉴别诊断中首先排除二期梅毒。加之对病史,尤其是对患者配偶的询问不详,查体不细,往往忽视进行梅毒血清学检查,造成误诊。

4. 患者故意隐瞒病情或代诉病史不详　有些患者因为心理上不愿意接受,或者担心身患性病造成外界舆论上的压力,所以患者前来就诊时故意隐瞒自己的真实病史,未将真实情况告之医生,临床医生由于缺少病史,无法作出正确的判断。家属代诉病史不确切也是可能导致误诊的原因,如青年智障人群智力低下,缺乏自我保护意识,正处于性活跃年龄段,对女性的求奇心理,易被诱骗进行性交易。患者不能正确表述病情,首诊医生缺少对性病的认识,未进行鉴别诊断及实验室检查,从而延误诊断。

5. 缺乏特异性症状体征　梅毒是苍白螺旋体所引起的一种慢性经典的性传播疾病,几乎可以侵犯全身各器官,并产生多种多样的症状和体征。二期梅毒的症状极为复杂,可模拟多种皮肤病,最常见的类型为斑疹和斑丘疹。一些皮疹不典型的二期梅毒易被误诊为银屑病、药疹、玫瑰糠疹、脓疱疮等。神经梅毒的临床表现复杂多变,缺乏特征性症状,影像学无特异性改变,既往冶游史是诊断神经梅毒的重要线索,但在实际工作中难以获得真实可靠的病史。尤其对于不典型梅毒患者,单凭皮疹较难作出正确的诊断。因此梅毒诊断须根据详细的病史、全面的体格检查、准确的实验室检查进行综合分析,才不致误诊。

6. 诊断思维方法有误　诊断思维方法局限是导致梅毒误诊的重要原因。临床医生对泌尿生殖器官以外的部位如口腔、唇部、乳房、手指、肛门等处,发生无原因破溃或不明显、不痛、不痒硬结,常不会考虑梅毒的可能。随着人们性观念的转变,性交方式日趋多样,口交及深接吻可导致扁桃体感染梅毒的人群增多,表现为扁桃体增大、质硬、表面有伪膜或溃疡,常一侧多见,伴颈淋巴结增大,此时易被误诊为急性化脓性扁桃体炎。

7. 过分依赖或迷信医技检查结果　梅毒血清学试验是诊断二期梅毒的必要手段,但目前临床常用的实验室诊断方法都存在一定的假阴性和假阳性,如过分依赖一次实验室检查结果,未综合临床因素分析判断,轻易排除梅毒诊断,就会造成误诊。此外,若患者血清中抗心磷脂抗体量过多,行非梅毒螺旋体抗原血清试验时可能抑制阳性反应的产生,即前带效应。因此当临床高度怀疑梅毒的患者,行非梅毒螺旋体抗原血清试验结果阴性时,需将血样稀释后再行检测。不能仅凭1次梅毒血清检查阴性就完全排除梅毒,特别是处于性活跃期的患者,发生久治不愈的无痛性糜烂或溃疡时,应注意发生本病的可能性。

8. 药物作用的影响　很多患者均无典型一期梅毒外生殖器溃疡史,可能患者感染梅毒后,因其他疾病使用抗生素或免疫抑制剂,抑制了硬下疳的出现,影响梅毒临床典型病史经过,缺少一期表现,而极易诊断错误。

五、防范误诊措施

从本研究误诊后果统计可见,绝大多数二期梅毒患者误诊后未造成不良后果,但延误了患者的诊治,给患者及其家庭带来严重损害。因此,为防范二期梅毒的误诊,我们结合临床经验及循证医学证据提出如下建议:

1. 提高各专科医师对梅毒的警惕性　加强非皮肤科专业医师及基层医师有关梅毒知识的继续教育,对梅毒的流行趋势必须提高警惕性。二期梅毒皮损类型多样,部分患者临床症状不典型,非皮肤科医师对该病往往认识不够。因此,应将梅毒作为各专科医师继续教育内容,普及传染性皮肤病的知识,熟悉梅毒的临床表现及诊治方法,才能减少误诊。

2. 详询病史及全面身体检查　对性活跃期患者的各种皮疹、疣状物,口腔、咽喉或外生殖器黏膜的炎性病变和黏膜斑等,一定详细询问病史、性生活史,仔细全面查体特别是特殊部位,做好鉴别诊断,及时行暗视野显微镜、梅毒血清学等相关检查。

3. 注意与容易误诊疾病的鉴别诊断

(1) 需与斑疹性梅毒疹鉴别的疾病:① 伤寒或斑疹伤寒:亦称蔷薇疹,合并发热,发疹多限于腹部,数目较稀少,全身症状明显,肥达反应或外斐反应阳性,梅毒血清反应阴性。② 玫瑰糠疹:皮疹横列呈椭圆形,长轴与肋骨平行,中央多呈橙黄色,边缘则呈玫瑰色,上覆糠状鳞屑,自觉瘙痒,淋巴结不大,无性病接触史,梅毒血清反应阴性。③ 药疹:躯干可出现大小不等的红斑,但发生迅速,瘙痒显著,有服药史,继续服药可加重,停药后可迅速消退,无性病接触史及硬下疳,梅毒血清反应阴性。④ 花斑癣:皮疹颜色可有红、浅黄、褐黄、暗棕色,甚至黑褐色。红色者应与玫瑰疹鉴别,白色者应与梅毒性白斑鉴别。花斑癣病程中皮疹颜色多样,倾向融合,有糠状鳞屑,无性病接触史,鳞屑镜检可见大量糠秕孢子菌,梅毒血清反应阴性。⑤ 脂溢性皮炎:发生于躯干者呈黄红色圆形或椭圆形或不规则形斑疹,境界明显,自觉瘙痒,好发于多脂区,表面有脂样鳞屑,无性病接触史,梅毒血清反应阴性。⑥ 其他:尚有瘤型麻风、多形红斑、白化病、特发性点状色素减退症及老年性白斑等需与本型梅毒鉴别。

(2) 需与丘疹性梅毒疹鉴别的疾病:① 扁平苔藓:皮疹为多角形,有蜡样光泽,表面有威氏纹,经过迟缓,瘙痒剧烈,泛发者少,发生于阴囊者常呈环状,无性病接触史,梅毒血清反应阴性。② 尖锐湿疣:系 HPV 引起,呈菜花状,基底常有蒂,呈粉红色,梅毒血清反应阴性。③ 结核性苔藓:与小丘疹类似,但颜色较淡,见于结核病患者,结核菌素试验阳性,无性病接触史,梅毒血清反应阴性。④ 点滴状银屑病：皮疹为针帽头大小淡红色扁平丘疹，表面有厚积多层银白色鳞屑，剥除鳞屑后有筛状出血点，散在发生，不呈簇集状。⑤ 其他：还需与寻常痤疮、脂溢性皮炎、多形红斑和毛囊角化症等需鉴别。

（3）需与其他二期梅毒鉴别的疾病：二期黏膜梅毒应注意与病毒性咽炎、细菌性咽炎和鹅口疮等。淋巴结增大的二期梅毒需与传染性单核细胞增多症、淋巴结核、淋巴细胞性白血病、恶性淋巴瘤与蕈样肉芽肿等全身淋巴结肿大的疾病鉴别。需与二期骨关节梅毒鉴别的疾病包括：风湿性关节炎、骨关节结核、淋菌性关节炎和急性骨髓炎等。需与二期眼梅毒鉴别的疾病包括：淋菌性眼炎、病毒性眼炎、麻风、Reiter 综合征、Behcet 综合征和强直性脊椎炎等合并的眼病变。需与二期神经梅毒鉴别的疾病包括：结核性脑脊膜炎、脑脓肿、脑炎、脑血管病与脑肿瘤等。

总之，临床医生在接诊过程中每遇可疑皮损、不典型皮损，特别是数种皮损并存而难以用一种疾病解释时，应提高警惕，详细询问病史，全面体格检查，对可疑患者及时做梅毒血清学检查。老年早期梅毒患者在足量、正规的治疗后，还应坚持定期随访，以防复发，对血清固定的老年患者应长期监测，必要时行脑脊液检查。

（胡文星　桑　红）

第十二节　神经梅毒

一、概述

1. 发病机制　神经梅毒(neurosyphilis)是由苍白螺旋体(梅毒螺旋体)感染大脑、脑膜或脊髓引起的几种不同症候群的临床综合征。神经梅毒为全身性梅毒的一部分，梅毒螺旋体侵入机体后，潜伏 3～18 个月逐步侵入中枢神经系统。梅毒螺旋体侵入中枢神经系统后，如得不到治疗或治疗不规范，可产生无症状神经梅毒、急性梅毒性脑膜炎或自然消退，前二者在经过 5～10 年后可发展为脑膜血管梅毒、脊髓痨或麻痹性痴呆。

梅毒螺旋体的主要致病机制是以其表面的黏多糖酶为受体与血管内壁细胞膜上的透明质酸酶相黏附，分解血管内壁细胞膜的黏多糖，影响血管支架的主要成分，从而使血管壁受到损伤、破坏。脑血管内皮细胞肿胀、动脉内膜增生、管腔狭窄，伴有以浆细胞为主的炎性细胞浸润，影响脑血流而形成血栓。

2. 临床表现　神经梅毒根据临床症状的不同，可以分为 5 种亚型：① 无症状神经梅毒：指无任何神经系统症状和体征，梅毒血清学试验阳性，并存在脑脊液实验室检查异常，细胞数 $>10 \times 10^6/L$，蛋白定量 >500 mg/L。② 脑脊膜梅毒：又分为梅毒性脑膜炎、梅毒性硬脊膜炎。梅毒性脑膜炎表现为发热、头痛、颈项强直、视盘水肿，Kernig 征阳性；梅毒性硬脊膜炎表现为上下肢的感觉异常、疼痛。③ 脑血管梅毒：表现为偏瘫、失语、一侧肢体麻木，可有阿-罗瞳孔，即瞳孔小而固定，对光反射消失，但调节反射存在。④ 脑实质梅毒：又分为麻痹性痴呆(general paresis insane)和脊髓痨。麻痹性痴呆表现震颤、共济失调、发音不清、记忆力、判断力下降，情绪变化无常，人格改变等；脊髓痨主要累及脊髓后索和后根，表现为疼痛危象、深浅感觉障碍、自主神经障碍、神经营养障碍。⑤ 树胶样肿性神经梅毒：又分为脑树胶肿和脊髓树胶肿。脑树胶肿有高颅压表现，头颅 CT 可见颅内占位病变；脊髓树胶样肿可出现大小便失禁，感觉消失。

二、诊断要点

目前神经梅毒的诊断尚无金标准。神经梅毒常隐匿发病,临床表现形式多样,特异性症状、体征少,头颅 CT、MRI 及脑电图等检查缺乏特异性表现,需综合病史、临床特点及血清和脑脊液检查诊断。2006 年美国 CDC 制定的《性传播疾病的治疗指南》中认为神经梅毒的诊断需结合梅毒血清学试验阳性、脑脊液细胞计数[白细胞和(或)淋巴细胞>5×10^6/L]和蛋白异常(蛋白量>0.45 g/L)、伴(或)不伴临床表现的脑脊液性病研究实验室抗原试验(CSF‐VDRL)阳性等改变,来综合判断。但因为 CSF‐VDRL 试剂不宜长期保存,需现用现配,且虽然特异性高但敏感性较低,所以这项检查在国内医院并不常用,大多以 CSF 梅毒螺旋体抗原凝集试验(CSF‐TPPA)代替。

三、误诊文献研究

1. 文献来源及误诊率　2004—2013 年发表在中文医学期刊并经遴选纳入误诊疾病数据库的神经梅毒文献共 93 篇,总计误诊病例数 548 例。其中可计算误诊率的文献 20 篇,误诊率 61.42%。

2. 误诊范围　本组误诊范围涉及 46 种疾病 593 例次,按系统分类居前三位是神经系统疾病、精神疾病及眼科疾病,见表 21‐12‐1。最常见的前五位误诊疾病为精神分裂症、脑血管病、病毒性脑炎、偏头痛、阿尔茨海默病,部分患者多次误诊。主要误诊疾病见表 21‐12‐2。少见误诊疾病为坐骨神经痛、视神经脊髓炎、遗传性共济失调、癔症、低颅压综合征、动眼神经麻痹、视网膜脱离、胸椎管狭窄、念珠菌性阴道炎、结节性硬化、路易体痴呆、扁桃体炎、多形红斑、副肿瘤综合征、突发性耳聋、系统性红斑狼疮、视网膜血管炎、梅尼埃病、颅内占位性病变、尿崩症、皮质纹状体脊髓变性、上呼吸道感染。

表 21‐12‐1　神经梅毒误诊疾病系统分布

疾病系统	误诊例次	百分比(%)	疾病系统	误诊例次	百分比(%)
神经系统疾病	330	55.65	营养性疾病	5	0.84
精神疾病	200	33.73	内分泌系统疾病	4	0.67
眼科疾病	14	2.36	耳鼻咽喉科疾病	3	0.51
循环系统疾病	12	2.02	皮肤科疾病	2	0.34
运动系统疾病	11	1.85	其他	4	0.67
免疫系统疾病	8	1.35			

表 21‐12‐2　神经梅毒主要误诊疾病

误诊疾病	误诊例次	百分比(%)	误诊疾病	误诊例次	百分比(%)
精神分裂症	142	23.95	颈椎病	8	1.35
脑血管病	106	17.88	多发性周围神经病	7	1.18
病毒性脑炎	76	12.82	抗心磷脂综合征	7	1.18
偏头痛	40	6.75	视神经炎	7	1.18
阿尔茨海默病	35	5.90	多发性硬化	6	1.01
抑郁症	29	4.89	酒精中毒性脑病	6	1.01
血管性痴呆	22	3.71	结核性脑膜炎	6	1.01
高血压病	12	2.02	Guillain-Barré 综合征	6	1.01
脑瘤	11	1.85	神经症	5	0.84
癫痫	10	1.69	亚急性联合变性	5	0.84

续表

误诊疾病	误诊例次	百分比(%)	误诊疾病	误诊例次	百分比(%)
脊髓炎	4	0.67	脑积水	3	0.51
葡萄膜炎	4	0.67	糖尿病性神经病变	3	0.51
帕金森病	3	0.51			

3. 医院级别　本次纳入统计的548例神经梅毒误诊593例次,其中误诊发生在三级医院461例次(77.74%),二级医院117例次(19.73%),一级医院15例次(2.53%)。

4. 确诊手段　548例神经梅毒经腰椎穿刺脑脊液检查确诊380例(69.34%);经实验室特异性免疫学检查确诊164例(29.93%);经手术病理检查确诊4例(0.73%)。

5. 误诊后果　本次纳入的548例神经梅毒中,521例文献描述了误诊与疾病转归的关联,27例预后不明确或疾病转归与误诊关联不明确。按照误诊数据库对误诊后果的分级评价标准,可统计误诊后果的病例中,94.05%(490/521)的患者为Ⅲ级后果,未因误诊误治造成不良后果;3.07%(16/521)的患者造成Ⅱ级后果,因误诊误治导致病情迁延或不良后果;仅2.88%(15/521)的患者造成Ⅰ级后果,3例为死亡,12例留有后遗症。

四、误诊原因分析

本组依据收集的93篇文献中出现的误诊原因频次统计归纳为10项,其中经验不足、缺乏对该病的认识为最常见原因。见表21-12-3。

表 21-12-3　神经梅毒误诊原因

误诊原因	频次	百分率(%)	误诊原因	频次	百分率(%)
经验不足,缺乏对该病的认识	61	65.59	过分依赖或迷信医技检查结果	11	11.83
问诊及体格检查不细致	47	50.54	诊断思维方法有误	11	11.83
未选择特异性检查项目	43	46.24	患者或家属不配合检查	2	2.15
患者故意隐瞒病情	33	35.48	医院缺乏特异性检查设备	2	2.15
缺乏特异性症状体征	31	33.33	并发症掩盖了原发病	1	1.08

1. 经验不足而缺乏对该病的认识　新中国成立后,梅毒一度在我国绝迹,在皮肤科就诊的多为硬下疳及二期梅毒疹等初期梅毒。如患者出现神经系统症状时,多就诊于神经科,神经科医师较少遇及神经系统梅毒的病例,不易想到此病,因此很难会想到收集相关病史及完善相关的医技检查。如张小红、王伟勇报道的12例麻痹性痴呆误诊为精神分裂症和躁狂症,主要是主诊医师未详细询问病史及了解病情的发展过程,而患者出现明显的精神异常之前已有头痛、记忆力下降、认知功能减退。

2. 未选择特异性检查项目　对于中枢神经系统症状为主要表现的患者,尤其中老年患者,临床医师容易先考虑脑血管疾病,而选择头颅影像学检查,忽视脑脊液检查。但影像学检查对神经梅毒无特异性,这是导致相当比例患者误诊为脑血管病的原因之一。脑脊液和血清梅毒病原学检查对本病有重要意义。腰椎穿刺脑脊液检查对诊断非常有意义,血清快速血浆反应素环状卡片试验(RPR)、荧光螺旋体抗体吸收试验(FTA)敏感性分别为71%和96%;脑脊液RPR不敏感,梅毒患者阳性率仅有30%,CSF阳性支持诊断,CSF FTA特异性94%,敏感性87%;若CSF RPR、FTA均阳性可以确诊为神经梅毒。部分患者虽然行脑脊液检查,但也因认识不到神经梅毒的可能,而忽视脑脊液梅毒等病原学检查,仅行常规检查,又忽视对脑脊液常规的改变仔细分析,难免误诊。鉴于上述诸因,未选择特异性检查项目成为神经梅毒第二位误诊原因。

3. 问诊及体格检查不细致   病史询问在神经梅毒诊断中具有重要提示意义,但鉴于神经科医师对本病认识不足,往往容易忽视梅毒相关流行病学史的调查,也忽视全面体格检查,导致误诊。吴学平报道的4例神经梅毒体格检查均忽略了肛门及外生殖器的检查。于涛等报道的3例经手术治疗的神经梅毒患者,术前诊断均未考虑神经梅毒,接诊医师询问病史不够仔细,仅仅满足于症状学诊断,未能进一步追踪病因。

4. 患者故意隐瞒病情   既往冶游史是诊断神经梅毒的重要线索,但在实际工作中难以获得真实可靠的病史。神经梅毒患者涉及个人隐私如冶游史、艾滋病,患者及家属一般不会主动提供相关病史,或刻意隐瞒病史,因此临床医师在诊疗中不能得到有价值的诊断线索。

5. 缺乏特异性症状体征   神经梅毒的临床表现复杂多变,缺乏特征性症状;影像学无特异性改变,神经科医生对本病往往认识不足,再加上涉及个人隐私,获得准确病史不易,很容易造成误诊;皮肤性病科医生往往满足于对皮疹的辨认,可能忽视皮肤黏膜以外的梅毒损害,同样容易造成漏诊。

6. 过分依赖或迷信医技检查结果   脑脊液检查对于神经梅毒的诊断最为重要,常规检查中白细胞计数和蛋白含量增加提示中枢神经系统感染,但脑脊液常规检查正常不能排除神经梅毒。对于症状不典型、复发性和不适当治疗的部分神经梅毒患者,脑脊液细胞数和蛋白量均可在正常范围,同时神经梅毒的不同阶段,脑脊液常规检查完全可以表现正常。神经梅毒时脑脊液常规检查的改变缺乏特异性,VDRL试验是目前唯一推荐用于脑脊液反应素的试验,其对于神经梅毒的诊断有较高的特异性,但敏感性只有22%～78%。脑脊液TPPA试验虽然敏感性好,但由于IgG抗体易穿透血-脑屏障弥散到CSF中产生假阳性,不能用于确诊,而更多的用于排除神经梅毒。神经梅毒的MRI检查与病理损害密切相关,主要表现为弥漫性脑萎缩,双侧脑室呈对称性扩大,但是这种表现同样可以在其他许多变性疾病如Alzheimer病、Pick病、Korsakoff综合征、血管性痴呆中出现,缺乏特异性,因此MRI检查对神经梅毒的诊断价值有限。鉴于上述原因,过分依赖和片面分析医技检查成为误诊不可忽视的原因。

7. 其他误诊原因   此外,诊断思维方法有误,以罕见症状体征发病,患者或家属不配合检查,医院缺乏特异性检查设备,也是神经梅毒误诊的常见原因。目前很多医院,尤其是基层医院只能进行血清梅毒抗体定性,不能定量测定,即使梅毒抗体阳性也只能证明患者曾经感染过,不能作为诊断依据,必须作血清及脑脊液的梅毒确诊试验才能诊断,但该试验费用昂贵,只有少数研究机构才能做,因此造成神经梅毒诊断困难。

五、防范误诊措施

从本组神经梅毒误诊后果统计可见,89.42%的患者误诊后未造成不良后果,但有0.55%的患者因误诊误治导致死亡,2.19%的患者因误诊引起后遗症,虽然两者占总误诊病例数比例不高,但误诊误治给患者及其家庭带来严重损害。因此,为防范神经梅毒的误诊,我们结合临床经验及循证医学证据提出如下建议:

1. 提高对神经梅毒的警惕性   临床医师在接诊有慢性进行性加重精神异常、痴呆及拟诊脑炎的患者时应警惕麻痹性痴呆的可能性。精神异常、性格改变为首发症状患者,首先需要影像学检查排除器质性疾病。进行性记忆力减退,有血管病危险因素、影像学支持血管性痴呆的患者,应常规筛查血清学RPR、FTA-ABS。对于缺血性脑卒中患者,尤其是中青年患者,应考虑到中枢神经系统梅毒感染的可能。当临床诊断无法完全解释目前所出现的临床表现及常规治疗无效时,可进行血清和脑脊液RPR及TPHA或TPPA检查,使疑似病例得到及时确诊。

2. 详细询问病史和耐心细致体格检查 临床医师除了熟悉神经梅毒的临床表现特征外,还要详细询问病史及全面体格检查,尤其是询问冶游史及吸毒史。由于涉及隐私问题,一般很难问到,故可从患者所从事的职业来推断,当常规治疗无效时,要以委婉的语气动员患者查血清 RPR、TPHA 和 CSF RPR、TPHA,从而使可疑病例得到及时、正确的诊断,减少误诊。

3. 注意与容易误诊疾病的鉴别

(1) 老年性痴呆:神经梅毒中的麻痹性痴呆常被误诊为老年性痴呆或各种精神障碍,如能认真追踪病史,尤其是冶游史,细致地进行体格检查,如发现玫瑰疹、斑丘疹等皮肤损害等有助于鉴别。麻痹性痴呆的诊断主要依据临床表现,冶游史及脑脊液 RPR、TPPA 和影像学的改变来明确。麻痹性痴呆影像学改变非特异性,但脑萎缩发生率高,对诊断有重要的辅助作用,若发现与年龄不相符合的脑萎缩应考虑到本病。麻痹性痴呆可有全面性强直性阵挛发作,提示有不明原因的继发性癫痫应注意排除本病。

(2) 脑血管病:梅毒的血管炎常累及动脉的小分支,引起的后循环出血、脑梗死甚至脑出血等,占本组病例的第二位。神经梅毒所致梗死范围不大,影像学改变和临床表现因与其他原因引起的脑卒中症状基本相同,如一侧肢体为主的偏瘫、偏侧感觉障碍,亦有中枢性面舌瘫,多伴明显头痛。因此对于缺血性脑血管病患者尤其是年轻人,即使有常见的脑卒中危险因素,也要排除神经梅毒。

(3) Guillain-Barré 综合征:本病是一种常见的多发性周围神经病,呈急性或亚急性对称性脊神经损害,常合并脑神经损害,也可累及脊膜、脊髓或脑部,60%患者病前有感染病史,主要表现为进行性肢体无力,感觉障碍及腱反射减弱或消失,脑脊液中可见蛋白、细胞分离,电生理检查示周围神经传导速度减慢,潜伏期延长。

(4) 其他:此外,神经梅毒需与多发性大动脉炎、Moyamoya 病、原发性震颤、血管性痴呆等多种疾病鉴别。

神经梅毒在临床上并非少见,临床表现复杂多样,临床医师对本病认识不足,询问病史不够详细,病因诊断时考虑不充分容易造成漏诊、误诊,因此应加强对神经梅毒的认识,临床中特别是年轻患者无高血压、糖尿病等脑血管高危因素,除完善影像学检查外,应常规行血清和脑脊液的梅毒病原学或免疫学检查,以切实提高神经梅毒的诊断水平,改善患者预后。

(胡文星 桑 红)

第十三节 先天性梅毒

一、概述

先天性梅毒(congenital syphilis)又称胎传梅毒,分为早期先天梅毒、晚期先天梅毒和先天潜伏梅毒,特点是不发生硬下疳,早期病变较后天性梅毒重,骨骼及感觉器官受累多而心血管受累少。

1. 发病机制 先天性梅毒是梅毒螺旋体由母体经胎盘进入胎儿血循环所致的梅毒,可影响婴儿的生长发育或遗留先天性梅毒的体征。早期由于绒毛膜郎罕细胞层阻断,母血中螺旋体不能进入胎体,妊娠 6 周感染梅毒螺旋体可引起胎儿流产,妊娠 16~20 周梅毒螺旋体可通过胎盘损害胎儿的各个脏器,包括肝、脾、骨骼病变而引起死胎、死产、早产。母亲亦可以在分娩时把梅毒传给婴儿,但绝大多数是在宫内感染。

2. 临床表现 先天性梅毒临床表现与后天性二期梅毒相似,但比后天性二期梅毒严重,常有内脏的严重损害,对患儿危害极大,死亡率也较高。根据发病时间与临床表现,分为早期、晚期和潜伏型3型。

(1)早期先天性梅毒(early congenital syphilis):先天性梅毒大多数患儿常早产,出生时无症状,于2～3周逐渐出现,发育、营养差、皮肤萎缩貌似老人、哭声嘶哑、低热、贫血、易激惹、黄疸、低血糖等。各器官损害情况:① 皮肤黏膜损害:常于生后3周出现,皮疹为多形性,皮损与后天性二期梅毒相似,可表现为全身散在斑丘疹、梅毒性天疱疮,口周或臀部皮损呈放射状皲裂,具有特征性。② 梅毒性鼻炎(syphilis rhinitis):表现为鼻塞、卡他症状、脓血样分泌物,即"涕溢"。累及鼻软骨时以后形成"鞍鼻",累及喉部引起声嘶。③ 骨梅毒:约90%的患儿出现骨损害,多于生后数周,因剧痛而造成梅毒性假瘫,X线片可见对称性长骨骨骺端横行透亮带。④ 淋巴结增大:肝、脾、全身淋巴结增大,尤以滑车上淋巴结肿大有诊断价值。⑤ 其他:中枢神经系统症状在新生儿罕见;尚可见视网膜脉络膜炎、胰腺炎、肺炎和心肌炎等。

(2)晚期先天性梅毒(late congenital syphilis):一般5～8岁发病,13～14岁才出现多种表现,以角膜炎、骨损害和神经系统损害常见,心血管梅毒罕见。① 皮肤黏膜损害:发病率低,以树胶肿多见,好发于硬腭、鼻中隔黏膜,可引起上颚、鼻中隔穿孔和鞍鼻。② 眼梅毒:约90%的眼梅毒为间质性角膜炎,初起为明显的角膜周围炎,继之出现特征性弥漫性角膜混浊,反复发作可导致永久性病变,引起失明。③ 骨梅毒:以骨膜炎多见,可形成佩刀胫和Clutton关节。④ 中枢神经系统损害:1/3～1/2的晚期先天性梅毒患者发生无症状的神经梅毒,常延至青春期发病,以脑神经损害为主,尤其是听神经、视神经损害,少数出现幼年麻痹性痴呆。⑤ 标准性损害:其一为Hutchinson齿,表现为门齿游离缘呈半月形缺损,表面宽基底窄,牙齿排列稀疏不齐;其二为桑葚齿(mulberry molars),表现为第一臼齿较小,其牙尖较低,且向中偏斜,形如桑葚;其三为角膜基质炎;其四为神经性耳聋,多发生于学龄前儿童,先有眩晕,随之丧失听力;其五为胸锁关节增厚,胸骨和锁骨连接处发生骨疣所致。其中Hutchinson齿、神经性耳聋和间质性角膜炎合称Hutchinson三联征。

(3)先天潜伏梅毒:没有症状出现,或早期症状出现后未经治疗而消退者,但梅毒血清学试验阳性。

3. 实验室检查　梅毒的诊断依据病原学检查:① 检查梅毒螺旋体:取胎盘、羊水、皮损等易感染部位的标本,在视野显微镜下找到梅毒螺旋体。② 血清学检查:螺旋体抗原试验用以检测血清中特异性抗体,特异性高。常用两种实验方法,一为荧光密螺旋体抗体吸收试验(FTA-ABS),为间接荧光抗体法,其敏感性及特异性均高,常用于梅毒的早期诊断;其二为梅毒螺旋体制动试验(TPI),用来检测血清中是否存在抑制螺旋体活动的特异性抗体。另外,非螺旋体抗原试验是用正常牛心肌的心磷脂作为抗原,检测患者血清中的梅毒螺旋体反应素。

二、诊断要点

先天性梅毒诊断要点:① 母亲或父亲有明确梅毒感染史,母亲梅毒螺旋体血球凝集试验(TPHA)或快速血浆反应素环状卡片试验(RPR)试验阳性;② 患儿TPHA和RPR试验阳性;③ 临床表现为多脏器受损,常侵犯肝、脾、肺等脏器危害神经系统和造血系统。

三、误诊文献研究

1. 文献来源及误诊率　2004—2013年发表在中文医学期刊并经遴选纳入误诊疾病数据库的先天性梅毒文献25篇,总计误诊病例数158例。其中可计算误诊率的文献3篇,误诊率80.90%。

2. 误诊范围　本组先天性梅毒误诊范围涉及40种疾病168例次,最常见的前五位误诊疾病包括新生儿出血症、肺炎、湿疹、败血症、新生儿黄疸。部分患儿多次误诊,主要误诊疾病见表21-

13－1。少见误诊疾病有鼻出血、骨髓炎、口腔炎、口咽部念珠菌病、新生儿缺血缺氧性脑病、血管瘤、血小板减少症、掌跖角化病、新生儿硬肿症、颅内出血、弥散性血管内凝血、念珠菌病、喉炎、化脓性脑膜炎、尖锐湿疣、低蛋白血症、破伤风、丘疹性荨麻疹、上呼吸道感染、肾病综合征、肾衰竭、心肌炎、新生儿肺透明膜病。7 例次只给出包括贫血、呕吐、发热、腹痛症状诊断，2 例次漏诊。

表 21－13－1　先天性梅毒主要误诊疾病

误诊疾病	误诊例次	百分比(%)	误诊疾病	误诊例次	百分比(%)
新生儿出血症	27	16.07	脓疱疮	5	2.98
肺炎	21	12.50	中毒性红斑	5	2.98
新生儿败血症	11	6.55	大疱性表皮松解症	4	2.38
湿疹	10	5.95	先天性消化道畸形	4	2.38
新生儿黄疸	7	4.17	皮炎	4	2.38
窒息	7	4.17	溶血性贫血	3	1.79
肝炎综合征	6	3.57	肠病性肢端皮炎	3	1.79
胃肠炎	6	3.57	先天性心脏病	3	1.79

3. 确诊手段　本组误诊的 158 例均根据实验室特异性免疫学检查确诊。

4. 误诊后果　本次纳入的 158 例先天性梅毒中，70 例文献描述了误诊与疾病转归的关联，88 例预后不明确或疾病转归与误诊关联不明确。按照误诊数据库对误诊后果的分级评价标准，可统计误诊后果的病例中，91.43%(64/70)的患者为Ⅲ级后果，未因误诊误治造成不良后果；仅 8.57%(6/70)的患者造成Ⅰ级后果，均为死亡。

四、误诊原因分析

依据 25 篇文献中出现的误诊原因频次统计归纳为 5 项，其中经验不足而缺乏对该病的认识为最常见原因，见表 21－13－2。

表 21－13－2　先天性梅毒误诊原因

误诊原因	频　次	百分率(%)	误诊原因	频　次	百分率(%)
经验不足，缺乏对该病的认识	23	92.00	患者故意隐瞒病情	9	36.00
问诊及体格检查不细致	17	68.00	缺乏特异性症状体征	1	4.00
未选择特异性检查项目	16	64.00			

1. 经验不足而缺乏对该病的认识　此为先天性梅毒最常见的病因。由于梅毒多见于沿海开放城市，内陆的中小城市很少见，基层医生和非皮肤性病科医生多年来未接触此病，容易对梅毒认识不足，即使在患者出现一些典型的临床表现的情况下，如鼻翼、口周、肛周皮损呈放射状皲裂这些具有诊断价值的皮损，却未能引起重视，造成误诊。尤其在临床症状体征不典型时，诊断经验不足的医师更易造成误诊，如将婴儿颜面、口周的斑丘疹误诊为婴儿湿疹、脂溢性皮炎，将婴儿臀部、腹股沟、会阴部的丘疹、斑丘疹、脓疱、糜烂渗出误诊为皮肤念珠菌感染。

2. 未选择特异性检查项目　此为先天性梅毒位居第三位的误诊原因。先天性梅毒的诊断缺乏金标准，主要根据母亲梅毒病史，患儿临床表现，实验室检查等进行综合分析，血液中发现梅毒 IgM 抗体帮助确诊。对可疑患儿未进行梅毒血清学检查，未普及妊娠期妇女的梅毒病原学产前筛查，不能为本病诊断提供有价值的流行病学依据，造成误诊。在基层医院，仅能进行一些常规实验室检查，缺乏梅毒血清学检查的条件，也使部分患儿未能及早进行梅毒相关检查而延误诊断。

3. 问诊及体格检查不细致　新生儿反应差,查体容易哭闹,因此临床医师常常难以进行仔细的体格检查。同时未采集相关病史,如父母是否有性病病史、吸毒史等,忽略了对患儿母亲孕产史的调查了解,缺失对梅毒诊断的重要线索和依据,从而造成误诊。在询问家族史中未能了解其母有否皮肤性病史。

4. 患儿家属故意隐瞒病史　本组有 7 篇文献提及误诊原因与患儿家属隐瞒病史有关,是造成先天性梅毒误诊不可忽视的原因。如果医师接诊时询问病史不详细,未询问患儿父母的有关性病病史,献血、输血史及静脉吸毒史等,或询问病史缺乏技巧,使患儿家长产生畏惧、抵触心理,或不了解梅毒对胎儿的危害性,有意或无意不提供患儿家长的梅毒病史,均可能导致误诊。

5. 缺乏特异性症状和体征　先天性梅毒在新生儿出生时有临床表现者仅占 40%,约 60% 无症状,常于出生后数周或数月内发病,加之先天性梅毒的临床表现复杂,主要皮疹有斑疹、丘疹及丘疱疹,有时表现为大疱性表皮松解症、新生儿出血热等,且各系统损害表现突出,因此极容易被临床医生忽视,满足于各系统并发症的认识,分析病情时未能应用一元论思维,导致误诊漏诊。

五、防范误诊措施

从本组资料可见,40.51% 的患者误诊后未造成不良后果,但有 6 例因误诊误治导致死亡,虽然仅占总误诊病例数的 3.8%,但给患儿及其家庭带来严重损害。因此,为防范先天性梅毒的误诊,我们结合临床经验及循证医学证据提出如下建议:

1. 督导产妇定期进行产前检查　将梅毒筛查列入常规项目是预防和控制新生儿先天性梅毒流行的关键,对于产科待产的所有产妇均应常规检查梅毒血清学试验、HIV 筛查等,以早发现,早期诊断,及早给予正规治疗,严格随访制度,减少后遗症发生。重视婚前及产前检查,特别对高危孕妇及有流产、死产史的孕妇,在妊娠期间,尤其在妊娠早期应做梅毒血清筛查试验。加强社会宣教工作,询问病史全面细致,使人们认识到性病的危害性,一方面要洁身自爱,另一方面要做好婚前和产前的各种性病检查。

2. 重视患儿及家长梅毒相关病史的询问　详细询问患儿及父母的流行病学史,如父母是否有性病病史、居住环境、配偶职业、是否吸毒或卖淫者、有无 HIV 感染史等。研究发现 55% 感染梅毒的孕妇有明显的高危因素,在处理新生儿先天性感染性疾病时,除常规检查 TORCH 外,还应该检查梅毒抗体,以便及时确诊和治疗,减少误诊、漏诊的发生。当新生儿有黄疸、水肿、肝脾大、贫血、核红细胞增多及血小板减少,均应想到先天性梅毒的可能而行进一步检查。大多数家长不会主动提供梅毒感染史,甚至否认感染,增加了临床首诊的难度,因此要求医护人员耐心询问病史,细心与家长沟通,把性传播疾病情况作为病史询问的常规。

临床医生在诊治患儿时思路要开阔,不可局限于一点,对新生儿体格检查时应做各系统的全面检查,病程短的患儿应注意检查皮肤、黏膜、阴部、肛门、口腔等处;病程较长的患儿应注意检查心脏、神经系统、皮肤黏膜等部位。

3. 注意与易误诊疾病的鉴别诊断　本组数据显示,新生儿梅毒的误诊疾病谱非常广泛,误诊疾病前几位主要为并发症,强调了解病史和家族史对鉴别诊断的重要价值。对于皮肤黏膜损害,应注意与如下疾病鉴别:① 尿布皮炎:先天性梅毒的皮疹一般发生在生后或生后不久,临床表现呈多样化,主要以斑疹、丘疹、脓疱疹为主,以臀部、外阴部红斑、糜烂、渗液为主要表现,应与尿布皮炎相鉴别。尿布皮炎在去除"尿不湿"等的诱发因素后,经有效的外用药治疗一般在 1 周内可治愈。② 新生儿出血症:妊娠期由于绒毛膜郎罕层的保护,母体血循环中之螺旋体不能进入胎儿体内,妊娠第 4~5 月郎罕层退化,螺旋体开始经胎盘由脐带进入体内,而现在研究表明,梅毒螺旋体有"吸附"和产生"分解酶"的功能,在早期就能通过绒毛膜进入胎儿体内。受感染的胎儿有 1/3 发生死胎、死产、流产和早产。存活至分娩的患儿常有肝、肺、脾等脏器受累,常常侵及神经系统和造血系统。当患者临床表现不典型,以出血为首要表现时,与新生儿出血症表现极为相似,应常规行梅毒血清学检查鉴别。③ 婴儿湿疹和脂溢性皮炎:婴儿颜面、口周的斑丘疹除考虑常见的婴儿湿疹、脂溢性皮炎外,在鉴别诊断中,应结合其家长病史和母亲孕产史,将先天性梅毒纳入高危因素患儿的鉴别诊断中,完善病原学检查。④ 皮肤念珠菌感染:皮肤念珠菌感染局部有界限清楚的湿润的糜烂面,基底潮红,边缘附领口状鳞屑,外周常有散在红色丘疹、疱疹或脓疱。⑤ 鼻白喉:梅毒性鼻炎应与鼻白喉鉴别,鼻白喉的发病年龄与先天性梅毒不同,多见于 6 个月以上小儿。⑥ 后天性二期梅毒:先天性梅毒是梅毒螺旋体经母亲胎盘进入胎儿血液循环所致的感染,传染方式与后天性梅毒不同,所以其症状与后天梅毒也有所不同。虽其临床表现与后天性二期梅毒相似,但比后天性二期梅毒严重,常有内脏的严重损害。

此外,新生儿期应重视与败血症、充血性心力衰竭、TORCH 感染、新生儿溶血病,大疱性表皮松解症鉴别。先天性梅毒还可表现为肝脾肿大、黄疸、白细胞减少或增多、血小板减少、骨骼及肾脏等多器官的损害,如果新生儿有难以用其他疾病解释的各种皮疹、出血、贫血、肝脾大,应考虑新生儿先天性梅毒的可能,建议进行梅毒血清学检查。

(胡文星 桑 红)

参考文献

[1] Agrawal L, Kaur P, Singh J, et al. Pilomatricoma misdiagnosed as round cell tumor on fine-needle aspiration cytology[J]. Indian J Cancer, 2010,47(4):483 - 485.

[2] Ashfaq AM, Ralph PB, Alfred WK. Atlas of derm oseopy[M]. London:In forma Healthcare,2005.

[3] Barbagallo J, Tager P, Ingleton R. Cutaneous tuberculosis: diagnosis and treatment[J]. Am J Clin Dermatol,2002,3(5):319 - 328.

[4] Benirschke K. Syphili sthe placeta and the feturs[J]. Am J Dis Child,1974,128(2):142 - 143.

[5] Bezold G, Lange M, Schiener R, et al. Hidden scabies: diagnosis by polymerase chain reaction[J]. Br J Dermatol,2011,144(3):614 - 618.

[6] Cabafies FJ, Vega S. Malassezia cuniculi sp. nov. , a novel yeast species isolated from rabbit skin[J]. Med Mycol,2011,49(1):40 - 48.

[7] Chen YH, Lan JL. Kikuchi disease in systemic lupus erythematosus: clinical features and literature review [J]. JMicmbiol Jmmunol Infect,1998,31(3):187 - 192.

[8] Cheng CY, Sheng WH, Lo YC, et al. Clinical presentations,laboratory results and outcomes of patients withKikuchi's disease: emphasis on the association between recurrent Kikuchi's disease and autoimmune diseases [J]. J Microbiol Immunol Infect,2010,43(5):366 - 371.

[9] Choo HJ, Lee SJ, Lee YH, et al. Pilomatricomas: the diagnostic value of ultrasound[J]. Skeletal Radiol, 2010,39(3):243 - 250.

[10] Deaver D, Naghashpour M, Sokol L. Kikuchi-fujimoto disease in the United States: three case reports and review of the literature[J]. Mediterr J Hematol Infect Dis,2014,6(1):e2014001.

[11] Dostrovsky A, Sagher F. Dermatological complication of BCG vaccination[J]. Br J Dermatol,1963,75:180 - 190.

[12] Dubb M, Michelow P. Fine needle aspiration cytology of pilomatricoma and differential diagnoses[J]. Acta Cytol, 2009,53(6):683 - 688.

[13] Duskin-Bitan H, Kivity S, Olchovsky D, et al. Kikuchi-Fujimoto disease[J]. Isr Med Assoc J, 2010,2

(10):17 - 21.

　[14] Findley K, Oh J, Yang J, et al. Topographic diversityoffungal and bacterial communities in human skin [J]. Nature,2013,498(7454):367 - 370.

　[15] Gao Z,Perez-Perez GI, Chen Y, et al. Quantitation of major human cutaneous bacterial and fungal populations[J]. J ClinMicrobiol,2010,48(10):3575 - 3581.

　[16] Garcia-Zamalloa A, Taboada-Gomez J, Bernardo-Galán P, et al. Bilateral pleural effusion and interstitial lung disease as unusual manifestations of Kikuchi-Fujimoto disease: case report and literature review[J]. BMC Pulm Med,2010,10(11):54 - 57.

　[17] Hafner C, VogtT. Seborrheic keratosis[J]. J Dtsch Dermatol Ges, 2008,6(8):664 - 677.

　[18] Hernández-Núñez A, Nájera Botello L, Romero Maté A, et al. Retrospective Study of Pilomatricoma: 261 Tumors in 239 Patients[J]. Actas Dermosifiliogr, 2014,105(7):699 - 705.

　[19] Hubeny CM, Sykes JB, O'Connell A, et al. Pilomatricoma of the adultmale brease: A rare tumor with typical ultrasound features[J]. J Clin Imaging Sci,2011,1(1):12 - 14.

　[20] Ieni A, Todaro P, Bonanno AM, et al. Limits of fie-needle aspiration cytology in diagnosing pilomatricoma: a series of 25 cases with clinic-pathologic correlations[J]. Indian J Dermatol, 2012,57(2):152 - 155.

　[21] Lazzareschi I, Barone G, Ruggiero A,et al. Pediatric Kikuchi-Fujimoto Disease: a benign cause of fever and lymphadenopathy[J]. Pediatr Blood Cancer,2008,50(1):119 - 123

　[22] Lee JW, Kim MN. Photodynamic therapy: New treatment for recalcitrantMalasseziafolliculitis[J]. Lasers Surg,2010,42(2):192 - 196.

　[23] Luis Sepulveda P, Felipe Olivares A,Aleksandar MunjinP,et al. Histiocytic necrotizing Lymphadenitis: report of 3cases[J]. Rev Med Chil,2013,141(5):659 - 663.

　[24] MacGregor RR. Cutaneous tuberculosis[J]. ClinDermatol,1995,13(3):245 - 255.

　[25] Melikoglu MA, Melikoglu M. The clinical importance of lymphadenopathy insystemic lupus erythematous[J]. ActaReumatol Port,2008,33(4):402 - 406.

　[26] Mravic M, LaChaud G, Nguyen A,et al. Clinical and Histopathological Diagnosis of Glomus Tumor: An Institutional Experience of 138 Cases[J]. Int J Surg Pathol, 2015,23(3):181 - 188.

　[27] Mro'wka-Kata K, Kata D, Kyrcz-Krzemien' S. KikuchiFujimoto and Kimura diseasea selected rare cause of cervical lymphadenopathy[J]. Eur Arch Otorhinolaryngol,2010,267(1):511.

　[28] Nair PA. Herpes zoster: mistaken for radiculopathy and back pain[J]. J Indian Med Assoc,2012,110(6): 399.

　[29] North PE, Hull C,Kincannon J. Vascular Neoplasms and Neoplastic-like Proliferations In Dermatology [M]//Bolognia JL, Jorizzo JL, Rapini RP. London: Mosby, 2004:1835 - 1837.

　[30] Pilichowska ME, Pinkus JL, Pinkus GS. Histiocytic necrotizing lymphadenitis(Kikuchi-Fujimoto disease): Lesional cells exhibit an immature dendritic cell phenotype[J]. Am J Clin Pathol,2009,131(2):174 - 182.

　[31] Potter BS, Burgoon CF, Johnson WC. Pityrosporum folliculitis. Report of seven cases and review of the Pityrosporumorganism[J]. Arch Dermatol,1973,107(3):388 - 391.

　[32] Sabbatani S, Manfredi R, Attard L, et al. The "Great Imitator." syphilis as causative agent of isolated, concurrent, acute hepatitis and meningitis[J]. Infectious Diseases in Clinical Practice,2005,13:261 - 264.

　[33] Sehgal VN, Bhattacharya SN, Jain S, et al. Cutaneous tuberculosis: the evolving scenario[J]. Int J Dermatol,1994,33(2):97 - 103.

　[34] Sehgal VN. Cutaneous tuberculosis[J]. Dermatol Clin,1994,12:645 - 653.

　[35] Sethurman G, Ramesh V. Cutaneous tuberculosis in children[J]. Pediatr Dermatol,2013,30(1):716.

　[36] Shim TN, Taibjee SM, Carr RA,et al. Multiple blue nodules[J]. Clin Exp Dermatol, 2012,37(6): 690 - 691.

　[37] Solivetti FM, Elia F, Drusco A, et al. Epithelioma of Malherbe: new ultrasound patterns[J]. J Exp Clin

Cancer Res，2010，29(1):42-48.

[38] Teraki E，Tajim AS，Manaka I，et al. Role of endothelin 1 in hyperp igm entation in seborrhoeic keratosis[J]. BrJDermatoll，1996，135(6):918-923.

[39] Weary PE，Russell CM，Butler HK，et al. Acneform eruptionresulting from antibiotic administration[J]. Arch Dermatol，1969，100(2):179-183.

[40] Wortsman X，Wortsman J，Arellano J，et al. Pilomatricomas presenting as vascular tumors on color Doppler ultrasound[J]. J Pediatr Surg，2010，45(10):2094-2098.

[41] Yates VM，Rook GAW. Mycobacterial infections[M]. In: Burns T，Breathnach S，Cox N，et al. Rook's textbook of dermatology. 7edn. London: Blackwell Science，2004:139.

[42] Yoshida Y，Matsuzawa Y，Rikitake H，et al. Mediastinal lymphadenopathy without cervical lymphadenopathy in a case of Kikuchi-Fujimoto disease[J]. Intern Med，2011，50(6):649-652.

[43] 安广群，李蓉，贺莉.PCR在组织细胞坏死性淋巴结炎与结核性淋巴结炎鉴别诊断中的价值[J].中国误诊学杂志，2011，11(28):6888-6889.

[44] 岑玉兰.组织细胞坏死性淋巴结炎21例临床病理分析[J].右江民族医学院学报，2009，31(3):394-395.

[45] 常建民，吴意平，扬敏.老年脂溢性角化患者血脂脂蛋白载脂蛋白的分析[J].临床皮肤科杂志，2002，31(2):85-86.

[46] 陈俊.不典型疖疮56例误诊临床讨论[J].临床误诊误治，2011，24(2):59-60.

[47] 陈实，郭毅.带状疱疹神经痛77例临床分析[J].中国神经精神疾病杂志，1999，25(4):227-229.

[48] 程凤英，付春生.带状疱疹误诊为阑尾炎1例报告[J].山东医药，2005，45(32):59.

[49] 池美珠，钱燕.新生儿胎传梅毒及需监视病例的临床分析[J].华夏医学，2004，17(1):78.

[50] 戴鲁飞，张友乐，田光磊，等.甲外血管球瘤诊断与治疗的相关因素分析[J].中华手外科杂志，2011，27(1):24-26.

[51] 邓德权，夏春，陈军，等.毛母质瘤336例临床回顾性分析[J].实用皮肤病学杂志，2014，7(3):169-170,174.

[52] 杜青.儿童药物误诊36例临床分析[J].现代应用医学，2005，17(2):86-91.

[53] 付青梅，陈富华，王淑琴.疖疮62例误诊分析[J].中国皮肤性病学杂志，2008，22(3):186.

[54] 高赛明，王艳辉，孙明举.血管球瘤32例临床分析[J].中华临床医师杂志，2012，16(6):493-334.

[55] 郭冬梅，宋阳，贾茜，等.3例神经梅毒的临床特征分析[J].脑与神经疾病杂志，2006，14(4):253-255.

[56] 韩丽红，叶春林，周勇.重症多形红斑药物误诊为麻疹[J].临床误诊误治，2011，24(1):79-80.

[57] 郝建华.25例疖疮结节误诊分析[J].临床及实验研究，2006，28(3):45.

[58] 何弘，高天文，李青，等.146例毛母质瘤临床回顾[J].临床皮肤科杂志，2002，31(2):79-80.

[59] 贺丽萍.婴幼儿疖疮误诊46例分析[J].中国药物与临床，2005，5(2):158.

[60] 胡海量，王宝宝，沈惠良.血管球瘤40例临床分析[J].中国骨肿瘤骨病，2010，9(5):405-407,432.

[61] 胡晓佩，孙文桂.银屑病样二期梅毒误诊5例[J].临床皮肤科杂志，1997，26(5):346.

[62] 胡亚美，江载芳.诸福棠实用儿科学[M].7版.北京:人民卫生出版社，2002:1022-1026.

[63] 江光明，陆原，邱茗，等.新生儿梅毒误诊为大疱性表皮松解症1例[J].实用皮肤病学杂志，2010，3(4):247-248.

[64] 江宇泳.药疹误诊为出疹性传染病的18例分析[J].药物不良反应杂志，2003，5(1):112-113.

[65] 蒋燕萍，余德厚，何勤，等.急性泛发性发疹性脓疱病1例误诊分析[J].临床皮肤科杂志，2007，36(3):176.

[66] 金汉珍，黄德珉，官希吉.实用新生儿学[M].2版.北京:人民卫生出版社，1990:301-304.

[67] 靳虎，赵康仁，张渭芳，等.麻痹性痴呆的临床特征与诊断[J].临床神经病学杂志，20(4):307-308.

[68] 兰岩菊，宋欣.不典型疖疮误诊50例分析[J].中国误诊学杂志，2006，6(14):2719.

[69] 李德东.左手示指甲下血管球瘤误诊1例[J].人民军医，2012，11(55):1103.

[70] 李光富，黄秀生，罗政，等.16例甲下血管球瘤的诊治[J].实用手外科杂志，2008，22(4):204.

[71] 李鸿昌,张丽萍.32例暴发型糠秕孢子菌毛囊炎临床分析[J].中国麻风杂志,2000,16(5):181-182.

[72] 李洁思,王建中,潘健楷,等.41例皮肤基底细胞癌的临床病理及误诊分析[J].岭南皮肤性病可杂志,2009,16(2):105-108.

[73] 李薇薇,涂平,杨淑霞,等.皮肤镜对基底细胞癌鉴别诊断价值的初步研究[J].中华皮肤科杂志,2013,46(7):480-484.

[74] 李翔,吴昊,张环英.容易误诊的药疹(附26例分析)[J].临床误诊误治杂志,2009,22(7):59-60.

[75] 李小红,尹光文,于建斌.二期梅毒46例误诊分析[J].中国麻风皮肤病杂志,2008,24(9):753.

[76] 李志远.神经梅毒误诊为原发性震颤1例[J].现代医疗卫生,2010,26(14):2192-2193.

[77] 林孝华,蔡剑峰,邵笑红,等.色素型基底细胞癌误漏诊十例临床分析[J].温州医学院学报,2005,35(3):165-166.

[78] 刘曼华,许斐,张诚,等.CO_2激光治疗脂溢性角化病1637例[J].中国美容医学,2010,19(10):332-335.

[79] 刘巍,吴小梅,魏占美.剥脱性皮炎型药疹误诊为传染性单核细胞增多症[J].四川医学,2008,29(10):1334.

[80] 刘晓岩,张武军.抗真菌联合治疗糠秕马拉色菌毛囊炎38例分析[J].中国误诊学杂志,2008,(8):194-195.

[81] 陆海峰,陆晓旻.组织细胞性坏死性淋巴结炎误诊8例分析[J].中国误诊学杂志,2007,7(19):45-60.

[82] 罗凤云.以胸痛为首发症状的疾病误诊原因讨论[J].临床误诊误治疗,2012,25(2):56.

[83] 吕丙亭,褚连芬,吕镇志.固定性药疹定位特点及病因的探讨[J].现代保健:医学创新研究,2007,4(9):47.

[84] 马东来,方凯,刘克英,等.播散性多发性血管球瘤[J].临床皮肤病杂志,2008,37(4):219-220.

[85] 马益洲.新生儿先天性梅毒误诊2例原因分析及预防对策[J].疾病监测,2007,22(12):860.

[86] 冉玉平.糠秕马拉色菌研究进展[J].辽宁医学杂志,1998,12(4):178-180.

[87] 饶晓红,田强,朱红枫.先天性梅毒误诊为新生儿出血症18例[J].临床皮肤杂志,2006,35(4):244-245.

[88] 师瑞艳,李晓霞,刘风珍,等.70例疥疮误诊原因分析[J].宁夏医科大学学报,2010,32(5):617-618.

[89] 施辛,张秉正,包仕尧,等.神经梅毒的临床特征与处理[J].中国皮肤性病学杂志,2001,15(34):205-206.

[90] 史济忠.优选抗真菌药治疗糠秕孢子菌毛囊炎的临床研究[J].中国医师进修杂志,2011,34(33):47-48

[91] 史玉泉,周孝达.实用神经病学[M].上海:上海科学技术出版社,2004:508-509.

[92] 汤莉,吴越,朱建中.麻痹性痴呆误诊为血管性痴呆[J].临床精神病学,2012,22(1):14.

[93] 汤远林,朱玉林,陈建国,等.中老年人带状疱疹10例误诊分析[J].人民军医,2010,53(1):14.

[94] 佟立,万桂杰.脂溢性角化病的研究进展[J].内蒙古民族大学学报(自然科学版),2010,25(3):351-355.

[95] 王埃胜.560例带状疱疹临床分析[J].临床皮肤科杂志,1997,26(6):367-368.

[96] 王俊伟.婴幼儿疥疮误诊62例分析[J].中国误诊学杂志,2011,11(10):2414-2415.

[97] 王科,王军,何晓琴,等.二期梅毒误诊为脓疱疮1例报告[J].临床皮肤科杂志,2002,31(3):190.

[98] 王新方,叶新华,洪练青,等.Kikuchi-Fujimoto病超声诊断价值探讨[J].医学影像学杂志,2011,21(8):1258-1260.

[99] 吴绍熙.皮肤性病诊断治疗指南[M].北京:北京医科大学中国协和医科大学联合出版社,2002:81-82.

[100] 吴学平.神经梅毒4例误诊分析[J].贵州医药,2006,30(11):1031.

[101] 吴志华.现代皮肤性病学[M].广州:广东人民出版社,2000:352.

[102] 夏汉兵,陆必森,刘喜,等.儿童组织细胞坏死性淋巴结炎16例分析[J].中外医疗,2009,28(33):21-22.

[103] 夏莉,张宁妹,黄继辉,等.264例皮肤鳞状细胞癌和基底细胞癌临床分析[J].宁夏医学院学报,2008,30(6):757-759.

[104] 阳晟,王炳南,张志海,等.手足部血管球瘤的临床诊治[J].现代医院,2012,12(5):34-36.

[105] 杨春兰,江瑞康.血管球瘤临床病理分析并文献复习[J].新疆医学,2013,43(7):69-70.

[106] 杨国亮,王侠生.现代皮肤病学[M].上海:上海医科大学出版社,1996:294-297.

[107] 杨健,杨文林,刘丹蓉.结节性二期梅毒疹5例[J].临床皮肤科杂志,2002,31(9):591-593.

［108］杨琳.神经梅毒误诊为吉兰巴雷综合征一例［J］.广州医学杂志,2005,29(6):506-507.

［109］杨希川,阎衡.皮肤基底细胞癌的临床病理分析［J］.中国美容医学,2007,16(5):671-673.

［110］叶科桂.儿童先天梅毒11例分析［J］.浙江临床医学,2000,2(10):696.

［111］于娜沙,周洗以,李建华.梅毒性脱发4例［J］.临床皮肤科杂志,2004,33(9):552-553.

［112］于涛,林瑞生,汪伟巍.经手术治疗的神经梅毒三例分析［J］.中华神经医学杂志,2005,4(12):1266-1268.

［113］余辉.误诊为急性阑尾炎30例原因分析［J］.中国医学创新,2012,9(10):153.

［114］袁鸿瑞,赵荣,袁凌伟,等.智障的二期梅毒患者3例误诊分析［J］.中国皮肤性病学杂志,2008,22(9):574-575.

［115］袁世盛,王永青.先天性梅毒误诊为尿布皮炎1例［J］.中国皮肤性病学杂志,2006,24(4):247.

［116］翟庆.带状疱疹128例误诊分析［J］.中国皮肤性病学杂志,2005,19(1):53.

［117］张光亚,陈远胜,杨彦凯.疥疮27例误诊分析［J］.临床误诊误治,2012,25(9):3132.

［118］张光亚,周岩.带状疱疹误诊为心绞痛［J］.临床误诊误治,2005,18(8):615.

［119］张立,罗金花.老龄疥疮误诊25例分析［J］.皮肤病与性病,2006,28(3):5.

［120］张小红,王伟勇.麻痹性痴呆12例误诊原因分析［J］.临床精神医学杂志,2008,18(3):165-166.

［121］张新伟,聂为民,孙艳红,等.药疹误诊为发疹性传染病38例分析［J］.传染病信息,2010,23(1):23-25.

［122］张振纲,邹婕,严伟明,等.组织细胞坏死性淋巴结炎13例临床和病理分析［J］.临床内科杂志,2008,25(5):308-310.

［123］张子平,程波,王柠.神经梅毒的临床表现与诊断的探讨［J］.中国麻风皮肤病杂志,2006,22(4):285-287.

［124］赵辨.临床皮肤病学［M］.4版.南京:江苏科学技术出版社,2010.

［125］赵明芹,徐丽军,彭雄明,等.不典型带状疱疹二例误诊原因分析［J］.临床误诊误治,2011,24(5):18.

［126］赵旭传,陈海蓉.545例老年脂溢性角化病患者血脂、血糖、血压检测分析［J］.中国麻风皮肤病杂志,2007,23(11):984-985.

［127］郑本献.生殖器药物误诊为生殖器疱疹1例［J］.临床军医杂志,2007,35(6):967-968.

［128］郑德勤.疥疮52例误诊分析［J］.寄生虫与感染性疾病,2009,7(3):173-174.

［129］郑智明,吴玉林.带状疱疹46例诊治分析［J］.临床误诊误治,2012,25(9):29-31.

［130］周亚玲.55例先天梅毒临床特点与误诊［J］.重庆医科大学学报,2010,35(4):635-636.

［131］朱海兵,冯容妹,朱英娥.神经梅毒所致精神障碍31例临床分析［J］.中国神经病学杂志,2008,18(3):396-397.

［132］朱学俊,孙建方.皮肤病理学［M］.北京:北京大学医学出版社,2007.

［133］左英,庞传超,赵建华.梅毒性脱发误诊5例分析［J］.中国误诊学杂志,2008,8(25):6145.

第二十二章 耳鼻咽喉疾病

第一节 分泌性中耳炎

一、概述

1. **临床分型** 分泌性中耳炎(secretory otitis media)是以中耳积液及听力下降为主要特征的中耳非化脓性炎性疾病。分泌性中耳炎分为急性和慢性两种。慢性分泌性中耳炎是由急性分泌性中耳炎未得到及时而恰当的治疗,或由急性分泌性中耳炎反复发作、迁延、转化而来。一般而言,3周以内称为急性分泌性中耳炎,3周至3个月称为亚急性分泌性中耳炎,3个月以上称为慢性分泌性中耳炎。

2. **发病特点** 分泌性中耳炎在小儿的发病率较高,是引起小儿听力下降的常见原因之一。据国外学者研究,儿童2~6岁间发病率与年龄无明显关联,5岁是高发年龄,7岁之后发病率随年龄增长而降低;有相当多的患儿可在3个月内自愈。若因误诊、漏诊而延误治疗,随着病情加重,可发生中耳粘连、鼓室硬化、听力严重受损,直接影响儿童语言中枢发育。成人发生分泌性中耳炎时,多因经历了气压变化较大的环境,如乘飞机、潜水等,同时需警惕鼻咽部肿瘤的可能性。

3. **发病原因**

(1) 咽鼓管功能不良:① 咽鼓管阻塞:腺样体肥大、鼻咽部肿瘤等因素导致咽鼓管受到机械压迫;② 清洁功能不良:细菌外毒素引起纤毛运动暂时性瘫痪,咽鼓管管腔内分泌物的潴留,放射性损伤,以及婴幼儿咽鼓管发育不成熟等原因,均可不同程度地损害黏液纤毛输送系统的功能,使中耳及管腔内的分泌物、致病微生物以及毒素等不能有效排出;③ 防御功能障碍:咽鼓管底部的黏膜皱襞还具有单向活瓣作用,当咽鼓管开放时,能防止鼻咽部的细菌等逆行流入鼓室,从而发挥咽鼓管的防御功能,由于各种原因导致的咽鼓管关闭不全(如老年人结缔组织退行性变,放射性损伤等),皆可导致咽鼓管防御功能丧失,使致病微生物乘机侵入中耳腔。

(2) 感染:过去曾一度认为分泌性中耳炎属于无菌性炎症,但自20世纪50年代开始,多个国家的学者均在患者中耳积液中培养出了细菌,因而认为分泌性中耳炎发病过程中可能有轻度的细菌感染因素,通过内毒素的释放引起中耳腔分泌物增多。后来随着诊断技术的进步,中耳腔积液中还检出了病毒。

(3) 免疫反应:在Ⅰ型变态反应中,肥大细胞释放的炎性介质可能使咽鼓管咽口甚至咽鼓管黏膜水肿,分泌物增多,导致咽鼓管阻塞和中耳负压,影响咽鼓管功能。

4. **临床表现** 分泌性中耳炎的主要临床表现为:① 听力下降:急性分泌性中耳炎患者多在感冒后出现耳痛、耳闷、听力下降,可伴有自听感增强,由于其听力下降症状出现较快,因而偶被误诊为突发性耳聋。② 耳痛:急性分泌性中耳炎患者起病时常有耳痛,尤其是儿童患者,常常作为疾病的首发症状。③ 耳闷堵感:成年人常主诉此症状,可在捏鼻鼓气之后减轻。④ 耳鸣:少部分患者可出现间歇性轻度耳鸣。

二、诊断标准

分泌性中耳炎的诊断需综合考虑病史、查体和医技检查结果。典型的急性分泌性中耳炎,病史中可有感冒或经历了气压变化,症状可出现听力下降、耳痛、耳闷堵感、耳鸣中的一项或多项;查体多见鼓膜内陷、鼓室积液。纯音测听提示传导性耳聋,鼓室导抗提示 C 型曲线或 B 型曲线。慢性患者常无明确诱因,症状也仅有上述一项或两项,此时查体及医技检查就显得尤为重要,查体可见鼓膜变薄、内陷、动度受限,呈乳白色或灰蓝色。注意勿与感音神经性耳聋混淆。

三、误诊文献研究

1. 文献来源及误诊率　2004—2013 年发表在中文医学期刊并经遴选纳入误诊疾病数据库的分泌性中耳炎的误诊文献共 11 篇,总误诊例数为 198 例。其中可计算误诊率的文献 5 篇,误诊率11.08%。

2. 误诊范围　本次纳入分析的 198 例分泌性中耳炎误诊为 14 种疾病 211 例次,部分患者多次误诊。176 例次(88.89%)误诊为各种耳聋,少见的误诊疾病有神经症、高血压病、中耳良性肿瘤、蓝鼓膜综合征,9 例次漏诊。主要误诊疾病见表 22-1-1。

表 22-1-1　分泌性中耳炎主要误诊疾病

误诊疾病	误诊例次	百分比(%)	误诊疾病	误诊例次	百分比(%)
突发性耳聋	54	25.59	传导性耳聋	17	8.06
混合性耳聋	41	19.43	急性化脓性中耳炎	11	5.21
神经性耳聋	41	19.43	上呼吸道感染	5	2.37
药物性耳聋	23	10.90	耳硬化症	4	1.90

3. 确诊手段　198 例均根据症状、体征和辅助检查结果综合分析而确诊。

4. 误诊后果　本次纳入的 198 例分泌性中耳炎中,121 例文献描述了误诊与疾病转归的关联,77 例预后不明确或疾病转归与误诊关联不明确。按照误诊数据库对误诊后果的分级评价标准,可统计误诊后果的病例中,121 例(100%)均为Ⅲ级后果,未因误诊误治造成不良后果。

四、误诊原因分析

依据本次纳入的 11 篇文献提供的分泌性中耳炎误诊原因出现频次,经计算机统计归纳为7 项,其中问诊及体格检查不细致、经验不足缺乏对本病认识为最常见原因,见表 22-1-2。

表 22-1-2　分泌性中耳炎误诊原因

误诊原因	频次	百分率(%)	误诊原因	频次	百分率(%)
问诊及体格检查不细致	8	72.73	患者或家属不配合检查	2	18.18
经验不足,缺乏对该病的认识	7	63.64	患者主述或代述病史不确切	2	18.18
未选择特异性检查项目	5	45.45	缺乏特异性症状体征	1	9.09
诊断思维方法有误	5	45.45			

1. 问诊及体格检查不细致　在耳鼻咽喉科门诊中遇到以耳部症状主诉者,有的患者仅主诉一种症状,如果接诊医师不仔细询问伴随症状,满足于听力学检查提示的耳聋,就可能导致误诊漏

诊。同时,典型的分泌性中耳炎患者可出现明显的鼓膜内陷、鼓室积液,有经验的医师很容易判断,如果医师临床经验不足,对本病特点认识不足,则会忽略轻微的症状、体征对诊断的提示意义。需要注意的是,有相当一部分患者并没有鼓室积液,仅仅出现鼓膜内陷,且内陷程度相对较轻;有些患者外耳道相对狭窄或弯曲,耳毛较多,耵聍较多,仅仅通过传统的额镜难以看清鼓膜情况,门诊工作量大时,接诊医师往往缺乏足够耐心仔细观察,不容易发现细微病变。在此种情况下,除需要医师的经验之外,尚需借助耳内窥镜检查等检查手段进行确切的观察才能发现,如对本病认识不足,满足于常规额镜检查结果,对特殊情况患者未选择耳内窥镜检查,也是导致误诊漏诊的重要原因。

2. 经验不足而缺乏对分泌性中耳炎的认识 分泌性中耳炎患者以耳痛为首要症状时,接诊医师对该病认识不足,以及诊断先入为主的思维,加之对鼓膜观察不仔细,容易误诊为急性化脓性中耳炎。慢性分泌性中耳炎患者的症状以听力减退、耳鸣为主,无明显的耳闷,症状并无特异性,尤其是对于中老年患者,若不进行常规的鼓膜检查和听力学检查,仅凭经验判断,极有可能误诊为感音神经性耳聋、传导性耳聋、混合性耳聋。本组大多数患者误诊为各种耳聋,说明医师已经进行了听力学检查,但是没有注意患者的鼓膜情况,或者没有思考耳聋的病因到底是鼓室压力异常还是鼓膜穿孔导致的气骨导间距,导致误诊漏诊。

3. 未选择特异性检查项目 在临床工作中遇到听力减退、耳闷、耳鸣、耳痛的典型分泌性中耳炎患者,若条件允许,医师仍应开具纯音测听、声阻抗测试这两项必要的检查。此检查并非专门针对分泌性中耳炎,但对本病的诊断非常必要。纯音测听可以证实气骨导间距的存在;声阻抗不仅可以证实鼓室负压,还能判断听骨链活动度,对于甄别听骨链活动受限引起的传导性耳聋十分有意义。但是临床上对听力减退、耳鸣为主诉就诊的中老年患者往往忽视纯音测听和声阻抗测试,没有这两项检查结果的提示,临床医师也就不会去寻找鼻咽部新生物等病因,误诊为各种单纯耳聋。在急性发病的儿童患者中,有部分患儿出现鼓膜增厚、充血,外观极似化脓性中耳炎,此时若不查纯音测听、声阻抗测试,则容易误诊为化脓性中耳炎。

4. 诊断思维方法有误 一个医师的诊断思维方法,与其受到的医学教育和在实践中的经验有关,这体现在对患者的问诊、查体、开具的检查等方面。有的医师只针对患者主诉的某一症状问诊,忽视伴随症状;有的医师在给患者查体之前就已经下了诊断,查体只是例行公事般敷衍了事,或查体时未看清鼓膜情况,又忽视内窥镜检查;有的医师在症状、体征都不够典型的情况下,就根据经验先入为主作出错误的诊断。

5. 患者或家属不配合检查 患者或家属尤其是自费患者往往希望医师尽快作出诊断和治疗,检查能不做最好,越少花钱越好;而患者对耳部的症状似乎可忍受,往往拒绝进一步检查。幼儿患者常常无法配合医师检查,无法获取必要的诊断依据。

6. 患者主述或代述病史不确切 患者就诊时不能全面描述自己的症状,仅仅说出其中一条,医师问诊时也忽略不谈,导致医师获取的信息不全甚至有误,进而误诊。还有少数患者不能亲自到医院看病,而是让别人代述、代开药,这很容易导致交流不畅、信息有误。

五、防范误诊措施

从文中所列的误诊后果统计中我们可以看出,分泌性中耳炎患者误诊之后,均未出现不良后果,这与本病的特点有关:急性分泌性中耳炎患者有自愈倾向,慢性患者的听力损失也是逐渐加重,进展缓慢。然而,医务人员不能因为一种疾病病情较轻、短期危害不大就忽视对它的诊疗工作。通过文献回顾,结合临床经验,我们将减少分泌性中耳炎误诊的措施总结如下:

1. 提高医护人员对本病的认识 分泌性中耳炎治疗延误了,也不会像化脓性中耳炎那样导致鼓膜穿孔,短期之内也不会导致神经性耳聋。然而该病是广泛存在于人群之中的,这就要求医务人员加强对该病的认识,将该疾病列入日常诊疗工作的鉴别诊断之中,脑中不能只有化脓性中耳炎、神经性耳聋等疾病。此外,仅仅作出"传导性耳聋、混合性耳聋"这样的诊断是不够的,这更像是症状性的诊断,对于治疗并没有明确的指导意义,医师应该提升自身业务水平,避免这种情况的发生。

2. 重视病史询问　详细询问患者主诉的症状,伴随症状,尤其是耳闷堵感;了解患者有无经历气压变化的环境,有无感冒、鼻炎等导致鼻塞进而引起分泌性中耳炎的因素。医师除了详细询问症状的程度、持续时间、伴随症状,还应当询问疾病诱因,比如感冒、过敏性鼻炎导致的鼻塞,乘坐飞机、潜水、由高原到平原等外界气压变化,这些诱因均可在症状不典型时给予临床医师很强的提示。若仔细询问,同时还伴有其他症状,只是这些症状相对较轻而已,这就要求医师在问诊时不能仅仅针对患者主诉的症状,同时要兼顾临床中常见的各种耳部症状,这样才不至于遗漏重要的信息。

3. 仔细体格检查　部分患者外耳道情况欠佳(外耳道弯曲、狭窄、耳毛多、耵聍阻碍视野),不利于观察鼓膜,这时就要进行耳内窥镜检查,确切了解鼓膜情况。很多急性分泌性中耳炎患者是以耳痛为主诉来就诊的,只有真正观察到鼓膜情况,才能避免误诊为化脓性中耳炎。年幼患儿无法配合耳内窥镜等专科检查者,应建议患儿家长到儿童医院就诊,由专业的小儿耳鼻咽喉科医师给予适当的镇静药物,再行必要的检查,以明确诊断。

4. 进行必要的专科检查　条件允许的情况下,应当给患者检查纯音测听、声阻抗测试,了解有无气骨导间距、中耳腔负压,这样即使患者症状、查体不典型,也可以作出正确的诊断,避免误诊为神经性耳聋。

(赵鹏举　李进让)

第二节　良性阵发性位置性眩晕

一、概述

近年来,良性阵发性位置性眩晕(benign paroxysmal positional vertigo, BPPV)被越来越多的人所关注。BPPV 是临床上最常见的一种眩晕疾病,指头部迅速运动至某一特定头位时,出现短暂阵发性发作的伴有眼震的眩晕。这是由于耳石脱落进入半规管,受重力作用沿半规管运动并带动内淋巴流动刺激前庭神经引起眩晕症状,因而又叫"耳石症"。目前,采用耳石手法复位可有效解除眩晕症状,提高患者生活质量。然而,由于对这一疾病认识不足,患者往往因眩晕症状就诊于神经内科、骨科,造成误诊、漏诊,使患者不能得到及时的诊治。

在眩晕患者中,BPPV 占 17%～22%,多发生于中年人,女性多于男性。大部分患者病因不明,一般可分为特发性和继发性两类。特发性占 34%～68%;余为继发性,可继发于前庭神经炎、梅尼埃病、突聋、头外伤、偏头痛、中耳和内耳术后、人工耳蜗术后等。根据其发病机制,又可分为半规管结石症和嵴顶耳石症,前者是指耳石脱落后聚集于半规管中,头位移动时,耳石受重力作用而牵引内淋巴带动嵴顶运动,从而刺激前庭神经诱发眩晕及眼震;后者则认为耳石变性沉积于嵴顶,引起内淋巴与嵴顶密度不同,导致对重力作用异常感知,从而产生眩晕及眼震。根据受累的半规管不同,可将 BPPV 分为后半规管 BPPV(PC - BPPV)、水平半规管 BPPV(HC - BPPV)、前半规管 BPPV(AC‐BPPV)及混合型 BPPV。

患者常突然发病,眼震出现在激发头位后 3～10 s,常因坐位突然躺卧时、卧位坐起时、躺卧左右翻身时、俯身、低头、仰头时突然发作的剧烈眩晕,持续时间一般小于 1 min。可伴有恶心、呕吐、出汗、心悸等症状,一般不伴有耳鸣及听力下降。眩晕消失后可有头重脚轻、漂浮感、不稳感。此病有自愈倾向,但发现后,也应及时确诊,并行耳石手法复位治疗,一般 1～2 次复位后眩晕症状可明显好转或治愈。

二、诊断标准

参照《良性阵发性位置性眩晕的诊断依据和疗效评估》(贵阳,2007):头部运动到某一特定位置时出现的短暂眩晕病史;Dix‐Hallpike 试验和滚转试验中表现出眩晕症状和相应的眼震,且具有短暂的潜伏期和疲劳性。

三、误诊文献研究

1. 文献来源及误诊率　2004—2013 年发表在中文医学期刊并遴选入误诊疾病数据库的 BPPV 的误诊文献共 19 篇,总误诊例数 697 例。其中可计算误诊率的文献 4 篇,误诊率 46.09%。

2. 误诊范围　本次纳入的 697 例 BPPV 误诊为 16 种疾病,其中位于前三位的误诊疾病为后循环缺血、颈椎病、梅尼埃病,少见的误诊疾病为上呼吸道感染、急性胃炎、体位性低血压、偏头痛、中耳炎、锁骨下动脉畸形;38 例仅作出眩晕查因诊断,5 例诊断不明确。主要误诊疾病见表 22‐2‐1。

表 22‐2‐1　良性阵发性位置性眩晕主要误诊疾病

误诊疾病	误诊例次	百分比(%)	误诊疾病	误诊例次	百分比(%)
后循环缺血	269	38.59	高脂血症	27	3.87
颈椎病	119	17.07	高血压脑病	23	3.30
梅尼埃病	90	12.91	前庭神经炎	13	1.87
短暂性脑缺血发作	40	5.74	神经症	11	1.58
高血压病	30	4.30	脑外伤后综合征	11	1.58

3. 医院级别　本次纳入统计的 697 例 BPPV 误诊 697 例次,其中误诊发生在三级医院 338 例次(48.49%),二级医院 309 例次(44.33%),一级医院 48 例次(6.89%),其他医疗机构 2 例次(0.29%)。

4. 确诊手段　本次纳入的 697 例 BPPV 均根据症状体征及辅助检查确诊。

5. 误诊后果　按照误诊疾病数据库对误诊后果的分级标准评价,697 例 BPPV 被误诊后均造成Ⅲ级后果,未出现不良后果。但由于眩晕发作突然,且常伴恶心、出汗、心悸等症状,常引起患者恐惧、情绪不佳而影响生活质量。

四、误诊原因分析

依据本次纳入的 19 篇文献中出现的误诊原因频次,经计算机统计归纳为 6 项,其中因经验不足而缺乏对该病的认识居首位,见表 22‐2‐2。

表 22-2-2　良性阵发性位置性眩晕误诊原因

误诊原因	频次	百分率(%)	误诊原因	频次	百分率(%)
经验不足,缺乏对该病的认识	18	94.74	诊断思维方法有误	4	21.05
问诊及体格检查不细致	13	68.42	多种疾病并存	3	15.79
过分依赖或迷信辅助检查结果	5	26.32	缺乏特异性症状体征	3	15.79

1. 经验不足,缺乏对该病的认识　我国耳鼻喉科医师最近 10 余年才逐渐认识 BPPV,神经科医师对该病的认识则更加滞后。很多眩晕患者发病时首选内科就诊,大部分内科医师和基层医师对该病的病因、发病机制、诊断及治疗不了解,不能把握 BPPV 与其他眩晕疾病的鉴别要点,因而按照内科方法治疗,未能取得明显疗效时,才考虑耳科疾病,转诊耳鼻咽喉科。本次纳入的 697 例BPPV,延误诊断时间最长达 1 年。

2. 问诊及体格检查不细致　眩晕的病因有很多,但患者的主诉常类似。患者提供病史常不够全面,如果非专科医师询问病史,多不会注意到眩晕与体位的明确关系以及发作的阵发性和潜伏期,容易造成误诊。很多医师注意到了眩晕与体位的关系,但却将其与颈性眩晕中眩晕与颈部转动的关系相混淆。有些患者特别是老年人对症状有时叙述不清,因为 BPPV 发作时间是短暂的,大部分短于 1 min,发作后有些患者伴有持续性头晕、头沉感、不稳感,可能患者更多强调了后者,而疏于对短暂眩晕症状的描述,此时如果医师对眩晕症状和特点询问不仔细,易误诊为后循环缺血、脑动脉硬化、神经官能症等疾病。

3. 其他误诊原因　BPPV 可以继发于其他疾病或其他疾病相伴随,Stefano 等对 1 092 例 BP-PV 患者的复发率与 11 种伴随疾病进行分析,发现该病的复发率与系统疾病的数量有着明确的关系。由于此病多发于中老年人,此类患者多伴有高血压、高血脂、糖尿病、颈椎病、椎动脉及脑血管病变,这些基础疾病的存在导致部分 BPPV 诊断困难。

还有一些医师只重视辅助检查,而没有进行详细的体格检查。通过颈椎 X 线、椎动脉超声、头颅 CT 等检查,中老年患者通常患有颈椎病、椎动脉狭窄或陈旧性脑梗等,从而习惯性地认为眩晕症状与这些疾病有关,从而造成误诊漏诊。个别患者就诊时症状重,体格检查不能很好配合,从而掩盖 BPPV 的典型症状,也是造成误诊的原因之一。

五、防范误诊措施

1. 提高对 BPPV 的认识　由于眩晕患者常首诊于综合内科、神经内科,因此内科医师特别是基层医师和全科医师不能因为 BPPV 属于耳鼻喉科疾病且为良性疾病而忽视,应加强对 BPPV 的了解,掌握该病的临床特点、位置试验检查方法及耳石复位法。即使不能明确诊断,也应想到此病,请专科进行会诊,以及早确诊,减轻患者痛苦。

2. 详细询问病史对确立 BPPV 诊断至关重要　详细询问病史,收集完整的病史资料,规范的位置试验是诊断 BPPV 的重要手段。起初先通过询问患者"睡觉时躺下或起床时坐起来有无眩晕"、"躺在床上左右翻身时有无眩晕",如确定,则可初步诊断 BPPV。然后再详细询问眩晕的程度、持续的时间、症状如何加重和缓解、是否伴有耳鸣及听力下降、有无眼前发黑和意识丧失等,根据这些特点的了解,以进一步完善 BPPV 的诊断。

3. 进行细致的体格检查　经过详细询问病史以后,可初步了解眩晕特点及初步定位患侧,然后进行相应的体格检查并仔细观察记录患者眼震情况。BPPV 的体格检查主要是靠位置试验,此方法经济、简便,通过每个诱发体位的眩晕症状及眼震特点即可诊断并定位受累的半规管。位置试验检查即 Dix-Hallpike 试验和滚转试验:① 后半规管 BPPV 的眼震特点:患者头向患侧转 45°

后快速卧倒,使头悬至床下,与床平面成 20°～30°夹角。患耳向地时出现以眼球上极为标志的垂直扭转性眼震(垂直成分向眼球上极,扭转成分向地);管结石症眼震持续时间<1 min;嵴顶结石症眼震持续时间≥1 min。② 前半规管 BPPV 的眼震特点:患者头向患侧转 45°后快速卧倒,使头悬至床下,与床平面成 20°～30°夹角,患耳向地时出现以眼球上极为标志的垂直扭转性眼震(垂直成分向眼球下极,扭转成分向地);回到坐位时眼震方向逆转。管结石症眼震持续时间<1 min;嵴顶结石症眼震持续时间≥1 min。③ 水平半规管 BPPV 的眼震特点:管结石症在双侧变位检查中均可诱发向地性或背地性水平眼震,眼震持续时间<1 min;嵴顶结石症在双侧变位检查可诱发背地性水平眼震,眼震持续时间≥1 min。进行定位诊断后,可选用 Epley 复位法、Barbecue 复位法、Semont 管石解脱复位法、李氏快速复位法等进行复位治疗。

　4. 注意与其他引起眩晕的疾病鉴别

(1)后循环缺血:从误诊文献分析来看,BPPV 误诊为该病的最多,构成比占到 38.59%。后循环缺血的病因及发病机制主要是大动脉狭窄和闭塞引起低灌注、微栓子致动脉栓塞、颈外椎动脉受压等。常见症状有:眩晕及平衡障碍、肢体或头面部麻木、感觉异常、视力模糊、复视、猝倒、黑蒙等。常见的体征有:眼球运动障碍、肢体或步态共济失调、构音或吞咽功能障碍、视野缺损等。与 BPPV 鉴别要点:① 眩晕症状持续时间不一,常于 2～5 min 内达到高峰,持续 2～15 min,一天内可发作数次,以后也可再发病;② 除了有眩晕症状外,还会先后出现感觉异常或障碍、共济失调、肢体力量变弱、轻瘫、视觉模糊、复视、头痛等症状,可进行性加重;③ 眩晕发作时伴有一项或数项脑干缺血症状和体征;④ MRI 检查、数字减影血管造影多可发现椎基底动脉狭窄或受压,可有腔隙性梗死灶。

(2)颈性眩晕:常因椎动脉受压、扭曲或狭窄,或因椎动脉上的交感神经受刺激引起椎动脉和(或)其远端分支痉挛,促使内耳迷路和(或)前庭神经核缺血而导致眩晕发作。与 BPPV 鉴别要点:① 眩晕反复发作与颈部运动有关,多因头部用力前屈或仰伸甚至按压颈部时发作;② 眩晕可伴有耳鸣、耳痛、头痛、吞咽困难,以及手臂发麻、无力等颈神经根受压的症状和体征,少数患者发作时出现意识障碍;③ 影像学检查可发现颈椎骨质增生、脱位、横突病变、先天畸形、外伤等;④ 颈部检查可发现棘突、棘突间、横突、脊旁项肌、枕外粗隆外下方、肩胛上区有压痛、紧张、僵硬或硬结,椎动脉压迫试验阳性。

(3)梅尼埃病:是一种病因不明的、以膜迷路积水为主要病理特征的内耳疾病。引起膜迷路积水的原因多为内淋巴吸收障碍和生成过多:前者是因自主神经功能紊乱,交感神经应激性增高、副交感神经处于抑制状态、内耳小动脉痉挛、微循环障碍,导致膜迷路积水;后者则由于内耳缺氧,引起的内淋巴钠离子潴留,使内淋巴渗透压增高,导致水从外淋巴向内淋巴腔渗入,造成内淋巴总量增加,形成膜迷路积水。从而导致内耳前庭末梢器缺氧及敏感的耳蜗毛细胞变性等病理变化所致。鉴别要点:① 梅尼埃病典型临床表现是突发性旋转性眩晕、波动性耳聋、耳鸣三联征,除眩晕外尚有耳聋、耳鸣,间歇期亦有耳鸣,这些耳蜗症状是 BPPV 所没有的;② 眩晕时间持续数十分钟至数小时不等,最长者不超过 24 h,眩晕在一段时间内频繁发作,而后进入间歇期,眩晕发作次数越多,每次持续的时间将越长,间歇期越短,而 BPPV 的眩晕常仅持续数秒钟(<1 min);③ 任何体位变化都可引发眩晕加重,并非单一体位诱发眩晕;④ 纯音测听早期表现为低频下降型感音神经性聋,多次发作后,高频区听力亦下降,听力曲线呈马鞍。

一般来说,BPPV 的诊断可完全依据典型的临床表现和位置试验,不需要借助 MRI 及 CT 等影像学、听力学、前庭功能检查及其他特殊检查仪器就能诊治,然而对一些症状不典型的患者可以根据病史行尝试性复位,若症状持续不缓解,仍要及时行上述检查,以免造成误诊、漏诊。

总之,BPPV 虽是良性疾病,但因其眩晕症状严重影响患者生活质量,因此,早期确诊并给予规范的复位治疗能快速、有效解除患者的心理恐惧,减少花费。由于 BPPV 在眩晕患者中所占比例高,因此遇有以眩晕为主诉就诊者,要根据病史首先排查本病。特别是对基层医师和内科医师,需详细掌握本病相关知识,全面细致地询问病史和查体,及时正确地选择针对性的检查手段,以期减少误诊与漏诊,提高 BPPV 患者的生活质量。

(张　昊　李进让)

第三节　鼻-鼻窦炎

一、概述

鼻炎是鼻腔黏膜炎症,鼻窦炎是鼻窦黏膜炎症。由于鼻腔黏膜和鼻窦黏膜相联系,鼻炎时,鼻窦黏膜常有不同程度的炎症,鼻-鼻窦炎被广泛认为是鼻及鼻窦的炎症。鼻窦炎是耳鼻咽喉科常见疾病,急性鼻窦炎主要病因为细菌感染、邻近器官感染、外界感染。其病理变化与致病菌的种类及毒力强弱、抗生素耐药性有密切关系。发病时间为全身症状与局部症状持续存在 12 周以内。治疗以药物治疗为主,鼻腔冲洗、负压置换等为辅助治疗。慢性鼻-鼻窦炎病因学非常复杂,主要为呼吸道感染、鼻腔鼻窦解剖学异常、呼吸道变态反应为三大主要致病因素。本病治疗原则为双途径抗感染治疗;利用药物和手术的方法改善鼻腔鼻窦的通畅和引流;对伴发鼻息肉和明显解剖异常并影响鼻窦通畅引流的情况需考虑手术治疗。

二、诊断标准

依据中华耳鼻咽喉头颈外科杂志编辑委员会鼻科组、中华医学会耳鼻咽喉头颈外科学分会鼻科学组 2012 年制定的《慢性鼻-鼻窦炎诊断和治疗指南》,慢性鼻窦炎诊断标准如下:① 症状:主要症状有鼻塞,黏性或黏脓性鼻涕;次要症状包括头面部胀痛,嗅觉减退或丧失。诊断时以上述两种以上相关症状为依据,其中主要症状中的鼻塞、黏性或黏脓性鼻涕必具其一。② 检查:鼻内镜检查可见来源于中鼻道、嗅裂的黏性或黏脓性分泌物,鼻黏膜充血、水肿或有息肉。影像学检查主要是鼻窦 CT 扫描,显示窦口鼻道复合体和(或)鼻窦黏膜炎性病变。对儿童慢性鼻窦炎诊断时应严格掌握 CT 扫描的指征。诊断时依据临床症状、鼻内镜检查和(或)鼻窦 CT 扫描结果做出判断。

三、误诊文献研究

1. 文献来源及误诊率　2004—2013 年发表在中文医学期刊并经遴选纳入误诊疾病数据库的鼻-鼻窦炎的误诊文献共 29 篇,总误诊例数为 710 例。其中可计算误诊率的文献 3 篇,误诊率 5.92%。

2. 误诊范围　本次纳入的 710 例鼻-鼻窦炎误诊为 38 种疾病 712 例次,部分患者多次误诊。居前三位的误诊疾病为上呼吸道感染、血管紧张性头痛、支气管哮喘,较少见的误诊疾病有甲状腺功能亢进症、牙龈炎、脑瘤、癫痫、突发性耳聋、变态反应性鼻炎、扁桃体炎、青光眼、结膜炎、泪囊炎、眼肌麻痹、三叉神经痛、联合免疫缺乏;20 例次仅作出贫血、头晕、牙痛、发热等症状查因诊断,4 例次漏诊。主要误诊疾病见表 22-3-1。

表 22-3-1　鼻-鼻窦炎主要误诊疾病

误诊疾病	误诊例次	百分比(%)	误诊疾病	误诊例次	百分比(%)
上呼吸道感染	167	24.46	脑血管病	14	1.97
血管紧张性头痛	128	17.98	神经衰弱	12	1.69
支气管哮喘	73	10.25	过敏性咳嗽	12	1.69
支气管炎	71	9.97	良性阵发性位置性眩晕	10	1.4
肺炎	29	4.07	根尖周炎	9	1.26
咽喉炎	25	3.51	扁桃体肥大	9	1.26
中耳炎	22	3.09	百日咳	6	0.84
胃肠炎	21	2.95	梅尼埃病	6	0.84
牙周炎	20	2.81	鼾症	5	0.7
中枢神经系统感染	15	2.11	牙髓炎	5	0.7

3. 容易误诊为鼻-鼻窦炎的疾病　经对误诊疾病数据库全库检索发现,185 篇文献 42 种疾病共 653 例曾经误诊为鼻-鼻窦炎,主要病种见表 22-3-2。尚有 16 例下列疾病曾经误诊为鼻-鼻窦炎:分泌性中耳炎、牙髓炎、鼻腔牙、鼻后滴流综合征、先天性鼻咽闭锁、咽囊炎、眶内炎性假瘤、病毒性脑炎、麻风、白塞病、Kartagener 综合征、复发性多软骨炎、急性淋巴细胞性白血病、噬血细胞综合征、有机磷农药中毒。

表 22-3-2　容易误诊为鼻-鼻窦炎的疾病

确诊疾病	例　数	百分比(%)	确诊疾病	例　数	百分比(%)
鼻咽癌	195	29.86	癫痫	7	1.07
鼻腔鼻窦非霍奇金淋巴瘤	105	16.08	ANCA 相关性血管炎	5	0.77
鼻腔异物	104	15.93	鼻咽结核	4	0.61
咳嗽变异型哮喘	67	10.26	低颅压综合征	4	0.61
真菌性鼻窦炎	32	4.90	蛛网膜下腔出血	3	0.46
肉芽肿性多血管炎	15	2.30	嗜酸性肉芽肿性多血管炎	3	0.46
鼻腔鼻窦恶性肿瘤	14	2.14	脑瘤	3	0.46
上颌窦出血性息肉	12	1.84	偏头痛	2	0.31
鼻睫神经痛	12	1.84	睡眠呼吸暂停低通气综合征	2	0.31
抽动障碍	11	1.68	多发性骨髓瘤	2	0.31
新型隐球菌性脑膜炎	11	1.68	支气管哮喘	2	0.31
青光眼	10	1.53	鼻硬结病	2	0.31
胃食管反流病	8	1.23	鼻中隔偏曲	2	0.31

4. 医院级别　本次纳入统计的 710 例鼻-鼻窦炎误诊 712 例次,其中误诊发生在三级医院 197 例次(27.67%),二级医院 512 例次(71.91%),一级医院 2 例次(0.28%),其他医疗机构 1 例次(0.14%)。

5. 确诊手段　本次纳入的 710 例鼻-鼻窦炎中,367 例(51.69%)经 CT 检查确诊,332 例(46.76%)经 X 线检查确诊,10 例(1.41%)经内镜下活检确诊,1 例(0.14%)经手术后病理检查确诊。

6. 误诊后果　按照误诊数据库对误诊后果的分级评价标准,本次纳入的 710 例鼻-鼻窦炎中,4 例(0.56%)造成Ⅱ级后果,手术扩大化或不必要的手术;706 例(99.44%)为Ⅲ级后果,未因误诊误治造成不良后果。

四、误诊原因分析

依据 29 篇文献提供的鼻窦炎误诊原因,经计算机统计分析归纳为 8 项,其中经验不足、缺乏对该病的认识为最常见原因,见表 22-3-3。

表 22-3-3 鼻-鼻窦炎误诊原因

误诊原因	频次	百分率(%)	误诊原因	频次	百分率(%)
经验不足,缺乏对该病的认识	19	65.52	患者主述或代述病史不确切	5	17.24
问诊及体格检查不细致	16	55.17	过分依赖或迷信辅助检查结果	5	17.24
未选择特异性检查项目	15	51.72	缺乏特异性症状体征	5	17.24
诊断思维方法有误	8	27.59	医院缺乏特异性检查设备	1	3.45

1. 经验不足,缺乏对该病的认识　慢性鼻窦炎临床发病率较高,一般都有相应的疼痛部位和明显的规律性,结合病史、临床表现和实验室检查可明确诊断,如及时合理治疗,则很快治愈。但是临床上有部分患者因症状和体征不典型,且患者多首次就诊于眼科、呼吸科、神经科等非专科科室,这些科室医师对鼻窦炎的诊断经验不足,造成误诊。既往认为鼻窦炎多见于青少年和成人,现在认识到本病发生于幼儿甚至婴幼儿也不少见,但因幼儿的局部感染常常表现为明显的全身感染反应,或单纯的呼吸道及消化道的症状,故常首诊于儿科,儿科医师往往依据并发症表现作出错误诊断。此外,部分患者可因早期自行乱用抗生素和止痛药物,或个体表现的差异,使鼻窦炎的疼痛无明显规律性,也会造成耳鼻喉科医师的误诊。

2. 问诊及体格检查不细致　对原始数据文献复习显示,本组相当一部分病例的误诊发生在儿科。儿科医师对病史询问不详细,对儿童鼻窦炎的临床表现以及儿童鼻窦发育情况认识不足,儿童鼻窦炎症状往往不典型,查体常不配合,接诊医师不善于将邻近组织器官病变出现的一些症状同鼻窦炎联系,导致局部症状被忽略。一般来说,患儿年龄越小,鼻窦炎的症状与成人患者的表现差距越大,全身性反应越明显。如果医师对小儿鼻窦炎引起的全身继发症状缺乏认识,当出现某种症状时,未全面仔细检查、分析病情即得出诊断,采取简单的对症处理,对久治不愈者未进一步查找原因,导致长期误诊。如鼻塞流涕的患儿不经仔细检查就诊断为上呼吸道感染或鼻炎。

儿童患者就诊时,患儿对疼痛性质、部位等病史叙述不清,或家属代述病史不详,使得儿童鼻窦炎的问诊和体格检查相对于成人更加困难。鼻窦炎常为化脓性改变,在基层医院,特别是个体诊所就诊时滥用抗生素后,患儿头痛等症状缓解,常误以为治疗有效,故满足于上呼吸道感染的诊断,造成病情反复迁延,未能彻底治疗,给患儿带来极大痛苦。

3. 未选择特异性检查项目　儿科多缺少前鼻镜和鼻内窥镜等必要的检查工具,也是导致儿童鼻窦炎患者长期误诊的原因。部分患儿因头痛、呕吐入院,腰椎穿刺脑脊液检查无特殊异常改变,给予降颅压、抗感染等治疗后,头痛很快消失,常误诊为良性颅高压或中枢神经感染等。虽然头颅 CT 检查对鼻窦炎诊断具有重要价值,但因价格相对较昂贵,以至于部分患儿家属由于经济困难而拒绝行 CT 检查。而 X 线鼻窦平片时的结果易受体位影响,诊断价值不高。

五、防范误诊措施

从本次对鼻窦炎的误诊后果统计分析可见,99.44%的患者发生误诊后未造成不良后果,但有 4 例(0.56%)因误诊误治导致手术扩大化或不必要的手术,误诊误治让患者为此付出了更多的代价。如何防范鼻窦炎的误诊,我们结合临床经验及循证医学证据,总结如下几点:

1. 提高相关专科医师对鼻窦炎的认识　鼻窦炎是耳鼻喉科常见的疾病之一,耳鼻喉科医师对该病的诊断及治疗较熟练,但是患者往往就诊于其他科室,这就要求各专科医师尤其是急诊科医师、眼科及儿科医师,要充分认识到鼻窦炎发病率较高的特点,不断加强本病相关理论知识的学习,对有急性呼吸道感染表现,且伴随反复发作的鼻塞、黏性或黏脓性鼻涕、头面部胀痛及嗅觉减退或丧失等症状者,要在表现类同的疾病鉴别诊断中想到鼻窦炎的可能,工作中要保持警惕性。

2. 认真翔实询问病史 临床医师要全面分析病情,拓宽诊断思路,在病史询问时既要注重对鼻部症状特点及其演变过程的询问,也要注重对继发性器官受累症状的询问,既要考虑常见病,又不能仅限于常见病,尤其是不能思维先入为主。儿科医师问诊较为困难,但是掌握问诊技巧,从多方面切入,力争了解到真实完整的病史信息,对避免误诊、提高诊断准确性十分重要。

3. 仔细查体 查体时要全面而细致,急诊科、儿科和眼科医师对高度可疑鼻窦炎表现者,应及时转诊耳鼻咽喉科。耳鼻咽喉科医师在前鼻镜检查或鼻内窥镜检查时应特别注意如下病变:① 鼻甲肿胀:鼻黏膜急性充血、肿胀,中鼻道变窄;② 脓性鼻涕:脓性分泌物积聚于中鼻道,鼻底蝶筛隐窝;③ 局部压痛和叩击痛,受累鼻窦窦壁处明显。

4. 选择适宜的医技检查手段 一般情况下可行鼻窦 X 线检查,X 线片可见窦腔形态变化,鼻窦内黏膜不同程度的增厚,窦腔密度增高。对 X 线鼻窦平片难以明确者应进一步行鼻窦 CT 检查。鼻窦 CT 检查是诊断鼻窦炎最直接和最准确的方法,可以显示病变鼻窦的位置范围,解剖学致病因素,鼻腔鼻窦黏膜病变程度,还可以根据某些 CT 特征,确定鼻窦炎的性质。

5. 注意与其他疾病的鉴别诊断

(1) 眼科疾病:蝶窦与眼眶有密切的毗邻关系,所以可出现眼部症状,易被误诊为眼科疾病。蝶窦炎患者早期无典型的临床表现,可表现为头痛、眼眶痛,随后可继发球后视神经炎,其原因为:① 由于与视神经解剖位置密切,两者相邻,仅有薄骨板相隔甚至此薄骨板缺如,炎症可以直接蔓延;② 蝶窦疾病引起眼静脉回流障碍,引起视神经水肿;③ 通过炎症引起的血管栓塞,视神经骨管的慢性骨炎使视神经骨管狭窄,故继发球后视神经炎,出现视力下降、视神经萎缩。所以,以单纯性眼部症状或头痛并眼部症状为首发症状的鼻窦炎患者常首诊于眼科,眼科医师常误诊为球后视神经炎、眼部炎症、青光眼、眶尖综合征等眼科疾病。眼科医生在临床上遇到不明原因的急性、亚急性头痛,或剧烈头痛,合并视神经症状时,应及时行鼻窦 CT 检查,与筛窦炎进行鉴别诊断。

(2) 上呼吸道感染:鼻窦炎常累及上颌窦、筛窦和额窦,常因急慢性鼻炎、急性上呼吸道感染等诱发。对经常规抗生素治疗后反复发作的上呼吸道感染,注意追问有无鼻窦炎相关症状,注意鉴别诊断,避免漏诊。

(3) 其他疾病引起的头痛:鼻窦炎所致头痛要与原发性头痛鉴别,主要是与血管紧张性头痛和偏头痛鉴别。紧张性头痛又称肌收缩性头痛、普通头痛、单纯头痛等,在原发性头痛中发病率最高,多在 20 岁左右起病,随年龄增长患病率增加,女性多见。主要因精神紧张及颅周肌肉张力增高所致,长期焦虑、抑郁或失眠等都可为发病因素。头痛特点为双侧或整个头部弥漫性压紧痛,几乎每日轻中度持续性钝痛,也可为频繁发作的中重度头痛。偏头痛则是一类有家族发病倾向的周期发作性疾病,以普通型偏头痛(不伴先兆的偏头痛)最为常见,以 20～40 岁女性多见。而鼻窦炎引起头痛的主要机制是当鼻窦炎发作时黏膜充血水肿、腺体分泌亢进,同时窦口黏膜肿胀使鼻窦引流受阻,潴留的分泌物压迫窦内黏膜下神经末梢产生疼痛。细菌毒素的释放直接刺激神经末梢也产生相应的疼痛。以头痛为主诉的鼻窦炎患者并不少见。有报道鼻窦炎可同时合并脑炎。因此,建议表现为头痛症状急性发作伴发热、喷射性呕吐者除行脑电图、颅脑 CT 平扫检查外,也应常规行鼻窦冠状位 CT 扫描检查,以了解鼻窦的病理改变和解剖变异情况,为明确诊断提供可靠的依据。

(朱　敏　李进让)

第四节　鼻咽癌

一、概述

鼻咽癌(nasopharyngeal carcinoma，NPC)是指原发于鼻咽部的肿瘤。在世界大部分地区发病率较低，而我国较多见，约占全部恶性肿瘤的 2.81%。鼻咽癌的命名最早由 Durand-Fardel 于 1873 年提出，我国程玉麟(1935 年)、秦光煜(1940 年)先后报道了本病。在世界范围来看，鼻咽癌有明显的地区高发性、种族易感性和家族聚集性。高发区主要集中在中国南部、菲律宾、马来西亚、北非等。我国南方如广东、广西、湖南、福建、江西等省，鼻咽癌年发病率高，尤其在广东省，鼻咽癌占当地恶性肿瘤的 31.8%。鼻咽癌五年生存率仅为 50% 左右，主要死因是骨、肝、肺转移。

鼻咽癌确诊依赖于组织活检，而影像学检查结合临床症状虽然对诊断有很大的价值，但只有病理学结果才能作为治疗的依据。但是，鼻咽癌尤其是早期鼻咽癌症状非常不典型，并有其特殊的生物学行为。因鼻咽部位置较隐蔽，且 6 个壁与耳、鼻、咽喉、颅底骨质、脑神经等重要器官相邻，当肿瘤侵犯这些器官时出现耳、鼻、脑神经、眼、口腔等不同部位的临床症状体征，从而易导致患者忽视不能及时就诊，首诊大多不在肿瘤科或耳鼻咽喉科，使得缺乏鼻咽癌相关知识的非专科科室医师延误诊断。

二、诊断标准

由于鼻咽部肿瘤可向上侵犯颅底，向下转移至颈淋巴结，远处经血行转移至骨、肝、肺等器官，临床表现复杂，故诊断应综合以下几方面：① 出现鼻咽部肿块、颈部肿块。② 有鼻塞、血涕、耳鸣、耳聋、头痛、复视及其他脑神经麻痹的临床表现。③ 鼻咽镜下可见到鼻咽顶后壁、侧壁、后鼻孔、咽鼓管等出现异常改变，如黏膜充血肥厚、表面粗糙、两侧不对称的黏膜下隆起或孤立性结节、菜花样肿物等。④ 影像学检查(包括 X 线片、CT、MR)不仅可有助于诊断，而且对于肿瘤大小、侵犯的范围、与周围组织的关系都可以提供较明确的依据。⑤ 由于鼻咽癌与 EB 病毒关系密切，故血清 EB 病毒抗体的检测也可以作为一种辅助证据。具备以上第一条即可确诊，而第二条中的各点虽然对诊断也有很重要价值，但必须取得病理学结果才是行放、化疗的依据。获取病理学诊断证据的手段包括细针穿刺细胞学检查，经口腔、鼻腔咬取黏膜活检，颈部淋巴结及其他表浅肿块切除活检等。

三、误诊文献研究

1. 文献来源及误诊率　2004—2013 年发表在中文医学期刊并经遴选纳入误诊疾病数据库的鼻咽癌的误诊文献共 141 篇，总误诊例数 3 138 例。其中可计算误诊率的文献 29 篇，误诊率 38.86%；对不同医院误诊情况分析，二级医院误诊率最高(见表 22-4-1)。

表 22-4-1　鼻咽癌不同级别医院的误诊率

医院等级	病例总数	误诊例数	误诊率(%)	误诊文献
三级医院	3 584	1 372	38.28	19
二级医院	1 256	509	40.53	10

2. 误诊范围　本次纳入的 3 138 例鼻咽癌误诊疾病谱非常广泛，达 70 余种疾病 3 200 例次，

部分患者多次误诊。误诊疾病系统分类显示,以误诊为耳鼻喉科疾病居多,见表 22 - 4 - 2。

表 22 - 4 - 2　鼻咽癌误诊疾病系统分布

疾病系统	误诊例次	百分比(%)	疾病系统	误诊例次	百分比(%)
耳鼻咽喉科病	2 426	75.81	免疫性疾病	8	0.25
神经系统疾病	425	13.28	运动系统疾病	7	0.22
眼科疾病	126	3.94	精神疾病	7	0.22
其他	101	3.16	感染性疾病	3	0.09
口腔科疾病	61	1.91	循环系统疾病	3	0.09
呼吸系统疾病	33	1.03			

对误诊病种分析显示,居前三位的误诊疾病为颈淋巴结炎、中耳炎、鼻-鼻窦炎,主要误诊疾病见表 22 - 4 - 3。少见的误诊疾病有上颌窦恶性肿瘤、颌下腺癌、咽部肿物、咽旁神经鞘瘤、咽旁感染、鼻-鼻窦乳头状瘤、听神经瘤、颈部囊性水瘤、蝶窦肿瘤、颌下淋巴结继发恶性肿瘤、颌下嚼肌间隙感染、舌下神经麻痹、鳃裂囊肿、鼾症、外耳道炎、角膜炎、干眼、角膜溃疡、青光眼、眶内肿瘤、眶上裂综合征、颅内动脉瘤、甲状腺腺瘤、结核病、支气管炎、肺炎、肺癌、支气管肿瘤、纵隔肿瘤、心肌炎、慢性胃炎、巨细胞动脉炎、精神障碍、牙本质过敏症;20 例次(0.63%)作出颈部肿物性质待查诊断,18 例次分别作出鼻甲肥大、上睑下垂、发热、贫血等症状查因诊断;86 例次(2.69%)诊断不明确,18 例次(0.56%)漏诊。

表 22 - 4 - 3　鼻咽癌主要误诊疾病

误诊疾病	误诊例次	百分比(%)	误诊疾病	误诊例次	百分比(%)
颈部淋巴结炎	711	22.22	颞下颌关节炎	16	0.50
中耳炎	547	17.09	乳突炎	15	0.47
鼻-鼻窦炎	355	11.09	颈部淋巴结继发恶性肿瘤	11	0.34
颈淋巴结结核	282	8.81	扁桃体炎	9	0.28
偏头痛	223	6.97	声带麻痹	9	0.28
鼻出血	145	4.53	眶尖综合征	9	0.28
鼻息肉	74	2.31	颌下肿物	9	0.28
三叉神经痛	74	2.31	视力下降	8	0.25
神经性耳鸣	56	1.75	腮腺肿瘤	7	0.22
咽喉炎	46	1.44	颈椎病	7	0.22
鼻咽恶性淋巴瘤	37	1.16	脑炎	7	0.22
脑瘤	37	1.16	咽旁间隙肿瘤	7	0.22
视神经麻痹	35	1.09	腺样体肥大	6	0.19
脑血管病	33	1.03	牙龈炎	6	0.19
面神经炎	26	0.81	多发性硬化	6	0.19
耳聋	22	0.69	周围神经病	5	0.16
鼻咽部血管纤维瘤	21	0.66	眶内炎性假瘤	5	0.16
斜视	21	0.66	神经痛	5	0.16
上呼吸道感染	20	0.63	神经症	5	0.16
眼肌麻痹	19	0.59	多发性脑神经炎	5	0.16
牙龈出血	19	0.59	腮腺炎	4	0.13
鼻中隔偏曲	18	0.56	肺结核	4	0.13
视神经炎	18	0.56	牙髓炎	4	0.13

3. 容易误诊为鼻咽癌的疾病　经对误诊疾病数据库全库检索发现,59 篇文献 22 种疾病共 229 例曾经误诊为鼻咽癌,主要病种见表 22-4-4。尚有 14 例下列疾病曾经误诊为鼻咽癌:颈部神经鞘瘤、脑腺样囊性癌、咽旁间隙肿瘤、真菌性鼻窦炎、扁桃体周围脓肿、肺癌、多脑神经疾病、颈部淋巴结炎、肉芽肿性多血管炎、骨纤维异样增殖症、猫抓病、附红细胞体病、Castleman 病、艾滋病。

表 22-4-4　容易误诊为鼻咽癌的疾病

确诊疾病	例　数	百分比(%)	确诊疾病	例　数	百分比(%)
鼻咽结核	97	42.36	鼻恶性黑色素瘤	3	1.31
鼻咽非霍奇金淋巴瘤	85	37.12	纤维织炎	3	1.31
鼻咽炎	14	6.11	蝶窦恶性肿瘤	2	0.87
腺样体肥大	9	3.93	茎突综合征	2	0.87

4. 医院级别　本次纳入统计的 3 138 例鼻咽癌误诊 3 200 例次,其中误诊发生在三级医院 1 730 例次(54.06%),二级医院 1 334 例次(41.69%),一级医院 135 例次(4.22%),其他医疗机构 1 例次(0.03%)。

5. 确诊手段　本次纳入的 3 138 例鼻咽癌中,3 137 例(99.97%)由病理学确诊,其中手术后切除病变组织病理检查确诊 311 例(9.91%),经皮穿刺活检确诊 9 例(0.29%),内镜下活检确诊 1 163 例(37.06%),1 654 例(52.71%)未明确具体病理检查方法;仅 1 例为 CT 检查确诊。

6. 误诊后果　按照误诊数据库对误诊后果的分级标准评价,3138 例鼻咽癌均造成Ⅱ级后果,即恶性肿瘤病情迁延。

四、误诊原因分析

鼻咽癌是中国东南沿海常见的头颈部肿瘤,但由于社会公众普遍缺乏鼻咽癌早期表现的警觉,非专科医师对鼻咽癌认识的不足及耳鼻喉科医师对该病的警惕性不强,导致鼻咽癌患者延误诊断普遍存在。误诊疾病数据库依据本次收集的 141 篇文献中出现的误诊原因频次统计归纳为 15 项,其中居前三位的误诊原因为经验不足以至缺乏对该病的认识、问诊及查体不细致及未选择特异性检查项目,见表 22-4-5。

表 22-4-5　鼻咽癌误诊原因

误诊原因	频　次	百分率(%)	误诊原因	频　次	百分率(%)
经验不足,缺乏对该病的认识	115	81.56	医院缺乏特异性检查设备	8	5.67
问诊及体格检查不细致	65	46.10	并发症掩盖了原发病	5	3.55
未选择特异性检查项目	62	43.97	患者主述或代述病史不确切	4	2.84
缺乏特异性症状体征	50	35.46	患者或家属不配合检查	3	2.13
诊断思维方法有误	23	16.31	影像学诊断原因	3	2.13
病理组织取材不到位	21	14.89	对专家权威、先期诊断的盲从心理	1	0.71
过分依赖或迷信辅助检查结果	19	13.48	药物作用的影响	1	0.71
病理诊断错误	9	6.38			

1. 经验不足,缺乏对鼻咽癌的认识　鼻咽癌发生部位隐匿,早期临床表现无特异性,患者大多因首发症状就诊于非专科,如眼科、呼吸科、口腔科等,非专科医师很少在常规查体时检查鼻咽部。但数据库统计结果发现,无论是鼻咽癌最容易误诊的居前五位的疾病,还是误诊疾病谱的病种范

围,发生在耳鼻咽喉科的误诊并不少见,提示专科医师对特殊类型鼻咽癌重视不够。如黏膜下型鼻咽癌首次鼻咽部黏膜活检有可能阴性,需要多次活检;又如黏膜下型鼻咽癌,鼻咽部表面轻度隆起或黏膜完好,而鼻咽癌组织在鼻咽部黏膜下浸润生长,鼻部症状轻,早期临床症状往往并不典型,有时即使考虑鼻咽癌,但在鼻内镜或鼻咽纤维镜下表现不典型,即使取活检也不易取到肿瘤组织,如临床医师满足于首次活检结果,就可能造成误诊。

2. 临床表现缺乏特异性 因鼻咽癌发生部位与眼、耳、鼻、咽、喉、脑神经和颅底骨相邻,肿瘤易向邻近器官侵犯,以至于临床表现复杂多样。本组误诊病例首发症状就包括颈部肿物、鼻部症状、耳部症状、眼部症状、呼吸道症状及头痛等,尤以颈部肿块和鼻部症状居多。本组误诊疾病以颈淋巴结炎最多,原因是鼻咽淋巴管网丰富、粗大且左右交叉,局限于鼻咽一侧的原发癌早期就可出现双侧或对侧颈淋巴结转移。另外,因多组脑神经与鼻咽部关系密切,鼻咽癌患者出现紧张性头痛、偏头痛、复视等症状亦较多,易误诊为神经系统疾病。

3. 诊断思维局限 由于上述原因,鼻咽癌早期患者常就诊于各级医院的内科、外科及眼科,首诊医师习惯从自己从事的专科角度考虑问题,诊断思维局限,未能及时请耳鼻咽喉科及肿瘤科医师会诊,使病情延误。即使首诊于耳鼻咽喉科,部分医师也常诊断思维先入为主,如将头痛、耳鸣为主要表现者误诊为分泌性中耳炎,未考虑到鼻咽肿物可压迫咽鼓管咽口引起咽鼓管阻塞症状。

4. 未选择特异性检查项目 一方面是鼻咽癌原发部位的特殊性和隐蔽性,临床医师常忽视鼻咽部黏膜活检;另一方面,鼻咽镜检查有较强专业性,需要专科医师具有熟练的操作技能,在一级或二级医疗机构多缺乏相应的检查设备,不具备诊断条件,又未及时转诊上级医院,以至延误诊断。

5. 病理诊断错误 国内鼻咽癌90%以上为非角化型,分化较差。肿瘤细胞周围常常伴有淋巴细胞浸润,如果活检时引起标本挤压,容易误诊为淋巴瘤。也可能误诊为无色素型恶性黑色素瘤、低分化的横纹肌肉瘤以及嗅神经母细胞瘤。但选择合适的免疫组织化学标记物,特别是EB病毒标记物,绝大多数情况下可以避免病理诊断错误。

6. 患者自身因素影响 临床上,部分鼻咽癌的延迟诊断与患者及家属因素有关。有时临床医师首诊时已考虑到鼻咽癌可能,而患者及其家属害怕活检而拒绝;或患者行鼻咽镜检查时咽反射较重,不能配合鼻咽黏膜检查;还有患者认为是"小毛病",对疾病不在意,拒绝行进一步检查,也不定期复诊,都是导致误诊不可忽视的因素。这与患者文化水平低、对疾病认知差或经济困难等也有一定关系。

五、防范误诊措施

1. 大力向公众普及鼻咽癌常识 强化全社会尤其是鼻咽癌高发地区公众的鼻咽癌科普宣教工作,使大众更多地了解鼻咽癌的早期症状特点,认识到早期诊断后放射治疗的重要性及可靠性,出现报警症状及早就诊,提高遵医性,才能力争早诊断、早治疗,提高鼻咽癌患者生存率。

2. 提高鼻咽癌诊断意识 临床医师应具备认真细致的工作态度,尤其对经济条件较差和文化水平较低患者应多一分耐心。在疾病诊断过程中,注意进行综合分析、判断。详细了解病史,仔细检查,对任何可能提示鼻咽癌的症状要高度警惕。如就诊者出现回缩涕带血、持续性或间歇性涕血、耳鸣、头痛、眼运动神经综合征等脑神经损害症状或体征者,对颈部无痛性肿块患者,尤其对鼻咽癌高发区生活过的患者,切记要常规检查鼻咽部和喉部。门诊患者尽可能检查耳、鼻、咽和喉部,住院患者必须进行专科全面检查。对于反复发作或迁延不愈的分泌性中耳炎患者,不论年龄大小,及时行鼻咽镜检查及鼻咽部CT检查非常必要。

3. 强化各级各专科医师鼻咽癌相关知识的培训 头颈部肿瘤常涉及多个科室,因此,加强各级医院和相关专科医师的继续教育培训,提高对鼻咽癌的认知水平,是避免误诊误治的重要基础。对一级医院医师和二、三级医院非耳鼻咽喉科医师要定期进行肿瘤知识培训。对于乡镇等基层医院的耳鼻咽喉科或五官科医师来说,应熟悉颈部肿块、回吸血涕、单侧耳鸣耳闷等鼻咽癌常见的症状,并了解鼻咽癌可以头痛、神经痛等非鼻咽部症状为首发症状;加强基本技能训练,能使用间接鼻咽镜熟练检查鼻咽部。对于疑似鼻咽癌患者及时转诊至上级医院耳鼻喉科进一步行鼻咽镜检查。

对于综合医院的非耳鼻喉科专科医师,特别是神经科、内科及眼科医师,对以头痛、神经痛等症状就诊者应进行全面的鉴别诊断,在首先拟诊本科常见的疾病外,鉴别诊断中还需考虑到鼻咽肿瘤,特别是多次就诊诊断不明,或按照本专科常见病初诊后治疗效果不佳者,应及时请耳鼻喉科医师会诊,行纤维鼻咽镜和或鼻咽影像学检查,以排除鼻咽肿瘤可能。

综合医院耳鼻咽喉科专科医师应加强对鼻咽部解剖知识和鼻咽癌进展过程及症状学的学习,充分认识鼻咽癌症状的多样性及复杂性,熟悉鼻咽癌少见的症状,熟练掌握鼻咽癌与相关疾病的鉴别诊断要点。能熟知鼻咽癌 CT、MRI 的特征性表现,以及 EB 病毒血清学检查和纤维鼻咽镜检查的意义。

4. 对可疑患者及时行鼻咽癌特异性检查　随着鼻咽纤维镜、CT 及 MRI 等检查的改进,常在鼻咽癌早期就可发现肿瘤侵犯情况。鼻咽镜检查及黏膜活检是重要诊断手段,对于鼻咽部活检阴性的患者,若有怀疑,一定要反复活检多次确诊。对于黏膜下隆起型鼻咽癌患者,若不能钳取到黏膜下方的肿瘤组织,往往会出现黏膜组织慢性炎的病理诊断,所以需取深部组织活检,可以降低隐匿性鼻咽癌的误诊率。对鼻咽部活检阴性而临床可疑病例、鼻咽黏膜糜烂、粗糙、色泽变化、有出血点者,要建立随诊制度,并争取重复活检,以求明确诊断。因此,鼻咽腔多部位活检非常重要,即除鼻内镜发现异常处外,鼻咽左、右、顶前、顶后和左、右咽隐窝处 6 个部位,尤其要观察两侧壁,特别是咽隐窝附近,这有助于提高确诊率。当临床高度怀疑鼻咽癌而间接鼻咽镜检查又不满意者,应行 CT 或 MRI 扫描。CT 检查可发现更多的 T2～T3 期病变,MRI 检查分辨率更高。有条件的医院要及时检查肿瘤标志物,理想的肿瘤标志物应具备特异性强且敏感性好的特点,现今发现的肿瘤标志物绝大多数特异性不高。Hsu 等的一项研究证实 EB 病毒感染是罹患鼻咽癌的独立危险因素,故在鼻咽癌高发地区 EB 病毒检测已经用于鼻咽癌筛查。鼻咽癌患者 EBV - VCA - IgA 阳性率高达 3.90%,也有研究表明,检测 EB 病毒血清学是发现早期无症状鼻咽癌的最有效手段。

5. 多种检查结果结合分析　各科密切协作也是提高鼻咽癌早期诊断的重要环节。值得注意的是,纤维鼻咽镜检查应与影像学检查相结合才能提高诊断率。孔德军等报道 1 例鼻咽癌经纤维鼻咽镜与 CT、MRI 结合,且经 4 次活检才得以确诊。鼻咽癌最后决定于病理诊断,临床医师应准确取材,防止组织挤压,以提高活检阳性率。病理医师也应注意制片、镜检等步骤,亦是防止误诊的主要因素。近年有磁共振灌注成像指导鼻咽部活检的报道。King 等的研究发现磁共振成像可能比鼻咽镜更早期地发现没有任何临床症状的鼻咽癌。但该研究样本很小,需要大样本的前瞻性临床试验证实。

综上,鼻咽癌早期的主要症状为涕中带血丝、颈淋巴结转移性肿块,其中颈淋巴结转移灶出现率较高,约占 60%。多数病例结合典型的症状和体征以及鼻咽检查和活检而获得诊断不困难。但少数病例首发症状不典型,转移部位及侵犯部位异常,往往致误诊、漏诊。因此,临床上对 40 岁以上男性患者,出现单侧颈部包块或耳闷、耳聋症状的病变,还有涕中带血、持续鼻塞等患者均应常规行间接鼻咽镜检查、CT 或 MRI 检查,EB 病毒血清学检测对排除鼻咽肿瘤有帮助。

(彭莉莉　李进让)

第五节　鼻后滴流综合征

一、概述

鼻后滴流综合征(postnasal drip syndrome，PNDS)是一种由鼻-鼻窦疾病引起分泌物倒流至鼻咽部和咽喉部,甚至反流入声门或气管,引起以咳嗽、咽部异物感为主要表现的综合征。PNDS的临床表现缺乏特异性,咳嗽、咽部异物感等见于很多疾病。1998年美国胸科医师学会(ACCP)发布的《慢性咳嗽指南》明确指出:PNDS、咳嗽变异型哮喘(CVA)和胃食管反流(GER)是慢性咳嗽的最常见病因,占慢性咳嗽的85%~98%。我国最新的《咳嗽诊断与治疗指南》也指出PNDS为慢性咳嗽的常见病因。欧美国家流行病学调查显示慢性咳嗽患者中12%~41%为PNDS,国内的调查数据为14%~26%,略低于欧美国家。尽管有如此高的发病率,但PNDS容易被临床医师忽略而导致误诊。

二、诊断标准

根据中华医学会呼吸病学分会哮喘学组制定的《咳嗽的诊断与治疗指南(2009)》中PNDS的诊断标准:① 发作性或持续性咳嗽,以白天咳嗽为主,入睡后较少咳嗽;② 鼻后滴流和(或)咽后壁黏液附着感;③ 有鼻炎、鼻窦炎、鼻息肉或慢性咽喉炎等病史;④ 检查发现咽后壁有黏液附着、鹅卵石样观;⑤ 经针对性治疗后咳嗽缓解。

三、误诊文献研究

1. 文献来源及误诊率　2004—2013年发表在中文医学期刊并遴选纳入误诊疾病数据库的PNDS的误诊文献共19篇,总误诊例数1 094例。其中可计算误诊率的文献8篇,误诊率73.68%。

2. 误诊范围　本次纳入的1 094例PNDS误诊为22种疾病1 230例次,部分患者多次误诊。居前三位误诊疾病为支气管炎、支气管哮喘、上呼吸道感染,少见的误诊疾病为过敏性咳嗽、肺门淋巴结结核、颈部淋巴结炎,4例次(0.33%)漏诊。主要误诊疾病见表22-5-1。

表22-5-1　鼻后滴流综合征主要误诊疾病

误诊疾病	误诊例次	百分比(%)	误诊疾病	误诊例次	百分比(%)
支气管炎	489	39.76	抽动障碍	17	1.38
支气管哮喘	200	16.26	百日咳	14	1.14
上呼吸道感染	156	12.68	功能性咳嗽	14	1.14
咽炎	81	6.59	鼾症	14	1.14
肺炎	57	4.63	神经性厌食症	11	0.89
支原体感染	52	4.23	支气管异物	10	0.81
胃食管反流病	35	2.85	嗜酸性粒细胞性支气管炎	9	0.73
鼻-鼻窦炎	30	2.44	脑炎	6	0.49
肺结核	19	1.54	腺样体肥大	5	0.41

3. 医院级别　本次纳入统计的1 094例PNDS误诊1 230例次,其中误诊发生在三级医院829例次(67.40%),二级医院400例次(32.52%),一级医院1例次(0.08%)。

4. 确诊手段　1 094例PNDS,根据症状体征及辅助检查确诊1 051例(96.07%),临床试验性治疗后确诊 43 例(3.93%)。

5. 误诊后果 本次纳入的文献统计分析表明,1 094 例 PNDS 误诊后均为为Ⅲ级后果,未因误诊误治造成不良后果。

四、误诊原因分析

分析误诊文献发现,本病误诊原因众多,依据本次纳入的 19 篇文献提供的 PNDS 误诊原因出现频次,经计算机统计归纳为 9 项,其中经验不足以至缺乏对该病的认识位居首位,见表 22-5-2。

表 22-5-2 鼻后滴流综合征误诊原因

误诊原因	频 次	百分率(%)	误诊原因	频 次	百分率(%)
经验不足,缺乏对该病的认识	16	84.21	过分依赖或迷信辅助检查结果	3	15.79
问诊及体格检查不细致	9	47.37	医院缺乏特异性检查设备	2	10.53
诊断思维方法有误	7	36.84	患者或家属不配合检查	1	5.26
未选择特异性检查项目	5	26.32	患者主诉或代述病史不确切	1	5.26
缺乏特异性症状体征	4	21.05			

1. 经验不足以至缺乏对 PNDS 认识 临床医师缺乏对 PNDS 的认识,只注意扁桃体、咽和肺的表现,只注意了某一症状、体征,片面地作出错误诊断,以至于长期误诊误治。本次数据统计显示,误诊时间最长达 4 年之久。崔明姬报道 64 例以长期慢性咳嗽为主要症状的小儿 PNDS,其中47 例(73.4%)被误诊为慢性咽炎、支气管炎、肺炎等呼吸道感染性疾病,长期大量使用多种抗生素治疗;9 例(14.1%)误诊为哮喘,给予吸入糖皮质激素、β_2-受体激动剂等错误治疗。

2. 问诊及体格检查不细致 问诊及查体不细致,根据经验给予药物治疗是 PNDS 误诊的另一重要原因。PNDS 常常伴有鼻塞、脓涕、咽部异物感等病史,这些都明显提示鼻部存在疾病,但往往临床医师对慢性咳嗽患者仅满足于呼吸道症状体征了解,忽视鼻咽部的问诊和查体。此外,对于实验室检查结果未结合查体及病史进行综合分析,过分依赖实验室检查结果,忽视一些临床试验结果假阳性的可能。如崔明姬报道的病例中,1 例因长期咳嗽、低热、PPD 试验弱阳性诊断为肺结核,错误给予抗结核治疗 3 个多月。

3. 诊断思维狭窄 对首次就诊的咳嗽患者,应在仔细询问相关病史及完善检查后考虑是否存在炎症以外的疾病引起的咳嗽的可能。不应一概认为是炎症所致,给予抗生素治疗,尤其是部分患者对抗生素治疗效果不佳时应考虑到可能为鼻后滴流综合征或胃酸反流引起咳嗽的可能。

4. 咳嗽变异型哮喘的过度诊断 由于哮喘诊断治疗技术的大力推广,近年对咳嗽变异型哮喘的报道较多,广大临床医师对于 CVA 引起的慢性咳嗽有所警惕,临床医师对该病认识水平较前提高,临床存在过度诊断的问题。慢性咳嗽的患者经抗感染治疗效果不佳时,通常首先采用抗哮喘治疗慢性咳嗽,这对一些鼻炎引起咳嗽的患儿症状可能有所减轻,但不能完全治愈咳嗽,有些医师会认为治疗有效,也有些医师会采取抗哮喘升级治疗。

除上述常见原因,导致误诊的原因还包括未选择特异性检查项目、患者或家属不配合检查、患者主诉或代述病史不确切、缺乏特异性症状体征、医院缺乏特异性检查设备等,各种综合因素导致PNSD 存在误诊率高,疾病得不到及时正确治疗,病程延长,大大增加了患者的经济负担。

五、防范误诊措施

1. 提高对 PNSD 的认识 PNSD 的患者往往表现为咳嗽,患者首诊科室常常为呼吸科、儿科,而非耳鼻咽喉科,因此需要强调 PNSD 是最常见的慢性咳嗽病因,呼吸科、儿科医师要在接诊慢性咳嗽患者时高度警惕可能为 PNSD 导致,应及时请耳鼻喉科医师会诊,以免误诊漏诊。

2. 详细地询问病史   临床医师在询问病史时既要注重对咳嗽特征的询问,同时还应重视了解患者咳嗽的伴随症状,如有无经常鼻痒、鼻塞、流涕、打喷嚏、搓鼻子、抠鼻孔、咽部异物感等。重视对该病相关症状的询问,如患儿有无咽部异物感的主观体会,是否时常有咳出脓性黏稠痰液的经历。PNDS 一般为有痰咳嗽(湿咳),甚至可能是因为有痰而致呛咳,多发于晨起体位变换时,这一点有别于 CVA 及嗜酸性粒细胞性支气管炎(eosinophilic bronchitis,EB)的刺激性干咳。对咳嗽患者,要全面分析病情,拓宽诊断思路,既要考虑慢性支气管炎、肺炎等常见呼吸道原因,又不能思维先入为主,简单地凭经验给予治疗,尤其是抗感染治疗效果不佳或病情易反复时,应想到存在其他疾病如 PNDS 的可能。

3. 耐心细致地体格检查   对慢性咳嗽患者要重视专科查体,认真检查患者的鼻部、咽部,注意鼻黏膜有无充血或苍白,鼻甲有无肥大;仔细观察咽后壁有无淋巴滤泡增生及脓性分泌物附着,这是诊断 PNDS 的关键依据。有条件者可行鼻咽镜、CT 检查明确鼻腔、鼻窦解剖及病理改变。

4. 仔细与相似疾病鉴别

(1) CVA:CVA 是哮喘的一种特殊类型,其特点是发作性夜间干咳,无喘息,对支气管扩张剂或短期使用糖皮质激素效果好。目前认为,儿童中约 30% 的干咳是由 CVA 引起,而 CVA 患者中约 10%~33% 的成人和 50%~80% 的儿童经过数月至数年发展成典型哮喘,故认为 CVA 是典型哮喘的前驱状态。CVA 诊断标准为:① 咳嗽持续或反复发作超过 1 个月,痰少,运动后加重,但无喘息发作;② 症状多发生于凌晨、夜间或就寝时;③ 季节性发病或接触刺激性气味即出现憋气、呛咳难忍等气道高反应性症状;④ 排除其他慢性呼吸道疾病;⑤ 经抗生素及对症治疗超过 2 周症状无改善,而抗过敏及支气管扩张剂治疗有效;⑥ 伴有下列一项或多项变态反应性疾病或病史:过敏性鼻炎或过敏性皮炎史,外周血嗜酸性粒细胞增高或血清 IgE>200 μg/mL,痰中发现大量嗜酸性粒细胞,皮肤过敏原试验阳性,有哮喘家族史。

(2) GERD:GERD 也是引起慢性咳嗽的主要病因,也是易与 PNDS 混淆的疾病。GERD 的特点是易夜间发作,以喘息性咳嗽为主,肺内可闻及干、湿啰音,气道高反应性症状见于部分患者。仔细询问病史,多数患者可能伴随胃灼热、嗳气、反酸等胃酸反流症状。H$_2$ 拮抗剂、胃肠动力药及质子泵抑制剂治疗有效,抗生素、糖皮质激素和支气管扩张剂治疗无效。

(3) 血管紧张素转换酶抑制剂(ACEI)所致咳嗽:临床最常见为高血压患者长期服用 ACEI 类降压药发生持续性干咳,其原因可能是 ACE 受抑制后体内的激肽、P 物质、组胺、神经肽 Y 积聚和 PGE$_2$ 合成增加,刺激气道内的 C 神经纤维感受器所引起。鉴别点是询问用药史,且应用该类药物数周到数月内出现干咳为主,停药后 1 周内咳嗽停止,可据此与 PNDS 鉴别。

(4) 过敏性支气管炎:本病引起的慢性咳嗽可伴有喘息,无明显的呼吸困难;有过敏性因素,血清 IgE 升高,外周血和痰嗜酸性粒细胞升高,过敏原吸入后可诱发咳嗽。既往和现在合并有变态反应性疾病,肺功能正常,无或仅轻度气道高反应性表现。

5. 酌情给予诊断性治疗   慢性咳嗽患者未能确定病因前都可给予 PNDS 的特异性经验治疗,并且根据疗效助诊。在 PNDS 特异性治疗中应注意,并非所有的抗组胺药有相同疗效,非过敏性原因引起的 PNDS 并非由组胺介导,因此选用第 2 代抗组胺药治疗很可能无效,而第 1 代抗组胺药对大部分 PNDS 患者有效。

(赵　晶　李进让)

第六节　鼻咽喉结核

一、概述

结核病(tuberculosis)是由结核杆菌感染所致,以受感染组织肉芽肿形成和细胞介导的过敏反应为特征的慢性细菌感染性疾病。耳鼻咽喉结核常继发于肺结核或胃肠结核,原发性甚少. 在耳鼻咽喉结核中以喉结核最为多见,其他依次为咽结核、耳结核、鼻结核。

1. 喉结核　喉结核为耳鼻咽喉结核中最多见的一类,原发性较少见,多继发于较严重的活动性肺结核或其他器官的结核。近年来,肺结核合并喉结核病例并不少见,且青壮年占有较大比例,其中男性较女性多见。喉结核可通过接触、血行或淋巴途径传播而发生。喉部的接触性传染是带菌痰液直接接触喉部黏膜或黏膜皱襞处而引起的,喉黏膜有损伤时更易感染。

病程早期,患者喉部有刺激、灼热、干燥等感觉。声嘶为主要症状,起始轻,逐渐加重,晚期可完全失声。常有喉痛,吞咽时加重,当喉软骨膜受累时喉痛尤剧。喉部病损广泛者,可因肉芽增生及软组织水肿而出现呼吸困难。局部检查可见喉部黏膜苍白,杓间区或一侧声带局限性充血。溃疡呈虫蚀状,边缘不整齐,底部有肉芽增生,会厌及杓会厌襞可水肿、增厚。环杓关节受累时,可出现声带运动受限或固定,病变广泛的病例,晚期喉部可呈瘢痕狭窄改变。

2. 鼻结核　鼻结核很少见,多为继发性。由空气或结核患者用手挖鼻而感染,少数经血液循环或淋巴途径发生。好发于鼻中隔前段,亦可侵及鼻前庭皮肤,鼻底及下鼻甲前段。自觉症状为鼻痛、鼻阻塞、鼻臭等,局部可见浅表糜烂和边缘不整齐的溃疡,上覆薄痂,溃疡底部为苍白肉芽,触之易出血。如病变向深层发展,破坏软骨,可致鼻中隔穿孔、鼻翼塌陷。病变累及鼻泪管,可出现流泪和其他眼部症状。有时可发生头痛和轻微的鼻梁红肿,疼痛。

3. 咽结核　咽结核也多为继发性,常因肺结核患者痰中结核杆菌接触损伤的咽部黏膜而发病,或者由喉结核上行蔓延所致,也可因结核杆菌的血行传播而发病。鼻咽结核较少见,常表现为黏膜溃疡或肉芽肿形成,其外观极似鼻咽癌病变,患者可出现鼻塞、流涕、听力减退等症状。扁桃体及腺样体结核常无明显症状,称隐性结核,多于病理检查中发现。扁桃体结核常伴颈部结核性淋巴结炎。

鼻咽喉结核的治疗原则包括以下几方面:① 一般治疗:注意休息,加强营养,对症处理。② 抗结核化学药物治疗:应坚持早期、联合、适量、规律和全程用药的原则。1995 年北京国际结核学术会议推荐采用固定剂量复合药物制剂的短程化疗方案,即每天服用卫非特(Rifater),为期 2 个月,然后每天服用卫非宁(Rifinah),共 4 个月,即 2Rifater/4Rifinah。③ 局部治疗:鼻结核局部可用 3%链霉素液滴鼻,30%三氯醋酸烧灼溃疡或肉芽组织。另外,理疗、紫外线、X 线放射治疗均有一定疗效。咽结核患者咽痛剧烈影响进食时,可服用镇痛剂或用 1%丁卡因少量喷雾咽部,以暂时缓解疼痛。溃疡面可用 20%硝酸银或 30%三氯醋酸涂布。已形成咽瘢痕狭窄者,在控制病变后,可行扩张数次或咽成形术。喉结核患者应注意发声休息,禁食辛、辣等刺激性食物,可用 INH 0.19 g＋SM 0.25 g 溶于生理盐水中雾化吸入。喉痛剧烈者可用 1%普鲁卡因做喉上神经封闭,进食时用 1%丁卡因喷雾喉部。出现严重呼吸困难时应及时做气管切开术。

二、诊断标准

鼻咽喉结核根据病史以及耳鼻咽喉局部检查所见,结合胸部 X 线拍片及活体组织检查,一般均可确诊。必要时可做结核杆菌培养。本病确诊应根据病检结果。疑为本病时应摄胸部 X 线片，但应警惕少数患者肺部亦可无阳性发现，或仅有钙灶或陈旧性病灶。细菌学检查包括痰液集菌涂片查抗酸杆菌、细菌培养等。前者简便易行，但阴性结果不能否定诊断；后者耗时太长。以 PCR、DNA 和 rRNA 探针为代表的结核病基因诊断技术在临床的广泛应用尚待时日。

三、误诊文献研究

1. 文献来源及误诊率　2004—2013 年发表在中文医学期刊的鼻咽喉结核误诊文献共 95 篇，其中鼻咽结核 18 篇，咽喉结核 77 篇，见表 22 - 6 - 1。

表 22 - 6 - 1　鼻咽喉结核误诊率及纳入文献概况

疾病名称	病例总数	误诊例数	误诊率（%）	文献篇数	其他误诊例数	其他文献篇数	总误诊数	总文献数
鼻咽喉结核（总）	898	615	68.49	33	601	62	1 216	95
鼻咽结核	46	39	84.78	3	151	15	190	18
咽喉结核	852	576	67.61	30	450	47	1 026	77

2. 误诊范围　本次纳入的 1 216 例鼻咽喉结核共误诊为 45 种疾病。其中 190 例鼻咽结核共误诊 194 例次 17 种疾病，误诊为鼻咽癌 154 例次，占 79.38%，其次为鼻咽炎 15 例次（7.73%）、鼻-鼻窦炎 5 例次（2.58%）和恶性肉芽肿 4 例次（2.06%）；少见的误诊疾病有颈部淋巴结炎、泪道阻塞、分泌性中耳炎、鼻息肉、鼻窦血管瘤、鼻咽血管纤维瘤、睡眠呼吸暂停低通气综合征、软组织感染、上呼吸道感染，3 例仅作出颈部、上颌窦、鼻部肿物性质待查诊断。

1 026 例咽喉结核共误诊 1 083 例次 28 种疾病，误诊疾病居前三位的分别是咽喉炎、喉癌、会厌炎；少见的误诊疾病有胃食管反流病、食管炎、口腔溃疡、会厌癌、下咽癌、慢性鼻炎、鼻窦炎、声带小结、声带囊肿、支气管炎、支气管扩张、肺癌、淋巴瘤、组织细胞增多症、颈部淋巴结炎；1 例鼻出血仅做出症状查因诊断，2 例次诊断不明确，1 例次漏诊。主要误诊疾病见表 22 - 6 - 2。

表 22 - 6 - 2　咽喉结核主要误诊疾病

误诊疾病	误诊例次	百分比（%）	误诊疾病	误诊例次	百分比（%）
咽喉炎	458	42.29	咽喉溃疡	14	1.29
喉癌	195	18.01	鼻咽癌	8	0.74
会厌炎	150	13.85	声带白斑	5	0.46
声带息肉	130	12.00	咽喉真菌感染	4	0.37
喉肿瘤	58	5.36	鼻咽肿物	3	0.28
扁桃体炎	18	1.66	喉肉芽肿	3	0.28
会厌溃疡	14	1.29			

3. 医院级别　本次纳入统计的 1 216 例鼻咽喉结核误诊 1 277 例次，其中误诊发生在三级医院 844 例次（66.09%），二级医院 366 例次（28.66%），一级医院 60 例次（4.70%），其他医疗机构 7 例次（0.55%）。

4. 确诊手段　本次纳入的 1 216 例鼻咽喉结核中，共 1 109 例（91.20%）经病理检查确诊，65 例（5.34%）经细胞学检查确诊。具体确诊方法见表 22 - 6 - 3。

表 22 - 6 - 3　鼻咽喉结核确诊手段

检查项目/确诊手段	例　数	百分比(%)	检查项目/确诊手段	例　数	百分比(%)
病理学诊断	1 109	91.20	细胞学诊断	65	5.34
未明确具体方法	340	27.96	分泌物排泄物脱落细胞检查	51	4.19
手术病检	33	2.71	实验室特异性生化免疫学检查	14	1.15
内镜下活检	736	60.53	临床诊断	42	3.45
			根据症状体征及辅助检查	25	2.06
			临床实验性治疗后确诊	17	1.40

5. 误诊后果　按照误诊数据库对误诊后果的分级评价标准,本次纳入的 190 例鼻咽结核均造成Ⅲ级后果,未因误诊误治造成不良后果。1 026 例咽喉结核误诊病例中,1 023 例文献描述了误诊与疾病转归的关联,3 例预后不明确或疾病转归与误诊关联不明确。按照误诊数据库对误诊后果的分级评价标准,可统计误诊后果的病例中,99.51%(1 018/1 023)的患者为Ⅲ级后果,未因误诊误治造成不良后果,0.39%(4/1 023)的患者造成Ⅱ级后果,即手术扩大化或不必要的手术;仅0.10%(1/1 023)的患者造成Ⅰ级后果,为死亡。

四、误诊原因分析

依据本次纳入的 95 篇文献提供的鼻咽喉结核误诊原因出现频次,经计算机统计归纳为 10 项,其中以经验不足而缺乏对本病认识、未选择特异性检查项目为主(见表 22 - 6 - 4)。

表 22 - 6 - 4　鼻咽喉结核误诊原因

误诊原因	频　次	百分率(%)	误诊原因	频　次	百分率(%)
经验不足,缺乏对该病的认识	71	74.74	病理组织取材不到位	4	4.21
未选择特异性检查项目	57	60.00	病理诊断错误	3	3.16
问诊及体格检查不细致	47	49.47	药物作用的影响	2	2.11
缺乏特异性症状体征	38	40.00	患者主述或代述病史不确切	1	1.05
诊断思维方法有误	19	20.00	多种疾病并存	1	1.05
过分依赖或迷信辅助检查结果	7	7.37	医院缺乏特异性检查设备	1	1.05

1. 经验不足,缺乏对该病的认识　鼻咽喉结核相对少见,早期症状隐匿,局部表现多样,缺乏典型征象,全身中毒症状发生率较低,症状体征与鼻咽喉部的非特异性炎症、常见肿瘤等症状相似,很多医师尤其基层医师或临床工作资历较浅的年轻医师缺乏诊治该病的经验。而且鼻咽喉结核确诊后大都转诊至当地指定传染病医院治疗,更使综合医院的耳鼻咽喉科或五官科医师缺少对此病的进一步认知。此外,部分喉结核患者以咳嗽、咳痰为首发或主要症状,先就诊于内科或呼吸科,耳鼻咽喉科医师对继发的喉结核很难从病史中获取相关信息。这些都导致耳鼻咽喉科医师很难积累本病的临床经验,缺乏对疾病特点的全面认识,从而导致误诊。

2. 未选择特异性检查项目　此为本病误诊的居第二位的原因。鼻咽喉结核的确诊主要依靠分泌物涂片染色、结核菌素试验、PCR 及活体组织检查,因此抗酸杆菌检查是确诊的基石。但本研究显示,鼻咽癌占鼻咽结核误诊疾病的 80.37%,而咽喉炎、喉癌、会厌炎、声带息肉也居咽喉结核误诊疾病前几位,说明临床医师对鼻咽喉结核患者多选择了电子鼻咽镜、纤维喉镜、鼻咽喉 CT 或MRI 以及颈部淋巴结超声、血生化等检查手段,而恰恰忽略了针对结核杆菌的特异性检查。经过上述检查后,往往在内窥镜下发现黏膜局部炎症,并按非特异性炎症给予糖皮质激素、氨基甙类药物、喹诺酮类药物经验性治疗,使得症状暂时好转,又给临床医师造成治疗有效的假象,导致进一步延误诊断。在本组资料中,延误诊断时间最长达 2 年之久。

3. 缺乏特异性体征　随着抗结核药物的广泛应用及结核病的控制、新生儿卡介苗注射,我国居民营养状况的不断改善,患者具有一定的抗菌能力,同时结核杆菌耐药菌产生等,现阶段鼻咽喉结核大多作为原发病灶发病,鼻咽结核主要以颈部淋巴结肿大为表现,咽喉结核主要以声音嘶哑、喉咽疼痛、干燥异物感等为表现,而发生部位由喉后部多变为声带、室带、喉室、会厌、杓间区,而低热、盗汗、消瘦等全身症状不明显,并且渐呈高龄化倾向。总体来说,鼻咽喉结核早期隐匿和临床表现多样化,以往强调依靠典型症状及体征来诊断咽喉结核的方法已不适用,更造成诊断困难。

4. 问诊及体格检查不细致　鼻咽喉结核是一种慢性和缓发的传染病,一年四季都可以发病,专科症状表现相对较突出,且体征与常见病多发病类似,老年结核患者常同时罹患多种疾病,临床症状复杂多样,典型结核中毒症状较弱或无,而有的患者只有慢性咳嗽及夜间盗汗等结核症状,往往未能考虑结核病可能,需仔细问诊才能获悉。如果问诊和专科检查不细致,也是导致误诊的重要原因之一。

5. 其他误诊原因　临床诊断思维优先考虑常见病、多发病,鼻咽喉结核等特异性感染常被忽略。此外,过分依赖或迷信辅助检查结果也是不可忽视的误诊原因,比如结核菌素阳性率低,红细胞沉降率升高达 40％,一次痰涂片未找到抗酸杆菌,这可能是由于患者早期曾使用糖皮质激素,干扰了机体免疫反应,使相关病原学检查阳性率减低。有时患者呼吸道症状不明显和留痰方式不正确等原因也影响痰检阳性率;患者主诉或家属代述病史不确切、病理组织取材不到位或诊断错误,也是导致误诊的原因。此外,不同级别的医院延误诊断率存在差别,同时综合医院的级别越低,延误诊断率越高,原因可能是综合医院的医师对结核病的有关知识相对薄弱,对喉结核的发现不够重视,各临床专科之间的工作协同度不高。部分老年患者受家庭经济条件所限,不能及时就诊,即使就诊后因经济原因不愿配合医师做相关检查,医院缺乏特异性检查设备等原因造成的误诊在临床中亦可出现,究其原因亦与对本病认识不足、问诊和体格检查不仔细有关。

五、防范误诊措施

1. 提高医护人员对鼻咽喉结核的认识　近年来结核病的发病率呈上升趋势,而防结核知识普及不够,患者对鼻咽喉结核缺乏认识而延迟就诊。因此,开展结核病防治知识宣传可提高可疑结核患者就诊的自觉性,降低结核患者的就诊延误;同时帮助各级医院的耳鼻咽喉科医师,尤其是年轻医师了解鼻咽喉结核近年来发展趋势,加强科室之间的交流合作及继续教育,让临床医师能够更多渠道地扩大自己的知识面。对经常规抗感染治疗后症状未缓解或加重者,除考虑肿瘤外,还需想到结核等特异性感染可能,应尽早行活体组织病理检查,此为减少和避免本病误诊最重要的一点。

2. 重视病史询问和仔细体格检查　由于结核杆菌变异,患者全身症状多不明显,局部结核症状隐匿,临床表现多不典型,较易误诊漏诊,这就要求医务人员在诊疗过程中,全面采集病史,认真仔细查体,并做必要的相关检查,以明确诊断。以颈部淋巴结增大、鼻咽或涕中带血、咽痛、声嘶为主诉就诊的患者,经抗生素、激素治疗无缓解,甚至加重,在除外恶性肿瘤后,应考虑喉部结核的可能,应明确患者全身情况,是否患有活动性肺结核,有无低热、盗汗、消瘦等症状,针对病变性专科的检查,包括间接喉镜、纤维喉镜检查,了解鼻腔、鼻窦、鼻咽部、喉部、声带情况,尽早行结核杆菌相关检测以确诊。黄郁林研究认为喉结核发病有明显的群体分布倾向,多数为城市中的外来务工者,其次为农民,这类人群对小病多不予重视,不愿花钱检查,直至迁延不愈数月或症状加重,才考虑医治。外来民工集体生活,生活条件、营养状况较差,卫生环境不佳,人体抵抗力低下,容易导致结核病感染和流行,遇到此类人群出现上述症状的患者应高度怀疑结核的可能。

3. 注意与其他疾病的鉴别诊断　鼻咽结核误诊的疾病中最常见的为鼻咽癌、鼻咽炎、鼻炎、喉炎、咽喉炎、喉癌、会厌炎、声带息肉以及喉肿瘤,因此临床上本病常需要与鼻咽喉部常见的慢性非特异性炎症和常见肿瘤相鉴别。鼻咽结核作为咽部结合的常发部位,患者可有鼻塞、流涕、听力下降等症状,常表现为黏膜糜烂或肉芽形成,易误诊为鼻咽癌,病理检查可确诊。喉结核早期临床表现不典型,可有局部烧灼、干燥等不适感,渐进行性声音嘶哑,常伴喉痛,病变广泛者可因增生和水肿引起呼吸困难。局部检查可见黏膜苍白、水肿、虫噬样溃疡,溃疡底部可有肉芽增生,会厌溃烂者可因吞咽剧烈疼痛致进食困难,常被误诊为喉肿瘤,活检病理检查是重要鉴别手段。此外,鼻咽喉结核作为最常见的肺外结核,确诊后需进一步寻找原发病灶。

4. 选择针对性的医技检查手段　合理选择医技检查手段是减少误诊误治、确立诊断的根本措施。对鼻咽部增殖样变,如结节或肉芽肿样隆起,息肉样变,肉芽颗粒或腺样体残留,溃疡样变或鼠咬样变,溃疡浅表边缘不整齐,表面覆以黄色分泌物,仅鼻咽黏膜粗糙;凡是间接喉镜或电子喉镜检查发现喉部肿块患者,无论表现为菜花状新生物、溃疡或糜烂,鉴别诊断中均应考虑到鼻咽喉结核,需常规行胸片、PPD 皮试、血沉、痰培养、结核菌素试验、VCA - IgA 等检查进行初筛,尽早行电子喉镜下活组织病检。取材时应从不同的部位进行,并去除坏死组织,才能提高活检病理阳性率。

5. 必要时行诊断性治疗　对高度怀疑鼻咽喉结核患者,并经上述检查暂时未取得结核诊断客观证据者,可进行试验性抗结核治疗。对伴有活动性肺结核患者,即使病变活检为阴性,在排除肿瘤后,可在密切观察下试行诊断性抗结核治疗,定期随访或再次活检病理。

（李晓雨　李进让）

第七节　鼻腔异物

一、概述

鼻腔异物是指鼻腔内存在外来的物质,大致可分为三大类:非生物类异物,如玩具、纽扣、电池、纸卷等;植物类异物,如果壳、花生、豆类、果核等;动物类异物,如昆虫、蛔虫、蛆、毛滴虫、水蛭等。临床以非生物类异物及植物类异物多见,而且以小儿患者多见。

异物进入鼻腔和鼻窦的方式有以下几种:儿童玩耍时自己或他人将豆类、果核、纸卷、塑料玩物等塞入鼻孔内又难以自行取出;在山区、水田等地作业,水蛭、蜱等昆虫可爬入野浴或露宿者的鼻内;工矿爆破、器物失控飞出、枪弹误伤等使石块、木块、金属片、弹丸经面部进入鼻窦、眼眶及翼腭窝等处。

鼻腔异物的临床表现多为患侧鼻腔流黏脓涕、涕中带血和鼻塞症状,呼出气有臭味。专科检查可见患侧鼻腔内有大量脓性分泌物或脓血性分泌物,鼻腔黏膜红肿、糜烂,有渗血或有肉芽生长,用吸吮器将分泌物吸净后可见异物,其表面常附着污秽色脓液,恶臭味。如异物存留鼻腔时日已久,异物表现将有钙盐沉着,触之有粗糙感,有时形成鼻石。如为面部外伤性异物,除有外伤表现外,随异物大小、性质、滞留时间和所在位置症状有所不同。

二、诊断标准

鼻腔异物的诊断通常依靠前鼻镜、鼻内窥镜及 X 线摄片检查,必要行鼻窦 CT 检查,多可明确异物的部位及大小。

三、误诊文献研究

1. 文献来源及误诊率　2004—2013 年发表在中文医学期刊并经遴选收录误诊疾病数据库的鼻腔异物的误诊文献共 38 篇,总误诊例数为 249 例。其中可计算误诊率的文献 2 篇,误诊率 16.33%。

2. 误诊范围　本次纳入的 249 例鼻腔异物误诊为 20 种疾病 259 例次,其中位于前三位的误诊疾病是鼻-鼻窦炎、鼻炎、上呼吸道感染。因鼻腔异物阻塞可引起鼻阻、流脓涕、涕中带血等症状,如病史不清,检查不仔细,主要容易与鼻-鼻窦炎、鼻炎等疾病相混淆,约 70% 的患者误诊为鼻-鼻窦炎和鼻炎。少见的误诊疾病有咽炎、鼻甲肥大、鼻结石、鼻溃疡、鼻窦肿物、鼻咽血管瘤、上颌骨良性肿瘤、分泌性中耳炎,3 例仅作出鼻腔肿物性质待查诊断。主要误诊疾病见表 22-7-1。

表 22-7-1　鼻腔异物主要误诊疾病

误诊疾病	误诊例次	百分比(%)	误诊疾病	误诊例次	百分比(%)
鼻-鼻窦炎	106	40.93	鼻前庭炎	3	1.16
鼻炎	74	28.57	肺炎	2	0.77
上呼吸道感染	46	17.76	软组织感染	2	0.77
鼻息肉	4	1.54	鼻恶性肿瘤	2	0.77
鼻出血	4	1.54	支气管炎	2	0.77
鼻挫伤	3	1.16			

3. 确诊手段　本次纳入的 249 例鼻腔异物中,111 例(44.58%)经肉眼所见确诊,114 例(45.78%)经内镜下确诊,24 例(9.64%)经手术所见确诊。

4. 误诊后果　鼻腔异物因为多局限在鼻腔本身,病程多较短,且异物多无腐蚀性,故延误治疗多无明显严重不良。按照误诊数据库对误诊后果的分级评价标准,本次纳入的 249 例鼻腔异物中,99.20%(247/249)的患者为Ⅲ级后果,未因误诊误治造成不良后果,0.80%(2/249)的患者造成Ⅱ级后果,因误诊误治导致病情迁延或不良后果。

四、误诊原因分析

38 篇文献提供的鼻腔异物误诊原因共 10 项,主要与问诊及体格检查不细致、经验不足和未采用针对性检查措施有关,误诊原因见表 22-7-2。

表 22-7-2　鼻腔异物误诊原因

误诊原因	频次	百分率(%)	误诊原因	频次	百分率(%)
问诊及体格检查不细致	30	78.95	过分依赖或迷信辅助检查结果	7	18.42
经验不足,缺乏对该病的认识	23	60.53	并发症掩盖了原发病	1	2.63
未选择特异性检查项目	15	39.47	患者故意隐瞒病情	1	2.63
患者主诉或代述病史不确切	11	28.95	患者或家属不配合检查	1	2.63
诊断思维方法有误	8	21.05	多种疾病并存	1	2.63

1. 问诊及体格检查不细致　从误诊疾病谱看,鼻腔异物多误诊为鼻腔感染性疾病和呼吸道感染性疾病,说明误诊一方面来自耳鼻咽喉科专科医师,一方面来自呼吸科或儿科医师。鼻腔异物多见于 2~5 岁儿童。由于患儿害怕、痛苦不明显、遗忘等原因,往往医师不能得到明确的误入史。耳鼻咽喉科医师工作不细心,认为鼻塞、流涕等症状就是鼻炎、鼻-鼻窦炎症状,不仔细询问发病前

的相关病史,不认真检查鼻腔,或鼻腔深部异物或异物被脓性物遮挡,加上患儿不容易配合检查,而导致漏诊,满足于异物继发的鼻腔鼻窦感染。

2. 经验不足,缺乏对该病的认识　本次收集的鼻腔异物误诊病例中,约20％的患者误诊发生在呼吸内科或儿科,由于异物滞留时间过长,可能继发呼吸道感染,患儿因此就诊于呼吸科或儿科。由于现代医学分科越来越细,许多医师对本专科的疾病有较为深入的了解,对相关专科疾病不甚了解,缺乏对本病的认识,对病史、症状、体征很少围绕相关专科疾病去调查了解,故而造成误诊。

3. 未选择特异性检查项目　鼻腔异物的诊断通常依靠前鼻镜、鼻内窥镜及X线摄片检查,但有时上述常规检查较难发现异物,需要行鼻窦CT检查。如满足于常规鼻镜和X线片检查结果,未结合病史进一步选择更有诊断价值的检查,则导致误诊漏诊。本次文献分析中,2例成人患者因为拔牙后残留牙根落入上颌窦,造成出现长期单侧鼻-鼻窦炎症状,仅作出鼻-鼻窦炎诊断,未及时选择鼻腔CT检查,而导致漏诊。

五、防范误诊措施

从文中所列的误诊后果统计中我们可以看出,绝大部分鼻腔异物患者发生误诊后,未造成严重不良后果。但有1例因延误诊治发生鼻中隔穿孔,虽然仅占0.47％,但无疑给患者带来很大痛苦。因此,如何防范鼻腔异物的误诊,我们结合临床经验,总结如下几项:

1. 详细询问病史对确立诊断至关重要　仔细询问病程、主要临床症状、就医经过,对一侧鼻阻塞、流恶臭脓血涕者应想到鼻腔异物的可能,做详细的鼻腔检查以防漏诊。鼻腔异物多为单侧,故鼻阻、流涕、鼻出血等症状往往只发生于一侧,儿童患者即使无明确的异物吸入病史,也要想到有鼻腔异物的可能,此时主动向家长询问患儿有无发病前独自玩耍玩具等小型异物史,成人患者询问有无义齿、义齿是否不明原因遗失等,往往能得到明确的诊断信息。即使患儿或家属否认相关病史,至少说明医师考虑到了鼻腔异物可能性,门诊病历或病历中一定要加以记录,这也是对医师自身的保护。

2. 进行详尽的鼻腔检查　如在检查时发现鼻腔、鼻道内有大量分泌物时,应及时清理干净,仔细观察局部情况,有助于发现异物。高敏报告1例18岁患者,左侧鼻腔长期鼻阻、流涕,行鼻内窥镜检查时吸出鼻道脓性分泌物后,发现棕色异物,怀疑为患者5年前行上颌窦穿刺时遗留的棉絮。如当时检查时看到脓性分泌物后就简单诊断为鼻炎或鼻-鼻窦炎,就会造成误诊。

3. 及时选择鼻内镜或鼻窦CT检查　如患儿不配合检查,对于鼻阻、流涕等症状可采用保守治疗,但需与患儿家属充分沟通,嘱其如治疗无效,应及时复诊,进行鼻内窥镜、X线检查或鼻窦CT检查,以排除鼻腔异物可能,也有助于明确病变范围,制定合理的治疗计划。

对于能配合的患者,鼻内窥镜可作为常规检查,全面了解整个鼻腔情况,有助于减少误诊。鼻咽部鱼刺和下鼻道后部异物只能在鼻内窥镜下才能发现,需内窥镜下仔细检查。对于以单侧鼻腔症状就诊者,如前鼻镜等常规检查未发现明显鼻息肉等鼻腔肿物,保守治疗效果差,应及时行鼻窦CT等检查,可发现牙齿、金属等异物,及时确诊并取出异物,避免严重并发症发生。

4. 加强异物防范的卫生宣教　大力开展鼻腔异物和支气管异物的科普宣教,是减少鼻腔异物发生和提供准确病史的关键。要让婴幼儿家长知晓鼻腔异物虽然不像喉气管、支气管异物危险,但后果亦严重,不仅出现鼻塞、流脓涕、鼻出血,亦可引发鼻-鼻窦炎、鼻中隔穿孔或视力障碍等严重后果。因此,必须对婴幼儿加强关照,尽量购买不容易吸入或塞入鼻腔的玩具,避免儿童单独玩耍;也教育儿童切勿把食物、玩具、瓜皮果壳等塞入鼻腔。家长一旦发现有玩具、坚果等吸入或塞入鼻腔的情形,应及时送患儿到医院就诊。

(陈　曦　李进让)

第八节　茎突综合征

一、概述

茎突综合征(styloid process syndrome)是因茎突过长或其方位、形态异常刺激邻近血管神经而引起的咽部异物感、咽痛或反射性耳痛、头颈部痛和涎液增多等症状的总称,常见于成年人。该综合征由 Eagle 于 1937 年最早报道,也称 Eagle 综合征。

人类茎突由胚胎第二鳃弓的舌骨弓软骨即 Reichert 软骨发育而来,该软骨前下基部发育成舌骨,此基部的两端,各有一条软骨链与每侧颞骨相连,软骨链分 4 段,鼓舌段出生前即开始骨化,1 岁左右发展成茎突根部,并与颞骨的乳突、鼓骨、岩骨之间的骨质融合;茎舌段出生后才开始骨化,以后逐渐发展成为茎突体部;角舌段出生后成为茎突舌骨韧带;下舌段发展为舌骨小角。茎突根部和体部融合为茎突,其尖端可沿茎突舌骨韧带骨化而延长成过长的茎突。茎突的方向是向前、向内、向下,其尖端位于颈内、外动脉之间,接近颈外动脉终末分叉处。舌咽神经则在茎突咽肌下方,并与茎突直接相邻。茎突有茎突咽肌、茎突舌骨肌和茎突舌肌附着,茎突舌骨韧带起源于茎突尖端,向前下附着于舌骨小角的弹力纤维腱膜带。根据国内外颅骨测量的资料,正常茎突长度为 2.5 cm 左右。一般认为茎突超过 2.5 cm 则诊断为茎突过长,茎突的内倾角正常为 30°左右,大于 40°或小于 20°为茎突方位异常。但茎突过长或茎突方位异常并非都出现茎突综合征的症状。

茎突综合征病因复杂,包括以下几方面:① 茎突过长。茎突远端伸向扁桃体窝内或其附近,无论扁桃体摘除与否,均可出现咽部异物感,如压迫神经末梢,可出现咽痛等症状,过长茎突压迫或摩擦颈部动脉,影响血液循环,可引起相应区域疼痛。② 茎突方位与形态异常。部分患者茎突长度在正常范围内,但其方位与形态异常,或颈动脉部位异常使两者相抵而引起头痛等症状。③ 扁桃体炎及扁桃体术后瘢痕牵拉,也是发生茎突综合征的原因之一。④ 舌咽神经炎与茎突综合征有密切关系。

茎突综合征的确切发病率无法确定,Eagle 报告成人茎突过长只占 4%,而引起症状的只占这 4%的 4%。一般认为茎突综合征多出现在茎突软骨的骨化期间(20～40 岁)。茎突综合征起病缓慢,病史长短不一,临床症状常有扁桃体区、舌根区疼痛,多为单侧,但不剧烈,可放射到耳部或颈部,吞咽时加重。咽异物感或梗阻感较为常见,多为一侧,吞咽时更为明显。当颈动脉受到压迫或摩擦时,疼痛可从一侧下颌角向上放射到头颈部或面部。

茎突综合征以手术治疗为主。手术方法多采用经口咽扁桃体途径手术,也可行颈外径路手术截短茎突。个别患者术后症状有复发,可能为茎突截短的长度不够或术后咽部瘢痕挛缩刺激茎突残根所致。

二、诊断标准

符合茎突综合征的诊断标准为:① 成人有单侧的咽部异常感觉,或者先有单侧后有双侧的咽部异常感觉;② 扁桃体窝内或周围触及硬性隆起;③ 影像学检查显示茎突长度大于 2.5 cm,或方位、形态异常;④ 局部麻醉后症状消失者。

三、误诊文献研究

1. 文献来源及误诊率　2004—2013 年发表在中文医学期刊并经遴选纳入误诊疾病数据库的茎突

综合征的误诊文献共 14 篇,总误诊例数为 381 例。其中可计算误诊率的文献 5 篇,误诊率 82.95%。

2. 误诊范围 本次纳入的 381 例茎突综合征误诊为 17 种疾病 419 例次,其中半数左右的患者误诊为咽喉炎,少见的误诊疾病有鼻咽癌、突发性耳聋、中耳炎、肩关节周围炎、肌炎、软组织损伤,3 例次为诊断不明确。主要误诊疾病见表 22-8-1。

表 22-8-1 茎突综合征主要误诊疾病

误诊疾病	误诊例次	百分比(%)	误诊疾病	误诊例次	百分比(%)
咽喉炎	217	51.79	偏头痛	9	2.15
扁桃体炎	70	16.71	颞颌关节综合征	4	0.95
咽部异感症	46	10.98	乳突炎	4	0.95
舌咽神经痛	26	6.21	耳神经痛	3	0.72
颈椎病	16	3.82	颈动脉痛	3	0.72
三叉神经痛	10	2.39			

3. 医院级别 本次纳入统计的 381 例茎突综合征误诊 419 例次,其中误诊发生在三级医院 153 例次(36.52%),二级医院 264 例次(63.01%),一级医院 1 例次(0.24%),其他医疗机构 1 例次(0.24%)。

4. 确诊手段 本次纳入的 381 例茎突综合征中,5 例(1.31%)手术肉眼所见确诊;影像学诊断确诊 376 例(98.69%),其中未明确具体方法的有 195 例(51.18%),CT 检查 33 例(8.66%),X 线检查 148 例(38.85%)。

5. 误诊后果 按照误诊数据库对误诊后果的分级标准评价,本次纳入的 381 例茎突综合征病例均为Ⅲ级后果,发生误诊误治未造成不良后果。

四、误诊原因分析

本次 14 篇误诊文献提供的茎突综合征误诊原因共 7 项,其中经验不足而缺乏对该病的认识为最常见原因,见表 22-8-2。

表 22-8-2 茎突综合征误诊原因

误诊原因	频次	百分率(%)	误诊原因	频次	百分率(%)
经验不足,缺乏对该病的认识	14	100.00	诊断思维方法有误	3	21.43
问诊及体格检查不细致	8	57.14	多种疾病并存	1	7.14
缺乏特异性症状体征	6	42.86	影像学诊断原因	1	7.14
未选择特异性检查项目	5	35.71			

1. 经验不足而缺乏对本病的认识 茎突综合征诊断并不困难,但临床上极易误诊。究其原因,首先是茎突综合征的发病率为 0.16%,远远低于慢性咽炎、慢性扁桃体炎的发病率,非耳鼻咽喉科医师及基层医院医师对本病缺乏认识,诊断思路狭窄,常致误诊。由于茎突综合征的临床表现无特异性,且症状复杂多变,一个患者可有一种或数种症状,并且可有变化。茎突综合征的症状可表现为咽痛、咽异物感、下颌角痛、颈痛、头痛、眩晕、耳鸣和耳聋等。由于茎突综合征是耳鼻喉科专业疾病,对于以其他症状就诊于其他科室的患者,接诊医师对本病更缺乏认识,往往以本专业疾病进行诊治。

2. 问诊及体格检查不细致 当遇到咽痛、咽异物感、下颌角痛、颈痛、头痛、眩晕、耳鸣和耳聋为主诉者,如果接诊医师有茎突综合征的认识,就可能做扁桃体窝指诊来发现诊断线索,如扁桃窝内或周围触及硬性隆起则多提示茎突综合征。但临床医师往往满足于咽喉炎、咽部易感症等诊断，问诊查体不细致，忽略扁桃体窝指诊。部分患者同时患有咽炎、扁桃体炎与茎突综合征，多种疾病同时存在，也增加了鉴别诊断的难度，就诊时医师诊断了咽炎或扁桃体炎，就不再考虑其他病因，从而忽略了茎突的检查。

3. 缺乏特异性症状体征　茎突综合征缺乏特异性症状，而咽喉炎、扁桃体炎是咽部常见疾病，因此对于一个以咽痛、咽部异物感就诊的患者，耳鼻喉科医师尤其是经验不足或缺乏责任心的医师容易草率地诊断为上述疾病，而忽略茎突异常。

4. 未选择特异性检查项目　X线片虽可显示茎突长度过长和方位，但由于茎突所处位置，周围组织影复杂，即使应用数码技术，普通茎突X线片显示仍不够理想。螺旋CT扫描三维重建技术的应用，可清楚显示茎突的长度和方位。但由于认识不到茎突综合征的诊断要点，仅选择普通茎突X线片，造成相当部分患者的漏诊。

五、防范误诊措施

1. 提高各相关专科医师对茎突综合征的认识　耳鼻喉科医师以及口腔科、内科、骨科其他相关专业医师均应提高对茎突综合征的认识，尤其是了解该病的发病原因和典型表现。茎突综合征病因包括：茎突过长，茎突远端伸向扁桃体窝内或其附近，无论扁桃体摘除与否，均可出现咽部异物感，如压迫神经末梢，可出现咽痛等症状，过长茎突压迫或摩擦颈部动脉，影响血液循环，可引起相应区域疼痛；茎突方位与形态异常，部分患者茎突长度在正常范围内，但其方位与形态异常，或颈动脉部位异常使两者相抵而引起头痛等症状；扁桃体炎及扁桃体术后瘢痕牵拉，也是发生茎突综合征的原因之一；舌咽神经炎与茎突综合征有密切关系。

茎突综合征的临床症状常常不具有特异性，但具有以下表现时应考虑该疾病：起病缓慢，病史长短不一，常有扁桃体区、舌根区疼痛，多为单侧，但不剧烈，可放射到耳部或颈部，吞咽时加重。咽异物感或梗阻感较为常见，多为一侧，吞咽时更为明显。当颈动脉受到压迫或摩擦时，疼痛可从一侧下颌角向上放射到头颈部或面部。

2. 重视病史询问和仔细体格检查　仔细询问病史，了解症状发生的特点以及伴随症状等。茎突综合征最常见症状有咽部或颈部一侧或双侧性刺痛、钝痛、胀痛及牵拉痛等，吞咽或深呼吸时疼痛可加重，可放射至颈部或耳部，引起牵涉性疼痛，也可伴上肢麻木、肩背疼痛。最常见的症状为咽部异物感、梗阻感、牵拉感等，吞咽时更为明显，有时在说话、转头时或夜间加重；尚可出现咽喉发痒感或紧迫感。如过长茎突压迫颈动脉时，疼痛可从一侧下颌区域向上放射。颈内动脉受刺激者，疼痛或者不适感可放射至头顶和眼区，引起耳鸣、听力障碍、头晕、头痛、眼花、眼胀等。颈外动脉受刺激者，疼痛或不适感可放射至同侧面部，引起面部麻木感或胀感。刺激迷走神经时，可引起剧烈咳嗽、咽部麻木。

相比于临床症状，扁桃体窝内或周围触及硬性隆起是茎突综合征特异性较高的体征，因此不应忽略咽部触诊。当然，如未触及扁桃体窝内或周围硬性隆起，亦不能排除茎突综合征的诊断，因为茎突过长或茎突伸展方位及形态异常均可引起茎突综合征，需要结合X线茎突片或CT检查。

3. 选择特异性检查方法　螺旋CT扫描三维重建技术的应用，可清楚显示茎突的长度和方位。部分病例茎突方位改变，需经螺旋CT三维重建清楚显示茎突在三维空间的全貌，从而准确地测量其长度和角度，方能确诊。螺旋CT容积扫描后，在感兴趣区进行容积重建成像可清晰显示茎突的三维结构，进行多角度观察能够清晰显现茎突长度、角度以及与邻近结构的关系，还能准确测量茎突从根部中点到尖端的距离、内倾角及前倾角。

（王嘉森　李进让）

参考文献

［1］Brighding CE，Ward B，Goh KL，et al．Eosinophilic bronchitis is important cause of chronic cough［J］．Am J Respir Crit Care Med，1999，160(2)：406－410．

［2］De Stefano A，Dispenza F，Suarez H，et al．A multicenter observational study on the role of comorbidities in the recurrent episodes of benign paroxysmal positional vertigo［J］．Auris Nasus Larynx，2014，41(1)：31－36．

［3］Epley JM．Thecanalith repositioning procedure：for treatment of benign paroxysmal positional vertigo［J］．Otolaryngol Head Neck Surg，1992，107(3)：399－404．

［4］Hsu WL，Chen JY，Chien YC，et al．Independent effect of EBV and cigarette smoking on nasopharyngeal carcinoma：a 20-year follow-up study on 9,622 males without family history in Taiwan［J］．Cancer Epidemiol Biomarkers Prev，2009，18(4)：1218－1226．

［5］Irwin RS，Boulet LP，Cloutier MM，et al．Managing cough as a defense mechanism and as a symptom．A consensus panel report of the American College of Chest Physicians［J］．Chest，1998，114(Suppl 2)：S133－S181．

［6］Irwin RS，Curley FJ，French CL．Chronic cough．The spectrumandfrequency of causes，key components of the diagnostic evaluation，and outcome of specific therapy［J］．Am Rev Respir Dis，1990，141(3)：640－647．

［7］King AD，Vlantis AC，Tsang RK，et al．Magnetic resonance imaging for the detection of nasopharyngeal carcinoma［J］．Am J Neuroradiol，2006，27(6)：1288－1291．

［8］Lempert T，Tiel-Wilck K．A positional maneuver for treatment of horizontal-canal benign positional vertigo［J］．Laryngoscope，1996，106(4)：47－6478．

［9］Murtagh RD，Caracciolo JT，Fernandez G．CT findings associated with Eagle syndrome［J］．Am J Neuroradiol，2001，22(7)：1401－1402．

［10］Palombini BC，Villanova CA，Araujo E，et al．A pathogenic triad inchronic cough：asthma，postnasal drip syndrome，andgastroesophageal reflux disease［J］．Chest，1999，116(2)：279－284．

［11］Pratter MR．Overview of common causes of chronic cough：ACCP evidence-based clinical practice guidelines［J］．Chest，2006，129(Suppl1)：S59－S62．

［12］Schuknecht HF．Cupulolithiasis［J］．Arch Otolaryngol，1969，90(6)：765－778．

［13］Wald ER，Rohn DD，Chiponis DM，et al．Quantitativ cultures of middle-ear fluid in acute otitis media［J］．J Pediatr，1983，102(2)：259－261．

［14］陈素萍．上颌窦自体牙片异物误诊1例分析［J］．中国误诊学杂志，2008，8(11)：27－31．

［15］崔利坤．以慢性咳嗽为主要表现的误诊病例［J］．临床荟萃，2006，21(19)：1371．

［16］崔明姬．鼻后滴流综合征引起儿童慢性咳嗽的误诊分析［J］．临床和实验医学杂志，2006，5(9)：1368－1369．

［17］董淑霞，卫元峡，金海江，等．茎突综合征临床误诊分析［J］．中国耳鼻咽喉头颈外科，2013，20(12)：632－644．

［18］高敏．医源性鼻腔异物一例误诊［J］．临床误诊误治，2008，21(12)：81．

［19］戈长征，张定富，陈亚君．鼻咽癌125例误诊原因分析［J］．临床误诊误治，2012，25(8)：55－57．

［20］宫希军，刘斌，余永强，等．64层螺旋CT对成人茎突的测量及临床意义［J］．中国医学影像技术，2007，23(9)：1309－1312．

［21］何猛．儿童鼻腔异物43例临床特点及误诊分析［J］．临床误诊误治，2008，21(7)：60．

［22］黄选兆，汪吉宝，孔维佳．实用耳鼻咽喉头颈外科学［M］．2版．北京：人民卫生出版社，2013：342．

［23］黄郁林，梁健刚．喉结核25例临床分析［J］．基层医学论坛，2009，13(19)：592－594．

［24］冀永进，马敏，赵海亮，等．分泌性中耳炎误诊漏诊原因分析［J］．中华耳科学杂志，2004，2(4)：263－265．

［25］焦胜敏．蝶窦脓肿误诊为青光眼1例分析［J］．中国误诊学杂志，2009，9(19)：4668－4669．

［26］孔德军，付波，王敏，等．鼻咽癌324例延误诊断原因分析［J］．华西医学，2009，24(9)：2248－2251．

[27] 孔维佳,黄选兆,汪吉宝.实用耳鼻咽喉头颈外科学[M].2 版.北京:人民卫生出版社,2007.

[28] 孔维佳.耳鼻咽喉头颈外科学[M].2 版.北京:人民卫生出版社,2013:1173-1176.

[29] 邝贺龄,胡品津.内科疾病鉴别诊断学[M].5 版.北京:人民卫生出版社,2006:941.

[30] 赖克方,陈如冲,刘春丽,等.不明原因慢性咳嗽的病因分布及诊断程序的建立[J].中华结核和呼吸杂志,2006,29(2):96-99.

[31] 李成文,崔淑军.儿童鼻窦炎 49 例误诊[J].临床误诊误治,2006,19(9):34.

[32] 李进让,陈曦,孙建军,等.茎突综合征[J].中国耳鼻咽喉头颈外科,2005,12(7):465-466.

[33] 李进让,李厚恩.良性阵发性位置性眩晕的手法复位治疗[J].中国耳鼻咽喉头颈外科,2007,14(10):619-620.

[34] 李龙巧.鼻咽部异物误诊为咽炎一例[J].临床误诊误治,2010,23(4):377,封 3.

[35] 林庆强,陈缪安,蔡志良,等.喉结核诊疗分析 36 例[J].山东大学耳鼻喉眼学报,2012,26(1):48-49.

[36] 刘猛,何晓年,何丽华,等.鼻腔异物导致鼻中隔穿孔误诊 1 例[J].临床耳鼻咽喉科杂志,2006,20(5):203.

[37] 马洪明,朱礼星,赖克方,等.不明原因慢性咳嗽的诊断探讨[J].中华结核和呼吸杂志,2003,26(11):675-678.

[38] 莫晓冬,马鑫,余力生,等.良性阵发性位置性眩晕相关发病因素研究进展[J].听力学及言语疾病杂志,2009,17(6):536-539.

[39] 倪道凤.婴幼儿中耳炎的诊断和治疗[J].临床耳鼻咽喉科杂志,2005,19(13):577-579.

[40] 牛秀芝.鼻窦炎与病毒性脑炎关系探讨[J].现代中西医结合杂志,2004,13(4):477-478.

[41] 庞玺惠,余志能,杨红庆,等.后鼻滴漏综合征误诊慢性支气管炎 15 例临床分析[J].新疆医科大学学报,2006,29(8):753.

[42] 亓放,倪道凤,徐春晓,等.孤立性蝶窦炎的神经系统表现[J].中华医学杂志,2001,81(16):988-990.

[43] 屈媛怡,单希征,赵龙珠,等.喉结核误诊 2 例分析[J].中国误诊学杂志,2012,12(4):844.

[44] 唐曦,胡娅,徐炎华,等.磁共振灌注成像在鼻咽癌活检中的临床应用及诊断 T 分期的价值[J].中华临床医师杂志:电子版,2011,5(13):3751-3755.

[45] 王明礼.临床头面痛学[M].北京:中国医药科技出版社,1999:461.

[46] 王永生,杨倩婷.鼻腔咽喉结核 31 例临床分析[J].临床医学,2012,32(6):100-101.

[47] 王志虹,林江涛,李勇,等.慢性咳嗽的病因诊断及治疗效果[J].中国医学科学院学报,2007,29(5):665-668.

[48] 魏峰,魏嘉勋.小儿鼻腔异物误诊 38 例分析[J].中国误诊学杂志,2010,10(24):5931.

[49] 徐珏,杨卫华.小儿鼻窦炎 17 例误诊分析[J].现代中西医结合杂志,2005,14(23):31-40.

[50] 徐婷,张欣,王行炜,等.21 例老年性喉结核的临床分析[J].中国现代医学杂志,2010,20(6):903-905.

[51] 薛柯凡,张伟,杨勇,等.儿童分泌性中耳炎病因分析及治疗效果探讨[J].中国误诊学杂志,2002,2(3):393-394.

[52] 薛如冰,黄春雷,何黔黔,等.儿童上气道咳嗽综合征误诊 1 例[J].中华临床免疫和变态反应杂志,2012,6(1):64-66.

[53] 杨宝琦.耳鼻咽喉科学新进展[M].天津:天津科学技术出版社,2000:144-151.

[54] 杨胜国,李树艳.小儿鼻窦炎误诊 15 例分析[J].中国误诊学杂志,2008,8(24):5918.

[55] 余亚明,杨发斌,和变枝,等.急慢性鼻窦炎误诊 586 例临床分析[J].临床医学,2006,26(9):87-88.

[56] 俞忠魁,吴承惠.30 例喉结核误诊原因分析[J].中外医学研究,2011,9(14):141-142.

[57] 翟军印,俞丹洋,尚玉堂,等.鼻腔异物误诊 1 例报告[J].西南国防医药,2005,15(4):441.

[58] 翟淑丽.喉结核患者延误诊断分析[J].医药论坛杂志,2012,33(11):49-50.

[59] 张庆泉.茎突异常与茎突综合征的关系[J].山东大学耳鼻喉眼学报,2014,28(6):13.

[60] 张树胜,郭小红.喉结核 13 例临床分析[J].中国临床研究,2011,24(3):封 3.

[61] 中华耳鼻咽喉头颈外科杂志编辑委员会,中华医学会耳鼻咽喉科学分会.良性阵发性位置性眩晕的诊断

依据和疗效评估(2006 年,贵阳)[J].中华耳鼻咽喉头颈外科杂志,2007,42(3):163-164.

[62] 中华耳鼻咽喉头颈外科杂志编辑委员会鼻科组,中华医学会耳鼻咽喉头颈外科学分会鼻科学组.慢性鼻鼻窦炎诊断和治疗指南(2012 年,昆明)[J].中华耳鼻咽喉头颈外科杂志,2013,48(2):92-94.

[63] 中华医学会儿科学分会呼吸学组,中华儿科杂志编辑委员会.儿童慢性咳嗽诊断与治疗指南(试行)[J].中华儿科杂志,2008,46(2):104-107.

[64] 中华医学会呼吸病学分会哮喘学组.咳嗽的诊断与治疗指南(2009 版)[J].中华结核和呼吸杂志,2009,32(6):407-413.

[65] 周岩.上颌窦自体牙根异物误诊 1 例[J].中国冶金工业医学杂志,2007,24(6):760.

第二十三章
眼科疾病

第一节 急性闭角型青光眼

一、概述

1. 流行特点　急性闭角型青光眼(acute angle-closure glaucoma)是一种眼压急剧升高并伴有相应症状和眼前段组织病理改变为特征的眼病,主要表现为:视力极度下降,伴剧烈眼痛,剧烈头痛,眼眶胀痛,恶心,呕吐。本病为眼科常见疾病,多见于50岁以上的老年人,女性多见,男女发病率之比约为1:2。

2. 发病因素　目前其病因尚未充分明了,但是比较公认的病因是眼球局部的解剖结构存在异常,主要包括角膜小、眼轴短、前房浅、房角窄等,若伴随年龄老化,晶状体增厚,则前房更加狭窄。此时,如遇到某些诱发因素,如情绪紧张、激动、长时间黑暗环境中停留、使用抗胆碱药物等,则造成瞳孔散大,虹膜根部松弛,瞳孔阻滞加剧,周边虹膜根部与小梁网相贴,房水排出受阻,眼压升高,形成急性发作。

3. 临床表现　本病临床表现根据疾病发展过程分为六期:

(1) 临床前期:无任何症状,但需要治疗。包括以下两种情况:一眼曾有急性发作史,另一眼无急性发作、但具有浅前房和窄房角的特点,有发作的可能者;有急性原发性闭角型青光眼家族史,前房浅,房角窄,无发作史,但激发试验阳性者。

(2) 先兆期:表现为一过性或多次的小发作,出现视力下降,虹视,轻度眼痛,并伴有同侧偏头痛、鼻根和眼眶部酸痛,轻度睫状充血,角膜稍/轻度水肿,前房稍变浅,瞳孔稍/轻度开大,眼压轻度升高。上述症状多发生于情绪波动或劳累之后,经过休息或睡眠,症状可自行缓解。也存在无前驱期而直接急性发作者。

(3) 急性发作期:表现为起病急,剧烈眼痛,视力极度下降,剧烈头痛,眼眶胀痛,恶心,呕吐。体征有睫状或混合性充血,结膜水肿,角膜水肿雾状混浊,角膜后色素性KP。前房极浅,房闪、浮游物阳性。虹膜节段性萎缩,瞳孔中重度散大,多呈竖椭圆形。晶状体前囊下可出现乳白色斑点状边界锐利的混浊,称为青光眼斑。眼压明显升高,多在50 mmHg以上。房角关闭。眼底:视盘充血,有动脉搏动,视网膜静脉扩张,偶见视盘周围、视网膜前或视网膜出血。此期因角膜水肿,眼底检查多数看不清。

(4) 间歇期:青光眼急性发作以后,经药物治疗或自然缓解,前房角重新开放,眼内压恢复正常,病情暂时缓解,称为间歇期或缓解期。

(5) 慢性期:急性期症状未全部缓解,迁延转为慢性,房角关闭过久,往往周边虹膜与小梁网发生永久性粘连。慢性期仍有轻度眼痛、眼胀、视物不清等症状。此期体征遗留虹膜萎缩、瞳孔开大、青光眼斑。房角发生广泛粘连,通常粘连范围1/2~2/3房角圆周,眼压升高。眼底见视盘逐渐出现青光眼性病理凹陷及萎缩,并有相应的青光眼性视野缺损。

(6)绝对期:眼压持续升高造成眼部组织、视神经严重损害导致视力完全丧失至无光感。因为患者已长期耐受高眼压,故自觉症状不明显,仅有轻度眼痛,但部分病例尚有明显症状。

4.治疗原则　急性闭角型青光眼原则上需要手术治疗。① 周边虹膜切除术的手术适应证:急性或慢性前房角关闭、前房角粘连闭合范围累计<180°、无视盘改变和视野损害者,可选择激光或手术方式行周边虹膜切开或切除术。② 滤过性手术的适应证:急性或慢性前房角关闭、前房角粘连闭合范围>180°、药物无法控制的眼压或视神经损伤较重者,应选择滤过性手术,推荐复合式小梁切除术。

对于房角关闭>180°但仍有部分开放区,眼压升高,行滤过手术具有严重并发症风险的患者,可采取激光周边虹膜切开术;术后眼压仍高的患者可采用药物治疗。急性发作期前房角关闭发作时,应给予局部和全身降眼压药物治疗,迅速降低眼压。若眼压无法控制或无下降趋势,可在手术前急诊进行前房穿刺术以降低眼压,或者在手术中采取必要的降低眼压措施。此外原发性急性闭角型青光眼尚无任何青光眼体征的对侧眼,存在前房角关闭的可能时,应采用激光或手术方式行预防性周边虹膜切开或切除术。如存在非瞳孔阻因素,可进行激光周边虹膜成形术。

二、临床诊断要点

本病临床诊断要点包括以下方面:患者具有发生原发性闭角型青光眼的眼部解剖特征;急性眼压升高,房角关闭;单眼发病者做对侧眼检查,发现同样具有发生原发性闭角型青光眼的眼部解剖特征;眼部检查可见上述各种急性高眼压造成的眼部损害体征。

三、误诊文献研究

1.文献来源及误诊率　2004—2013年发表在中文医学期刊并经遴选纳入误诊疾病数据库的急性闭角型青光眼文献40篇,总误诊例数668例。其中可计算误诊率的文献4篇,误诊率19.37%。

2.误诊范围　本研究纳入的668例急性闭角型青光眼共误诊670例次,误诊疾病居前五位的是胃肠炎、脑血管病、偏头痛、高血压病、高血压脑病,以症状、体征诊断20例次,其中颅内压增高18例次(2.69%),眩晕2例次(0.30%)。主要误诊疾病范围见表23-1-1。

表23-1-1　急性闭角型青光眼主要误诊疾病

误诊疾病	误诊例次	百分比(%)	误诊疾病	误诊例次	百分比(%)
胃肠炎	163	24.33	虹膜睫状体炎	9	1.34
脑血管病	147	21.94	鼻窦炎	7	1.04
偏头痛	78	11.64	三叉神经痛	5	0.75
高血压病	71	10.60	近视	4	0.60
高血压脑病	68	10.15	脑瘤	2	0.30
神经性头痛	33	4.93	青光眼睫状体炎综合征	2	0.30
上呼吸道感染	32	4.78	脑疝	1	0.15
白内障	16	2.39	病态窦房结综合征	1	0.15
结膜炎	10	1.49	急性胆囊炎	1	0.15

3.确诊手段　本次纳入分析的668例急性闭角型青光眼均根据症状体征及辅助检查确诊。

4.误诊后果　668例误诊患者中,138例未提及误诊后果,530例可统计误诊后果。按照误诊疾病数据库的误诊后果分级标准,530例急性闭角型青光眼患者中,485例(91.51%)为Ⅲ级后果,均发生误诊误治但未造成不良后果;40例(7.55%)为Ⅱ级后果,因误诊误治导致病情迁延或不良后果;5 例(0.94%)为Ⅰ级后果,因误诊误治遗留后遗症。

四、误诊原因分析

根据本次纳入的 40 篇文献提供的误诊原因出现频次,经计算机统计归纳为 10 项,其中经验不足而缺乏对该病的认识、问诊及体格检查不细致为常见原因(见表 23-1-2)。

表 23-1-2　急性闭角型青光眼误诊原因

误诊原因	频次	百分率(%)	误诊原因	频次	百分率(%)
经验不足,缺乏对该病的认识	34	85.00	多种疾病并存	3	7.50
问诊及体格检查不细致	31	77.50	过分依赖或迷信辅助检查结果	3	7.50
诊断思维方法有误	14	35.00	缺乏特异性症状体征	2	5.00
未选择特异性检查项目	9	22.50	病人主述或代述病史不确切	1	2.50
并发症掩盖了原发病	5	12.50	对专家权威、先期诊断的盲从心理	1	2.50

1. 经验不足,缺乏对本病的认识　在所统计的 668 例误诊病例中,首诊于其他科室如神经内科、消化内科、心内科、急诊科等有 627 例,占 93.86%。而首诊于眼科的有 41 例,仅占 6.14%。有研究将 44 例急性闭角型青光眼患者分为首诊于眼科的 22 例和首诊于其他科室的 24 例,结果发现首诊于眼科的患者无一例误诊,而首诊于其他科室的 24 例患者中,仅有 4 例诊断正确,20 例发生误诊,误诊率达 83.33%。本病是眼科常见疾病,又是眼科急症,在本科教学大纲和住院医师规范化培训中均是重点内容。眼科医师对此病认识充分,极少发生误诊。而在其他科室由于不是常见病,接触较少,加上在目前本科生实习阶段对眼科不重视,造成对本病认识不够,经验不足导致误诊。

2. 问诊和体格检查不细致　急性闭角型青光眼的临床症状和体征均十分典型,如视力急剧下降、眼痛、眼部充血、瞳孔散大、眼压高等。如询问病史和眼部体格检查不仔细,则难以发现眼部异常,未及时请眼科医师会诊,从而延误诊断,未作出相应的处理,甚至对视力造成不可逆转的损害。

3. 诊断思维方法有误　目前医学生培养模式主要是纵向思维,横向思维和发散式思维的培训较少,加上专业分工较细,造成临床医师对本专业疾病认识充分,而对其他专业的疾病知识缺乏,在临床工作中使用纵向思维多,不善于横向思维和发散思维,考虑本专业疾病多,考虑其他专业疾病少,在把本专业疾病与其他专业疾病结合起来进行鉴别诊断方面的能力欠缺,因此在工作中遇到与本专业其他疾病就容易发生误诊。

4. 未选择特异性检查项目　在急性闭角型青光眼的特异性检查项目中,最关键的是眼压测量,即便是在没有眼科检查设备的科室,接诊医师也可以通过手指触压眼球来感受眼球的软硬,通常急性发作的眼球较未发作的眼球明显变硬。但指测的准确性需要长期的训练。其次是裂隙灯显微镜检查。这两项检查均是眼科的常规检查项目,虽然在二级以上医院均可以进行,但其他科室医生应用较少,从而误诊。

5. 并发症状掩盖了原发病　急性闭角型青光眼因常出现头痛、偏头痛而被首先考虑为神经内科疾病,因为恶心、呕吐被考虑为胃肠炎,本病患者绝大多数为老年人本身就可以同时患有高血压病,急性发作时由于头痛、休息不好、紧张等因素导致血压升高,而被误诊为高血压脑病。上述症状是多种疾病的共同表现,在症状鉴别诊断中,急性闭角型青光眼容易被忽视,造成误诊。

五、防范误诊措施

1. 建议教科书增加急性闭角型青光眼的鉴别诊断内容　由于急性闭角型青光眼主要容易被

误诊为急性胃肠炎、脑血管疾病、高血压病和高血压脑病,而现有的教科书中在这部分疾病的鉴别诊断中多是与本专业的疾病相鉴别,很少与急性闭角型青光眼相鉴别的内容,这样就导致了培养的医师横向思维不足,为本病的误诊埋下了隐患。

2. 加强对本科生眼科实习的管理,增加感性认识　本科生实习阶段是临床医学教育的重要阶段,是将理论知识与临床实践相结合、纵向思维与横向思维相结合的重要途径。急性闭角型青光眼是眼科常见疾病,在实习阶段能够看到,但是目前的情况是,临床实习阶段除部分将来准备从事眼科专业或对眼科感兴趣的学生外,很多学生忙于准备考研或找工作,眼科实习流于形式,没有起到应有的效果。

3. 加强对容易误诊科室及医院医师的眼科知识培训　对容易误诊本病的高发科室中已经在岗位的医师,可以采取眼科知识培训,如神经内科、消化内科、心内科、急诊科和基层医师,进行关于急性闭角型青光眼的知识培训,以减少误诊的发生。此外本病多发生在二级及以下医院或基层医疗单位,说明这些单位眼科专业医师的专业水平还有待提高,应该进一步加强专业培训。

(王超英　仝春梅　许寅聪)

第二节　Vogt -小柳-原田病

一、概述

1. 流行病学特点　Vogt -小柳-原田病(Vogt-Koyanagi-Harada disease,VKHD)是一种特异性侵犯含有色素细胞组织,并可累及全身的免疫炎症性疾病。其主要累及神经系统以及眼、耳和皮肤等组织,临床主要表现为全葡萄膜炎、脑膜脑炎、听力障碍、皮肤及毛发改变。由于其临床表现呈多样性,特别是早期不以眼部症状为主时,临床医生容易误诊或漏诊。VKHD 多双眼发病或短时间内先后发病,好发于青壮年。可见于任何年龄,但常见于 20～40 岁。男女无差别。该病的发病率较低,约为 15/10 万。发病特点是发病前约 50% 有前驱症状,急性起病。VKHD 有两种临床类型:VK 型(Vogt -小柳病)以虹膜睫状体炎表现为主,H 型(原田病)以双眼弥漫性渗出性脉络膜炎表现为主。

2. 病因及发病机制　该病的发病机制不明。内分泌学说者认为病变范围包括垂体、卵巢、甲状腺及肾上腺等。病毒学说认为某种病毒作为诱因触发易感机体,Takabashi 曾将原田病患者的玻璃体抽出注入兔脑池中,诱发视神经炎及葡萄膜炎,另有学者推测葡萄膜色素变性是由亲色素细胞病毒引起。日本学者宾田发现患者末梢血淋巴细胞增高,白细胞核型左移。更多的学者认为该病与免疫机制相关,为亲黑色素细胞抗原所引起的细胞免疫反应。目前的研究多倾向于 VKHD 主要由 T 细胞介导的以攻击色素细胞为主的自身免疫性疾病,且与病毒感染及遗传因素相关。

3. 临床表现　VKHD 临床上可分为三期:脑膜脑炎期、眼病期及恢复期。临床上常表现为头痛、发热、恶心及呕吐,眼及眶部疼痛、畏光、眼部刺激症状,视力模糊,视力急剧下降,晚期可能会出现面部皮肤、眼睑及躯干等皮肤白斑,毛发脱落。眼内炎症逐渐消失,由于视网膜色素脱落,眼底火焰样出血,呈晚霞状,伴有 Dalen-Fuchs 结节。此病有典型的临床进展过程,分为四期。① 前驱期(1～3 天):患者可有头痛、耳鸣、头皮触摸敏感,严重者可有脑膜刺激症状,脑脊液淋巴细胞数量和蛋白质含量升高。听力下降和头皮过敏等改变。② 葡萄膜炎期(数周),前驱期后(3～5 天)双眼同时或先后(间隔 1～3 天)出现视力急剧下降,表现为弥漫性脉络膜炎、视盘水肿、后极部视网膜水肿或浆液性视网膜脱离等后葡萄膜炎症状。③ 恢复期(数月至数年):发生与葡萄膜炎期后 2~3 个月,表现为视网膜色素上皮和皮肤色素脱失,出现晚霞状眼底和皮肤毛发变白,视网膜中周部出现黄白色浸润性病灶(Dalen-Fuchs 结节)。④ 慢性复发期(数月至数年):开始表现为反复发作的非肉芽肿性前葡萄膜炎、后葡萄膜炎或浆液性视网膜脱离,后期表现为复发性肉芽肿性前葡萄膜炎和全葡萄膜炎。

上述四期并非在所有患者均出现,及时治疗可使疾病终止于某一期,并可能获得治愈。除上述表现外,在疾病的不同时期还可出现脱发、毛发变白、白癜风等眼外改变。常见的并发症有并发性白内障、继发性青光眼和渗出性视网膜脱离。

4. 辅助检查

(1) 血管造影检查:荧光素血管造影检查(FFA),吲哚青绿血管造影(ICGA)是主要的辅助检查手段。大多数 VKH 患者,根据病史、临床表现及血管造影即可确诊。VKHD 炎症活动期有特征的 FFA 改变,如斑驳状强荧光、视盘染色和染料积存等。急性期患者 FFA 检查静脉期显示色素上皮多发性针尖状强荧光点,快速渗漏,逐渐扩大融合,晚期融合成多湖状视网膜下荧光积存。每个湖状荧光积存区的边缘为弱荧光。视盘表面毛细血管扩张渗漏;恢复期患者早期表现为后极部网膜弥漫性透见荧光(提示视网膜弥漫性色素脱失),后期视盘周围强荧光;慢性复发期患者表现为散在的视盘强荧光。ICGA 检查有利于观察治疗前后的病情变化:早期表现为脉络膜血管充盈迟缓,多发性弱荧光斑点,后期表现为脉络膜血管扩张、血管结构模糊不清、斑片状强荧光和视盘强荧光;慢性期患者表现为脉络膜弥漫性强荧光。

(2) 光学相干断层扫描(OCT):患眼均表现程度不等的神经上皮脱离。浆液性视网膜脱离区视网膜下间隙被薄的间隔分成几个部分。

5. 治疗原则　糖皮质激素是急性期患者的首选用药。早期、足量、长时间应用糖皮质激素是 VKHD 的治疗原则。对于其使用方法、剂量和持续时间目前尚无统一方案。国内多采用口服泼尼松(1~2 mg/kg)治疗,早期用大量快减以后慢减,1 个月内不要急减,病情好转后逐渐减量,治疗时间在 6 个月以上。对于伴有重症渗出性视网膜脱离或伴有神经系统症状者可短期静脉滴注甲泼尼龙(200~1 000 mg/d)治疗。对复发性或顽固性患者,应给予免疫抑制剂、抗新生血管生成药物。对于继发性青光眼和白内障,给予相应的药物和手术治疗。对伴有前葡萄膜炎改变的患者,要充分持久地散瞳,保持瞳孔活动,防止发生虹膜后粘连。

二、诊断标准

目前仍采用 2001 年提出的改良的 VKHD 诊断标准:① 葡萄膜炎发生前无穿透性眼外伤史及内眼手术史。② 临床表现及实验室检查不支持其他眼病。③ 双眼受累根据就诊时病程阶段的不同分早期表现和晚期表现,至少有其中之一。早期表现:弥漫性脉络膜炎(伴或不伴前葡萄膜炎、玻璃体炎或视盘充血),出现局灶性视网膜下积液和(或)大疱性视网膜脱离;不确定的基底部表现,荧光血管造影显示脉络膜呈灶状延迟显像,多灶状渗漏点,视网膜下液体中大范围片状强荧光物质聚积以及视神经染色(按次序连续出现)并且超声检查显示弥漫性脉络膜增厚但无后巩膜炎。晚期表现:病史提示早期表现满足,同时满足以下中一项:眼部脱色素,伴眼底火焰样出血(脉络膜苍白色素沉着)和(或)Sigiura 征(肢端白斑);其他眼部体征,如钱币状脉络膜视网膜脱色素瘢痕、视网膜色素上皮聚集和(或)移位以及再发的或慢性前葡萄膜炎。④ 神经系统/听觉系统的损害(就诊眼科时可能已消失)。假性脑脊膜炎:单独或合并出现不适、发热、头痛、恶心、颈项强直,注意仅出现头痛不足以支持假性脑膜炎;耳鸣及脑脊液中淋巴细胞增多;或有以上疾病的患病史。⑤ 发生在中枢神经系统疾病或眼病之后的皮肤改变,包括脱发、白发症及皮肤白斑。同时具备①、

②、③、④、⑤者诊断为完全 VKHD;具备①、②、③、④或①、②、③、⑤者为不完全 VKHD;具备①、②、③者可能为 VKHD。

杨培增提出了适合我国 VKHD 的诊断标准:① 无眼外伤或内眼手术史。② 眼外表现(1 至多种)有头痛、耳鸣、听觉异常、白发、脱发、头皮过敏现象、白癜风等。③ 初次发病者:a. 双眼弥漫性脉络膜炎、脉络膜视网膜炎、视盘水肿、视网膜神经上皮脱离、渗出性视网膜脱离;b. 荧光素眼底血管造影检查显示早期多灶性强荧光和晚期视网膜下染料积存(多湖状强荧光)。④ 复发者:a. 反复发作的以肉芽肿性前葡萄膜炎为特征的全葡萄膜炎;b. 晚霞状眼底改变;c. Dalen-Fuchs 结节;d. 荧光素眼底血管造影检查显示窗样缺损或虫蚀样荧光表现。出现①、②、③a 或①、②、④b 即可明确诊断。

三、误诊文献研究

1. 文献来源及误诊率 2004—2013 年发表在中文医学期刊并经遴选纳入误诊疾病数据库的 VKHD 误诊文献 36 篇,总误诊例数 180 例。其中可计算误诊率的文献 5 篇,误诊率 82.73%。

2. 误诊范围 180 例 VKHD 共误诊 191 例次,二十余种疾病,误诊疾病居前 5 位的是中心性浆液性脉络膜视网膜病变、视网膜炎、葡萄膜炎、视神经炎和青光眼。少见的误诊疾病有急性后极部多发性鳞状色素上皮病变、睑缘炎、交感性眼炎、角膜炎、脉络膜继发恶性肿瘤、脑继发恶性肿瘤、脑静脉血栓形成、视盘水肿、白癜风,另有诊断不明确 2 例次。主要误诊疾病范围见表 23 - 2 - 1。

表 23 - 2 - 1 Vogt -小柳-原田病主要误诊疾病

误诊疾病	误诊例次	百分比(%)	误诊疾病	误诊例次	百分比(%)
中心性浆液性脉络膜视网膜病变	36	18.85	视盘血管炎	3	1.57
视网膜炎	27	14.14	视网膜中央动脉阻塞	3	1.57
葡萄膜炎	21	10.99	突发性耳聋	2	1.05
视神经炎	20	10.47	结核性脑膜炎	2	1.05
青光眼	13	6.81	脑膜炎	2	1.05
虹膜睫状体炎	13	6.81	青光眼睫状体炎综合征	2	1.05
结膜炎	11	5.76	近视	2	1.05
视网膜脱离	9	4.71	后巩膜炎	2	1.05
上呼吸道感染	6	3.14	黄斑变性	2	1.05
病毒性脑炎	4	2.09			

3. 确诊手段 本次纳入分析的 180 例 Vogt -小柳-原田病共误诊根据症状体征及辅助检查确诊 73 例(40.56%),血管造影确诊 57 例(31.67%),超声确诊 47 例(26.11%),CT 确诊 3 例(1.67%)。

4. 误诊后果 本组 180 例 VKHD 患者中,文献未提及误诊后果 8 例,172 例可明确误诊后果。按照误诊疾病数据库的误诊后果分级标准,168 例(97.67%)为Ⅲ级后果,发生误诊误治但未造成不良后果;3 例(1.74%)为Ⅱ级后果,因误诊误治导致手术扩大化或不必要的手术;1 例(0.58%)造成Ⅰ级后果,因误诊误治导致病情迁延或不良后果。

四、误诊原因分析

根据本次纳入的 36 篇文献提供的误诊原因出现频次,经计算机统计归纳为 8 项,其中经验不足而缺乏对该病的认识、问诊及体格检查不细致及未选择特异性检查项目为常见原因(见表

23 - 2 - 2)。

表 23 - 2 - 2　Vogt -小柳-原田病误诊原因

误诊原因	频　次	百分率(%)	误诊原因	频　次	百分率(%)
经验不足,缺乏对该病的认识	26	72.22	过分依赖或迷信辅助检查结果	3	8.33
问诊及体格检查不细致	16	44.44	诊断思维方法有误	3	8.33
未选择特异性检查项目	15	41.67	医院缺乏特异性检查设备	2	5.56
缺乏特异性症状体征	10	27.78	药物作用的影响	1	2.78

1. 经验不足及缺乏对该病的认识　VKHD 并非眼科常见病,其发病率较低,约为 15/10 万,经验不足,缺乏对该病的认识是 VKHD 误诊的主要原因之一。VKHD 常为双眼同时发病,有独特的病程演变规律,早期可单纯表现为后葡萄膜炎表现,不伴有眼前段改变。如弥漫性脉络膜炎、视盘及后极部视网膜水肿;随着病程进展,炎症逐渐累及眼前段,后期主要表现为前葡萄膜炎的反复发作、晚霞状眼底,Dalen-Fuchs 结节。在后葡萄膜炎期,患者常被误诊为中心性浆液性视网膜病变、视神经网膜炎、葡萄膜炎、视神经炎等眼病。主要原因之一是医生对该病的认识不够,对VKHD 临床表现及病程发展规律不熟悉。因此加强眼科医师的对该病的掌握尤为重要。

2. 问诊及体格检查不细致　VKHD 患者眼发病前常有前驱症状,表现为头痛、耳鸣、感冒样症状和头发接触感觉异常等。疾病进程中常有皮肤、毛发、神经系统和听觉系统等方面的异常,表现为毛发发白和脱发、白癜风和听力下降等。如对上述病史和全身表现不了解,极易造成误诊。Dalen-Fuchs 结节是 VKHD 的典型表现,通常出现于葡萄膜炎发生后 2 个月,多见于中周部眼底。活动期病变呈黄白色,消退期病变显得干缩无光泽,对于出现此种病变而无外伤史者基本可获得诊断,未进行三面镜检查,忽视 Dalen-Fuchs 结节也易导致误诊。

3. 未选择特异性检查项目　VKHD 炎症活动期有特征的 FFA 改变,如斑驳状强荧光、视盘染色和染料积存等,这对 VKHD 的早期诊断有辅助作用。静脉期显示色素上皮针尖状强荧光点,快速渗漏,晚期融合成多湖状视网膜下荧光积存。每个湖状荧光积存区的边缘为弱荧光。OCT 检查患眼均表现程度不等的神经上皮脱离。浆液性视网膜脱离区视网膜下间隙被薄的间隔分成几个部分。如医生未选择以上特异性检查项目,不能发现特征性改变,容易导致误诊。

4. 诊断思维方法有误　该病在疾病发生的早期,即后葡萄膜炎期,常被误诊为中心性浆液性视网膜病变、视神经网膜炎、葡萄膜炎、视神经炎等眼病。后期发展到前葡萄膜炎期,常误诊为虹膜睫状体炎、结膜炎、角膜炎、睑缘炎等眼前节疾病。可以看出误诊者在诊断思维方法上存在的问题,以静止的观点而不是以发展的观点看问题。仅以病程发展过程中的某一种临床表现就作出诊断,以致诊断不全,诊断错误,造成漏诊误诊。

5. 并发症掩盖了原发病或多种疾病并存　VKHD 在疾病发展过程中除了后葡萄膜炎、前葡萄膜炎表现外,还可因炎症刺激造成房水分泌增加,睫状体痉挛收缩使睫状环进一步缩小,晶状体悬韧带松弛,晶状体虹膜隔前移,前房变浅,虹膜周边与虹膜相贴,房角闭塞眼压升高,继发出现急性闭角型青光眼表现,而误诊为青光眼。本病累计多个系统,首诊于非眼科科室时,临床医师易局限于本科疾病,难于综合考虑,误诊为上呼吸道感染、脑膜炎、白癜风、突发性耳聋等。

五、防范误诊措施

1. 眼科医师要加强对 VKHD 学习和掌握　工作之余,多阅读,加强对本专业疾病的学习,平时遇到罕见病例多做归纳总结。科室应定期组织业务学习,加强对少见病、罕见病的学习。多参加兄弟单位组织的眼科学习班或眼科会议等活动,有利于增长见识和拓宽思路,以减少漏诊、误诊的发生。

2. 详细询问病史及细致的全面查体　结合病史进行针对性的查体。对葡萄膜炎患者,要仔细询问其发病过程及是否伴有其他全身症状,如伴有头痛、耳鸣、听觉异常、白发、脱发、头皮过敏现象、白癜风等症状时,要着重进行相关查体,考虑的 VKHD 的可能。眼部检查要仔细,除外视力、裂隙灯、眼底等常规检查,房角镜、三面镜等在眼科疾病中的应用也不容忽视。Dalen-Fuchs 结节是 VKHD 的典型表现,对无眼外伤及眼穿通伤的患者,如出现此种病变基本可获得诊断,三面镜检查有助于发现 Dalen-Fuchs 结节。总之要详细询问病史,细致查体,尽可能多地发现支持疾病诊断的依据,减少误治率。

3. 正确应用辅助检查　大多数 VKHD 患者,根据病史、临床表现及血管造影即可确诊。临床应注意选用特异性检查项目,了解 VKHD 炎症活动期有 FFA 改变,如斑驳状强荧光、视盘染色和染料积存等,OCT 检查患眼均表现程度不等的神经上皮脱离。浆液性视网膜脱离区视网膜下间隙被薄的间隔分成几个部分。正确选用以上特异性检查项目,尽早发现特征性改变,可有效确诊。

4. 加强临床诊断思维的锻炼　要纵向思维与横向思维相结合,点面综合考虑。随着科室分工越来越细,长时间的临床工作往往把我们的思维固定化,遇到病例常以常见病、多发病来考虑,或仅以某一明显的临床表现作为诊断依据而作出诊断,但该诊断可能仅仅是疾病发展过程中的一种表现。因此对伴有全身症状的眼疾患者更应综合考虑,减少不必要的误诊。

(仝春梅　王超英)

第三节　干　眼

一、概述

干眼是由泪液的量或质或流体动力学异常引起的泪膜不稳定和(或)眼表损害,从而导致眼不适症状及视功能障碍的一类疾病。干眼、干眼病、干眼综合征、角结膜干燥症等现统一称为干眼。近年来随着人们生活水平的提高,生活方式也在发生着改变,手机、电脑普及,使人们用眼的时间和频率明显增加,加之人群老龄化、环境污染等众多因素,干眼的发病率不断上升,已成为影响人们生活质量的一类重要眼表疾病。由于其临床表现呈多样性,特别是合并其他眼病时,临床医生容易误诊或漏诊。

1. 病因及发病机制　根据我国流行病学研究显示:我国干眼的发病率为 21%～30%。其危险因素主要有:老龄、女性、高海拔、糖尿病、翼状胬肉、空气污染、眼药水滥用、视屏终端的使用、角膜屈光手术、过敏性眼病和全身性疾病等。干眼的病因十分复杂,如全身性疾病、药物、眼局部炎症反应、眼睑位置异常及年龄等,可有单一原因或多种原因引起,这决定了干眼发病机制的复杂性。

2. 临床表现　有干燥感、异物感、烧灼感、眼胀感、疲劳感、不适感、视力波动等主观症状。

3. 检查方法

(1) 主要检查:① 裂隙等检查:眼睑、睑缘、睑板腺、结膜和角膜、泪河高度;② 泪液分泌实验:Schirmer Ⅰ 试验,Schirmer Ⅱ 试验;③ 角膜荧光素染色;④ 泪膜破裂时间。

(2) 辅助检查:① 泪膜镜或泪膜干涉成像仪;② 角膜地形图检查;③ 共聚焦显微镜检查;④ 泪液乳铁蛋白含量测定;⑤ 泪液渗透压测定:正常为 308 mOsm/L,干眼时高于 310 mOsm/L;⑥ 印记细胞学检查;⑦ 睑板腺成像检查;⑧ 前节 OCT 检查。

4. 治疗方法　干眼的主要治疗方法包括去除病因,治疗原发病、非药物治疗、药物治疗及手术治疗。临床可依据干眼不同类型及严重程度制订治疗方案。

(1) 不同类型干眼的治疗方案:① 水液缺乏型干眼:补充人工泪液;泪道栓塞或湿房镜;局部非甾体激素或糖皮质激素或免疫抑制剂;刺激泪液分泌药物;自体血清的应用;相关全身疾病的治疗;手术治疗。② 蒸发过强型干眼:眼睑物理治疗;湿房镜;局部抗生素和(或)糖皮质激素眼液及眼膏;局部人工泪液及治疗脂溢性皮炎的药物;口服多西环素或四环素。③ 黏蛋白缺乏型干眼:不含防腐剂或防腐剂毒性较少的人工泪液;泪道栓塞;促进黏蛋白分泌及杯状细胞生长药物;局部非甾体激素或糖皮质激素或免疫抑制剂;手术治疗。④ 泪液动力学异常型干眼:不含防腐剂或防腐剂毒性较少的人工泪液;局部非甾体激素或糖皮质激素或免疫抑制剂;治疗性角膜接触镜;手术治疗。⑤ 混合型干眼:人工泪液;湿房镜或泪道栓塞;局部非甾体激素或糖皮质激素或免疫抑制剂;刺激泪液分泌药物;自体血清;相关全身疾病的治疗;手术治疗。

(2) 不同严重程度干眼的治疗方案:① 轻度干眼:教育及环境饮食改善;减少或停用有不良作用的全身或局部药物;眼睑物理治疗;人工泪液。② 中度干眼:在轻度干眼的基础上增加湿房镜;局部抗感染治疗;泪道栓塞。③ 重度干眼:在中度干眼的基础上增加:全身性抗炎药;口服刺激泪液分泌药物;自体血清;治疗性隐形眼镜;手术(永久性泪小点封闭、睑缘缝合术、眼睑手术、颌下腺移植术等)。

二、诊断标准

干眼的诊断包括 3 个内容:是否干眼;干眼的病因和分类诊断;干眼的严重程度。

(1) 干眼的诊断标准:目前尚无国际公认的统一标准。角膜病学组提出目前我国的干眼诊断标准:① 有干燥感、异物感、烧灼感、眼胀感、疲劳感、不适感、视力波动等主观症状之一,泪膜破裂时间(BUT)≤5 s,或基础泪液分泌实验 Schirmer Ⅰ试验(无表面麻醉)≤5 mm/5 min 可诊断为干眼。② 有干燥感、异物感、烧灼感、眼胀感、疲劳感、不适感、视力波动等主观症状之一,5 s<BUT≤10 s 或 5 mm/5 min≤Schirmer Ⅰ试验(无表面麻醉)≤10 mm/5 min,同时有角结膜荧光素染色阳性可诊断干眼。

(2) 干眼的严重程度诊断标准:轻度:轻度主观症状、无角结膜荧光素染色;中度:中重度主观症状,有角结膜荧光素染色,但经过治疗后体征可消失;重度:中重度主观症状,角结膜荧光素染色明显,治疗后体征不能完全消失。

三、误诊文献研究

1. 文献来源及误诊率　2004—2013 年发表在中文医学期刊并经遴选纳入误诊疾病数据库的干眼文献 19 篇,总误诊例数 1 422 例。其中可计算误诊率的文献 10 篇,误诊率 49.13%。三级医院误诊率高(见表 23-3-1)。

表 23-3-1　干眼不同级别医院误诊率分析

医院等级	病例总数	误诊例数	误诊率(%)	误诊文献
三级医院	621	392	63.12	5
二级医院	977	413	42.27	4
一级医院	118	38	32.20	1

2. 误诊范围　本研究纳入的 1 422 例干眼共误诊 1 423 例次,误诊疾病位居前四位的是结膜

炎、角膜炎、睑缘炎、眼疲劳。诊断不明确 30 例次(2.11%),漏诊 8 例次(0.56%)。少见误诊疾病为上睑下垂、老视、高度近视。主要误诊疾病范围见表 23-3-2。

表 23-3-2 干眼主要误诊疾病

误诊疾病	误诊例次	百分比(%)	误诊疾病	误诊例次	百分比(%)
结膜炎	840	59.03	沙眼	27	1.90
角膜炎	324	22.77	角膜溃疡	12	0.84
睑缘炎	98	6.89	泪囊炎	11	0.77
眼疲劳	66	4.64	泪道阻塞	4	0.28

3. 确诊手段 本次纳入分析的 1 422 例干眼,均根据症状体征及辅助检查确诊。

4. 误诊后果 本组 1 422 例干眼中,9 例为失访或原文献对预后交代不明确,1 413 例可统计误诊后果。按照误诊疾病数据库的误诊后果分级标准,0.07%(1/1 413)造成Ⅰ级后果,均遗留后遗症;99.93%(1 412/1 413)为Ⅲ级后果,发生误诊误治但未造成不良后果。

四、误诊原因分析

根据本次纳入的 19 篇文献提供的误诊原因出现频次,经计算机统计归纳为 6 项,其中经验不足而缺乏对该病的认识、问诊及体格检查不细致为常见原因(见表 23-3-3)。

表 23-3-3 干眼误诊原因

误诊原因	频次	百分率(%)	误诊原因	频次	百分率(%)
经验不足,缺乏对该病的认识	15	78.95	未选择特异性检查项目	5	26.32
问诊及体格检查不细致	13	68.42	缺乏特异性症状体征	4	21.05
诊断思维方法有误	6	31.58	医院缺乏特异性检查设备	1	5.26

1. 经验不足,缺乏对该病的认识 临床上由于医生对该病的认识不足,忽视干眼的临床特点,缺乏干眼的相关检查及全面系统的分析,常发生误诊误治,将其作为一般炎症处理,使用抗生素类或抗病毒类眼液,药物的毒性或其中的防腐剂毒性使病情加重。患者症状始终未能改善,甚至加重,最终导致更加严重的眼表疾病,包括点状角膜炎、丝状角膜炎和角膜溃疡等并发症。

2. 问诊及体格检查不细致 病史询问不够详细,包括眼外伤史、手术史、角膜接触镜佩戴情况、全身及眼部用药史等,对患者的生活或工作环境等可能存在某些诱因注意不够,如长期生活工作在空调环境里,用手机、电脑多,开车等,缺乏全面系统分析,导致误诊。

3. 诊断思维有误 临床医生常常对干眼症状和体征相似的眼表疾病鉴别不足,干眼患者常常被误诊为结膜炎、角膜炎和睑缘炎,占误诊疾病种类的前三位。误诊例次百分比分别为 59.03%,22.77%,6.89%,总共占 88.69%。未能与以上三种疾病相鉴别,造成误诊。

4. 未选择特异性检查项目 检查方法不够准确,只运用单一的检查方法如 Schirmer 泪液测试,该检查方法受外界干扰多,假阴性率较高,未选择 BUT 检查结合 Schirmer 泪液测试等其他方法对患者进行排查。另外特异性的检查项目不够普及也是误诊原因之一。如虎红、丽丝胺绿活染具有特殊意义,rb 和 lg 可活染退变的眼表上皮细胞,对早期干眼的诊断最敏感和准确。泪乳铁蛋白的损害程度反映泪腺的分泌功能,β_2 微球蛋白可以了解泪腺组织的淋巴细胞浸润程度。由于上述检查项目不够普及及医院条件的限制等,使得此类特异性的检查项目不能选择,增加了漏诊和误诊率。

五、防范误诊措施

1. 了解干眼的临床特点　干眼是由泪液的量或质或流体动力学异常引起的泪膜不稳定和(或)眼表损害,从而导致眼不适症状及视功能障碍的一类疾病,有干燥感、异物感、烧灼感、眼胀感、疲劳感、不适感、视力波动等主观症状。

2. 详细询问患者的病史　了解相关病因及诱因,重视患者的主诉。包括眼外伤史、手术史、角膜接触镜佩戴情况、过敏性眼病、全身及眼部用药史等,对患者的生活或工作环境,如高海拔、长期生活工作在干燥环境里、视频终端的使用、驾车等,全面系统进行分析。对临床上出现干涩、异物感、烧灼感等症状的患者和结膜炎、角膜炎久治不愈,反复发作的点状角膜炎,或应用抗感染眼药后病情不见好转反而加重的,以及合并有口干燥、皮肤干、关节肿痛等全身系统疾病患者,及时给予干眼特异性检查,减少干眼漏诊、误诊。

3. 警惕因手术及对角结膜的损伤引发干眼　手术中器械操作和术后炎性反应均可对角膜上皮造成损害。上皮细胞分泌的大量炎症因子使角结膜上皮和泪腺上皮细胞破碎溶解或触发细胞凋亡。术后的炎性反应、组织水肿、创口愈合和手术切口局部隆起及术后角膜曲率的改变均可影响泪膜中水化黏蛋白层对眼表面上皮的黏附功能,使其无法均匀分布于眼表面,从而改变泪液的动力学,导致术后泪膜的稳定性下降。因此,手术过程中要轻柔操作,尽量减少对眼表面尤其是角膜上皮的机械损伤,熟练手术技巧,缩短手术时间,减少手术创面的暴露时间和暴露面积,特别要注意术中对角膜上皮的保护。

4. 警惕药物毒性反应对角结膜的损伤引发干眼　表面麻醉剂的应用会引起角膜上皮点状剥脱、泪膜稳定性下降和角膜知觉减退,从而减少泪液分泌,减少瞬目次数,引发干眼。激素的应用会促进脂肪和蛋白质分解,抑制其合成代谢,对泪膜稳定性产生程度不同的破坏。此外,大多数眼液制剂含有防腐剂,可破坏角膜上皮细胞间的紧密联结带,使角膜通透性增加,同时与角膜上皮细胞膜的脂质层结合,致细胞膜对水和各种离子的通透性增加。因此,在治疗用药时,应使用对眼表面上皮损伤小的滴眼液,并尽量减少滴眼液的使用频率。对病情复杂、不能减量的情况,要辅以人工泪液治疗,预防干眼的发生。

5. 选择和普及干眼特异性检查项目　干眼的检查方法有十几种,一般的裂隙灯检查结合Schirmer试验、BUT,荧光素 FL 检查较普及,而虎红、丽丝胺缘活染和实验室检查泪液乳铁蛋白、溶菌酶、β_2 微球蛋白普及较少。rb 和 Ig 可活染退变的眼表上皮细胞,而 FL 只染泪膜上皮缺损和严重损害后的上皮细胞,并不染色由干燥引起的退变细胞,因此 rb、Ig 对早期干眼病的诊断最敏感和准确。泪乳铁蛋白是由泪腺分泌,其损害程度反映泪腺的分泌功能,β_2 微球蛋白可以了解泪腺组织的淋巴细胞浸润程度,因此实验室泪乳铁蛋白、溶菌酶、β_2 微球蛋白检查,对干眼的诊断具有特异性。

6. 设计干眼答卷及评分标准　结合症状、传统的三项检查及从病史中了解病因和诱因,设计出适合我国文化背景和生活环境的干眼答卷及评分标准供临床医生诊断使用,可明显提高干眼诊断的敏感性和特异性。

(仝春梅　王超英)

第四节　眼异物

一、概述

1. 致病原因及危害　眼异物包括眼眶异物、泪道异物、结膜异物、角膜异物、眼睑异物、眼内异物等。眼内异物是一种特殊的眼外伤，较一般的眼球旁损伤有更大的危害，异物进入眼球后，在对眼球各部分组织造成机械损伤的同时，异物本身携带的各种细菌，在眼内适宜湿度及温度情况下很容易繁殖，从而引起眼内感染，而眼异物合并化脓性眼内炎是开放性眼外伤后严重的并发症。另外，如为化学性异物，其化学作用可破坏眼内组织，致严重的视功能障碍，甚至失明。文献报道70%的眼异物患者年龄为20～40岁，多发生在作业或劳动过程中，致盲率高达53.73%。眼球内异物依据异物在眼内的位置可分为：眼球前段异物，占20%；眼球后段异物，占80%；10%位于眼球壁。异物可分为非磁性异物和磁性异物两大类。非磁性异物种类较多，包括非磁性金属、合金及木质等，手术取出较困难；而磁性异物术中可以用磁铁吸出。故临床接诊眼外伤及有致伤因素的患者时应详细询问病史，仔细分析病情，细致查体，并及时行相关医技检查，以尽早发现并取出眼异物，改善预后。

2. 临床表现　异物进入眼部一般只有短暂的异物感，而后很快消失，如果受伤当时没有明显的视力障碍，则很容易被患者忽略，继之表现为睫状充血、角膜线状裂痕或裂口。如异物经前巩膜进入眼内，局部结膜可有点状出血，前房会有不同程度的炎性反应，部分患者可有虹膜穿孔、外伤性白内障和玻璃体积血。如发生眼内炎，可表现为前房积脓。如金属异物长时间滞留眼内，可致金属沉着症、继发性青光眼和反复发作的葡萄膜炎。

3. 治疗　临床上无论是何种性质的眼异物，均有可能将细菌带入眼内，且眼内容物和组织又是细菌容易繁殖的场所，一旦怀疑眼异物，应立即预防性抗感染治疗，并及时行相关医技检查进行定位，尽快取出眼异物。文献报道24 h内取出眼内异物可以明显降低化脓性眼内炎的发生概率。眼异物的摘除因异物有无磁性及异物部位不同而方法各异。取出异物是为了恢复和保存视力，一切操作都应极其慎重，力求减少组织损伤，为恢复和保持视力创造条件。手术后要定期检查，尤其是伤后2周内注意有无术后并发症和交感性眼炎。

二、诊断要点

眼异物的诊断要点主要有：① 外伤史：眼外伤病史是诊断眼异物的重要线索，任何眼部和眶部的外伤都应怀疑并排除异物。② 裂隙灯检查：可显示异物存在的体征，特别是受伤后的及时检查，可发现大多数异物伤的体征。检眼镜检查可发现大部分眼后段的异物。③ 影像检查：摄眼球侧位及后前位 X 线片，可以确定有无异物及其大小、形状和大致位置，此法适用于玻璃、较大石片及金属异物；CT 检查能清楚地判断异物形状、大小及其位置，适用于金属和大多数非金属异物；MRI 检查与 CT 检查相比能更清晰准确定位异物，清晰显示异物种类、大小，但不适合磁性异物（非磁性异物很小除外）。④ 眼部超声检查：能清晰地显示各种金属异物，且对 CT 和 X 线检查无法显示的非金属异物大多能清楚显示并定位。

三、误诊文献研究

1. 文献来源及误诊率　2004—2013 年发表在中文医学期刊并经遴选纳入误诊文献数据库的

眼异物误诊文献共 61 篇 389 例,其中可计算误诊率的文献共 2 篇,误诊率 23.64%。其中玻璃体异物 2 例,眼眶异物 48 例,泪道异物 12 例,结膜异物 19 例,角膜异物 135 例,眼睑异物 8 例,眼内异物 57 例,未明确具体部位的眼异物 108 例。

2. 误诊范围　本研究纳入的 389 例眼异物误诊病例共误诊为 36 种疾病 393 例次,居前五位的误诊疾病依次是角膜炎、葡萄膜炎、结膜炎、眶蜂窝织炎及白内障,占误诊疾病 73.28%,个别患者曾误诊为 2 种以上疾病。此外,眼异物误诊较少的疾病包括沙眼、上睑下垂、玻璃体积血及结膜出血、眶骨骨折、眶脓肿、泪管肉芽肿、虹膜痣、急性泪囊炎、睑板腺囊肿、睑腺炎、动眼神经麻痹、骨髓炎、黑素瘤、视神经萎缩、皮肤挫伤、皮肤感染、结膜异物、眶部囊肿、药物不良反应、翼状胬肉、眼睑恶性肿瘤及眼球萎缩。漏诊 12 例次,占 3.05%;诊断不明确 1 例次,占 0.25%。本研究纳入的 389 例眼异物误诊病例主要误诊范围见表 23-4-1。

表 23-4-1　眼异物主要误诊疾病

疾病名称	误诊例次	百分比(%)	疾病名称	误诊例次	百分比(%)
角膜炎	118	30.03	青光眼	8	2.04
葡萄膜炎	59	15.01	弱视	8	2.04
结膜炎	56	14.25	虹膜睫状体炎	8	2.04
眶蜂窝织炎	30	7.63	视网膜脱离	6	1.53
白内障	25	6.36	眼外伤	4	1.02
玻璃体混浊	15	3.82	眼睑裂伤	4	1.02
眼内炎	12	3.05			

3. 确诊手段　纳入本研究的 389 例眼异物误诊病例中,经手术肉眼所见确诊最多,为 215 例(55.27%);肉眼所见 82 例(21.08%);影像学诊断 84 例(21.59%),其中 CT 检查确诊 16 例,X 线检查确诊 9 例,超声检查确诊 1 例,不明确具体方法影像学诊断确诊 58 例;根据症状、体征及医技检查确诊 8 例(2.06%)。

4. 误诊后果　依据误诊文献数据库制定的误诊后果评价标准,纳入本次研究的 389 例眼异物误诊病例中,误诊后果为Ⅰ级 7 例(1.80%),即造成严重不良后果,其中 1 例因漏诊炎症不能控制行眼球摘除;1 例眼异物 10 年,视力无光感,全角膜瓷白色瘢痕化,上有大量新生血管生长,后取出异物,眼球摘除并羟基磷灰石义眼台植入;5 例(包括无光感 3 例)因异物长期存留(漏诊或误诊)致视力丧失。误诊后果为Ⅱ级 44 例(11.31%),即因误诊误治导致病情迁延或不良后果,其中导致视力低下 39 例,遗留眼球运动障碍、残留角膜白斑、角膜内皮炎及角膜混浊各 1 例;眼内巨大异物漏诊 6 年 1 例,遗留角膜水肿,前房房水闪光(+),瞳孔区渗出膜,晶状体缺如。误诊后果为Ⅲ级 338 例(86.89%),即发生误诊误治但未造成不良后果。

四、误诊原因分析

纳入本研究的眼异物误诊文献 61 篇中,经统计分析将误诊原因归结为 9 项,其中问诊及体格检查不细致和经验不足、缺乏对该病认识为最常见误诊原因,分别占误诊原因出现频次的 78.69% 和 65.57%,见表 23-4-2。

表 23-4-2　眼异物误诊原因

误诊原因	频次	百分率(%)	误诊原因	频次	百分率(%)
问诊及体格检查不细致	48	78.69	经验不足,缺乏对该病认识	40	65.57

误诊原因	频　次	百分率(%)	误诊原因	频　次	百分率(%)
未选择特异性检查项目	29	47.54	缺乏特异性症状、体征	2	3.28
诊断思维方法有误	6	9.84	术中探查不细致	2	3.28
主诉或代述病史不确切	5	8.20	医院缺乏特异性检查设备	2	3.28
过分依赖或迷信医技检查结果	4	6.56			

1. 问诊及体格检查不细致　眼外伤史是诊断眼异物的重要线索,多数眼异物患者有敲击物体时受伤史,是眼异物常见的致伤因素。但纳入本研究的部分病例病史较长,就诊时患者已将当时的受伤经历遗忘,或是不能回忆,或是外伤史不明确;加上接诊医师问诊及查体不细致,只是简单按照表象进行诊断致误诊。如李静报道眼部非金属异物 1 例,患者始终否认眼外伤史,分析可能是细小异物经敲击高速飞入眼内,当时未出现明显不适症状而被遗忘或是忽略。高铃和袁洪峰报道前房塑料异物 1 例,患者因反复眼部红肿 6 年就诊,其间多次就诊,接诊医师每次仅行裂隙灯眼前节检查,从未行房角的相关物理检查,且未重视角膜斑翳的原因,加之上方角膜局限浑浊水肿,不易发现异物,致误诊。

2. 经验不足,缺乏对该病认识　部分眼异物病例出现少见并发症或是眼外伤后异物存留致少见并发症,接诊医师经验不足,缺乏对其认识,易致误诊。如杨克敏报道的泪小管异物误诊 1 例,因上泪小点位于睑裂水平,无论上穹隆或是下穹隆异物均难于进入,因此泪道异物较少见,接诊医师经验不足,也较少关注,致误诊。罗班等报道亚临床型铁锈症继发青光眼误诊 1 例,患者有明确眼外伤史,有眼球破裂直接或间接征象,有单侧开角型青光眼,而无明显的眼部铁锈症,病情隐蔽,国内外罕见报道致误诊;后仔细检查发现其左眼 6:00 位距角巩膜缘 5 mm 结膜隐约可见 1.0 mm×0.5 mm 的瘢痕,手术取出 3.0 mm×1.0 mm×1.0 mm 大小的不规则磁性异物。本研究误诊病例因经验不足、缺乏对该病认识而误诊,居误诊原因第二位。

3. 未选择特异性检查项目　有作者报道 1 例特殊病例,患者因右眼反复红痛伴视力下降 3 年余就诊,在当地医院均简单地诊断为急性结膜炎及虹膜睫状体炎,未行任何检查,反复治疗,但症状反复发作,视力逐渐减退。后经详细询问病史,行眼部 B 超、超声生物显微镜及 X 线眼眶正侧位片检查发现右眼异物。

4. 主诉或代述病史不确切及诊断思维方法有误　临床上接诊儿童或老年患者时常不能正确叙述病史,且查体多不合作未能行进一步检查;接诊病史时间长、反复眼内感染患者时接诊医师诊断思维方法局限,想当然认同上级医院或其他医院诊断,均易造成误诊。李艳芳等报道 2 例结膜囊内异物,接诊医师诊断思维狭隘,过多关注患者之前的诊断和治疗情况,尤其是患者表象与诊断相似时,更易忽略眼部外伤史,致误诊。

5. 过分依赖或迷信医技检查结果　眼异物的诊断除常规检查直接观察到异物外,大多需借助于影像学检查,临床上最常用的是 X 线检查,受技术条件的限制,X 线检查检出率较高的为直径大于 1 mm 的金属异物,而对非金属异物及细小金属异物检出率低,故临床上不能因 X 线片(包括薄骨像、无骨像)阴性就轻易否定眼异物的诊断,亦不能过分依赖或迷信影像学检查结果。李静报道树枝刺伤眼部 1 例,患者伤后 5 h 昏迷,行 CT 检查示右侧额叶、侧脑室前角及同侧顶叶、右眼眶内连续数个层面见直径 1 cm 的圆形低密度影,CT 值为 −200 Hu,大脑纵裂密度增高,右眼眶顶骨折。入院诊断为右侧额顶叶脑挫伤,蛛网膜下腔出血,右眼眶顶骨折,未发现异物。行急诊手术,术中分离右眼眶下皮肤裂伤处软组织,自右眼眶内鼻侧眶骨处探及一木质断端,后证实其为空心木质异物,前端尖锐并附着少量脑组织。笔者分析 CT 漏诊原因为异物表现为圆形空气样密度影,实属少见,原因可能是木质异物较干燥,内呈中空状,含有较多空气,而伤后早期木质异物尚未完全吸收水分或发生了部分容积效应,导致 CT 未检出,造成误诊。其他少见误诊原因如缺乏特异性症状、体征和术中探查不细致、医院缺乏特异性检查设备等亦是造成本研究部分病例误诊的原因。

五、防范误诊措施

1. 详细询问病史及仔细查体　眼内细小异物或是异物长期存留于角膜而被增生的角膜覆盖,异物一旦被包埋,刺激症状会明显减轻,能存留很长时间不被发现。本组部分病例误诊后果严重,其中 2 例摘除眼球,5 例视力丧失,提示临床医师接诊青壮年患者不明原因长时间反复发作葡萄膜炎、不明原因玻璃体混浊伴有机化膜及有不明原因单眼白内障或条索现象等时,需仔细询问有无眼部外伤史及职业特点等。因眼异物往往发生于青壮年工人或农民,常因敲击异物飞溅进入眼内,故仔细检查局部情况尤为重要。

2. 及时行相关医技检查　眼异物的主要检查方法有 X 线、B 超、CT 和 MRI,它们对眼异物诊断各有优势和不足,临床应根据患者条件及异物性质选择不同的检查方法。X 线片可清晰显示异物位置、形状及大小,为临床对可疑异物患者的基础检查,但对眼球壁及低密度异物不能很好地显示。超声可清晰显示高密度异物的强回声光斑,其后可见"彗尾征",并可对眼异物进行准确定位,在了解玻璃体、视网膜情况及异物与眼球壁的位置关系方面有独到之处,已被作为眼异物的常规检查方法。而彩色多普勒超声的优势更明显,可直接显示眼内组织尤其是眼后段组织的结构特征及彩色血流信息,不受异物性质的影响,对金属异物和 X 线难以发现的塑料、谷物、竹签等非金属异物都能清楚显示。超声生物显微镜检查可以弥补 B 超检查在眼前段的盲区,可一目了然观察到眼前段的细小异物。CT 检查是显示异物与眼部组织关系最敏感的手段,可清晰显示异物与眼球壁的位置关系。MRI 由于检查费用高,且磁性异物行 MRI 检查可使异物移动致额外损伤,而适用于低密度异物。另外,利用裂隙灯窄光带进行检查可发现部分透明异物。散瞳检查也可发现眼后段异物,前房角镜检查多能发现前房角异物。临床接诊疑似眼异物的患者时应依据患者的不同情况,选择不同的检查方法,遇及病情复杂的眼外伤患者可将多种检查手段结合应用,为眼异物的诊断提供全面准确的信息,以尽早明确诊断,避免视功能损害。

3. 综合分析病情　临床遇及患者如有以下情况时应高度怀疑眼异物可能,需及时行相关检查:① 有眼外伤病史,如眼球穿孔伤、角膜全层裂伤、眼睑全层贯通伤、眼内容物嵌顿、晶状体混浊及前房结构改变等;② 有眼异物引起的并发症,如铁锈症、铜锈症,青壮年不明原因单眼白内障及长期反复发作不明原因葡萄膜炎、原因不明继发性青光眼、不明原因玻璃体混浊伴有机化膜或条索、时轻时重的局限性角膜边缘水肿、晶状体混浊伴前囊下棕色颗粒等;③ 不明原因的眼内炎性反应长期不愈。综上所述,眼异物是临床特殊而复杂的眼外伤,如发生误诊导致异物存留,可致视力下降,严重者可致失明。提高对眼异物复杂性的认识,详细询问外伤史及仔细查体,及时进行相关医技检查是减少或避免眼异物误诊的关键。

(刘　洁)

参考文献

[1] Essex RW, Yi Q, Charles PG, et al. Post-traumatic endophthalmitis[J]. Ophthalmology, 2004, 111(11): 2015 - 2022.

[2] Read RW, Holland GN, Rao NA, et al. Revised diagnostic criteria for Vogt-Koyanagi-Harada disease: re-

port of an international committee on nomenclature[J]. Am Ophthalmol,2001,131(5):647－652.

　　[3] 高登爱.球内异物漏诊1例分析[J].中国误诊学杂志,2011,11(9):2168.

　　[4] 高铃,袁洪峰.前房塑料异物1例[J].国际眼科杂志,2012,12(3):598.

　　[5] 李凤鸣.眼科全书[M].北京:人民卫生出版社,1996:3295－3297.

　　[6] 李凤鸣.中华眼科学[M].2版.北京:人民卫生出版社,2006:17－23.

　　[7] 李静.眼部非金属异物误漏诊原因分析[J].临床误诊误治,2012,25(7):54－55.

　　[8] 李艳芳,张海侠,张辉.结膜囊内异物误诊2例分析[J].中国误诊学杂志,2009,9(28):6820.

　　[9] 李艳娜,梁巧玉.高频彩色多普勒超声在眼内异物诊断中的临床价值[J].中国医学影像学杂志,2011,19(5):364－366.

　　[10] 林小铭,袁钊辉,林晓峰,等.眼内异物误诊原因分析及防止措施[J].眼外伤职业眼病杂志,2004,26(4):234－235.

　　[11] 路琦,胡兵,毕宏生.急性闭角型青光眼急性发作期首诊内科误诊28例分析[J].2010,10(1):133－134.

　　[12] 罗班,辛欣,徐玲娟,等.亚临床型铁锈症继发青光眼误诊1例[J].国际眼科杂志,2012,12(6):12－19.

　　[13] 罗丰年,张磊,谈清明.中重症干眼病误诊原因分析[J].国际眼科杂志,2010,7(10):1450－1451.

　　[14] 马英华.急性闭角型青光眼误诊18例[J].中原医刊,2008,35(1):72.

　　[15] 齐银征.角膜异物误诊二例[J].眼外伤职业眼病杂志,2005,27(9):670.

　　[16] 汤学付,汪振芳,李志辉,等.球内异物合并化脓性眼内炎的治疗及预后分析[J].新医学,2011,42(5):308－310.

　　[17] 王红,杨培增,钟华红,等.Vogt小柳原田综合征漏误诊分析[J].中国实用眼科杂志,2011(11):839－841.

　　[18] 魏慧珍,刘洪波.Vogt小柳原田综合征2例报告并文献复习[J].中国误诊学杂志.2011.11(4):760－762.

　　[19] 熊飞.原发性急性闭角型青光眼急性发作期误诊分析[J].医学临床研究,2007,24(9):1571－1572.

　　[20] 杨克敏.泪小管异物误诊一例分析[J].中华眼外伤职业眼病杂志,2012,34(6):443.

　　[21] 杨友谊,李夏珍.眼内异物误诊12例[J].中国眼耳鼻喉科杂志,2009,9(1):54.

　　[22] 张虹,胡竹林,徐阅都.翼状胬肉切除术后干眼病误诊为病毒性角膜炎临床分析[J].大理学院学报:综合版,2011,10(6):59－60.

　　[23] 张洪权.急性闭角型青光眼误诊8例临床分析[J].中国社区医师:医学专业,2010,12(9):117.

　　[24] 张强,翟秀明.CT在眼内异物定位诊断的应用[J].当代医学,2009,15(33):97.

　　[25] 赵堪兴,杨培增.眼科学[M].8版.北京:人民卫生出版社,2013:168.

　　[26] 郑曰忠.Vogt小柳原田病的诊治进展及存在问题[J].中华眼科杂志,2012,48(6):572－576.

　　[27] 中华医学会.临床诊疗指南:眼科学分册[M].北京:人民卫生出版社,2007:282－283.

　　[28] 中华医学会眼科学分会角膜病学组.干眼临床诊疗专家共识[J].中华眼科杂志,2013,49(1):73－75.

　　[29] 中华医学会眼科学分会青光眼学组.我国原发性青光眼诊断和治疗专家共识(2014)[J].中华眼科杂志,2014,50(5):382－383.

第二十四章

口腔疾病

第一节　舌下腺囊肿

一、概述

舌下腺囊肿是涎腺疾病中的常见病,生长缓慢,常无自觉症状。舌下腺导管损伤可造成黏液外渗而形成囊肿,95%以上的舌下腺囊肿属外渗性,极少数属潴留性。舌下腺囊肿最常见于青少年,囊肿位于口底中线一侧的前部,呈浅蓝色,位于黏膜下、下颌舌骨肌之上,直径可达 3～4 cm。深部的舌下腺囊肿位于颌下间隙,可呈漏斗状,一部分位于下颌舌骨肌的浅面,一部分位于深部,随着囊肿扩大,可穿过下颌舌骨肌的发育性裂隙。

舌下腺囊肿临床上可分为三种类型:① 单纯型:为典型的舌下腺囊肿表现,占舌下腺囊肿的大多数。囊肿位于下颌舌骨肌以上的舌下区,由于囊壁菲薄并紧贴口底黏膜,囊肿呈浅蓝色,扪之柔软有波动感。囊肿常位于口底的一侧,有时可扩展至对侧,较大的囊肿可将舌抬起,状似"重舌"。囊肿因创伤而破裂后,流出黏稠而略带黄色或蛋清样液体,囊肿暂时消失。数日后创口愈合,囊肿又长大如前。囊肿长至较大时,可引起吞咽、言语及呼吸困难。② 口外型:又称潜突型。囊肿主要表现为下颌下区肿物,而口底囊肿表现不明显。触诊柔软,与皮肤无粘连,不可压缩,低头时因重力关系,肿物稍有增大,穿刺可抽出蛋清样黏稠液体。③ 哑铃型:为上述两种类型的混合,即在口内舌下区及口外下颌下区均可见囊性肿物。

二、诊断标准

颌下区囊性肿物呈淡蓝色,无疼痛,触之柔软,不可压缩,穿刺液为蛋清样黏稠液,且淀粉酶实验为阳性,即可确诊本病。单纯型及哑铃型舌下腺囊肿诊断较易,根据临床表现可以确诊。口外型舌下腺囊肿在临床上容易误诊为颌下腺囊肿、颌下区囊性水瘤、鳃裂囊肿、甲状舌管囊肿、血管瘤等,临床上可通过穿刺抽取囊液,若为蛋清样黏稠液体,即可诊断。

三、误诊文献研究

1. 文献来源及误诊率　2004—2013 年发表在中文医学期刊并经遴选纳入误诊疾病数据库的舌下腺囊肿文献共 19 篇,总误诊例数 135 例。其中可计算误诊率的文献 13 篇,误诊率 18.11%。

2. 误诊范围　本次纳入的 135 例舌下腺囊肿共误诊为 12 种疾病 135 例次,误诊疾病依次为颌下腺囊肿 47 例次(34.81%),甲状舌管囊肿 28 例次(20.74%),先天性鳃裂囊肿 16 例次(11.85%),血管瘤 11 例次(8.15%),囊性水瘤 5 例次(3.70%),头颈部血管畸形、先天性淋巴管畸形各 4 例次(各占 2.96%),表皮样囊肿 3 例次(2.22%),口底皮样囊肿、颌下腺脂肪瘤各 2 例次(各占 1.48%),颌下区囊性淋巴管瘤、颈部淋巴结炎各 1 例次(各占 0.74%)。11 例次初诊诊断不明确。

3. 确诊手段　135 例舌下腺囊肿均为手术切除病变组织后经病理检查确诊。

4. 误诊后果　按照误诊疾病数据库制定的误诊后果评价标准,本次纳入的 135 例舌下腺囊肿误诊病例中,23 例(17.04%)为Ⅱ级误诊后果,21 例为因误诊误治导致手术扩大或不必要的手术,2 例为因误诊误治导致病情迁延;112 例(82.96%)为Ⅲ级误诊后果,发生误诊误治未造成不良后果。

四、误诊原因分析

依据本次纳入的 19 篇文献提供的舌下腺囊肿误诊原因出现频次,经计算机统计归纳为 6 项,见表 24 - 1 - 1。

表 24 - 1 - 1　舌下腺囊肿误诊原因

误诊原因	频　次	百分率(%)	误诊原因	频　次	百分率(%)
经验不足,缺乏对该病的认识	13	68.42	过分依赖或迷信辅助检查结果	3	15.79
未选择特异性检查项目	7	36.84	问诊及体格检查不细致	1	5.26
缺乏特异性症状体征	5	26.32	影像学诊断原因	1	5.26

1. 经验不足,缺乏对该病的认识　舌下腺囊肿的单纯型和哑铃型由于有口内的临床表现,比较容易诊断。而容易发生误诊误治的舌下腺囊肿基本都是口外型或潜突型,这是由舌下腺及周围组织的解剖特点决定的。舌下腺位于口底黏膜舌下皱襞的深面、下颌舌骨肌上份的舌下间隙内。常因炎症、损伤或其他原因致导管部分阻塞,唾液潴留导致导管和腺泡破裂而渗入口底组织,后被结缔组织包裹形成囊肿。舌下腺囊肿 95% 以上属于外渗性黏液囊肿,极少为潴留性囊肿。由于下颌舌骨肌阻隔作用,囊肿多突向口底黏膜,形成单纯型舌下腺囊肿。

口外型囊肿临床上少见。据有关文献报道,42% 的下颌舌骨肌局部有断裂、缺失,这种肌缺损的存在,形成了潜在的间隙。当舌下腺囊肿通过这一间隙突入下颌下区后,即形成口外型囊肿。而口外型的舌下腺囊肿较少见,所以临床医师对此型舌下腺囊肿认识不足,容易根据发病的区域诊断为颌下腺囊肿,或者根本没有考虑到下颌舌骨肌的变异而诊断为颌下区的肿物,如甲状舌管囊肿、鳃裂囊肿、囊性水瘤或血管瘤等疾病。

2. 未选择特异性检查项目　根据肿物穿刺抽吸液的性质,可以对舌下腺囊肿进行比较准确的判断。下颌下区囊性水瘤常见于婴幼儿,穿刺检查见囊腔内容物稀薄,无黏液,淡黄清亮,涂片镜检可见淋巴细胞。文献中出现误诊的病例,由于对本病认识不足,也就未选择穿刺行抽吸液检查而造成误诊。

3. 缺乏特异性症状体征　舌下腺囊肿的口内型与哑铃型在口底黏膜下可见到淡蓝色的局部隆起,局部柔软有波动感,临床上可以比较容易诊断,但是口外型的舌下腺囊肿因为缺乏特异性的体征,只表现为颏部或下颌下方的肿物,一般不伴有炎症的表现,较易出现误诊。

4. 其他误诊原因　本组部分病例的误诊因临床医生盲从影像学检查报告,或影像学检查出现假阴性结果,干扰了临床诊断思维所致。舌下腺囊肿在 B 超图中显示为下颌下及口底不规则囊性回声区,边缘毛糙,内部液性暗区清晰均匀,腔内无血流信号,也有病程长者,因为囊腔内分泌物更加黏稠,液性暗区欠清晰并伴有强光点分布,周围结构下颌下腺可被挤压移位,呈现比较典型的囊性病变表现。因此,如果过分依赖 B 超检查,有可能与血管瘤或淋巴管瘤相混淆。B 超是常用的浅表肿物的检查手段,但是特异性不足,而且容易因囊肿与颌下腺关系密切,而误诊为颌下腺囊肿。另外,CT 或造影剂检查可以确切显示囊肿的形态、范围及走向,有助于分辨颌下区囊肿和舌下腺的关系。但由于有时造影剂难以通过较狭窄的下颌舌骨肌疝口，可能会出现假阴性的结果。

五、防范误诊措施

误诊误治延误了患者的诊治，患者也为此增加了痛苦，付出了更多经济代价。如何防范舌下腺囊肿的误诊，我们结合临床经验及循证医学证据，总结如下几点：

1. 提高医师对本病的认识　舌下腺囊肿是涎腺的常见病，对于专科医生来讲，发生在口内的舌下腺囊肿比较容易诊断，但是如果对口外型的舌下腺囊肿认识不足，容易造成误诊。此外，因颌下肿物首诊于耳鼻咽喉科或其他专科的患者，对口外型舌下腺囊肿更缺乏认识。因此应加强相关专科医师的理论学习，提高对口外型舌下腺囊肿的认识，这是防范误诊的前提。

2. 将穿刺抽液检查作为颌下区肿物的常规检查　口内型舌下腺囊肿容易根据症状体征确诊，如本次文献分析提示，误诊主要发生在口外型舌下腺囊肿，而穿刺抽液检查是确诊手段。因此，临床上对下颌下区囊性肿物应常规行穿刺抽液检查。本病囊液具有比较显著的特点，呈蛋清样黏稠液体，因此观察囊液的性质对舌下腺囊肿的诊断大有帮助，可以据此与其他肿物相鉴别。

3. 酌情辅以影像学检查定性和定位诊断　舌下腺囊肿尤其是口外型缺乏特异性的症状体征，所以特异性的检查项目就非常必要。对于发生在下颌下区的肿物，可以通过 B 超检查对其性质进行初步的了解，分析肿物是囊性还是实性的。如果考虑囊性病变，可以穿刺抽吸囊液，分析囊液的性质，必要时可做淀粉酶检测试验。如果对于穿刺囊液有疑虑，可以考虑 CT 扫描检查，明确肿物与周围组织的位置关系，有助于明确诊断。

4. 注意与容易误诊疾病的鉴别诊断　口外型舌下腺囊肿应注意与甲状舌管囊肿、鳃裂囊肿、囊性水瘤或血管瘤等疾病鉴别。事实上，颌下腺囊肿在临床上十分罕见。发生在颏下区的甲状舌管囊肿可随吞咽动作上下移动，而鳃裂囊肿、囊性水瘤或血管瘤与舌下腺囊肿的穿刺液性质有显著不同，可作为鉴别诊断的依据。

对于穿刺液性质的观察，亦可与相关疾病鉴别。血管瘤可穿刺出血性液体。鳃裂囊肿多位于下颌角下方，穿刺可抽出棕色清亮的胆固醇液体，伴有感染的鳃裂囊肿可有红、肿、热、痛的炎症表现，穿刺液体可出现浑浊。口底皮样囊肿因包膜厚，触诊时有揉面感，穿刺可有半固体皮脂性分泌物。甲状舌管囊肿穿刺液也黏稠，但淀粉酶试验阴性。而舌下腺囊肿由于是黏液外渗，所以穿刺可以抽吸出蛋清样黏稠液体，淀粉酶试验阳性。根据这个特点，基本可以对舌下腺囊肿进行诊断。

（吴仲寅）

第二节　牙髓炎

一、概述

牙痛是口腔疾病最常见的症状之一，给患者造成极大的痛苦。牙髓炎的特征性临床表现就是牙痛，尤其是剧烈的自发性放射痛、不能定位的牵涉痛症状，可能与其他疾病引起的疼痛，特别是引发的牙痛相混淆，进而导致误诊误治。

引起牙髓炎的主要原因有细菌感染、物理和化学刺激等，其中细菌感染是导致牙髓病的主要因素。引发牙髓感染的途径主要包括牙本质小管暴露、牙髓暴露、牙周袋和血源性感染。有时物理或化学的刺激因素也可造成牙髓病变，比如急、慢性的牙齿创伤，充填材料或酸蚀剂的刺激等。

根据临床表现、治疗方法及预后,牙髓炎可分为可复性牙髓炎和不可复性牙髓炎,后者包括急性牙髓炎(包括慢性牙髓炎急性发作)、慢性牙髓炎(包括残髓炎)、逆行性牙髓炎。

二、诊断标准

临床上,牙髓炎的诊断除了综合考虑病史及临床检查(包括视诊、探诊、叩诊、扪诊、咬诊、透照检查有无牙裂纹和磨损)之外,各种牙髓感觉测试方法及影像学检查结果也具有重要的参考价值。各型诊断标准如下:

1. 可复性牙髓炎　其诊断要点:① 主诉对温度刺激一过性敏感,但无自发痛的病史;② 可找到能引起牙髓病变的牙体病损或牙周组织损害等病因;③ 患牙对冷测的反应阈值降低,表现为一过性敏感。

2. 急性牙髓炎　其诊断要点:① 典型的疼痛症状,表现为自发性、阵发性痛,夜间痛,温度刺激加剧疼痛,疼痛不能自行定位;② 患牙可找到引起牙髓病变、牙体损害或其他的病因;③ 牙髓温度测验结果可帮助定位患牙。

3. 慢性牙髓炎　其诊断要点:① 可以定位患牙的长期冷热刺激痛病史和(或)自发痛史;② 肯定可查到引起牙髓炎的牙体硬组织疾患或其他病因;③ 患牙对温度测验的异常表现。

4. 残髓炎　其诊断要点:① 有牙髓治疗史;② 有牙髓炎症状表现;③ 强温度刺激患牙有迟缓性痛以及叩诊疼痛;④ 探查根管有疼痛感觉,并在完善处理后症状消失。

5. 逆行性牙髓炎　其诊断要点:① 患者有长期牙周炎病史;② 近期出现牙髓炎症状;③ 患牙未查出引发牙髓病变的牙体硬组织疾病;④ 患牙有严重的牙周炎表现。

三、误诊文献研究

1. 文献来源及误诊率　2004—2013 年发表在中文医学期刊并经遴选纳入误诊疾病数据库的牙髓炎误诊文献共 14 篇,总计误诊病例数 170 例。14 篇文献均未涉及误诊率。

2. 误诊范围　本次纳入的 170 例牙髓炎共误诊为 10 种疾病 171 例次,误诊疾病依次为三叉神经痛 80 例次(46.78%)、龋齿 30 例次(17.54%)、乳突炎 28 例次(16.37%)、牙周炎 13 例次(7.60%)、中耳炎 8 例次(4.68%)、颞下颌关节炎与偏头痛各 4 例次(2.34%)、脑血管病 2 例次(1.17%)、鼻炎与根尖周炎各 1 例次(0.58%)。

3. 确诊手段　本次纳入的 170 例牙髓炎,149 例(87.65%)通过症状体征及辅助检查确诊;21 例(12.35%)通过 X 线检查确诊。

4. 误诊后果　按照误诊疾病数据库制定的误诊后果评价标准,本次纳入的 170 例牙髓炎均为Ⅲ级误诊后果,即发生误诊未造成不良后果。

四、误诊原因分析

依据本次纳入的 14 篇文献提供的牙髓炎误诊原因出现频次,经计算机统计归纳为 5 项,其中问诊及体格检查不细致为最常见原因,见表 24-2-1。

表 24-2-1　牙髓炎误诊原因

误诊原因	频次	百分率(%)	误诊原因	频次	百分率(%)
问诊及体格检查不细致	13	92.86	诊断思维方法有误	4	28.57
经验不足,缺乏对该病的认识	9	64.29	缺乏特异性症状体征	2	14.29
未选择特异性检查项目	4	28.57			

1. 问诊及体格检查不细致　牙髓炎特征性的临床表现主要是疼痛。通过询问病史可以了解疼痛的部位、性质、严重程度,疼痛的时间,诱发、加重或缓解疼痛的因素等。根据患者主诉的疼痛特点,可初步判断是否为牙髓炎引起的疼痛。所以问诊在牙髓病的诊断中起非常重要的作用。通过详细地询问病史,从患者的主诉中怀疑有牙髓炎,就需要仔细检查痛侧的上、下颌牙齿有无引起牙髓炎的感染途径,首先检查有无龋齿,特别是注意龋病好发而又隐蔽的部位,避免遗漏那些不易发现的龋损。同时要查看是否有可疑的非龋性牙体硬组织疾病,以及是否有深牙周袋存在。如果只看到一颗患牙就作出最终的诊断,或草率地认为患者指出的痛牙就是病源牙,不再进一步排查和确定,常常会导致误诊和误治。

2. 经验不足,缺乏对该病的认识　牙髓的神经主要来源于三叉神经的上颌支和下颌支,而三叉神经的分布又存在交叉的现象:① 前牙左右牙髓均可跨越中线到达对侧三叉神经节内的神经元;② 上下颌第一磨牙牙神经在三叉神经节内有明显交叉现象;③ 三叉神经内的 1 个神经元可以控制 2 个牙的感觉;④ 后牙牙髓神经可达到同侧三叉神经节、颈上神经节和耳后神经节内的神经元;⑤ 三叉神经节内神经元同时支配上、下颌骨以及牙周、头、颈、面部较为广泛的组织感觉。正是由于牙髓神经来源于三叉神经节,故牙髓炎疼痛发作时患者无法定位,且因易放射至头、颈、耳、面部,而常误诊为耳部疾病、颞颌关节痛、紧张性头痛、脑血管意外、三叉神经痛等,到相应的科室就诊,无法得到有效的治疗。

3. 未选择特异性检查项目　牙髓炎的诊断主要依靠病史的问诊,但是一些临床检查也是必不可少的辅助手段。比如在深龋与牙髓炎的鉴别诊断中,首先用冰棒冷测牙面,深龋患牙的反应与对照牙是相同的,只有当冰水入洞后方引起疼痛,而牙髓炎患者对冷刺激要敏感得多,口腔内的冷刺激就可能造成持续性的疼痛。对于隐匿部位的龋坏,常规的临床检查不易发现,需要结合 X 线片检查才可能得到准确的诊断。因此对于比较复杂的牙体牙髓病变,应考虑牙科 CT 检查。但部分临床医师对上述特异性检查对牙髓炎的诊断价值不了解,本组文献中有 4 篇提及误诊原因与未选择特异性检查所致。

4. 诊断思维方法有误　牙髓炎的牵涉疼痛常发生于单侧后牙,可牵涉至邻牙、对颌牙以及三叉神经分布的其他区域,如上颌牙痛易牵涉至颧骨和耳颞部,下颌牙痛则易牵涉至锁骨、耳和枕部。软组织的疼痛也可以牵涉到牙齿。因而需判断疼痛的来源,弄清楚是否为牙源性痛。通过特征性的临床表现,排除其他系统疾病,必要时请专科会诊。比如远隔器官的牵涉痛,可能会出现牙髓炎样的疼痛,这时如果只关注牙齿,就会忽略远隔器官的疾病,造成误诊。

五、防范误诊措施

从本组误诊后果统计中我们可以看出,患者发生误诊后虽未造成不良后果,但是误诊误治延误了患者的诊治,增加了痛苦,极大地影响了生活质量。如何防范牙髓炎的误诊,我们结合临床经验及循证医学证据,总结如下。

1. 重视问诊及体格检查　牙髓炎的疼痛具有特殊的临床表现,集中体现在病史中。通过详细询问病史,疼痛的部位、性质、严重程度,疼痛的时间,诱发、加重或缓解疼痛的因素等,可以初步判断是否为牙髓炎引起的疼痛。而疼痛的部位、发作方式和频率、疼痛发作的时间、疼痛的程度和性质、加重和减轻疼痛的因素等病史及检查,都有助于临床医生对牙髓炎的正确诊断。

对于已经发展成深龋的病变,详细询问病史,是否有冷热刺激痛,是否有自发痛、夜间痛等病史,结合体格检查,区分深龋和牙髓,防止误诊,进而采取相应的治疗措施,减少患者的痛苦。体格检查不能只针对患者的主诉牙,至少要对患侧的上下颌牙齿进行全面的检查,除了明显的龋坏外,注意检查有无非龋性牙体硬组织疾病以及牙周病变引起的牙髓炎,明确疼痛的牙位。

2. 提高非专科医师对牙髓炎不典型表现的认识　牙髓炎的疼痛特点为定位不明确,造成部分患者可能就诊于口腔科外的专科而造成误诊。如本组相当部分误诊发生在耳鼻咽喉科和神经内科,因此相关科室医师的业务培训应注意牙髓炎知识的普及,提高对牙髓炎不典型表现的认识。在除外本系统疾病后,仔细收集患者的自觉症状、病史和体征,对疼痛牙位临近组织的疾病进行鉴别,及时请口腔科会诊。

3. 选择正确的检查手段　X线片是牙体牙髓病变的基本检查手段,临床还要结合冷、热诊,叩诊,透照试验等方式来全面检查患牙。随着诊断技术的发展,X线片有时也无法满足临床的需求,薄层 CT 和 CBCT 技术对非龋性牙体硬组织疾病的诊断更加准确。

4. 掌握牙髓炎疼痛特点　急性牙髓炎(包括慢性牙髓炎急性发作)的主要症状是剧烈疼痛。引起疼痛的机制在于牙髓内血管扩张充血,血管内血浆蛋白和中性粒细胞渗出到组织中,造成局部肿胀,髓腔压力增高,组织压升高的压迫作用和某些炎症介质直接作用于神经末梢而导致疼痛。在不受任何外界刺激的情况下突然发生剧烈疼痛,疼痛有持续和缓解的过程,因此具有阵发性发作或阵发性加重的特点;其次是夜间痛,患者常常因为牙痛难以入睡;第三,温度刺激会加剧疼痛,在进食冷热食品时可激发疼痛或者疼痛更为剧烈。慢性牙髓炎一般无明显的自发痛,但几乎所有的患者都有长期的刺激痛。

5. 注意与容易误诊疾病的鉴别诊断　仔细分析患者牙痛特点,有助于正确的诊断方向,并与如下疾病鉴别:① 三叉神经痛:三叉神经痛的发作一般都有"扳机点",患者每触及该点即诱发疼痛,表现为突然发作的电击样或针刺样剧痛,每次发作时间短。三叉神经痛较少在夜间发作,冷、热温度刺激也不引发疼痛。② 深龋:深龋所致疼痛也容易与牙髓炎混淆,因为两者都有冷、热刺激痛的病史。但是深龋绝无自发痛的病史,往往是当冷热刺激进入深龋洞内才出现疼痛反应,而刺激去除后症状不持续。③ 龈乳头炎:该病也可出现剧烈的自发性牙痛,但疼痛性质为持续性胀痛,对冷热刺激也有敏感反应,疼痛多可定位。

此外,对于非牙源性牙痛疾病的鉴别诊断,可减少系统性疾病的误诊。对于口腔专科医生,要考虑系统性疾病造成牙痛的可能;而对于内外科临床医生,牙痛可能只是系统性疾病的一个临床表现。而对于非龋性牙体硬组织疾病以及牙周病变引起的牙痛的鉴别诊断,对于明确患牙的牙位以及牙痛的原因具有重要的意义。

同时,加强口腔卫生宣教,提高广大人民群众对牙髓炎的认识,教育公众对于出现龋坏的牙齿早期发现、早期治疗,防止龋病的进一步发展形成牙髓炎。不能因为早期的龋坏牙齿未出现疼痛就拒绝治疗,丧失早期治疗的机会。

(吴仲寅)

第三节　口腔颌面部皮肤及黏膜瘘管和窦道

瘘管是连接体表与脏腔或脏腔与脏腔的一种病理性管道,有两个开口。窦道是通过管道由深部组织通向体表,只有外口而无内口相通的病理性盲管。窦道和瘘管的内壁均为肉芽组织,可有上皮衬里。造成瘘管和窦道的原发灶可能距离窦道和瘘管很近,也可能是有一定距离的深在病灶,所以临床医生要具有全面的知识,才可能得出准确的诊断。造成口腔颌面部皮肤及黏膜的瘘管和窦道的病因很多,需要临床医生寻找和发现引起窦道和瘘管的原发病灶,才能采取有效的针对性治疗措施,防止误诊误治。针对发生在口腔颌面部不同部位的瘘管和窦道,临床检查可用银探针顺管道探入,检查其原发病灶;也可用生理盐水从外口注入,检查在内口流出的位置;或可用造影剂注入后拍摄 X 线片。窦道或瘘管排出物的性质对诊断也有帮助。

一、炎性的瘘管和窦道

发生在口腔颌面部的瘘管和窦道中最常见的是牙源性的炎性病变。

1. 发生在牙槽骨的瘘管和窦道　对于发生在牙槽骨的瘘管和窦道,首先需要鉴别:是由牙周组织来源的牙周脓肿造成的,还是由根尖周病变来源的牙槽脓肿形成的窦道或瘘管。鉴别诊断的要点:牙周脓肿造成的瘘管有深牙周袋形成,牙体可能无明显病变,牙髓活力测试正常或敏感,牙齿明显松动,瘘口发生的部位一般距离牙龈缘较近,X 线检查示:牙槽骨有破坏,牙周膜腔增宽或消失,但一般根尖区骨质改变不明显;而来源于牙槽脓肿的瘘管一般无牙周袋形成,牙体有龋坏或非龋性牙体疾病,牙髓活力丧失,牙齿松动较轻,瘘口发生部位一般位于龈颊沟或唇龈沟附近,X 线检查根尖周一般有骨质破坏,牙周膜腔增宽或消失,但牙槽嵴高度一般无明显改变。

下颌第三磨牙的冠周炎是临床上比较常见的病变,但是由它引起的继发感染表现却千差万别,容易造成临床误诊。有的患者表现为位于下颌第一磨牙颊侧前庭沟的肿胀、化脓、破溃,X 线检查都可见局部的低密度影,与下颌第一磨牙的根尖牙槽瘘管容易混淆。需要临床医生详细追问病史,冠周炎引起的颊侧瘘管既往有下颌第三磨牙冠周疼痛、肿胀的病史,甚至可能出现张口受限的情况,一般下颌第一磨牙不会有明显的牙体龋坏或病损;第一磨牙根尖来源的瘘管一般可检查到牙体的病变,追溯既往病史主要表现为牙体病变的特征,即长期的冷热刺激痛或咬合痛,局部也可出现肿胀疼痛,瘘管形成后局部的疼痛缓解。

颌骨骨髓炎形成的牙槽窦道,由于炎症不能有效控制,形成经久不愈的窦道,可见有脓性分泌物排出,或者有小块死骨排出脱落。通过 X 线检查或 CT 检查可以发现骨质破坏。发生概率比较小的婴幼儿颌骨骨髓炎和血源性感染有关。随着目前放射治疗的普及,放射性骨髓炎也时常见报道。另外由于服用二膦酸盐类药物引起的药物性骨髓炎,也偶有发生,应引起重视。这几类骨髓炎引起的牙龈窦道和瘘管,追问病史有很好的提示作用。慢性化脓性骨髓炎有急性炎症病史,有经久不愈的瘘口,从瘘口可探及骨面粗糙或活动性死骨形成,瘘口可发生在黏膜和皮肤上,也常发生于死骨形成的部位,大多数是由牙源性疾病引起。婴幼儿颌骨骨髓炎的发生前期会有全身感染的症状,患儿有高热、寒战,实验室检查白细胞计数增高,中性粒细胞增多。放射性骨髓炎患者既往曾有过口腔颌面部放射治疗史,多表现为持续性疼痛,瘘口肉芽不多,脓液不多,瘘口处常可见到暴露的骨面或可用探针触及粗糙的骨面。影像学检查坏死区域骨质密度减低,骨膜无新骨生成。此种窦道多长期存在,对治疗反应差。二膦酸盐用于治疗骨质疏松症,恶性肿瘤骨转移引起的高钙血症和骨痛症等,颌骨坏死是部分患者使用该类药物后出现的副作用,所以对于使用该类药物的患者要高度警惕颌骨坏死形成的瘘管和窦道。影像学检查坏死骨质密度增高,周围可见到骨膜反应。因此,除了治疗和用药史外,影像学检查是鉴别放射性骨髓炎和二膦酸盐骨髓炎的重要参考。

2. 发生在面颈部的瘘管和窦道　炎性的病变也可能在面颈部造成窦道或瘘管。根尖周炎可能造成相应部位皮肤的窦道和瘘管,形成牙源性皮瘘,这时临床检查不能只局限于颌面部皮肤表面,还要考虑到邻近牙齿的根尖周病变。如:下切牙根尖周围感染可在颏部皮肤上出现瘘口;上尖牙、前磨牙引起的瘘口可位于鼻旁,第三磨牙冠周炎可向颊部或颌下发展,形成皮瘘。有的牙齿因为牙髓坏死出现牙齿色泽的变化,有些牙齿会出现根尖周病变的表现,如松动、叩痛等,通过 X 线检查,可以检查到相应牙齿根尖部的骨质破坏,进一步确诊为牙源性皮瘘。

冠周炎,颜面部的疖、痈破溃,化脓性腮腺炎,化脓性淋巴结炎,颌面间隙感染,颌骨骨髓炎,放射性骨髓炎等,都可能在颜面部形成窦道或瘘管。这些疾病是常见的口腔颌面部化脓性疾病,窦道或瘘管的发生都可以询问到明确的炎症病史,局部的疼痛、肿胀,有的出现张口受限,实验室检查:白细胞计数和中性粒细胞百分比都会升高。有些是病变发展自然破溃后在面颈部形成窦道,比如冠周炎不光在口腔内形成瘘管,一些患者机体抵抗力较强,直到在颊部或颌下形成瘘管后才就诊。化脓性腮腺炎患者的全身状态一般比较差,脓肿突破腮腺咬肌筋膜后形成局部窦道。化脓性淋巴结炎患者不能有效控制感染,局部破溃形成窦道,多发生在儿童。颌面部是疖、痈的好发部位,感染后破溃形成窦道。有些是为了引流脓腔内的分泌物,医源性切开形成的窦道,比如颌面部间隙的感染。

3. 特异性感染形成的瘘管和窦道　一些特异性感染也可能会形成窦道或瘘管,比如面颈部的结核感染、颌面部放线菌病、颌面部的梅毒感染等。结核性感染多见于颈部淋巴结,形成结核特有的冷脓肿的表现,皮肤色泽暗红,压之有凹陷性水肿,破溃后可见豆渣样或稀米汤样脓液排出,瘘口经久不愈,皮下常有潜行窦道。全身可伴有或不伴有结核症状,即低热、盗汗、消瘦、食欲减退等,实验室检查可做结核菌素试验,或窦道分泌物的抗酸染色发现抗酸杆菌。比较少见的颌面部骨结核破坏周围软组织后也会形成窦道,瘘口周围可有潜掘性溃疡。X线片可见患处有骨质弥散性疏松灶,有时可见小死骨,对面部外形破坏较大。颌面部放线菌病表现为皮肤深部的坚硬无痛性结节,与周围组织粘连,如板状,破溃后可形成多个窦道,可见浅黄色黏稠液体溢出,可见特征性的硫黄颗粒,涂片可发现革兰阳性放射状菌丝。颌面部梅毒引起的窦道瘘管一般发生在梅毒晚期,可损伤口腔内的咽穹隆、腭部及悬雍垂,造成腭部穿孔、口鼻瘘,口外由于颌面部骨质受破坏,形成死骨,可能造成鼻缺损洞穿畸形,或局部的瘘孔。

二、颌面部肿瘤和类肿瘤样疾病来源的窦道和瘘管

颌面部肿瘤和类肿瘤样疾病也会形成窦道或瘘管,但大多数仍与相关疾病的继发感染有关,只是初始的状态有所不同。

临床上比较常见的有皮脂腺囊肿、皮样及表皮样囊肿、甲状舌管囊肿、鳃裂囊肿等继发感染引起的颌面部窦道和瘘管。皮脂腺囊肿好发于颜面部,早期边界清楚,顶部与皮肤粘连,中央有一小黑点,囊内容物为油脂状物,继发感染破溃后形成窦道,从病史和囊内容物表现可作出诊断。原发的甲状舌管瘘或甲状舌管囊肿继发感染后形成甲状舌管瘘,是发育过程中甲状舌管退化不全造成的。囊肿可以出现在颈中线或中线旁,肿块随着吞咽运动而上下活动,形成甲状舌管瘘时可扪及一条坚韧的条索。鳃裂囊肿是胚胎鳃裂残余形成的囊肿,可以形成原发的鳃裂瘘或继发感染形成鳃裂瘘。囊肿或瘘口位于面颈部侧方,第一鳃裂瘘内口位于外耳道,外口通常在下颌角部;第二鳃裂内口位于腭扁桃体窝上后方,外口可位于舌骨平面至胸锁关节平面间任何一点;第三鳃裂内口多在梨状隐窝,外口也位于胸锁乳突肌前缘中下部。有的鳃裂瘘仅有内瘘口,造成局部的反复肿胀。鳃裂囊肿穿刺可抽出囊液,含有棕色或胆固醇结晶。瘘口造影会有助于诊断。

发生于颌骨的面裂囊肿、角化囊肿、含牙囊肿、成釉细胞瘤早期无明显症状,体积增大到一定程度后,如果继发感染,常会出现口内的窦道或瘘口。这几种疾病临床都会出现颌骨膨隆,骨皮质压迫吸收变薄的表现,鉴别诊断以影像学检查和病理检查为主。面裂囊肿是胚胎发育过程中残留于面突连接处的上皮发展而成的,包括球上颌囊肿、鼻腭囊肿、正中囊肿等,X线片表现出不同的发病部位:球上颌囊肿位于上颌侧切牙与尖牙之间;鼻腭囊肿位于切牙孔或切牙孔后方;正中囊肿发生在上颌骨和下颌骨中缝处。角化囊肿来源于牙板和上皮残余,内壁衬有复层鳞状上皮,囊内有牙源性上皮岛和角化物。X线片上表现为单房或多房性,囊肿相邻的牙齿一般不会出现牙根的破坏。临床上多发性角化囊肿同时伴有皮肤基底细胞痣,小脑镰钙化等症状时称为基底细胞痣综

合征。含牙囊肿是缩余上皮与牙冠之间液体渗出形成的囊肿,好发于下颌第三磨牙及上颌尖牙区,影像学检查可在 X 线片上发现边界清楚的透光影,同时还有完整牙,牙冠朝向囊肿,囊壁位于冠根交界处。成釉细胞瘤典型病理表现为牙板或成釉器样结构而不形成牙齿组织。影像学检查为多房或单房病变,相邻牙根出现截根吸收。发生于下颌骨的成釉细胞瘤可有下颌神经麻痹的表现。

还有发生在口腔颌面部的晚期恶性肿瘤,可能会突破面部皮肤形成癌性窦道,比如发生在腮腺区的恶性肿瘤和颊部的恶性肿瘤,会在腮腺区或颊部形成破溃或洞穿性的癌性窦道或瘘管;口底、下颌骨等肿瘤根治性切除后造成的口腔皮肤瘘。发生在上腭区域的恶性肿瘤或巨大的混合瘤、上颌窦癌等破坏或压迫吸收上腭骨板,手术切除肿瘤后,口鼻腔相通,就不仅仅是瘘口的问题了。这些恶性肿瘤所形成的癌性窦道或术后瘘管,根据病史和临床表现,一般不难诊断,因为良性肿瘤一般呈现膨胀性生长的特点,不会对邻近组织形成破坏。

三、先天性窦道和瘘管

颌面部有一些是先天发生的瘘管,比如前述的甲状舌管瘘、鳃裂瘘,还有唇瘘、颊瘘、口鼻瘘等都可先天发生。

唇瘘比较少见,一般认为系唇组织在胚胎发育过程中形成凹陷,唇上皮覆盖红唇,多为双侧。瘘之深部常与黏液腺相通,故瘘口可有黏液样分泌物。唇瘘常伴有唇、腭裂等先天性畸形。颊瘘为上颌突和下颌突融合后残余的上皮组织形成,瘘口位于颊部的口角到耳屏连线上。先天性唇腭裂畸形患者,口腔与鼻腔相通或术后形成口鼻瘘。

四、损伤性窦道和瘘管

外伤或手术后可形成局部的瘘口,临床上也经常见到。如外伤后,伤口内有异物残留,可形成经久不愈的窦道,这些窦道的位置与外伤的发生位置有关,没有一定的规律。腮腺腺体或导管外伤或手术后,与皮肤相通形成涎瘘,有清亮的液体流出,在进食时显著增多。上颌磨牙拔除术后或上颌大型囊肿术后,由于上颌窦底壁位置较低,也可能出现口腔上颌窦瘘。

综上所述,造成口腔颌面部窦道和瘘管的疾病多种多样,临床医生需要不断提高自己的理论水平和临床技能,从病史、临床表现、体格检查、影像学检查、实验室检查等多方面综合判断,明确窦道或瘘管的来源,为疾病的治疗提供明确的参考。

(吴仲寅)

参考文献

[1] Cawson. 口腔颌面外科病理学[M]. 孙善珍,译. 济南:山东科学技术出版社,2002:211.

[2] 樊明文,周学东. 牙体牙髓病学[M]. 4 版. 北京:人民卫生出版社,2012:177-219.

[3] 皮昕. 口腔解剖生理学[M]. 4 版. 北京:人民卫生出版社,2005:652-657.

[4] 邱蔚六,张震康. 口腔颌面外科学[M]. 6 版. 北京:人民卫生出版社,2008:306.

[5] 孙淑萍,王何源,李哲,等. 老年人不典型牙痛与三叉神经痛误诊分析[J]. 中华老年口腔医学杂志,2012,10(1):20-22.

[6] 张复兰,李昊,罗晓冰. 急慢性牙髓炎 21 例误诊原因探讨[J]. 临床误诊误治,2011,24(4):47-48.

[7] 张震康,邱蔚六,皮昕. 口腔颌面外科临床解剖学[M]. 济南:山东科学技术出版社,2001:429.

第二十五章
乳腺疾病

第一节　乳腺癌

一、概述

1. 流行特点　乳腺癌是全球范围内女性最常见的恶性肿瘤之一,也是引起女性死亡的重要病因。根据目前乳腺癌的发病趋势,预计到 2030 年,乳腺癌的发病人数和死亡人数将分别达到 264 万和 170 万。2011 年的全球癌症统计报告显示,2008 年全球乳腺癌新发病例 1 383 500 例,占恶性肿瘤新发病总数的 23.0%,在发达国家的世界人口年龄标准化率为 66.4/10 万,发展中国家为 27.3/10 万。数据显示,全球乳腺癌的发病呈较快增长趋势,发病率在近 30 年内增长了 57.8%,且以每年 0.5% 的速度增长。

2. 发病机制　从分子遗传学角度来看,乳腺癌的发生是因为原癌基因的激活和抑癌基因的功能丧失,其发展是一个多因素多阶段的过程,往往涉及多个基因的改变。癌基因也称转化基因,是指其编码的产物与细胞的肿瘤性转化有关的基因。抑癌基因又称肿瘤抑制基因,存在于正常细胞中,具有与癌基因相拮抗、抑制细胞增殖和肿瘤发生的作用,其缺失或突变常引起细胞过快增殖从而导致恶性肿瘤的发生。目前研究最多的乳腺癌易感基因 BRCA1 和 BRCA2 严格来说都属于抑癌基因,在遗传性乳腺癌的发病中起着非常重要的作用。BRCA1 与 BRCA2 遗传性突变的携带者一生中有高达 90% 乳腺癌患病风险。

3. 临床表现　乳腺癌最典型的临床表现是乳腺肿块,80% 的乳腺癌患者以乳腺肿块首诊。患者常无意中发现乳腺肿块,多为单发,质硬,边缘不规则,表面欠光滑。大多数乳腺癌为无痛性肿块,仅少数伴有不同程度的隐痛或刺痛。乳头溢液指非妊娠期从乳头流出血液、浆液、乳汁、脓液,或停止哺乳半年以上仍有乳汁流出者。引起乳头溢液的原因很多,常见的疾病有导管内乳头状瘤、乳腺增生、乳腺导管扩张症和乳腺癌。单侧单孔的血性溢液应进一步检查,若伴有乳腺肿块更应重视。乳腺癌引起皮肤改变可出现多种体征,最常见的是肿瘤侵犯了连接乳腺皮肤和深层胸肌筋膜的 Cooper 韧带,牵拉相应部位的皮肤,出现"酒窝征"。若癌细胞阻塞了淋巴管,则会出现"橘皮样改变"。乳腺癌晚期,癌细胞沿淋巴管、腺管或纤维组织浸润到皮内并生长,在主癌灶周围的皮肤形成散在分布的质硬结节,出现皮肤卫星结节。肿瘤位于或接近乳头深部,可引起乳头回缩。肿瘤距乳头较远,乳腺内的大导管受到侵犯而短缩时,也可引起乳头回缩或抬高。乳头湿疹样癌,表现为乳头皮肤瘙痒、糜烂、破溃、结痂、脱屑、伴灼痛,以致乳头回缩。腋窝淋巴结肿大方面,在初期可出现同侧腋窝淋巴结肿大,肿大的淋巴结质硬、散在、可推动。随着病情发展,淋巴结逐渐融合,并与皮肤和周围组织粘连、固定。晚期可在锁骨上和对侧腋窝摸到转移的淋巴结。

4. 治疗原则　乳腺癌的治疗手段包括对局部病灶进行手术治疗、放射治疗以及细胞毒化疗、内分泌治疗、生物治疗、靶向药物治疗或以上治疗手段的联合应用。各种治疗手段的选择要依据肿瘤组织学特征、原发肿瘤的临床和病理学特征、腋窝淋巴结状况、肿瘤激素受体水平和 HER‐2 状态、有无可检测到的转移病灶、并发症情况、患者年龄以及绝经状态等。综合治疗原则如下：Ⅰ 期以手术治疗为主，目前趋向保乳手术加放射治疗，对具有高危复发倾向的患者可考虑术后辅助 化疗。Ⅱ期先手术治疗，术后再根据病理和临床情况进行辅助化疗。对肿块较大、有保乳倾向的 患者，可考虑新辅助化疗。对部分肿块大、淋巴结转移数目多的病例可选择性放疗。Ⅲ期患者在 新辅助化疗后手术治疗，术后再根据临床和病理情况做放疗、化疗。以上各期患者，如果受体阳 性，则在化疗、放疗结束后给予内分泌治疗。Ⅳ期以内科治疗为主的综合治疗。

二、诊断标准

临床上对乳腺癌的诊断参照《内科学》诊断标准：① X 线诊断：全乳数字化钼靶检查比常规乳 腺钼靶检查曝光剂量低而组织细节分辨率更高，可进一步提高钼靶诊断的敏感性。但乳腺 X 线检 查对年轻致密乳腺组织穿透力差，一般不建议对 35 岁以下、无明确乳腺癌高危因素或临床体检未 发现异常的女性进行乳腺 X 线检查。② 乳腺超声检查：对乳腺组织较致密者应用超声检查较有 价值，可作为乳腺 X 线检查的联合措施。肿块较小时，可在超声引导下行乳腺肿块穿刺活检。 ③ 乳腺磁共振成像检查（MRI）：乳腺 MRI 诊断进展迅速，能发现钼靶、B 超及临床检查阴性的乳 腺癌。文献报道，MRI 发现乳腺恶性疾病的敏感性是 94%～100%，特异性为 53%～97%，是公认 对小叶癌最敏感的影像学方法，对多中心、多灶性病变的检出率高于其他方法。④ 正电子发射体 层成像（PET）：对于复发或转移性乳腺癌，FDG‐PET 可检出 67% 常规影像学检查（如 CT 检查、 MRI 和骨扫描）阴性的转移灶。⑤ 病理学检查：活检标本的病理学结果作为最终诊断依据。切除 活检时应先做快速冷冻切片检查；如为恶性则行根治性手术，同时标本应作激素受体测定。如无 快速冷冻切片条件，可在病理证实后 2～4 周内再行手术。

三、误诊文献研究

1. 文献来源及误诊率　2004—2013 年发表在中文医学期刊并经遴选纳入误诊疾病数据库的 乳腺癌误诊文献共 72 篇，总误诊例数 827 例。其中可计算误诊率的文献 23 篇，误诊率 19.06%。

2. 误诊范围　本次纳入分析的 827 例乳腺癌误诊病例共误诊为 17 种疾病 838 例次，部分病 例先后误诊为多种疾病。误诊疾病居前三位的是乳腺增生、乳腺纤维腺瘤、乳腺炎，少见的误诊疾 病有副乳腺腺病、乳房湿疹、乳腺脓肿、乳腺腺病、男性乳房发育、脊髓压迫症、肋软骨炎、带状疱 疹、嗜酸性粒细胞增多综合征，26 例次漏诊。主要误诊范围见表 25‐1‐1。

表 25‐1‐1　乳腺癌主要误诊疾病

误诊疾病	误诊例次	百分比（%）	误诊疾病	误诊例次	百分比（%）
乳腺增生	337	40.21	乳腺导管内乳头状瘤	28	3.34
乳腺纤维腺瘤	297	35.44	乳腺囊肿	14	1.67
乳腺炎	57	6.80	淋巴结炎	10	1.19
乳房良性肿瘤性质待定	50	5.97	积乳囊肿	5	0.60

3. 容易误诊为乳腺癌的疾病　经对误诊疾病数据库全库检索发现，141 篇文献 20 种疾病共 804 例曾经误诊为乳腺癌，主要病种见表 25‐1‐2。尚有 13 例下列疾病曾经误诊为乳腺癌：猫抓 病、乳腺腺病、乳腺良性肿瘤、皮肤结核、多发性骨髓瘤、恶性黑色素瘤、胸椎关节紊乱。

表 25‑1‑2　容易误诊为乳腺癌的疾病

确诊疾病	例数	百分比(%)	确诊疾病	例数	百分比(%)
浆细胞性乳腺炎	458	56.97	乳腺非霍奇金淋巴瘤	15	1.87
乳腺结核	88	10.95	乳腺肉瘤	7	0.87
乳腺脂肪坏死	88	10.95	曼氏裂头蚴病	4	0.50
乳腺炎	59	7.34	男性乳房发育	4	0.50
乳腺纤维腺瘤	24	2.99	积乳囊肿	4	0.50
乳腺增生	21	2.61	乳房错构瘤	4	0.50
乳腺导管内乳头状瘤	15	1.87			

4. 医院级别　本次纳入统计的 827 例乳腺癌误诊 838 例次,其中误诊发生在三级医院 468 例次(55.85%),二级医院 340 例次(40.57%),一级医院 27 例次(3.22%),其他医疗机构 3 例次(0.36%)。

5. 确诊手段　本组均经病理确诊为乳腺癌。其中手术后切除病变组织病理检查确诊 768 例,占 92.87%;经皮穿刺活检确诊 16 例,占 1.93%。未明确具体方法的病理学诊断 43 例,占 5.20%。

6. 误诊后果　按照误诊数据库对误诊后果的分级标准评价,827 例乳腺癌均造成 Ⅱ 级后果即恶性肿瘤病情迁延。

四、误诊原因分析

依据本次纳入的 72 篇文献提供的乳腺癌误诊原因出现频次,经计算机统计归纳为 8 项,其中经验不足缺乏对该病的认识最多,见表 25‑1‑3。

表 25‑1‑3　乳腺癌误诊原因

误诊原因	频次	百分率(%)	误诊原因	频次	百分率(%)
经验不足,缺乏对该病的认识	53	73.61	问诊及体格检查不细致	10	13.89
影像学诊断原因	31	43.06	缺乏特异性症状体征	7	9.72
未选择特异性检查项目	30	41.67	病理诊断错误	3	4.17
过分依赖或迷信辅助检查结果	11	15.28	诊断思维方法有误	1	1.39

1. 经验不足而缺乏对该病的认识　近年随着社会经济发展,乳腺癌的发病率有上升趋势,在我国乳腺癌已居女性恶性肿瘤的第二位。分析误诊原因为首诊医师为非乳腺专科医师,对早期乳腺癌的重视程度不够,单凭超声检查过早得出乳腺纤维腺瘤或乳腺囊性增生性疾病的诊断,且乳腺癌发病的高峰年龄在 45 岁左右,很多年轻患者及医师过多考虑年龄因素,而忽视乳腺癌的可能性。例如,少数医师通过简单触诊,将乳腺结节误诊为乳腺纤维瘤及乳腺增生;对于少见的病例,如炎性乳腺癌,接诊医师对其缺乏足够警惕,加上患者是哺乳期,只考虑到乳腺炎而忽视了乳腺癌的可能性。对于隐性乳腺癌,早期不易被发现,有些患者虽然腋窝淋巴结增大、有轻度的压痛,而乳腺未触及肿块,加之临床医师对其认识不足,而误诊为淋巴结炎。妊娠期由于各种生理变化,容易掩盖肿块的性质,单个乳腺肿块易被误诊为乳腺纤维瘤。男性乳腺癌临床较少见,缺乏经验的医师易将其误诊为男性乳腺发育。

2. 影像学诊断原因

(1) 检查方法自身的局限性:检查手段包括 X 线、MRI、红外线、核医学等影像学检查,由于医务人员技术水平、病变位置的原因,乳腺腺体致密并与病变重叠,早期缺乏特异征象,部分早期乳腺癌在超声下表现为形态较规则、边界清楚、内部回声均质、后方回声无衰减的低回声肿块,甚至当乳腺癌发生较完全的液化坏死时,亦可表现为明显囊性回声。还有一些乳腺癌主要声像图无明显肿瘤形态,仅表现为局限性腺体结构紊乱,回声强弱不均。部分早期乳腺癌钼靶 X 线摄片表现为单发高密度结节性肿块影、局部腺体结构紊乱或扭曲、小灶性致密影、局部星芒状影、单纯形态数目分布不典型钙化等,其影像表现与乳腺增生、乳腺囊肿、乳腺纤维瘤相似,易误诊。

另外,不同医院设备的性能和不同职称操作者的技术水平也有较大差别,乳腺钼靶 X 线摄片对乳腺肿块诊断的符合率达 80.0% 以上,可检出 10%~30% 临床触及不到肿块的乳腺癌,但仍有一定的假阳性或假阴性。有文献报道乳腺钼靶 X 线检查的符合率也取决于钼靶仪的性能和诊断医师的阅片水平等。X 线立体定位空心针活检技术在国内开展较为普遍,但受穿刺技术、涂片质量、病理学医师水平的影响,诊断符合率差距也较大。

(2) 未选择有效检查项目或过分依赖检查结果:彩超、钼靶 X 线、细针或空心针穿刺病理学检查在基层医院已较普及,如乳腺 B 超或彩超,前者诊断符合率可达 83.3%,后者达 88.8%,但接诊医师如对该病认识不足,诊断时仅简单进行触诊,而未选择有效的检查手段也是导致本组部分病例误诊的原因之一。本组术前未明确诊断者,有相当一部分术中未行冷冻切片检查。

3. 问诊及体格检查不细致　某些经验不足的医师在门诊仅对有乳腺肿块患者进行了简单问诊,甚至未进行乳腺的触诊,未行钼靶 X 线、彩超、穿刺病理等相关检查,即作出良性肿块的判断,发生错误诊断是不可避免的,而错误的诊断必然带来不合理的治疗。即使有经验的专科医师在门诊做细致的体检,仅有近 80% 的良恶性诊断率,仍有 20% 左右的乳腺肿块性质需要凭经验判断,尤其在乳腺肥大、肿块较小、位置较深等情况下更难诊断,通过必要的医技检查佐证术前诊断极为重要。

4. 缺乏特异性症状体征　早期乳腺癌临床症状不典型,乳腺肿块较小而不易被发现,给早期诊断带来一定困难。早期或不典型的乳腺恶性肿块由于活动度、边缘形态、质地等与部分良性肿块的临床特征相似,不易鉴别;部分在乳腺小叶增生或不典型增生基础上癌变的病例,与乳腺小叶增生的鉴别也存在困难,部分病例即使采用相关医技检查也难以明确良恶性质。

5. 病理诊断错误　分析本组病理检查出现漏诊的原因有以下几点:① 采取的细针穿刺活检的穿刺面积小,穿刺针未进入肿瘤组织内或即使进入后也不易吸取到肿瘤细胞,尤其对直径<1 cm 的乳腺癌,此方法不易取到标本。② 在基层医院由于病理诊断水平较低,或在切取病变组织时不够准确也是导致病理检查漏诊的原因之一;术中冷冻切片取材如不准确或是肿块较小,未切取到肿瘤中心部位组织等均是造成病理检查漏诊的原因之一。

五、防范误诊措施

通过对误诊、漏诊的原因进行分析,对乳腺癌的早期发现、早期诊断、早期治疗是非常必要的,有助于乳腺癌的预防和治疗,有助于提高医师的诊疗水平。为此,结合临床经验及循证医学证据提出如下建议。

1. 提高对乳腺癌的认识及重视卫生宣教　提高医师对乳腺癌的认识水平,尤其是不能轻易对不典型的乳腺肿块下结论;加强业务培训,提高医师的早期诊断水平。乳腺 X 线检查、定期临床检查和乳腺自我检查是筛查早期乳腺癌的三项主要手段。推行乳腺癌的二级预防,加强流行地区人口卫生宣教工作,加强乳腺癌防治知识的宣传,大力开展和推广乳腺自我检查与普查工作尤为重要。

2. 重视病史询问及仔细的体格检查　临床接诊乳腺肿块患者应详细询问病史,特别是年龄和家族史,有无乳腺癌易感因素及高危因素,包括年龄、肥胖、月经初潮早、绝经晚、30 岁以上未婚或不育、产后不哺乳、人工流产次数多、乳头溢液、母系乳腺癌病史、长期使用糖皮质激素、佩戴不合适胸罩等；认真全面地进行体检，双侧乳腺均应认真检查，临床医师及辅助科室的医师都应对此高度重视。

3. 选择准确有效的检查方法及鉴别诊断 临床触诊、钼钯 X 线摄片、细针穿刺活检或冷冻活检是乳腺癌最佳的诊断组合，要注意摒除某一医技检查无异常或良性的误导，要根据临床检诊需要与实际情况进行选择和组合，然后综合分析，得出诊断。

根据患者情况选择行 B 超、钼靶 X 线片、乳腺 MRI 等检查，提高不典型乳腺癌的鉴别诊断水平，注意与乳腺增生、乳腺囊肿、纤维腺瘤等乳腺良性疾病的鉴别。

乳腺 X 线检查是目前发现早期乳腺癌的最有效方法，其在 X 线片中的直接征象主要包括肿块结节影和微小钙化。临床防范早期乳腺癌误诊的具体措施包括：① 对于乳腺疾病患者，常规行乳腺 X 线检查和肿块穿刺细胞学检查。② 对高度怀疑乳腺癌的患者可行乳腺 MRI、乳腺彩超或乳管内视镜检查，并与乳腺 X 线检查结合，以避免漏诊。③ 病理诊断是乳腺肿瘤诊断的金标准，对于临床可触及的乳腺肿块，可采用细针穿刺、印片细胞学检查以及空心针穿刺活检、常规石蜡切片组织学检查等。针吸细胞学检查方法简便易行，确诊率高，阳性率可达 80%～98%，并可反复进行。此项检查可在术前 24～48 h 内进行，有关针吸可能引起针道种植以及影响预后的观点已被多数学者否定。④ 对于不能触及肿块的乳腺病灶，可在 X 线立体定位或超声定位系统下行细针或空心针微创活检，其中 X 线立体定位空心针活检技术（SCNB）准确性好，有助于乳腺癌的早期诊断。⑤ 对于高度怀疑乳腺恶性肿瘤、术前未行细胞或组织病理学检查的患者，术中行快速冷冻切片检查，能够在明确诊断的同时一期完成手术。术中送冷冻病理检查的准确率并非 100%，要做石蜡切片以最终诊断。

另外，对经过检查仍不能确诊的可行定位下空芯针穿刺活检，活检时注意要从不同方向不同深度取标本，对可疑患者可多次取活检。有条件的单位可行乳管镜检查，在直视病变的同时还可取活检或切除肿块，切除范围以距离肿物边缘 2 cm 以上为宜。

（刘兆喆 李秋华 郭 放 谢晓冬）

第二节 乳腺结核

一、概述

1. 流行病学 乳腺结核（tuberculous mastitis）是由结核分枝杆菌（*M. tuberculosis*）侵犯、播散到乳腺组织所致的特殊性炎症。结核分枝杆菌的毒力并不特别强，约 5%～10%的人在感染结核杆菌后发病。肺外结核约占结核病的 40%，乳腺结核发病率仅占全部结核病的 0.5%，而其仅占全部乳腺疾病的 1.5%。全球范围内的乳腺结核多发生于发展中国家，如亚洲、非洲等国家，但是由于近些年来随着耐药结核分枝杆菌蔓延、HIV 感染增多，全球各地区乳腺结核的发病率均有增高。

2. 发病机制 乳腺结核可经乳头或乳房皮肤创口直接感染结核杆菌而引发，本病多见于 20～40 岁已婚妇女，非哺乳期妇女发病相对较低，这是由于正常生理情况下乳房有一定的防御病菌感染的能力，然而对于 20～40 岁的青年哺乳期的女性来说，则生育期淋巴循环较活跃，有周期性淋巴扩张和乳管郁积，易致结核杆菌传播至乳腺等。乳腺结核可由结核杆菌经血行传播，继发于肺、肠系膜淋巴结核的血源性播散而来;或者由邻近器官或部位的结核灶(胸骨、肋骨结核,胸膜结核,腋淋巴结结核)直接蔓延或经淋巴管逆行传播而来。这其中以淋巴途径传播最多见,从同侧腋窝淋巴结逆行播散高达 50% ～75%。

3. 临床表现　乳腺结核的病程发展较缓慢,可分为原发性乳腺结核和继发性乳腺结核两类,临床分型为结节型、播散型、脓肿型。乳腺结核多无典型的临床表现,有全身结核中毒症状者较少。局部可表现为乳房内存在一个或数个结节状肿块,大小、质地不一,一般无明显疼痛。可有乳头水肿、乳头溢液、乳头输乳管变粗变硬和乳头下陷的表现。肿块质硬,边界不清,活动性稍差,不易被推动,部分区域可有囊性感。包块内常有结核性脓液蓄积,软化后形成冷脓肿,破溃后可出现一个或数个溃疡和瘘管,排出豆渣样稀薄脓液。包块术前穿刺或术中切开常可见典型结核性脓液。若炎症浸及皮肤且与之粘连时,可出现乳头内陷、乳房变形、乳房皮肤(橘皮样)改变,腋窝淋巴结可明显肿大甚至融合成团块,与乳腺癌较难鉴别,故而常混淆。

4. 治疗原则　乳腺结核治疗原则首先是注意休息,增加营养,给予全身抗结核治疗,待局部病灶感染控制,肿块变小后再行手术切除。当病灶局限时可采用乳腺区段切除,宜行放射状切口尽量减少对乳腺导管损伤。对于术前即有细菌感染、脓肿形成者,先控制感染,穿刺抽尽脓液后用稀释碘伏和链霉素冲洗。术后充分引流脓腔,减少死腔,促进愈合。若病变范围较大,可行全乳及患侧腋窝淋巴结的切除。术后还应进行 2～6 个月的全身抗结核治疗。本病经过积极综合治疗,一般预后较好。

二、诊断要点

由于缺乏典型症状,临床医生应提高警惕。早期的乳腺结核较难诊断,需要经病理活检来确诊。初期若乳头水肿,乳头输乳管粗、硬,就要从乳头深处采取分泌物涂片抗酸染色,找到抗酸杆菌即可诊断。乳腺组织结核分枝杆菌培养或萋-尼氏染色阳性,则是诊断乳腺结核的金标准。细针穿刺细胞学发现上皮样细胞肉芽肿及坏死组织同时存在,为较确切的证据。手术切除病变乳腺组织行病理检查发现干酪样肉芽肿,PCR 检测乳腺 MTB-DNA 阳性,也可确诊。此外若有多产、哺乳、既往乳腺损伤、化脓性乳腺炎病史的女性,既往有结核病史及结核病密切接触史;较长的病史,易反复发作且可形成窦道,迁延不愈,PPD、IGRA 阳性,可辅助诊断。

三、误诊文献研究

1. 文献来源及误诊率　2004—2013 年发表在中文医学期刊并经遴选纳入误诊疾病数据库的乳腺结核误诊文献共 25 篇,累计误诊病例 198 例。其中 7 篇文献可计算误诊率,误诊率 72.08%。

2. 误诊范围　本次纳入的 198 例乳腺结核共误诊为 8 种疾病,依次为乳腺癌 88 例次(44.44%)、乳腺炎 48 例次(24.24%)、乳腺纤维腺瘤 26 例次(13.13%)、乳腺脓肿 14 例次(7.07%)、乳腺增生 12 例次(6.06%)、积乳囊肿 5 例次(2.53%)、乳腺导管瘘 3 例次(1.52%)、乳腺囊肿 2 例次(1.01%)。

3. 确诊手段　本次纳入的 198 例乳腺结核中,148 例(74.75%)为手术后病理检查确诊,1 例为细针穿刺细胞学检查确诊,其余 49 例(24.75%)为文献中未明确具体方法的病理学检查确诊。

4. 误诊后果　按照误诊数据库对误诊后果的分级评价标准,本次纳入的 198 例乳腺结核中,191 例(96.46%)为Ⅲ级后果,未因误诊误治造成不良后果;7 例(3.54%)造成Ⅱ级后果,因误诊误治导致病情迁延。

四、误诊原因分析

依据本次纳入的 25 篇文献分析的误诊原因出现频次,经计算机统计归纳为 7 项,以经验不足而缺乏对乳腺结核的认识为最常见原因,见表25-2-1。

表25-2-1　乳腺结核误诊原因

误诊原因	频次	百分率(%)	误诊原因	频次	百分率(%)
经验不足,缺乏对该病的认识	20	80.00	过分依赖或迷信辅助检查结果	4	16.00
未选择特异性检查项目	11	44.00	影像学诊断原因	4	16.00
缺乏特异性症状体征	8	32.00	病理诊断错误	2	8.00
问诊及体格检查不细致	5	20.00			

1. 经验不足,缺乏对该病的认识　近年由于乳腺结核发病相对较低,初期症状不明显,全身结核中毒症状较少,局部体征无特异性,很多非乳腺专科医师缺乏对乳腺结核的诊治经验,诊断思维局限,导致误诊。本次纳入的多数病例由于乳房肿块变韧,形成质地较硬的包块时方就诊,此时触诊表面呈结节状,与周围组织分界不清,活动度差,皮肤渐呈现橘皮样外观,乳头内陷,同时发现同侧腋窝淋巴结增大,接诊医师极易首先考虑为乳腺癌,这也是乳腺癌居误诊疾病首位的原因。

2. 未选择特异性检查项目　对于乳腺结核应强调针对性检查,不应仅满足于一般X线、红细胞沉降率等常规检查。超声、乳腺钼靶X线摄影,以及乳腺MRI、CT等影像学检查对肿块的发现和明确肿块的数目、物理性质有重要参考价值,但均无特异性表现,因而不能单独依靠影像学检查来诊断。对可疑为乳腺结核者,行结核抗体、PPD试验检查。有患者术前穿刺病理诊断、乳腺X线检查、第1次术后病理诊断均为左乳增生性腺病,但术后伤口长期不愈合,形成窦道,反复溢液且病史长达近4年,抗感染治疗无效,后再次行肿物清除术后行病理检查才确诊乳腺结核。在相关体征及病史提示乳腺结核时,可行结核相关性实验室检查,如红细胞沉降率、结核抗体、PPD试验、淋巴细胞培养+干扰素检测等有助于诊断,活检病理检查亦对诊断有重要价值,必要时重复检查以便提高阳性率。

3. 缺乏特异性症状体征　乳腺结核无典型的临床表现,最常见的临床表现为乳房肿胀,其次是腋窝淋巴结增大,临床上仅有33%左右的乳腺结核患者表现为乳腺肿块。不同病程和不同的表现,导致其与常见乳腺疾病的鉴别诊断困难。如肿块多位于中央或外上象限,且多表现为单发。也可表现为脓肿形成或者皮肤破溃形成窦道。急性起病易误诊为急性非特异性乳腺炎;以肿块伴乳头溢液、内陷、橘皮样改变,及患侧腋下淋巴结肿大者,易误诊为乳腺癌;而哺乳期发生局限性寒性脓肿较多易误诊为乳腺积乳囊肿;因肿块光滑,活动度好而误诊为乳腺常见良性肿瘤。

4. 问诊及体格检查不细致　完善的病史询问、仔细的体格检查,是正确诊断的基本条件,但颇为遗憾的是,临床上很多误诊由于各种主客观原因,都因问诊及体格检查不细致所致,乳腺结核的误诊亦然。如某患者因乳腺肿块长期误诊为乳腺增生,无肺结核病史,但是丈夫和儿子均为肺结核患者,遗憾的是多次就诊,接诊医师未询问到这个重要的接触史,以致误诊4年之久。以往研究认为乳腺结核多继发于肺或肺外器官结核,乳房局部皮肤破溃、瘘管形成。而有些病例无肺部结核灶,乳块局部皮肤均不伴有溃疡及瘘管,病史较短。近年来,肺结核及肺外结核明显增多,但也应看到,患者年龄、体质营养因素对乳腺结核病的发展有一定影响。

五、防范误诊措施

1. 提高对乳腺结核的警惕性　很多临床医学家提出,减少误诊的关键在于提高对疾病的认识,主要想到,诊断思维就不会发生大的偏差。近年,由于耐药性细菌及城镇化建设导致人口流动性的增加、HIV感染增多等原因,造成乳腺结核的发病率有所增加。临床医师应加深对乳腺结核的认识,保持对这种少见疾病的警惕性,要在表现类同的病症的鉴别诊断中考虑到该病的可能,要不断加强本病相关理论知识的学习。

2. 详细追问病史和查体　对于接诊乳腺肿块、乳腺肿胀或有局部炎性表现的患者,在考虑乳腺常见病的同时,应同时进行少见疾病的鉴别诊断,尤其是按照乳腺增生、乳腺炎等长期治疗效果不佳者,现有临床资料和诊断依据不能完全支持乳腺恶性肿瘤时,要考虑到乳腺结核的可能,进行详细的病史采集和体格检查,不能流于形式,遗漏重要的病史,结核病史及结核病患者接触史都对诊断有提示意义,胸部 CT 或 X 线检查提示肺部阴影者要高度警惕。不能单纯依靠影像学检查结果进行诊断,必须结合病史和症状、体征,必要时在影像学定位下行病理活检来确诊本病。

3. 完善影像学和实验室检查　乳腺组织结核分枝杆菌培养或萋-尼染色阳性是诊断乳腺结核的金标准,虽然特异性高,但是其敏感性低,故而单纯依靠细菌学诊断也易漏诊和误诊。虽然乳腺钼靶摄影、CT、MRI、超声检查等也已广泛应用于乳腺疾病的检查,但是对于诊断乳腺结核的特异性仍较差,早期影像学表现不易与乳腺炎鉴别,到肿块形成后,由于周围也可有血管影,故而难以与乳腺癌鉴别。而病理诊断因活检部位不理想、操作误差等原因存在假阴性的风险。对于疑似乳腺结核的患者,综合应用医技检查手段,在超声、钼靶 X 线引导下行乳腺组织针吸穿刺活检,多部位取材、重复检查,镜下同时见类上皮细胞肉芽肿和干酪样坏死,同时进行脓液的抗酸杆菌培养,可提高诊断率。有条件的医院还可结合免疫学检查和分子生物学检查共同确诊。

4. 重视与乳腺癌的鉴别诊断　随着乳腺癌发病的低龄化,与乳腺结核更加难以鉴别。乳腺结核与乳腺癌在临床表现、影像学检查上有很多相似的征象,非常容易相互误诊。而且,还有两种疾病共存的情况,给鉴别诊断带来一定困难。尤其是乳腺结核结节型、弥漫型病变及硬化型结核病变钼钯摄片易误诊为乳腺癌。鉴别时仔细观察乳腺结核除窦道中可有干酪样分泌物外,乳头异常分泌物较多见,病灶溃破后的渗液不像乳腺癌那样具有异常恶臭味。在超声、钼靶引导下行乳腺组织细针穿刺活检及术后病理检查,是两者鉴别的重要手段。

乳腺结核虽属少见病,发生率较低、误诊率较高,但随着结核患者的增加,临床医生需提高警惕,诊断乳腺结核需综合分析患者病史、临床表现及辅助检查结果,尽量缩短确诊时间,减少甚至避免乳腺结核的误诊漏诊,减轻患者痛苦。

（王　珊　丁　滨）

参考文献

[1] Akarolo-Anthony SN, Ogundiran TO, Adebamowo CA. Emerging breast cancer epidemic: evidence from Africa[J]. Breast Cancer Res, 2010, 12(Suppl 4): S8.

[2] Brouwer A, Degrieck N, Rasschaert M, et al. Tuberculousmasti—tis presenting as alump: a mimicking disease in apregnant woman case report and review of literature[J]. Aeta Clin Belg, 2014, 69(3): 389 - 394.

[3] Con S, Bhattacharyya A, Majumdar B, et al. Tubercular mastitis—agreat masquerader[J]. Turk Patolo-jiDerq, 2013, 29(3): 61 - 63.

[4] Jcmal A, Bray F, Melissa M, et al. Global Canccr statistics[J]. CA Cancer, 2011, 61(2): 69 - 90.

[5] Parkin DM, Bray F, Ferlay J, et al. Global cancer statistics, 2002[J]. CA cancer J Clin, 2005, 55(2): 74 - 108.

[6] Prathima S, Kalyani R, Parimala S. Primary tubercular mastitis maqueradingas malignancy[J]. J Nat Sci Biol Med, 2014, 5(1): 184 - 186.

[7] Sen M, Gorpelioglu C, Bozer M. Isolated primarybreast tuberculosis: report of three cases and review of the literature[J]. Clinics(Sao Paulo), 2009, 64(3): 607 - 610.

［8］蔡蕾.乳腺癌的易患因素调查分析［J］.实用临床医学,2012,13(4):121-122.

［9］陈文捷,王晓东,于兆进,等.散发性乳腺癌中 DNA 甲基转移酶 1 与乳腺癌易感基因 1 基因甲基化和蛋白表达的相关性［J］.山西医药杂志,2014,43(22):2607-2610.

［10］陈震宏,许盈,舒敬德,等.107 例保乳手术患者疗效及美容效果分析［J］.实用肿瘤杂志,2015,30(2):157-159.

［11］董沛,杨兰兰,王琳,等.178 例乳腺癌患者乳房检查及求医行为调查［J］.解放军预防医学杂志,2010,28(3):226.

［12］冯锦兰,郑敏.乳腺癌钼靶 X 线摄影征象及与乳腺良性病变的鉴别诊断［J］.中国 CT 和 MRI 杂志,2015,13(11):57.

［13］富沛涛,张鹏,王文瑀,等.彩超定位下空芯针穿刺活检在乳腺癌早期诊断的临床应用［J］.中国临床研究,2014,27(4):468-469.

［14］韩娟,刘俊娥.原发性乳腺结核超声表现 l 例［J］.临床超声医学杂志,2014,16(3):178.

［15］韩珊莉.乳腺癌患者人表皮生长因子受体 2 表达与雌激素受体孕激素受体的关系［J］.山西医药杂志,2014,43(15):1807-1808.

［16］郝淳敏.乳腺癌二级预防筛查模式的研究［J］.中华健康管理学杂志,2012,6(2):131-132.

［17］胡继康,陈维鹏,韩乃刚.现代肿瘤外科学［M］.北京:中国科学技术出版社,1994:18.

［18］李海志,武正炎.乳腺癌新辅助化疗与腋窝前哨淋巴结活检［J］.中华内分泌外科杂志,2014,8(5):353-354.

［19］李建芳,韩晨光,王佐妤.85 例乳腺癌误诊原因分析［J］.山东医药,2008,48(6):59.

［20］李静,郭文治.乳腺癌转移抑制基因和运动相关蛋白基因在肝癌组织中的表达及其意义［J］.中华实验外科杂志,2013,30(5):1042-1044.

［21］李蔓,韩历丽,高倩.临床体检、超声与钼靶 X 线检查在乳腺癌筛查中的应用［J］.中国生育健康杂志,2014,25(3):202-206.

［22］李强,马丽萍,高孟秋.乳腺结核的诊断［J］.北京医学,2016,38(1):63-65.

［23］李玉平,周艳敏.超声诊断乳腺结核的临床价值［J］.北京医学,2009,31(7):414-415.

［24］刘丽,杜葵英,关萍,等.门诊女性乳腺增生患者的健康宣教［J］.国际护理学杂志,2011,30(6):901-903.

［25］刘淑春.乳腺癌 31 例误诊、漏诊原因分析［J］.中国社区医师,2013,15(8):269.

［26］刘运贤,刘菊梅.乳腺癌 nm23 及 cerbB2、ER、PR 的表达状况与预后相关性［J］.中华医学研究杂志,2004,4(6):123-126.

［27］刘长春,公丽彤.乳腺结核的诊治探讨:附 89 例报告［J］.中国普通外科杂志,2007,16(11):1096-1098.

［28］倪金星,王康.乳腺癌基因治疗的现状［J］.齐齐哈尔医学院学报,2015,36(6):872-874.

［29］祁妍敏,于红燕,刘国如,等.空勤人员肿瘤发病情况及影响因素［J］.解放军预防医学杂志,2013,31(6):568-569.

［30］乔咏梅,黄永君.乳腺结核一例报道并文献复习［J］.内蒙古医学杂志,2011,43(2):102.

［31］邵志敏.乳腺肿瘤学［M］.上海:复旦大学出版社,2013:145-148.

［32］申龙河,金日.乳腺钼靶 X 线摄影及乳腺微小钙化灶定位活检在触诊阴性乳腺疾病诊治中的临床意义［J］.中国医药指南,2008,6(3):12-14.

［33］司琳,杨碎胜,司珩,等.乳腺癌前哨淋巴结活检的研究进展［J］.中医临床研究,2015,7(5):139-141.

［34］孙燕,石远凯.临床肿瘤内科手册［M］.5 版.北京:人民卫生出版社,2008:449-456.

［35］田寅,夏伟斌,王博.乳腺癌误诊临床体会［J］.中国临床医师,2002,30(7):31-32.

［36］汪敏,彭绩,许奕华,等.超声检查、乳房 X 线摄影术在乳腺癌筛查和早期诊断中作用的 Meta 分析［J］.疾病控制杂志,2006,10(1):33-34.

［37］王冬梅.浅谈彩超对早期乳腺癌诊断的重要意义［J］.中国伤残医学,2015,23(9):207-208.

［38］王罡,李鹏.乳腺癌患者乳腺钼靶 X 线摄影诊断分析［J］.中国医学继续教育,2015,7(5):188-189.

［39］王少华,纪祥军,李宁.乳腺结核的诊断与治疗［J］.医学研究生学报,2010,23(5):557-560.

［40］武中林,荣小翠,赵俊京,等.全数字化X线摄影、超声及MRI对乳腺癌诊断价值的ROC曲线分析［J］.临床放射学杂志,2015,34(3):355-359.

［41］席晨辉,庄大勇,郑鲁明,等.术中冰冻切片联合快速免疫组织化学染色检测乳腺癌前哨淋巴结微转移的临床研究［J］.中华乳腺病杂志,2011,5(41):10-15.

［42］杨晓蕾.IGFI、HGF及胰岛素与乳腺癌患者雌激素受体及淋巴结转移的相关性研究［J］.中国实验诊断学,2015,19(3):432-435.

［43］叶红.癌基因cerbB2及其蛋白产物表达在乳腺癌淋巴结转移诊断及预后评价中的应用价值［J］.中国基层医药,2013,20(21):3251-3253.

［44］张延龄,吴肇汉.外科学［M］.3版.北京:人民卫生出版社,2012:449-456.

［45］赵宋礼,余洁,严智敏.抑癌基因蛋白PTEN,P16和P27在乳腺癌中表达及其临床病理意义［J］.临床医学工程,2013,20(3):283-284.

［46］郑莹,吴春晓,张敏璐.乳腺癌在中国的流行状况和疾病特征［J］.中国肿瘤,2013,23(8):561-569.

［47］周锐,黄建康,彭德峰,等.临床触诊阴性乳腺癌23例误诊分析［J］.蚌埠医学院学报,2015,40(1):29-30.

第二十六章

创 伤

第一节 多发伤救治应重视的问题

严重创伤常常累及脑、心、肺、肝、肾、胃肠、血管等脏器,直接造成这些重要脏器损害,同时因创伤失血造成急性血容量减少、组织低灌流状态、伤后全身应激反应、全身炎症反应综合征(SIRS)等病理生理改变,可迅速发生一系列并发症而危及伤员生命。因此,做好严重创伤早期各个环节的救治工作,对提高创伤救治成功率具有非常重要的意义

一、充分发挥绿色通道的作用

绿色通道即对严重创伤患者优先实施所有检诊及治疗措施,尽量缩短早期急救、检诊及治疗流程的时间。针对严重创伤患者建立及完善各项规章制度,建立相应的应急预案。

坚持"抢救患者优先"的原则,对患者实施"先检查抢救,后补交费用",检查、抢救及手术等签字手续可按模块化方式预先准备好,需要时能很快完成。

协调好各个部门和专业的关系,使各个救治环节紧密衔接,对患者立即做出伤病评估,定出诊治流程,按诊治流程快速完成各项检查、抢救及手术。

二、处理好检诊和早期手术的关系

发挥团队优势,要求由神经外科、胸外科、腹部外科、骨科等多专业医师共同进行早期检诊,迅速做出伤情评估,并定出诊疗方案。严重创伤患者伤情进展快,如胸腹部出血性损伤在检查过程中可能发生病情恶化,甚至呼吸心搏骤停的严重后果。因此处理好检诊和紧急手术的关系非常重要。

严重创伤患者检查诊断应根据伤情分步骤、分阶段完成,首先解决危及生命的损伤,待病情平稳后再完成一般性损伤的检查及诊断,一定要摒弃"全面检查、系统诊断"的观念。

胸、腹腔穿刺如抽出大量不凝血,患者有失血性休克的临床表现,立即送手术室行剖胸或剖腹探查手术,而不做任何影像学等检查,解决胸腔或腹腔出血性损伤后,再做进一步检查明确有无其他部位损伤。

三、手术优先解决危及生命的损伤

以下情况应行颅内血肿清除术:① 颅脑损伤 CT 检查颅内血肿较大(幕上者>40 mL,幕下者>10 mL);② 血肿不大但中线结构移位>1 cm,脑室脑池受压明显;③ 意识障碍逐渐加深;④ 颅内压进行性升高等。术前已有明显脑疝或 CT 检查中线结构明显移位者,应将硬脑膜敞开并去骨瓣减压。

心脏损伤危险区的胸部开放伤如同时伴有大出血、休克或疑有心脏压塞者,应立即送手术室

或于急诊室行开胸术;对严重的胸部钝性伤,应高度警惕心脏破裂的可能性,床旁进行二维超声心动图检查确诊并及时手术。有心脏压塞者紧急行心包切开,手术对心脏裂口进行修补。连枷胸引起反常呼吸运动,导致呼吸功能障碍和严重低氧血症,需行早期内固定手术。开放性及张力性气胸应紧急处理,严重肺及支气管损伤行肺部分切除。胸腹腔联合伤一旦确诊或高度怀疑时应积极手术。

实质脏器损伤如肝、脾等损伤及血管损伤伴大量出血,由于失血性休克而危及生命,必须紧急手术处理。大部分腹膜后血肿需要探查并清除,不论是由于钝性伤或贯通伤引起的搏动性、膨胀性血肿均应探查,先阻断腹主动脉再认真探查,在明确损伤血管的基础上能做血管修补者立即行修补、血管吻合或血管移植。

四、合理应用损害控制技术

脏器毁损严重,伤情重、全身情况差或有的伤员伴有严重的基础疾病,不能耐受较大的复杂手术,采用损害控制技术(damage control surgery,DCS)。即早期简化手术,主要解决出血性损伤,控制出血及腹腔污染。然后复苏,待患者生理紊乱得到适当纠正,全身情况改善后再次确定性手术。其目的在于通过早期手术解决危及生命的损伤及复苏,避免或纠正低体温、酸中毒及凝血障碍等加重生理功能紊乱,提高救治成功率。

DCS适应证:① 创伤类型:高能量闭合性胸、腹部创伤及胸、腹部穿透伤等。② 伤情:严重肝脏损伤,胰、十二指肠损伤等手术时间长;胸、腹部大血管损伤,手术修复较复杂,肝后腔静脉损伤和骨盆血肿破裂,常规方法难以止血。③ 病理生理变化:严重的代谢性酸中毒(pH值<7.30);低温(体温<35.5℃);复苏过程中血流动力学状态不稳:如低血压、心动过速、呼吸过速、意识改变;失血量大,估计需要大量输血(>10 U)。

手术尽快决定,首先控制出血,进腹后立即探查,确定损伤脏器及出血部位,用可吸收材料或大纱布、敷料等填塞止血。能缝合修复的损伤血管或脏器,快速修复,不宜修复的复杂损伤,用敷料填塞压迫,控制活动性出血,复杂血管损伤行腔内插管暂时性桥接。然后控制肠内容物溢出引起的污染,肠管单个穿孔可单层连续缝合修补;复杂肠管损伤如结肠损伤或广泛小肠损伤时,切除失活的肠管,闭合器关闭远、近端,留于腹腔待二期吻合,不行肠造口术及常规切除吻合术。十二指肠、胆管、胰腺损伤等置管外引流。暂时关闭腹腔,然后接受复苏,补充液体及血液纠正休克,纠正凝血功能障碍,待全身情况稳定后尽快后送。术后6~48 h内行确定性手术,包括实质脏器的修补、切除或部分切除,空腔器官损伤修补或切除吻合,血管损伤的修复等。

五、合理容量复苏

临床和大量动物实验及研究均表明,在创伤出血未有效控制的情况下,大量液体复苏可增加血液丢失,引起稀释性凝血功能障碍,及组织氧供减少导致代谢性酸中毒等,不仅不能改善患者的病情,反而会加重创伤的病理损害。因此采用限制性液体复苏[MAP(60±5)mmHg],在积极手术控制出血的基础上再加强液体复苏。目前复苏液体的选择更提倡用晶体液。同时发现限制性液体复苏治疗有明显的降颅内压的作用,对存在颅脑损伤的患者,由于可以很快升高平均动脉压而不加剧脑水肿。

六、胸腹部大血管损伤的诊治

严重胸腹部大血管损伤因出血迅猛,多数情况下需要紧急手术治疗。胸腹血管损伤可行修补,胸壁血管损伤可缝扎止血。锁骨下动脉损伤可先用球囊阻断损伤的近心端血管有效控制出血,然后行血管修补或人造血管移植修复。腹膜后血管损伤可先阻断腹主动脉然后打开后腹膜,探查明确损伤血管并修补或人造血管移植修复。骨盆骨折引起的盆腔腹膜后血管损伤不能打开后腹膜,因为一旦打开后无法控制出血,可引致命性的后果。可选择腹膜后压迫暂时控制出血,骨盆不稳定者应行外固定架固定,然后行数字减影血管造影及选择性动脉栓塞。值得注意的是,多发伤患者应优先解决血管损伤,然后再解决其他部位伤。失血性休克往往导致代谢性酸中毒伴有凝血功能障碍及低体温,胸腹部大血管损伤的患者80%死于合并的凝血障碍、低体温和代谢性酸中毒。因此,对伤情特别重,全身情况极差的患者应果断采用损害控制技术,以降低继发性损害,提高救治成功率。一方面先处理血管损伤控制出血,不危及生命的损伤暂不手术;另一方面复杂的血管重建技术如血管端端吻合、血管移植花费时间较多,应尽可能避免,可采用简单且安全有效措施如破口修补、结扎、血管暂时性腔内插管桥接。简化手术后回ICU治疗,待全身情况改善后再行确定性手术处理。

数字减影血管造影是血管损伤诊断最准确可靠的方法,近年来杂交手术室的建立将数字减影血管造影放在手术室完成,确诊后可立即实施血管修复手术,或血管栓塞治疗。在手术室既降低了检查过程中的风险,又缩短了检查与手术治疗之间的时间,大大提高了血管损伤的诊治效率和救治成功率。在确定诊断的基础上,部分患者可应用钢圈、明胶海绵等材料进行选择性血管栓塞,如脾动脉、肝总动脉、腰动脉、肠系膜下动脉、骶中动脉、髂内动脉及骨盆骨折引起的腹膜后血管损伤等。但此方法不能用于栓塞重要的血管及分支。

七、肠道损伤的诊治

影像学检查可对绝大多数创伤患者提供明确诊断,但是肠道损伤存在许多盲区,给早期诊断造成困难。综合利用以下检查手段,可提高肠道损伤的诊治水平。

腹腔穿刺及腹腔灌洗阳性率可达90%以上,通过检查灌洗液中含有的血液、胆汁、胃肠内容物、尿液、红细胞计数、白细胞计数、淀粉酶、细菌等协助诊断。腹部B超对伴有消化道内容物漏出的胃肠道损伤也有重要诊断价值。由于B超具有检查安全、快捷、经济、无创、可重复进行等优势,特别适用于动态观察怀疑肠道损伤的患者。服造影剂后摄X线平片当怀疑有上消化道破裂时,胃管内注入泛影葡胺后摄片可能有助于发现胃肠内容物的外溢。对于下消化道损伤,可经肛门、直肠注入造影剂帮助诊断。CT检查由于影像不发生重叠,胃、十二指肠造影剂的溢出是脏器破裂的明证。若同时进行全身增强(血管内注入造影剂),所得到的三重对照CT扫描影像能够更全面地描绘出腹部脏器损伤的状况。

部分肠道损伤患者因损伤范围小,早期腹膜刺激征等临床表现及医技检查改变不明显,但随着病程发展病情逐渐加重。有的患者肠壁挫伤未造成肠壁直接破损,但随时间推移,损伤肠壁可发生坏死穿孔。因此,闭合性腹部损伤患者强调动态观察,定时复查超声、CT等,并进行综合判断分析,力争尽早作出诊断。

腹腔镜可以在直视下观察腹腔脏器有无损伤及损伤情况,特别是小的出血性实质脏器及血管损伤、空腔脏器如肠道损伤,通过仔细而全面的腹腔镜检查可为这些损伤提出明确的诊断依据。腹腔镜检查在腹部创伤早期诊断的应用日益广泛,已成为一项非常重要的诊断手段。应用腹腔镜时应掌握好手术适应证:① 腹部闭合性损伤或腹部刀刺伤怀疑腹部脏器伤;② 伤后患者存在意识障碍或截瘫,体征查不出但高度怀疑腹部脏器伤;③ 腹部外伤后不能用其他原因解释的低血压;④ 怀疑有腹内脏器损伤特别是空腔脏器损伤,但常规检查方法不能肯定。鉴于气腹可能引起高碳酸血症,腹部大静脉损伤时更有空气栓塞的危险,有人提倡用无气腹腔镜。

(黄显凯)

第二节 严重创伤伤情的合理评估

随着人类社会的发展以及各种自然灾害的频繁出现,创伤的发生有增无减。创伤在人类总死亡原因中位列第三,是 45 岁以下成人的第一致死因素。21 世纪初全世界每年事故伤亡情况调查结果显示,各类事故导致受伤人员超过 1 亿人,死亡 400 万人,其中交通事故受伤 3 000 万人,死亡 120 万人。创伤急救首要关注创伤死亡,包括现场死亡、早期死亡和后期死亡,现场死亡占 50%,多为中枢神经系统(CNS)或心脏大血管巨大创伤所致;早期死亡占 30%,主要为出血和 CNS 损伤所致;后期死亡占 20%,主要源于多器官功能障碍综合征(MODS)。提高救治成功率的关键之一在于正确评估伤情,有了对伤员伤情的正确评估后,方可制定正确策略,指导合理治疗,预测伤员结局,进行疗效评价和治疗水平比较。

一、创伤的常规评估

(一)初级评估:是否存在致命性问题

急诊创伤患者评估与治疗的优先次序是基于伤害程度、生命体征是否稳定和受伤机制来决定。因此,创伤患者的初步处置应包括快速初级评估,稳定生命体征及初步确定治疗。此种创伤初步评估与处置程序,主要架构在 ABCDE 的优先级和为了及识别出致命性的问题,特别在院前急救阶段最为重要。

检查步骤:气道 A=airway(畅通气道并保护颈椎);呼吸 B=breathing;循环 C=circulation;神经功能障碍 D=disability;显露 E=exposure。此时可采用院前模糊定性法对伤情进行初步评估:为正确评估且方便记忆,结合伤势归纳为 ABCD 四个字母,A(Asphyxia)代表窒息与呼吸困难,B(bleeding)代表出血与失血性休克,C(coma)代表昏迷与颅脑外伤脑疝形成等,D(Dying)代表可能死亡或呼吸心搏骤停。任何一项以上出现明显异常,即快速分类为重伤员;全部保持正常,则为轻伤员;ABC 三项只有一项异常但不严重,则为中度伤。

(二)次级评估:进一步完善全面检查

在初级评估完成并采取了复苏措施、患者生命体征相对稳定后,即开始次级评估。创伤患者的次级评估包含完整的病史询问、"从头到脚"的彻底体格检查,以及所有生命体征之再次评估。要在适当的时机进行实验室、超声、X 线片、计算机断层扫描、诊断性腹腔灌洗术或其他特殊检查。

1. 询问病史遵循"AMPLE"法则

A:过敏史(allergies),如有无对药物或食物过敏。

M:询问长期使用或目前使用的药物(medications)。

P:过去病史及怀孕(past illness/pregnancy)。

L:上一餐何时进食(last meal)和食物内容。

E:之前发生何事或处于何环境(events/environments)以及受伤机制。

2. 检查采用 CRASHPLAN 顺序法 采用 CRASHPLAN 顺序检查法,即依序检查 C(cardiac,心脏)、R(respiration,胸部及呼吸系统)、A(abdomen,腹部脏器)、S(spine,脊柱脊髓)、H(head,颅脑)、P(pelvis,骨盆)、L(limb,四肢)、A(arteries,动脉)、N(nerves,神经)。

首先了解有无致命性创伤,迅速掌握患者有无危及生命的情况,了解患者的全部伤情、主要受伤部位及伤情程度、有无多系统损伤。按先重后轻、先急后缓的原则检伤分类,检伤分类灵活,手续简化,避免忙乱,保证对重危伤员的及时抢救。

3. 重复评估,避免遗漏隐匿伤情　创伤患者必须经常重复评估伤情,以确保发现之前的遗漏及先前的问题是否恶化。当起初致命的伤害已被处置,其余相当的致命问题及较不严重的伤害可能会变得明显。潜在的内科问题可能会严重影响患者最终的预后,必须保持高度警觉。重复评估中需要注意以下几点:① 注意腹膜后内脏的损伤,尤其是十二指肠破裂、胰腺损伤等,此类患者腹膜刺激征出现较缓慢。② 急性和延迟性大出血,主要是指迟发性血气胸、延迟性脾破裂,闭合性腹部伤和骨盆骨折常引起腹膜后潜在大出血可能。③ 组织损伤合并附近内脏破裂,如腰背部软组织伤并发腹膜后结肠破裂等。

二、创伤的定量评估

(一) 创伤评分

创伤定量评估是指应用创伤评分法对伤情进行评估。创伤评分是创伤严重程度的量化标准,是院前急救、院内救治和 ICU 监护的客观指标,可对医院及各医院间救治水平进行量化评估,从而提高存活率和减少残废率,提高救治水平。

创伤评分是将患者的生理指标、解剖指标等作为参数并予以量化和权重处理,再经数学计算得出分值,以显示患者全面伤情严重程度的多种方案的总称。创伤评分始创于 20 世纪 70 年代初,目前有几十种方法,已形成多种创伤严重度评分及结局预测系统,包括院前评分、院内救治评分和预后/结局预测系统,各有特点和应用范围。

理想的创伤评分方法应具备以下优点:① 全面、准确地定量反映伤情严重程度,指导现场急救、支援和后送;② 准确预测伤员的病情演变过程与预后,指导院内进一步救治;③ 既能用于单个伤、闭合伤,又能用于多发伤、复合伤,或开放伤、穿通伤;④ 适用于各种年龄组的伤员;⑤ 保持很高的灵敏度与较高的特异度,避免假阴性;⑥ 具有方法简单、易于掌握、便于记忆等优点;⑦ 不同评分者得出的评定结果一致,重复性好。

严重创伤救治,应根据伤情的定性评估与定量评分,实施合理的救治策略:① 根据伤情评估,进行整体性救治,抢救生命第一、挽救器官功能第二;② 视伤情评估情况,尽可能早期实施确定性手术;③ 评估后,若判断伤情不允许,难以完成确定性手术时实施损伤控制;④ 正确应用液体复苏方法;⑤ 强调对伤情反复进行评估。

(二) 生理指标创伤评分

院前评分多以生理指标为主构成,由于不需详细准确的创伤具体信息,如受伤部位、损伤程度等,其结果易于快速获得,因此目前这些指标多用于现场急救的创伤患者分拣。但是患者生理指标是动态变化的,随着治疗进展其计分也不同,并且难以准确客观反映损伤情况。院前评分包括 CRAMS 及修正 CRAMS、院前指数(PHI)、创伤评分(TS)、修正创伤评分(RTS)。

1. CRAMS 评分　C(circulation)代表循环功能,R(respiration)代表呼吸功能,A(abdomen)代表腹部情况,M(motor)代表运动功能,S(speech)代表语言功能。每项评分正常为 2 分,轻度异常为 1 分,严重异常为 0 分。CRAMS 总分为 10 分。<3 分为危重伤;3~7 分为重伤;>7 分为轻伤。CRAMS 评分的缺点在于未考虑伤员基础疾病的影响,对部分脊柱、四肢损伤的患者伤情判断可能存在误差。

2. PHI 评分　在 CRAMS 的基础上进行改进,是院前评分法中灵敏度与特异度最高,并且保持最佳平衡的一种方法。PHI 评分法应用收缩压、脉搏、呼吸和意识四个生理指标作为评分参数，若有胸或腹部穿透伤，另加 4 分。属于目前灾害现场检伤评分体系中最好的一种院前定量分类法，国际广泛应用。<3 分为轻伤，4～5 分为中伤，>6 分为重伤。

3. TS 评分　TS 评分是美国外科医师学会推荐使用的评分系统，应用呼吸频率、呼吸幅度、收缩压、毛细血管充盈和格拉斯哥评分 5 个方面进行评分，TS 评分 14～16 分时创伤患者生理变化小，存活率高；4～13 分时生理变化明显，救治效果显著；1～3 分时，生理变化极大，病死率高。

4. RTS 评分　RTS 法取消了 TS 中不易确认、在夜间抢救时更难以判断的呼吸幅度和毛细血管充盈度的观察，将患者的格拉斯哥昏迷分值、收缩压、呼吸频率 3 个生理指标分别量化，量化值之和即为 RTS 值。该评分法指标客观，计算简便，不受主观因素的影响。RTS 评分与伤员病死率明显相关，评分为 12 分时，病死率<1%，6 分的病死率为 37%，0 分时病死率>99%。RTS 在 TRISS(TRS+ISS)和 ASCOT 预后评估系统中也作为一项重要数据被计算入内。

（三）解剖指标创伤评分

以解剖部位为依据而发展起来的院内评分，这些指标是谋求伤情描述趋向标准化及计量化的创伤分级标准，并且是一种相对客观且易于计算的计分方法。主要包括简明损伤定级(AIS)、损伤严重度评分(ISS)和新损伤严重度评分(NISS)及解剖要点法(AP)和最大值解剖要点法(MAP)。

1. AIS 评分　AIS 评分法将全身分为 9 个部位，每个部位中的损伤按其严重程度分别定为 1～6 分。在此基础上，经过相应的换算可以得到 ISS 和 NISS。但是这些指标也不尽完善，主要表现在不能反映患者的生理变化及健康和年龄状况对伤情的影响，不能反映分值相同但伤情不同的实际差异。AIS 严重度分为 6 级：① 轻度；② 中度；③ 重度，但不危及生命；④ 重度，危及生命但有存活可能；⑤ 危重，存活不确定；⑥ 极危重，存活可能极小。

2. ISS 评分　1974 年美国 Baker 提出损伤严重度评分法，即 ISS。ISS 作为院前分类分析的工具和急诊患者入院后状态和预后的判断，是最为广泛使用的损伤严重度评分。ISS 把人体区域分为 6 个部分：头颈部(包括颅骨和颈椎)、面部(包括口腔、眼、耳、鼻和面骨)、胸部(包括膈肌、肋骨和胸椎)、腹部(包括腰椎和盆腔脏器)、四肢/骨盆(不包括脊椎)、体表(包括任何部位的皮肤损伤)。ISS 就是多发伤患者 AIS 评分中最多 3 个部位的最高 AIS 分数(MAIS)的平方之和。ISS 分数范围为 0～75 分。ISS≤16 分为轻伤，25 分≥ISS>16 分为重伤，ISS>25 分为严重伤。有关研究显示，院内救治评分中以 ISS 使用最多、最广。

（四）综合参数创伤评分

在创伤评分的不断总结研究中，人们将解剖、生理等参数结合，从而提出了对患者生存可能性的多因素预测，即生存概率法(Ps)。目前应用较多的主要有创伤与损伤严重程度评分法(TRISS)、创伤严重程度特征评分法(ASCOT)。

1. TRISS 评分　是预测创伤患者存活概率的方法。尽管 TRISS 有一定的局限性，但其仍不失为过去 30 年应用最广泛的常用评分工具。TRISS 包括年龄、ISS 和修正创伤计分(RTS)元素，并赋以不同的权重或系数，计算出患者的生存概率值。TRISS 存在的缺陷：① 同一区域多种严重损伤时，只对最严重损伤器官进行评分(即只进行 ISS 评分)，未能给其他创伤应有的权重，对多发伤的预测具有一定的局限性。② 年龄分段过于简单，只有两个年龄段。③ 对生理紊乱 TRS 未进行细化。

2. ASCOT 评分　为了改进 TRISS 评分不足，Champion 等在 1988 年发表了 ASCOT 的评估法。ASCOT 评分在评估伤情和重症创伤结局预测上有着很大的重要性和必要性，其预测价值较高。但采用 ASCOT 综合评分法的数学模型运算复杂,需计算机处理,掌握难度较大。

三、创伤伤情评估与临床应用

如何提高严重创伤患者救治成功率是目前临床救治的重点。但提高救治成功率的前提是要对患者伤情进行正确的判定,筛选及分析死亡相关危险因素,从而采取及时有效的救治方案和措施。

赵威等总结第四军医大学西京医院所收治 ISS≥16 分的严重多发创伤 1 556 例,将 99 例(6.4%)ISS≥50 分者纳入 ISS≥50 组,ISS 平均 56.8 分,其中 71 例(71.7%)ISS 50~60 分,20 例(20.2%)ISS 61~70 分,8 例(8.1%)ISS>70 分。将 1 457 例 16≤ISS<50 者纳入 ISS<50 组,ISS 平均 24.3 分,其中 1 093 例(75.0%)ISS≤20 分,356 例(15.9%)ISS 21~40 分,8 例(9.1%)ISS 41~49 分。两组随访中位时间为伤后 1.5 年(6~28 个月)。研究发现,重度创伤患者(ISS≥50)与严重创伤患者(16≤ISS<50)相比有如下特点:① MOF 发生率高:呼吸系统、循环系统、血液系统、中枢神经系统的衰竭在重度多发创伤患者中尤为常见,这类患者钝性脑损伤与死亡最相关,因此 MOF 是影响临床预后的一项决定性参数。② 脓毒症更常见(11.1% vs 3.5%)。③ 气管插管时间长:ISS≥50 组气管插管时间几乎是 ISS<50 患者的两倍,这可能是 ISS≥50 的患者大量使用镇痛剂导致呼吸系统抑制,以及胸部创伤和脑损伤更多发所致;加之重度创伤患者通常需要更多的手术干预,更长时间的气管插管可防止反复气管插管操作给患者带来的不适和损伤。重度多发创伤的诊治结局是从事故发生开始到康复、结束一系列诊断和治疗的结果,目前对此类患者的最终结局知之甚少。严重创伤患者通常年轻,大多数属于劳动人口,故此类信息非常重要。从此研究可以发现,严重多发创伤患者可以有良好的预期生存期,但前提是得到及时、系统、合理的治疗。如在诊疗环节中出现漏诊、并发症发现不及时或处理不当,会明显降低生存率。研究注意到,在 16≤ISS<50 组中仍有 179 例(12.2%)死亡,如胸腹联合伤患者因坠落伤致胸、腹部内数个脏器损伤和失血性休克,ISS 分值不算很高(27~29 分),但仍最终死于 MODS、急性呼吸窘迫综合征,可见 AIS、ISS 评分在某一区域出现多处损伤时,尤其是数处严重伤(如 AIS 为 4 或 5 分),可能出现评分与病情不一致的结果,因此在诊治中发现这种患者时,应防止评分分值误导临床医生对患者预后判断的准确性。同时,患者个体特点、损伤部位、严重程度和数量也是临床结局的决定因素,但是这些因素都不能预测严重多发性创伤患者能否完全恢复。ISS 可使接诊医生对患者病情进行整体评估与认识,制定初步的诊疗计划,但在后续治疗过程中,如外科医生的首次手术干预方式的选择或 ICU 治疗的规范程度,都将对患者的生存率产生影响。

屈纪富等对第三军医大学西南医院急救部收治的 192 例严重腹部创伤预后与死亡危险因素进行了回顾性研究,回顾分析比较不同预后(死亡或存活)患者主要临床指标的变化特点和趋势。192 例患者中,男 146 例,女 46 例;年龄 7~65 岁,中位年龄 35.1 岁。致伤原因:交通事故伤 77 例,高处坠落伤 36 例,刀刺伤及其他伤 79 例。所有患者经过临床诊断、影像学检查和手术探查,均明确腹部创伤,其中胃肠损伤 124 例,脾破裂 111 例,肝破裂 42 例,腹部血管及其他损伤 92 例。合并损伤情况:胸部损伤 86 例,骨骼系统伤 45 例,严重软组织损伤 38 例,颅脑损伤 32 例。AIS 评分均≥4 分。其中多发伤 163 例(84.90%),伴随颅脑、胸部、脊柱、骨盆和四肢等损伤。所有患者入院后通过创伤评分系统 V3.0 进行伤情评分,同时记录患者住院时间、临床结局及死亡主要原因等数据。192 例通过手术、液体复苏和对症支持治疗,成功救治 175 例,救治成功率 91.15%;死亡 17 例,病死率 8.85%,主要死亡原因:休克 11 例(64.71%),入院至死亡时间(0.47±0.46)天;合并重型颅脑损伤 3 例(17.65%),入院至死亡时间(2.83±1.78)天;合并严重脓毒症 3 例(17.65%),入院至死亡时间(5.50±2.38)天。

对生存与死亡两组进行对比分析,伤情评估指标在两组间的差异有统计学意义。主要临床指标比较显示,两组呼吸频率比较差异无统计学意义,但脉搏、收缩压比较差异有统计学意义,对主要的实验室指标进行比较,结果显示两组白细胞、血红蛋白、红细胞压积、血小板、凝血酶原时间和血糖比较差异均有统计学意义。回顾分析临床救治情况,两组伤后来院时间、手术次数、输血量和住院时间比较差异均有统计学意义,但两组手术时间比较差异无统计学意义。分析表明,死亡组患者经历手术次数多,输血也更多,平均存活时间短,提示死亡组患者病情更重,生命体征异常也更为明显,救治更加困难,造成其死亡的主要原因为休克、重型颅脑损伤和脓毒症,提示创伤患者死亡除与伤情严重程度直接相关外,还与其生理状态恶化及继发性病理生理学改变密切相关,及时纠正并阻断病情恶化对挽救患者生命具有重要的意义。

四、目前创伤评估存在的问题与展望

我国是人口大国,也是创伤大国,创伤救治水平亟待提高。在创伤伤情评估方面,还有诸多问题需要解决。首先,我国的创伤评分工作起步较晚,现在所应用的创伤评分方法均源自国外,我们尚未积累足够全面可靠的数据资料,目前还难以获得符合我国创伤伤情的预测生存概率的具体权重值。因此,有必要制定我国创伤诊断的统一的简便有效的评分标准,来改进和完善创伤评分系统,以便快速科学地对患者的伤情进行评估,又便于学术交流和经验推广。其次,创伤评分应用于科学研究较多,临床实践应用仍相当有限,对临床治疗的指导作用未能充分体现,临床创伤救治仍多以常规定性评估进行。这其中有创伤评分系统的设计缺陷,也有交流和推广不足的问题。

当然,创伤评分现在已逐渐引起广大临床创伤工作者的高度重视,相信随着创伤研究的不断深入,创伤评分会更加科学,更加切合临床,在创伤救治中发挥越来越大的作用,更大限度地提高创伤救治水平,降低致残率和致死率。

(刘明华　屈纪富)

第三节　创伤性休克的早期识别与规范救治

休克是指各种致病因素作用引起有效循环血容量急剧减少,导致器官和组织微循环灌注不足,致使组织缺氧、细胞代谢紊乱和器官功能受损的临床综合征。治疗休克的关键在于迅速改善组织灌注,恢复细胞氧供,维持正常的细胞功能。休克恶化是一个从组织灌注不足发展为多器官功能障碍综合征(multiple organ dysfunction syndrome,MODS)甚至多器官功能衰竭(multiple organ failure,MOF)的病理生理过程。创伤性休克是在剧烈的暴力打击,重要脏器损伤、大出血、大量体液渗出、毒素分解吸收基础上,附加疼痛、精神刺激等因素而造成的休克。常见原因包括创伤所致大血管破裂,腹部损伤引起的肝、脾破裂,胃十二指肠出血,大面积烧伤,复杂性骨折,挤压伤,颅脑损伤。若在休克早期及时采取措施,祛除病因和诱因,恢复有效的组织灌注,可限制细胞损害的程度和范围;否则代谢紊乱逐渐加重,导致 MODS 或 MOF 的发生。因此,创伤性休克的早期识别与规范处理直接影响患者的预后。

一、创伤性休克的病理生理机制

1. 始动环节　不同类型的休克都具有共同的发病基础,即有效循环血量减少。而机体有效循环血量的维持由足够的血容量、正常的血管舒缩功能和正常心泵功能三个因素决定。创伤过程中

这几个环节均可能出现异常,但最常见的还是血容量减少所致低血容量性休克。

2. 病理生理学改变　休克引起的病理生理学改变包括微循环改变、体液代谢改变、炎症介质释放、重要器官继发性损害。微循环改变早期出现微循环收缩,随病情进展出现微循环淤血,再进一步可出现微血栓和弥散性血管内凝血(disseminated intravascular coagulation,DIC),甚至继发性纤溶亢进和出血。

体液代谢改变主要包括机体可释放儿茶酚胺、醛固酮、抗利尿激素、血管活性肽;由于组织细胞的缺血缺氧,线粒体结构和功能异常,导致细胞膜功能障碍,能量利用不足,引起代谢性酸中毒。休克可使内皮细胞损伤,复苏时可致再灌注损伤,此过程中炎性介质释放,包括肿瘤坏死因子 α(TNF-α)、白细胞介素(IL)-1β、IL-6、IL-8、血小板活化因子、一氧化氮等,可使病情发展和加重,导致重要脏器继发性损害,最终可导致 MODS。

二、创伤性休克临床诊疗存在的问题

1. 诊断方面　创伤性休克诊断存在的问题主要体现在以下几方面:① 只注重局部创伤本身的诊断,忽视了全身情况的监测和诊断;② 在诊断过程中缺动态观察,对可能的 DIC、ARDS、MODS 和 MOF 诊断不及时;③ 临床常常以血压降低作为休克的主要诊断依据,忽视其他临床征象和指标的观察,导致休克诊断的延迟,即未能在休克代偿期进行诊断,以致耽误救治的时机;④ 仅仅进行休克的临床诊断,但缺乏更准确的临床分级和分期,对病因诊断的不重视和仔细,从而影响后续治疗的针对性。

2. 处置方面　创伤性休克治疗存在的问题主要体现在以下几方面:① 重视不够,观察不仔细,发现不及时,处置不到位,致使病情不断加重并恶化,甚至导致患者突然死亡,这要求在临床处置中要有降阶梯思维,特别注意创伤患者有无休克等可能危及生命等风险;② 治疗针对性不强,未能针对不同病程和病情变化特点,采取针对性更强的救治措施,如创伤现场或早期没有采取及时的止血措施,对病因的发现和处置欠合理,包括感染时没有及时合理使用抗生素及病灶清理等,都是导致病情进展的重要原因,因此应注重处置的时效性和针对性;③ 综合救治措施不到位,如创伤晚期多因感染、深静脉血栓、营养不良、器官功能衰竭等并发症而致病情加重,但临床处置中往往只关注明显病变,对继发或潜在的病情变化大多忽视,其处置必将缺乏预见性和整体性,即整体思维有待加强。

三、早期识别创伤性休克

创伤性休克患者在不同阶段其临床表现不尽相同,其病情轻重也各不相同,故休克患者可按临床表现进行不同的分期和分级。

1. 分期

(1)休克代偿期:患者表现为精神紧张或烦躁、面色苍白、手足湿冷、心动过速、换气过度等。血压可骤然降低(如大出血),也可略降,甚至可正常或轻度升高,脉压缩小。尿量正常或减少。此期如果处理得当,休克可以得到纠正;若处理不当,则病情发展,进入休克抑制期。

(2)休克抑制期:患者出现意识淡漠、反应迟钝,甚至昏迷,口唇发绀、冷汗、脉搏细数、血压下降、脉压更小。严重时,全身皮肤黏膜明显发绀,四肢湿冷,脉搏不清,血压测不出,无尿,代谢性酸中毒等。皮肤黏膜出现淤斑或表现为消化道出血,提示已进展至 DIC 阶段,最终导致 MODS 的发生。

2. 分级　创伤性休克可分为轻度、中度、重度和极重度,各级症状识别见表 26-3-1。

表 26‑3‑1　休克的临床分级及识别

临床表现	轻　度	中　度	重　度	极重度
意识 口渴	意识清、焦虑 口干	意识清、表情淡漠 非常口渴	意识模糊、反应迟钝 极度口渴或无主诉	昏迷,呼吸浅不规则 无反应
皮肤 黏膜 色泽 温度	面色苍白、肢端稍发绀/ 四肢温暖或稍凉	四肢发凉	皮肤发绀、可有花斑、 四肢湿冷	极度发绀或皮下出血/ 四肢冰冷
血压	SBP80～90 mmHg, 脉压＜30 mmHg	SBP60～80 mmHg, 脉压＜20 mmHg	SBP40～60 mmHg	SBP＜40 mmHg
脉搏 心率	有力,≥100 次/分 心率≥100 次/分	脉细数,100～120 次/分 100～120 次/分	脉细弱无力 120 次/分	脉搏难以触及 心率快、慢不齐
体表血管	正常	毛细血管充盈迟缓	毛细血管充盈极度迟缓	毛细血管充盈极度迟缓
尿量	尿量略减	＜17 mL/h	尿量明显减少或无尿	无尿
休克指数	0.5～1.0	1.0～1.5	1.5～2.0	＞2.0

　　3. 医技检查　血常规中的红细胞计数及血红蛋白的测定对创伤所致失血性休克的诊断具有重要意义,白细胞计数和分类有助于脓毒性休克的诊断;尿、便常规有助于判断肾功能和消化道出血等;凝血功能对休克分期的诊断有一定作用,包括血小板计数、出凝血时间、凝血酶原时间、纤维蛋白原、纤维蛋白降解产物等;肝功能、肾功能、心肌酶谱、血气分析等有助于评估各脏器功能,预测 MODS 和 MOF 的发生。

　　临床上对创伤性休克患者还需进行 X 线检查、心电图、微循环检查(眼底镜、压迫指甲后放松、皮肤与肛门温差),以及血流动力学监测(心排出量、心脏指数、肺毛细血管楔压、中心静脉压)等,以鉴别休克的病因、病情和病程。

　　4. 诊断标准　创伤性休克的诊断不难,但关键是早期识别,特别是代偿期的判断极为重要。血压降低是休克最常见、最重要的临床特征,但若据此进行诊断,则必然耽误并影响其治疗效果。具体标准:① 有休克的诱因,即受伤病史;② 意识障碍;③ 脉搏＞100 次/分或不能触及;④ 四肢湿冷、胸骨部位皮肤指压阳性(再充盈时间＞2 s);皮肤花斑、黏膜苍白/发绀;尿量＜0.5 mL/(kg·h)或无尿;⑤ 收缩压＜90 mmHg;⑥ 脉压＜30 mmHg;⑦ 原高血压者收缩压较基础水平下降 30% 以上。

　　5. 鉴别诊断　休克类型的诊断直接关系到治疗措施的选择。常见休克类型包括感染性休克、过敏性休克和神经源性休克、低血容量休克、心源性休克、梗阻性休克。这些休克的共性是血流动力学发生异常,鉴别的关键是导致休克的原因、休克的特点。创伤性休克最常见原因是低血容量性休克,但临床上部分病例可同时伴有多种原因,应注意甄别,对难以鉴别的休克可采取诊断性治疗(对治疗的反应性)。

四、规范处理创伤性休克

　　1. 一般措施　创伤休克处理的一般措施包括镇静、吸氧、禁食、减少搬动、注意保暖等。取仰卧头低位,下肢抬高 20°～30°,有心衰或肺水肿者半卧位或端坐位。持续进行监护,包括心电、血压、呼吸、血氧饱和度等。尽快完善血常规、血气、血生化、心电图、X 线胸片、中心静脉压等检查。同时留置导尿管,以监测尿量变化。

　　2. 原发病治疗　创伤性休克治疗的关键在于针对病因进行治疗。创伤所致大出血患者应及时进行止血处理,主要止血包括:压迫包扎止血、止血材料、止血带止血和止血药物应用等,伤后

3 h内尽快给予氨甲环酸可以明显改善预后;创伤原发病灶大多需手术处理,此时应尽快恢复有效循环血量,在维持生命体征的基础上,及时对创伤病变作手术处理;有时病情尚未稳定,为避免延误抢救的时机,仍应在积极抗休克的同时进行针对病因的手术,如针对创伤性肝脾破裂的紧急剖腹探查术、心脏外伤的急诊室剖胸术、血流动力学不稳定的骨盆骨折紧急外支架固定和介入止血等。

创伤后凝血病也是引起患者休克甚至死亡的重要原因。临床应常规评估创伤后的凝血病,包括早期、重复联合检测凝血酶原时间(PT)、部分凝血活酶时间(APTT)、纤维蛋白原和血小板;有条件的医院推荐使用血栓弹力图帮助明确创伤凝血病的特征和指导止血治疗。

其他病因治疗还包括脓毒性休克的早期广谱抗生素治疗和病灶清除处理;过敏性休克患者脱离和祛除过敏源和抗过敏治疗等。

3. 补充血容量　补液是抗休克的基本治疗。休克的一般补液原则是:迅速建立静脉通道,快速补液;可予晶体液和胶体液治疗,晶体液包括林格液、生理盐水等,胶体液包括代血浆、低分子右旋糖酐、血白蛋白等;必要时可输注红细胞或成分输血。

关于输液的选择,2013版严重创伤出血和凝血病处理欧洲指南建议:① 对于低血压的创伤出血患者应该进行液体治疗(1A);② 首先选择使用晶体液(1B);③ 对于合并严重颅脑损伤的患者,应避免使用低渗溶液如乳酸格林液(1C);④ 如果选用胶体液,应该在相应制剂规定的剂量范围之内(1B);⑤ 对于钝性伤和颅脑损伤的患者,建议在早期可以使用高渗溶液,但与晶体液和胶体液相比并无明显优势(2B);⑥ 对于血流动力学不稳定的躯干穿透伤患者,推荐使用高渗液体(2C)。

创伤性休克传统的复苏方法是主张积极快速复苏,并使用正性肌力或血管活性药物以尽快恢复血压,即所谓的积极(正压)复苏或即刻复苏。但近年来随着休克病理生理和对循环及氧代谢的深入研究,提出了一些新的复苏方法包括低压复苏、延迟复苏和低温复苏的概念。

延迟复苏:适应证是未控制的活动性出血的轻度低血压患者,特别是穿透伤;其优点是可避免再出血、缩短受伤至确定性止血的时间、避免大量输液导致的体温下降;其潜在的危害是加重休克导致的脏器损害。

低温复苏:2013版严重创伤出血和凝血病处理欧洲指南推荐早期采用措施减少热量丢失,对低体温的患者进行复温,以达到并维持正常的体温(1C)。对于合并颅脑损伤的患者,一旦其他部位的出血得到控制,建议使用33~35℃的低温治疗并维持≥48 h(2C)。低温复苏最易受益的人群为格拉斯哥昏迷评分(GCS)4~7分的患者,应在伤后3 h内启动,通过头颅和颈部的降温达到选择性的降低颅脑温度,低温治疗应持续48 h以上,复温应持续24 h以上,脑灌注压应维持在50 mmHg以上。低压复苏:2013版严重创伤出血和凝血病处理欧洲指南认为,对于没有脑损伤的患者,在严重出血控制之前应将收缩压维持在80~90 mmHg(1C)。对于合并严重颅脑损伤(GCS≤8分)的失血性休克患者,应该维持平均动脉压≥80 mmHg(1C)。

4. 纠正酸中毒、电解质紊乱　常用药物为5%碳酸氢钠(含0.6 mmol/mL碳酸氢钠),可静脉滴注100~250 mL,2~4小时后再根据血气分析及电解质测定结果调整剂量。也可采用以下补碱公式计算:

$$5\%碳酸氢钠(mL)=[正常 BE(mmol/L)-测定 BE(mmol/L)]×体重(kg)×0.4$$
$$碳酸氢钠量(mmol/L)=(24-实际血浆 HCO_3^- 浓度)×0.6×体重(kg)$$

5. 改善低氧血症　首先需要保持气道通畅,进行氧疗,如鼻导管或简易面罩吸氧,保持血氧饱和度>95%,必要时进行无创正压通气给氧,或行气管插管和有创机械通气。应注意寻找和判断引起低氧血症的病因,如创伤性血气胸应进行穿刺或置管引流,连枷胸应进行必要的固定,创伤性肺不张或肺部感染也应给予积极的对症支持治疗。

6. 血管活性药物　创伤性休克最常用的血管活性药物是多巴胺:轻、中度休克患者剂量为 5～20 μg/(kg·min),重度休克为 20～50 μg/(kg·min),必要时可联用间羟胺:100～200 μg/min。创伤并发脓毒性休克首选升压药物为去甲肾上腺素,特别适用于重度、极重度脓毒性休克(4～8 μg/min)。

使用血管活性药物应注意以下几点:① 除非患者血压极低,一时难以迅速补充血容量,可先使用血管收缩剂暂时提高血压以保证重要脏器供血外,无论何种类型休克首先必须补足血容量,然后才酌情使用血管活性药物,特别是应用血管扩张剂更应如此,否则会加剧血压下降,甚至加重休克;② 必须及时纠正酸中毒,因为一切血管活性药物在酸性环境下(pH<7.3)均难以发挥作用;③ 使用血管收缩剂用量不宜过大,以免加重组织缺血缺氧;④ 原无高血压者收缩压应维持在 90～100 mmHg,高血压者维持在 100～120 mmHg 为好,脉压差维持在 20～30 mmHg 为宜,切忌盲目加大剂量,导致血压过度升高;⑤ 应用血管扩张剂的初期可能有血压下降(常降低 10～20 mmHg);⑥ 血管活性药物仅是抗休克综合措施的一部分,必须同时配合病因和其他治疗措施,只有这样才能发挥血管活性药物应有的作用。

7. 防治并发症及 MODS

(1) 急性肾衰竭:首先应纠正水、电解质及酸碱平衡紊乱,保持有效肾灌注。补充容量前提下使用强效利尿剂,合并有脑水肿可使用脱水剂。若仍无明显效果,可行血液净化治疗。

(2) 急性呼吸衰竭:首先要保持呼吸道通畅,并给予吸氧,必要时应用呼吸兴奋剂,并根据临床表现和血气分析结果使用机械通气行呼吸支持。

(3) 脑水肿及中枢神经功能障碍:① 降低颅内压,可用甘露醇和激素等;② 昏迷患者酌情使用呼吸兴奋剂,烦躁、抽搐者使用安定、苯巴比妥等镇静药物;③ 应用脑代谢活化剂,如三磷腺苷、辅酶 A、脑活素等;④ 加强支持疗法。

(4) DIC:根据病程的不同阶段,采用不同的治疗方案和措施,主要包括:① 抗血小板凝集及改善微循环;② 应用肝素治疗;③ 补充凝血因子;④ 溶栓治疗;⑤ 处理继发纤溶及出血等并发症。

总之,创伤性休克是一个从亚临床阶段的组织灌注不足向 MODS 或 MOF 发展的连续过程。临床应特别重视创伤性休克的早期识别和规范救治。创伤性休克治疗的原则是祛除病因和诱因,稳定生命体征,恢复有效循环血量,纠正微循环障碍,恢复正常代谢。在休克早期及时采取措施,处理并控制病因和诱因,尽快恢复组织灌注,防止代谢紊乱无限制加重,限制细胞损害的程度和范围,从而避免 MODS 和 MOF 的发生,改善预后。

(屈纪富)

第四节　创伤性凝血病与严重创伤继发弥散性血管内凝血

据世界卫生组织统计,全球每年因创伤导致死亡的人数为 500 万,占全球死亡人数 1/10,而凝血功能障碍是导致创伤出血不可控制的主要死亡原因。创伤患者的凝血功能障碍可以表现为创伤性凝血病(trauma-induced coagulopathy, TIC),也可以表现为经典的弥散性血管内凝血(disseminated intravascular coagulation, DIC),特别在颅脑损伤、长骨骨折或羊水、胎盘等释放大量的组织因子(tissue factor, TF)进入血循环时,导致广泛血栓形成、凝血因子消耗、继发性纤溶亢进和出血。因此 TIC 与 DIC 的争论各家观点意见不一,有些学者认为 TIC 的本质其实就是 DIC,它是 DIC 的一种临床表现;有些学者认为 TIC 并不等同于 DIC,但目前主流观点还是认为两者有一定的区别。

一、TIC 和 DIC 的定义

TIC 是由于机体遭受严重创伤或大手术后导致组织损伤，出现以凝血功能障碍为主要表现的临床综合征，是一种多因素作用下的凝血功能障碍疾病。25%～40% 的患者在入院前就发生了急性 TIC，TIC 的发生增加了出血量并加大止血难度，致使创伤患者病死率增加 3～4 倍。

2012 年 DIC 诊断与治疗中国专家共识上提出了新的 DIC 定义，在许多疾病基础上，致病因素损伤微血管体系，导致凝血活化，全身微血管血栓形成，凝血因子大量消耗并继发纤溶亢进，引起以出血及微循环衰竭为特征的临床综合征。

二、TIC 和 DIC 的发病机制

（一）TIC 的发病机制

目前 TIC 发病机制尚不清楚，它是多因素共同作用下的一个复杂的病理生理过程。有研究证据表明与组织损伤、休克、血液稀释、低体温、酸中毒和炎症反应六大因素相关，并且各个因素之间相互关联，发生在创伤后的极早期、接受大量液体复苏治疗前。

关于 TIC 的发病机制，一般认为：① 组织损伤是 TIC 的启动因素。血管内皮损伤后使皮下Ⅲ型胶原蛋白和 TF 暴露，通过与血小板、血管性血友病因子以及活化的 FⅧ因子结合启动凝血过程，同时内皮损伤释放组织型纤溶酶原激活物（tissue type plasminogen activator，tPA）增强纤溶功能。② 休克是促进创伤早期凝血病发展的关键因素。组织低灌注时，打破了体内纤溶酶原激活物抑制物（plasminogen activator inhibitor-1，PAI-1）与 tPA 的平衡，从而促使纤溶亢进。③ 出血导致凝血因子直接丢失。当大量使用不含凝血因子的晶体液、胶体液或红细胞复苏时，因血液稀释加重凝血病。④ 低体温抑制血小板和凝血因子活性促进凝血机制紊乱。体温低于 35℃，FⅪ和 FⅫ只有 65% 的功能，在 32℃ 时活性分别降低到 17% 和 32%，体温降至 33℃ 以下时，表现为明显凝血因子缺乏状态的凝血病。⑤ 酸中毒促进凝血病的发生。当 pH 从 7.4 降到 7.0 时，活化Ⅶ因子（Ⅶa）的活性水平可降低 90%，Ⅶa/TF 复合体活性降低 55%，FXa/FVa 复合物触发的凝血酶原激活率降低 70%。⑥ 炎性反应的激活加剧凝血紊乱。激活的凝血蛋白酶能使细胞表面跨膜的蛋白酶受体诱导炎性反应，并直接激活补体系统；血小板脱颗粒释放溶血磷脂介质，溶血磷脂介质再活化中性粒细胞和内皮细胞促使免疫反应发生。

（二）DIC 的发病机制

DIC 是因为某些因素打破了机体凝血与抗凝系统的平衡，创伤患者由于组织损伤释放大量 TF 进入血液循环，内皮损伤释放促凝物质，启动内、外凝血途径。同时白细胞活化释放出白细胞介素-1（interleukin-1，IL-1）及肿瘤坏死因子（tumor necrosis factor，TNF）增强 TF 活性，并降低血栓调节蛋白（thrombomodulin，TM）表达，从而使凝血因子生成增加，促进血管内凝血。内皮细胞合成和表达 TF，减少 tPA 生成，增加 PAI-1 释放，并下调 TM，使抗凝作用及纤溶作用减弱。随着广泛血栓形成，大量凝血因子和血小板被消耗，血管内皮细胞和单核细胞受血栓的刺激，释放 tPA；白细胞和细胞因子激活，释放出蛋白酶，降解纤维蛋白；血小板减少使 PAI-1 释放减少，增加纤溶酶活性，最终导致继发性纤溶。

从上述可见，TIC 和 DIC 两者发病机制略有不同。DIC 是因为大量凝血因子与血小板消耗引起凝血功能障碍，导致凝血过度激活、病理性的高凝状态，随后纤溶亢进。而 TIC 是损伤启动正常

凝血激活、纤溶激活，随后各种凝血因子丢失、稀释、正常凝血消耗、低体温、酸中毒等原因导致低凝，没有明显病理性的高凝、纤溶亢进，目前认为与 TM－蛋白 C 途径介导的抗凝系统激活和纤溶亢进有关。

二、TIC 和 DIC 的诊断与鉴别诊断

（一）TIC 的诊断

目前 TIC 缺乏统一的诊断标准，临床上一般根据病史、创面出血情况及创面、浆膜表面、皮肤切缘、血管穿刺处等部位的广泛渗血来判断。实验室检查监测血常规、血小板计数、凝血酶原时间（prothrombin，PT）、活化部分凝血活酶时间（activated partial thromboplastin time，APTT）、凝血酶时间（thrombin time，TT）、纤维蛋白原（fibrinogen，Fib）、D－二聚体（D－Dimer，D－D）、纤维蛋白降解产物（fibrin degradation product，FDP）等，必要时每 2～4 h 复查 1 次。美国病理学家学会于 1994 年发布的指南推荐：创伤患者 APTT＞60 s、PT＞18 s 及 TT＞15 s 即可诊断 TIC。同时也有推荐根据病史和临床表现加上实验室检查中任一条 APTT、PT、TT 为正常值的 1.5 倍，血浆 Fib＜1 g/L 即可诊断 TIC。在创伤患者中，PT 异常比 APTT 异常更为常见，但 APTT 异常预测预后的特异性更好。

（二）DIC 的诊断

DIC 是一个复杂和动态的病理变化过程，不能仅凭单一的实验室检测指标及一次的检查结果得出结论，需强调结合临床表现综合分析和动态监测。

国内在 2012 年由中华医学会血液学分会血栓与止血学组制定了 DIC 诊断标准：① 存在易于引起 DIC 基础疾病，如严重感染、恶性肿瘤、病理产科、手术及创伤等。② 有下列一项临床表现：多发性出血倾向；不易用原发病解释的微循环障碍或休克；多发性微血管栓塞症状、体征。③ DIC 实验室检查同时有以下三项以上异常：血小板＜100×10⁹/L 或进行性下降；血浆 Fib 含量＜1.5 g/L 或进行性下降；3P 试验阳性或血浆 FDP＞20 mg/L，或 D－D 水平升高；PT 缩短或延长 3 s 以上，或 APTT 缩短或延长 10 s 以上。

相比 2001 年国际血栓与止血协会的 DIC 评分系统，该诊断标准的特点是更加注重临床表现，但暂无 DIC 积分系统。DIC 的临床表现包括：出血、微循环障碍、微血管栓塞和微血管病性溶血，在微血管病性溶血时血液中可见裂体红细胞；而 TIC 临床表现很少会有血栓与溶血发生。

（三）凝血功能障碍的监测

TIC 和 DIC 都会出现凝血功能障碍，均需要进行凝血检测。传统的凝血检测项目包括基于血浆样本的 PT、APTT、Fib、D－D 和 FDP 以及血小板计数。这些指标为分段检测，可以检测凝血因子、Fib 浓度以及血小板数量，不能反映凝血整体状况，也不能够反映血小板和 Fib 的功能。因此传统凝血实验室指标在凝血诊断中有局限。

黏弹性止血试验（viscoelastic haemostatic assays，VHA）作为当前一种更有预测性的方法来鉴别和引导治疗 TIC，主要采用血栓弹力图（thrombelastography，TEG）和旋转式血栓弹力测定法。TEG 采用全血标本，可反映机体整个凝血状态、Fib 及血小板功能，能检测体内因凝血因子缺乏而导致的凝血异常。因此 TEG 能快速实时监测患者的凝血全貌，可区分低凝、高凝、纤溶亢进状态，可检测肝素（包括低分子肝素）的效果，可鉴别诊断原发纤溶和继发纤溶，评估血栓形成率及预防血栓形成，明确凝血功能障碍原因，对指导 TIC 的早期救治尤为关键，并能指导血液制品的

使用。

三、TIC 和 DIC 的治疗

（一）TIC 的治疗

TIC 的本质是创伤后病理生理紊乱造成循环中的促凝因子、抗凝因子、血小板、纤溶系统和内皮细胞之间的动态平衡遭受破坏。因此预防和纠正这种平衡紊乱能够有效阻止 TIC 的发生和发展。

1. 控制出血　积极处理原发创伤，控制出血，避免继续失血而加重休克、酸中毒和血液稀释。尽快有效地止血是救治的关键。

2. 液体复苏　采用损伤控制性复苏来限制液体复苏或延迟复苏等措施在维持组织灌注基础上避免大量液体复苏给机体造成严重的病理生理紊乱。因此，通过延迟复苏时间或限制液体输入把血压控制在 $80\sim90$ mmHg，平均动脉压在 $50\sim65$ mmHg；在创伤后短时间（90 min）内复苏液体量应控制在 1 500～2 000 mL。

3. 血液制品的使用　及时输注血液制品是治疗 TIC 的关键。目前最新《严重创伤出血和凝血病处理指南》（2013 版）推荐血红蛋白含量应保持在 $70\sim90$ g/L；推荐输注血小板以维持血小板计数 $>50\times10^9$/L；对于持续出血和（或）创伤性脑损伤的患者，建议将血小板计数维持在 100×10^9/L 以上；推荐大出血的患者早期应用血浆或纤维蛋白原；推荐大出血患者纤维蛋白原纤维或血浆纤维蛋白原水平达 $1.5\sim2.0$ g/L；推荐创伤大量输血患者立即启动大量输血方案（massive transfusion protocol，MTP），待病情稳定后运用 TEG。

4. 抗纤溶治疗　TIC 的发生与纤溶亢进密切联系，在创伤后早期因大量液体复苏、酸中毒、低体温等可发生纤溶亢进。氨甲环酸（tranexamic acid，TA）是一种抗纤溶制剂，研究表明在创伤后 3h 内应用 TA，可显著减少创伤出血患者的出血量、输血量和病死率。

5. 抗凝治疗　纤溶亢进期后的高风险是并发血栓并发症，因抗凝物质的消耗和抑制以及 PAI-1 导致纤溶抑制等，病程与 DIC 相似。因此掌握抗纤溶与抗凝的转换时机尤为重要，伤后时间、凝血指标走势、治疗反应、TEG 等可协助判断。

此外还需要防治患者低体温、及时纠正酸中毒、补充钙离子、运用药物辅助治疗等一系列措施来提高 TIC 的救治成功率。

（二）DIC 的治疗

目前基础疾病的治疗是终止 DIC 病理过程的最为关键和根本的治疗措施，但是纠正凝血功能紊乱也是缓解疾病的重要措施。

1. 抗凝治疗　抗凝治疗目的是阻止凝血过度活化、重建凝血-抗凝平衡、中断 DIC 病理过程。DIC 的抗凝治疗应在处理基础疾病的前提下，与凝血因子补充同步进行。临床上常用的抗凝药物包括普通肝素和低分子量肝素。有研究表明使用低分子肝素优于普通肝素，使用普通肝素需要进行血液学监测。但肝素在产科 DIC 的应用仍存在争议。

2. 血液制品的使用　血液制品的使用是 DIC 治疗中的替代治疗，可以有效控制出血。在目前由英国血液学标准委员会、日本血栓和止血学会、意大利血栓与止血学会制定的 DIC 诊治指南中推荐，当患者已进行病因和抗凝治疗、DIC 未能得到良好控制并伴有明显出血表现者，实验室检测血小板或凝血因子减少，需要输注血小板和新鲜冰冻血浆（FFP）；实验室检查 PT/APTT 延长（>1.5 倍）或 Fib 下降（<1.5 g/L）且伴有活动性出血的 DIC 患者，推荐输注 FFP；对于血小板＜

50×10^9/L 伴有活动性出血的患者或血小板<20×10^9/L 即使未出血的患者,需要输注血小板;Fib 缺乏的患者推荐使用纤维蛋白原制剂或冷沉淀纠正;对于出血危及生命的 DIC 患者指南未推荐使用 F Ⅶ a,因有效性与安全性不得而知,所以要慎用。

3. 抗纤溶治疗　对于由 DIC 导致的出血,通常不推荐使用抗纤溶治疗。但对于有严重出血或存在高纤溶状态,可以考虑抗纤溶治疗。

(三) 我们的经验

由于笔者所在第三军医大学大坪医院以创伤救治为特色,每年收治大量严重创伤患者,在创伤救治方面积累了大量成功的输血实践经验。因此,我院输血科牵头联合国内输血、创伤、ICU 等多学科专家共同制定了《严重创伤输血专家共识》,为严重创伤患者大量失血后的紧急处理及复苏早期的输血治疗提供指导意见。我们的经验如下:① 院前、院内接诊严重创伤患者后,需要各相关科室有效沟通,无缝对接,争取时间,才能提高救治率;② 推荐尽早(伤后 3 小时内)使用氨甲环酸,有效降低创伤出血患者的死亡率;③ 对于严重创伤大出血的患者,需要紧急启动 MTP;④ 输血科供血保障服务前移,创伤救治启动 MTP 后,输血医师积极参与临床救治,早期床旁会诊提供创伤患者凝血管理建议,积极预防患者发生凝血功能障碍;⑤ 实施 MTP 时,可以不必等待实验室结果,输血科按照红细胞、FFP、血小板 1∶1∶1(三者均是从 200 mL 全血分离)配比和发放顺序、一定的间隔进行血液制品的投递;⑥ 推荐使用 TEG 动态评估患者凝血功能,以指导血液制品的使用;⑦ 多学科及时总结讨论救治经验,实时审核救治程序。

总之,TIC 不同于 DIC,两者有一定联系:导致 TIC 的因素如 TF 大量释放也可能会导致 DIC;休克、低灌注都使二者加重,因而改善灌注对两者都非常重要;两者在病程过程中有类似的过程,凝血状态的表现取决于多因素共同作用下导致 PAI-1 和 tPA 平衡的变化。但两者又有区别:TIC 损伤启动正常凝血激活、纤溶激活,随后各种凝血因子丢失、稀释、正常凝血消耗、低体温、酸中毒等原因导致低凝,没有明显病理性的高凝、纤溶亢进;DIC 是病理性因素导致凝血过度激活、病理性的高凝状态,随后纤溶亢进;创伤、休克、低灌注加重 TIC,DIC 可导致微循环功能衰竭;TIC 的治疗以早期抗纤溶、补充凝血因子为主,无需使用抗凝;DIC 需要早期使用抗凝,低凝期在补充凝血因子同时酌情使用抗凝,纤溶亢进需要 TEG 明确后可使用。因此笔者建议运用 TEG 密切关注凝血的动态变化,有助于鉴别 TIC 和 DIC。

(感谢广州血液中心田兆嵩教授和浙江大学医学院附属第二医院急诊医学科张茂教授对本文的指导)

(文爱清)

第五节　创伤患者 ARDS 的诊治策略

创伤已成为我国人口的第四位死因。创伤死亡的第三个高峰(即创伤后数天至数周中发生的死亡)是创伤病死率高居不下的原因之一,文献报道:创伤并发创伤后急性呼吸窘迫综合征(posttraumatic acute respiratory distress syndrome ARDS)者约占所有患者的 2%,住院病人则占 6%,住监护病房的严重病人竟高达 43%,严重创伤而死亡的病人中,有 1/3 以上死于 ARDS,因此创伤后 ARDS 能否被早期识别,并给予恰当治疗对减少创伤死亡的第三个高峰至关重要。急诊医师只有熟练掌握创伤后 ARDS 规律,在救治创伤患者时实施时效性和整体性相结合的原则,才能有效减低创伤患者后期病死率。笔者所在急救部是首都地区军队创伤救治中心，根据分析多年收集创伤患者并发 ARDS 的临床资料及检索最新文献及相关指南，对创伤性 ARDS 的诊治策略浅析如下：

一、病因与病理生理

ARDS 是全身炎症反应综合征与代偿性抗炎反应综合征二者失衡所致。机体炎症反应失控，内环境失去稳定性，是 ARDS 发生的根本原因。创伤后 ARDS 是严重创伤后出现的一种病理过程，在除外心源性肺水肿后，弥漫性肺细胞损伤、肺血管损伤所致的肺水肿和肺组织炎性细胞浸润为其病理特征。

目前已证实以下三种创伤最易导致创伤后 ARDS 的发生。胸部创伤：在所有创伤患者中并发 ARDS 的发生率居第一位，当暴力作用于胸部，因可直接造成肺挫伤，肺组织出血水肿及肺泡破裂，导致通气功能及氧弥散功能障碍，肺顺应性下降，出现顽固性的低氧血症，因此有出现最早、进展快、死亡率高的特点。肺挫裂伤是 ARDS 的独立危险因素。重症胸外伤导致低氧血症并发 ARDS，其主要病理改变是：① 胸内压力增高，引起肺实质出血、水肿；② 肺组织微循环障碍，灌注失衡，从而导致肺泡膜弥散功能减退，通气与灌注比例失调，导致缺氧，肺血管阻力增高，肺血流量减少及肺顺应性降低。颅脑创伤：作为单独脏器损伤，颅脑外伤后继发 ARDS 的发生率仅次于胸外伤，居第二位。颅脑损伤后，抗利尿激素分泌增加，神经血管反应失调，易发生急性神经源性肺水肿。脑外伤累及上丘脑下部时，可引起交感神经兴奋，导致肺小血管及小支气管痉挛，引起肺不张和肺水肿，导致低氧血症。另外脑外伤时多有意识障碍，可能发生误吸或因咳嗽反射减弱造成呼吸道感染，均可能促使 ARDS 的发生。四肢骨折：ARDS 的发生率居第三位，四肢骨折后发生 ARDS 主因是肺部脂肪栓塞，而目前对于四肢骨折，如无其他脏器严重损伤，常急诊给予髓内针或钢板内固定，在创伤导致患者 SIRS 后，手术会给机体二次打击，增加发生 ARDS 的可能性。单纯四肢骨折后继发的 ARDS 不及脑外伤与胸外伤后继发的 ARDS 迅猛，多发生在伤后 24 小时以后，逐渐出现呼吸困难。早期易被骨科医师忽视，不能早期发现及治疗。

二、创伤后 ARDS 发病机制

大多数学者认为，创伤诱发的肺内或全身过度活化的炎症反应是引起 ALI /ARDS 的主要发病机制。肺内多形核细胞（PMN）、肺泡巨噬细胞（AM）等炎症细胞的激活以及大量炎性介质、细胞因子的释放被认为是 ARDS 的特征性标志。大量过度产生的炎症因子游离在细胞膜内外，可直接或间接引发 DNA 损伤、蛋白质及酶功能失调、细胞凋亡及细胞膜脂质氧化等，从而使机体渐失去了赖以生存的以细胞为单位的物质基础。细胞因子可通过抑制炎症细胞凋亡、延长炎症反应时间，促进肺血管内皮细胞、肺泡上皮细胞凋亡，加重毛细血管-肺泡损伤而参与 ALI 的炎症反应过程。肺血管通透性增加造成肺泡内大量液体积聚，从而导致肺泡塌陷、肺内分流增加，通气/血流比例严重失调，出现顽固的低氧血症。

研究认为胸部外伤后 ARDS 的发病一般经过原发损伤和继发损伤两个阶段：① 直接打击即创伤所致肺挫伤或称原发性肺损伤；② 应激反应包括一系列生理代谢和免疫功能障碍，全身炎症反应综合征与代偿性抗炎反应综合征二者失衡，导致继发性肺损伤和（或）ARDS。输血导致 ARDS 的原因可能为：同源抗原抗体相互作用（TRALI），IL - 8 和 TNF 诱导的非特异性全身炎症，免疫抑制导致的感染风险增高，容量负荷过重导致肺泡毛细血管通透性增加。一般来说 24 h 内输注红细胞悬液＞5 U，ARDS 的发病率明显增加，每多输注 1 U 红细胞，ARDS 的发病率增加 6.0%。失血性休克导致 ARDS 的机制在这里不赘述。另外此处值得急诊医师重视的是颅脑外伤后导致的神经源性肺水肿(neurogenic pulmonary edema，NPE)，NPE 在脑损伤后较短时间内即可发生，而且进展迅速，目前尚没有明确学说将 NPE 等同于 ARDS，但 NPE 是一组由于严重的中枢神经系统疾病导致的以急性肺水肿为主要表现的临床综合征。发病机制是儿茶酚胺的大量释放，1 h 内死亡患者约 32% 发生 NPE，96 h 内因颅脑损伤死亡患者约 50% 发生 NPE。

三、创伤后 ARDS 诊断

当急诊医师在接诊创伤患者，特别是多发伤或严重创伤患者(ISS 评分大于 16 分时)，必须警惕创伤后 ARDS 的发生，以便早期识别。但实际临床工作中，一方面因创伤后 ARDS 早期缺乏特异性表现，另一方面由于该类患者在急诊就治中众多的处置环节，都有可能造成对 ARDS 的疏漏。笔者认为急诊医师只有掌握创伤性 ARDS 的规律：① 在接诊时即高度重视可能导致 ARDS 可能高危因素：如直接因素：肺挫伤造成，间接因素：大量多次输血、失血性休克、肺部感染、脂肪栓塞和神经源性肺水肿等导致。② 明确创伤时间与发生 ARDS 的关系：一般伤后 24 h 内出现的 ARDS 多由肺挫伤、多次输血及失血性休克导致。而在伤后 48 h 后出现的 ARDS，则是由于间接其他部位外伤后继发肺部感染、脓毒症、脓毒性休克等肺外因素导致间接肺损伤，从而发生 ARDS。③ 举例说明：当急诊医师接诊一个创伤患者：ISS 评分>25 分、肺挫伤、年龄>65 岁、合并低血压休克、24 h 内输血>10 U、GCS<8 分、并发生误吸，此时急诊医师必须严密动态观察血氧饱和度和血气分析，当有急性发作的进行性呼吸困难，呈窘迫状，呼吸次数通常可达 30 次/分以上(如有胸壁损伤或中枢抑制，可增加不多；出现低氧血症，轻度时可无症状和体征，严重时出现发绀)，中枢神经症状(注意力不集中，定向力减退，兴奋，进而出现烦躁不安，神志恍惚，甚至昏迷)；X 线：肺部早期基本正常或仅有纹理增粗，中后期出现斑片状甚至融合成片状阴影(不能完全由渗出、肺塌陷或结节来解释)；血气分析：不吸氧时 PaO_2<60 mmHg 为低氧血症，吸氧情况下 PaO_2/FiO_2≤300 mmHg 为呼吸功能不全；$PaCO_2$ 早期下降或正常，后期可升高，此时需要被立即识别。④ 参照目前 ARDS 诊断最新 2012 年柏林诊断标准：以 1 周以内起病、或新发、恶化的呼吸症状；胸部影像学(胸部 CT 的诊断价值高)：双肺模糊影不能完全由渗出、肺塌陷或结节来解释；肺水肿的起因：不能完全由心力衰竭或容量过负荷解释的呼吸衰竭，没有发现危险因素时可行超声心动图等检查排除血流源性肺水肿，PaO_2/FiO_2≤300 mmHg 时即可诊断创伤 ARDS。

四、创伤后 ARDS 时效与整体性治疗策略

随着 ARDS 诊疗进步，医疗界已经明确虽然 ARDS 患者主要危及呼吸系统，但该疾病演变到后期患者大多死于 MOF，因此仅仅针对呼吸系统本身远远不够，要有效挽救患者的生命就必须在治疗过程中树立时效与整体观念，根据其病理生理改变和临床表现，采取早防早治、综合性措施而不以单一脏器治疗作为治疗目的是 ARDS 治疗成功的关键。

具体关键措施主要包括：① 创伤控制理念，危机情况仅行急诊止血性手术，各种原因致使手术不能一次解决问题时，首先有效控制出血和污染，暂时关闭胸腹腔，果断终止手术，待全身状况改善后，再行二期确定性手术。不需要急诊手术的直接进入 ICU，控制感染，支持呼吸和循环功能，防治并发症和 MODS。② 限制性液体复苏，在保证组织器官灌注前提下，应实施限制性液体复苏管理，有助于改善 ARDS 和肺损伤；高通透性肺水肿是 ARDS 病理生理特征，肺水肿程度和预后正相关，实际工作中一定要遵循个体化原则。③ 抗感染治疗，SIRS 可诱发并加重 ARDS，促使 ARDS 发展至 MODS 甚至死亡，甚至脓毒症导致的 ARDS 的发生率远远大于创伤后发生的 ARDS，因此积极控制感染是 ARDS 治疗中的重要措施。在 ARDS 的治疗中，应高度重视预防、发现和治疗感染(包括真菌)；实施时早期经验性治疗，同时密切监控致病菌的变化根据培养结果进

行目的性治疗。④ 营养支持,ARDS 病人处高代谢状态、高能耗,加上营养缺乏,造成营养障碍,易导致 MODS、呼吸肌疲劳和免疫功能减退,而增加病死率。同时严重创伤患者可破坏肠屏障功能,导致细菌和毒素侵入,促使 ARDS 的发生和发展;因此尽早给予以肠内营养为主的营养支持,防止细菌移位,减少肺部感染的危险,可以降低病死率;原则是先从小剂量开始持续鼻饲,根据患者耐受性逐渐增加浓度及速度,1 周之内逐渐达到目标量,可由营养师提供营养配比,以更合理满足 ARDS 病人每日热量需求。⑤ 时效性救治,在病人的救治过程中,已经发生 ARDS 时一般氧疗往往难以纠正缺氧,因此时效性救治即早期使用适当的肺保护策略,就弥显重要:如使用呼吸机治疗,尽最大可能将 ARDS 控制在萌芽阶段,目前已逐渐成为创伤救治领域一项最重要的治疗原则,应用机械通气时,应根据患者自主呼吸情况、血气分析结果,调整呼吸机参数,以选择最合适患者的通气模式。近年来,"肺保护性通气策略"因可以有效改善肺泡通气、提高 PaO_2、改善动脉氧合,目前已被广泛应用于急诊临床。当 ARDS 患者 $PaO_2/FiO_2 \leqslant 100$ mmHg,建议有经验的单位采用俯卧位通气,以改善通气效果,但要避免呼吸机相关性肺损伤的发生。接受机械通气的患者推荐保持床头抬高 $30°\sim45°$,以减少误吸风险,预防呼吸机相关性肺炎(VAP)的发生,适度的镇静可降低耗氧量并减轻机械通气带来的不适感。同时强调 ARDS 患者不应过早撤除呼吸机,以免康复的肺泡重新萎陷。⑥ 当 ARDS 患者在机械通气治疗无效的情况下,ECMO 作为一种改良的人工心肺机,通过体外膜肺氧合器的作用,进行 O_2 和 CO_2 的气体交换,是一种维持患者生命的办法,在决定使用 ECMO 之前,要充分考虑肺功能是否能够恢复,因为 ECMO 只能起到改善缺氧、减少呼吸机相关肺损伤的作用,仅仅是支持治疗。

总之,我们在讨论创伤后 ARDS 治疗时,强调时效与整体观念是重中之重,除了早期使用适当的肺保护策略之外,处理急性呼吸衰竭,重建完整的呼吸屏障,全身炎性反应综合征(SIRS)的处理,减少继发性全身损害,也是极其重要的环节。

五、总结

ARDS 是严重创伤常见的并发症,常有多种因素共同导致其发生,治疗上预防高危因素,早期识别,综合治疗措施对降低创伤死亡率意义重大。

(赵晓东　刘红升)

第六节　严重创伤后 ICU 的进一步救治

传统的急诊复苏—确定性手术—术后处理的救治模式,使这类病人的早期病死率居高不下,从而受到挑战。对创伤和休克病理生理变化认识的深化,衍生出急诊复苏—急救手术—ICU 复苏—确定性手术的"损害控制"(damage control,DC)救治模式,大大降低了创伤病人的病死率。损伤控制的三个阶段:① 第一阶段:立即用最简单的手术方法控制出血和污染;② 第二阶段:重症监护室的复苏,包括纠正低温、凝血障碍和酸中毒,给予呼吸支持;③ 第三阶段:实施确定性手术。严重创伤后 ICU 救治流程见图 26 - 6 - 1。本节重点阐述第二阶段,在 ICU 的救治策略。

一、严重创伤 ICU 救治程序

1. 第一步——掌握创伤救治基本原则　严重创伤救治的基本原则是"先救命后救伤"、"挽救生命第一,保存脏器或肢体第二"。损害控制重视生命体征的稳定,但不能忽略各部位伤的限期确定性治疗。合并的不危及生命的骨关节损伤、软组织创面等常常不能在通常时间内完成,导致手术难度增加、损害增大。应强调创伤专科医师保持跟进、密切沟通,把握恰当的手术时机。对于骨关节损伤,可行早期临时或确定性外固定,或留待二次手术处理,控制手术时间在 90 min 以内。

2. 第二步——多学科紧密合作的必要性　伴有休克的病人在急诊和 ICU 抢救复苏过程中,不应将血流动力学稳定与手术救治对立:① 不能等待血压纠正至正常后方才手术;② 不能等待备血完成后方才手术。必须立即手术止血方有挽救生命的希望。

损害控制的广泛实施使创伤救治成为一项需要良好组织协调,多学科紧密合作的团队工作。需要建立包括急诊医师、创伤外科医师、麻醉师、ICU 医师、血液(输血)科医师、输血技师、实验室技师、保障人员等在内的创伤救治专业小组。救治模式的改变使许多原来在手术室进行的抢救工作转移到 ICU 内进行,积极液体复苏,稳定生命体征,恢复脏器血液灌注,纠正严重内环境紊乱,尽快为确定性手术创造条件成为救治工作的中心任务,ICU 也成为严重创伤病人救治的枢纽。

3. 第三步——转入前做好充足准备　严重创伤救治工作非任何科室可以单独完成,各相关科室必须指定参加创伤救治小组的人员。要制定各类创伤的救治预案并明确其激活标准。要保证可靠的联络沟通渠道,使相关人员随时处于应召(on call)状态。

病人在转入 ICU 之前大多经历了外科手术和术中复苏。预知病人伤情、手术方式、失血量、复苏措施和生理指标紊乱程度可以提前做好相应准备(复温设备、温热复苏液、生命支持设备、血液制品等),使病人在转入后能立即得到有效处理。此点非常重要但常被忽视。

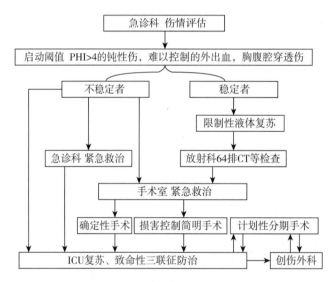

图 26-6-1　严重创伤后 ICU 救治流程图

保持有效的沟通和协作,先期了解病人情况,做好相应准备。继续复苏(液体、血液制品),监测并达到复苏终点。恢复机体正常体温,纠正凝血功能障碍,纠正酸中毒。严密监测出血情况,结合生命体征和治疗措施判断有无再次手术探查或进行血管造影、介入栓塞治疗的必要。全面体格检查,准确的伤情评估,寻找可能遗漏的损伤(二、三期评估)。

根据情况准备确定性手术,同时预防创伤相关并发症(腹腔间隔室综合征、应激性溃疡、血栓形成、肺损伤、感染等)。

4. 第四步——严重创伤伤情评估

(1) 严重多发伤伤情评估:多发伤漏诊率在 2%～40%。以创伤登记为依据,漏诊率约为 2%。入院时漏诊占 8%～10%,从急诊科直接送入 ICU 或手术室者高达 50%。存活患者平均每例漏诊

1.3 处损伤,其中骨关节损伤约占 75%,先发现骨折则增加其他损伤漏诊率。66% 的膈肌损伤不能及时诊断,病死率达 7%~40%。

(2) 根据致伤机制评估:如是否机动车中弹出,同车乘客有无死亡,救出时间是否>20 min,是否 2 楼以上的坠落伤,是否行人被机动车撞击等。车祸伤中未系安全带易头面部损伤,抵于方向盘常伤及胸腹部。坠落伤儿童常为颅脑伤,老年人多为股骨颈骨折,成人易引起跟骨、股骨、髋骨、脊柱骨折和肾损伤等。男性乳头以下的穿透伤可能累及腹部。

(3) 影像学检查精确评估:恰当应用影像学技术能从根本上降低延迟和漏诊的风险。MRI、CT、同位素扫描能将其他检查漏掉的骨折发现率增加 25%。多层螺旋 CT 是多发伤评估的革命性进步,亚毫米全身扫描 15 s,不必再分别行超声检查、普通 X 线摄片,单一检查体位即可完成多部位多系统检查。

(4) CRASH PLAN 的评估:按 CRASHPLAN 字母顺序检查:C=cardiac(心脏),R=respiratory(呼吸),A=abdomen(腹部),S=spine(脊柱),H=head(头颅);P=pelvis(骨盆),L=limbs(四肢),A=arteries(动脉),N=nerves(神经)。

(5) 复苏无效时重点评估:没有明显外出血,复苏、甚至剖腹手术后失血体征无明显改善,静脉补液无反应和不能维持生命体征稳定提示有继续失血。重点检查 5 个部位:① 胸部损伤:延迟性胸腔出血、心脏压塞;② 腹膜后损伤:腹膜后血管、脏器损伤导致血肿;③ 腹腔内损伤:肝、脾及胃肠道等出血;④ 下肢长骨骨折:昏迷或脊髓损伤无感觉而无症状,应对照检查两侧肢体;⑤ 骨盆骨折:是否存在,是否为不稳定性骨折。

(6) 再出血的发现和处理:生命体征突然恶化及引流血液量明显增加提示再出血的发生,其原因:① 初次手术探查遗漏的损伤出血;② 低灌注或血管痉挛而掩盖的出血术后再出血;③ 手术不能处理的出血(肝火器伤、腹膜后、骨盆骨折出血)。

处理:与外科医生协商决定再次手术或介入栓塞治疗。注意转送过程中保证病人生命器官的有效支持,尽量维持生命体征稳定。

(7) 三次动态检查全面评估:初次评估主要是气道、呼吸和循环等威胁生命的损伤;二次评估重点是明显的、需要急诊手术的损伤;三次评估重点是紧急手术后转 ICU 应从头到脚(head to toe)检查,常能发现在急诊室内遗漏的微小的损伤(有时是大的损伤)。临床经验表明,腹部是最易漏诊损伤的部位,肠道又是最难诊断者。

多发伤诊断一定要有"n+1"的概念,没有哪一项检查是完美的,因此降低漏诊率的关键是遵循标准化、系统化、高效率的评估策略。

5. 第五步——避免院内不恰当"限制性复苏"　限制性复苏应用必须具备三个条件:① 未控制出血;② 院前救治时;③ 轻度低血压。禁用于颅脑、脊髓损伤及合并高血压的伤员。

6. 第六步——液体复苏的终点　早期、大量液体补充的传统复苏策略,增加伤口部位压力,血凝块脱落,凝血因子稀释、体温降低,凝血障碍加重,在出血得到控制前会增加出血量。延迟复苏策略是在出血控制前不补液或少补液,使病人血压维持在短时间可以耐受而无并发症的水平(通常 70~90 mmHg)。延迟复苏可减少出血,改善病人预后。当然,延迟复苏策略尚需要进一步完善,禁用于颅脑、脊髓损伤及合并高血压的伤员。复苏的目标是达到最佳前负荷、最佳心输出量、最佳血压,终极目的是达到最佳血流灌注。

(1) 传统指标:血压、尿量临床常用,不够敏感和特异。对于低血容量休克的复苏治疗,以往人们经常把意识改善、心率减慢、血压升高和尿量增加作为复苏目标。然而,在机体应激反应和药物作用下,这些指标往往不能真实地反映休克时组织灌注的有效改善。因此,在临床复苏过程中,这些传统指标的正常化不能作为复苏的终点。

（2）新增指标：① 动脉血乳酸（<2.0 mmol/L）：复苏的第一个 24 h 血乳酸浓度恢复正常（<2.0 mmol/L）极为关键，在此时间内血乳酸降至正常的病人，在病因消除的情况下，存活率明显增加。② 碱缺失（<2 mmol/L）：反映全身组织灌流和酸中毒情况。③ 氧输送（DO_2）≥500 mL/(min·m²)。④ 胃肠黏膜 pH(pHi)（>7.35）：胃肠上皮细胞特别是绒毛顶部上皮细胞对缺血缺氧非常敏感，缺血仅数分钟即可坏死。pHi 反映其灌注和氧代谢，也是复苏后最后恢复组织灌注的部位。

7. 第七步——凝血病高危伤员的早期甄别　　急性创伤性凝血病是指由于大出血及组织损伤后激活凝血、纤溶、抗凝途径，在创伤早期出现的急性凝血功能紊乱。

早期诊断凝血病，四种因素明显相关：① pH 值<7.1(RR=12.3)；② 中心体温<34℃(RR=8.7)；③ 损伤严重评分(ISS)>25(RR=7.7)；④ 收缩压<70 mmHg(RR=5.8)。

没有上述危险因素的患者发生凝血病的风险为 1%，具有单一危险因素的患者发生凝血病的风险为 10%～40%，所有危险因素都具备的患者发生凝血病的风险高达 98%。因此对于严重创伤病人，凝血功能的检测非常重要。传统方法监测凝血酶原时间、部分活化凝血酶原时间，不能有效地对创伤患者凝血病及出血情况进行监测与治疗。此时，可采用血栓弹力图(TEG)监测，TEG 能完整地监测从凝血开始，至血凝块形成及纤维蛋白溶解的全过程。对凝血因子、纤维蛋白原、血小板聚集功能以及纤维蛋白溶解等方面进行凝血全貌的检测和评估，结果不受肝素类物质的影响。同时，可根据 TEG 监测的数据，指导临床血制品的应用。

8. 第八步——创伤后即期预防凝血病的原则　　用最快的速度进行可靠的止血手术(scoop and run)；不因进行较复杂的操作而延误转运(stay and play)；最佳办法是边转运边操作(run and treat)；在获得可靠的止血前，实施"小容量复苏"和"可允许性低血压"的复苏策略；对危重伤员不进行一期复杂的手术，仅进行拯救生命的"损伤控制手术"，遗留问题后续处理；在完成可靠的止血术后，开始进行完全复苏。

近年主张大比例输注新鲜冰冻血浆(FFP)，这主要来源于美国的一项调查结果，美军伊拉克战地医院回顾性分析了 2003—2005 年 246 例接受大输血(≥10 U/24 h)伤员的救治经过，246 例按照输注血浆与红细胞的比例分为三组，即 1∶8[(0∶12～1∶5)]、1∶25[(1∶3)～(1∶2.3)]、1∶1.4[(1∶1.7)～(1∶1.2)]，结果总病死率三组分别为 65%、34%、19%(P<0.001)，出血病死率分别为 92.5%、78%、37%(P<0.001)。

逻辑回归分析显示，输注血浆与红细胞的比例为影响预后的独立因素，因此应对创伤低凝伤员给予 1∶1 大比例血浆输入。

9. 第九步——复温治疗　　低温的损害涉及器官和多系统。快速或缓慢复温至 35℃以上，复温速度取决于技术条件、呼吸和循环支持的配合。如能妥善处理并发症，快速复温的预后优于缓慢复温。

10. 第十步——纠正酸中毒治疗　　提高血液 pH 值>7.2，但仅纠正 pH 值有时未必能够纠正凝血紊乱，提示可能存在更复杂的机制。纠正导致酸中毒的原因——休克是根本治疗。

11. 第十一步——抗纤溶治疗　　抗纤溶治疗是近年创伤止血治疗的重要进展。目前抗纤溶剂主要采用氨甲环酸(TXA)，其药理特点如下：① 人工合成的赖氨酸衍生物，同时具有抗纤溶酶原激活和抗纤溶酶活性的作用。② 抗纤溶，不促进生成新血栓、不影响血小板及其他凝血指标。③ 体外活性强于氨基己酸 10 倍。④ 分子量 157.2，大部分以原型从尿液排出，半衰期约 2 小时。不良反应：胃肠功能紊乱、视力障碍、偶发血栓事件。尿道出血慎用，与凝血酶或 9 因子复合物联用可增加血栓病风险。

CRASH-2 研究结论：氨甲环酸可减少伤员出血死亡风险；氨甲环酸应在所有国家使用；氨甲环酸应为 WHO 基本用药；氨甲环酸应早用，晚用无益。

有关研究显示早期(<3 h)使用氨甲环酸能够降低创伤患者由于出血导致的病死率,对于晚期(>3 h)创伤的患者可能已经发生弥散性血管内凝血(DIC),此时使用氨甲环酸会增加患者的病死率。

12. 第十二步——人体重组 FⅦa　迄今,该药被 FDA 批准只用于血友病治疗。但 Off-label 使用包括了多种原因导致的严重出血:钝性或锐性创伤、颅内出血、产后出血、血小板质或量异常出血、药物引发凝血病等。多数研究显示,在控制出血、减少输血量、改善预后等方面有程度不同的积极结果。但几乎均为小样本,难以得出确切有力的结论。主要的风险是可能增加伤员并发血栓病的倾向,如下肢深静脉血栓、肺栓塞、急性呼吸窘迫综合征、心肌梗死、DIC 等。在危急时刻,如果必须在制止威胁生命的出血与发生并发症的潜在可能性间作出选择的话,选择前者应该是明智的。

rhFⅦa 使用方法:rhFⅦa 对其他凝血物质有"基础要求"。以色列指南要求如下:纤维蛋白原≥50 mg/dL(最好≥100 mg/dL),血小板≥50×10^9/L(最好 100×10^9/L),pH 值纠正到 7.2。文献中没有用药剂量的一致推荐,且差异巨大(30~200 μg/kg)。以色列指南推荐 120 μg/kg,如果必要则给予第 2、3 次剂量。

13. 第十三步——抗凝治疗　纤溶亢进期后接踵而来的是血栓并发症的高风险,并归咎于抗凝物质抑制、消耗和 PAI-1 导致纤溶抑制,病程与脓毒症 DIC 完全相似,故随后的抗凝治疗应是合理的策略。

14. 第十四步——创伤感染引流最好　创伤感染的预防或治疗绝不是应用抗生素,也不是使用消毒液。创伤早期应先处理威胁生命的伤口并发症。严重污染、无生机的组织应被清除。

创伤后感染影像学诊断应通过合理选择影像检查手段而早期识别诊断。MRI 对比度高、无辐射、无创伤、多方位成像、无骨质伪影干扰,但由于检查时间较长,不适合有金属异物及需要生命保障系统者。临床常用于评价软组织病变,可评估肿胀或脓肿程度、范围等。PET-CT 由 CT 提供病灶的精确解剖定位,而 PET 提供病灶详尽的功能与代谢等分子信息。临床应用中发现炎症病灶也有核素浓积,故也被用于不明原因发热的诊断。

二、对 2012 年 SCCM 指南的认识与解读

1. 血管活性药物的应用　建议缩血管药治疗的初始目标是 MAP>65 mmHg(1C);建议去甲肾上腺素作为首选缩血管药(1B);建议需要多种缩血管药才能维持充足的血压时,用肾上腺素(加用或替代)(2B);提议可增加血管加压素 0.03 U/min,与 NE 同时或后续替代(2A);提议在高度选择的病例(心律失常风险极小、存在低心输出量和/或慢心率),以多巴胺作 NE 的替代(2C)。

2. 强心药物的应用　建议对存在心肌功能障碍时,输注多巴酚丁胺,或已经使用缩血管药物时加用多巴酚丁胺;心脏充盈压升高并低心输出量,或已经达到充分血容量和足够 MAP 时仍有低灌注征象,提示存在心肌功能障碍。

3. 镇静-镇痛和肌松的合理实施　不合理镇静的危害包括:① 镇静不足:焦虑、躁动,增加护理工作量;意外翻动、意外拔管;中心静脉压升高导致缺血;创伤后应激综合征;人机对抗,通气/血流不匹配。② 镇静过度:抑制胃肠蠕动和心血管系统;中心静脉压降低;撤药综合征;机械通气时间延长;谵妄;睡眠障碍;耐药。

4. 控制血糖　建议对严重 Sepsis 的 ICU 患者进行程序化的血糖管理:当连续 2 次血糖水平>10 mmol/L,开始使用胰岛素。上限目标是血糖≤10 mmol/L(1 A)。

解读:血糖水平与严重感染患者的预后明显相关,控制血糖能明显降低危重病患者病死率、减少并发症,尤其能降低严重感染所致 MOF 患者的病死率,而且是一项简单、有效的治疗措施。

5. CRRT 治疗　2012 最新的 KIDGO AKI 防治指南要求,ICU 做好预防 AKI 和保护肾功能(肾脏内科工作组的专家意见)。

为什么要早期 CRRT 治疗? 原因是:① 稳定内环境;② CRRT 能一定程度上清除 ARDS 的促炎因子和弱化 SIRS,降低 ARDS 并发症发生率,改善器官功能和提高生存率早期(1W);③ 通过清除间质水肿改善微循环增强细胞摄氧力,从而改善组织氧利用,降低 MODS 的发生率及死亡率。

RRT 开始的推荐意见:当出现威胁生命的容量过负荷、电解质及酸碱平衡紊乱时应紧急开始RRT;考虑到临床病情的复杂性,开始 RRT 应根据出现 RRT 可以缓解的临床状况和动态的实验室检验,而不是仅仅依赖于单独的 BUN 和 Scr 临界值的变化。

6. 应激性溃疡　建议对严重 Sepsis/感染性休克患者具有出血风险者,应用 H_2 受体拮抗剂或质子泵抑制剂(PPI)预防应激性溃疡(1B);若行应激性溃疡治疗,提议使用 PPI 而不是 H_2 受体拮抗剂(2C)。

解读:严重感染和感染性休克导致机体组织器官缺氧,胃肠道是机体最早受到缺血、缺氧损伤的器官,肠道黏膜屏障功能减弱和 H^+ 逆向弥散是导致应激性溃疡的主要原因。有研究认为,是否进行肠内营养是发生应激性溃疡的独立危险因素,应用肠内营养可以明显降低应激性溃疡的发病率,所以,应尽早恢复肠内营养,恢复肠道屏障功能,而且进行肠内营养的患者则不需要应用药物预防应激性溃疡。

7. 早期肠内营养　各指南共同推荐早期肠内营养。EN 作为唯一营养供给途径往往不能达到目标喂养量,多发生于延迟喂养和伴 GI 功能障碍者,故应关注病人实际能接受的肠内营养量而不仅是处方量。对于重症病人应用全营养支持,首选肠内营养,必要时肠内与肠外营养联合应用。

临床操作中掌握的原则(TPN 或 EN+PN 的时机):可以等待的情况是指既往健康,轻度应激反应者。及时开始的情况包括:① 既往存在营养问题;② 不能进食或摄食不充分:EN 量低于需要量的 60%;③ 老年患者应特别关注;④ 严重损伤与应激反应严重(SAPS Ⅲ>40;10% expected mortality),合并 MODS;⑤ 预计 ICU 留置时间长的重症患者;⑥ 大范围小肠切除术和消化道手术后。

8. 深静脉血栓(DVT)的预防　严重感染患者应使用小剂量肝素或低分子肝素预防 DVT。有肝素使用禁忌证(血小板减少、重度凝血病、活动性出血、近期脑出血)者,推荐使用物理性的预防措施(弹力袜、间歇压缩装置)。若同时存在外周血管病变则物理性预防措施为禁忌证。对于严重全身感染和既往有 DVT 史者,应联合应用抗凝药物和物理性预防措施(推荐级别:A 级)。

解读:DVT 形成原因主要有三大要素:静脉壁损伤、静脉血流滞缓、血液高凝状态。大量研究均证实了应用肝素或低分子肝素预防 DVT 的有效性和安全性,对于存在高危因素的严重感染和感染性休克患者,应推广应用肝素或低分子肝素预防 DVT。

9. 早期免疫调理治疗　首先进行免疫功能评价是诊断、治疗和预测脓毒症预后的基础。在没有免疫监测(评估)的情况下进行免疫干预毫无意义。Landelle 等对 209 例脓毒症患者进行动态 mHLA-DR 与院内感染的关系进行研究,发现在第 3~4 天,死亡者的 mHLA-DR 表达水平低于存活者,继发院内感染患者的 mHLA-DR 表达水平低于无院内感染者,校正临床参数后发现:mHLA-DR 持续低表达是继发院内感染的独立危险因素;动态监测 mHLA-DR 可用于识别继发感染的高风险的脓毒症患者。

总之,创伤救治强调团队工作;创伤救治模式的转变给 ICU 医生提出了新的挑战和更高的要求;多发伤复杂的外科问题仍是 ICU 队伍面临的巨大挑战,包括出血控制、可能遗漏损伤的评估、确定性手术的实施及各种外科并发症的处理等;限制性复苏仅适合活动性出血未控制的创伤病人;伤后即期实施抗纤溶治疗已取得成功;1:1 大比例输注血浆是目前所提倡的,但针对后期的抗凝治疗研究不足。重组 F Ⅶa 的 off-label 治疗包括创伤止血,但证据质量尚不足以提出常规推荐方法,目前建议作为"最后手段"谨慎使用。

(蒋东坡)

第七节　创伤后创面局部用药及感染的防治

由于创伤救治体系建设、创伤救治技术进展,创伤患者生存率显著提高,但严重、复杂和广泛软组织损伤的患者仍具有较高的近期和远期伤口感染并发症发生率。除与伤情及污染有关外,创伤后感染并发症发生还与清创延迟、手术操作无菌标准低、伤口局部使用药物不当等相关。为规范创伤后伤口局部用药,2013 年 10 月中华医学会创伤学分会创伤急救与多发伤学组、创伤感染学组、组织修复学组联合颁布《创面局部用药防治感染规范》(以下简称规范)。但是,在《规范》宣讲过程中笔者发现临床医生的依从性有待提高,结合宣讲过程中涉及的有关问题,本节着重解读《规范》的相关内容,以切实降低伤口感染发生率。

一、创伤后创面及局部用药相关概念

(一)创伤创面

指各种理化因素导致的体表皮肤软组织损伤或缺损。6～8 h 及时清创的创面可一期缝合。未能及时清创的创面或者发生感染的创面,应有限清创,充分引流。

(二)创面感染

创面常被金黄色葡萄球菌等细菌污染,每克组织细菌含量达到 10^5 易发生感染。细菌污染伤口后,经历适应、定植和繁殖的潜伏期,一般 6～12 h 之后发生感染。创面感染包括浅表伤口感染、深部伤口感染、压疮感染和烧伤感染(含供皮区感染)等。

(三)消毒剂

指在人体外能杀灭传播媒介上的病原微生物,使其达到无害化要求的制剂。包括过氧化氢、醇类、碘类和季铵盐等类型,也有各种复合消毒剂,用于手部皮肤消毒、手术部位皮肤黏膜消毒等。

(四)局部抗菌药物

不通过口服、肌内注射或静脉注射途径给药,直接用于创面的抗菌药物剂型,包括软膏、链株或其他缓释剂型。

二、创伤后创面局部用药推荐意见

基于证据质量的推荐强度将推荐意见分 5 级:① A 为好的证据支持推荐使用;② B 为中等证据支持推荐使用;③ C 为差的证据支持推荐使用;④ D 为中等证据支持反对使用;⑤ E 为好的证据支持反对使用。证据质量分为三级:① 1 级为至少一项设计较好的临床研究证据无随机或对照;② 2 级为至少有一项随机对照实验的证据;③ 3 级为专家意见。

创伤后创面局部用药的推荐意见包括 5 条:① 推荐消毒剂用于完整皮肤的感染预防(ⅠA);

推荐碘伏短期用于处理表层皮肤烧伤。② 在伤口清创术中的冲洗液体：推荐使用无菌等渗氯化钠溶液，野外无条件时可用饮用水替代。冲洗液量要充足，损伤越严重，需要量越多。四肢开放性损伤按 Gustilo Ⅰ、Ⅱ、Ⅲ 型骨折分别需使用 3 L、6 L、9 L 冲洗液。③ 不推荐消毒剂用于伤口：冲洗液中不推荐添加任何其他药物（ⅠB）。不推荐将肥皂水、消毒剂溶液或抗生素溶液用于开放性伤口等的冲洗（ⅡD）。3% 过氧化氢属氧化消毒剂，当确定或怀疑有厌氧菌污染或感染时可选用，但没有证据支持用于严重污染的深部组织有益处，禁用于眼、关节腔。冲洗可减少细菌，但临床医师仍然试图在此增加杀灭细菌的效果。伤口内使用消毒剂，可能损害伤口表层、深层组织，导致组织变性，损害成骨细胞，影响伤口、骨折愈合，甚至增加感染的风险。灭菌橄榄皂（castile soap）或苯扎氯铵具有表面活性，通过破坏疏水和静电力的作用抑制细菌黏附，从而减少骨骼、肌肉等组织表面的细菌数量。但苯扎氯铵冲洗的伤口有较高的伤口裂开风险。有学者提出 0.9% 氯化钠-苯扎氯铵-0.9% 氯化钠序贯冲洗的方案，可能有助于减少与冲洗液有关的伤口并发症。④ 四肢等损伤清创术时可应用抗菌药物的外用剂型（ⅠB），抗菌药物外用剂型联合负压引流治疗有助于防治伤口感染（ⅡD）。⑤ 烧伤清创后推荐局部应用磺胺嘧啶银等抗菌药物外用剂型治疗（ⅠB）：无论是自愈或植皮，局部抗菌药物外用剂型要用到皮肤痊愈后（ⅠC）。除外用剂型用于损伤处理外，不推荐其他形式的局部抗菌药物应用，包括粉剂或针剂等抗菌药浸泡的干湿敷料（ⅠB）。

三、创面感染的相关因素

创面感染的相关因素皮肤软组织创伤等开放性损伤导致皮肤屏障损伤，存在组织变性、坏死、伤口污染等；同时，创伤患者由于并存疾病、高龄、营养障碍、脏器缺血、肠道细菌移位、长时间预防性应用抗生素、预防应激性溃疡等也导致机体对创伤反应发生改变。另外，创伤后的免疫抑制和分解代谢也使机体难以清除感染微生物。

创面感染处理中目前普遍存在的问题包括清创不及时，冲洗液体中加用消毒剂，使用未加温的液体冲洗，液体冲洗量少未能将细菌数量稀释到安全水平，在伤口中错误使用静脉剂型的抗菌药物溶液，勉强缝合严重或长时间污染的伤口等等，这些问题或错误都将增加伤口的感染率，同时也影响伤口愈合，或导致低体温影响凝血功能而增加出血量等等。

四、创面感染的诊断及存在问题

（一）创面感染的诊断依据

创伤后创面感染重在预防，一旦感染则越早诊断，越早治疗，效果越好。创面感染诊断的依据包括四个方面：

1. 创伤病史　尤其是开放性损伤、多发伤，以及创伤后休克、确定性处理延迟，应高度重视可能发生的脓毒症。多中心统计分析表明，年龄＞60 岁、需要紧急手术以及有合并症是创伤后脓毒症的高危因素。

2. 创面局部变化　包括分泌物增加，异味，脓性；周围皮肤红肿热痛等。

3. SIRS 的临床表现　如发热或低体温，能解释的心率快，不能解释的呼吸频率快，周围血管扩张体征，不能解释的休克和精神状态变化。

4. 实验室检查　如氧耗增加，白细胞增多或中性粒细胞增多；不能解释的乳酸血症；血降钙素原升高；细胞因子升高，C 反应蛋白升高等。

（二）创面感染诊断应注意的问题

虽然创面表浅，但有时确定感染源并不容易，有时伤情严重，病人常伴意识障碍，或紧急情况下病史收集困难,如伴颅脑损伤、休克时。另外多发伤患者创面、肺、腹部甚至四肢等出现"可疑"感染源,无法区分何处是主要矛盾的现象。

损伤的部位通常是创伤后脓毒症的感染部位,如开放伤伤口感染,挤压伤未认识,或试图保肢导致未清创、减压或不足等,皮肤潜行剥脱伤时皮下严重的组织坏死、感染,后者常延迟诊断数周。创面感染可出现伤口红肿疼痛等局部表现,但由于患者昏迷、机械通气、镇痛、多发伤等多种因素,局部表现可能不明显或不典型。对于深部软组织感染,应重视影像学检查,包括 X 线、B 超和 CT 等的动态应用,多层螺旋 CT 对于血流动力学稳定的病人是首选影像学检查,能准确评估腹膜后情况、肌肉间等深部软组织情况。MRI 是评价软组织病变的有效工具,可以评估骨骼肌等肿胀程度、范围等,尤其是挤压伤时判断肌肉灌注情况,有助于指导切开减压或截肢。另外,应特别重视伤口拆线探查、深部组织穿刺。

五、创面感染的处理

(一)常用局部抗菌药物外用剂型

1. 创面局部应用抗菌药物的原则　创伤后由于局部组织损伤,血液循环障碍,如果将抗菌药物静脉注射剂型局部外用,虽可在局部获得较高的初始药物浓度,但药物易被伤口流出的血液冲走或很快被吸收,不能长期维持有效的抗菌浓度。因此,禁止将肌肉和静脉注射的抗菌药物直接用于局部。而通常采用局部抗菌药物外用剂型,通过多次给药、持续给药或局部缓释技术,以维持局部有效的抗菌浓度,达到防治感染的效果。

2. 创面局部抗菌药物的主要种类　《规范》列出了 6 种推荐使用的局部抗菌药物,莫匹罗星软膏、磺胺嘧啶银软膏、复方多黏菌素 B 软膏和夫西地酸乳膏主要用于各类创面防治感染;庆大霉素聚甲基丙烯酸甲酯(PMMA)珠链适用于预防开放性骨折后继发感染及慢性骨髓炎的治疗;抗生素骨水泥用于固定人工关节等假体以预防治疗局部感染。除外用剂型用于损伤处外,不推荐其他形式的局部抗菌药物应用,包括粉剂或针剂等抗菌药浸泡的干湿敷料。

(二)外科清创术

1. 及时恰当清创　这是预防创伤后创面感染的关键。院前应用无菌敷料包扎伤口后送往医院,争取在 6 h 内行外科评估、清创,容易到达的伤口应行积极清创,去除所有坏死组织和异物,冲洗去除肉眼可见的污染。不需常规行术前或术后微生物培养,眼部和没有神经压迫症状的脊柱损伤由专科医师清创,如果取出可能导致过度的损害,大脑的异物可以保留。

2. 温等渗液冲洗　冲洗伤口是在清创的基础上,清除凝血块、新鲜出血、异物、坏死组织和细菌,这是减少细菌数量的首要措施。污染的解决办法就是稀释,等渗盐水被认为是最接近体液、对组织影响最小的液体,故应对伤口污染的主要办法是用大量加热到体温的等渗盐水冲洗,以稀释组织中细菌的数量。

3. 足量低压液体冲洗　足量低压液体冲洗是彻底清创的主要措施之一,目的是清除深部小间隙和组织上黏附的异物和细菌,尤其是伤口中有神经、肌腱和血管等不适合锐性清创的污染组织时。通常的表述是"大量冲洗"或"冲洗至引流液清亮"。事实上,应基于伤口的大小、部位和深度等确定,一般需要 1～3 L。我们采用 2000 年 Anglen 提出的 Gustilo Ⅰ、Ⅱ、Ⅲ型开放性骨折分别需使用 3、6、9 L 等渗氯化钠溶液冲洗的方案,作为软组织损伤的冲洗液体用量的参考(见表 26 - 7 - 1),而腹腔结肠损伤的冲洗基础量是 6 L。

表 26 - 7 - 1 开放性骨折分类及其感染率

分类	描　述	感染率(%)	冲洗量
Ⅰ型	刺伤伤口≤1cm	0～2	3 L
Ⅱ型	撕裂伤伤口≥1cm;中等软组织损伤和毁损;骨表面覆盖可、粉碎程度轻	2～10	6 L
Ⅲ型	A. 广泛软组织损伤,严重毁损,足够的骨表面覆盖	10～50	9 L
	B. 骨膜损伤和伴严重污染的骨暴露,骨粉碎,需要组织瓣修复		
	C. 动脉损伤需要修补		

冲洗方式包括蘸洗、浸泡、冲洗球、注射器冲洗、脉冲式冲洗。临床常用脉冲式冲洗,以便更有效地清除细菌和污染物。但关于采用压力的大小一直争论较大,高压冲洗(压力 5 kg/cm², 1 050 次脉冲/分)可更有效地清除颗粒物和细菌,尤其是污染时间在 3～6 h 以上的伤口,但也存在增加软组织甚至骨组织损伤、影响骨愈合、使细菌或颗粒物向深部组织间隙扩散的机会等问题。

现多推荐低压冲洗(压力<1 kg/cm², 550 次脉冲/分),或用冲洗球,类似在盖上戳数个小孔后挤压塑料瓶将液体喷到伤口上的压力,以达到既可清除细菌和颗粒物质,又避免骨和软组织损伤。

创伤后创面感染将长期存在,除及时手术清创、规范局部用药外,围术期预防医院内交叉感染的制度也日益受到关注,包括手卫生依从性制度、标准预防措施、患者分区和隔离、救治设备的消毒和环境清洁等。

（张连阳）

第八节　严重创伤漏诊误诊病例解析

一、病例资料

例1:某男,25 岁。因高处跌落伤 1.5 h 后入当地县人民医院急诊科。患者入院前 1.5 h 因从 5 m 高处跌落受伤后即刻出现意识障碍,3 min 后清醒,自觉腹部、右上肢等多处持续性锐痛,伴腹胀、轻度呼吸困难,无咯血、呕血。入院后行头颅 CT 检查未见颅内出血,平卧位 X 线胸片示:右肺创伤性湿肺可能,肋骨未见明显移位性骨折;右前臂 X 线片示右尺骨、桡骨近端及下端粉碎性骨折;腹部彩色多普勒超声(彩超)示:脾门区高回声,考虑脾挫裂伤,中等量腹腔积液,肝、胆、胰、双肾未见明显异常;心电图示:窦性心动过速,心率 120 次/分。入院 42 min 后收住外科。查体:体温 36.5℃,脉搏 120 次/分,呼吸 35 次/分,血压 89/59 mmHg。胸廓无挤压痛,右肺呼吸音粗,无确切干湿性啰音;腹部平坦,上腹压痛明显,伴反跳痛和肌紧张,移动性浊音阳性;右腕部见刀叉样畸形,活动受限。入院诊断:腹部闭合伤:脾破裂;失血性休克;右尺桡骨多处骨折;轻型脑外伤。44 min 后送入手术室,行脾切除、肝裂伤修补、右肘部清创、右上肢石膏固定等处理。术中腹腔失血 1 000 mL,2.5 h 后手术结束。手术结束时因脉搏 150 次/分,血氧饱和度 0.70～0.80,留手术室观察并输血。4 h 后血气分析示:氧分压 37 mmHg,二氧化碳分压 79 mmHg,pH 7.11,患者出现咯血,急行纤维支气管镜(纤支镜)检查示:双肺挫伤、右下肺挫裂伤伴活动性出血。继续输血等治疗,4 h 后因抢救无效死亡。该院死亡讨论认为死亡原因考虑存在肺裂伤所致大出血、失血性休克。患者死亡后,家属拒绝尸检,但申请医疗纠纷鉴定,经某医疗事故鉴定委员会鉴定,认为在本例救治过程中存在一定失当,表现在对伤情评估策略不当,多种影像学检查手段选择不当,未重视血流动力学不稳的救治。

例 2：某女，43 岁，聋哑人。因外伤致腰、腹、背部疼痛入院。患者外出摘板栗 11 h 后被人发现趴在马路上，手指表示腰、腹、背部疼痛，4 h 后由家人送至当地县人民医院，20 min 后收入骨科。查体：体温 36.6℃，脉搏 81 次/分，呼吸 20 次/分，血压 118/74 mmHg。胸部挤压分离弱阳性，腹平软，无压痛，移动性浊音阴性；腰部压痛不能主动活动，被动活动疼痛明显；双下肢肌力 2～3 级，未见明显旋转、缩短。彩超示：肝大，胆、脾、双肾未见明显异常；平卧位 X 线片示：第 3 腰椎压缩性骨折，第 2 腰椎棘突骨折，双肺及胸腔、肋骨、骨盆、双髋未见明显异常。入院诊断：第 3 腰椎压缩性骨折，第 2 腰椎棘突骨折，脊髓损伤？次日行腰椎 CT 检查示：第 3 腰椎压缩性骨折，第 2 腰椎棘突骨折；复查腹部彩超结果同前。准备择期行腰椎手术。入院第 3 日凌晨患者出现恶心、呕吐，查体：脉搏 145 次/分，呼吸 32 次/分，血压 102/56 mmHg；腹胀满。2 h 后再次查体：脉搏 170 次/分，呼吸 39 次/分，血压 120/68 mmHg。表情痛苦，呼吸困难。行胃肠减压，引流出 200 mL 胃液，腹胀稍缓解。下午请专科医师会诊后转普外科，腹腔穿刺抽出脓性液体，当晚行剖腹探查术，术中见腹腔 800 mL 脓液，混有肠内容物，壁腹膜、大网膜、肠管表面脓苔覆盖，距回盲部 80 cm 小肠有两处直径 0.5～0.8 cm 穿孔，行小肠减压、小肠穿孔修补术。术后病情逐步恶化，查体：体温 38.1℃，脉搏 149 次/分，血压 90/58 mmHg。给予机械通气，多巴胺等维持血压，患者当晚死亡。死亡诊断：腹部钝性伤，小肠破裂，弥漫性腹膜炎；第 3 腰椎压缩性骨折，第 2 腰椎棘突骨折，脊髓损伤？患者死亡后尸检：腹腔内积液约 500 mL，肠积气，肠管附有大量脓苔，大网膜充血肿胀，距回盲部 70 cm 可见两处小肠穿孔修补术后痕迹；病理检查见脑、心、肝、脾、肺、肾、胰、肠有大量炎性细胞，肠内有大量脓性细胞；死亡原因：肠穿孔所致弥漫性腹膜炎，最终导致脓毒症死亡。家属申请医疗纠纷鉴定，经某医疗事故鉴定委员会鉴定，认为在本例救治过程中存在一定失当，表现在未应用恰当的影像学检查手段和诊断性腹腔穿刺漏诊肠穿孔，对病情缺乏动态评估，漏诊小肠穿孔及脓毒性休克。

例 3：某女，17 岁。某日 8：50 乘坐摩托车发生交通事故受伤，受伤地点在农村。8：58 某区医院接到电话，9：00 救护车出发，9：55 伤者送达医院。送院途中"120"中心出诊医师判断病情：精神状况可，除右手、头面部挫擦伤外，全身无明显创伤，仅少量阴道流血，并了解到患者怀孕，故以急诊将患者送入该院妇科门诊。10：53 经反复多普勒超声检查未探及胎心音，诊断为宫内死胎。因有交通伤史，不排除内出血可能，由护士护送转外科门诊。10：57 行头颅 CT 检查未见异常；11：34 分别行骨盆、胸部 X 线检查，诊断双侧坐耻骨骨折伴耻骨联合分离。立即将患者收住院，12：00 患者入病房。入病房时脉搏 120 次/分，呼吸 31 次/分，血压 104/51 mmHg，SaO_2 测不出；12：10 脉搏 110 次/分，呼吸 30 次/分，血压 98/50 mmHg，SaO_2 测不出；12：20 脉搏 120 次/分，呼吸 30 次/分，血压 60/40 mmHg，SaO_2 测不出；12：30 脉搏 120 次/分，呼吸 30 次/分，血压、SaO_2 测不出。患者意识逐渐淡漠，急送入手术室。12：45 患者昏迷，呼吸、心跳停止，立即行心肺复苏，成功复苏后行骨盆外支架固定。但患者最终于 20：30 死亡。家属遂封存病历，起诉医院，认为医院诊断不力，抢救不及时，器材准备不到位，消极对待患者。尸检病理报告诊断：① 开放性骨盆粉碎性骨折伴多发伤：双下腹部、会阴部挫擦伤、挫裂伤（会阴部裂创与盆腔、腹腔相通）；双侧耻骨上下支骨折、耻骨联合分离、骶髂关节分离；盆壁、腹膜后广泛出血伴血肿形成，范围 54 cm×25 cm；子宫挫伤，子宫阔韧带挫伤出血，胎盘挫伤出血，肠系膜挫伤出血；腹腔积血（320 mL），骨盆骨折外固定术后。② 闭合性胸部损伤：左肺上下叶、右肺下叶裂伤，伴双侧胸腔积血（左侧 620 mL，右侧 710 mL），胸腔积气（双肺压缩约 40%）；纵隔血肿。③ 闭合性颅脑损伤。④ 宫内死胎。

二、诊疗反思

（一）对病例 1 的诊疗反思

1. **伤情评估忽视血流动力学改变**　创伤患者应首先评估气道、呼吸和循环状态,对血流动力学不稳定者应迅速实施有效救治。本例在收治医院急诊救治阶段无生命体征记录,入院后心电图和查体示心率已达 120 次/分,血压 89/59 mmHg,说明急诊医师缺乏对患者整体情况的把握,为最终患者的死亡"埋下伏笔"。

2. **检查流程和策略不当**　本例在到达医院 42 min 内进行了头颅 CT、腹部超声、胸部及上肢 X 线平片和心电图等检查,花费了大量的时间和精力,不仅增加了整个检查过程中病情突变的风险,也因选用影像学技术手段不当而存在漏诊风险。如果患者血流动力学稳定,应选择螺旋 CT 检查从头颅到骨盆多层面扫描以明确各体腔情况;如果患者血流动力学指标不稳定,应进行扩展的创伤重点超声评估(FAST),以明确腹腔、胸腔和心包腔有无游离液体。

3. **缺乏复苏效果的动态评估**　本例腹部手术后因氧合不佳、血流动力学不稳定而留手术室观察,给予输注浓缩红细胞 400 mL 等治疗,但最终不治死亡。入手术室 4 h 后仅有的 1 次血气分析结果提示呼吸衰竭和酸中毒,显然对病情缺乏动态评估。创伤患者复苏效果不佳,可能是复苏不到位,或是存在持续出血。麻醉医师可能缺乏对失血性休克患者合并致命性三联征的认识,致使本例未及早、动态监测血气指标,也未查凝血功能,对病情缺乏动态评估,导致患者死亡。血气指标和凝血功能监测被称为"复苏道路上的里程碑",只有通过监测这些"里程碑",才能明了我们与"终点"的距离,尽快到达复苏终点、实施损害控制性复苏。

4. **未对胸部创伤进行有效评估**　创伤患者应避免行平卧位 X 线胸片检查,因为平卧位 X 线胸片不能发现气胸、血胸和膈下积气等需要急诊处理的危急情况,在具备条件时应行胸腹部 CT 检查。但本例恰恰是入院后未行胸部 CT 检查,以至于出现手术室内发生咯血却无法决策是否行剖胸探查术的尴尬局面。而且,在手术室发现患者咯血后,单纯依靠纤支镜来诊断的策略也值得商榷,此时患者生命体征极不稳定,可供选择的胸部创伤评估策略包括胸部查体、超声、胸腔穿刺等,但可惜均未实施。剖胸探查作为最后的评估手段风险大,需要进一步的指征。

（二）对病例 2 的诊断反思

1. **未设法明确更有价值的临床表现**　小肠穿孔通常导致明显的腹膜刺激征和严重的腹痛,但本例为聋哑人,缺乏主诉,影响查体,但如果通过写字板沟通或借助其家人等手段,应能获得如腹痛、腹膜刺激征等更有价值的临床表现,从而能更准确地指导医师选择恰当的影像学检查手段。

2. **影像学检查手段选择不当**　腹部被称为"诊断最后的黑箱",影像学检查是精确腹部伤情评估的基础。本例行平卧位 X 线胸片再次重复了例 1 的错误,无法显示膈下游离气体,反而误导临床医师对病情的判断。FAST 检查被认为是血流动力学不稳定创伤患者的首选,重在明确有无脏器损伤的间接征象——游离液体,但本例两次肝、胆、脾、肾超声检查报告中均未描述有无游离液体,说明超声科医师缺乏 FAST 的相关知识。本例影像学检查手段选择最严重的错误是仅行腰椎 CT 检查,而未包括全腹窗,遗漏剑突下游离气体、腹腔内游离液体等肠穿孔可能出现的征象,从而错过了早期诊断机会。

3. **未及时行腹腔穿刺或诊断性腹腔灌洗**　腹腔穿刺适用于腹部创伤疑有肝、脾、胃肠道等脏器损伤者,特别是对外伤史不明、伤后昏迷以及休克难以用其他部位创伤解释者。本例为聋哑人,应适用腹腔穿刺,但在伤后第 3 日才实施该操作。若腹腔穿刺尚不能诊断,而临床怀疑腹内有创伤或病变的患者可行诊断性腹腔灌洗,本例也很遗憾未能实施。未及时行腹腔穿刺或诊断性腹腔灌洗是本例漏诊小肠穿孔的重要原因。

4. 漏诊脓毒性休克 本例即使在死亡后仍然未能诊断脓毒性休克,实际上如果积极复苏,即使漏诊更长时间的肠道穿孔仍然有成功救治的可能,但本例面对心率加快、血压下降等休克表现,未实施积极的复苏。对于脓毒症的复苏,应在 $3\sim6$ h 内达到中心静脉压 $8\sim12$ mmHg、平均动脉压 ≥65 mmHg、尿量 ≥0.5 mL/(kg·h)。本例诊治医师因未能认识到脓毒性休克的存在和严重程度,导致未采取任何有力的救治措施,如在"黄金时间内输入黄金液体"及应用强有力的抗菌药物等。避免误诊误治是临床医学的永恒主题,创伤救治也不例外,本文例 1 可能难以挽救,但例 2 则大有机会。我国应积极推进创伤分级救治体系的建设,加快创伤急诊外科建设步伐,并重视创伤救治从业人员毕业后教育,规范准入制度。但规范伤情评估策略和流程是成功救治的前提,只有这样才能确保创伤患者的安全。

(三)对病例 3 的诊疗反思

1. 诊断存在的问题 回顾分析此例诊治过程,医院从接到"120"电话呼救,2 min 救护车即出动,说明该院高度重视院前急救。但从患者受伤后相对稳定的状态,"120"医师判断伤情较轻,建议看妇科门诊,到达医院后 2 h 内急转直下,出现呼吸、心跳骤停,最终死亡。在院前、院内诊断流程和技术方面是否存在问题?

(1)院前伤情评估:应高度重视院前伤情评估,这是院内伤情评估的基础。事实上本例发生的第一个错误就是院前分诊,错误地将患者归于轻伤而送至妇科门诊。院前伤情评估受限于现场条件等因素,主要通过生命体征、存在明确的损伤及致伤机制等评估,将确定或怀疑重伤的伤员立即送至医院。本例虽然送至医院,但却错误地判断为轻伤,明显忽略了致伤机制。实际上患者是乘坐摩托车与皮卡车对撞,飞起 2 m 后坠落受伤,属高能量损伤,应高度怀疑有内脏损伤。

(2)院内伤情评估:多发伤或严重创伤诊断与疾病不同,通常称为"伤情评估",强调在短时间内作出判断,是动态和变化的过程。本例在院内阶段伤情评估方面存在多方面问题:① 先入为主:受"120"医师误导,按门诊患者处理。多发伤伤情评估切忌受外院医师、转运医师、其他科室医师、下级医师的影响,尤其在没有影像学资料的伤后 1 h 内,每位接诊医师都应独立按 ABCDEF 的要求进行,即气道、呼吸、循环、神经系统损伤和功能判断、全身暴露避免漏诊、骨折情况,确定紧急救治方案。② 体格检查极不规范:妇科接诊医师轻率地将阴道流血认为是创伤所致胎盘剥离的表现,没有行系统体格检查,漏诊了骨盆开放性损伤;没有进行胸部查体,漏诊了严重的胸部损伤。按照高级创伤生命支持要求,院内查体应由一个小组完成,患者应全身暴露,阴道流血首先应考虑阴道损伤,结合骨盆骨折应考虑开放伤的可能,通常避免遗漏重大损伤的查体方法是遵循 CRASH PLAN 策略,即从循环(cardiac)、呼吸及胸部(respiration)、腹部(abdomen)、脊柱脊髓(spinal)、头(head)、骨盆(pelvis)、四肢(limb)、动脉(arteries)和神经(nerve)等 9 个方面进行全身体格检查。③ 错误应用影像学技术:本例到达医院后,花费较长时间完成了子宫超声、头颅 CT、胸部及骨盆 X 线片,费时费力,却仍然漏诊骨盆后环骨折和胸部损伤,延长了失血性休克时间。应用超声检查腹腔实质脏器和腹腔内液体情况,在放射科摄 X 线平片了解血气胸、气腹、骨折和金属异物情况,行 CT 了解头颅情况,这样的流程广泛存在于我国多数医院,唯一的"优点"是节省费用,但可能的代价是患者宝贵的伤后黄金时间,甚至生命。这种检查流程,患者需要更换多个地点、多个体位,既不安全又耗费时间,应采用单一检查地点、单一检查体位完成多部位多系统检查的多层螺旋 CT 检查。当然由急诊或创伤外科医师操作,在急诊科床旁完成超声检查也是有效手段。④ 错误的转运措施:不稳定性骨盆骨折一次搬动可能导致额外失血 $800\sim2~000$ mL,患者到达医院后 2 h 内不断被医护人员搬动,可以设想在没有固定骨盆的情况下,超声检查、头颅 CT 检查和 X 线检查期间导致相当量新的出血。骨盆骨折患者需要 X 线片或 CT 确定诊断及分类,不论是院前、院内,均不应进行"骨盆分离"试验,目的是避免增加新的出血。

2. 治疗存在的问题及对策　严重多发伤救治的基本原则是在黄金时间内确定性处理威胁生命或肢体的损伤,避免脏器长时间缺血缺氧。此例院前转运时间将近 1 h,到医院后往返于妇产科门诊、超声科、外科门诊、放射科和外科病房等,这些流程和技术应用是否恰当,如何做更合理?

(1) 院前救治:虽然迄今无任何一项具体的高级生命支持技术被证明在院前急救中对严重创伤患者有益,故大多数城市发生的创伤主张"抢了就跑",但对于发生在乡村的创伤,应给予必要的高级生命支持操作后再转运。本例如果能在院前阶段输液,可能有助于维持脏器的血液循环,避免到医院后 2 h 内情况急剧恶化。当然在创伤导致的出血尚未确定性控制时,应遵循"限制性复苏"的策略。

(2) 院内救治:本例最大的错误在于院内诊断与救治分离,而且诊断存在明显漏诊,没有确定正确的救治策略,自然不可能挽救患者的生命。治疗方面存在的问题:① 骨盆骨折固定不及时:当 X 线片发现骨盆骨折后,外科医师与患者及其家属沟通称需要等待内固定器械,才有死亡后家属起诉认为的"器材准备不到位"。而骨盆不稳定性骨折基本救治策略是固定骨盆和限制其容积以控制出血,方法可以是床单捆扎、外支架。而本例为开放性损伤,也没有内固定的条件,虽然最后做了外固定,但固定前的多次搬动明显影响了救治。② 未抓住短暂的复苏窗:本例受伤后转运、到达医院后生命体征尚稳定,2 h 后出现呼吸、心跳骤停的关键是没有及时复苏。多发伤后采取手术、输血、输液等救治策略尽快到达复苏终点,是成功挽救患者生命的关键。根据最后的诊断,本例复苏的正确策略应是双侧胸腔闭式引流+骨盆固定+输血+输液+其他,胸腔引流是改善呼吸功能的前提,存在肺裂伤时经气管插管行正压通气,将导致张力性气胸的灾难性后果,应切忌! 另外,记录引流量也有助于准确估计失血量。黄金规则是在黄金时间内输入黄金液体,遗憾的是患者到达医院后 2 h 内未输液、输血。③ 针对孕妇创伤采取错误的救治策略:在漏诊骨盆开放伤的情况下,因为行胎儿超声耽误了宝贵的复苏时间。在孕妇创伤时,应优先复苏母亲。如果母亲足够氧供、灌注,胎儿也会有足够的氧供和血液灌注。仅仅在晚期妊娠而针对母亲的复苏失败时才采取剖宫产挽救胎儿。综上所述,多发伤是常见的严重创伤类型,显著增加病死率。没有哪一项辅助检查能明确多发伤的诊断,即不存在多发伤诊断的金标准。

遵循标准化、高效率的伤情评估策略,除了从致伤机制、螺旋 CT、系统查体等策略外,还应遵循复苏无效时重点部位评估、多次动态评估的策略。多发伤需要多学科团队实施整体化救治,应遵循"速度性与精准性兼顾,手术与生命支持结合"的原则。本例交通伤患者 ISS 达 59 分,即使采取了正确的伤情评估和救治策略、技术,救治成功率也仅在 10% 左右,但作为承担救死扶伤的医护人员,不能放弃,应尽自己的职责,全力救治。

(张连阳)

参考文献

[1] Ahvenjarvi L, Mattila L, Ojala R, et al. Value of multidetector computed tomography in assessing blunt multitrauma patients[J]. Acta Radiol, 2005,46(2):177 - 183.

[2] Ball CG, Nicol AJ, Beningfield SJ, et al. Emergency room arteriography: an updated digital technology [J]. Scand J Surg, 2007,96(1):67 - 71.

[3] Ballow SL, Kaups KL, Anderson S, et al. A standardized rapid sequence intubation protocol facilitates air-

way management in critically injured patients[J]. J Trauma Acute Care Surg，2012，73(6)：1401－1405.

［4］Barr J，Fraser GL，Puntillo K，et al. Clinical practice guidelines for the management of pain，agitation，and delirium in adult patients in the intensive care unit[J]. Crit Care Med，2013，41(1)：263－306.

［5］Brasel KJ，Borgstrom DC，Meyer P，et al. Predictors of outcome in blunt diaphragm rupture[J]. J Trauma，1996，41(3)：484－487.

［6］Brohi K，Cohen MJ，Davenport RA. Acute coagulopathy of trauma：mechanism，identification and effect[J]. Curr Opin Crit Care，2007，13(6)：680－685.

［7］Brohi K，Cohen MJ，Ganter MT，et al. Acute coagulopathy of trauma：hypoperfusion induces systemic antieoagulation and hyperfibrinolysis[J]. J Trauma，2008，64(5)：1211－1217.

［8］Carr JA. Abdominal compartment syndrome：a decade of progress[J]. J Am Coll Surg，2013，216(1)：135－146.

［9］Chew MS，Ihrman L，During J，et al. Extravascular lung water index improves the diagnostic accuracy of lung injury in patients with shock[J]. Crit Care，2012，16(1)：R1.

［10］Clemente N，DiSaverio S，Giorgini E，et al. Management and outcome of 308 cases of liver trauma in Bologna Trauma Center in 10 years[J]. Ann Ital Chir，2011，82(5)：351－359.

［11］Cohn SM，Nathens AB，Moore FA，et al. Tissue oxygen saturation predicts the development of organ dysfunction during traumatic shock resuscitation[J]. J Trauma，2007，62(1)：44－55.

［12］Coimbra R. From the traumasurgeon's viewpoint：multiple injuries—which cavity to open first？[J]. J Trauma Nurs，2005，12(1)：79.

［13］CRASH2 collaborators，Roberts I，Shakur H，et al. The importance of early treatment with tranexamic acid in bleeding trauma patients：an exploratory analysis of the CRASH2randomised controlled trial[J]. Lancet，2011，377(9771)：1096－1101.

［14］CRASH2 trial collaborators，Shakur H，Roberts I，et al. Effects of tranexamic acid on death，vascular occlusive events，and blood transfusion in trauma patients with significanthaemorrhage（CRASH2）：a randomised，placebo-controlled trial[J]. Lancet，2010，376(9734)：23－32.

［15］Curry NS，Davenport RA，Hunt BJ，et al. Transfusion strategies for traumatic coagulopathy[J]. Blood Rev，2012，26(5)：223－232.

［16］Deakin CD，Nolan JP，Soar J，et al. European Resuscitation Council Guidelines for Resuscitation 2010 Section 4. Adult advanced life support[J]. Resuscitation，2010，81(10)：1305－1352.

［17］Dellinger RP，Levy MM，Rhodes A，et al. Surviving sepsis campaign：international guidelines for management of severe sepsis and septic shock 2012[J]. Crit Care Med，2013，41(2)：580－637.

［18］DiSaverio S，Catena F，Filicori F，et al. Predictive factors of morbidity and mortality in grade Ⅳ and Ⅴ liver trauma undergoing perihepatic packing：single institution 14 years experience at European trauma centre[J]. Injury，2012，43(9)：1347－1354.

［19］Duggal A，Perez P，Golan E，et al. Safety and efficacy of noninvasive ventilation in patients with blunt chest trauma：a systematic review[J]. Crit Care，2013，17(4)：R142.

［20］Dutton RP. Management of traumatichaemorrhage—the US perspective[J]. Anaesthesia，2015，70(Suppl 1)：108－138.

［21］Dhnert J，Auerbach B，Wyrwich W，et al. The preclinical care of polytraumatized patients[J]. Orthopade，2005，34(9)：837－851.

［22］Eastman AL，Chason DP，Perez CL，et al. Computed tomographic angiography for the diagnosis of blunt cervical vascular injury：is it ready for primetime？[J]. J Trauma，2006，60(5)：925－929.

［23］Enderson BL，Reath DB，Meadors J，et al. The tertiary trauma survey：a prospective study of missed injury[J]. J Trauma，1990，30(6)：666－670.

［24］Evans JA，van Wessem KJ，McDougall D，et al. Epidemiology of traumatic deaths：comprehensive population-based assessment[J]. World J Surg，2010，34(1)：158－163.

[25] Fox N, Schwartz D, Salazar JH, et al. Evaluation and management of blunt traumatic aortic injury: A practice management guideline from the Eastern Association for the Surgery of Trauma[J]. J Trauma Acute Care Surg, 2015,78(1):136 - 146.

[26] Frith D, Brohi K. The acute coagulopathy of trauma shock: clinicalrelevance[J]. Surgeon, 2010,8(3):159 - 163.

[27] Ganter MT, Brohi K, Cohen MJ, et al. Role of the altermative pathway in the early complement activation following major trauma[J]. Shock, 2007,28(1):29 - 34.

[28] Garcia A, Martinez J, Rodriguez J, et al. Damage-control techniques in the management of severe lung trauma[J]. J Trauma Acute Care Surg, 2015,78(1):45 - 51.

[29] Geeraedts LM Jr, Kaasjager HA, van Vagt AB, et al. Exsanguination in trauma: a review of diagnostics an dtreatment options[J]. Injury, 2009,40(1):11 - 20.

[30] Gelman R, Mirvis SE, Gens D. Diaphragmatic rupture due to blunt trauma: sensitivity of plain chest radiographs[J]. Am J Roentgenol, 1991,156(1):51 - 57.

[31] Heinrich SD, Gallagher D, Harris M, et al. Undiagnosed fractures in severely injured children and young adults. Identification with technetium imaging[J]. J Bone Joint Surg Am, 1994,76(4):561 - 572.

[32] Hernandez MR, Klock PA, Ovassapian A. Evolution of the extraglottic airway: a review of its history, applications, and practical tips for success[J]. Anesth Analg, 2012,114(2):349 - 368.

[33] Hess JR, Brohi K, Dutton RP, et al. The coagulopathy of trauma: a review of mechanisms[J]. J Trauma, 2008,65(4):748 - 754.

[34] Heyland DK, Dhaliwal R, Drover JW, et al. Canadian clinical practice guidelines for nutrition support in mechanically ventilated, critically ill adult patients[J]. JPEN J Parenter Enteral Nutr, 2003,27(5):355 - 373.

[35] Holcomb JB. Methods for improved hemorrhage control[J]. Crit Care, 2004,12(8):57 - 60.

[36] Hospenthal DR, Murray CK, Andersen RC, et al. Guidelines for the Prevention of Infections Associated With Combat-Related Injuries:2011 Update[J]. J TRAUMA, 2011,71(2):S210 - S234.

[37] Hotchkiss RS, Karl IE. The pathophysiology and treatment sepsis[J]. N Engl J Med, 2003,348(2):138 - 150.

[38] Huang XK, Zhu YJ, Zhang LY. Damage control surgery for severe thoracic and abdominal injuries[J]. Chin J Traumatol, 2007,10(5):279 - 283.

[39] Jozwiak M, Silva S, Persichini R, et al. Extravascular lung water is an independent prognostic factor in patients with acute respiratory distress syndrome[J]. Crit Care Med, 2013,41(2):472 - 480.

[40] Kaneko T, Kawamura Y, Maekawa T, et al. Globalend-diastolic volume is an important contributor to increased extravascular lung water in patients with acute lung injury and acute respiratory distress syndrome: a multicenter observational study[J]. J Intensive Care, 2014,2(1):25

[41] Keene DD, Nordmann GR, Woolley T. Rotational thromboelastometry-guided trauma resuscitation[J]. Curr Opin Crit Care, 2013,19(6):605 - 612.

[42] Ker K, Edwards P, Perel P, et al. Effect of tranexamic acid on surgical bleeding: systematic review and cumulative meta-analysis[J]. BMJ, 2012,344(1):113.

[43] Kreymann KG, Berger MM, Deutz NE, et al. ESPEN Guidelines on Enteral Nutrition: Intensive care [J]. Clin Nutr, 2006,25(2):210 - 223.

[44] Landelle C, Lepape A, Voirin N, et al. Low monocyte human leukocyte antigen-DR is independently associated with nosocomial infections after septic shock[J]. Intensive Care Med, 2010,36(11):1859 - 1866.

[45] Landis RC. Protease activated receptors: clinical relevance to hemostasis and inflammation[J]. Hematol Oncol Clin North Am, 2007,21(1):103 - 113.

[46] Lee BC, Ormsby EL, McGahan JP, et al. The utility of sonography for the triage of blunt abdominal trauma patients to exploratory laparotomy[J]. Am J Roentgenol, 2007,188(2):415 - 421.

[47] Martindale RG, McClave SA, Vanek VW, et al. Guidelines for the provision and assessment of nutrition support therapy in the adult critically ill patient: Society of Critical Care Medicine and American Society for Paren-

teral and Enteral Nutrition: Executive Summary[J]. Crit Care Med，2009，37(5):1757－1761.

[48] Moore LJ，Moore FA，Jones SL，et al. Sepsis in general surgery: a deadly complication[J]. Am J Surg，2009，198(6):868－874.

[49] Paal P，Herff H，Mitterlechner T，et al. Anaesthesia in prehospital emergencies and in the emergency room[J]. Resuscitation，2010，81(2):148－154.

[50] Palmer L，Martin L. Traumaticcoagulopathy-part 2: Resuscitative strategies[J]. J Vet Emerg Crit Care (San Antonio)，2014，24(1):7592.

[51] Price B，Arthur A O，Brunko M，et al. Hemodynamic consequences of ketamine vs etomidate for endotracheal intubation in the air medical setting[J]. Am J Emerg Med，2013，31(7):1124－1132.

[52] Section 3: Prevention and Treatment of AKI[J]. Kidney Int Suppl(2011)，2012，2(1):3768.

[53] Sloan EP，Koenigsberg M，Clark JM，et al. Shock Index and Prediction of Traumatic Hemorrhagic Shock 28Day Mortality: Data from the DCLHb Resuscitation Clinical Trials[J]. West J Emerg Med，2014，15(7):795－802.

[54] Sommers MS. Missed injuries: a case of trauma hide and seek[J]. AACN Clin Issues，1995，6(2):187－195.

[55] Spahn DR，Bouillon B，Cerny V，et al. Management of bleeding and coagulopathy following major trauma: an updated European guideline[J]. Crit Care，2013，17(2):R76.

[56] Stahel PF，Heyde CE，Wyrwich W，et al. Current concepts of polytrauma management: from ATLS to "damage control"[J]. Orthopade，2005，34(9):823－836.

[57] Stanescu L，Talner L B，Mann FA. Diagnostic errors in polytrauma: a structured review of the recent literature[J]. Emerg Radiol，2006，12(3):119－123.

[58] Stang A. Critical evaluation of the Newcastle-Ottawa Scale for the assessment of the quality of nonrandomized studies in meta-analyses[J]. Eur J Epidemiol，2010，25(9):603－605.

[59] Stansbury LG，Dutton RP，Stein DM，et al. Controversy in trauma resuscitation: do rations of plasma to red blood cellsmatter? [J]. Transfus Med Rev，2009，23(4):255265.

[60] Tourtier JP，Ramsang S，Sauvageon X，et al. The utility of focused assessment with sonography in trauma as a triage tool[J]. J Trauma，2010，68(2):507－508.

[61] Vrettou CS，Zakynthinos SG，Malachias S，et al. High-frequency oscillation and tracheal gas insufflation in patients with severe acute respiratory distress syndrome and traumatic brain injury: an interventional physiological study[J]. Crit Care，2013，17(4):R136.

[62] Wang HE，Brown SP，MacDonald RD，et al. Association ofout-of-hospital advanced airway management with outcomes after traumatic brain injury and hemorrhagic shock in the ROC hypertonic saline trial[J]. Emerg Med J，2014，31(3):186－191.

[63] Wang P，Ding W，Gong G，et al. Emporary rapid bowel ligation as a damage control adjunct improves survival in a hypothermic traumatic shock swine model with multiple bowel perforations[J]. J Surg Res，2013，179(1):157－165.

[64] Yeatts DJ，Dutton RP，Hu PF，et al. Effect of video laryngoscopy on trauma patient survival: a randomized controlled trial[J]. J Trauma Acute Care Surg，2013，75(2):212－219.

[65] Zander AL，Olson EJ，van Gent JM，et al. Does resuscitation with plasma increase the risk of venousthromboembolism? [J]. J Trauma Acute Care Surg，2015，78(1):39－44.

[66] Zhang WB，Wang WY，Wang GF，et al. Risk factors of mortality innon-trauma exsanguinating patients that require damage control laparotomy[J]. ANZ J Surg，2010，80(4):258－264.

[67] 陈小伍，于新发，田兆嵩.输血治疗学[M].北京:科学出版社，2012:631－632.

[68] 杜工亮，管来顺，王艳，等.严重多发伤的院内分期救治[J].临床急诊杂志，2014，15(5):259－264.

[69] 何盛琴，熊建琼，屈纪富，等.血液净化对脓毒性休克患者血清细胞因子及预后的影响[J].第三军医大学学报，2011，33(10):1061－1064.

［70］胡豫.2012 版弥散性血管内凝血诊断与治疗中国专家共识解读［J］.临床血液学杂志,2013,26(3):149-150.

［71］黄显凯.做好严重创伤早期救治的几个关键环节［J］.创伤外科杂志,2012,14(3):196-198.

［72］江利冰,张茂,马岳峰,等.严重创伤出血和凝血病处理欧洲指南［J］.中华急诊医学杂志,2013,22(8):836-837.

［73］蒋建新,李磊.战伤创伤救治新进展与展望［J］.解放军医学杂志,2010,35(7):781-784.

［74］屈纪富,刘明华,文亮,等.强化时效观念,优化救治流程,大力提高严重创伤救治成功率［J］.创伤与急诊电子杂志,2013,1(1):8-10.

［75］屈纪富,文亮,刘明华,等.58 例严重挤压伤临床诊治分析［J］.创伤外科杂志,2009,11(2):140-143.

［76］屈纪富,文亮,刘明华,等.创伤评分系统在严重创伤患者伤情评估中的应用初探［J］.生物医学工程与临床,2011,15(3):243-246.

［77］屈纪富,文亮,刘明华,等.严重多发伤伴创伤性休克的诊治分析［J］.中国急救医学,2009,29(5):401-404.

［78］屈纪富,胥全宏,文亮,等.高原地区创伤病人特点分析［J］.创伤外科杂志,2012,14(4):317-319.

［79］阮晓岚,李胜,孟祥喻,等.弥散性血管内凝血诊疗现状:ISTH/SSC 最新共识解读［J］.中国循证医学杂志,2015,15(9):993-999.

［80］沈岩.创伤性凝血病的诊治［J］.创伤外科杂志,2015,17(5):478-481.

［81］文爱清,张连阳,蒋东坡,等.严重创伤输血专家共识［J］.中华创伤杂志,2012,9(8):706-710.

［82］杨杰.休克的识别与处理［J］.中国临床医生,2014,42(4):73-75.

［83］杨新军,吴广礼.连续性血液净化对多器官功能障碍综合征患者免疫状态的调节［J］.临床误诊误治,2014,27(5):108-112.

［84］张红阳,张凯.急性创伤院前死亡原因分析［J］.中华急诊医学杂志,2006,15(3):276-277.

［85］张连阳,谭浩,李阳,等.我国医院创伤救治能力建设现状［J］.解放军医药杂志,2013,25(7):69.

［86］张连阳,姚元章,黄显凯,等.严重多发伤中漏诊肠道损伤的诊断和治疗［J］.中华消化外科杂志,2010,9(2):151-152.

［87］张连阳."创面局部用药防治感染规范"解读［J］.中华创伤杂志,2013,29(10):908-910.

［88］张连阳.创伤救治损害控制中应避免的错误［J］.创伤外科杂志,2011,13(2):100-102.

［89］张连阳.从一例交通事故伤导致医患纠纷谈多发伤诊疗中的常见问题［J］.临床误诊误治,2013,26(7):46.

［90］张连阳.腹部创伤的诊断与治疗［J］.中华消化外科杂志,2014,13(12):923-925.

［91］张连阳.结直肠损伤［J］.创伤外科杂志,2012,14(3):287-289.

［92］张连阳.努力提高多发伤救治速度［J］.中华创伤杂志,2007,23(4):241-243.

［93］张连阳.重视创伤后脓毒症的外科诊疗［J］.国际外科学杂志,2010,37(4):217-219.

［94］张连阳.重视多发伤的精确伤情评估［J］.重庆医学,2010,39(9):1025-1026.

［95］赵威,黄杨,王玉同,等.损伤严重程度评分对重度创伤病情评估的意义与预后相关性研究［J］.临床误诊误治,2014,27(1):7-10.

［96］赵晓东.如何做好创伤患者的早期评估:动态评估与快速处置相结合［J］.临床误诊误治,2014,27(7):3234.

［97］中华医学会创伤学分会创伤急救与多发伤学组、创伤感染学组、组织修复学组.创面局部用药防治感染规范［J］.中华创伤杂志,2013,29(10):905-907.

［98］中华医学会血液学分会血栓与止血学组.弥散性血管内凝血诊断与治疗中国专家共识(2012 年版)［J］.中华血液学杂志,2012,33(11):978-979.

第二十七章 症状鉴别诊断

第一节 不明原因发热

目前不明原因发热(fever of unknown origin，FUO)的诊断主要是采用 Petersdorf 的标准，即同时满足发热病程≥3周、体温多次≥38.3℃、经1周详细检查仍未明确诊断3个条件才能诊断。此概念的优点主要是剔除了病因较明确、诊断较容易的一些发热，专指临床上较常见且真正难诊断的患者。对于 FUO 患者，正确的思维方法对明确诊断和找到病因十分重要。有学者曾指出，People talk about technical errors in medicine，but no one talks about thinking errors；哲学家柏拉图也曾说过，思维的危机决定了一个人一生的危机。据此，本文将对 FUO 的诊断思维方法进行阐述。

一、思维方式

思维方式是人们大脑活动的内在程式，其对人们的言行起决定性作用，什么样的思维决定一个人采取什么样的行动。思维方式主要有横向思维(lateral thinking)和纵向思维(vertical thinking)等方法。

横向思维是指思维有其横向、往宽处发展的特点，此种人思维面一般较为开阔，且善于举一反三。有一个形象的比喻，横向思维就像河流，遇宽广处，很自然的蔓延开来，但欠缺的是深度不够。横向思维依靠横向的、发散的思维理论依据，训练了人们的创造性、革新性。纵向思维遵循一条最明显的思维路线，即直上直下地思考。纵向思维者对局势采取最理智的态度，从假设-前提-概念开始，进而依靠逻辑认真解决，直至获得问题答案。横向思维者是对问题本身提出问题、重构问题，倾向于探求观察事物的所有不同方法，而不是接受最有希望的方法，并按照去做。而纵向思维采用线性思考或垂直思考，主要依靠逻辑思维的理论依据，训练了人们思维的严密性。

二、诊断思维模式

在 FUO 的诊断过程中，常用的思维方法也是这两种：特征思维法(纵向思维)和概率思维法(横向思维)，二者往往结合使用，这与日常生活中辨别方向的思维方式异曲同工。众所周知，北极星属于小熊星座，是北方天空的标志，是夜空能看到的亮度和位置较稳定的恒星，千百年来地球上的人们靠其星光来辨别方向和导航，北极星有着引领我们到达目标的意义，迷路的人们都会抬头寻找北极星。那么，如何寻找北极星呢？

第一种方法，假如你是幸运的，抬头一望，恰好是北方，发现了北极星最近的"标志物"——北斗七星，通过斗口的两颗星连线，朝斗口方向延长约5倍远就是北极星。这是一种纵向思维的方法，发现北斗七星，引申过去，就找到北极星。在 FUO 的诊断过程中，对于一些有明确诊断特征或潜在诊断价值线索(potential diagnostic clues，PDCs)的患者(就像北斗七星)，采用特征思维法(纵向思维)进行针对性的检查,迅速明确诊断(找到北极星)。

第二种方法,假如你不够幸运,抬头一望,满天星斗,不辨东西。那首先分清东南西北,可参考树干年轮等定向法(树木的生长方向多指向南方),先找到北方,确定大体方向,搜寻北斗七星,这是横向思维的方法;继而回到纵向思维,直达北极星。在 FUO 的诊断过程中,对于无明确诊断特征或诊断线索的患者,采用概率思维法即横向思维,先确定诊断方向(先分清东南西北,即确定是感染性疾病、肿瘤性疾病,还是自身免疫性疾病),进行初步检查,找到诊断线索后(找北斗七星,即阳性检查结果),再安排针对性检查,迅速明确诊断(找到北极星,即具体疾病)。

三、特征思维诊断法及应用范例

1. 思维方法的确立　在 FUO 的临床诊断中,需要从事物个性来考虑,"一叶落知天下秋"。某些临床表现,可成为明确诊断和缩短诊断时间的关键,即笔者曾提出的纵向思维诊断法,也称之为特征思维诊断法。其主要方法是抓住临床表现、体格检查和初步实验室检查中的某一有意义的特征点,直接切入病因正题,展开相关的检查计划和治疗方案。特征思维诊断法是临床诊断思维模型化原则的具体体现,这要求临床医生在不断优化系统思维的基础上,对 FUO 的常见病因建立最合理的诊治思维模式,是知识和经验的浓缩形式,是长期学习和反复实践的结晶。

2. 思维应用范例　临床上有些 FUO 患者具有一些诊断特征或症候群,临床医师应学会善于抓住这些诊断特征或线索。举例如下。

(1) 睾丸肿痛:中年男性患者发热未明 1 月余,偶然查体发现睾丸触痛,根据这一重要临床特征,追问疫区接触史,布鲁杆菌抗体阳性,诊断为布鲁菌病。思维启示:睾丸痛的 FUO 需除外布鲁菌病。

(2) 用氯丙嗪则热退:中年女性高热 1 周余,应用解热镇痛药和地塞米松等退热无效,仅氯丙嗪能退热,考虑中枢神经系统病变,MRI 检查示垂体卒中。思维启示:一般退热药和糖皮质激素无效的发热,需除外中枢性发热,往往需氯丙嗪退热。

(3) 老年女性 FUO:老年女性发热半年余,多家大医院行多项检查均未明确病因,考虑自身免疫性疾病可能性大。建议查血管炎相关抗体,确诊为巨细胞性动脉炎。思维启示:老年人结缔组织病应首先考虑血管炎性病变。

(4) 淋巴结增大:某 FUO 患者出现颈部淋巴结增大,超声检查示颈部淋巴结之间相互融合,那么淋巴结融合就是本例临床最重要的特征。临床上造成淋巴结融合的疾病主要为淋巴瘤、结核和结节病,按此思路进行下一步的诊断检查。淋巴结增大原因:① 感染性疾病:发热伴局部或全身性淋巴结增大且伴压痛为细菌或病毒感染的特点,结核性淋巴结增大呈中等硬度、压痛,但可有自发痛,淋巴结可成串排列或互相融合,亦可和皮肤粘连。② 肿瘤性疾病:呈渐进性,持续性增大,往往无缩小倾向。恶性肿瘤引起的淋巴结增大临床上以转移癌最多见,特点为质硬,边缘及表面不规则。左锁骨上窝淋巴结转移(Virchow 淋巴结)多来源于胃等消化道恶性肿瘤,右锁骨上窝淋巴结多来源于食管及纵隔、肺等恶性肿瘤。恶性淋巴瘤及白血病所致淋巴结增大多为全身性,无痛,质韧,有橡皮样弹性感,表面光滑,不对称。恶性淋巴瘤的淋巴结增大可互相粘连成团块状,并可出现饮酒后淋巴结疼痛或骨痛(alcohol-related pain),为其特征之一。③ 结缔组织病:以腋下多见,其次为颈部。增大淋巴结多无痛、质软,从米粒大小至数厘米不等,其特点为消长与疾病活动相关。另外,上呼吸道感染合并颈部淋巴结肿痛要考虑坏死性淋巴结炎,该病的病理改变与结核感染相近,鉴别诊断最好行抗酸染色。淋巴结病理检查的要点是注意淋巴结取材的完整。

(5) 异型淋巴细胞增多:正常血液中偶可见到异型淋巴细胞,亦称 Downey 细胞或病毒细胞,已知此细胞属 T 淋巴细胞,正常时多≤0.01。病毒性肝炎、流行性出血热、输血后综合征(可能是巨细胞病毒感染)患者异型淋巴细胞可增多,≥0.05时对病毒感染有诊断意义;而传染性单核细胞增多症患者可≥0.10,甚至达0.20~0.30。异型淋巴细胞亦可见于疟疾、结核、布鲁菌病,以及对氨基水杨酸钠、苯妥英钠等药物所致的变态反应。

(6) 皮疹:① 环形红斑是在躯干及四肢扩散的环形皮肤损害,为诊断风湿热的标准之一。② 游走性红斑是Lyme病的临床特点。③ Epstein-Barr病毒感染及巨细胞病毒感染引起的单核细胞增多症的皮疹一般较轻,但若给予青霉素或氨苄西林类抗生素治疗,则有50%~90%患者可出现明显斑丘疹损害,这种情况并不意味着对青霉素类抗生素过敏,而对病因诊断有提示作用。④ 地方性斑疹伤寒早期的典型表现为四肢远侧端(包括手掌和足底部)出现压之不褪色的丘疹,在疾病后期丘疹向躯干蔓延,时间长久的丘疹可发展为皮下点状出血。⑤ 流行性斑疹伤寒的皮疹首先见于腋下,然后向肢体远侧端扩展,通常不侵犯手掌和足底部。⑥ 药物性皮疹不一定有瘙痒感。发热者服药后出现皮疹者,应疑及药物热及感染性疾病;若用药后出现发热和皮疹者,药物热可能性大。

(7) 其他诊断提示:① 血小板减少合并肾损害或精神症状,外周血出现破碎红细胞的,要考虑血栓性血小板减少症。② 久治不愈的肺炎需排除阻塞性肺炎(肺部肿瘤);不明原因的低钠血症要考虑肿瘤(尤其是肺癌)所致异位内分泌综合征。③ 发病时月经前的发热很快消失应考虑生殖器结核。④ 短期发热合并肾脏损害要除外钩端螺旋体病;全身疾病合并有肾脏损害要除外结缔组织病。⑤ 类似脓毒症患者出现肺水肿,要考虑毛细血管渗漏综合征。⑥ 肿瘤患者发热的原因常为肿瘤病情恶化,如实体瘤广泛转移、淋巴瘤累及内脏等;或感染性疾病,感染病原体常为革兰阴性杆菌或真菌,且常伴有中性粒细胞减少。⑦ 不明原因多系统损害或难以解释的疾病需考虑中毒。⑧ 容易忽略的隐匿病灶往往是发热的"根",如肝脏、膈下、脊柱、盆腔、鼻旁窦和乳突的感染,眼底检查有助于发现粟粒性结核,肛门指诊有助于发现前列腺及盆腔脓肿,故应列为常规检查项目。⑨ 结核菌素试验的特异性反应对成年人结核病而言,阴性结果有除外结核的诊断意义,强阳性结果有肯定结核的意义。

四、概率思维诊断法

1. 思维方法的确立 许多FUO患者都不具备诊断特征,当遇到这些患者,临床医师往往不知从何处下手进行检查和治疗,这时应采用概率思维法,从宏观上找出诊断方向,安排进一步的诊断和治疗方案。所谓概率法,是一种横向思维模式,即从临床一般资料中,根据不同疾病发病的概率,找出大的诊断方向,如感染、肿瘤和结缔组织病等,列出优先考虑、需鉴别诊断的几类疾病,再展开相应的检查计划。例如,一个FUO 5年的年轻女性,应首先考虑结缔组织病。从发病概率角度分析:① 随发热时间的延长,感染性疾病逐渐减少,肿瘤和结缔组织病增加;② 时间越长,年龄越小,结缔组织病所占比例越大。又如,对于一个发热2月余的老年人,则应首先考虑结核等特异性感染疾病、血液系统肿瘤和血管炎性结缔组织性疾病。从发病概率角度分析:① 随着发热时间的延长,感染性疾病逐渐减少,肿瘤和结缔组织病增加;② 发热时间越长,年龄越大,肿瘤性疾病所占比例越大;③ 老年人结缔组织病中巨细胞动脉炎占首位;④ 老年人FUO中,随着热程的延长,实体瘤的比例减少,血液系统肿瘤的概率增加。因此,采用概率思维法,确定上述三个诊断方向,安排相应检查。在检查过程中如发现有特征性的信息,如血液检查发现与风湿免疫性疾病有关的抗体增高,则转而采用特征思维法,由原来的横向思维转为纵向思维,围绕风湿性疾病尤其是血管炎性疾病进行检查和治疗。

2. 概率思维的主要规律

(1) 热程与病因的关系:临床上,短程发热,时间少于2周;中程发热,时间为2周至2个月;长程发热,时间为2个月或2个月以上。随发热时间延长,感染性疾病逐渐减少,肿瘤和结缔组织病增加。感染性疾病平均热程81.3天,肿瘤132.5天,结缔组织病484.9天。发热超过3个月者,感染性疾病占21%。时间越长,年龄越大,肿瘤性疾病所占比例越大;时间越长,年龄越小,结缔组织病所占比例越大。

(2) 性别及年龄与病因的关系:青年女性的FUO多考虑泌尿系感染和结缔组织病。29岁以下的青年,结缔组织病所占比例较高,70岁以上者则少见。50岁以上者恶性肿瘤所占比例明显较高。女性发病率多于男性的疾病主要有泌尿系感染、红斑狼疮、胆管感染、肺外结核;男性多于女性的疾病主要有恶性淋巴瘤、肝癌、肺结核、阿米巴肝脓肿。

(3) 解热镇痛药效果与病因的关系:对肿瘤性发热可有明显退热功能,并可降至正常以下;对结缔组织病可略退热,但不能降至正常;对感染性发热多无明显效果。反复高热的患者给予解热剂时也可引起突然寒战,这是体温显著抑制后肌肉发生代偿性收缩的结果,注意不要和高热混淆。

(4) 感染性疾病概率:根据我们及其他学者既往研究结果,如考虑感染性疾病,诊断概率依次为:① 成年人:结核病(21.4%),伤寒等特殊感染(18.2%),局灶性脓肿(13.5%),脓毒症(11.6%);上述4种疾病占感染性FUO的64.7%,占所有FUO的38.0%。② 老年人:局灶性脓肿占所有感染性FUO的66.5%,占所有FUO的36.2%;结核占16.7%,脓血症占9.3%。

(5) 肿瘤性疾病概率:根据我们及其他学者既往研究结果,如考虑肿瘤性疾病,诊断概率依次为:① 成年人:恶性组织细胞病(22.1%),恶性淋巴瘤(21.3%),急性白血病(18.2%),原发性肝癌(15.7%),这4种病占所有肿瘤的77.3%,占FUO总数的13.9%。② 老年人:实体瘤(25.9%),恶性淋巴瘤(25.4%),恶性组织细胞病(14.08%)。

(6) 结缔组织病概率:根据我们及其他学者既往研究结果,如考虑结缔组织病,诊断概率依次为:① 成年人:系统性红斑狼疮(31.9%),风湿热(14.1%),类风湿关节炎(13.7%),成人Still病(11.7%);上述4种疾病占所有结缔组织病发热的71.8%,占FUO总数的10.3%。② 老年人:巨细胞动脉炎居首位,占所有结缔组织病的25.5%;结节性多动脉炎占17%,混合型结缔组织病占15%,其次为皮肌炎占11%。

(7) 其他导致FUO的疾病:药物热(29.7%)和功能热(12.7%)占少见发热疾病总数的42.4%,占FUO总数的1.4%。但是,约有10%的FUO患者不能明确诊断,其中35岁以下患者中约96%最终会退热,但老年人仅68%最终退热。

五、发热及经典型FUO诊断策略

1. 发热的诊断策略　短程发热即2~3周内能自行消退的急性发热,主要是一些病毒感染,其诊断往往是推断性的。部分长期低热患者的主要病因为功能性低热、隐性泌尿系感染、感染性心内膜炎等。功能性低热包括感染后低热、精神性低热、内分泌紊乱性低热等,多有诱因,发热无规律,退热药常无效果,不用退热药可自行退热,医技检查无明显异常。隐性泌尿系感染多见于女性,无尿路刺激症状,多为间断尿排菌,常需多次尿培养才能明确诊断。FUO目前仍无统一可靠的诊断策略,常用诊断策略是首先从前期的病史、体检、实验室及影像学检查结果中寻找有潜在诊断价值的线索(potential diagnostic clues, PDCs);若发现PDCs,则安排针对性检查。Tolan提出几点建议,应重视常见病的非常规临床表现,诊断的线索在病史和体检中会反复出现,完整的病史和必要的重复检查至关重要。

2. 经典型FUO诊断策略

(1) 询问病史及体格检查:详细并反复地询问病史是确定FUO病因的最基本、最重要的方法。首先应注意诱因及生活史,如有无着凉、过度疲劳、不洁饮食、冶游史,是否去过疫区,职业特点,生活环境,用药史,外伤和手术史,家族史;其次应注意患者的性别、年龄;还应注意发热规律,如热型、热程、体温升高出现的时间、退热药物的退热效果、退热时出汗量的多少。

(2) 常规医技检查:大多数 FUO 由于常见病的非典型表现引起,而不是罕见病,故 FUO 常规检查项目包括血常规、尿常规、血生化、红细胞沉降率、降钙素原、C 反应蛋白、X 线胸片、B 超、CT 等。由于感染性疾病最常见,根据患者体格检查的异常发现、年龄、病史及常规医技检查多可发现 PDCs,初步区分感染性发热和非感染性发热,根据 PDCs 情况安排有针对性的检查。

(3) 针对性的诊断检查:怀疑感染性疾病时应及时行病原学检查,如病毒抗体检测,尤其发病初期及恢复期应行病毒抗体效价检查;对可能发生感染的部位取标本行细菌培养。由于 FUO 患者前期多使用过大量抗生素,病原体培养阳性率颇低,故行病原体培养时应使用可中和抗生素的培养液。腰椎穿刺脑脊液检查,有助于排除中枢神经系统感染和其他脑部疾病所致发热,如脑膜炎、脑炎、脑出血等。当怀疑结缔组织病时应行免疫球蛋白、血清补体、类风湿因子、抗核抗体谱、抗中性粒细胞胞浆抗体等自身抗体检查。多项研究显示,放射性氟标记的氟脱氧葡萄糖正电子发射断层照相(18F-FDG PET)作为 FUO 诊断的二线手段,对 25%～69% 的 FUO 诊断有帮助,Balink 等研究显示应用 18F-FDG PET 诊断 FUO 阳性预测值 93%,阴性预测值 100%。

(4) 诊断性治疗:临床上 8%～15% 的 FUO 患者经检查仍无法找到病因,可暂时观察,必要时可考虑诊断性治疗。诊断性治疗应在不影响进一步查明病因的前提下,按可能性较大的病因选择性进行,宜选择特异性强、疗效确切、安全性大的药物,且足量、全程,无特殊原因不应随意换药。对正在服用可引起发热药物的患者,一项重要的早期诊断方法是停止服用该药并观察发热是否在 3～4 天后消失,值得注意的是,部分患者即使已用数月或数年的药物,也能引起药物热。诊断性抗结核治疗依旧是目前诊断肺外结核的主要方法,如无特殊禁忌,疗程以 4～6 周为宜,高度怀疑结核病变时可延长至 8 周。对高度怀疑为风湿性疾病的患者,糖皮质激素或非甾体类抗炎药物治疗也具有诊断意义。对疑为淋巴瘤或恶性肿瘤的诊断性化疗,尚存争议,应慎用。

法国哲学家和数学家帕斯卡曾说过,人只是自然界的一根脆弱的芦苇,但这是一根会思考的芦苇。总之,临床医生应了解发热与 FUO 的定义和病因分类,应用哲学思维指导临床诊断,培养正确的临床思维,树立正确的思维方式,对明确诊断治疗十分重要。FUO 目前尚无一套公认的常规检查流程,应结合病史,在全面系统查体,综合分析医技检查结果的基础上,遵循个体化医疗原则尽早明确病因。

(孟庆义)

第二节　昏　迷

急性意识改变是急诊科的常见主诉,同时也是夹杂在其他诸多主诉中的一种常见病症,对于急诊科医师来说,所面临的是巨大挑战。意识改变是对各种急慢性意识障碍的一种非特异性统称,这种障碍可以包括认知功能、注意力、思维活动及意识清醒程度的损害,可能是短暂,或是持久的,呈波动性或进行性加重。意识障碍在各年龄段均可能发生,而老年人尤其易发。除了年龄因素以外,其他的主要发病危险因素包括既往认知障碍、慢性疾病基础,以及全身系统感染。有研究表明,在急诊室就诊患者中,40% 的急性意识状态改变患者是 70 岁以上的老年人。因此,昏迷鉴别诊断应善于从蛛丝马迹中发现答案。

一、概述

严重的意识障碍是昏迷(coma),表现为觉醒状态、意识内容及躯体运动完全丧失,即意识清晰度极低,对外界刺激无反应,随意运动消失,排便障碍。患者缺乏大多数最基本的反应,例如疼痛回避等,不过反射可能存在。昏迷是脑功能衰竭的严重表现,既可由中枢神经系统疾病引起(约占70%),也可由全身疾病引起,如急性感染性疾病、内分泌及代谢障碍、心血管疾病、中毒及电击、中暑、高原病等均可引起昏迷。

正常情况下,大脑接受眼、耳、皮肤和其他感觉器官传来的信息,在这些信息基础上根据需要迅速调节机体活动和意识水平。例如大脑能降低代谢水平和引起睡眠活动。意识是由脑干的神经细胞和纤维组成网状激活系统或上行激动系统所控制的。大脑帮助维持觉醒状态和警觉性,其分为两个半球,维持意识必须至少一个大脑半球和网状激活系统的正常。

多种原因可能导致脑组织调节活动水平以及意识状态的能力受损,包括:① 较长时间的睡眠剥夺;② 痫性发作;③ 双侧半球的急性重度损伤;④ 网状激活系统功能障碍;⑤ 脑血流或营养供应(如氧气或糖)减少;⑥ 毒性物质损害大脑。

二、诊断流程

昏迷的时间可长可短,程度也轻重不等。对于昏迷患者的快速鉴别有赖于准确的病史提供、体检及正确地选择辅助检查。急诊医师必须识别可能迅速进展至危及生命的可逆病因,尽快干预,降低死亡率。

1. 昏迷程度分级

(1) 浅昏迷:对强烈疼痛刺激有反应,基本生理反应存在,生命体征正常。

(2) 中度昏迷:对疼痛刺激的反应消失,生理反应存在,生命体征正常。

(3) 深昏迷:除生命体征存在外,其他均消失。

(4) 过度昏迷:即脑死亡。

(5) 特殊昏迷:醒状昏迷、无动性缄默症及闭锁综合征。

2. 急性意识改变评估流程　急性意识改变(alter mental status,AMS)是一组临床症状,而非特定性的疾病。因此,对于昏迷患者而言,需要全面的方法来识别潜在的病因,包括病史、体格检查和辅助检查,方可大致确定一个诊断,同时也需要快速识别和评估威胁生命的问题,如气道及通气是否畅通,血压、血容量是否稳定,是否存在严重内环境和电解质的紊乱,有无颈椎损伤的可能,血糖测定,血氧饱和度测定,快速血气分析。

急性意识改变评估内容如下:生命体征包括意识和准确的体温测量;全面的神经系统体格检查;血氧饱和度;快速血葡萄糖测定;血生化,包括电解质、肾功能和肝功能;尿液分析;胸部 X 线;心电图等。具体评估流程如下:

(1) 病史采集:医师取得准确而全面的病史是至关重要的。虽然昏迷患者不能提供病史,但其亲属、同室的人和其他送诊陪伴者常常能描述患者的昏迷发作情况,并提供关于药物治疗和原有疾病的信息。即使不能从这些来源获取信息,急救人员通常能提供发病现场的详细情况,检查所有患者的口袋和钱夹有助于发现一些重要的资料,而且部分患者佩戴的医疗手腕带会提示昏迷的可能原因。

病史采集的过程中要注意以下几点:① 病史采集应该侧重于发作的诱因和过程:包括外伤或跌倒在内的创伤因素,症状的波动情况,具体且完整的发作过程,药物或酒精的服用情况,有无暴露于致病环境(如一氧化碳等)。② 伴随症状:如头痛、发热、抽搐、幻觉和运动异常(包括步态和平衡的障碍,语言内容和形式的改变,易惊,睡眠障碍,视觉障碍,失忆,胃肠功能障碍,晕厥,恶心和呕吐),以及感觉异常、行为异常等伴随表现。③ 既往史:类似的疾病发作史,基础的慢性神经系统疾病,HIV 携带者,既往及目前明确诊断的内科疾病,既往的头痛史、肿瘤史、手术史、精神病史、中风及抽搐史、变态反应性疾病史、药物过敏史,职业或环境的暴露,既往的 CT 检查结果等等。④ 家族史:与意识障碍相关的家族史,如精神和内分泌疾病。⑤ 近期的药物使用情况:剂量或依从性是否发生变化,例如水杨酸类、抗凝剂、降糖药、抗癫痫药、抗抑郁药、阿片类、抗交感神经药、西泮类、皮质类固醇类、非甾体类抗炎药、镇痛或催眠药等,有无使用缩瞳剂、扩瞳剂等。⑥ 社会史:有无 HIV 感染的危险因素,药物或酒精的使用习惯,应激状态,近期物理环境的改变。

(2) 体格检查:体格检查应包括体温、脉搏、呼吸、血压等基础生命体征,以及意识状态,包括精神状态和神经系统检查,床边葡萄糖测定已被认为是"第五个生命体征"。查体时要注意以下几方面:① 基础生命体征:脉搏是否整齐,血氧饱和度,呼吸的方式,直肠温度。② 患者营养状态:是否有脱水,有无出汗,是否存在发绀等。③ 意识:临床多采用格拉斯哥昏迷量表(Glasgow Coma Scale, GCS)评估(见表 27-2-1)。④ 神经系统检查:姿势方面观察有无去大脑强直、去皮层强直;脑神经检查注意Ⅱ～Ⅶ对脑神经;瞳孔检查包括瞳孔大小和对光反射;运动神经和肌力检查要了解肢体的力量、协调性(僵直、萎缩及颤动);感觉器官检查了解感觉敏感抑或迟钝;神经反射检查包括腱反射、足底反射、角膜反射;头、眼、耳、鼻、喉了解有无外伤的征象,呼出的气味,眼底镜检查,角膜有无黄疸,鼓膜的情况,有无黏膜水肿,有无既往的开颅手术体征;颈部检查了解有无脑膜刺激征、颈强直、甲状腺、颈动脉有无杂音。⑤ 其他系统检查:注意心肺系统,脉搏是否整齐,呼吸音的情况;腹部有无肝大、肿块、腹水;直肠盆腔有无包块、出血;皮肤有无淤点、针眼等。

表 27-2-1 格拉斯哥昏迷量表

睁眼反应(eye opening,E)	语言反应(verbal response,V)	运动反应(motor response,M)
4 分:自然睁眼(spontaneous)	5 分:说话有条理(oriented)	6 分:可依指令动作(obey commands)
3 分:呼唤会睁眼(to speech)	4 分:对话含糊(confused)	5 分:施以刺激时,可定位出刺痛位置(localize)
2 分:疼痛刺激时睁眼(to pain)	3 分:能理解,不连贯(inappropriate words)	4 分:对疼痛刺激时有逃避反应(withdrawal)
1 分:对于刺激无反应(none)	2 分:难以理解(unintelligible sounds)	3 分:疼痛刺激时肢体有屈曲(decorticate flexion)
	1 分:无语言(none)	2 分:对疼痛刺激有反应,肢体会伸直(decerebrate extension)
		1 分:无任何反应(no response)

GCS 评估内容包括睁眼反应(E)、语言反应(V)和肢体运动(M)三个方面。昏迷程度以 E、V、M 三者分数加总来评估,得分值越高,提示意识状态越好,14 分以上属于正常状态,8 分以下为昏迷,昏迷程度越重者的昏迷指数越低分,3 分多提示脑死亡或预后极差。

尽管昏迷的评分有助于评估预后,但是它不能替代神经系统检查,因为评分系统既不能给脑功能障碍区域定位,也无助于确定昏迷的原因。因此,在评估昏迷患者时有以下 5 个主要方面的发现,常常可能精确定位脑受损的特异部位(表 27-2-2):① 意识水平;② 瞳孔反应和眼底检查;③ 眼球运动;④ 运动系统;⑤ 呼吸和循环系统。

表 27 - 2 - 2　昏迷患者脑损害定位

解剖水平	精神状态	瞳孔大小和位置	眼球运动	运动反应	呼吸和循环
间脑	昏睡	小(1~2 mm)	正常	屈曲异常	潮式呼吸
中脑	昏迷	固定在正中	集合障碍	伸展异常	过度通气
脑桥	昏迷	原发桥脑损伤 1 mm;主要是中脑损伤固定和 4~5 mm	完全麻痹	伸展异常	过度通气
延髓	变化不定	变化不定	变化不定	弛缓无力	呼吸暂停、循环衰竭

（3）医技检查：评估昏迷患者的一个关键问题是昏迷状态是由于代谢性、中毒性或器质性脑损伤引起，因为各种代谢性和中毒性损伤的昏迷状态的临床特征仅有细微差别，临床检查不能肯定把一个代谢原因和另一个代谢因素区别开来，因此，必须通过实验室检查寻找或确定昏迷的原因。实验室评估常包括全血细胞计数、电解质、葡萄糖、尿素、肌酐和肝功能检测。感染是老年人出现意识改变的最常见病因之一，因此应行血液、尿液分析和胸部 X 线，以排除感染引起的昏迷。如果临床检查提示为结构性脑损伤，必须进行紧急影像学检查以确定其原因。再如，对于发热、颈强直或免疫缺陷的患者，怀疑是脑膜炎或脑炎时，在取得进一步的病史及体格检查之前可以立即进行经验的抗生素治疗和脑脊液检查。如果在最初的评估中未发现明确病因，需进一步检查行毒理学筛选、血清药物水平（如酒精、阿司匹林、对乙酰氨基酚等）以及甲状腺功能测定。

三、鉴别诊断

昏迷的鉴别诊断关键在于首先判断是否是昏迷，因此，昏迷的鉴别包括昏迷状态的鉴别和昏迷病因的鉴别。昏迷的原因通常是因疾病或药物影响到双侧半球较大范围的脑组织或某些与维持觉醒状态相关的特定区域的脑组织，具体病因的诊断依赖详细体检、实验室检查、颅脑影像学检查以及相关病史信息。

1. 昏迷状态的鉴别

（1）与类昏迷鉴别：所谓类昏迷是指患者的临床表现类似昏迷或貌似昏迷，但实际上并非真昏迷的一种状态或症候，一般包括假性昏迷、醒状昏迷、去皮质状态、无动性缄默症。

（2）与其他病症鉴别：晕厥、失语及发作性睡病等。

（3）诊断策略：一旦确立意识障碍后，临床医师应该要探究一切可能导致昏迷的原因。通常在急诊科首先要做的检查是脉搏氧分压以明确是否有低氧血症，快速血糖检测以排除低血糖所致意识改变；头颅 CT 检查对于排除颅内出血非常重要；如果怀疑脑膜炎，必须进一步做腰椎穿刺脑脊液检查；血 TSH 水平检测也很重要，但是血氨水平的测定并不作为首要推荐。

2. 昏迷病因的鉴别　引起昏迷的主要疾病包括代谢性、中毒性和原发性神经系统损伤，如低氧血症或高碳酸血症、低血糖或高血糖、低血压和低灌注、脱水、电解质紊乱、酒精和药物毒性/戒断、药物过量或维生素缺乏（Wernicke 脑病）、中枢神经系统病变（占位病变、外伤、感染）、内分泌系统疾病（甲状腺疾病、肾上腺疾病）、心脏疾病（急性心肌梗死、急性心力衰竭、恶性心律失常等）、高温或低体温。

（1）低氧血症和高碳酸血症：常见的原因包括肺炎、气胸、肺栓塞和一些慢性疾病的急性发作，如哮喘和慢性阻塞性肺疾病（COPD）。COPD 患者的基础二氧化碳分压即高于正常值，但其急性上升将导致患者意识状态的改变，从谵妄到嗜睡，甚至昏迷。这些疾病往往有原发病病史或诱因，结合床旁血气分析和影像学检查有助于明确病因。

（2）低血糖和高血糖：低血糖患者初期表现为精神不集中、思维和语言迟钝、头晕、嗜睡、躁动、易怒、行为怪异等精神症状,严重者出现惊厥、昏迷甚至死亡。有糖尿病史或最近使用胰岛素史可辅助诊断。此外,糖尿病酮症酸中毒和糖尿病高渗状态亦可有不同程度的意识障碍,反应迟钝、表情淡漠、幻觉、失语、意识模糊、嗜睡、昏迷等。此类患者的死亡率可高达 5.0 %。快速血糖检测,结合病史,有助于判断血糖异常致昏迷的病因。

(3)电解质紊乱:钠、钙、镁、磷等多种电解质的紊乱可导致意识改变。如低钠血症患者意识状态的改变通常不是因为血钠绝对数值的降低,而取决于血钠降低的速度。如果血钠水平在相当长的时间内缓慢降低至 110～120 mmol/L,那么患者仍能维持正常精神状态。若此水平的血钠降低急骤发生,则可导致癫痫发作。此外,继发于恶性肿瘤、甲状旁腺功能亢进或者肾衰竭的严重高钙血症(通常血清钙高于 3.5 mmol/L)可以表现为焦虑和精神错乱,同时合并恶心、呕吐、腹痛、关节痛、多尿、便秘等症状。

(4)感染:感染是最常见的原因之一,有研究表明出现感染后,高达 43% 的老年人合并意识状态改变。因此,对于老年患者,给予基本生命支持的同时必须积极明确感染可能,并循证应用抗生素。

中枢神经系统的感染通常都伴有意识状态的改变。Pzion 等基于一个 10 年的脑膜炎病例回顾性研究,显示脑膜炎的最常见症状是发热(84%),其次是意识状态改变(25%)、头痛(12%),而仅有 8% 的患者出现发热、颈项强直、头痛这些经典的脑膜刺激征。

1827 年,Bright 首次提出脓毒症脑病的概念,即非中枢感染性脓毒症患者出现精神异常、注意力和定向力损害,最终昏迷的表现。由于其诊断标准尚未确定、镇静剂使用等原因,发病率在各文献报道相差甚大,从 9% 至 71% 不等。但有文献证实脓毒症伴发脑病者病死率显著高于无脑病者。脑电图和脑脊液检测有助于诊断,早期抗生素的应用,控制感染是关键。

(5)酒精和药物毒性/戒断:急诊室每年接诊的患者中酒精相关性疾病占 10%～46%。因酒精摄入就诊的患者可有烦躁和精神异常,并常有伴随疾病,如硬脑膜下血肿或低血糖等。除此以外,其他药物包括拟交感神经药和迷幻药,也可能使摄入者出现意识改变。因此需要急诊医师能认识到各种中毒综合征的相关表现。

酒精依赖患者突然停止饮酒,可以出现严重的戒断症状,称为震颤性谵妄。在一项研究中发现酒精戒断的患者中,有 25 例表现为精神异常,出现幻听和幻视,查体可见瞳孔散大、出汗、肢体颤动,严重者出现高血压、高热和心动过速。通常于最后一次饮酒 48 h 后发作,发作时间为 1～5天。长期应用苯二氮䓬类药物的撤药过程中也会呈现类似的戒断症状。

(6)药物:许多非处方药物和处方药物均能导致意识改变,见表 27-2-3。通常情况下,这些反应是与用药剂量不当、药物的相互作用、自身新陈代谢变化、或故意服用过量有关,其中抗胆碱能药物导致的意识改变尤需关注。昏迷多出现于老龄人群,老年人的意识更容易受药物以及疾病的影响,有时候可能出现昏睡或昏迷,药物是常见原因,多数由于药物过量所致。此外,一些维生素的缺乏也会导致意识状态的改变。例如严重缺乏维生素 B(Wernicke 脑病)导致共济失调、精神错乱和眼肌麻痹。

表 27 - 2 - 3　可致意识改变的药物

药物分类	特殊药物种类	代表药物
抗胆碱能药	H_1 受体阻滞剂	苯海拉明,美克洛嗪,羟嗪
	抗帕金森药物	苯托品
	吩噻嗪	异丙嗪

续表

药物分类	特殊药物种类	代表药物
抗抑郁药	三环类 选择性无羟色胺受体抑制剂	阿米替林,去甲替林 氟西汀,舍曲林
镇静药	苯二氮䓬类	阿普唑仑,地西泮
止痛药	阿片类	可待因,吗啡
抗炎药	非甾体类消炎镇痛药 糖皮质激素	阿司匹林,布洛芬 氢化可的松,泼尼松
降压药和抗心律失常药	β受体阻滞剂 血管紧张素转化酶抑制剂 钙离子通道阻滞剂 其他	美托洛尔,普萘洛尔 赖诺普利,卡托普利 氨氯低平,硝苯低平 地高辛
抗生素	喹诺酮类 大环内酯类	左氧氟沙星,环丙沙星 阿奇霉素,克拉霉素
抗惊厥药	巴比妥酸盐	苯巴比妥

（7）中枢神经系统损伤：中枢神经系统缺血性损伤、出血,或者创伤均可以表现为精神状态改变。尽管大多数脑卒中存在局灶性神经系统体征,但没有局灶性体征仅有意识混乱也有可能是大脑前动脉血栓致额叶梗死或者大脑后动脉的梗死灶导致。颅脑外伤致弥漫性轴索损伤和颅内出血,进一步增加颅内压,甚至导致脑疝,其表现亦有意识改变甚至昏迷。

（8）其他内分泌疾病：如垂体危象、黏液性水肿昏迷、甲状腺功能亢进危象、肾上腺危象等。垂体危象是发生在腺垂体功能减退基础之上的临床症候群,在各种应激反应或治疗不当时病情发生急剧变化,出现意识模糊、昏迷或休克等危重表现。腺垂体激素分泌不足,可以是生长激素（GH）、泌乳素（PRL）、促性腺激素（Gn）、促甲状腺激素（TSH）、促肾上腺皮质激素（ACTH）等单个或多种同时缺乏,可原发于垂体病变,也可继发于下丘脑病变。垂体危象的确诊,需要根据病史、症状、体检、结合实验室资料和影像学资料全面系统分析,排除其他疾病。测定腺垂体所支配的靶腺功能状态,可以反映腺垂体功能。

黏液性水肿昏迷又称甲减危象,多发生于未正规治疗的老年甲减患者,除甲减的各种典型临床表现外,突出表现为木僵、呼吸浅慢、低体温、水中毒,甚至昏迷、休克或死亡。既往有甲状腺手术史或放射性[131]I治疗史,是诊断的重要依据,对疑似病例应做血甲状腺功能检查。甲亢危象表现为甲亢症状的恶化,高热是甲亢危象与重症甲亢的重要鉴别点,患者最后可陷入昏迷而死亡,无特异性诊断标准,也无特异性实验室检查,最终诊断还是临床综合判断。肾上腺危象是患者在各种应激状态,如感染、创伤、手术情况下,肾上腺皮质发生急性功能衰竭所产生的临床危重综合征,若不及时诊治,可出现高热、惊厥、昏迷甚至危及生命,具有特征性的"三低"（低血糖、低血钠、低皮质醇）和"三高"（高血钾、高尿素、高嗜酸性粒细胞）的实验室检查特点。

（9）心脏疾病：急性严重心律失常可出现呼吸困难、心绞痛、急性肺水肿或休克,甚至昏迷和抽搐。急性心肌梗死亦可出现低血压与休克,有烦躁不安、意识改变等休克症状。根据典型的心电图变化和血清心肌损害标志物,结合病史,可提示心源性病因。

（10）中暑和低体温：中暑可以表现为谵妄,并发展到昏迷,体温高于40℃合并中枢神经系统功能障碍的患者应考虑该诊断。体温过低也可以表现为谵妄、意识淡漠、口齿不清、健忘等,通常体温低于35℃才发生精神状态的变化。

　　总之,诊断疾病是医师最重要也是最基本的临床实践活动之一。诊断疾病的过程是一个逻辑思维过程。尤其对于昏迷这一非特异性症状,需要临床医师将所获得的各种临床资料经过分析、评价、整理后,才能对所患疾病做出一种符合临床思维逻辑的判断。昏迷病因复杂,牵涉多系统疾病,必须边询问病史、边体检、边观察、边施行抢救措施。首先确定呼吸道是否通畅、生命体征是否稳定,对危急程度做粗略评估及救治,在确保安全情况下再作详细全身体检。然后判断是否是昏迷,对昏迷的程度进行评估。检查中密切观察意识、瞳孔、脉搏、呼吸、血压,并做记录,维持生命体征稳定。只有有了正确的诊断,才可能有正确和恰当的治疗。

(葛勤敏　潘曙明)

第三节　急性腹痛

　　急性腹痛是一种临床常见症状,大约占每天急诊科患者的 10%。它由一系列不同病因导致,严重程度不等,从温和(能自我控制,24 h 内不需要紧急处理)到威胁生命(需在 24 h 内紧急处理)。临床上有很多急性腹痛患者由于早期不能诊断和鉴别,住院观察和由此产生的费用也占据了相当可观的医疗资源。因此对急性腹痛患者尽可能早期、正确的确立诊断,对保障患者安全和节省卫生资源都很重要。

　　按解剖学角度,引起急性腹痛的原因,可分为由于腹内脏器、腹外脏器或全身性病变所致。由于腹内脏器病变所致者又可再分为器质性与功能性两种:前者包括脏器的炎症、穿孔、破裂、梗阻、套叠、扭转、绞窄等,临床上习惯称为"急腹症"。急腹症若处理不当,时常可引起严重并发症甚至造成患者死亡,引起医疗纠纷,因此,急腹症诊断与鉴别诊断非常重要。

一、概述

　　1. 急腹症的定义　文献中最常见的术语是急腹症和急性腹痛,在 2015 年的《荷兰急性腹痛诊治指南》中两者是同义词,并推荐"非创伤性起源少于 5 天的急性腹痛"定义。急腹症是指腹腔内、盆腔内和腹膜后组织或脏器发生了急剧性病理变化,而产生的以腹部症状、体征为主,同时伴有全身反应的临床表现。各类急腹症的共同特点是发病急,进展快,病情重,需要紧急处理。

　　2. 急腹症的分类

　　(1) 按学科分类:可分为内科急腹症、外科急腹症、妇产科急腹症、儿科急腹症。

　　(2) 按病变性质分类:有炎症性急腹症、破裂或穿孔性急腹症、梗阻或绞窄性急腹症、出血性急腹症、损伤性急腹症、引起急腹症或急性腹部症状的其他疾病(非真性急腹症)。

　　3. 急腹症的病因　有研究提示,急性腹痛的正确诊断率 40%～73%,急性腹痛病因诊断居前十位的疾病依次是非特异性腹痛(37.0%)、胆管疾病(10.5%)、急性阑尾炎(9.8%)以及憩室炎症、便秘、尿道结石、急性胰腺炎、急性肠梗阻和泌尿系感染(共占 42.7%)。

　　急腹症的病因分为急性和非急性,最常见的前者包括:急性阑尾炎、急性憩室炎和肠梗阻,后者包括非特异性腹痛和胃肠道疾病。急性腹痛发病初期主诉大多是非特异的,随着时间推移会表现出更多特异性疾病的症状,增加了准确诊断的困难。

　　腹膜腔内的病变包括腹膜刺激或炎症(化学刺激及细菌感染),空腔脏器的梗阻(包括肠道、胆管、胰管及各种腹内疝、腹外疝),供血障碍,支持组织的紧张与牵拉,腹壁肌肉的损伤或炎症等。

　　腹膜外的病变包括腹膜腔外邻近器官的病变,如胸部病变、泌尿系病变、胸腹椎体病变、生殖系病变等;中毒及代谢障碍性疾病;变态反应及结缔组织病;急性溶血;神经源性与神经官能性。

二、急腹症的诊断流程

详尽的病史、仔细的体格检查和必要实验室检查是确立急腹症病因的必需条件,虽然不能作出急性腹痛的准确诊断,但可以区别急性与非急性病因,为进一步选择适当的影像学检查提供依据。因此,在病史、体格检查和实验室检查后,通过临床评估,加上合适的影像学检查能大大增加急性腹痛诊断的准确性。当然,通过病史和体格检查怀疑某种疾病的可能性很大,即使实验室或影像学检查阴性也不能排出该病诊断。

1. 病史收集　病史收集包括性别和年龄(注意年龄对急腹症诊断的启示)。有研究提示:急性腹痛病因中,肠道感染居首位(无性别差异),居第二位的为急性阑尾炎(男性)、肠梗阻(女性)。消化系统疾病(腹膜炎、胆石症、胃溃疡)以男性更多见。在<20岁或20～39岁年龄组中,肠道感染和急性阑尾炎较常见;>60岁组中,肠梗阻和胆石症更容易发生;40～60岁年龄组中胃肠道疾病(肠道憩室病、胃溃疡、胃炎和十二指肠炎)较多见。其次了解发病诱因(暴饮暴食)和既往史(慢性胃病、手术史等);发病特点,包括腹痛的部位、性质及程度等;伴随症状;育龄女性出现急性腹痛时应询问月经史及婚育史。

病史问诊对疼痛的评估可采取经典的"PQRST"法:

P(provokes):诱因、加重和缓解因素;

Q(quality):性质(绞痛、钝痛、针刺样痛、刀割样痛、烧灼样痛);

R(radiate):有无放射及放射部位;

S(severity):程度(0～10数字评分);

T(time):时间(疼痛开始、持续和终止时间)。

(1)腹痛的部位:一般来说,疼痛开始的部位或疼痛最明显的部位与病变的部位一致,分述如下:① 腹前正中线疼痛:包括中上腹、脐周、中下腹,是病变刺激内脏神经所致,疼痛的感觉在腹内深处,定位不确切,局部压痛不明显。这种疼痛部位多不在病变器官所在位置,常见于疾病早期。中上腹痛多为胃十二指肠、肝胆胰的病变,脐周围痛多为小肠、阑尾、右半结肠病变,中下腹痛则多为左半结肠、盆腔病变。② 腹前两侧不同部位或全腹疼痛:包括右上腹、右下腹、左上腹、左下腹、全腹痛。是壁腹膜受到炎症刺激所致,由体神经传导,定位准确,伴有压痛和肌紧张。腹痛的范围与腹膜受刺激的范围大致相同,且多在病变器官位置或以病变的位置最明显。右下腹痛多为急性阑尾炎,右上腹痛通常是急性胆囊炎,左上腹痛为急性胰腺炎,疼痛扩散至全腹多为弥漫性腹膜炎。③ 腰背部疼痛:可由内脏神经和体神经受刺激所致。肠系膜受牵拉引起内脏神经受刺激引起的背部疼痛常见于小肠、乙状结肠扭转;腹后壁腹膜受到炎性刺激的体神经疼痛,引起左背部疼痛为典型的急性胰腺炎;腹后壁腹膜受到炎性刺激的体神经疼痛,引起右下腰部疼痛为腹膜后阑尾炎。④ 转移性疼痛:转移性腹痛多为急性阑尾炎。⑤ 牵涉痛或放射痛:右肩背部疼痛常见于急性胆囊炎、胆结石,左肩背部疼痛多为急性胰腺炎,腹股沟区或会阴部疼痛为泌尿系结石所致。

(2)腹痛的缓急:开始轻,逐渐加重为炎症性病变所致;实质脏器破裂、空腔脏器穿孔或梗阻、绞窄所致腹痛多突然发生,迅速恶化。

(3)腹痛的性质:持续性疼痛多为炎症性或出血性病变;阵发性疼痛多为空腔脏器痉挛或梗阻性病变;持续性疼痛阵发性加剧则考虑炎症和梗阻并存。

(4)腹痛的程度:与刺激物的强度、病理性质及患者对疼痛的敏感性有关。疼痛较轻者多为不伴梗阻的炎症性病变,疼痛较重或难以忍受可能是空腔脏器痉挛、梗阻、嵌顿、绞窄、化学性刺激所致。需要注意的是,有时腹痛的强度与病理变化的轻重并不完全一致,尤其是老年人及免疫力低下者。

（5）伴随症状：急腹症患者除腹痛外，多伴随其他症状：① 消化道症状：恶心、呕吐由胃肠道疾病所致，故呕吐常发生于腹痛后，原因主要是腹膜或肠系膜突然受到强烈刺激；空腔脏器梗阻，管腔内压力增高；全身感染中毒。腹胀常见于机械性肠梗阻及麻痹性肠梗阻。排便异常，需仔细询问停止排气排便的时间，排便次数是否增多，每日排便多少次，有无里急后重、腹泻及大便性状改变。② 其他伴随症状：如出现发热考虑腹腔炎症，寒战高热主要是急性胆管炎、肝脓肿，贫血、休克多为腹腔或消化道出血，梗阻性黄疸见于胆管疾病，尿频、尿急、尿痛、血尿考虑泌尿系疾病等。

2. **体格检查**　体格检查中望、听、触、叩、肛门指检均不可忽略：① 望：腹部外型、异常蠕动、肠型、呼吸情况。② 听：主要听肠鸣音，判断肠鸣音消失必须要听 3 min 以上。③ 触：从无痛处，由周边逐渐移向疼痛中心触诊。④ 叩：可查出是否有移动性浊音，以及肝浊音界变化。

对于急腹症患者，体格检查除常规记录和动态观察体温、脉搏、血压外，还应重点注意以下几项：① 观察患者的意识、面色、出汗、呼吸、患者活动情况及体位。② 注意心肺检查，一是排除心肺疾病引起的急腹症，二是了解心肺功能能否承受手术。③ 进行全面腹部检查，并需动态观察。

3. **实验室检查**　包括血液学检查，尿液、粪便检查，腹腔穿刺液检查，腹腔灌洗液检查。

白细胞计数和分类有助于诊断炎症及其严重程度；血红蛋白下降可能有腹腔内出血；血小板进行性下降应考虑有无合并弥散性血管内凝血，提示需进一步检查；尿中有大量红细胞提示泌尿系结石或肾损伤；血、尿淀粉酶增高提示急性胰腺炎；严重水、电解质和酸碱紊乱提示病情严重；急性腹痛患者动脉血气报告 pH 下降，高血糖、尿酮体阳性，需要鉴别糖尿病酮症酸中毒；血直接胆红素升高伴转氨酶升高，提示胆管阻塞性黄疸；尿素、肌酐增高可能是原发病合并急性肾功能障碍或尿毒症性腹膜炎。合并腹腔细菌感染时，尤其是阑尾炎、胆囊炎、胰腺炎等引起的腹膜炎，血降钙素原（PCT）和 C 反应蛋白（CRP）会升高。当然，实验室检查中单纯 CRP 和白细胞值升高不足以区别急性与非急性腹痛的诊断，而通过临床评估是非急性病因，但 CRP 和外周血象升高时，急性病因的概率就大大提高，需要进一步完善影像学检查。

当叩诊有移动性浊音而诊断不明确时可行诊断性腹腔穿刺，一般选择脐与髂前上棘连线中外1/3 交点。穿刺液混浊或为脓液提示腹膜炎或腹腔脓肿，如有胃肠内容物（食物残渣、胆汁、粪汁等）提示消化道穿孔；不凝血液多为实质脏器破裂，如外伤性肝、脾破裂，或肝癌自发性破裂，也可能穿刺到腹膜后血肿；淡红色血液可能是绞窄性肠梗阻；如血、尿、腹水淀粉酶高多为出血坏死性胰腺炎。如穿刺抽出凝固血则可能穿刺到腹壁或内脏血管。

对严重腹胀，腹腔穿刺阴性，而又不能排除腹腔病变者，可行腹腔灌洗。如灌洗液红细胞＞100×10^9/L 或白细胞＞0.5×10^9/L，或淀粉酶＞100 U/L，肉眼见到血液、胆汁、胃肠内容物，或查到细菌则为阳性，提示腹腔有炎症、出血或空腔脏器穿孔。

4. **影像学检查**　临床上一项检查的推出是基于其有三方面的价值：一是可以替代目前的检查；二是可以作为诊断某疾病的首选检查；三是作为判断是否需要额外检查的工具。X 线摄片、超声和 CT 是诊断急性腹痛常用的影像学检查手段，随着影像学技术的不断发展，每种检查在临床诊断中的地位也在不断发生变化。

（1）X 线摄片：X 线摄片对急腹症的诊断准确性在47％～56％，在区别急性与非急性病因方面没有贡献，且会导致很多假阳性和假阴性的诊断。已有文献说明，即便对特异性病因如消化道穿孔、泌尿系统结石和异物的诊断，也没有额外的价值，可以被 CT 和超声所代替。但对肠梗阻的诊断很重要。X 线检查消化道穿孔患者可发现膈下游离气体，急性肠梗阻可见多个肠管扩张伴气液平，闭襻性肠梗阻则表现为孤立肠管扩张伴气液平，泌尿系结石可见沿输尿管走行异常钙化影。摄胸部 X 线片还可识别肺炎、胸膜炎，怀疑低位肠梗阻可行钡灌肠以资鉴别。

（2）B超检查：结合临床评估和超声检查，对急性腹痛的诊断准确性在53%～83%。超声检查的优势在于现已广泛普及，经济、快速、非侵入性，没有辐射危害，不会引起肾脏损害，可以诊断胃肠道、泌尿道、腹膜病变、无法解释的下腹部疼痛，或怀疑阑尾炎和肠套叠；缺点在于超声无法穿透骨头和气体，诊断气腹价值较低，且诊断上腹部病变的准确率较低，只有50%。当然单纯使用超声会错过许多需要急性处理的腹痛，所以当超声提示阴性或不确定时应用CT能使急性腹痛诊断敏感性大大提高，同时也能使辐射暴露降到最低。有研究推荐超声可以作为急性腹痛的首选检查，在以下疾病中已广泛应用：引起急性腹痛的肝脏疾病主要有外伤性肝破裂、肝脓肿；胆管疾病有急性胆管感染、胆石症、梗阻性黄疸；胰腺疾病主要为急性胰腺炎和局部并发症；脾脏疾病则为外伤性脾破裂、脾脏脓肿；泌尿系疾病主要是肾、输尿管结石及肾积水；盆腔疾病有卵巢囊肿扭转、异位妊娠破裂；腹膜后疾病有腹膜后血肿、肾周围感染，以及急性阑尾炎、阑尾脓钟、腹腔内出血、腹腔积液、炎性渗出等。

（3）CT检查：CT检查的目的是进一步核实腹腔实质性脏器破裂，急性胰腺炎以及膈下、腹腔、盆腔的脓肿。CT检查对急性腹痛的诊断具有高度的敏感性（89%）和特异性（77%）。超声检查的阳性预测价值和CT相当，当检查阴性或不能确定时，要选择CT检查。有研究提示CT诊断阑尾炎和憩室炎的敏感性比超声高（94% vs 76%，67% vs 37%）。二者在胆囊炎和肠梗阻两病的敏感性无差别，阳性预测价值是相当的。

（4）内窥镜检查和经内镜逆行胰胆管造影术（ERCP）：可明确上消化道出血和下消化道出血的部位，以及胆管疾病。但目前尚不能得出结论：诊断性腹腔镜检查对急性腹痛的诊断有更多的价值。

三、临床常见急腹症的鉴别诊断

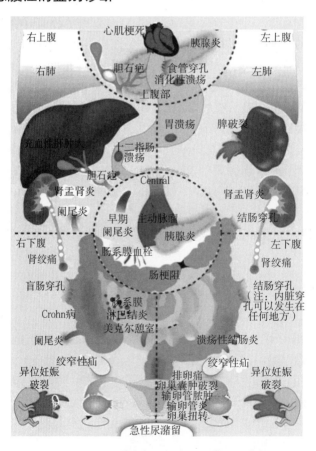

图 27-3-1　腹痛部位与常见急腹症示意图

（一）威胁生命需 24 h 内紧急处理的腹痛

1. 中上腹痛

（1）心肌梗死：急性心肌梗死也常表现为腹痛，2004—2013 年发表在中文医学期刊的 AMI 误诊文献共 485 篇累计 7840 例急性心肌梗死误诊病例中，以急性腹痛为首发而误诊为消化系统疾病者居误诊疾病首位，占 38.83％（见本书急性心肌梗死章节）。该病诊断要点：① 突然胸骨后及上腹部持续性剧痛，胸闷，疼痛常放射至左肩及左臂。② 部分患者可有心源性休克症状，面色苍白、出汗、皮肤湿冷、脉细而快，血压下降等。③ 多为高龄患者，有心绞痛病史。④ 上腹可有轻度压痛及腹肌紧张，但肠鸣音正常。⑤ 心电图检查 T 波倒置及 ST 段移位等改变可确立诊断。鉴别诊断：疼痛位于上腹部时，应与胃溃疡穿孔、急性胰腺炎等鉴别。

（2）胃、十二指肠溃疡穿孔：诊断要点为：① 有溃疡病史，发病前常有溃疡发作症状。② 突然发作的上腹剧痛并迅速扩散至全腹或右侧腹。③ 疼痛常并有休克症状。④ 全腹肌紧张呈"板状腹"，压痛及反跳痛明显，以剑突下为重，肠鸣音减弱或消失。⑤ 腹部 X 线透视或 X 线片膈下有游离气体（见图 27-3-2）。鉴别诊断：注意与急性胰腺炎和急性阑尾炎穿孔所致腹膜炎鉴别。

（3）肝、脾破裂：诊断要点：① 有外伤史。② 突发上腹剧痛，肝破裂以右侧为主，脾破裂以左侧为主，疼痛可扩散至全腹，为持续性痛，并可向肩部放射。③ 有内出血及失血性休克症状，面色苍白、头晕、出汗、脉细数，血压下降等。④ 全腹压痛以肝、脾区明显，反跳痛，肌紧张，有移动性浊音。⑤ X 线检查提示肝、脾阴影增大，同侧肠肌上升，脾破裂常合并肋骨骨折。腹腔穿刺有新鲜血液。鉴别诊断：注意与空腔脏器创伤、下胸部肋骨骨折鉴别，同时需防止合并创伤的漏诊。

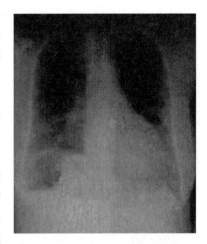

图 27-3-2　胃十二指肠溃疡穿孔
X 线胸片提示膈下游离气体

（4）急性胰腺炎：诊断要点：① 可有暴饮暴食或酗酒诱因。② 突然中上腹持续性剧烈疼痛，向腰背部放射。③ 重症（如急性出血坏死性胰腺炎）可早期出现休克症状，面色苍白、出汗、四肢发冷湿润、脉快细微、血压下降等。④ 体征表现为中上腹及左上腹压痛，腹肌紧张一般较轻，重症有弥漫性腹膜炎表现。⑤ 血、尿淀粉酶明显增高有诊断意义，但如胰腺破坏严重时血淀粉酶可不升高，但血钙下降比较明显。⑥ B 超检查或腹部 CT 检查提示胰腺弥漫肿大，呈弱回声，有积液或脓肿时病区可显示液性暗带（见图 27-3-3）。⑦ 腹腔穿刺可见淡红色血性液，检测淀粉酶明显升高。鉴别诊断：注意与溃疡病穿孔、急性心肌梗死、急性胆管感染、胆囊炎等鉴别。

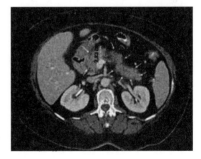

图 27-3-3　急性胰腺炎腹部 CT 检查
注：示胰腺弥漫性增大，以胰头为著

（5）胆管结石并发化脓性胆管炎：诊断要点：① 常有多次发作史。② 右上腹或上腹剑突下绞痛。③ 疼痛、寒战高热、黄疸显著，即 Charcot's 综合征。④ 感染严重易出现休克。⑤ 有右上腹及上腹压痛、腹肌紧张等腹膜刺激征。鉴别诊断：注意与胃十二指肠溃疡急性穿孔、急性胰腺炎、胆管蛔虫症等鉴别。

（6）急性肠梗阻：① 典型机械性肠梗阻的表现：腹痛为阵发性胀痛或绞痛，呕吐，腹胀及停止排气排便等。常有腹部手术史或炎症病变及腹外疝等病史。腹胀,有时可见肠型、肠蠕动波,肠鸣音亢进,有气过水声或金属音。② 绞窄性肠梗阻:持续性剧烈腹痛,阵发性加重,疼痛多固定于一处,并常伴有脉快、发热,甚至休克等中毒性症状。腹部常有局限性压痛包块,呈不对称腹部隆起。③ 影像学改变:X 线腹部透视或 X 线平片可见小肠积气、扩张,气液平面呈梯形排列。绞窄性肠梗阻则表现为孤立的肠胀气呈"咖啡豆"状,或为较大液平面等征象(图 27 - 3 - 4)。鉴别诊断主要是鉴别肠梗阻部位,梗阻是否完全或是否有绞窄。

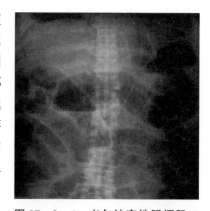

图 27 - 3 - 4 老年绞窄性肠梗阻 X 线腹部检查
注:腹部立位平片见腹部肠腔扩张,积气积液。

(7) 肠套叠:诊断要点:① 多发在小儿,2 岁以下多见。② 阵发性腹痛,阵痛时小儿啼哭不安,腹痛常突然发作,很快消失,交替发生。③ 伴呕吐,血性黏液粪便。④ 腹软,多数可触及条状长圆形肠套叠肿块,局部压痛。⑤ 钡灌肠 X 线检查可见套叠处呈"杯状"或"罗圈样"钡阴影。鉴别诊断:与单纯性肠绞痛、肠炎、直肠息肉、肛门脱垂、腹型紫癜等鉴别。

(8) 急性坏死性肠炎:诊断要点:① 儿童及青少年多见。② 腹痛为持续性疼痛,阵发性加剧,疼痛位于脐部或上中腹部。③ 发热、恶心、呕吐、腹泻及血便。④ 严重时可出现休克。⑤ 有肠管坏死,穿孔时有腹膜刺激征。鉴别诊断:需与肠套叠、急性肠梗阻、节段性肠炎及中毒性细菌性痢疾等鉴别。

2. 下腹痛

(1) 急性阑尾炎:诊断要点为:① 腹痛初始在上腹或脐周部,以后转移到右下腹,为持续或阵发性;如阑尾腔内有梗阻时可为阵发性剧痛。② 右下腹有固定压痛、反跳痛和肌紧张,Rovsillg 征阳性。③ 早期无体温增高,炎症发展有局限性腹膜炎时则体温升高。④ 盆腔内的急性阑尾炎往往不能确定腹痛转移的部位,压痛位置偏低,常位于耻骨或腹股沟韧带以上,范围较广泛,腹肌紧张不明显,可有大小便刺激症状,直肠或阴道检查明显压痛。⑤ 腹膜后急性阑尾炎有转移痛,腹部体征不显著,但腰大肌刺激征明显,右腰髂嵴以上部位有深压痛。⑥ 脐下急性阑尾炎由于盲肠停留于右上腹未下移,阑尾位置高,疼痛的转移部位及体征均限于右上腹,容易和胆囊炎相混淆,应仔细鉴别。⑦ 左侧急性阑尾炎由于先天性内脏转位或移动盲肠,阑尾位置偏向左侧或因粘连固定于左下腹,体征局限于左下腹。⑧ 小儿急性阑尾炎症状往往不典型,胃肠道症状较重,发热较高,体征范围较广泛。⑨ 老年人急性阑尾炎症状、体征常较轻,与阑尾病理变化程度不符合。⑩ 妊娠期阑尾的位置向上外移位,急性阑尾炎时压痛位置较高,体征表现较病变程度轻。鉴别诊断:注意与十二指肠穿孔鉴别,部分十二指肠穿孔患者肠内容物可沿升结肠向下流注于右髂窝,临床表现似阑尾炎,注意溃疡穿孔典型症状及右上腹体征始终显著,即可帮助诊断。此外,还需与右侧输尿管结石、异位妊娠破裂、卵巢囊肿扭转、卵巢滤泡破裂及急性盆腔炎等鉴别。

(2) 腹股沟嵌顿疝:诊断要点:① 局部持续性剧痛,阵发性加重。② 腹部有时可见肠型、肠蠕动波及肠鸣音亢进等肠梗阻征象。③ 腹股沟处有肿块,局部压痛。鉴别诊断:腹股沟嵌顿疝一般容易诊断,主要鉴别有无并发急性肠梗阻和是否有绞窄。临床上对急腹症患者应常规检查腹股沟区,以免忽略了疝的存在。

(3) 异位妊娠破裂出血:异位妊娠是临床常见妇科急腹症。该病诊断要点:① 突然下腹部一侧持续性剧痛,逐渐扩散至全下腹。② 有心慌、口渴、面色苍白、恶心、呕吐等内出血休克症状。③ 有停经或阴道不规则流血史。④ 下腹部压痛、反跳痛、腹肌紧张,有移动性浊音。⑤ 盆腔检查阴道内有血液,后穹窿饱满,可触及剧烈压痛的包块。⑥ 腹腔或阴道后穹窿穿刺可抽出血液。⑦ 尿妊娠试验阳性。

(4) 卵巢囊肿扭转:诊断要点:① 下腹部一侧持续性剧痛,阵发性加重。② 患侧腹肌紧张、压痛及反跳痛。③ 下腹或阴道检查可触及肿块,有压痛。

(二)不危及生命的腹痛需常规处理

1. 急性胃炎和胃痉挛　诊断要点:① 常有不洁饮食史。② 中上腹阵发性绞痛。③ 恶心、呕吐频繁,呕吐后症状减轻。④ 上腹压痛但无腹肌紧张。鉴别诊断:当出现腹部剧痛时应与溃疡病穿孔、急性胰腺炎、急性胆囊炎等鉴别。

2. 急性胆囊炎和胆石症　诊断要点:① 右上腹或中上腹绞痛,持续性,阵发性加剧。痛可放射到肩部或右肩胛下。② 往往并有恶心、呕吐、发热。③ 黄疸,单纯急性胆囊炎一般不明显,可有轻度黄疸。④ 右上腹或上腹部压痛,腹肌紧张,墨菲征阳性,有时可触及肿大压痛的胆囊。⑤ B超检查胆囊肿大并有结石声影。鉴别诊断:注意与十二指肠溃疡穿孔、急性阑尾炎、急性肝炎及右胸膜炎等鉴别。

3. 泌尿系结石　诊断要点:① 阵发性绞痛,向会阴和大腿内侧放射。② 恶心、呕吐及尿频或血尿。③ 腹部常无压痛及肌紧张,患侧肾区有叩击痛或沿输尿管有轻度压痛。④ 尿常规检查有红细胞。⑤ X线平片可显示结石阴影(图 27 - 3 - 5)。鉴别诊断:右肾输尿管结石需与胆石症、胆囊炎及溃疡病鉴别;右侧输尿管中下段结石需与急性阑尾炎鉴别。

4. 急性盆腔炎　诊断要点:① 持续性下腹部疼痛,多为两侧。② 早期高热。③ 有月经不调及白带增多。④ 两侧下腹部压痛、反跳痛、白肌紧张,部位较低。⑤ 阴道检查后穹窿压痛,双侧附件部位明显增厚和压痛,有时可触及压痛、肿物。

综上,急性腹痛具有起病急、病情重、变化快、病因复杂等特点,是临床常见急症。对于急性腹痛患者,鉴别诊断尤为重要。接诊医生要仔细询问病史,了解腹痛部位、性质和伴随症状,认

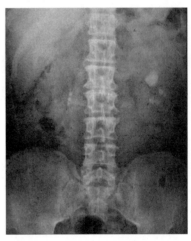

图 27 - 3 - 5　X线检查肾结石

真做体格检查和选择相关检查,根据病史及体格检查的特点,配合影像学检查,尤其是超声的使用,对危急症腹痛筛选发挥了至关重要的作用。但是目前急性腹痛病因诊断中存在的漏诊及误诊现象仍然较明显,必须引起临床医生的重视。

(李春雨　陈　彦)

第四节　急性胸痛

按照美国的统计资料,所有急诊患者中,主诉为胸痛的占 5%～6%,而所有非创伤性胸痛的患者,约有 80% 首先到急诊科就诊。就最终诊断来说,并不是所有的胸痛都是急性冠状动脉综合征(acute coronary syndrome, ACS),其中也包括其他致命性胸痛,如主动脉夹层(aortic dissection, AD)、肺栓塞(pulmonary embolism, PE)、心脏压塞、张力性气胸等。在急诊漏诊的急性心肌梗死(acute myocardial infarction, AMI)的患者(2%～5%),其病死率却比获得正确诊断者高出 30%,

AMI 漏诊成为美国医疗诉讼和医疗赔付的首位原因。虽然胸痛中心、绿色通道发展很快,但仍有亟待改进之处。本文以 ACS、PE 和 AD 为例,就胸痛诊治过程中存在的问题进行探讨。

一、患方因素

1. 症状不典型　ACS 的典型表现为胸骨后压榨性疼痛,向上臂放射,可伴乏力、呼吸困难、大汗等症状。但很多患者临床表现不典型,对疼痛的描述不同,并受多种因素影响。老年人、糖尿病、心力衰竭(心衰)、女性患者症状多不典型,主诉多为呼吸困难、出汗、晕厥、上腹痛、颈肩痛、腹泻等心绞痛"等同症状",甚至根本无胸痛。研究表明,近 50% 的 AMI 患者并非以胸痛为主诉就诊,无痛性心肌缺血比例也高达 40%,85 岁以上老年人更高。糖尿病是冠心病的独立危险因素,无冠心病史的糖尿病患者中,91% 的患者有至少一支冠状动脉(冠脉)严重狭窄,83% 的患者累及2~3 支血管;合并 ST 段抬高型心肌梗死(STEMI)时非典型症状发生率高,无症状性心肌缺血的发生率也是对照者的 2 倍。

PE 典型症状为胸痛、咯血和呼吸困难"三联征",但在 PE 患者中具有经典三联征表现的不足 20%,而以心悸、呼吸困难等非特异性症状为主。从病理生理的角度看,PE 患者出现胸痛、咯血症状已经发生了肺梗死。心电图出现 S1Q3T3 表现者也不足 15%,且具有 S1Q3T3 表现的心电图并非仅见于 PE。

AD 典型症状是突发撕裂样疼痛,具有移行性,但临床表现取决于患者耐受性、夹层发生位置、受累脏器的受压或缺血程度、病变程度,如偏瘫、语言障碍、晕厥、跛行、腹痛及血压异常,累及右冠状窦或冠脉时可表现为 AMI。因此,近 40% 的 AD 患者在首诊时漏诊或者误诊,1/3 的患者是尸检时获得诊断。表现为 AMI、脑梗死的 AD 患者使用溶栓药物,表现为低血压的 AD 患者使用升压药物,都会造成灾难性后果。

2. 对疾病的认识　患者对胸痛相关疾病的认识几乎全部来自科普媒体或者口口相授。一方面,诸多名人因为 AMI 未及时救治引发了大众对冠心病的重视,在微博、微信等自媒体上广为传播的"胸痛如何自我急救"的帖子对大众对疾病的认知产生一些误导。另一方面,公众对于"同症不同病"或"同病不同症"的现象不能客观认知,一旦出现胸闷、胸痛,全部自服硝酸甘油和阿司匹林,而这些药物对 AD 患者就是禁忌,我院即收治 1 例频繁腹泻后心悸气短,家属予硝酸甘油含服后晕厥,而患者实为腹泻导致的血容量不足,硝酸甘油扩张静脉床使症状恶化出现晕厥。在 ACS中,等候患方签署经皮冠状动脉介入术(PCI)知情同意书,是造成 D-B(door-balloon)时间延长的主要因素之一。患者及其家属对疾病处置的知情基本来自医生的告知,对于诸多专业术语很陌生,难以权衡其中利弊,部分患者家属总以为医院为增收而故意加重病情陈述,迟迟不签署治疗决策知情同意书,延误诊断治疗时机。

二、诊断流程

1. 院前和衔接　目前急救中心到达患者现场一般都会行心电图检查,但国内仅有为数不多的几家医院可以通过网络实现心电图即时传送,基本上是在患者送达急诊科后院前急救人员当面与医生交接心电图。院外 ACS 患者大多必须经过急诊,而非经胸痛急救中心直接送入导管室,延长了 D-B 时间。如有条件,院前完成 12 导联心电图检查后应及时通过无线设备传至目的医院,这样既可以提高 ACS 诊断的敏感性和特异性,也缩短开始针对性治疗的时间。Le May 等研究表明,急救人员若能对心电图结果进行判读,则 D-B 时间可由 123 min 缩短至 69 min,而 D-B 时间小于 90 min 患者中,79.7% 的患者是从院外现场直接转入导管室。

2. 院内救治　急性危险性胸痛患者的院内救治,也受诸多因素影响。以 ACS 的介入治疗为例,我国医院现行制度、流程等也限制了进一步缩短 D-B 时间。如进入急诊的 ACS 患者常需经急诊医师鉴别,再请心内科专科医生会诊,然后通知 PCI 小组准备介入。因某些规定的要求,急诊患者需急诊结账再办理住院手续,排队等候时间长,也是造成 D-B 时间延长的主要因素之一。医疗信息化的高速发展也带了一些新问题,除部分抢救用药和床旁检查外,急诊患者没有挂号或者办理住院手续就没有电子账户,根本无法进行随后的医嘱、用药、实验室和影像学检查。

同时,收治患者还受到某些考核指标或实际条件的影响。目前,国内大型综合性医院的现状是,因为平均住院日或床位周转率等考核指标的影响,合并多系统病变患者或病情危重者很难收住院。美国心脏病学会(ACC)/美国心脏病协会(AHA)指南明确指出,对于发生于 AMI 基础上的心源性休克、心肺复苏(CPR)后患者应尽早开通罪犯血管,使其获得较大收益。某些医院导管室不具备对使用呼吸机的患者实施 PCI 的条件,或冠心病监护室(CCU)不具备呼吸机管理的设备或专业人员,使这类患者基本滞留于急诊科。部分医院诊断性检查并非 24 h 覆盖,如超声心动图、CT 或 MRI 大血管造影在非工作日不开放,也造成了急需这些检查确诊的心血管急症的诊断困难。

为此,医院管理者还需在优化流程上下工夫,如我院胸痛中心通过与 120 急救中心合作,可将患者院前的 12 导联心电图传至急诊科抢救室,同时在心内科导管室设立办理住院手续绿色通道,优先建立住院电子账户,尽可能减少了 D-B 时间。

三、疾病因素

1. 加强对疾病的系统认识　胸痛并不全部是 ACS,随着对疾病的认知深入,PE 和 AD 已不是既往认为的少见疾病,急诊医师对几种致命性胸痛要时刻保持警惕。对不典型主诉,医生只有经过缜密分析,想到相关疾病的风险,才可能进行针对性检查,避免过度检查或检查不足。急诊医师如果认识 AD 的症状体征的多样性,在接诊胸痛患者时就会注意双侧血压及上下肢血压的对比,有针对性地询问胸痛的性质、移行性等。需要注意,对于“低血压”忌盲目对症使用升压药物,对高血压不要在未使用 β 受体阻滞剂或硫氮草酮的基础上随意选用硝普钠等药物。

2. 捕捉检查结果提供的线索　仔细分析医技检查结果,从中迅速发现诊断线索,是急诊医师的基本功之一。胸痛患者的动脉血 $PaCO_2$ 和 PaO_2 偏低,可能提示 PE;急性胸痛伴 D-二聚体明显升高,需考虑 AD、PE 和 AMI。IRAD-Bio 研究中,A 型 AD 的 D-二聚体中位数为 3 310 ng/mL,B 型为 3 902 ng/mL,分别是 AMI、心绞痛、PE 及不明原因胸痛的 4.9 倍、10.7 倍、1.2 倍和 5.1 倍。将诊断界值水平提高至 1 600 ng/mL,阳性似然比猛增至 12.8,可有助于鉴别 AD 与 AMI、心绞痛(发病 6 h 内检测)。但 PaO_2 和 $PaCO_2$ 均低还见于肺部感染,D-二聚体升高也见于感染和肿瘤、弥散性血管内凝血等,肌钙蛋白升高也不仅仅见于 AMI,需注意鉴别诊断,

3. 注意心电图的鉴别　STEMI 的典型心电图改变已经深入人心,但 AMI 的心电图改变不仅仅表现在 ST-T 段。V_1 导联 R 波前不应该有 q 波,V_5 或 V_6 导联 q 波消失,胸前导联 R 波递增不良或逆递增,胚胎型 R 波,对映性改变等,都提示存在 AMI,而不应一味等待肌钙蛋白升高才做出 AMI 诊断。对于高危患者,初始心电图正常并不能轻易排除心源性胸痛可能,需根据病情随时复查,并注意心电图前后对比。临床上,我们单独检视同一患者的 2 份心电图可能都“正常”,但将前后两图比较,则会发现某一导联 R 波下降一半以上或 Q 波加深,均应引起重视。18 导联心电图覆盖了右心室和左室后壁,有利于提高心电图诊断 AMI 的敏感性。在所有胸痛患者中,根据心电图直接诊断 AMI 者不足 4%。有研究提示,心电图正常的不明原因胸痛患者中 3.5% 在 24 h 内发生 AMI;首次心电图异常但没有 AMI 诊断意义的患者,9% 在 24 h 内发生 AMI。即使患者病情没有明显变化,也至少应在 2~4 h 复查 1 次心电图。

4. 识别高危 ACS 的心电图　在 12 导联心电图中,只有 aVR、aVL 和 V_1 导联可以反映心脏基底部病变,亦称之为心底部导联。与之对应的是左右冠脉根部,故而心底部导联的缺血性改变反映了心脏大血管的病变,预后较差。如前壁/广泛前壁 AMI 伴 aVR 或 V_1 导联 ST 段抬高,以 aVR 导联 ST 段抬高＞V_1 导联 ST 段抬高来预测冠脉左主干闭塞,敏感性 81%,特异性 80%,准确性 81%。左主干闭塞时,ST 向量指向右上方,表现为 aVR 导联 ST 段抬高,Ⅰ、Ⅱ、V_4～V_6 导联 ST 段下降。以 aVR 导联 ST 段抬高＜V_1 导联 ST 段抬高,左前降支受累的可能性大。新出现的左束支传导阻滞,或者在前壁 AMI 基础上出现传导阻滞,是累及多支血管的指征。Wellens 综合征也可以识别不稳定心绞痛患者左前降支近端严重狭窄,需要在患者心绞痛缓解后进行心电图描记,且无明显 R 波降低或递增不良,无 Q 波形成和明显 ST 段抬高,肌钙蛋白无明显升高。最常见于胸前导联,主要是 V_2、V_3 导联 T 波起始部夹角 60°～90°,少部分呈正负双相。据统计,不稳定心绞痛患者初诊时 Wellens 综合征的发生率 14%～18%,入院 24 h 发生率为 60%,所有患者左前降支狭窄＞50%,完全或几乎完全闭塞者占 59%,75% 的患者平均在 8.5 d 发生前壁 AMI。aVR 和 V_1 导联 ST 段抬高伴其余 8 个以上导联 ST 段缺血性压低的不稳定心绞痛患者中,71% 具有严重左主干病变或 3 支病变,尤其在糖尿病患者中常见。

5. 识别潜在高危心源性胸痛　急诊留观或建立急诊胸痛单元就是要在低危心源性胸痛患者中早期识别 ACS,避免漏诊导致离院后发生不良后果。急诊医师应进行详尽的病史询问和查体,复查并对比心电图变化,尤其是症状典型而心电图为非特异性改变者,结合高敏心肌标志物变化,早期将患者分流至心内科或其他相应专科。对于仍不能确诊者,可以考虑在充分复苏准备的情况下,进行激发试验,如运动平板试验、多巴酚丁胺试验等。

6. 灵活运用评分系统　PE 的 Wells 评分系统和改良 Geneva 评分系统将患者分为低危、中危、高危,中危患者发生 PE 的概率是 28%,高危患者高达 74%。简化 Geneva 评分系统:若 D-二聚体正常且评分＜2 分,则发生 PE 的概率仅 3%。据此可决策是否进一步检查。针对 PE 低危患者,PERC(pulmonary embolism rule-out criteria)标准指出若患者不具有下列任何一项,则不必进一步影像学检查:低氧血症或者氧饱和度＜0.95,单侧下肢水肿,咯血,既往深静脉血栓形成(DVT)或 PE 病史,50 岁以上,近期手术外伤史,应用糖皮质激素制剂,心动过速。该评分敏感性 97.4%,假阴性率 1.0%。此外,还有针对 ACS 患者的 Goldman 危险评分、TIMI 危险评分、不稳定心绞痛 TIMI 评分;联合应用评分量表和 D-二聚体除外 AD 等。评分系统的应用对准确评估病情和诊断提供了良好工具,但需灵活应用。

7. 合理选择影像学检查　大血管病变的诊疗决策,影像学检查必不可少。对于升主动脉夹层,经胸超声可见主动脉根部(瘤样)扩张,主动脉瓣反流,甚至可见内膜撕裂;PE 主要以间接影像改变为主,如右室扩张、右心比例增大、三尖瓣大量反流、肺动脉高压及肺动脉扩张等。但大血管位于躯体深部,经胸超声检查常不能令人满意,CT 或 MRI 血管造影可清晰显示撕裂内膜的位置和走行、受累脏器等。有学者曾提出对急性胸痛患者的 CT 三联排除方案,即通过一次螺旋 CT 动脉造影(CTA)检查就可以除外 ACS、PE 和 AD 3 种致命性疾病。因该三种疾病的血管床显影时相存在差别,需要对造影剂的注射方法和影像获得与分析进行改进,但如此可能增加患者接纳的放射剂量。50% 以上的急诊胸痛患者合并心血管以外疾病,CT/MRI 检查亦可做出鉴别诊断。

总之,急诊胸痛的诊治应"大略如行云流水,初无定质,但常行于所当行,止于所不可不止"。

(张向阳　朱继红)

第五节　呼吸困难

呼吸困难(dyspnea)是临床上一个常见而又重要的患者主诉症状,主要为一种主观感受,患者感觉空气不足而呼吸费劲,严重者可出现窒息的感觉,有时也可出现"胸闷"等变异的感觉。但一般也有客观的临床表现,如呼吸频率和节律的改变、呼吸时出现三凹征等。对于呼吸困难的诊断临床医生应该结合患者的主客观依据予以正确的甄别。

虽然,呼吸困难是一种主观体验,但有时尽管主观上有呼吸费力的感受,但仍不属于"呼吸困难"鉴别的范畴,如鼻炎、上呼吸道感染等导致鼻塞的患者常有呼吸费劲的感受,但是不属于本章节讨论的范畴。

一、概述

我国高等医学院校统编教材《诊断学》以及各类权威的《诊断学》专著中在"呼吸困难"这一章节中关于其分类定格在以下几大类:① 肺源性呼吸困难;② 心源性呼吸困难;③ 中毒性呼吸困难;④ 血源性呼吸困难;⑤ 神经精神性与肌病性呼吸困难。实际上,后三者大多数为呼吸频率和节律的改变,患者在没有心肺功能障碍的情况下一般并不出现呼吸费劲的主观感受,至少呼吸困难不是疾病的主要表现和突出症状,其原发疾病的其他表现更为明显,如糖尿病酮症酸中毒时的Kussmaul呼吸;血液系统疾病如贫血,患者也仅仅表现为呼吸频率加快和呼吸幅度加深,如果没有合并心肺功能障碍,一般也不会出现主观上的呼吸费劲的感受,贫血是心衰患者出现呼吸困难症状加重的诱发因素,而贫血本身在心肺功能完全正常的患者呼吸困难不会成为突出的症状;脑出血、脑炎、脑外伤等引起的呼吸中枢功能障碍所导致的呼吸节律异常,患者往往处于意识障碍、甚至深昏迷,根本没有主观意识到呼吸费力。少数情况下双侧膈肌或呼吸肌麻痹的神经肌肉病变可出现明显的呼吸困难,在某些情况下,呼吸系统并没有出现器质性病变,焦虑、抑郁、癔症等精神因素也会出现主观上明显的呼吸困难。

患者客观上出现呼吸节律和呼吸幅度的异常并不代表患者一定主观上出现了"呼吸费力"的主观感受,临床医生不会把呼吸困难的主诉作为线索最后去确诊诸如糖尿病酮症酸中毒、吗啡类药物中毒、脑出血、脑炎、脑外伤、贫血等疾病,因为上述这些疾病患者即便有呼吸困难的症状,但其疾病的主要临床表现足以使"呼吸困难"这一主诉在这些疾病诊断价值中忽略不计。鉴于上述考量,本文的呼吸困难鉴别诊断仅包括呼吸系统疾病和循环系统疾病。

二、病因与机制

呼吸困难产生机制复杂,呼吸系统的机械负荷增加、呼吸肌相关的神经肌肉病变、呼吸驱动异常增加、呼吸反射和呼吸反应增加等多种因素都会产生呼吸困难。当与呼吸有关的感觉系统被激活,一种或多种感受器可以单独或集中将传入冲动上传至中枢神经系统,经神经系统的连续处理,传出信号直接驱动通气,呼吸信号驱动的传入和传出不匹配以及驱动和机械反应的分离就导致了呼吸困难。

绝大多数情况下呼吸困难由心肺功能异常而引起,由于心肺等疾病引起患者呼吸做功明显增加,有时可见辅助呼吸肌参与呼吸运动,当患者呼吸做功增加到一定程度,患者就会主观上感到呼吸费劲,即为呼吸困难,客观上患者出现呼吸频率、幅度和节律改变,严重者口唇、皮肤等处出现发绀。呼吸困难的程度与活动量有关,可以分为以下5级:0级:在强体力活动下出现呼吸困难;

Ⅰ级:在快速步行时出现呼吸困难;Ⅱ级:因呼吸困难不可能快步行走;Ⅲ级:步行 100 m 出现呼吸困难;Ⅳ级:因呼吸困难而不能离家。心源性呼吸困难按严重程度可分为劳力性呼吸困难、夜间阵发性呼吸困难、端坐呼吸等。

1. 基础疾病　引起呼吸困难的主要基础疾病是循环系统疾病和呼吸系统疾病,最常见的基础疾病有高血压病、冠心病、风湿性心脏病、支气管哮喘、慢性阻塞性肺病、肺癌等。了解呼吸困难的患者已经存在的基础疾病,对呼吸困难的病因诊断具有重要意义,除了考虑基础疾病的急性发作,同时要排除是否出现基础疾病的并发症。如有慢性阻塞性肺疾病病史的患者,大多为慢阻肺急性发作,也有可能是出现了气胸等并发症。也有许多情况患者并无基础疾病,或是急性新发的疾病,如气胸、新近出现的大量胸腔积液等,医生应该结合临床表现和辅助检查手段综合加以分析判断。

2. 诱发因素　呼吸困难往往在原发疾病的基础上有诱发因素,导致疾病和症状加重,常见的诱发因素有呼吸道感染、心肌缺血、高血压、情绪变化、气温变化、劳累或活动、体位变化、贫血、甲亢、妊娠和分娩、输液。有时候原发疾病很隐匿,只有结合临床综合分析和判断,如一向"心肺功能正常"的高龄患者输液后的反复发作的呼吸困难,就要考虑有无隐匿性的充血性心力衰竭,这种情况在外科比较常见,外科医生对高龄患者的补液量控制比较忽视。

3. 起病快慢　根据呼吸困难的起病快慢可分为急性起病、亚急性起病、慢性起病。这对呼吸困难的病因诊断有提示意义,如慢性充血性心力衰竭、慢性阻塞性肺病、间质性肺病一般往往慢性或亚急性起病,支气管哮喘有间歇性急性发作的特点,而气胸、肺栓塞等一般均急性起病,肺炎出现呼吸困难往往提示为重症肺炎。

4. 喘憋时相　根据呼吸困难的喘憋时相可分为吸气性呼吸困难、呼气性呼吸困难、混合性呼吸困难三种类型。有时候对呼吸困难的鉴别诊断很有帮助。吸气性呼吸困难是由于大气道的狭窄和阻塞所致,常见于喉、气管狭窄,如炎症、水肿、异物和肿瘤等。上气道梗阻的吸气相哮鸣音是与支气管哮喘的鉴别要点,支气管哮喘哮鸣音以呼气相明显,这一细微的差别往往被经验不足的医生所忽视;呼气性呼吸困难是由于小气道的狭窄和堵塞或肺组织弹性减退所致,多见于支气管哮喘和慢性阻塞性肺疾病;混合性呼吸困难则由于肺组织广泛病变、胸腔积液积气、心脏疾病所致,见于心力衰竭、肺炎、肺纤维化、大量胸腔积液、气胸等。比较吸/呼时间比有时候对鉴别充血性心力衰竭和慢性阻塞性肺病引起的呼吸困难能起到立竿见影的奇效,后者有明显的呼气延长,而前者没有。

三、临床表现

1. 相关体征　呼吸困难的相关体征包括端坐呼吸、发绀、鼻翼扇动、颈静脉充盈、三凹征、两肺呼吸运动不对称、肺部哮鸣音、湿啰音、肺部实变体征、心音界异常、心脏杂音、下肢水肿等。这些相关体征对疾病的诊断有提示作用,如心脏杂音、心音界扩大等提示心脏疾病,而胸部一侧呼吸音下降往往提示气胸或大量胸腔积液,结合胸部叩诊往往可以明确。但是有时两种疾病合并发生,使体征变得不典型,如支气管哮喘同时合并气胸,由于哮鸣音的传导,使一侧肺部呼吸音下降变得不明显。

2. 伴随症状　患者有无伴随症状,以及出现什么样的伴随症状,对鉴别诊断具有重要意义。呼吸困难的常见伴随症状有发热、胸痛、咯血、咳嗽、咳痰。发热多提示感染,胸痛多考虑心脏疾病或胸膜疾病。胸痛合并呼吸困难这是临床上比较重要的联合症状,一定要首先排除致死性疾病,如急性冠脉综合征、肺栓塞、张力性气胸等。胸痛的性质有时会帮助疾病的诊断,如胸痛伴有胸闷,往往是心肌缺血的表现,而胸痛与呼吸有关,往往提示病变累及胸膜。

3. 医技检查　通过对呼吸困难的患者的上述基础疾病、诱发因素、起病快慢、喘憋时相、相关体征、伴随症状的询问和细致的检查,可以初步明确诊断方向,但是大多数疾病确诊还需要医技检查的证实,关于呼吸困难的辅助检查主要包括血常规、血气分析、X线胸片、胸部CT、心电图、肺功能、D-二聚体、B型钠尿肽(B type natriuretic peptide,BNP)、下肢静脉超声、心脏超声等。临床医生一定要结合临床情况综合分析判断医技报告,切不可一知半解、凌驾于临床之上片面地解读医技报告。如血气分析动脉血氧明显下降,不一定全是肺部疾病(即不一定是呼吸衰竭)、严重的充血性心力衰竭也同样会引起低氧血症,心电图提示心动过速或其他异常也不一定全是心脏疾病,严重的呼吸道疾病也会引起心律失常或其他病变。

四、主要类别

根据主要的发病机制,经典的《诊断学》把呼吸困难分为肺源性呼吸困难、心源性呼吸困难、中毒性呼吸困难、血源性呼吸困难、神经精神性与肌病性呼吸困难五种类型,但中毒性呼吸困难、血源性呼吸困难、神经精神性与肌病性呼吸困难患者往往没有主观上的呼吸困难,或原发疾病的其他临床特点在诊断疾病中起关键作用,因此本讲主要从解剖角度讲解肺源性呼吸困难和心源性呼吸困难。

1. 肺源性呼吸困难

(1)气道疾病:常见疾病大致按解剖从上至下有咽后壁脓肿、喉头水肿、喉癌、气管异物、气管肿瘤、支气管哮喘、慢性阻塞性肺病、支气管扩张症、弥漫性泛细支气管炎等,气道疾病引起呼吸困难往往是疾病导致气道局部或广泛狭窄,因此其特点是可有哮鸣音,注意哮鸣音是属于吸气相还是呼气相,哮鸣音是否对称、是局限性哮鸣音还是广泛性哮鸣音。吸气相哮鸣音提示上气道梗阻,呼气相哮鸣音提示支气管哮喘、慢性阻塞性肺病,局限性哮鸣音提示局部有阻塞,需排除支气管肺癌。值得一提的是:少部分支气管哮喘患者,不出现典型的呼吸困难症状,而出现咳嗽或胸闷等"变异"的症状。肺功能检查提示阻塞性通气障碍。由于X射线对气道分辨率比较低,X线胸片大多阴性,或有过度通气等表现,胸部CT检查部分患者可有阳性发现。对局限性梗阻的气道疾病气道内镜(支气管镜)检查往往有明确的提示,但是对于发病急促的疾病一般不宜马上进行。血气分析提示严重者可出现Ⅰ型呼吸衰竭,或Ⅱ型呼吸衰竭。心电图可出现窦性心动过速,或右心负荷增加的表现,但一般无心肌缺血表现。对于老年患者来说呼气相延长这一体征是鉴别慢性阻塞性肺病与充血性心力衰竭的有价值的诊断依据。

(2)肺疾病:常见疾病有肺炎、肺结核、肺部肿瘤、各种已知病因的和各种未知病因的弥漫性肺疾病(如特发性肺纤维化、急性间质性肺炎、隐源性机化性肺炎等)、急性呼吸窘迫综合征等。特点是除肺炎、急性呼吸窘迫综合征外,一般慢性起病或亚急性起病。肺功能检查以限制性通气障碍、弥散障碍为主。与气道疾病相比,肺部X线有自然的对比,X线胸片或胸部CT扫描有明显的阳性发现,大多数可通过影像学检查得出明确诊断。内镜检查部分患者可有阳性发现。血气分析提示:严重者可出现Ⅰ型呼吸衰竭,Ⅱ型呼吸衰竭少见。包括弥漫性肺疾病在内的少数疑难患者需病理活检明确诊断。

(3)胸膜疾病:常见疾病有大量胸腔积液、气胸、血气胸、弥漫性胸膜间皮瘤。特点是不对称性呼吸运动(弥漫性胸膜间皮瘤除外)。肺功能检查提示限制性通气障碍,X线胸片及胸部CT扫描有阳性发现。血气分析示:严重者可出现Ⅰ型呼吸衰竭,Ⅱ型呼吸衰竭少见。

(4)纵隔疾病:主要有急性纵隔炎、纵隔肿瘤及囊肿、纵隔气肿、纵隔淋巴结肿大压迫气道。X线胸片示:纵隔增宽,或阴性。增强胸部CT可明确诊断。

(5)肺血管疾病:常见疾病是肺栓塞。大面积肺栓塞有猝死危险,因此对于原因不明的呼吸困难要考虑肺栓塞可能。X线胸片大多阴性,即使阳性也是非特异性的。CT肺动脉造影可以明确诊断,同位素检查可以提示诊断或明确诊断。血气分析提示:严重者可出现Ⅰ型呼吸衰竭,单纯的肺栓塞Ⅱ型呼吸衰竭非常少见。心电图及心脏超声检查均可出现右心负荷增加的表现。下肢血管超声发现深静脉血栓形成可提示诊断；D-二聚体阴性可基本排除诊断。

（6）其他：其他疾病包括胸廓运动受限、呼吸肌麻痹、膈肌麻痹、大量腹腔积液压迫均可导致肺通气功能障碍，引起呼吸困难。肺功能特点是限制性通气障碍。血气分析示：严重者Ⅱ型呼吸衰竭。病史和体检可有阳性发现。

2. 心源性呼吸困难

（1）泵衰竭：泵衰竭是冠心病、高血压、瓣膜病、扩张性心肌病、先心病等所有心脏疾病的终末表现。早期患者的特点是夜间阵发性呼吸困难，坐位或静息状态下缓解，逐渐出现活动后喘息，在晚期的时候静息状态下也出现呼吸困难，甚至是端坐呼吸。两肺对称性湿啰音，且与体位相关。肺功能检查提示限制性通气障碍、弥散功能障碍；X线胸片示：阴性或心影增大、肺淤血、胸腔积液等表现；胸部CT扫描：心影增大、肺淤血、胸腔积液等。血气分析示：严重者可出现动脉氧分压下降，但一般不会动脉二氧化碳分压上升。心电图可见明显异常。BNP水平升高，重症患者心肌酶水平升高。目前，临床指南和教科书都强调BNP对心衰诊断的重要性，但是笔者发现并非所有的充血性心力衰竭患者BNP均升高，而一些临床医生已经把BNP不升高作为心衰的排除标准，这就像把白细胞不升高作为细菌感染的排除标准一样，这一做法值得商榷和进一步研究。

（2）心脏瓣膜病：心脏瓣膜病也可以引起呼吸困难，如二尖瓣狭窄、二尖瓣关闭不全、主动脉瓣狭窄、主动脉瓣关闭不全、联合瓣膜病变等。心脏杂音是心脏瓣膜病的特点。心脏超声异常，可确诊。X线胸片往往有心影增大、肺淤血等表现。胸部CT扫描可见心影增大、肺淤血、胸腔积液等。血气分析示：严重者可出现动脉血氧下降，但一般也不会产生动脉二氧化碳升高。心电图可有明显异常，BNP水平升高。

（3）心包疾病：心包疾病包括感染性心包炎（细菌、病毒、结核、真菌等）、非感染性心包炎（肿瘤、尿毒症、外伤性、结缔组织疾病等）。心包疾病的特点是心音遥远、心尖冲动减弱。X线胸片显示心影明显增大。胸部CT扫描、心脏超声有助于明确诊断。心电图可有异常，包括ST段弓背向下抬高、T波变化、QRS波低电压、电交替等。

五、心源性呼吸困难与肺源性呼吸困难鉴别点

急性左心衰素有"心源性哮喘"之称，足以说明心源性呼吸困难与肺源性呼吸困难鉴别之困难。主要原因除了两者有相似的临床表现外，如冠心病左心衰与慢性阻塞性肺病，好发年龄也相似，呼吸道感染往往是两者的共同诱发因素，且两种疾病可以同时发生于同一个患者，以往习惯于"一元论"的临床诊断思维，当整个社会步入老年社会后，绝对强调"一元论"有时会误导临床医生。根据笔者长期的临床经验发现，两者互为误诊是临床很常见的，其中心源性呼吸困难误诊为肺源性呼吸困难更为常见，究其原因，主要是循环系统疾病同样也会出现一些呼吸道症状。

心源性呼吸困难临床常误诊为肺源性呼吸困难，原因是没有经验的临床医生对一些呼吸道症状和肺部影像表现的理解有"偏倚"。如咳嗽、咳痰，医生多首先想到呼吸疾病，其实充血性心力衰竭是引起的肺淤血亦会出现咳嗽、咳痰。患者出现肺底湿啰音时临床医生大多考虑肺部感染，其实肺底湿啰音也可见心衰患者出现的肺泡积液，其诊断要点是具有对称性，并易随体位改变，往往在患者的下垂部位多见，如左侧卧位时湿啰音出现在左侧，坐位或站位时出现在两下肺部，一般多对称分布。哮鸣音以支气管哮喘和慢性阻塞性肺疾病多见，但有时心脏疾病也可以出现哮鸣音，特别是心源性哮喘，其基本病理基础是气道积液。心衰患者的病理表现是水钠潴留，水钠潴留发生在气道里，可导致气道狭窄，从而产生哮鸣音，强力利尿剂可以缓解患者症状。当心衰患者出现肺间质积液，其弥散功能减弱，呼吸音降低，此时易误认为肺气肿。当患者发生心力衰竭时，肺弥

散功能障碍,血气分析提示低氧血症,临床医生常考虑呼吸衰竭。当心力衰竭患者出现上腔静脉扩张,X 线胸片异常如上纵隔增宽,临床医生常考虑纵隔疾病。患者肺门增大,可能误诊为肺门肿块,实际上心衰患者可出现肺门血管扩张。X 线胸片或胸部 CT 出现两下肺渗出影多考虑为两肺感染,但也有可能是心衰患者出现的肺淤血、肺泡积液所致。胸腔积液在心源性疾病非常常见,往往误诊为胸膜疾病,真正的原因是胸膜腔水潴留,其临床意义和全身水肿意义相似。值得一提的是,有时候充血性心力衰竭合并胸腔积液时,胸水生化检查可表现为典型的渗出液,缺乏经验的临床医生极易误诊。

六、常见致死性呼吸困难的疾病

呼吸困难是临床上常见的症状,其中包含了一些可能致死的疾病,临床医生在接手呼吸困难的患者时,首先应该诊断或排除致死性呼吸困难的疾病,并给予及时的救治。急性致死性呼吸困难主要包括急性肺水肿、重症哮喘、张力性气胸、肺栓塞、心包压塞、急性喉梗阻等,应提高警惕。

1. 急性肺水肿　是心内科急症之一,其临床主要表现为:突然出现严重的呼吸困难,端坐呼吸,伴咳嗽,常咳出粉红色泡沫样痰,病人烦躁不安,口唇发绀,大汗淋漓,心率增快,两肺布满湿啰音及哮鸣音。往往血压、心电图等有明显异常,症状典型的易于诊断,有时体征与支气管哮喘非常相似,需结合病史及辅助检查加以鉴别。

2. 重症哮喘　重症哮喘是致死性呼吸困难的常见病因,尸检发现广泛的痰栓形成是支气管哮喘致死的主要机制。重症哮喘一般不难诊断,肺部哮鸣音是支气管哮喘发作的重要体征,一般其疾病的严重程度或呼吸困难的严重程度与哮鸣音的响亮程度成正比。但是极其严重的支气管哮喘,由于气道严重而又广泛的痉挛,加上患者极度的呼吸肌疲劳,导致患者的通气量极小,这时候患者反而哮鸣音减弱甚至消失,此时患者已接近窒息的边缘,应给予强有力的抢救措施,而绝不能因为没有哮鸣音而排除支气管哮喘的诊断。

3. 张力性气胸　张力性气胸患者往往出现严重的呼吸困难,一侧胸部呼吸音减弱或消失是其重要的临床表现,有时候支气管哮喘或慢性阻塞性肺病合并气胸,会使体征变得不典型。当支气管哮喘、慢性阻塞性肺病经过常规治疗,效果不佳,甚至在对原发疾病积极治疗的情况下患者临床症状突然恶化,应紧急胸部 X 线摄片,尽快诊断或排除气胸的存在。这类患者如果没有及时诊断气胸而做相应的治疗,可突发死亡。

4. 肺栓塞　大面积肺栓塞容易引起死亡,肺栓塞的诊断不同于其他常见疾病,如急性心肌梗死、气胸、支气管哮喘等,确诊所需的辅助检查比较简单,肺栓塞的确诊所需仪器设备比较昂贵,不是所有医院常规具备。肺栓塞的临床表现也多种多样,有时不易把握。肺栓塞有一种特殊临床表现,即难以解释的突发性呼吸困难,这类肺栓塞既没有胸痛,也没有咯血等症状,也无法用充血性心力衰竭、支气管哮喘等常见疾病来解释突发性呼吸困难。栓子常位于中央血管,因而常有低氧血症。正确的诊断提示是:患者有无静脉血栓栓塞的易感因素。

5. 心包压塞　心包压塞是由心包积液所引起,大量的心包积液导致支气管、肺、大血管受压,心脏舒张受限,足以使回心血量受阻,呼吸困难是心包积液的最突出症状。对于呼吸困难的患者,如果体检发现患者颈静脉怒张、奇脉、心浊音界扩大、心音遥远、低血压时应高度警惕心包压塞的可能,心电图发现电交替、心动超声可明确诊断,应立即给予心包穿刺引流解除心脏压塞。

6. 急性喉梗阻　急性喉梗阻最突出的症状是呼吸困难,一般诊断并不困难,有时患者出现明显的哮鸣音,没有经验的医生易误诊为支气管哮喘。两者的最大差别是:急性喉梗阻是吸气性呼吸困难,所以哮鸣音主要是以吸气相为主,并伴有吸气时间延长;而支气管哮喘正相反,是呼气性呼吸困难,哮鸣音以呼气相明显,并伴有显著的呼气时间延长。

上述几种主要以呼吸困难为突出临床表现的疾病，如不能及时作出诊断和处理，可能导致患者突发死亡，临床医生必须予以高度重视。

（罗　勇）

第六节　眩　晕

眩晕是人体对空间关系的定向或平衡感觉障碍，是一种对自身或外界的运动错觉。眩晕是神经科最为常见的症状之一，在以人群为基础的调查问卷中发现，20％～30％的人群曾先后发生过头晕或眩晕的症状。德国的一项人群调查表明，在18～79岁的成人中，一生眩晕的患病率为7.4％，其中女性更容易发生眩晕（男：女风险比＝1：2.7），数据同时也显示，老年人发病风险几乎是年轻人的3倍。在美国，每年因为头晕/眩晕主诉进行急诊求治的患者约占急诊科患者的25％。眩晕病因复杂，涉及多学科知识，流行病学研究表明，脑血管疾病占头晕/眩晕患者的3％～7％。大约35％伴有眩晕的脑血管意外患者，初诊时未能明确病因。以中枢来源的头晕/眩晕（恶性眩晕）诸如小脑、脑干卒中与外周性眩晕（良性眩晕）诊断极易混淆，尤其不伴有神经科及听力症状而以孤立性眩晕为主诉的卒中患者，临床诊断难度较大。如何早期、准确地识别头晕/眩晕患者的中枢性损害，及时采取针对性处理措施，避免不良后果的发生，成为临床医师面临的重要问题。本义根据循证医学证据，分析我国神经科和急诊科医师在眩晕诊治中存在的若干问题，并浅述眩晕的诊断和鉴别诊断流程。

一、正确理解头晕与眩晕的概念与内涵

早在20世纪70年代，美国学者 Drach man 和 Har 将患者的头晕（dizziness）作为症状总称，包括四类亚型：① 眩晕[vertigo(illusion of spinning or motion)]，一种自身或外界环境的旋转感觉，提示前庭源性疾患；② 晕厥[presyncope(feeling of impending faint)]，一种晕厥前或即将晕厥时的感觉，提示心血管源性疾患；③ 失衡[disequilibrium(loss ofbalance or equilibrium when walking)]，一种无法保持平衡的感觉，提示神经源疾患；④ 头昏或非特异性头晕[non-s pecific dizziness (lightheadedness，wooziness，giddiness，etc.)]，一种比较含糊、难于描述的头昏或头晕的感觉，提示精神源性或代谢性疾病。这篇论文此后被大量引用，这四类主诉可以为临床医师提供倾向性的诊断思路，提供权重诊断方向，故至今仍广泛地影响着临床实践。

在2006年第24届巴拉尼协会（Barnay Society）会议上，大会发出了建立前庭疾患分类的倡议。2008年国际耳神经协会的专家、西班牙耳鼻喉科协会和美国耳鼻咽喉和头颈外科学会（The American Academy of Otolaryngology-Head and Neck Surgery，AAO‐HNS）的成员也一起加入了巴拉尼协会分类委员会，共同细化、完成了前庭症状的分类，明确了不再应用 Drachman、Har 的美式用法，不再把头晕作为一个总称，不再将眩晕作为其中一部分。将头晕和眩晕单独定义这种情况当时在欧洲较为普遍，国内医师把头晕/眩晕分别定义和欧洲分类颇为类似。然而，这次讨论最大的亮点在于针对前庭症状的分类更为细腻：① 眩晕（vertigo）：为一种运动错觉，包括自发性眩晕[内在-外在眩晕，包括旋转感（多与半规管有关）、线样动感及倾倒感（多与耳石器有关）]和诱发性眩晕（位置、头动、直立、视觉、声音、Valsalva 动作等）；② 头晕（dizziness）：为一种空间定向能力受损或障碍的感觉，无运动的虚假或扭曲的感觉，包括自发性头晕和诱发性头晕（位置、头动、直立、视觉、声音、Valsalva 动作等）；③ 前庭‐视觉症状（vestibulo-visual）：为前庭病变或视觉与前庭

系统相互作用所引起的视觉症状,包括外在眩晕、视振荡、视滞后、视倾斜、运动性视模糊;④ 姿势性症状(postural):为维持姿势稳定有关的平衡症状,包括不稳、方向性倾倒、平衡性近乎跌倒、平衡性跌倒。虽然该讨论强调这些症状没有特异的定位含义及与前庭病理生理相关,但是我们还是可以看出,这些症状还是基于前庭-眼动通路(vestibulo-ocu lar ref lex,VOR)及前庭-脊髓通路(vestibulo-spinal reflex,VSR)受损而相应产生的,对于前庭相关症状的细化将有助于临床上更为真实、准确地获得前庭受损的证据。

长期以来,用于描述头晕和眩晕这些核心性前庭症状的术语,即使在英语为官方语言的国家一直都有争议。在国内,大多数临床医师都将"头晕/眩晕"理解为:头晕即头昏沉感,眩晕即旋转感;前者内科病变多见,后者前庭系统病变多见。这种理解其实存在很大的片面性:① 忽略了同一种疾病可以同时、先后存在头晕/眩晕等症状;② 忽略了头晕/眩晕可以广泛发生于内科、神经科及心理科等学科疾病中;③ 将中文的头晕/眩晕用英文 dizziness 及 vertigo 对应表达是不恰当的,歪曲了 dizziness 及 vertigo 的本意表达;④ 应用眩晕概念狭义地表达了前庭系统病变多样的临床症状。上述几方面的片面性,极易导致临床医师在诊治眩晕患者时思路狭窄,鉴别诊断不足,而导致误诊误治。

值得提出的是,由于患者主诉的不稳定性,即临床表现的复杂性,过分依靠症状的性质来诊断,导致误诊的概率较高。这就要求医师除细化患者的头晕/眩晕的主诉之外,一定要充分结合其他病史、相关床边检查及必要的医技检查手段,诊断才可能更为准确。

二、全面认识头晕与眩晕的复杂病因

病因学研究表明,大多数的眩晕发生与外周前庭受损有关,包括 BPPV、Ménière 病、单侧周围前庭病变等;与中枢有关眩晕包括前庭性偏头痛、脑干及小脑梗死和颅内出血等。国内外眩晕的流行病学大多数集中在群体流行病学研究,病因学的研究较少,且数据存在很大偏倚,可能与研究者缺乏眩晕相关的多学科诊断知识有关。

2011 年 Geser 等通过对瑞士苏黎世大学医院的眩晕与平衡疾病多学科会诊中心确诊的 951 例头晕/眩晕患者进行分析,结果表明,社区医师与多学科会诊中心专家的眩晕诊断水平差异巨大(图 27-6-1),这种差异其实和我国目前的诊治现况颇为类似。该研究亦表明,周围前庭病变约

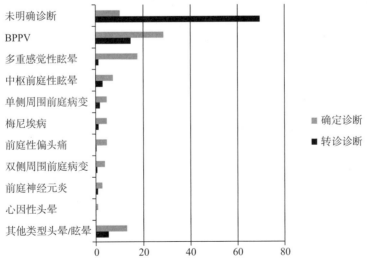

图 27-6-1　瑞士社区(转诊诊断)与眩晕 & 平衡疾病多学科会诊中心(确定诊断)诊断对比

注:BPPV:良性阵发性位置性眩晕;其他类型头晕/眩晕包括晕厥前头晕、外淋巴瘘、视觉诱发眩晕、传入性共济失调、头外伤性头晕、前庭阵发症、听神经瘤、半规管裂、颈椎病等

占 60%，其中 BPPV 是最为常见的眩晕。从这组数据还可以看出，中枢性眩晕诸如后循环梗死虽仅占 20%，但风险大，需要临床医师及时地进行识别、处理；而未明确诊断的头晕/眩晕（主要为孤立性头晕/眩晕）的诊断对于医师的临床决策能力的确带来很大的挑战性。

三、我国眩晕诊治存在的若干问题

目前，神经科和急诊科医师在眩晕诊断方面可能存在若干不足，可能是造成眩晕误诊率较高的原因之一，尤其是很多良性眩晕患者如良性阵发性位置性眩晕（benign paroxysmal positional vertigo，BPPV）常误诊为椎-基底动脉供血不足（vertebrobasilar ischemia，VBI）、颈椎病及脑梗死等，不仅严重浪费医疗资源，而且造成病情延误。体现在以下几方面：

（1）眩晕相关知识继续教育严重不足：神经科专业涉及脑血管病、颅内感染、周围神经病、遗传代谢及变性病等亚专业，而且在本科、研究生的教学、实习中很少涉及眩晕相关知识的培训，此为先天不足；神经科医师日常工作极其繁忙，涉及病种较多，疑难病例较多，占用了大量的时间及精力，也较少能够接受系统化的眩晕相关疾病的继续教育。

（2）不了解常见引起眩晕的病因谱：由于缺乏对常见引起眩晕的病因谱的了解，未能掌握诊断要点，神经科医师面对眩晕患者时常常无所适从，很难快速形成正确的诊断思维方向。

（3）缺乏耳科等相关专业知识：眩晕是一门涉及耳鼻喉科及神经科等多学科知识的交叉学科，需要医师熟悉听力学、前庭解剖及生理学等方面的知识，尤其听力学及前庭功能检查是进行眩晕诊断与鉴别诊断必不可少的检查方法。由于上述原因，神经科医师和急诊科医师在接诊眩晕患者时，常常在鉴别诊断时忽视前庭功能及听力学方面的检查，抑或在解读相关检查报告时存在困惑。

（4）不熟悉眩晕诊断体系及流程：随着眩晕专业的发展，构成了以病史采集、查体及前庭功能评价为核心的眩晕定位诊断框架，尤其近 3 年来在眩晕查体，包括眼部、头部及姿势步态等方面的进展，使得眩晕的诊治工作更为专业化及规范化，然而国内神经科医师对眩晕的诊断框架及流程方面还知之甚少。

四、眩晕的诊断框架和流程

眩晕诊治面临两大主要任务，一是及时识别恶性眩晕，挽救生命；二是准确诊治良性眩晕，提高生活质量。以头晕/眩晕为主诉的恶性眩晕（后循环梗死居多）患者临床表现不典型较多，延误诊断会对患者的生命造成威胁。因此，及时区别中枢和外周性损害成为眩晕诊治的关键。为最大限度地降低诊治风险，我们需要建立一个站在整体观的基础上，可以涵盖各主要临床二级学科的诊断框架，以减少误诊尤其是恶性眩晕误诊的发生。

1. 眩晕诊断框架体系

近年来，随着前庭、眼动生理等机制研究的深入，基于病史-查体-前庭功能等评价技术的眩晕诊断框架体系的应用，极大地推动了头晕/眩晕诊断水平的提高（图 27-6-2）。

2. 眩晕的诊断流程

（1）病史采集：在日常诊疗过程中，眩晕患者最易被误诊为椎-基底动脉供血不足、颈椎病、脑梗死、Ménières 病等病，或笼统称之为"眩晕综合征"。进行详细、全面的病史采集，能够为头晕/眩晕的诊断/鉴别诊断提供重要的线索和依据（表 27-6-1～表 27-6-6）。

表 27‑6‑1　与前庭疾患相关较密切的四类症状和发作性质

与前庭疾患相关较大症状和发作性质	可能的原因
眩晕:内在的旋转感、线样动感、倾倒感,还包括:摇摆感、浮动感、弹跳感、滑动感	前庭 VOR 通路受损为主:单侧受损、急性期多见
头晕:头昏感,强调的是空间定向受损但未有虚假或扭曲的感觉	前庭 VOR 通路受损为主:较轻、受损对称、恢复期及中枢性多见
视觉症状:外在的旋转感、振动幻觉、视觉延迟、视觉倾斜、运动性视物模糊	常提示前庭 VOR 通路受损
姿势症状:不稳感、方向性倾倒感、平衡相关的(近乎)跌倒感	常提示前庭 VSR 通路受损

　　注:注意与一些前庭疾患相关性小的症状区别:头脑不清、晕厥前及晕厥状态,不伴前庭受损的不稳感,现实脱离感(人格解体及现实解体感)及晕动症;VOR:前庭眼动反射;VSR:前庭脊髓反射。

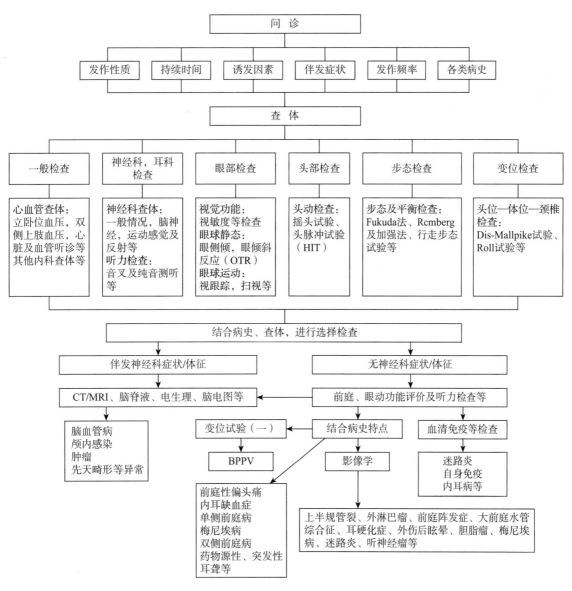

图 27‑6‑2　眩晕诊断框架图

表 27-6-2　不同病因所致眩晕持续时间及鉴别

眩晕持续时间	可能的诊断
数秒	BPPV、前庭性偏头痛、心律失常、Ménières 病后期、外淋巴瘘、前半规管裂、前庭阵发症
数分钟	TIA、惊恐发作、前庭性偏头痛
20 min 至数小时	Ménières 病、前庭性偏头痛、听神经瘤
数天	前庭神经炎初期、迷路炎、前庭性偏头痛、脑血管病或脱髓鞘病
数周	心因性、神经系统疾病、双侧前庭功能减退、慢性中毒

注:BPPV:良性阵发性位置性眩晕;TIA:短暂性脑缺血发作。

表 27-6-3　不同病因所致眩晕的诱发因素及鉴别

诱发因素	可能的诊断
自发性发作(无特定诱发因素)	前庭性偏头痛、急性前庭外周病变、梅尼埃病、脑血管疾病(卒中或 TIA)、脱髓鞘病、Wernicke 脑病
头部/体位位置改变	BPPV、前庭性偏头痛、急性迷路炎、小脑脑桥角肿瘤、脱髓鞘病、外淋巴瘘
Valsalva 动作、强声	外淋巴瘘、前半规管裂
工作压力、应激等	精神或心理疾病、前庭性偏头痛
近期上呼吸道病毒感染	急性前庭神经元炎
免疫功能低下抑制(如免疫抑制药物治疗、老龄化、应激状态)	耳部带状疱疹

注:BPPV:良性阵发性位置性眩晕;TIA:短暂性脑缺血发作。

表 27-6-4　不同病因所致眩晕的伴发症状及鉴别

症状	可能的诊断
眼球震颤	周围性或中枢性眩晕
神经系统局灶症状	脑血管疾病、脱髓鞘病、颅内肿瘤、颅内感染等
畏光、畏声	前庭性偏头痛
面神经无力	听神经瘤、疱疹病毒感染
头痛	前庭性偏头痛、听神经瘤
耳鸣	Ménières 病、急性迷路炎、听神经瘤
耳胀满感	Ménières 病、听神经瘤
耳或乳突疼痛	急性中耳疾病(如中耳炎、疱疹)、听神经瘤
听力损失	Ménières 病、外淋巴瘘、听神经瘤、胆脂瘤、耳硬化症、短暂性脑缺血发作或侵及小脑前下动脉的卒中、带状疱疹病毒感染
平衡失调	单侧前庭神经病变、小脑脑桥角肿瘤(程度较重)、脑血管病等中枢病变

表 27 - 6 - 5　不同病因所致眩晕伴听力损失及鉴别

诊断	听力损失特征
耳硬化症	进行性、传导性聋
胆脂瘤	进行性、传导性聋
带状疱疹（如 Ramsay-Hunt 综合征）	亚急性和急性起病、单侧感音神经性聋
Ménières 病	感音神经性聋、初期具有搏动性、先累及低频听力、随后进行性加重影响高频听力
听神经瘤	进行性加重、单侧、感音神经性聋
外淋巴瘘	进行性、单侧听力损失、混合性或感音神经性聋
短暂性脑缺血发作或卒中累及小脑前下动脉或内听道动脉	突然发作、单侧听力损失、感音神经性聋

表 27 - 6 - 6　不同病因所致眩晕发作频率及鉴别

特征	可能的诊断
单次或首次发作	脑血管病、前庭神经元炎、迷路炎、迷路梗死、药物中毒、首次发作的 Ménières 病、首次发作的前庭性偏头痛、脱髓鞘病
复发性	BPPV、前庭性偏头痛、Ménières 病、TIA、惊恐性发作、单侧前庭功能代偿不良、自身免疫性内耳病、癫痫性眩晕、发作性共济失调 2 型

注：BPPV：良性阵发性位置性眩晕；TIA：短暂性脑缺血发作。

事实上，详细地采集病史，了解患者症状的发作性质、持续时间、诱发因素（自发发作还是诱发发作）、伴发症状（尤其是神经系统症状及听力）、发作频率及各类病史（既往史、个人史、药物史及家族史），70%的眩晕患者可以明确诊断的方向。值得提出的是，完整的病史采集，尤其结合现病史和既往史，更有助于定性诊断。目前临床上对眩晕患者存在"重定位、轻定性"的趋势，如遇前庭神经受损者，就很容易将前庭神经受损等同于前庭神经元炎。事实上，前庭神经受损是炎症还是血管介导发病，还要依赖患者的发病快慢、疾病基础等因素进行综合判断，因此，详细的病史问诊对确立正确诊断至关重要。

（2）床旁查体：定位是眩晕诊断的首要问题，查体有助于定位诊断。伴发神经系统局灶症状及听力损伤的眩晕患者定位诊断较为容易，但仅表现为孤立性眩晕的患者的定位诊断极为困难。近年，随着前庭功能及眼动生理机制研究的深入，基于前庭、耳石通路及眼动通路的眩晕临床查体日臻完善，尤其在眼部（眼位、眼震、眼动）、头动（甩头、摇头）及姿势步态等方面的床旁检查，极大地丰富了眩晕的定位诊断学，将进一步有助于我们及时、准确地识别孤立性眩晕及恶性眩晕，见表 27 - 6 - 7。

表 27 - 6 - 7　眩晕的临床定位诊断简表

		周围性眩晕	中枢性眩晕
眼部	眼静态检查	眼侧倾（－） 眼倾斜反应（OTR）（＋），一过性 从刺激开始有潜伏期	眼侧倾（＋） 眼倾斜反应（OTR）（＋），较持久 从刺激开始无潜伏期

续表

		周围性眩晕	中枢性眩晕
眼部	眼震检查	典型的单向 持续眩晕 48 h 内常消失 疲劳性 凝视性眼震（－） 固视抑制完全（＋）	常双向，可能单向、单侧水平，垂直、扭转 眩晕超过 48 h 无疲劳性 凝视性眼震（＋） 固视不能抑制（－）
	眼运动检查	温度试验（＋） 扫视试验（－） 平滑跟踪（－） 视动性眼震（－）	温度试验（－） 扫视试验（＋） 平滑跟踪（＋） 视动性眼震（＋）
头部	头动检查	摇头试验（＋） 头脉冲（甩头）试验（＋）	摇头试验（＋） 头脉冲（甩头）试验（－）
肢体	步态检查	Fukuda（＋）	Fukuda（－）
体位	位置检查 变位检查	位置眼震（＋） 变位眼震（＋）：BPPV	位置眼震（＋） 变位眼震（＋）：CPPV

注：BPPV：良性阵发性位置性眩晕；CPPV：中枢性发作性位置性眩晕。

（3）医技检查：眩晕病因复杂，常涉及耳科、神经科、眼科、骨科、心理科及大内科多个临床二级学科，虽然通过完整的病史采集及细致的床旁检查，可以初步明确大多数眩晕患者的定位诊断，但仍需客观的辅助检查进行验证，尤其对孤立性眩晕的定位、恶性眩晕的识别，更需要进行相关医技检查辅助诊断。

眩晕相关辅助检查包括：① 影像学检查，内耳的乳突/颞骨岩部 CT 对骨迷路的检查效果较佳；内耳迷路 MRI 及其水成像对膜迷路的检查效果较佳；头颅 MRI/CT 检查对明确病因也十分必要。② 听力学评价：听力阈检查、中耳功能分析、声阻抗、耳声发射、耳蜗电图及听觉诱发电位等。③ 前庭功能评价。④ 其他检查：脑电图、心理测评、眼底检查，颅底、颈椎 X 线平片等。

目前临床上有助于诊断外周病变的检查手段颇多，通过影像学、听力学及前庭功能评价，可以进一步对外周病变的侧别（明确单侧还是双侧病变）及功能损伤的范围和程度（明确完全丧失抑或部分丧失）进行客观、准确的评价。对于中枢段的前庭功能的评价，目前还主要以头颅 MRI/CT 检查为主要手段，除了眼动检查，尚缺乏稳定、可靠的中枢前庭段的功能评价的手段。当然，对于外周病变诊断的准确评价，亦是对中枢病变进行鉴别和排除。

急性自发、持续性头晕/眩晕的患者需行头颅 MRI 检查的指征有如下几方面：① 伴有明确的神经系统症状及体征（脑神经、肌力、共济运动、感觉等受损）；② 伴有突发的听力丧失；③ 伴有头痛，尤其以枕部为甚；④ 老年、多重动脉硬化危险因素、既往有短暂性脑缺血发作（transient ischemic attack，TIA）、卒中病史、步态不稳患者；⑤ 伴有眼侧倾、眼动异常（扫视异常、跟踪不稳）；⑥ 眼倾斜反应（ocular tilt reaction，OTR）体征阳性，但患者同时头脉冲试验（head impulse test，HIT）阴性，温度试验正常；⑦ 伴有中枢性眼震，如凝视眼震、垂直眼震、摇头后错位眼震等。

当然，有些患者虽出现明确的上述中枢体征，但头颅 MRI 无明显异常，应注意鉴别：① 前庭性偏头痛；② TIA/早期卒中，可以完善脑血管磁共振血管成像（magnetic resonance angiography，MRA）或数字减影血管造影（digital subtraction angiography，DSA）进一步评价；③ 中毒，注意追问苯妥英钠、卡马西平等用药史；④ 颅内感染（小脑炎、脑干脑炎），可进一步行脑脊液学检查；⑤ 变性及代谢病，如副肿瘤性亚急性小脑变性、Wernicke 病等。

五、血管源中枢性孤立性眩晕的识别

大多数血管源中枢性头晕/眩晕患者临床常伴有神经系统的局灶症状和体征。研究表明,孤立性眩晕的病因多与前庭外周病变有关,随着神经耳科和神经影像学的发展,发现脑干和小脑等部位的局灶损伤引起血管源中枢性孤立性眩晕亦不少见。通常认为,小脑后下动脉血供区的小脑下部近中线部位是孤立性眩晕的主要病变部位。

临床上,从孤立性眩晕的患者中准确地筛查出血管源中枢性卒中患者非常重要。具体流程:① 仔细进行神经科查体,寻找中枢受损的证据,尤其注意患者病史、体征的"隐匿区"的检查,如高级皮层智能、精神、视野及共济运动等方面。② 眼部的眼静态、眼震及眼动检查,如 OTR、自发眼震、诱发眼震等。注意出现凝视眼震、单侧眼震、垂直眼震、摇头后错位眼震、眼动异常(扫视、平滑跟踪、视眼动异常)及固视抑制失败时,高度提示中枢受损可能。③ 如果头晕/眩晕自发发作、持续不缓解,既往有多重动脉硬化危险因素、TIA 或卒中病史,而 HIT、Fukuda 及温度试验等检查阴性,则应及时进行头颅 MRI 检查。④ 经上述检查仍不能明确病因的孤立性眩晕患者,应动态随访观察,必要时可以进一步进行前庭功能、听力学及影像学随访检查。

综上所述,眩晕发病率高、机制复杂,病因涉及多学科。各相关专科医师均需加强眩晕相关的基础知识的学习,尤其眩晕诊治的流行病学、听力学、前庭解剖学及前庭生理学等方面知识的学习;熟练掌握问诊的技巧、床旁查体及正确解读相关的辅助检查结果是至关重要的! 我们相信,基于眩晕病史采集、床旁查体及相关辅助检查为一体的规范化的眩晕诊治流程的推广和应用,将为提高我国的眩晕诊疗水平发挥重要促进作用。

(杨　旭)

第七节　头　痛

头痛一般指眉弓、耳廓和枕外隆突连线以上的头颅上半部的疼痛。头痛是神经内科临床常见的症状,它可以是劳累、精神紧张和焦虑的一般表现,或是许多全身性疾病的一种伴随症状;也可能是高血压脑病、脑卒中或颅内肿瘤等颅内严重疾病的一种早期信号。如果对蛛网膜下腔出血等引起的头痛误诊,可能导致患者死亡,因此,头痛的鉴别诊断显得尤其重要。

一、头痛的病因分类

引起头痛的病因很多,大致可分为原发性和继发性头痛,对于临床医生来说,首先应判断头痛患者是属于哪种头痛。前者不能归一于某一确切病因,常见的如偏头痛、紧张型头痛和丛集性头痛;后者病因可涉及各种颅内病变如脑血管疾病、颅内肿瘤、颅内感染、颅脑外伤,全身性疾病如发热、内环境紊乱及滥用精神活性药物等。总之,任何原发性头痛的诊断应建立在排除继发性头痛的基础上。

二、头痛的发病机制

头痛的发病机制复杂,临床医生只有对其发病机制有所了解,才可能对头痛有准确的诊断。头痛主要是由于颅内、外痛觉敏感结构内的痛觉感受器受到刺激,经痛觉传导通路传导到达大脑皮层而引起。痛觉敏感结构是:颅外的包括头皮、皮下组织、肌肉、颅骨的骨膜和动脉;颅内的包括

血管、硬脑膜、脑神经和第 1～3 颈神经，眼、外耳及中耳、鼻腔及鼻窦内的黏膜和牙齿亦对痛觉敏感。传导痛觉的神经有三叉神经、舌咽神经、迷走神经、第 1～3 颈神经，以及沿脑内外血管周围交感神经。

　　头痛的发生机制涉及多个方面，机械、化学、生物刺激和体内生化改变作用于颅内、外痛觉敏感结构均可引起头痛。主要机制有：① 颅内痛觉敏感组织受压、牵拉和移位所致，可见于颅内占位性病变，如脑肿瘤、血肿、脓肿等；可见于脑肿胀所致的颅内压增高；可见于各种原因所致的颅内压降低。② 颅内外动脉扩张：引起动脉扩张的原因很多，诸如急性感染、代谢性疾病（低血糖、缺氧及高碳酸血症等）、中毒性疾病（一氧化碳中毒、酒精性中毒等）、颅脑外伤、癫痫、高血压性脑病、服用血管扩张药物等。偏头痛及组胺性头痛也是颅内外动脉扩张所致。③ 颅内炎症和出血刺激痛觉敏感结构所致。炎症或血液中有形成分破坏，可使脑脊液中 5 - HT、组胺、乳酸、P 物质及前列腺素等致痛物质增加，引起头痛。④ 颅周肌肉持续收缩压迫痛觉神经末梢，同时造成肌肉缺血，致痛物质蓄积，均可导致血管舒张性疼痛。疼痛又可加重肌肉收缩，从而形成恶性循环。⑤ 神经的炎症或受压均可导致相应的神经痛，如三叉神经痛、枕大神经痛等。⑥ 头部牵涉性痛：又称放射性头痛，系因口腔、眼、鼻、鼻窦、耳、颈部等病变，不仅造成病变局部的疼痛，也可扩散或通过神经反射致头痛，疼痛多在病灶同侧。⑦ 精神性头痛（心因性头痛）：系因精神因素产生的头痛，如神经症、抑郁症等，可能因脑的疲劳、自主神经功能失调，导致血管舒缩障碍而引起。

三、头痛诊断思路

（一）病史采集

　　头痛的主要临床表现为全头或局部的胀痛或钝痛、搏动性疼痛、头重感、戴帽感或勒紧感等，同时可伴恶心、呕吐、眩晕和视力障碍等。临床上，多种疾病均可引起不同种类的头痛，各患者反映的头痛症状其实际含义可能不同。医师在进行头痛诊断时首先应明确患者头痛症状的实际性质，因此病史采集是头痛鉴别诊断的第一步，也是最主要的一步。病史采集的要点如下：

　　1. 年龄与性别　50 岁以后首次发生头痛者，则不大可能是偏头痛，如头痛反复发作或持续性头痛，则应考虑颞动脉炎或颅内占位性病变。女性患者头痛与月经有关，多提示为偏头痛。

　　2. 头痛的部位　颅内占位性病变首发头痛部位常有定位价值，后颅窝病变常发生在枕项区疼痛，幕上病变头痛常位于前额颞部和顶区。颅内压增高或急性颅内感染，多出现弥漫性全头痛。

　　3. 头痛的时间　神经痛可短至数秒或数十秒，频繁发作。偏头痛常为数小时或 1～2 天。颅内压增高、占位性病变多见持续性进行性头痛。

　　4. 头痛的性质　对头痛性质的了解十分重要。搏动性跳痛常为血管性头痛；发作性电击样剧痛为三叉神经痛的特征；紧箍样头痛多为紧张型头痛；眼、耳、鼻疾病所伴发者，大多是胀痛或钝痛；神经症则是隐隐作痛，时轻时重。

　　5. 头痛的程度　头痛的程度常不能反映病情的严重度，有时颅内占位性病变头痛并不严重而慢性焦虑症的头痛却表现剧烈难忍。一般而言，剧烈头痛常见于神经痛、偏头痛、蛛网膜下腔出血、脑膜炎等。中等度头痛主要见于颅内占位性病变、慢性炎症等；轻度头痛可见于神经症及耳、眼、鼻等某些临近器官病变。

　　6. 头痛发生的速度及影响因素　急性突发性头痛，多见于偏头痛和急性脑卒中。缓慢发生的头痛且进行性加重，并有颅内压增高表现者，可能为颅内占位性病变，而无颅内压增高者可见于紧张型头痛。咳嗽、用力或转头，常使颅内压增高而头痛加剧。直立位可使紧张型头痛或腰椎穿刺后头痛加重，而丛集性头痛减轻。压迫颞、额部动脉或颈总动脉可使血管性头痛减轻。

7. 头痛的伴随症状　头痛伴有恶心、呕吐、面色苍白、出汗、心悸等自主神经症状,主要见于偏头痛。头痛严重并有进行性加剧的恶心、呕吐,常为颅内高压的征兆。体位变化时出现头痛加重或意识障碍,见于脑室内肿瘤后颅凹或高颈段病变。

8. 其他病史　注意全身其他系统器官受损的病史,以及家族史、用药史、外伤史、手术史、月经及烟酒嗜好等。在询问病史的时候还必须全面观察患者的表情和举止行动。

（二）体格检查

全面详尽的体格检查尤其是神经系统和头颅五官的检查,有助于发现头痛的病变所在。

1. 内科检查　许多内脏器官或系统性疾患可发生头痛,应按系统详细检查,大多可查出头痛的原因。如高血压,全身感染性疾病的发热或中暑,缺氧（如一氧化碳中毒）,慢性肺部疾患的高碳酸血症,严重贫血或红细胞增多症,均可由于脑血流增加而致头痛;毒素作用、酗酒可因血管扩张而致头痛。

2. 五官检查　头部临近器官的疾病也是头痛常见的原因。如在眼部的视神经炎、儿童的屈光不正、青光眼、眼部表浅炎症（结膜炎、角膜炎、睑板腺炎、泪囊炎等）及眶部组织的炎症;耳鼻喉方面的鼻炎、鼻窦炎、咽炎、中耳炎、鼻窦或鼻咽部肿瘤;颞颌关节病及严重的牙病也可引起头痛。

3. 神经系统检查　全面的神经系统检查非常重要,如视盘水肿常提示颅内压增高;脑膜刺激征常提示蛛网膜下腔出血和脑膜炎。

4. 精神检查　临床上,不少精神障碍疾病可伴有头痛,神经症是最常见的,而抑郁症的精神症状可被躯体症状所掩盖,尤其是隐匿性抑郁症常呈不典型的头痛。

（三）医技检查

医技检查对头痛的诊断和鉴别诊断是必要的,临床医师应根据患者的具体情况和客观条件选择检查手段。

1. 神经影像检查　需要行神经影像检查的指征主要有以下情况:首发的头痛;频率和严重程度短期内加重的头痛;慢性天天头痛;总在同侧的头痛;治疗无效的头痛;年龄50岁以上新发头痛;伴有发热、颈项强直的头痛,以及伴有局灶神经系统体征的头痛。

颅脑 CT 可以诊断出大多数病理性原因引起的头痛。MRI 特别适合于 CT 不易发现病变的情况,如垂体、后颅窝、静脉窦和颅颈结合部病变。MRV 适合于对颅内静脉窦血栓的筛查。DSA 适合于颈动脉夹层、颅内动脉瘤及一些少见的血管疾病,如可逆性脑血管收缩综合征的确诊。经颅多普勒检查:一般来说,对头痛的鉴别诊断意义不大。

2. 腰椎穿刺脑脊液检查　适合于首发的严重头痛,如蛛网膜下腔出血;头痛伴发热等提示感染性原因的疾病,如脑炎和（或）脑膜炎;具有危险因素的进行性头痛,如隐球菌性脑膜炎和脑膜癌病;在 MRI 影像上有弥漫性脑膜增强的直立性头痛,如低颅压综合征。

3. 脑电图检查　脑电图检查对于排除颅内结构性病因引起的头痛意义不大,但可用于诊断头痛合并短暂性意识丧失等症状是否为癫痫;也可用于诊断头痛合并精神症状、发热等症状是否为脑炎。

4. 血液学检查　头痛伴炎症性和感染性疾病,可行红细胞沉降率、C 反应蛋白、类风湿因子、HIV 抗体等检查;头痛 MRI 检查发现广泛白质异常,可行狼疮抗凝物和抗心磷脂抗体检查;头痛伴贫血或血栓性血小板减少性紫癜可行血常规检查;头痛伴垂体腺瘤可行催乳素水平或 TSH 检查。

总之,只有了解头痛的分类、发病机制,经过细致的病史询问和查体,必要时进行相应医技检查,在临床工作中不断总结,才能做好头痛的病因鉴别诊断,减少误诊误治。

（李凤鹏　陈会生）

第八节　疑难电解质异常

细胞外液包括血浆、组织液和淋巴等,是体内细胞直接生活的环境,内环境理化性质的相对稳定,对于维持机体所有细胞的正常功能都非常必要。Berend 指出,内环境的稳定是机体自由独立生活的必要条件,因此保持内环境稳定是危重病患者救治的重要环节。日常抢救工作中,常遇到一些疑难的水电解质异常患者,许多临床医师往往满足于采取"表面的或标的"对症处理措施,如钠低补钠、钾低补钾,缺乏对其病理生理机制的深入认识,不能抓住疾病的本质,因此相应的治疗措施缺乏针对性。认识在于透过现象抓住本质,但是现象是外在的、可见的、直观的,而本质则是要靠抽象思维来把握的,有相当的难度,人们在认识中比较容易犯表面性错误。故在急诊和危重患者的处理中,临床医师应充分认知这些疑难电解质异常现象的发生机制和处理方法,避免误诊误治。

一、脂肪超载综合征所致假性低钠血症

所谓假性低钠血症是因血浆内血脂、蛋白等其他溶质增多而占据血浆的含水量。正常血浆含水量为 93%,此为钠盐溶解部分,当不含水的血脂、蛋白等增多时可减少血浆含水量,故此时测定血浆钠浓度降低,而测定血浆含水部分的钠并未降低,即脂肪和蛋白占据了作为分析血浆的空间。采用离子选择电极法测定血浆电解质可避免这一误差。

此时血浆渗透压明显改变是血清钠测定误差引起的。因血脂、蛋白等其他溶质均产生渗透浓度,故实验室以冰点下降法(即 1 kg 溶液中含有 1 000 毫渗量溶质可使冰点降低 1.858℃,因此测定未知溶液的冰点,即可计算出该溶液渗透压)等方法检测血浆渗透浓度并未降低。但以常用的计算渗透浓度公式[钠(mmol/L)×2＋尿素(mmol/L)＋葡萄糖(mmol/L)]计算则降低,其差值称渗透浓度间隙(osmolal gap, OG),即测定的血渗透压与计算血渗透压之间的差值,为其他溶质增多所产生的渗透浓度(mmol/L)。若 OG＞10 mmol/L 时,则提示血浆中存在一个或多个不能测定渗透活性的物质。

如某患者静脉输入免疫球蛋白后发生低钠血症,则 OG 为 35 mmol/L,此 35 mmol/L 即为免疫球蛋白所产生的,经过免疫球蛋白的代谢排出和对症治疗后低钠血症可恢复。高脂血症也可造成血清钠测定的误差而出现假性低钠血症,常见于长期肠外营养支持应用脂肪乳剂的危重患者。脂肪超载综合征为脂肪廓清能力下降所致,可有嗜睡、发热、呼吸急促、心率加快、血压升高或降低、血小板减少、贫血、高脂血症、肝功能异常及昏迷等临床表现,尤其是高龄和小儿患者对药物的代谢及排泄能力减弱,更容易在输注脂肪乳剂后出现不良反应。故对于应用脂肪乳剂提供营养支持的患者,应密切注意其脂肪廓清能力及肝功能,每周监测血常规、血生化及血脂等指标。

二、毛细血管渗漏综合征所致低钠血症

所谓毛细血管渗漏综合征是一种突发的、可逆性毛细血管高渗透性疾病,血浆迅速从血管渗透到组织间隙,引起迅速出现的进行性全身性水肿、低蛋白血症、血压及中心静脉压降低、体重增加、血液浓缩,严重时可发生多器官功能衰竭。因毛细血管渗透性显著增高,大量电解质渗入组织

间隙,造成血浆电解质水平降低,尤其是血钠水平显著下降。如未认识到此时血钠降低是因血管通透性增加渗入组织间隙所致,继续补充钠盐,会进一步加重组织间隙水肿。故正确识别毛细血管渗漏综合征导致的低钠血症和一般的低钠血症十分重要。血浆白蛋白和红细胞压积水平是二者鉴别要点之一,毛细血管渗漏综合征患者多合并严重低蛋白血症,且血红蛋白校正后红细胞压积通常偏高。

毛细血管渗漏综合征的初始治疗应在保证循环的条件下限制入水量,过多补液可引起组织间隙水肿、细胞水肿、肺水肿加重,心包、胸腹腔渗出增多,加重器官功能损害;而在恢复期大量液体回渗入血管可诱发肺水肿,应适当利尿以减轻肺水肿程度。治疗重点还是减低毛细血管的通透性,应用大分子的羟乙基淀粉,起到堵漏作用。人血白蛋白的分子量仅为 66 270 Da,可渗漏到组织间隙,使组织间隙胶体渗透压增高,使更多的水分积聚在组织间隙内,故要少用白蛋白。使用相当于生理剂量的小剂量糖皮质激素,也可改善毛细血管通透性,抑制炎性反应,并可在一定程度上避免由糖皮质激素诱发的高血糖和相关的免疫抑制。

三、抗利尿激素分泌异常综合征致低钠血症

抗利尿激素由下丘脑的视上核与室旁核合成,其与肾远曲小管、集合管内皮细胞结合,促进水从管腔向间质流动,帮助维持渗透压和体液容量的恒定。在肿瘤等某些病理状态下可出现抗利尿激素分泌过多,称为抗利尿激素分泌异常综合征(SIADH)。其临床主要表现为持续性低钠血症,并具有如下特点:无心、肺、肾、肾上腺、脑垂体功能障碍;细胞外液呈低渗状态;尿液无法正常性稀释,给予液体负荷(包括 0.9%氯化钠注射液)后,由于水继续贮存在体内,钠离子仍然从尿中排出,低钠血症继续加剧;限制摄水量可以改善低钠血症情况。

如某低钠老年患者,因乏力、食欲缺乏 3 个月,意识淡漠、嗜睡 3 天来诊,初步诊断低钠、低氯血症。为纠正低钠、低氯血症,限制摄水量,每日静脉补充 0.9%氯化钠注射液,症状明显改善。随后行 X 线胸片发现左下肺占位性病变,经皮肺穿刺活检病理检查确诊乳头状腺癌,始明确低钠血症原因为 SIADH。肺恶性肿瘤组织可合成并自主释放抗利尿激素,且完全不受渗透压或非渗透压因素所调节,抗利尿激素使肾远曲小管及集合管对水的重吸收增加,尿液无法稀释,游离水排出减少,若摄水量过多,细胞外液容量扩张,血液稀释,导致稀释性低钠血症;而血钠浓度降低可抑制近曲小管对钠的重吸收,使尿钠排出增加,加重低钠血症。血钠降低造成细胞外液渗透压下降,水分从细胞外进入细胞内,导致脑细胞水肿,出现意识淡漠、嗜睡甚至昏迷等低渗性脑病表现,严重者可导致死亡。治疗上应积极处理肿瘤原发灶,严格限制水分摄入,同时应用氯化钠溶液纠正低钠血症。故临床出现 SIADH 时,在排除中枢神经系统、心肝肾病变及肾上腺皮质功能减退等内分泌疾病后,应考虑恶性肿瘤的可能。

四、高血糖昏迷所致转移性低钠血症

非酮症性高血糖、高渗性糖尿病昏迷(nonketonic hyperglycemic hyperosmolar diabetic coma,NHHDC)主要是因血糖过高(>33.3 mmol/L)和(或)血钠过高(>150 mmol/L),致细胞外液高渗透压(>350 mmol/L)及渗透性利尿,产生脱水、低血压、休克、电解质紊乱、肾衰竭、脑细胞功能紊乱以致昏迷等严重后果,但无明显酮症与酸中毒表现。

严重的高血糖引起血浆高渗,正常血浆渗透压主要靠血钠维持,正常浓度的血糖对血浆渗透压影响很小,5.5 mmol/L 血糖可提供 5.5 mmol/L 渗透压。由于葡萄糖分子本身也是渗透活性物质,因此当血钠浓度正常时,严重的高血糖也能引起血浆渗透压增高,故 NHHDC 诊断标准中血糖常高于 33.3 mmol/L。文献报道血糖最高可达 266.45 mmol/L 时,称之为"糖血症";而血钠大

多数升高,一般高于 150 mmol/L,最高可达 189 mmol/L。但是临床上也有血钠正常或降低者,这主要是血糖升高的缘故,一般血糖每升高 5.551 mmol/L,血钠将下降 1.6～3.0 mmol/L,有时下降值甚至可达 6 mmol/L,这一现象称为转移性低钠血症。其发生机制可能由于细胞外液高渗状态,细胞内液逸出,血钠稀释;也可由于渗透性利尿时失钠所致,胰岛素相对不足也可导致失钠。故 NHHDC 患者由于极高血糖的影响,可以出现低钠血症,这种转移性低钠血症不是真正的钠缺失,不宜补钠,否则会在血糖控制后出现高钠血症,使高渗状态进一步恶化。

五、高渗疗法时血清钠与 OG 的监测

高渗疗法(甘露醇或高渗氯化钠溶液)是治疗伴有颅内压增高的危重患者的常用手段。当使用甘露醇时,建议监测血清钠浓度和血渗透压。虽然控制目标仍有争议,但多数学者认为目标值为血清钠 150～160 mmol/L,血渗透压 300～320 mmol/L。遗憾的是用血渗透压监测甘露醇治疗存在一定缺陷,故 Hinson 等认为在高渗治疗中,除需监测血渗透压外,还应监测血 OG,后者更能代表血清中甘露醇水平和清除情况,如血 OG 下降至正常,说明甘露醇已清除,如临床需要可再给予甘露醇治疗。

六、高钾血症抢救措施

高钾血症为一种可致命的电解质异常,因血钾过高会有严重的心脏毒性,可发生严重致死性心律失常。关于高钾血症的治疗,虽然临床上有葡萄糖加胰岛素、钙剂、碳酸氢钠及利尿等多种疗法,但是有些医师通常先给予葡萄糖加胰岛素静脉滴注,实际上此治疗方法是不合适的。如从时间维度来考量,这些治疗措施发生作用的时间明显不同,故其应用的先后次序不能颠倒:应首先应用离子对抗疗法,它能通过稳定细胞膜而迅速发挥作用;其次才是葡萄糖加胰岛素等疗法,30 min 后发挥作用,也许在这 30 min 内患者就可能发生心搏骤停,此时间差很可能就是抢救患者生命的关键所在。

高钾血症治疗措施应分为:① 紧急治疗:最先应用稳定细胞膜药物,如 10% 葡萄糖酸钙 10 mL 静脉注射,1～3 min 后即可见效,但持续时间较短(30～60 min),如心电图未改善,可在 5～10 min 后再追加 1 次;也可选用 5% NaHCO$_3$ 静脉快速滴注或 10～20 mL 静脉推注,5～10 min 后起效,效果可持续至滴注完毕后 2 h。钙及钠离子与钾离子有对抗作用,注射后能立即起作用,能快速缓解钾离子对心肌的毒性作用;其次才考虑葡萄糖与胰岛素及 β$_2$ 肾上腺素能受体激动剂,目的是将钾离子移入细胞内,这些措施发挥作用的时间要慢一些,多在 30 min 左右起效。② 后继治疗:目的是将钾离子排出体外,常用的药物及方法是襻利尿剂、噻嗪类利尿剂、阳离子交换树脂和血液透析或腹膜透析。③ 慢性治疗:处理原发病,饮食控制,纠正代谢性酸中毒,碱化尿液,纠正低醛固酮血症等。

七、顽固性高钾血症中的低醛固酮血症

临床上一些危重病患者出现不能解释的、慢性无症状的顽固性高钾血症,有时可补充一些糖皮质激素,会起到意想不到的效果。其机制是此类患者存在低醛固酮血症即获得性醛固酮缺乏症,该症多见于 50～70 岁人群,主要表现为口渴、多饮、恶心、呕吐、食欲不振、软弱无力、血压下降、心律失常等高钾血症和低钠血症表现,主要病因有各种肾脏疾病、糖尿病肾病、狼疮性肾炎、多发性骨髓瘤、痛风性肾病等系统性疾病引起的肾脏损害,亦可见于肝硬化、镰状细胞贫血、血色病、急性呼吸窘迫综合征等疾病,长期服用 β 受体阻断剂、前列腺素抑制剂(如吲哚美辛)也可引起本症。

故在危重病患者的治疗中应注意：① 任何临床上长期不能解释的高钾血症都要考虑醛固酮缺乏症的可能；② 肾衰竭患者的高血钾程度与肾衰竭程度不相符合时，应考虑本症可能；③ 糖尿病患者尤其是病程 10 年以上者合并本症的概率较大；④ 由于本症常合并有低钠血症及代谢性酸中毒，临床上常使用呋塞米等利尿剂，一定要注意避免引起更严重的低钠血症和加重酸碱平衡失调。

八、隐匿性中毒相关低钾血症

隐匿性中毒是急诊临床难题，易引起低钾血症的中毒有钡中毒和粗制生棉油中毒，了解这方面知识对中毒病史不明确的急诊患者的诊断十分重要。早在抗日战争时期，四川曾发生大批"趴病"病例，临床表现主要是肌肉软弱无力和瘫痪，严重者常因呼吸肌麻痹而死亡，后确定该病是钡中毒。钡中毒时钾离子从细胞内流出的通道被特异性阻断，而细胞膜上的 Na^+-K^+-ATP 酶继续使细胞外液中的钾离子不断进入细胞，因而发生低钾血症，引起瘫痪；引起钡中毒的是醋酸钡、碳酸钡、氯化钡、氢氧化钡、硝酸钡和硫化钡等溶于酸的钡盐。20 世纪 90 年代，我国某些棉产区出现一种低血钾性肌肉麻痹症，又被称为"软病"，其特征是四肢肌肉极度软弱或发生迟缓性麻痹，严重者常因呼吸肌麻痹而死亡，血清钾浓度明显降低，往往同一地区大量发病，且与食用粗制生棉籽油关系密切。粗制生棉油是一些小型油厂或作坊生产的，棉籽未经充分蒸炒甚至未曾脱壳就用来榨油，榨出的油又未按规定进行加碱精炼，故棉籽中的许多毒性物质存于油中。"软病"时低钾血症的发生机制尚未阐明，可能与粗制生棉油所含的棉酚成分有关。

九、高钙血症时心电图特征性 Osborn 波

心电图 J 波是指位于 QRS 波和 ST 段最早部位之间的一个十分缓慢的波，表现为当心电图 J 点从基线明显偏移后，形成一定的幅度，持续一定的时间，并呈圆顶状或驼峰状特殊形态。Osborn 波既往也称为驼峰征、晚发 delta 波、J 点波、电流损伤波、低温波等，并认为与低温、高钙血症、电流损伤、神经损伤以及早期复极综合征等有关，这对高钙血症的早期诊断有一定的指导意义。

1920 年 Kraus 对高钙血症实验狗造模成功后，发现其心电图出现特异性很强的 J 波，证实高钙血症心电图可出现 Osborn 波。1984 年 Douglas 等在高钙血症患者心电图中发现特征性 Osborn 波，即 J 波呈尖峰或驼峰状，而无圆顶状，同时伴 QT 间期缩短。此两点为特殊之处，有别于低温性 Osborn 波，后者 J 波为圆顶状，同时伴 QT 间期延长。

高钙血症 Osborn 波的发生机制是由于细胞外钙离子浓度升高时（正常时细胞外钙离子浓度是细胞内的 1 万倍），使心肌细胞复极 2 相的钙内流加快，2 相平台期缩短，复极加速，有效不应期和动作电位时程缩短，心电图相应出现明显 J 波，ST 段缩短，T 波增高，QT 间期缩短。

总之，疾病的现象纷繁复杂，还有假象混杂其中，而本质则隐藏在其深后。临床医师必须实事求是、全面地进行调查研究，具体分析各种诊断资料，善于从错综复杂的关系中区分真相与假相、现象与本质。危重病患者中可存在多种水电解质平衡失调，有些现象相对比较疑难和少见，临床医师应充分认识这些临床现象的发生机制，辨伪存真，这对减少误诊误治和提高危重病患者的救治水平十分重要。

（孟庆义）

第九节　非牙源性牙痛

牙痛是口腔科临床上常见的症状，很多患者就是因为牙痛而到口腔科就诊。引起牙痛的原因

很多,除了常见的牙体及牙周本身的原因外,颌面部的炎症或者肿瘤,以及神经疾患和某些系统性疾病都可能引起牙痛症状。因此,对于因为牙痛而就诊的患者,需要口腔科医师详细询问病史和细致的临床检查,分辨是系统性疾病引起的牙痛,还是口腔颌面部疾病引起的牙痛。对于牙齿本身引起的疼痛,就需要口腔科医生进一步判断是牙周还是牙髓的问题,这样才能对牙痛采取有效的针对性措施,避免误诊引起的不恰当治疗。另外,对于疼痛的认知,临床医生应该认识到疼痛是一种主观的症状,不同的个体对疼痛的敏感性和耐受性差别很大,所以临床客观检查与患者主观感觉要相互印证,必要时还需要结合辅助检查的结果进行诊断分析。

一、颌面部疾病所致牙痛

临床上除了牙齿本身和牙周疾病造成的牙痛,容易造成误诊和漏诊的主要是颌面部的炎症或者肿瘤,以及神经疾患和某些系统性疾病引起的牙痛,就是通常所说的非牙源性牙痛,应该引起临床医生的重视。临床工作中比较常见的有三叉神经痛、上颌窦良恶性病变、颞下颌关节紊乱病、心源性牙痛等,占误诊疾病的75%,其他如蝶腭神经痛、血管性头痛、颌面部肿瘤、带状疱疹、非典型性牙痛等疾病也有所报道。也就是说这些疾病都可能有牙痛的症状,而且大多是牙痛作为首发症状,才容易造成临床的误诊。所以临床医生应对引发牙痛的疾病有充分的认识,通过询问病史和体格检查,以及各项辅助检查明确诊断。

1. 三叉神经痛　三叉神经痛表现为在一侧三叉神经分布区域内出现的阵发性电击样的剧烈疼痛,历时数秒至数分钟,疼痛可自发。该病的特点是在头面部三叉神经分布区域内,发病骤发、骤停、闪电样、刀割样、烧灼样、顽固性、难以忍受的剧烈性疼痛,常有"扳机点",发作间歇期同正常人一样。这种疾病的疼痛特点有时容易与急性牙髓炎引起的牙痛相混淆,二者的鉴别点在于:牙髓炎引起的疼痛有病灶牙,而三叉神经痛没有明确的病源牙,但有时病变牙齿周围区域的组织可能成为"扳机点",使两者更加难以鉴别。急性牙髓炎的疼痛特点是夜间痛,有冷热刺激痛,无扳机点存在;三叉神经痛的发作可呈周期性发作,一般无夜间痛,有"扳机点",引起疼痛的刺激可不仅仅是温度刺激,说话、洗脸、刷牙都有可能出现疼痛。两者的疼痛特点也有所不同,急性牙髓炎的疼痛,患者一般不能明确定位是哪颗牙痛,有时上下牙也不能定位;三叉神经痛是沿三叉神经走行区域闪电样疼痛。另外,急性牙髓炎引起的疼痛经过牙髓治疗或拔除后,疼痛能够缓解,而三叉神经痛经上述治疗,疼痛症状无法缓解,从诊断性治疗的效果上的区别也可作为鉴别诊断的依据。

2. 上颌窦良恶性病变　由于上颌窦与上颌磨牙牙根紧邻,所以上颌窦疾病可能会引起同侧上颌后牙区的疼痛。所以上颌磨牙区特别是上颌第一磨牙的疼痛,临床上就不能只考虑牙源性的病变,否则容易误诊。上颌窦疾病与牙源性疼痛的鉴别在于:上颌窦炎症引起的牙齿疼痛与冷热刺激无关,多有叩痛,并且叩痛主要发生在上颌第一、第二磨牙,有时上颌前磨牙也会出现叩痛,而牙齿本身无明显的病变;同时会伴有上颌窦炎的临床表现,即上颌窦区压痛,有流脓涕病史,患者头位变化可能引起疼痛的改变。上颌窦恶性病变累及上颌窦下壁时,上颌磨牙可出现持续性、放射性钝痛,因为牙槽骨骨质破坏而出现牙齿松动,同时可能伴有同侧眶下区的麻木,严重的可出现鼻塞、鼻出血等症状。而来源于牙源性的疼痛,临床检查一般可以发现明确的牙体和牙周病变。X线和CT等影像学检查在上颌窦疾病和牙源性疾病的鉴别中具有重要意义:通过影像学检查,可以发现上颌窦内的新生物或炎性改变;在牙源性病变中则只能发现牙体或牙周组织的病变。

3. 颞下颌关节紊乱病　颞下颌关节紊乱病是一种发病机制尚未完全明了的口腔颌面部常见疾病,主要症状表现为关节区疼痛、运动时关节弹响,下颌运动障碍等。该疾病引起的疼痛与牙髓炎引起的牙痛都有向耳颞部放射的症状,容易引起误诊。两者的鉴别点在于:颞下颌关节病一般无自发痛,如关节有器质性破坏或肌痉挛时,相应的区域和肌肉组织会出现压痛,多伴有下颌运动的异常,关节区的弹响或杂音。而自发痛是牙髓炎显著标志,多伴有长期的冷、热刺激痛,一般可检查到明确的病源牙,而且基本不伴有下颌的异常运动。

此外,颞下颌关节紊乱病引起的区域性疼痛,有时还需要和智齿冠周炎引起的疼痛相鉴别。智齿冠周炎患者询问病史一般可以追溯到后牙区牙龈的肿胀和疼痛,进而出现咬肌或周围软组织的疼痛,临床检查可以发现有不同程度的张口受限,口内在第三磨牙周围的牙龈组织红肿、疼痛,甚至溢脓,有的患者在磨牙区的颊侧形成潴留性脓肿,辅助检查可出现白细胞总数和中性粒细胞计数的增高,呈明显的炎性反应。颞下颌关节紊乱病引起的疼痛,一般而言局限于关节区域周围,也有部分患者会出现向头面部和颈部放射痛的情况,但口腔内磨牙区牙龈无明显的炎症表现,实验室检查血常规可能略有变化或正常,但一般不会出现白细胞计数和分类的显著改变。

二、其他系统疾病所致牙痛

以上是几种常见的容易因牙痛而误诊的疾病,还有一些疾病也会出现以牙痛作为首发症状的表现,同样也会引起误诊。它们与牙源性疼痛的鉴别诊断简述如下:

1. 心源性牙痛　因冠心病心绞痛或心肌梗死发作引起的牙痛,称为心源性牙痛,这是一种牵涉性痛。由于冠状动脉供血不足,心肌发生缺血、缺氧时,代谢产物积聚,如乳酸、丙酮酸以及组胺及类似激肽的多肽类物质,刺激心脏自主神经的传入末梢,冲动传至大脑皮层,产生疼痛感觉。但是这种来源于内脏疼痛刺激可能被大脑误判为来自牙齿的疼痛,造成牙痛的“假象”。如果误诊误治,会产生严重的后果,因此对于此种疾病的鉴别尤为谨慎。心源性牙痛以老年患者居多,可伴有或不伴有冠心病等心血管病史,表现为阵发性、自发性牙痛,多发生在左侧上颌或下颌牙齿,但疼痛不能准确定位,疼痛较剧烈,服用止痛药无效,口腔检查无明显牙源性疾病,可伴有不同程度的心悸、胸闷等症状,常规心电图检查、心肌酶检查可发现异常,此时应考虑心源性牙痛的可能。而牙源性疼痛可检查到明确的病源牙,出现冷、热刺激痛,心电图检查不会出现明显异常。

2. 颌面部带状疱疹　颌面部带状疱疹引起的牙痛出疹前很难作出诊断,疼痛较剧烈,与牙髓炎或根尖周炎引起的疼痛十分相似,其疼痛多为深部烧灼样痛,常有颜面部先兆性疼痛,部分患者可出现发热等先驱症状。临床检查可见黏膜糜烂,皮肤有小水疱呈带状群集分布,且不超过中线,伴有颜面部神经痛。临床上口腔病源牙检查与症状表现不相符时,不能轻易进行牙髓治疗或拔牙。两者的鉴别点在于:颜面部带状疱疹可伴有前驱症状,如感冒、发热等,牙源性疼痛一般有既往的病史,如冷热刺激痛、食物嵌塞史等;临床口腔检查,带状疱疹引发的牙痛一般无法检查到明确的病源牙;另外一点就是带状疱疹在皮肤或黏膜上出水疱或糜烂,在牙源性疼痛是不可能出现的。

3. 其他疾病　此外,还有一些神经性疼痛如蝶腭神经痛、舌咽神经痛、继发于翼腭窝肿瘤引起的三叉神经分支分布区的疼痛,高空飞行时引起的航空性牙痛,口腔颌面部的涎腺结石、全身性的糖尿病、动脉硬化、癔症、神经官能症等,都有引起牙痛的报道,只是发生的概率很低。

三、非典型性牙痛

非典型性牙痛是发生在正常牙齿及牙周支持组织的一种难以解释的持续性疼痛症状,国际疼痛研究会将其归于慢性疼痛范畴。表现为顽固性的牙痛而无明确的病因。诊断目前尚不明确,多用排除诊断,即通过病史和全面检查排除口腔和其他器官的疾患。

诊断指征有:① 牙及周围牙槽骨持续或几乎持续的疼痛;② 没有明显的局部诱因;③ 要求疼痛超过 4 个月,已排除 X 线片不能马上看出的尖周损害;④ 触诊痛区敏感;⑤ X 线片正常;⑥ 躯体感觉神经麻醉阻滞定位不明确。从其诊断标准可以看出,该病只是表现为牙痛,而真正的病因并不是牙源性的。虽然该病的发生率较低,但口腔科医师对该病与牙源性疼痛的鉴别诊断尤其要重视。非典型性牙痛多见于成年女性,患者多伴有神经官能症、抑郁症或癔症,所以以前认为精神因素可能是该病的主要原因,近来有学者认为感觉神经损伤是引起该病的最可能原因。该病的好发部位为磨牙和前磨牙,常规口腔检查和影像学检查均无异常,结合病史,给予三环类药物和单胺氧化酶抑制剂抗抑郁治疗能够缓解。

综上,由于以牙痛首发表现的疾病,患者首诊均在口腔科,所以口腔科医师必须做好鉴别诊断。首先需要鉴别诊断的就是由于牙齿本身疾病造成的牙痛,其次是牙周组织疾病引起的牙痛;再次是牙齿附近口腔颌面部软硬组织疾病造成的牙痛;然后考虑是否是原发或继发神经系统疾病引起的牙痛;最后在除外以上疾病的情况下,还应考虑全身性疾病也可能会引起牙痛。根据以上诊断思路,口腔科医师不光要了解常见牙病的诊断方法,还要对这些可能会引发牙痛的系统性疾病有所了解,开阔视野以拓宽诊断的思路,系统询问病史和临床检查,防止发生误诊误治。

（吴仲寅）

参考文献

[1] Aldemir-Kocabas B, Karbuz A, Ciftci E, et al. An unusual cause of secondary capillary leak syndrome in a child: rotavirus diarrhea[J]. Turk J Pediatr, 2013,55(1):90-93.

[2] Antzelevitch C, Yan GX. J wave syndromes[J]. Heart Rhythm, 2010,7(4):549-558.

[3] Balink H, Collins J, Bruyn G. F18 FDG PET/CT in the diagnosis of fever of unknown origin[J]. Clin Nucl Med, 2009,34(12):862-868.

[4] Berend K. Acid-base pathophysiology after 130 years: confusing, irrational and controversial[J]. J Nephrol, 2013,26(2):254-265.

[5] Bisdorff A, Von Brevern M, Lempert T, et al. Classification of vestibular symptoms:towards an international classification of vestibular disorders[J]. J Vestib Res, 2009,19(12):113.

[6] Brenner DJ, Hall EJ. Computed tomography—an increasing source of radiation exposure[J]. N Engl J Med,2007,357(22):2277-2284.

[7] Chenniappan M, Sankar R U, Saravanan K, et al. Lead aVR—the neglected lead[J]. J Assoc Physicians India, 2013,61(9):650-654.

[8] Choi KD, Lee H, Kim JS. Vertigo in brainstem and cerebellar strokes[J]. Curr Opin Neurol, 2013,26(1):90-95.

[9] Cooper JG,Hammond-Jones D, O'Neill E, et al. The Clinical Decision Unit has a role to play in the management of acute undifferentiated abdominal pain[J]. Eur J Emerg Med,2012,19(5):323-328.

[10] de Zwaan C, Bar FW, Wellens HJ. Characteristic electrocardiographic pattern indicating a critical stenosis high in left anterior descending coronary artery in patients admitted because of impending myocardial infarction[J]. Am Heart J, 1982,103(4 Pt 2):730-736.

[11] Drachman DA, Hart CW. An approach to the dizzy patient[J]. Neurology, 1972,22(4):323-334.

[12] Donofrio G, Becker B, Woolard RH. The impact of alcohol, tobacco, and other drug use and abuse in the emergency department[J]. Emerg Med Clin North Am,2006,24(4):925-967.

[13] Fok PT, Primavesi R. Are all pulmonary embolism clinical decision rules equal? [J]. CJEM, 2013,15(5):300-302.

[14] Friedman BW,Serrano D,Reed M, et al. Use of the emergency department for severe headache. Apopulation-based study[J]. Headache, 2009,49(1):21-30.

[15] Gans SL, Pols MA, Stoker J, et al. Guideline for the diagnostic pathway in patients with acute abdominal

pain[J]. Dig Surg,2015,32(1):23 - 31.

[16] Gempp E, Lacroix G, Cournac J M, et al. Severe capillary leak syndrome after inner ear decompression sickness in a recreational scuba diver[J]. J Emerg Med, 2013,45(1):70 - 73.

[17] Geser R, Straumann D. Referral and final diagnoses of patients assessed in an academic vertigo center [J]. Front Neurol, 2012,3:169.

[18] Gueutin V, Vallet M, Jayat M, et al. Renal β-intercalated cells maintain body fluid and electrolyte balance[J]. J Clin Invest, 2013,123(10):4219 - 4231.

[19] Hannaford PC, Simpson JA, Bisset AF, et al. The prevalence of ear, nose and throat problems in the community:results from a nationalcross-sectional postal survey in Scotland[J]. Fam Pract, 2005,22(3):227 - 233.

[20] Herausgegeben von, Walter Siegenthaler. 内科鉴别诊断学[M].陆再英,苗懿德,译. 19 版. 北京:中国医药科技出版社,2011:502.

[21] Hinson HE, Stein D,Sheth KN. Hypertonic saline and mannitol in critical care neurology[J]. J Intensive Care Med, 2013,28(1):311.

[22] Hojsak I, Kolaoek S. Fat overload syndrome after the rapid infusion of SMOF lipid emulsion[J]. J Parenter Enteral Nutr, 2014,38(1):119 - 121.

[23] Karamanakos SN, Sdralis E, Panagiotopoulos S, et al. Laparoscopy in the emergency setting: a retrospective review of 540 patients with acute abdominal pain[J]. Surg Laparosc Endosc Percutan Tech,2010,20(2): 119 - 124.

[24] Karcz A, Korn R, Burke MC, et al. Malpractice claims against emergency physicians in Massachusetts: 1975—1993[J]. Am J Emerg Med, 1996,14(4):341 - 345.

[25] Karlson BW,Herlitz J, Wiklund O, et al. Early prediction of acute myocardial infarction from clinical history, examination and electrocardiogram in the emergency room[J]. Am J Cardiol, 1991,68(2):171 - 175.

[26] Keenan NG, Pugliese F, Davies L. The role of computed tomography in cardiovascular imaging: fromX-ray department to emergency room[J]. Expert Rev Cardiovasc Ther, 2014,12(1):57 - 69.

[27] Kerber KA, Brown DL, Lisabeth LD, et al. Stroke among patients with dizziness, vertigo, and imbalance in the emergency department apopulation-based study[J]. Stroke, 2006,37(10):2484 - 2487.

[28] Kerber KA,Meurer WJ, West BT, et al. Dizziness presentations in US emergency departments, 1995—2004[J]. Acad Emerg Med, 2008,15(8):744 - 750.

[29] Keshmiri-Neghab H, Goliaei B. Therapeutic potential of gossypol: an overview[J]. Pharm Biol, 2014,52 (1):124 - 128.

[30] Kitabchi AE, UmPierrez GE, Miles JM, et al. Hyperglycemic crises in adult patients with diabetes[J]. Diabetes Care, 2009,32(7):1335 - 1343.

[31] Kline JA, Courtney DM,Kabrhel C, et al. Prospective multicenter evaluation of the pulmonary embolism rule-out criteria[J]. J Thromb Haemost, 2008,6(5):772 - 780.

[32] Koita J, Riggio S, Jagoda A. The mental status examination in emergency practice[J]. Emerg Med Clin North Am, 2010,28(3):439 - 451.

[33] Kroenke K, Price RK. Symptomsinthe community:prevalence, classification, and psychiatric comorbidity [J]. Arch Int Med, 1993,153(21):2474 - 2480.

[34] Kubicki R, Grohmann J, Siepe M, et al. Early prediction of capillary leak syndrome in infants after cardiopulmonary bypass[J]. Eur J Cardiothorac Surg, 2013,44(2):275 - 281.

[35] Kumar A,Roberts D,Wood KE,et al. Duration of hypertension before Initiationofeffective antimicrobial therapy is the critical determinant ofsurvival in human septic shock[J]. Crit Care Med,2006,34(6):1589 - 1596.

[36] Laméris W, van Randen A, van Es HW, et al. Imaging strategies for detection of urgent conditions in patients with acute abdominal pain: diagnostic accuracy study[J]. BMJ,2009,338:b2431.

[37] Laurell H, Hansson LE, Gunnarsson U. Impact of clinical experience and diagnostic performance in pa-

tients with acute abdominal pain[J]. Gastroenterol Res Pract,2015,2015:590 - 346.

[38] Le Gal G,Righini M, Roy PM, et al. Prediction of pulmonary embolism in the emergency department: the revised Geneva score[J]. Ann Intern Med, 2006,144(3):165 - 171.

[39] Le May MR, So DY, Dionne R, et al. A citywide protocol for primary PCI inST-segment elevation myocardial infarction[J]. N Engl J Med, 2008,358(3):231 - 240.

[40] Lin WC, Lin CH. Re-appraising the role of sonography in pediatric acute abdominal pain[J]. Iran J Pediatr,2013,23(2):177 - 182.

[41] Ma JL, Shi XM, Zhao SF, et al. Fever of unknown origin in the elderly Chinese population[J]. J AmGeriatr Soc, 2012,60(1):169 - 170.

[42] Ma J, Wang Y, Zhao S, et al. Fever of unknown origin in an elderly adult with lipid overload syndrome [J]. J AmGeriatr Soc, 2012,60(5):984 - 985.

[43] Macaluso CR, McNamara RM. Evaluation and management of acute abdominal pain in the emergency department[J]. Int J Gen Med,2012,5:789 - 797.

[44] Miller CM. Update on multimodality monitoring[J]. Curr Neurol Neurosci Rep, 2012,12(4):474 - 480.

[45] Morales GX,Bodiwala K, Elayi CS. Giant J-wave (Osborn wave) unrelated to hypothermia[J]. Europace, 2011,13(2):283.

[46] Murata A, Okamoto K, Mayumi T, et al. Age-related differences in outcomes and etiologies of acute abdominal pain based on a national administrative database[J]. Tohoku J Exp Med,2014,233(1):915.

[47] Naughton BJ, Moran MB,Kadah H,et al. Delirium and other cognitive impairment in older adults in the emergency department[J]. Ann Emerg Med,1995,25(6):751 - 755.

[48] Nazerian P, Morello F, Vanni S, et al. Combined use of aortic dissection detection risk score and D-dimer in the diagnostic workup of suspected acute aortic dissection[J]. Int J Cardiol, 2014. [Epub ahead of print]

[49] Neuhauser HK, Von Brevern M, Radtke A, et al. Epidemiology of vestibular vertigo:A neurotologic survey of the general population[J]. Neurology, 2005,65(6):898 - 904.

[50] Newman-Toker DE, Hsieh YH, Camargo CA, et al. Spectrum of dizziness visits to US emergency departments:cross-sectional analysis from a nationally representative sample[J]. Mayo Clin Proc, 2008,83(7):765 - 775.

[51] O'Gara PT, Kushner FG, Ascheim DD, et al. 2013 ACCF/AHA guideline for the management of ST-elevation myocardial infarction: a report of the American College of Cardiology Foundation/American Heart Association Task Force on Practice Guidelines[J]. Circulation, 2013,127(4):529 - 555.

[52] Paolo R, Cristina T, Marta A, et al. Focus ontheraty: hemicrania continua and new daily persistent headache[J]. J Headache Pain, 2010,11(3):259 - 265.

[53] Petersdorf RG, Beeson PB. Fever of unexplained origin: report on 100 cases[J]. Medicine, 1961,40(1):130.

[54] Pfennig CL,Slovis CM. Sodium disorders in the emergency department: a review of hyponatremia and hypernatremia[J]. Emerg Med Pract, 2012,14(10):126.

[55] Pitts SR, Niska RW, Xu J, et al. National Hospital Ambulatory Medical Care Survey:2006 emergency department summary[J]. Natl Health Stat Report,2008(7):138.

[56] Pizon AF, Bonner MR, Wang HE, et al. Ten years of clinical experience with adult meningitis at an urban academic medical center[J]. J Emerg Med, 2006,30(4):367370.

[57] Rahkonen T, Makela H, Paanila S,et al. Delirium in elderly people without severe predisposing disorders: etiology and 1-year prognosis after discharge[J]. Int Psychogeriatr, 2000,12(4):473 - 481.

[58] Rosner MH,Dalkin AC. Electrolyte disorders associated with cancer[J]. Adv Chronic Kidney Dis, 2014, 21(1):717.

[59] Rouan GW, Lee TH, Cook EF, et al. Clinical characteristics and outcome of acute myocardial infarction

in patients with initially normal or nonspecific electrocardiograms (a report from the Multicenter Chest Pain Study)[J]. Am J Cardiol，1989，64(18)：1087 - 1092.

[60] Rusnak RA，Stair TO，Hansen K，et al. Litigation against the emergency physician：common features in cases of missed myocardial infarction[J]. AnnEmerg Med，1989，18(10)：1029 - 1034.

[61] Sacco S，Cerone D，Carolei A. Comorbid neuropathologies in migraine：an update on cerebrovascular and cardiovascular aspects[J]. J Headache Pain，2008，9(4)：237 - 248.

[62] Savitz SI，Caplan LR，Edlow JA. Pitfalls in the diagnosis of cerebellar infarction[J]. Acad Emerg Med，2007，14(1)：63 - 68.

[63] Sjaastad O，Fredriksen TA，Petersen HC，et al. Grading of headache intensity. A proposal[J]. J Headache Pain，2002，3(3)：117 - 127.

[64] Suzuki T，Distante A，Zizza A，et al. Diagnosis of acute aortic dissection by D-dimer：the International Registry of Acute Aortic Dissection Substudy on Biomarkers (IRADBio) experience[J]. Circulation，2009，119(20)：2702 - 2707.

[65] Timothy TH，Dana PT，Thomas AH，et al. Rounding behavior in the reporting headache frequency complicates headachechronification research[J]. Heache，2013，53(6)：908 - 919.

[66] Tolan RW Jr. Fever of unknown origin：a diagnostic approach to this vexing problem[J]. Clin Pediatr (Phila)，2010，49(3)：207 - 213.

[67] Van Randen A，Laméris W，Luitse JS，et al. The role of plain radiographs in patients with acute abdominal pain at the ED[J]. Am J Emerg Med，2011，29(6)：582 - 589.

[68] Van Randen A，Laméris W，van Es HW，et al. A comparison of the accuracy of ultrasound and computed tomography in common diagnoses causing acute abdominal pain[J]. Eur Radiol，2011，21(7)：1535 - 1545.

[69] Wright T，Myrick H，Henderson S，et al. Risk factors for delirium tremens：a retrospective chart review[J]. Am J Addict，2006，15(3)：213 - 219.

[70] Wunderlich R. Principles in the selection of intravenous solutions replacement：sodium and water balance[J]. J Infus Nurs，2013，36(2)：126 - 130.

[71] Yardley L，Owen N，Nazareth I，et al. Prevalence and presentation of dizziness in a general practice community sample of working age people[J]. Br J GenPract，1998，48(429)：1131 - 1135.

[72] 常平，刘洪臣. 老年患者非牙源性牙痛的临床分析[J]. 中华老年口腔医学杂志，2003，1(1)：19 - 21.

[73] 董成，刘冰，姚玉陆，等. 刍议医疗风险的形成因素[J]. 临床误诊误治，2011，24(9)：94 - 95.

[74] 董红. 非牙源性牙痛的鉴别诊断与误诊分析——附 24 例报告[J]. 北京口腔医学，2007，15(1)：44 - 45.

[75] 方学红，卢雪峰. 诊断学[M]. 8 版. 北京：人民卫生出版社，2013：22.

[76] 顾文清. 未明热的误诊与鉴别诊断[M]. 北京：学苑出版社，1997：30 - 48.

[77] 林兆谦. 发热疾病的诊断与病例分析[M]. 2 版. 北京：人民卫生出版社，2005：12 - 14.

[78] 罗勇，李强，张崇龙，等. 吸/呼时间比鉴别老年急性呼吸困难的临床意义[J]. 中国实用内科杂志，2000，20(3)：152 - 153.

[79] 罗勇，杨洁颖，韩锋锋，等. 充血性心力衰竭合并胸腔积液 60 例临床分析[J]. 临床内科杂志，1999，16(5)：249.

[80] 马小军，王爱霞，邓国华，等. 不明原因发热 449 例临床分析[J]. 中华内科杂志，2004，43(9)：682 - 685.

[81] 孟庆义，马锦玲. 497 例经典型不明原因发热患者病因分析[J]. 军医进修学院学报，2006，27(6)：418 - 419.

[82] 孟庆义. 不明原因发热[M]. 北京：科学技术文献出版社，2006.

[83] 孟庆义. 急诊临床思维[M]. 北京：科学技术文献出版社，2010.

[84] 孟庆义. 急诊诊断不明患者的最后一项鉴别诊断：急性中毒[J]. 中国急救复苏与灾害医学杂志，2009，4(10)：747 - 749.

[85] 孟庆义. 临床思维指南——急诊科典型病例分析[M]. 北京：科学技术文献出版社，2004：.

[86] 孟庆义. 论不明原因发热的诊断思维[J]. 临床误诊误治，2013，26(4)：14.

[87] 孟庆义.论急诊纠纷的处理原则与技巧[J].中国急救医学,2011,31(9):855-857.

[88] 孟庆义.论急诊临床实践中需关注的重点疾病[J].中国急救医学,2010,30(8):643-646.

[89] 孟庆义.论急诊误诊误治问题[J].中国急救医学,2010,30(9):772-775.

[90] 孟庆义.论急诊医师初始诊断方向的确定——概率论[J].中国急救医学,2010,30(4):348-351.

[91] 孟庆义.论临床医师的成长——天赋与培养[J].中国急救医学,2011,31(3):257-259.

[92] 孟庆义.论心肺复苏的核心原理——万变不离其宗[J].中国急救医学,2011,31(4):295-299.

[93] 孟庆义.主动脉瘤破裂位置诊断方法的探讨[J].中国循证心血管医学杂志,2008,1(1):61-62.

[94] 田万管,张文涛,孟庆义.主动脉壁间血肿误诊为泌尿系结石原因分析[J].临床误诊误治,2012,25(11):11-14.

[95] 王思元.不明原因发热的鉴别诊断[M].沈阳:辽宁科学技术出版社,2002:21-29.

[96] 肖海玉,朱红宝,徐腾达,等.急性患者意识状态改变临床特征分析[J].中华急诊医学杂志,2013,22(2):169-175.

[97] 张丽霞,吴广礼,王丽晖,等.血液净化治疗大负荷军事训练所致横纹肌溶解症并急性肾衰竭的多脏器功能障碍综合征[J].临床误诊误治,2012,25(3):68-70.

[98] 郑麟蕃,张震康,俞光岩.实用口腔科学[M].2版.北京:人民卫生出版社,1993.

[99] 钟南山,刘又宁.呼吸病学[M].2版.北京:人民卫生出版社,2012.

[100] 庄燕茹,陈宏柏.24例非牙源性牙痛的临床分析[J].广东牙病防治,2011,19(11):590-592.

第二十八章

过度医疗

第一节　过度医疗的伦理学分析

近年,过度医疗已经成为人们关注的热点问题。有相关研究证明,医疗资源总量的 20%～30%用于过度使用药品和无实际意义的医疗服务上,然而这种浪费与我国卫生资源的匮乏现状极不相称。而在美国,16%的扁桃体切除手术、17%的腕管综合征治疗、20%的心脏起搏器植入手术、27%的子宫切除手术、50%的剖宫产手术都是不必要的。因此,过度医疗不仅是中国的问题,也是世界的问题。为了更好地推进我国医药卫生改革,更好地发挥医学在保护和增进人类健康方面的作用,促进社会的发展与进步,对过度医疗进行伦理学分析十分必要。

一、过度医疗的表现形式和特征

过度医疗是指在医疗活动中,由于多种原因所引起的医疗机构和医务人员提供超越治疗价值和范围的多余方式。采用不必要的或错误的检查方法,使用与此疾病治疗无关的、治疗效果不明显或不确定的药品也都属于过度医疗。目前,过度医疗在医药行业中普遍存在,一般发生在医院,并已带来了严重的后果,最直接的体现就是"看病贵"。从医疗服务的本质上讲,这是有违医学道德规范的。

1. 过度医疗的表现形式

(1) 过度检查:过度检查表现为检查项目套餐化、检查结果孤立化、检查手段复杂化、检查指征扩大化等。造成过度检查的原因是多方面的,包括经济利益而诱导需求、对医疗设备的日益依赖、对医疗责任风险的规避、患者主动要求。据统计,我国 CT 检查阳性率仅为 10%,远低于世界平均水平 50%。过度检查,特别是滥用放射性检查的问题,应该引起我们高度重视。

(2) 过度治疗:过度治疗是指疾病的诊疗方式和手段超出了疾病诊疗的实际需要,表现为放宽住院标准;扩大治疗、手术适应证;热衷使用进口、高档医用器材等。据 WHO 统计,我国行剖宫产手术的比例为 46%,高居世界第一,其中 50%系人为干预的非正常剖宫产。对于冠心病患者,国际上行冠状动脉支架置入和冠状动脉旁路移植手术的比例是(7～8):1,而在我国则高达 12:1,很多不该置入支架的患者接受了支架置入治疗。临床中还大量存在放弃保守治疗、选用激进治疗的情况,造成了高昂的医药费用。过度治疗不仅给患者及其家属带来巨大的经济负担,也给患者身体带来了巨大的伤害。过度治疗还表现为经验用药,无的放矢;盲目用药;联合用药,搞"大包围";偏爱高档药物,冷落低廉药物;滥开辅助用药等。我国是抗菌药物使用大国,据国家卫生和计划生育委员会统计,我国 68.9%的住院患者使用了抗菌药物,37.0%的患者联合使用抗菌药物;平均100 位患者每日消耗 80.1 人份的抗菌药物,是 WHO 发布全球平均值的一倍多。滥用抗菌药物不仅导致我国有限医疗资源的浪费,还形成了严重的耐药性,给未来疾病的治疗增加了难度。

2. 过度医疗的特征

（1）诊疗手段超过疾病的实际需要：对于疾病的诊疗，本可采用简便的、廉价的甚至于一次就足够的手段，但却采用了复杂的、昂贵的甚至被分成多次的重复手段。此种医疗行为超出了疾病诊疗的实际需要，而且对疾病的治愈、康复未起到积极的作用，是不必要的、多余的及不合理的。例如，对恶性肿瘤晚期已经不可逆转或者已经出现死亡征兆的患者进行挽救生命的无效治疗。

（2）诊疗未符合疾病特点和诊疗规范：对于疾病的诊疗，不是从疾病的特点出发，未遵循相关疾病诊疗规范，采用超常规的治疗。比如，用药未遵循"能不用就不用，能少用就不多用；能口服不肌内注射，能肌内注射不静脉给药"的原则。未遵循医疗服务的一般原则，如未先选用无创伤手段，后考虑有创伤手段；未先选用常规手段，后考虑高新手段；未先选用单一手段，后考虑复合手段；未先选用廉价药物及耗材，后考虑高价药物及耗材等。

（3）医疗服务超出患方经济承受能力：一般来说，对于某种疾病的诊疗，医学界有相对公认的医药费用区间。如果某一疾病的医药费用超出这个区间，则可以认为该诊疗属于不合理的、过度的医疗（特殊病情除外）。纵使医疗机构和医务人员采用了适度的医疗，纵使对疾病的诊疗属于医学界公认的常规，如果其医药费用超出了个人、家庭以及社会的经济承受范围，那么同样应被认为是过度医疗。

（4）医疗服务无利于患者身心健康：如果在疾病诊疗的过程中，医生所提供的医疗服务使患者接受了本不应该接受的检查，应用了许多对疾病诊疗作用不大或者根本没有作用的药物，承受了许多本不应该承受的痛苦，比如某些诊疗手段所带来的痛苦，某些检查所提示的疑似结果加重患者心理负担甚至诱发新的疾病，对患者的生理和心理造成更大的伤害，同样属于过度医疗。

二、过度医疗的伦理学分析

过度医疗给国家、社会和家庭带来了一定的负面影响，它既是一个复杂的社会问题，也是一个伦理问题。就其社会和伦理方面而言，它与我国医药卫生领域的诸多矛盾紧密相关，而且跟既往有所不同，更多是由某些体制和政策所造成的。它的产生因素不单单有医院、医生因素，还有政府（包括财政、卫生、人力资源和社会保障等部门）、企业（包括药品、医疗设备、医用耗材等的生产和销售企业）和患者（包括患者本人及其家属）因素，是多方行为共同作用的结果。因此，简单地将过度医疗问题的矛头指向医院和医生是有失偏颇的。

1. 过度医疗的伦理弊端

（1）违背节约医疗资源并公正使用医疗资源的医学伦理原则：我国人口众多，医疗资源相对匮乏。过度医疗违背了节约医疗资源的医学伦理原则，在造成医疗资源极大浪费的同时，还助推了我国医药费用的不断上涨，增加了国家负担，加重了我国医疗资源匮乏程度。而且，当过度医疗用于部分患者时，势必导致其他患者无法享受到合理的医疗服务，使更多的患者失去公正使用医疗资源的权利。

（2）违背最优化及有利无伤的医学伦理原则：按最优化和有利无伤原则，医疗活动中，医疗机构和医务人员应当据患者实际情况，为患者提供最合理的治疗方案，如治疗手段最方便、疗效最佳、费用最经济。过度医疗则违背了这两个原则，会使患者遭受额外风险，提高医源性疾病发生率，造成个人医药费用不合理增长，甚至还可贻误疾病的诊疗，给患者及其家属带来不必要的经济和心理负担。

（3）违背知情同意的医学伦理原则：由于患者通常不具备完备的医学知识，医患间存在着严重的医疗信息不对称情况，因而需要医生充分告知患者病情以及治疗方案的选择、各种风险和注意事项等。过度医疗是医生利用技术和知识上的优势，在没有充分告知患者的情况下诱导需求，严重损害了患者的知情同意权，也造成了患者对医务人员的不信任，是医患关系紧张的重要原因。

（4）违背协同一致的医学伦理原则：过度医疗使得部分人置科学的医学原则、诊疗规范于不顾，在观念中形成"最贵的药就是最好的药"、"最高精尖的检查才是最好的检查"等误区，促使过度医疗现象愈发严重，在使某些人从中获得额外收益的同时，也形成了与科学、伦理道德相背离的恶果。

我国古代名医孙思邈在《备急千金要方》中有云："凡大医治病，必当安神定志，无欲无求，先发大慈恻隐之心，誓愿普救含灵之苦。"西方名医希波克拉底在其《誓言》中认为："无论至何处，遇男或女，贵人及奴婢，我之唯一目的，为病家谋幸福。"显然，过度医疗违背了医学治病救人、不怀有其他个人目的的宗旨，制约着医学目的的实现。

2. 过度医疗产生的原因　过度医疗每个国家都有，只是或多或寡，或轻或重，原因无非一为钱，二无知。"为钱"就是寻求利益最大化，"无知"却含义"深重"。绝对的无知与医疗技术有关，与患者的无理要求有关；相对无知就是与专业以外的观念和政策有关，或是把医院当成企业，推行"薄利多销"，或是亵渎医护人员的劳动价值，医生成了丑恶医疗制度的替罪羊，或是过度实行举证责任倒置制度，或是在市场上寻求自我发展。如此繁多的制度缺陷，久而久之，"过度"成为医生寻求的保护伞。

（1）政府层面：2009年，我国各级医疗机构共静脉输液104亿瓶，动辄输液已经成为中国医疗领域一道"亮丽的风景线"，成因既复杂也简单。

"复杂"，就是顶层设计复杂，而且由来已久。政策的设计者一直没有认识到医疗卫生的基本规律，没有认识到政府在基本医疗服务以及公共卫生服务中所应承担的责任，因而造成应该由政府投入的却不投入，并且"摸着石头过河"，把整个公立医院体系置于市场中，甚至出现"医院反哺政府"的现象。经过三十多年的市场化发展，"看病难、看病贵"问题日益凸显，医疗问题也被誉为新时期中国的"新三座大山"之一，这体现出"摸着石头过河"力不从心。之后，医疗卫生体制改革新方案提出，要将基本医疗作为公共产品向全社会提供，并且计划2009—2011年增加8 500亿元的投入。可是，这8 500亿元的"投入"却被当成"投资"，试图经这一"投资"拉动内需，将其作为经济发展的一个增长点。

而"简单"则是尚未将支付制度作为杠杆。目前，按服务收费的制度并未通过服务定价充分体现医护人员的劳动价值，更未体现对医生诊疗经验价值的重视。虽然现在挂号费有所提高，但相比于香港和国外和其他地区，差距依然非常大。与此同时，现行的支付制度反倒有一种变相的引导，迫使医院不得不通过"创造"服务获得支付。在一些地方，政府对基层医疗机构补偿不足，取消药品加成"迫使"医院、医生通过输液等为数不多的收费来弥补药品"零加成"所造成的总收入下降。类似的内外因素促使我国成为世界首屈一指的"输液大国"。

其实，很简单的两个思考：若药品、耗材和设备投入是一种成本，那么经单病种总额支付，过度医疗可能就不会成为普遍现象；若医生劳动报酬可经合理服务来体现，那么过度医疗行为就会减少。

（2）企业层面：如今政府对公立医院投入不足，实行"以药养医"政策以及药品虚高作价也促使医药企业成为过度医疗的推手。绝大多数的医药企业是市场化运作，追求经济利益是其终极目标，因而药品、耗材、设备的销售是关键所在，并且要尽可能地提高销售总金额。一方面，在同样的销售量之下，单价提高，医药企业所获得的销售总金额随之上升，所以医药企业会选择提供单价较高的药品出售。与此同时，公立医院在政府财政投入不足的情况下，需要想方设法筹集资金以维持医院的正常运转。而同样疗效的药品，定价10元与定价100元对医院是有显著差异的。因为在合规的15%药品加成下，如果医院选择前者，则只能获得1.5元，但选择后者则能获得15元，两者相差10倍。对于缺乏资金的医院来说，后者更胜一筹。因此，医药企业与公立医院形成利益共同体,都是尽量选择高单价的药品,故而助推了过度医疗。

另一方面,由于我国药品虚高作价,就算取消了15%的药品加成,药品价格仍然偏高,关键还在于中间的流通环节。葛兰素史克事件也向公众揭示了对医院与医生行贿是部分医药企业推销药品的惯用手段,而且在政府投入不足的情况下,在薪酬体系尚未体现医护人员合理劳动价值的情况下,部分医院与医生会接受行贿,进而选择使用行贿企业的药品。所以,这也助推着过度医疗问题的产生。

(3)医院层面:政府对公立医院投入不足是公立医院运转的硬伤,因而公立医院需要想方设法获得足够的资金,并且这已经成为普遍的现象,无法获得足够资金的公立医院则会在激烈的市场竞争中惨遭淘汰,门可罗雀;反之,不断扩张,门庭若市。

为获得足够资金维持医院正常运转,公立医院在对外方面,上文的"企业层面"已做了部分论述。此外,公立医院还会运用市场营销中"薄利多销"策略为患者提供医疗服务。看似提供的医疗服务单价低,但却以其数量大幅增加获得了更多的收入,过度医疗形成。同时,由于价格被压低,但服务量大增,一方面亵渎了医护人员的劳动价值,另一方面加重了医护人员的工作负担,使得医疗质量与安全性不能得到很好的保障,最终损害的还是患者权益。而在对内管理方面,医院通过层层指标的下达,以绩效考核的形式对各科室和医生的用药、开检查单等情况进行考核。由于这与医生收入息息相关,甚至还关乎科室的荣誉、医生个人的晋升,层层压力导致了"大处方"、"大检查",过度医疗应运而生。

(4)医生层面:过度医疗的产生首先是因医生专业知识和临床经验不足,导致一些不必要的检查和治疗,这需医生通过个人努力提高医术来加以避免。其次,受我国现有法律规定影响,医生会考虑到将来可能有打官司的问题。为"免责",医生只有把能做的检查都做了,能开的药都开了。一旦患者对治疗效果不尽满意或家属对治疗方式有不同意见,医生则通过过度医疗的方式一定程度上避免"考虑不周"、"漏治"等责任的承担。再次,一些医生的用药习惯难以纠正,尤其是保护性、预防用药的过度使用。比如,为了预防院内交叉感染,可能会提前或加大剂量使用抗菌药物,这不但增加了患者的耐药性风险,也严重浪费了医疗资源。最后,医生队伍中也确实存在少数部分唯利是图、贪图回扣、同行恶性竞争等不良医德的医生。

(5)患者层面:现在一些医院之所以热衷于输液、过度检查等诊疗措施,原因还在于患者对输液、检查、药品的作用等有不正确的认识,甚至会主动要求医生提供这方面的医疗服务。所以,患者对医疗服务的认知、民众的健康素养有待进一步提升。但是,其中最主要的原因是少数医生出于对经济利益的追求,并不拒绝患者的这些不合理要求,比如在输液过程中并不单纯给患者输0.9%氯化钠注射液、葡萄糖溶液,而是联合用药,大量使用抗菌药物,以便收取更高的提成,获得更多的经济利益。

三、过度医疗的综合治理对策

1. 政府要承担起举办公立医院的责任　政府要明白医疗服务属性,尤其是政府办的医院如何更好体现公立医院的公益性。从政府管理层面来说,过度医疗的根源是政府实际投入不足,把公立医院推向市场,使得其在市场上"奔跑"。公立医院要体现公益属性,政府必须在财政投入上给予足够的支持,尤其是在基本建设与维修、大型设备购置以及退休人员的工资、人才培养等方面。公立医院没有了经济上的后顾之忧才能"轻装上阵",才不用老想着"创收",也才不会出现医生开"大处方"、拿回扣、过度检查和过度治疗等一系列过度医疗的问题。

2. 完善监管体制和医疗服务体系　如何判断过度医疗,尺度较难拿捏。国外完全是由行业学会去判断,尤其在排除性诊断上,更无行政干预手段。一项阴性检验结果一定是有用的,但需提请注意的是,如果一位医生所开的检查中阴性结果比率很大,那么他就存在过度检查的嫌疑。然而目前我国监管体系非常无力,行业组织自律与自治体系基本空白,行业并没有建立绝对的专业自治的权威,不足以履行自身的行业责任,维护自身的专业话语权,也不足以惩罚业内的恶劣行为。因此,要尽量减少行政干预,放开诸多管制,让行业和专业自理、自制、自足、自律,从而规范医疗行为。

3. 改革医生薪酬体系　目前,人们责怪医院和医生的方式过于偏激和表面化,仅仅强调加强医德建设是远远不够的。"签订红包协议"不仅伤害行业自尊,而且根本就是一种懒政。我们应该反思的是如何从根源上和法律上去加强,实实在在地保障医生的权益,真真切切地体现医生的劳动价值。当前正在推行的医生多点执业是一个很好的办法,我们可以通过改革支付方式来体现医生的劳动价值,使医疗下沉、医生下沉,减少过度医疗。具体来说,支付制度的建立应该以循证医学和临床路径为基础,建立起按单病种付费和按疾病相关组诊断付费的支付制度,消除按项目付费诱导需求的弊端。

4. 持续改进医疗服务　在疾病的预防与诊疗过程中,医院、医护人员及医学科研机构和人员要不断结合临床理论与实践,完善预防措施,改进诊疗手段,经实施临床路径等使诊疗不断科学化、规范化和程序化,同时结合医院内部科学的管理,通过绩效考核和激励机制,减少医院过度医疗行为。

5. 加强全民医学科普教育　在全民教育的每个阶段都开展医学科普的相关教育课程。通过科普与学习,增强每位公民的健康素养,树立科学的预防观念,一方面奠定政策制定的理念基础,另一方面以观念指导行动,减少实际生活中过度医疗的行为,最终形成尊重生命和尊重医生的社会风气。

6. 规范媒体广告宣传　近年来,医疗广告不再仅限于张贴广告,也不再局限于在报纸、杂志和电视上,而出现在各种新兴的网络媒介上,如微博、微信等。在加强全民医学科普的同时,尤其是要进一步严格控制医疗广告,甚至效仿国外的做法,严禁公共媒体发布医疗广告,禁止那些误导患者的养生栏目。

总之,我国过度医疗问题涉及面广、涉及量大,需要综合治理,结合国外经验和我国实际,要解决我国过度医疗问题,需政府、企业、医院、医护人员与患者的积极配合。

(廖新波)

第二节　警惕新的诊疗技术带来的过度医疗

随着现代科学技术的高速发展,医学领域中各类高新技术不断被开发和应用。近年来,新的医学诊疗技术进入了一个空前的高速发展阶段,新技术、新设备层出不穷,并大量应用于临床。高新技术不仅为临床正确诊断疾病提供了基础,而且为临床治疗提供了许多新的途径。新的医学诊疗技术还丰富了预防保健、医学研究等手段,有力推动了医学科学的发展。总体来说,医学新技术的发展和运用极大改善了人类健康水平、延长了人类的期望寿命、减轻了疾病痛苦、提高了人类的生活质量。然而,科学技术的发明和使用,历来是一把双刃剑,尤其是医学高新技术。新的诊疗技术的有效性、安全性和最佳适用范围必须予以充分的论证后才能普及与推广。由于各种主客观原因造成有些诊疗技术被过度使用甚至滥用,不仅会给医疗卫生事业带来消极和负面的影响,而且对整个人类社会也是一种巨大的伤害。本文就新的诊疗技术带来的过度医疗若干问题进行如下

探讨:

一、新的诊疗技术可能推动过度医疗

世界上有些落后和欠发达国家和地区的人民正面临着严重缺医少药的困境,而在经济发达国家和地区过度医疗却已成为一种通病。我国地域经济差别巨大,即便在同一地区个人贫富差距也很大,在诊疗不足和诊疗过度方面同样面临着这一窘境。有研究证明,医疗资源总量的 20%～30%用于过度使用药品和无实际意义的医疗服务上,而这种浪费与我国卫生资源总体匮乏现状极不相称。而在美国,16%的扁桃体切除手术、17%的腕管状综合征治疗、20%的心脏起搏器植入手术、27%的子宫切除手术、50%的剖宫产手术都是不必要的。

近数十年来由于现代科学技术的高速发展,医学高新技术应用的日新月异,极大提高了疾病的诊疗水平。但是,医学新技术的应用能否真正使大多数患者受益还取决于新的诊疗技术是否针对适合的人群。当新的诊疗技术应用于不适当的人群,或在不适当的时间使用了不适当剂量或使用途径不正确时,则其只能带给人类痛苦和灾难。由于某些医疗器械生产制造和销售企业的商业和经济利益驱动、医务人员的急功近利、患者对健康恢复所产生不切实际的幻想,以及人类对医学新技术客观认识的局限性等因素,都会造成部分诊疗技术被过度使用,甚至滥用。

近年来发现医学新技术造成的过度医疗事件不胜枚举,其中最典型的是经皮冠状动脉介入(percutaneous coronary intervention,PCI)技术的滥用。20 世纪 80 年代 PCI 技术首次成功应用于临床,开创了冠心病治疗的新纪元,虽然大量的证据证实 PCI 对某些急性冠状动脉综合征具有肯定的疗效且挽救了大量冠心病患者的生命,但是目前也有大量证据证实对于减少稳定性冠心病所导致的病死率、非致命性心肌梗死、计划外血运重建或心绞痛方面,PCI 并不优于单纯的药物治疗。有数据显示,多达 76%的稳定性冠心病患者可避免 PCI,这样每例患者至少可以平均节省9 450 美元的医疗费用。与药物治疗相比,PCI 并不能给稳定性冠心病患者带来更多的临床受益。但在现有大量证据面前,为什么医生仍热衷于 PCI 呢? 美国 Boden 博士认为虽然许多医生表面上崇尚循证医学,但实际上更倾向于接受有利于自己所习惯的临床诊疗方式的试验结果,而忽视或轻视与自己临床实践理念相抵触、与传统观点相冲突的最新临床试验结果。此外,现行医生服务性收费模式和医院盈利机制,从程序上和经济利益方面驱使医生更愿意开展更多的有创介入治疗。

近年关于肿瘤筛查是否属于过度医疗的话题已引起人们的高度关注,似乎可以推断对所有人群,而不是针对高危人群所进行的大规模肿瘤筛查弊大于利。近一个世纪以来人们头脑中根深蒂固的"肿瘤筛查能够早期发现肿瘤,并进行早期治疗,能够延长寿命"观点正在受到前所未有的挑战。大量肿瘤标志物的发现,对恶性肿瘤的诊断及转移、复发的判断起到了很重要的作用,但是这些肿瘤标志物一旦被盲目地运用到肿瘤筛查时可能会造成悲剧性后果。前列腺特异性抗原(prostate specific antigen,PSA)是前列腺癌的标志物,但是它被用做肿瘤普查时会造成一系列意想不到的结果。美国是世界上最"崇尚"年度体检和肿瘤筛查的国家,通过 PSA 体检筛查发现前列腺癌患病率是一般国家的 100 倍,美国男性被确诊为前列腺癌的比例高达 15.9%。有临床试验证明通过体检发现的局限性前列腺癌患者不治疗与手术根治相比,病死率并无统计学差异,反而手术患者出现了大量的并发症。此外,乳腺癌、卵巢癌的大规模筛查也引起了大量争议。

二、医学科学发展应该严格受到伦理学制约

医学科学涉及人类的健康和生命,它的发展显然与一般自然科学的发展有着显著的不同。医学科学既包含着自然科学的内容,同时又包含着社会科学的内容。自然科学的发展很少甚至无需

受伦理学的制约,而相反医学科学的发展却应该严格受到医学伦理学的制约。

新的诊疗技术必然会或多或少地导致过度诊疗,这是由医学科学和人类行为的特殊性所决定的。人类渴望健康和长寿,但是生老病死是人类无法回避的现实。当面对难以治愈的疾病和死亡时,无论患者本人、患者家属还是医务人员总是希望想方设法通过各种手段去战胜疾病和死亡。一旦出现新的诊疗技术后医生总是跃跃欲试,想为绝望的患者和家属燃起希望,如果尝试失败并及时终止,可将过度诊疗造成的危害降至最低,如果尝试成功,必然又会进一步扩大使用范围,直到最后一次失败。

医务工作者必须通过临床实践才能知道新的诊疗技术的适用范围和最佳使用剂量、途径等,可见发现医学新技术是否被过度使用具有一定的滞后性。但是这种过度诊疗认识上的滞后性如果及时加以修正,那么对人类的伤害是相对有限的。在此必须提出人类的特殊性——对健康和长寿的渴望以及喜欢探索的精神,一旦超出了理智的范围,再加上经济利益的诱惑,过度诊疗必然泛滥成灾。

如何让医学科学的发展不偏离正轨? 如何最大限度地减少由于新的诊疗技术所带来的过度医疗? 如何让患者最大限度地得到由于新的诊疗技术所带来的益处,而不是健康风险和死亡风险? 显然,医学发展需要一个"紧箍咒",它就是医学伦理学。1989 年美国 Beauchamp 和 Childress 在《生物医学伦理学原则》一书中提出了四个原则:不伤害原则、有利原则、公正原则和自主性原则,且已经得到国际伦理学界的广泛认可和接受。不伤害原则是医学伦理学中必须遵循且最重要的原则,不必要的诊疗使患者无论在经济利益上还是肉体和精神上都蒙受伤害。但不伤害原则并不是绝对的,有时它会和其他原则相冲突,最常见情况是不伤害原则与有利原则产生冲突,这在临床上很常见。如恶性肿瘤患者需要化疗、脏器切除,化疗药物的毒副作用对全身的不良反应、脏器切除后对人体功能的影响,都是违背不伤害原则的,但化疗和恶性肿瘤切除可能会延长患者生命和减轻患者症状,这对患者又是有利的。所以当不伤害原则和其他原则相冲突时,应该在患者知情同意的前提下,两权相利取其重,两权相害取其轻。

然而临床医生往往过度看重有利原则而忽视不伤害原则。任何一种新的诊疗技术在推广和普及前必须小心翼翼地进行临床验证,医学科学的发展应该严格受到伦理学的制约。也许有人会认为过度强调不伤害原则会影响和阻碍医学科学的发展,"伤害"是医学科学发展的必要代价。其实这种观点是非常错误的,医学科学的发展宗旨是为了人类更健康和更长寿,"伤害"本身就是与健康和长寿相悖的,造成大量"伤害"的医学科学本身就不是什么科学,又何谈什么发展呢?!

三、新的诊疗技术有效性和安全性论证

面对挑战,新的诊疗技术只有用于最适宜的人群才能最大限度地体现其有效性和安全性,才能最大限度地避免过度诊疗。然而,这一切我们无法预先获知,我们只有通过设计严谨的临床试验加以论证,这些临床试验结果最终会以科学论文的形式发表在专业杂志上。目前许多医生都认为现代医学是循证医学的时代,非常崇尚循证医学,大家都坚信通过严格设计的最佳证据临床试验来证实新技术的有效性和安全性,可以避免新技术的过度诊疗。然而,这些最佳证据真的能避免过度医疗并给患者带来安全吗? 由于受到临床试验研究者个人主观因素的影响,以及目前我们对论文质量评价还存在许多"盲区",答案也许是令人非常困惑的。事实上,每年有大量互相矛盾的研究结果和学术争议论文发表在各类医学专业期刊上,让我们深感新的医学诊疗技术有效性和安全性的论证面临着巨大的挑战,同样一些临床指南也受到前所未有的挑战。

首先,论文数据的真实性是目前我们判断新的诊疗技术是否有效和安全的最大挑战。最佳临床证据的最重要特征是真实性,目前作为医学专业杂志审稿人能够做的仅仅是形式上的真实性审

查,主要针对研究设计方案而言,包括有无恰当的对照组、纳入标准和排除标准是否明确、组间的临床基线是否具有可比性、干预措施是否科学、分析终点指标是否确切、统计学方法是否适合等。作者无须提供任何真实的原始数据,读者和杂志社工作人员也不可能对临床试验过程进行可追溯的核查。所有读者(包括临床指南的制定者)只能默认所有发表论文的结论均为真实原始数据的统计结果,显然这是个"伪命题"。

研究对象的异质性(也称个体差异、表型、亚型)也给我们判断新的诊疗技术是否有效和安全带来了极大的挑战。医学作为人体健康、疾病预防和诊疗的研究学科,研究对象是人类,而人类是由每个个体所组成,而每个个体由于受到不同的遗传基因和不同环境因素的影响,会体现出一定的差异性,有时候这种差异性非常明显。举例来说,作为人类最常见的慢性疾病——慢性阻塞性肺疾病(chronic obstructive pulmonary disease,COPD),目前已被发现存在着很大的异质性,不同的临床表型种类高达近十种。不同研究者虽然都是在研究 COPD,但是不同的研究者可能是在研究不同的"疾病"。众所周知,慢性支气管炎和肺气肿是两种不同的疾病,但上述疾病患者的肺功能达到了 COPD 的诊断标准时却均被称之为"COPD"。目前 COPD 的诊疗存在着大量的争议,这些研究的矛盾结果很大程度上来源于对这些临床异质性的混淆。疾病的异质性对论证新的诊疗技术的有效性和安全性带来了很大的困惑,因为对某一种临床亚型有效和安全的诊疗技术对另一种临床亚型并不一定同样有效和安全。

除了论文数据的真实性和研究对象的异质性外,目前许多论文还存在着大量未被重视的偏倚。众所周知,目前循证医学中把研究证据的强度推荐为 5 个等级,其中对于治疗方面证据级别最高的 Ia 类证据是同质性随机对照试验的系统评价。系统评价是指全面收集全世界所有的对某一主题的相关研究,对所有纳入的研究逐个进行严格评价,联合所有研究结果进行综合分析与评价,必要时进行 meta 分析,对某一种治疗方案得出有效、无效或需进一步研究的结论。然而发表偏倚使这一所谓的最高级别证据的可靠性大打折扣,一般杂志不愿意发表阴性结果的文章。另一种发表偏倚可能人们尚未重视,笔者称之为"创新"发表偏倚,许多杂志要求发表论文具有创新性,而不愿意发表已经成为"定论"的论文。既然医学专业杂志社不愿意刊登阴性结果和无创新性的论文,那又何来"全面收集全世界所有相关研究"?!meta 分析的结论是通过一种定量合成的统计分析综合权衡研究者的阳性结果和阴性结果,其正确性完全依赖 meta 分析者是否收集到某一领域研究的所有文献(包括阴性结果、不具有创新意义研究结果的文献)。论文发表偏倚直接导致 meta 分析的不科学性和不可靠性,而我们的读者(临床医生)和专业书籍、教科书等还在对 meta 分析顶礼膜拜,把这种"不靠谱"的东西视为循证医学的最佳依据,事实上这是一种超现实的理想状态,在实际医学世界里并不存在。这也是导致目前医学领域中学术观点混乱、学术争议不断的重要原因之一。

还有一种偏倚也值得关注,笔者称之为"专利保护失效偏倚"。目前要完成一项大样本的临床药物试验所需金额非常巨大,国外一些新药试验动辄数千万美元(约等于上亿元人民币)。当一个成熟的 A 药被广泛应用于临床,随着时间的推移,专利保护期到期,大量仿 A 药出现,使 A 药价格下跌,包括原创研发单位在内的所有制药公司均不可能获得垄断性的高额利润。此时没有任何一家制药公司愿意支付巨资为他人作嫁衣——做有关利于 A 药的临床试验。相反,制药公司为了获取高额垄断利润,必须不断地开发新的品种,一旦开发了 B、C 新药,为了向临床推广,制药公司愿意斥巨资进行针对 B、C 新药的大样本临床试验。目前,新药的大样本随机双盲对照临床试验的数量远远多于老药,而临床指南制定者和临床医生深受循证医学的"熏陶",又十分看重大样本随机双盲对照临床试验的研究结果。这种"专利保护失效偏倚"所产生的研究数量上的失衡对现代医学也有着一定的影响,直接或间接导致"论文失真"、"指南失真"和现代医生"喜新厌旧"的临床实践模式,使临床医生过度关注新的诊疗技术。

综上所述,随着科学技术的不断发展,新的诊疗技术被大量应用于临床。确保新的诊疗技术的有效性和安全性,是保障新的诊疗技术不被过度应用或滥用的最核心问题。新的诊疗技术在大规模推广普及应用前,应完成反复多次且严格设计的临床试验,并对患者进行临床亚组和异质性分析,确定使用新的诊疗技术的最适宜范围,在安全性和有效性并不十分明确时不宜盲目扩大适应证。在新的诊疗技术应用时还应遵循医学伦理学中不伤害原则。许多新的诊疗技术确实为人类健康和长寿做出了重要贡献,然而任何一种新的诊疗技术都有其适用范围,超越了该适用范围,就是过度医疗。只有在适合的时间、针对适合的患者、使用适合的剂量和途径,新的诊疗技术方能显示出最大化的正面效应。

(罗　勇)

第三节　过度诊疗是侵权违法行为

近年来,医患关系紧张,医患矛盾尖锐,医患冲突不断,2015 年 8 月 29 日第十二届全国人民代表大会常务委员会第十六次会议通过的《中华人民共和国刑法修正案(九)》,也为诊疗场所的正常秩序维护和医务人员权益保护增加了力度。但是,我们也要注意,医患关系不和谐,医疗行风问题同样值得关注,医疗廉政建设已经成为全社会关注的焦点和热门话题。如"红包"、"回扣"、乱收费等问题在医疗机构时有发生,由此导致的"过度诊(医)疗"问题,有的地方甚至到了触目惊心的地步。医疗卫生是关乎广大人民群众健康的重大民生问题,加强医疗卫生行业的廉政建设,有效遏制过度诊(医)疗不仅关系到医疗机构及医务人员的形象塑造,更关系到广大患者及其亲属的合法权益,和医患关系的和谐。早在 2010 年 7 月 1 日施行的《中华人民共和国侵权责任法》中,对过度检查就有专门规制,即,从侵权责任法律规范来说,过度诊(医)疗,尤其是其中的"过度检查",就是民事侵权违法行为。本节试图从卫生法学构建角度,浅述过多诊疗的相关问题。

一、过度医疗的定义

过度医疗(也称过度诊疗)被认为是导致"看病贵"的重要原因之一,是指医疗机构及其医务人员在医疗业务活动中,违反规定、约定义务及诊疗规范,提供了超过患者所患疾病实际需求的医疗服务,造成服务对象人身伤害及财产损失的行为。通常认为,过度医疗服务主要表现为过度检查、过度用药(以抗生素和抗肿瘤药物的滥用为最突出)、诱导手术。过度医疗行为虽然违法,但在《侵权责任法》施行之前并没有具体法律条文有针对性地对其明确加以规范。《侵权责任法》首次予以明文规定,赋予医疗机构及其医务人员实施合理检查的义务。

医疗服务是否恰当,抑或"过度",认定较为困难,尽管临床医学有相对统一的诊疗规范、诊疗标准和原则,但医学本身的局限性、生命现象的复杂性、患者个体差异性对治疗的影响,都会导致对过度医疗的判断出现困难,甚至认识抵牾。同一种疾病,不同体质、不同年龄的人会有截然不同的表现,单独的患者个体在疾病的不同阶段也会有不同的表现,业内称此现象为"人不会按照教科书生病"。这些千变万化的复杂情势会影响到疾病的检查与治疗及其合理性的判断。

除医学角度外,对于过度医疗的判断还有其他方面的因素要考虑,比如患者经济上的承受能力,甚至包括心理上的承受能力。相同的疾病、相同的表现、相同的治疗,对于经济条件较好的患者不是问题,但对于经济条件较差的患者而言就可能构成了过度治疗。同样的病况同样的诊疗,还可能因为不同的报销渠道与体制,而导致患方在经济结果的负担上大为不同,从而导致纷争。

二、有关法律规制

《侵权责任法》第六十三条规定:"医疗机构及其医务人员不得违反诊疗规范实施不必要的检查。"学界认为,本条规定是过去的医疗法规、规程所未见的,是针对近年社会上对医疗机构扩大医学检查范围、增加检查项目带来的就医费用不断增加的诟病而制定的。此条经过多次修改,原来第三次审议稿中规定的是:"医务人员应当根据患者的病情实施合理的诊疗行为,不得采取过度检查等不必要的诊疗行为。"经过这次修订为正式法律条款后,相对比原来的条款可操作性更强。笔者以为,该条的明确规制虽然是前所未有的,但是,类似意思的间接规定早已有之。举例如下:

1.《中华人民共和国执业医师法》

第二十二条　医师在执业活动中履行下列义务:

(一)遵守法律、法规,遵守技术操作规范;

(二)树立敬业精神,遵守职业道德,履行医师职责,尽职尽责为患者服务;

第二十五条　医师应当使用经国家有关部门批准使用的药品、消毒药剂和医疗器械。

除正当治疗外,不得使用麻醉药品、医疗用毒性药品、精神药品和放射性药品。

第二十六条　医师应当如实向患者或者其家属介绍病情,但应注意避免对患者产生不利后果。

医师进行实验性临床医疗,应当经医院批准并征得患者本人或者其家属同意。

2.《医疗机构管理条例》

第二十五条　医疗机构执业,必须遵守有关法律、法规和医疗技术规范。

3.《医疗机构管理条例实施细则》

第五十五条　医疗机构应当按照卫生行政部门的有关规定、标准加强医疗质量管理,实施医疗质量保证方案,确保医疗安全和服务质量,不断提高服务水平。

第五十六条　医疗机构应当定期检查、考核各项规章制度和各级各类人员岗位责任制的执行和落实情况。

第五十七条　医疗机构应当经常对医务人员进行"基础理论、基本知识、基本技能"的训练与考核,把"严格要求、严密组织、严谨态度"落实到各项工作中。

第五十八条　医疗机构应当组织医务人员学习医德规范和有关教材,督促医务人员恪守职业道德。

第五十九条　医疗机构不得使用假劣药品、过期和失效药品以及违禁药品。

第六十二条　医疗机构应当尊重患者对自己的病情、诊断、治疗的知情权利。在实施手术、特殊检查、特殊治疗时,应当向患者作必要的解释。因实施保护性医疗措施不宜向患者说明情况的,应当将有关情况通知患者家属。

4.《医疗事故处理条例》

第五条　医疗机构及其医务人员在医疗活动中,必须严格遵守医疗卫生管理法律、行政法规、部门规章和诊疗护理规范、常规,恪守医疗服务职业道德。

以上规定,尽管法律条文字面上没有出现"过度医疗"或"过度检查"、"过度用药"、"诱导手术"等词组,但从文义解释来看,并对比前述过度医疗的定义,可以肯定是包含"禁止过度医疗行为"文义的。故笔者以为,《侵权责任法》只是在前期立法规制实践的基础上,进一步明确地规范而已。

《侵权责任法》第六十三条的这一规定,旨在禁止过度医疗,但是,外延上过度紧缩,仅限于过度检查行为。可能是考虑到过度医疗事关复杂,不妨先从其中相对明晰、便于裁定的过度检查入手,积累立法经验,循序渐进,以为后续更臻完备打基础。

三、过度医疗的认定

过度医疗的认定是一件十分复杂的专业性工作,好在各地医疗事故技术鉴定组织及医疗损害责任鉴定组织经过多年的实践,都已基本完备,积累了大量的鉴定经验,完全可以胜任过度医疗行为的评判。

《侵权责任法》第六十三条"禁止过度检查"的规定,虽然立法本意是好的,但是执行起来难度很大。伴随着《医疗事故处理条例》、《侵权责任法》的出台,医疗机构的诊疗义务不断增加,承担责任的机会风险也在增加,很多医疗机构采取保护性医疗措施,为了避免出现事故,或出现纷争后举证方便,凡是有可能的情况都要考虑并通过医学检查排除,对于其他医院的检查结果本院一般不予认可,通常需要重新检查一遍。因此,对于各项检查的必要性是很难判断的,本条款的实施存在操作性上的难点。

有学者认为,是否过度的衡量标准应该依据诊疗规范,对于已经出台临床路径的具体病种,应依据该临床路径。也有人认为,不必要的检查有两个判断标准:其一,违反诊疗规范而实施的检查。诊疗规范是医疗行业对于诊疗操作过程的经验总结而提炼出的行为规范,代表了相关诊疗行为的基本操作要求,因此,违反诊疗规范本身就说明医务人员违反了诊疗义务,此情形下实施的检查就是不必要的检查。其二,虽然诊疗规范中并未明确说明,但根据一般的医务人员的判断,所实施的检查手段超出了疾病诊疗的基本需求,不符合疾病的规律与特点;或者不属于临床医学界公认的最可靠的诊断方法,或者检查费用的支出超出了诊疗疾病本身的需求,形成过度消费。

条文中规定的"不得违反诊疗规范实施不必要的检查",对于判断临床上一些客观检查是否有必要,主要的判断依据就是医学上通用的诊疗规范,这种诊疗规范卫生行政部门及医学会的专科学会大多都有规定,什么样的病进行什么样的检查,临床上也已经总结出了什么病应当进行哪些常规检查,所以判断医务人员是否违反这些规定相对简单。另外,临床诊疗原则与规范,在统编高等医学院校教材里亦有比较系统全面的阐述,是权威的评判标准。

四、过度医疗行为的法律责任

不必要的检查的实施,导致的直接后果是增加患者医疗费用。《侵权责任法》第六十三条并未规定医疗机构及其医务人员实施不必要的检查的法律后果,但根据民法基本原理和《侵权责任法》的其他规定,医疗机构及其医务人员实施不必要的检查的,所获取的检查费用属于不当得利,应当返还给患者;在实施不必要的检查中给患者造成其他损害的,还应当承担侵权损害赔偿责任。即,对于过度治疗、滥用药物的情形,造成患者损害的,也有学者认为完全可以援用《侵权责任法》第54条的规定,患者在诊疗活动中受到损害,医疗机构及其医务人员有过错的,由医疗机构承担赔偿责任。

笔者以为,追究过度医疗以及其中的过度检查行为民事责任,除了《侵权责任法》第六十三条、第五十四条等条款可以作为依据外,受害方还完全可以依据《合同法》以"违约案由"提起民事诉讼,以追究过度医疗或过度检查行为的违约责任,一样可以达到维护自身合法权益的效果。

五、过度医疗现象泛滥的原因

导致过度医疗现象的原因,人言人殊,笔者以为,可能主要有以下原因:

1. 医方为规避误诊漏诊风险而大量检验检查,和各种方法措施与药物轮番乃至于重叠施用,也是应对举证责任倒置之所需,即"自卫性医疗"或"防卫性医疗"。

2. 医方为规避医疗纠纷的风险而不敢采取断然措施,代之以保守治疗。保守,不仅仅表现在方法与药物及其剂量的选择上,而且表现在时机的把握上,反复知情同意、反复会诊,不达"完美"就不开始进一步诊治,优柔寡断、拖拉迁延。

3. 医方人员业务素质问题。目前的医疗机构临床一线人员基本完成了由普适型向专科型的整体特征转变,高学历、高职称、高眼界,但是专科化、专病化乃至于单一技术化,面对整体呈现的病人,"管状思维"的局限,基本功的欠缺,导致医务人员难以全面把握患者病况,唯以全方位的无穷尽的检验检查来弥补专精而不博的安全隐患。

4. 医方科研的需求。全员要求科研,导致从课题或论文之所需来把握临床诊疗工作,大量的检验检查、对比性治疗仅具科研意义,而对于当事病人,无谓地增加痛苦、加大经济支出、延长疗程,就是过度医疗。

5. 医学科学的局限,导致很多情形之下,究竟什么举措为恰当,如何才是过度,界限并不明确,自然也就会诱发"过度"与否之惑。例如心血管专业的"支架"与"搭桥"之争。

6. 公立医疗机构为弥补政府财政拨款之不足,民营医疗机构为求生存,均难免一定程度的创收焦虑,通过内部管理考核机制,变现为临床一线的逐利压力,而过度施治,以完成创收任务。

以上为医方的原因。现实中的过度医疗,往往还会由于患方原因造成。临床常见患者自己坚决要求某些不必要的、不合理的诊疗服务,例如能口服药的却非要输液治疗,能阴道分娩的孕妇却要求剖宫产,没有器质性病伤的却要求反复整形美容手术等等。还有子女为"尽孝"、为表达心意而坚决要求给长辈提供未必必要的诊疗服务。这些由于患方原因而导致的过度医疗行为,不在少数,在裁定是非时,必须厘清责任归属,不可一概诿过于医方。

（胡晓翔）

参考文献

[1] Al-Kassimi FA, Alhamad EH. A challenge to the seven widely believed concepts of COPD[J]. Int J Chron Obstruct Pulmon Dis, 2013,8:21 - 30.

[2] Bleyer A, Welch HG. Effect of three decades of screening mammography onbreast-cancer incidence[J]. N Engl J Med, 2012,367(21):1998 - 2005.

[3] Boden WE. Mounting evidence for lack of PCI benefit in stable ischemic heart disease: what more will it take to turn the tide oftreatment?: comment on "initial coronary stent implantation with medical therapy vs medical therapy alone forstable coronary artery disease"[J]. Arch Intern Med, 2012,172(4):319 - 321.

[4] Cohen JG, White M, Cruz A, et al. In 2014, can we do better than CA125 in theearlydeyection of ovarian cancer? [J]. World J Biol Chem, 2014,5(3):286 - 300.

[5] Hoffman JR, Cooper RJ. Overdiagnosis of disease: a modern epidemic[J]. Arch Intern Med, 2012,172 (15):1123 - 1124.

[6] Mailankody S, Prasad V. Comparative effectiveness questions in oncology[J]. N Engl J Med, 2014,370 (16):1478 - 1481.

[7] Marst SE, Travers J, Weatherall M, et al. Proportional classifications of COPD phenotypes[J]. Thorax, 2008,63(9):761 - 767.

[8] Moyer VA. Preventive Services Task Force. Screening for prostate cancer: US Preventive Service Task Force recommendation statement[J]. Ann Intern Med, 2012,157(2):120 - 134.

[9] Wilt TJ, Brawer MK, Jones KM, et al. Radical prostatectomy versus observation for localized prostate cancer[J]. N Engl J Med, 2012,367(3):203 - 213.

［10］Robet G. Supplier Induced Demand：Some Empirical Evidence and Implications［M］. The Economics of Health and Medical Care，New York：Healstead Press，1974：162－173.

［11］Stergiopoulos K，Brown D L. Initial coronary stent implantation with medical therapy vs medical therapy alone for stable coronary artery disease：meta-analysis of randomized controlled trials［J］. Arch Intern Med，2012，172(4)：312－319.

［12］Woloshin S，Schwartz L M，Black W C，et al. Cancer screening campaigns—getting past uninformative persuasion［J］. N Engl J Med，2012，367(18)：1677－1679.

［13］贺晶，池慧，杨国忠，等. 高新技术对医疗卫生事业发展的作用与影响［J］. 中国医疗器械杂志，2010，34(3)：211－214.

［14］李本富，李曦. 医学伦理学十五讲［M］. 北京：北京大学出版社，2007：38.

［15］廖新波. 过度医疗的伦理学分析［J］. 临床误诊误治，2015，28(1)：14.

［16］鲁为. 医疗损害责任纠纷诉讼指引与实务解答［M］. 北京：法律出版社，2014：178.

［17］孟强. 医疗损害责任争点与案例［M］. 北京：法律出版社，2010：300.

［18］王家良. 循证医学［M］. 北京：人民卫生出版社，2005：29.

［19］王晓冰. 过度检查和治疗之害［J］. 百科知识，2013，2：7－10.

［20］肖柳珍. 中国医疗损害责任制度改革研究［M］. 北京：中国政法大学出版社，2014.

［21］熊茂友. 我国医疗保险制度改革的难点与对策［J］. 国际医药卫生导报，2005(11)：23－27.

［22］张天嵩，钟文昭. 实用循证医学方法学［M］. 长沙：中南大学出版社，2012

［23］庄洪胜，刘志新，吴立涛. 医疗纠纷侵权责任损害鉴定与赔偿［M］. 北京：中国法制出版社，2010.

第二十九章 医疗意外

本章就已发生的诉讼案例,围绕医疗意外的界定、属性、认定及赔偿进行初步探讨。现对案情作简要回顾:患者中年男性,因急性右上腹持续性疼痛、阵发性加剧半日求治,诊断为胆囊结石嵌顿、急性胆囊炎入院。于当日下午在硬膜外麻醉下行胆囊切除术,手术历时 1.5 h,术程顺利。术后次日凌晨,查体发现患者左侧肢体麻木、功能障碍,左鼻唇沟消失,伸舌偏左,考虑脑卒中。头颅 CT 提示右侧豆状核脑梗死。凌晨 3 时经内科医师会诊,诊断为胆囊切除术后右侧脑梗死。即请中心医院专家会诊。会诊意见认为:患者术后发生脑梗死,与患者平时不良生活习惯有关,与手术无明显因果关系,脑梗死诊断明确,建议转中心医院进一步治疗。患者转院后,在上级医院治疗近两个月好转出院,随即就胆囊切除术造成脑梗死构成医疗事故为由,向当地法院提起诉讼。虽经本地区医学会医疗事故鉴定专家委员会鉴定"不构成医疗事故",但法院仍以"被告不能证明医疗行为与损害结果之间不存在因果关系,并在术中、术后有过错行为,对原告请求予以支持。"被告医院上诉,中级人民法院重审维持原判,最终以高额赔偿结案。

第一节 医疗意外的界定有待延伸

当我们对某一特殊事物(或事件)进行深入研究时,厘清其概念并进行初步界定,对探明事物的本质至关重要。本节从已有的医疗意外界定入手,探讨其是否存在可扩延的空间和有待深入的领域。

一、医疗意外界定溯源

从笔者收集的资料看,刘革新教授对医疗意外的界定较早,她在 1997 年出版的《医与法》一书中将医疗意外定义为"在诊疗护理过程中,由于无法抗拒的原因,导致病员出现难以预料和防范的不良后果的情况"。2003 年,睢素丽、单国军的界定为:"医疗意外是指在诊疗护理过程中,由于患者的病情或体质的特殊而发生难以预料和防范的不良后果"。肖鹏 2008 年撰文在引用了《医事法》(2003 年版)和《医疗事故处理条例释义》(2002 年版)两书对医疗意外的界定后,认为两种界定"都没有全面、准确界定医疗意外",他认为医疗意外主要包括:① 在医疗活动中由于患者病情异常或者患者体质特殊而发生的医疗损害;② 在现有的医学科学技术条件下发生的无法预料或不能防范的医疗损害;③ 无过错输血感染造成的不良后果;④ 在医疗过程中因不可抗力造成的不良后果。

另外,刘革新把医疗意外和并发症都归属于"无医疗过失纠纷",而且她所作的并发症的界定与医疗意外的界定有相通之处,"并发症是指在诊疗护理过程中,病员发生了现代医学科学技术能够预见但却难以避免和预防的不良后果"。故有作者把医疗意外和并发症一起论述,认为"并发症或意外存在相对可避免性"。而医疗意外与并发症有本质的区别。《辞海》对"并发症"的界定是:并(併)发症又称合并症。在疾病发展过程中引起另一种疾病或症状的现象,如消化性溃疡可能有胃穿孔或大出血等并发症"。

从不同的视角对同一事物有多种解读实属正常,这是由于对信息进行了选择性的关注和筛选,形成了不同的结论。但医疗意外和并发症有根本的区别。并发症有较为完整和权威的界定,无论是在理论和实践中均较易为人们所理解和接受;而医疗意外,由于对其本质属性研究尚不完备,存在较多的未知领域,因此,不宜把并发症和医疗意外相提并论,在"预见"和"避免"上迂回论述,使二者混淆不清,不利于医疗意外研究的深入。

二、医疗意外界定中的"无法抗拒的原因"

医疗意外界定中的"无法抗拒的原因"与法理学所述"不可抗力"可视为同义语,但实践中却难以等同。所谓不可抗力即不能预知、不能避免并不能克服的客观情况。在民法上,凡发生不可抗力及当事人如已尽其职责而仍未避免给他人造成损失的,原则上不负侵权赔偿责任。然而,在医疗活动中还存在大量的能够预见但不能避免并不能克服的情形,是人力所不可抗拒的力量,是不受医务人员的意志所支配的现象,实质上是"不可抗力",如果对这些情形不予免责,对医务人员来说是不公平的;不可抗力是指人力所不能抗拒的力量,是独立于人的行为之外、是不受当事人的意志所支配的现象,它是各国立法通行的抗辩事由。《侵权责任法》第二十九条规定:因不可抗力造成他人损害的,不承担责任。显然,我们在司法实践中难于把无法抗拒的原因与不可抗力等同起来,不少医疗意外的赔偿案例就能说明问题所在。

三、对医疗意外的解读与界定需精准

由于我们对医疗意外的界定与解读各异,对频繁发生意外的条件下,特别是人们维权意识增强的情况下,要用现有的界定对意外受害者作出让其欣然接受的解释,非常艰难。还有学者认为医疗意外不能滥用于免责。目前医疗意外诊断已经出现滥用的倾向,成为一些医疗机构或人员作为免除责任的一个常用手段,医疗服务提供者由于个人的目的及误诊误治的因素实施治疗行为导致医疗意外,那么,这种医疗意外必须承担民事责任而不属于免责对象。"这就给我们提出了更加严格的要求,我们必须把界定做得更加精准而完美,其"要件"必须有可操作性,当意外发生时,用事实比照界定归纳的"要件",丝丝入扣,一丝不苟地对发生医疗意外作出严谨的界定,就是进入司法程序也能认真面对。

复习文献时就已发现,已有作者试图在扩延医疗意外的界定了,明显地引入了法学元素,把原有界定作了延"深"。"在正常的医疗护理工作中,非出于医疗机构及其医务人员的故意或过失,而是由于不能预见的原因,导致患者出现不良后果的情形。"

四、对医疗意外的重新界定

从胆囊术后发生脑梗死案例中得到启发,从众多界定及其有关论述的复习中开阔了视野、启迪了思维,笔者运用"侵权责任"构成要件,结合医疗意外的基本属性对医疗意外重新界定如下:医疗意外是指在日常诊疗护理过程中,由于不可预见的原因,对病员造成了难以避免的新的损害(损害事实),在极其复杂的病因群中,找不到确切的致病因子(没有因果关系),显然不是医务人员的过错和过失所致(无过错)。

诚然,此为一己之见,以期达到抛砖引玉之效,期待更多专家学者对医疗意外的定义与内涵、性质与属性等进行更为深入的研究与探讨。

(张常明)

第二节　医疗意外的基本属性

医疗事故和医疗意外一直是导致医患纠纷的主要成因,尤其医疗意外备受人们关注,因为医疗事故有专门的鉴定机构和司法程序,基本能做到有序进行,而医疗意外从界定到属性均尚未得到充分的研究,特别是它的基本性质,说法虽多,但未能形成统一的具有法定效力的认识,因此,在处理医疗意外时,很难和患者沟通,进入司法程序后,也难与司法部门的认定达成共识,常常由于医方举证不能而被判赔偿,如本章所引胆囊手术后脑梗死的案例,这都源于我们对医疗意外属性研究不够。本节拟对已有的论述予以综合和总结,以期促进对医疗意外属性的继续探索。

一、医疗意外的不可预见性

所谓预见即根据事物发展规律预先料到将来,而不能预见的原因是指根据当时的客观情况和本人的能力、行为人根本不可能预见到危害结果会发生。各国刑法都明文规定,意外事件不构成犯罪,行为人不负刑事责任,不予以刑法处罚,意外事件不负民事责任。因为医学的有限性,现在能掌握的疾病发生发展规律有如沧海之一粟,何况医疗意外有随着时间的推移逐渐增多和不断"出新"的趋势,我们对医疗意外的认识和探索尚处于初始阶段,达到利用已掌握的医疗意外个案去预见到可能发生的将来,还有相当距离。

能够预见是与行为人的职业、受教育程度、积累的经验和"认识环境"以及认识对象的复杂程度紧密相关的,因此,预见能力也因人而异,不论是学识渊博的专家还是基层的医务人员,其预见能力相对于医疗意外的复杂性来说都是非常有限的,对突如其来的医疗意外往往难以预见。当我们进入大数据时代时,可对发生意外的病例建立数据库进行统计总结,像研究临床误诊误治病例那样,开展对于医疗意外的研究,对哪些意外能够预见、哪些意外难以预见,应用大数据思维进行分析,让数据来"确认"其可能预见的"强度",这才是最科学、最有说服力的方法。但在目前情况下,"不可预见性"仍是医疗意外的最本质的属性之一。

二、医疗意外的普遍性

所谓普遍就是存在的面很广泛,具有"共性"。而医疗意外又具有其独特的"个性"。共性与个性之间存在辩证关系,个性体现共性,共性包容个性。医疗意外是普遍性和特殊性相结合的特殊事件。在医疗服务的各个领域、各个环节、任何时空均有可能发生意外,从插管发生猝死到青霉素皮试发生过敏性休克,即使极为简单的扁桃体摘除术都有可能发生休克甚至死亡。药物不良反应更是司空见惯,就是既往一直认为最安全的中成药和中药也频频进入国家药监管理部门颁发的药物不良反应警示。这频发的意外就体现出意外的普遍性。当意外成为普遍之时,意外岂不又在意料之中了吗? 只是你在它出现之前,确实难以预料到它会以什么形式出现。如青霉属过敏,你可以"预见",但会发生什么样的过敏,它的具体表现只有发生后你才知晓,甚至有皮试就发生过敏性休克的病例,防不胜防。可以说,医疗意外的普遍性给我们的日常医疗工作平添了巨大的风险。

三、医疗意外的复杂性

医疗服务的过程是对患者进行检查、诊断、治疗和疾病康复转归的过程,其中不少诊疗手段在给患者带来益处的同时也存在某种损害,甚至带来不可预见的意外伤害,即医疗意外的发生。其中,致害因素是复杂的,既有病理因素又有心理、环境因素;既有患者的个体差异,又有疾病的复杂性所致;既有药物和手术的治疗作用,又有药源性疾病和手术并发症;既有自然科学发展水平对医学的制约,又有医者的临床经验、医院的设备条件和医疗管理体制等因素的限制等。医疗意外的复杂性是由于人体结构和疾病的复杂性与生俱来的,因此,医疗意外是现代医学科学技术不能预见、难以完全避免和克服的意外情况。此外,医疗意外的复杂性还表现在偶然性、严重性、不确定性、医患双方均无过失等特征。

四、医疗意外原因解读的模糊性

既然是意外,就完全超乎人们通常的思维范畴,因此,很难在学术专著、教科书上找到现成的答案,杂志偶有个案报道,也只能进行相关的分析和推测,难以找到有力的证据,而且这种个案分析大多采用"大概"、"可能"等模糊语言来表述,更加深了医疗意外莫测高深的神秘色彩。在当前的医学科学发展水平下,很难找到其看得见、摸得着的医疗意外发生机制和客观规律,而且医学又不能像其他学科那样,可以设计出或创造出某种意外发生的条件来进行可重复性研究,因此,目前对医疗意外产生原因的分析和探讨,均难得到明晰的答案。

五、医疗意外损害的附加性

一旦发生医疗意外,医患双方事前均毫无思想准备,突然发生的医疗意外常常令医务人员措手不及,尽管采取各种力所能及的应急措施,但给患者造成了新的损害已是不可避免的现实。在医疗意外情况下给患者带来的损害,有的即便是一过性的,或经过抢救能够得到及时修复,但给患者造成了本病以外的身心损害,令患者及其亲属难以接受,心理上的负面影响是长久而持续的。作为患方,因病求医,多有一步到位的心理,无法容忍意外事件带来的附加损害。因此医患双方均应随时做好应对发生意外的思想准备,医务人员应随时警惕诊疗过程中医疗意外的潜在风险,做好各种应急准备,把意外发生的概率和意外发生后的损害尽可能降到最低限度;作为患者方面,也应明确:"没有包治百病的医生,也没有完全无伤害的治疗",只有正确认识医疗意外的附加性,与医务人员共同对付这突如其来的意外伤害,战胜病魔,才能构建和谐的医患关系。

（张常明）

第三节　医疗意外认定的困惑

医疗意外一旦发生,医患双方都会感到震惊。无论是向患方沟通、解释,还是出于职业本能,医务人员都需要剖析、探究发生意外的原因。医疗意外的认定非同小事,把它看成是目前的"医学难题"毫不为过。因为,在认定"医疗意外"时会遇到诸多难以求解的困惑。

一、病因难觅

医疗意外的发生超出了已知的一般疾病的发生发展规律,认识它具有复杂性和艰巨性。据前述的属性,已看出了认定它的困难。我们无法再现医疗意外发生的"场景"去研究它,又不能单从"损害结果"强行去推断它发生的原因,鉴于其发生原因的模糊性,我们找不到事实上的有因果关系的"原因",深切感到医学的有限和无奈。

胆管术后发生脑梗死案例,不论其经治医师或后来参加诉讼的相关人员,都想从医学教科书、学术专著或专业期刊找到相关的论述,我们曾查阅国内有关内科学、外科学、腹部外科和肝胆外科学等 13 部经典专著,专家们分析了脑梗死的栓子来源"可分为心源性和非心源性及来源不明三大类,心源性脑梗死为最常见原因,约占 80%～96.6%"(见张文武.急症内科学),查阅胆管手术并发症有关章节,均没有发生脑梗死的论述,有专家认为:心源性栓塞是脑梗死最常见的病因(约占 50%),心脏手术后,也常引起,其次为主动脉弓及大血管的粥样硬化斑块脱落,少见于肺部感染引起的脓栓、长骨骨折、肿瘤、空气栓子等。另外,有些病例虽经过仔细检查,也未找到栓子的来源"(见祝惠民主编《内科学》,第 519 页)。高兴富等报道胆管手术后发生脑梗死 3 例,认为病因较复杂,可能与血流动力学因素、动脉硬化和血栓形成、脑血管痉挛等因素有关。但上文并未作出胆管术后发生脑梗死有针对性的解答,这三种情况可出现于任何手术中或手术后,如果用医疗意外的"无因果性"来解释较为贴切。医学认定医疗意外的"无因果性"。就是从结果找不到原因,有"损害事实"却找不到造成损害的直接原因。当前我们必须承认医疗意外的无因性,这正是医疗意外的特质所在,意外在无因中发生发展,让人求解无门。我们只有实事求是地承认医疗意外的"无因性",相较于我们用种种推测,用"可能""大概"等模糊语言来面对患者及其家属的质疑要实在得多。这是当代医学的难题,超越现代医学科学技术的能及范畴的释疑都是不可取的,也是难以奏效的。

总之,当发生医疗意外后,凡在学术专著、教科书均没有找到明确答案,或在学术期刊上偶有报道的个案的简要剖析,均没有找到构成意外发生的确切"病因"时,医疗意外的"无因果性",让我们深切感受到医疗意外病因难觅。

二、司法认定的独特性

医疗意外的认定是一个从理论到实践的认知过程,由于法学与医学在认知对象和认知方法上的差异,导致了二者在医疗意外的认定方面存在较大差距。如何缩小这些差距,将是我们医法双方都要努力的目标。

在胆管术后发生脑梗死的庭审中,司法部门在认定行为人的违法性时,均以胆管术后脑梗死形成偏瘫这铁定的"损害事实"为证据,令被告医院无可辩驳。在法院找寻形成这一损害事实的原因时,是难以接受医疗意外的无因性属性的,因为麻醉、手术创伤均是他们推断的病因,他们会超越临床思维进行判断,寻找医方的"过错"以及与损害结果之间的因果关系。因为临床医学的特征使然,在整个医疗环节中不难发现瑕疵,而这种一般性的"差错",构不成与损害事实之间的因果关系。由于医疗意外的无因果性,医方根本就找不到"证据"来证明自身的清白,也就是说无因性几乎等同于无证据性。在法律上的证据是指一切能够证明案件真实情况的事实,其必须具备客观性、相关性和合法性三个基本属性。法律是具有普适性的,而医学领域又有诸多的特殊性。如本案要求医方就脑梗死与胆管手术之间无因果关系举证说明,且举证的满意度是以法官和家属能明白为尺度,这就很难为医方。医方所引证的学术专著、论文均不足为"证",由于控辩双方掌控医学信息的不对称性,很难让控方和他代表的患方满意,而医学科学本身的不确定性、复杂性、多变性、局限性以及个体的差异性,常使医疗机构举证不能。本案就是因法院认为被告不能证明医疗行为与损害结果之间不存在因果关系,并在术中、术后有过错行为而判为医疗事故。

同时,从某种程度上讲,司法认定还存在一定的局限性。医疗意外的违法性研究一向受到法学界的关注。当医方认定为医疗意外时,它当然成了"合理的"医疗损害而免责。然而审判人员遇到医疗损害事实一般都是患者认为其承受的医疗损害造成了不良后果,这就使司法人员很容易遗忘合理医疗损害的存在,而将注意集中在给患者造成的不良后果上,故而难免对医疗损害的认识存在片面性。而且合理的医疗损害与不良后果之间并无明显界线,有时很难区分,甚至会以患者本人的感觉和认识程度来判断。这就导致医疗事故和医疗意外混淆不清,彰显出司法认定医疗意外的特异性和片面性。

评判医疗事故和医疗意外是一个复杂的系统工程,不仅需要医学和法学专业人士参与,还需要患者的健康心态,更需要法律法规体系的不断健全。因此,有学者建议制定一部法律价值较高的专门调整医疗损害赔偿法律关系的法律,能够从根本上消解医疗损害与医疗事故的区别。

三、医方无过错认定难

当医疗意外已造成患者的损害事实后,要患方明白这不是医方过错所引起的,相当困难。如本案患方曾后悔不该接受手术治疗,也就不会发生偏瘫了。无形中把手术当成了"错误"的选择,认为它是造成不良医疗后果的直接原因,"过错"和"因果关系",患方已了然于胸。因此,过错在医疗意外的认定中举足轻重,在追责的情况下,"无过错则无责任"。在认定医疗意外时,如何来判断医方无过错呢?所谓"过错"是指行为人实施不法侵害时的不健全心理状态。近现代理论则多持客观过错理论,把注意义务的违反视为过错的产生原因。这就是说,只要做到了注意义务,即使产生了不利后果也可以认定自己没有过错。何为"注意"?注意是人的心理对一定的对象的选择性集中。选择性是指在众多事物中只挑选某些特定对象进行反映,而不管其他事物,这在医事活动中要把注意专注在医疗意外方面有一定的难度,因为医疗意外是不可预见的,未发生意外之前,医师不可能全神"专注"于意外的发生,所以医方只要尽到了注意义务,就应该认定为"无过错"。

但是,这在司法实践中却很难实现,司法部门多根据损害事实追根溯源,难以理解和接受医疗意外的不可预见性和无因果性。于是在医疗过程中,在医疗文书中,寻找问题所在,总能把这种问题与损害结果之间找到因果关系,加之医方处于举证不能的困境,你就是旁征博引文献证据,也要以法官和家属能明白为尺度,因此,在医疗意外产生严重损害结果后,要明证医方无过错,的确颇难。

鉴于上述诸多困惑,短期内难以破解,但我们正处于依法治国的大好形势下,依靠法制、完善法制建设来克服我们前进中的困难。普通法我们已日臻完善,但在专业法方面尚有待制定,故有学者建议我们"亟待制定一部法律效力位阶较高、内容统一的《医事法》用以调整医疗损害赔偿法律关系以及医疗服务合同法律关系,有效的统一司法实践中医疗纠纷案件的法律适用,节约司法成本,对此,我们将拭目以待。

(张常明)

第四节　医疗意外损害的赔偿与补偿

一、医疗意外损害赔偿后的思考

"医疗损害"是指"医疗行为对患者所产生的不利的事实",直接表现为患者的死亡、残疾、组织器官的损害及健康状况相对诊疗前有所恶化等情形。但医疗损害并不必然是导致医疗损害责任,只有在以医疗行为有过失、且该过失与医疗损害之间有因果关系时,才能成立医疗损害责任。在确定赔偿及赔偿范畴时,认定医方的"过错"和过错与损害事实间的"因果关系"至关重要。而后两者在司法实践中却出现了司法认定的"独特性"和片面性;因医疗意外而判赔案例不少,这就引发了我们对于赔偿后的思索,到底该不该赔?赔偿有没有什么"后果",赔偿后所发生的后续难题如何化解?都是我们必须正视的问题。

众所周知,有过错必担责,有损害该赔偿。所谓"赔偿损失"是指违法、犯罪人或民事致害人、以资产弥补被害人或受害人的物质损失,消除其侵权行为造成的损害后果。而医疗意外作为医学领域的一个特异"病象",从已知的属性看,它是在医方并无过错或过失的不可预知的情况下发生的对患者的损害。损害一旦形成,作为"受害方"的患者,不仅要承受新的病痛,而且遭遇着更多的经济损失和无形的精神压力。但医疗意外造成的损害又和法学界解释的"意外事件"的要件相吻合,可以成为医疗意外的免责理由。法学意义上的意外事件是指非因行为人的故意或过失,而是由于当事人意志以外的原因偶然发生的事故。作为免责事由的意外事件,应当是行为人意志以外的原因所引起的,在其已经尽到了他应该和能够尽到的注意义务,或者已经采取了合理措施的,仍不能避免事故发生的偶然事件。意外事件的释义符合医疗意外的事实,但要为其"免责"却在实际中难以实现。在上节中我们讨论了要认定"医方无过错"几乎无法企及,医方在为医疗意外陈述理由时,法官和患方是难以接受的,即便是认定无明显或直接产生损害的过错,也还能从"过错推定原则"找到认定过错的条件。《侵权行为法》第五十五条规定"凡未尽到告知义务,造成患者损害的,医疗机构应当承担赔偿责任"。胆囊切除术后发生脑梗死是事先无法预见的、很少报道的意外事件,医方由于不可能事先尽到告知义务而必须担责。

经历了多次医疗意外的诉讼之苦后,只有改为庭外协商赔偿的办法去息诉,面对医疗意外累累受挫,对医方的伤害难以言表!既然在法律这道最后的防线难以为医方提供"保护",医生只好以防卫性的医疗措施来进行消极的防范。凡遇风险性较大的诊疗手段,就回避或采取较为安全的措施去替代;在医院手术通知单中也尽量罗列可能发生的意外和并发症,以防"告知不周"带来的惩罚。病人作为患者群体的"个体"胜诉获赔,但对整个患者群体来说,并非是"幸",他们的后来者将感受到过度告知的苦衷,有患者家属称,阅读手术通知单有如"读天书"般困难。

另一方面,由于医疗意外的赔偿对医方造成的伤害,使医务人员对具有一定风险的医疗措施往往退避三舍,更不敢大胆探索未知领域的医学难题,致使高风险、高难度医疗技术严重萎缩,这对未来的临床医学的发展后患无穷。所以在处理医疗意外损害赔偿问题时,我们必须着眼于长远,应看到"处理"以后的"将来":作为"个体"的患者获得了一时的补偿,心理得到抚慰;但对医方的隐性伤害导致的后果,将由未来的患者群体来承受。因此,用诉讼手段来解决医疗意外损害赔偿问题并非上策,故有学者提出了"设立医疗意外先行赔偿机制""基本医疗意外保险"和"设立医疗意外补充保险"等医疗保险制度。设立医疗意外保险势在必行。

二、医疗意外保险的优势与局限

鉴于医疗损害赔偿中的诸多难题,故国内不少学者寄希望于医疗保险制度的建立。如邓虹等认为:建立医疗意外保险能从根本上保护医患双方的合法权益,建立医疗意外保险制度是世界各国发展的趋势,符合我国经济社会发展的需要,可以促进医学的发展,是构建和谐医患关系的需要。李青认为,我国医疗意外保险制度将医患之间由于医疗损害产生的经济纠纷转为保险公司与医疗机构之间的医疗经济纠纷,显然有助于医疗损害赔偿在法制轨道上解决,避免医疗纠纷升级恶化。还有人大代表提出应尽快设立医疗意外先行赔偿机制,建议由政府牵头、保险公司参与,医院和患者强制投保,一旦发生医疗意外,不问责任立即启动赔偿机制,按标准进行赔偿,此后再由相关部门查责任,依法解决问题。还有委员建议设立"基本医疗意外保险"和"医疗意外补偿保险"来完善医疗保险。据悉,北京阜外医院先行实施"先行赔偿机制",已基本解决医疗纠纷问题。因此,医疗保险制度在一片叫好声中得到了认可和试行,期待尽早让医疗意外在保险制度中享受"太平"。

医疗保险制度是在医患矛盾日益突出、伤医事件频发的情况下的"应急措施",能否达到促进社会和谐和医学事业的发展还有待实践的证明。对此,近年有学者提出不同的观点。王启辉等认为医疗机构不应就患者的医疗意外伤害投保责任险,医疗意外责任险是在医患关系日趋恶劣、高风险医疗技术严重萎缩、医疗纠纷严重影响社会安定等社会背景下催生的,目的是通过实施医疗意外责任险尽可能保护医患双方合法权益,缓解医患矛盾,促进医疗卫生事业发展。该文指出医疗意外责任险应用中存在的若干弊端:一是无法达到预期的经济效果;二是保险合同无效;三是能使医患关系恶化。医疗意外责任险的实施将使医疗机构失去维权的动力而且将加剧患方过度维权。医疗意外责任险的实施获得了一时和谐,但却失去了长久的秩序,故应停止实施医疗意外责任险。该文作者认为,社会保障制度的完善、公民秩序意识的培养,才应该是改善医患关系的重点。

随着医疗意外保险的实施,可能会有更多的现实问题呈现在我们面前,我们应该敬重那些坚持不同见解的作者,也许他们能看到问题和不足的所在,让我们的视野更加宽阔。既然医疗意外保险并非万全之策,那么我们就还有可能进入更加开阔的领地去找到更加有利于医学事业发展和促进社会和谐的方案。

三、医疗意外损害赔偿中的国家责任

不论是诉讼的赔偿或是意外保险的赔偿,其赔偿主体均为社会团体和法人,属于社会性补偿,它们的赔偿主体和资金来源均有所不同,在承担风险和化解医疗意外所产生的社会"震动"均显现出其有限性,特别资金来源是由医疗机构和患者所提供,不利于医学事业的发展。而医疗意外损害其实是具有现代人普遍遭受的特殊生活风险性质。因此,医疗意外损害后果无论是要被害人或加害人单独承担,还是让双方共同承担都不公平,都不符合我们构建和谐社会的公平与正义要求。因此,有学者提出:国家补偿制度或许是一种更加公平的解决办法。

国家补偿责任是指国家基于特定的事由或原因,依法向受害人承担的补偿财产义务为内容,带有弥补损害特性的特殊责任。我们对由于自然界不可抗力形成的地震、水灾、泥石流等自然灾害实行国家赔偿与补偿已经习以为常,但在社会领域的不可抗力产生的意外事件进行补偿多有争议。由于医疗意外具有普遍性、严重性、复杂性、不确定性、不可预见性,是由于现代科学技术发展而频频出现的社会风险之一。如让医患双方来承担其损害显然有失公允。社会保险是由相同风险属性的社会成员所构成,分担风险的能力可能会受到诸多制约;而国家补偿是以全体纳税人为基数的,显然是社会性补偿所无法企及的,因此,国家补偿带着巨大而无可超越的优势进入医疗意外损害的补偿领域也是自然天成。国家直接对遭受损害的患者给予一定的补偿,对其生活生存进行保障,以实现社会的公平与正义,这就是医疗意外国家补偿存在的主旨。

当我们实行了国家补偿责任,我们就有可能化解医疗意外损害所带来的弊端和风险。当医疗意外的损害已既成事实后,由于是国家"买单",我们完全没有必要去寻找和"推定"医方的过错,进而找到损害结果与过错的因果关系,免去了讼累,节省了司法资源;更重要的是解下了加在医务人员头上的"紧箍咒",在摒弃了消极的"防卫性医疗措施"之后,我们就可以大胆按医学常规行事,潜心研究医学中的难题,将大大促进和推动我国医学事业的进步和发展。

从文献复习中发现,医疗意外的个案报道不多,特别是经协商处理后的医疗意外,普遍认为没有报道的必要,但对我们来说对意外的研究就少了一份有价值的"资料"。我们应该拿出像勇于承认误诊误治那样的勇气来面对医疗意外,大力开展对医疗意外个案的报导研究,因为"个别反映一般",如不对大量个案进行总结探索,我们总结出的"普遍规律"就有可能是建立在"沙滩"上的。故建议相关专业杂志尽快开辟"医疗意外"专栏,对该课题的有志者提供条件和平台,把医疗意外的相关研究工作推向纵深发展。

（张常明）

参考文献

[1] 曾庆敏.精编法学辞典[M].上海:上海辞书出版社,2000.

[2] 邓虹,李晓堰,陈颖,等.医疗意外适用"公平责任"的弊端及应对[J].昆明医学院学报,2007,28(6): 119-122.

[3] 高兴富,朱志文,凌士贵,等.胆囊切除术后急性脑梗塞3例报告[J].中国普外基础与临床杂志,2000,7(5): 封三.

[4] 龚赛红.医疗损害赔偿立法研究[M].北京:法律出版社,2001:122.

[5] 韩永昌.心理学[M].上海:华东师范大学出版社,2001:33.

[6] 胡弦.建议设立医疗意外赔偿机制[N].湖北日报,2015-01-29.

[7] 柯杨.医疗意外风险谁担[N].人民日报,2010-08-05.

[8] 李莉蓉.论医疗意外中无过错的认定[J].特区经济,2014,4:212-213.

[9] 李青.论建立我国医疗意外保险制度[J].卫生经济研究,2009(8):27-29.

[10] 李旭全.医疗意外损害赔偿中的国家责任[J].时代法学,2010,8(2):57-63.

[11] 刘革新.医与法[M].北京:中国人民公安大学出版社,1997.

[12] 上海光明律师事务所生命健康法律部.如何区分医疗意外和医疗事故[N].民主与法制时报,2003-04-01.

[13] 邵晓莹.对由医疗意外性质引起的医疗纠纷的探讨[J].卫生软科学,2002,16(4):46.

[14] 睢素丽,单国军.医疗事故处理解析[M].北京:法律出版社,2003:11.

[15] 孙权新.医疗纠纷中的法律问题研究[C].长沙:湖南大学,2008.

[16] 王启辉,汤建平,王晓东,等.医疗机构不应就患者的医疗意外伤害投保责任险[J].临床误诊误治,2012, 25(11):71-73.

[17] 王晓露.李卫.医疗损害的司法认定[J].人民司法,2002,9:57.

[18] 王岳.医疗意外不能滥用免责[N].医疗经济报,2006-06-09.

[19] 夏伟.医疗意外及并发症的发生与责任规避[J].中国农村卫生事业管理,2004,24(12):45-46.

[20] 夏征农,陈至立.辞海[M].上海:上海辞书出版社,2000.

[21] 肖鹏.论医疗意外强制保险的必要性[J].医院管理论坛,2008,25(12):810.

[22] 徐江.试论医疗活动中的不可抗力[J].中国卫生法制,2004,1:13.

[23] 薛峰,戴怡婷.医疗纠纷案件审理中存在的问题及对策[J].法学杂志,2009,30(10):82-85.

[24] 用文明,徐根贤.手术并发症学[M].北京:中医药出版社,1999:57.

[25] 张常明,试论"医疗意外"的认定与赔偿[J].临床误诊误治2015,28(5):77-78.

[26] 邹瑜,顾明.法学大辞典[M].北京:中国政法大学出版社,1991:16-17.